Hans-Harald Sedlacek

Allergien und Pseudoallergien

Hans-Harald Sedlacek

Allergien und Pseudoallergien

Ursachen, Diagnose, Therapie, Prävention

DE GRUYTER

Autor
Prof. Dr. Hans-Harald Sedlacek
Sonnenhang 3
35041 Marburg

ISBN: 978-3-11-062033-7
e-ISBN (PDF): 978-3-11-062098-6
e-ISBN (EPUB): 978-3-11-062041-2

Library of Congress Control Number: 2019949474

Bibliografische Information der Deutschen Nationalbibliothek
Die Deutsche Nationalbibliothek verzeichnet diese Publikation in der Deutschen Nationalbibliographie; detaillierte bibliografische Daten sind im Internet über http://dnb.dnb.de abrufbar.

Einbandabbildung: Rike_ / iStock / Getty Images Plus
Satz/Datenkonvertierung: Meta Systems Publishing & Printservices GmbH, Wustermark
Druck und Bindung: CPI books GmbH, Leck

www.degruyter.com

Vorwort

Allergische Erkrankungen stellen überempfindliche Entzündungsreaktionen des Immunsystems dar, welche individualspezifisch mit unterschiedlichem Schweregrad auftreten können und durch exogene Faktoren ausgelöst werden.

Während die Ursachen der individualspezifischen Unterschiede erst in Ansätzen ermittelt sind, dürfen die immunologischen und neuroimmunologischen Mechanismen der allergischen Reaktionen größtenteils als bekannt gelten. Auf diesem Wissen beruhen die Möglichkeiten der klinischen und labortechnischen Diagnose und Differentialdiagnose der unterschiedlichen Allergieformen, der symptomatischen und kausalen Therapie wie auch der Prophylaxe und Prävention.

Zentrale Bedeutung haben diejenigen allergischen Reaktionen, bei denen allergene Fremdstoffe die erworbene Immunabwehr spezifisch prägen und bei wiederholtem Kontakt in überschießender Weise Entzündungsmediatoren freisetzen.

Davon unabhängig können zusätzlich oder auch alternativ pseudoallergische Reaktionen entstehen, bei denen die Freisetzung der Entzündungsmediatoren direkt durch Aktivierung der angeborenen Immunabwehr und ohne eine vorherige Prägung und Vermittlerfunktion der erworbenen Immunabwehr erfolgt.

Es ist das Ziel dieser umfassenden, zum großen Teil schlagwortartigen und mit vielen Tabellen versehenen Darstellung, Ärzten und im medizinischen Beruf Tätigen wie auch interessierten Laien das komplexe Netzwerk der Entstehung, der Regelung und der klinischen Erscheinungsformen allergischer und pseudoallergischer Reaktionen darzulegen und damit eine Hilfe für die alltäglichen Entscheidungen über diagnostische, therapeutische und präventive Maßnahmen im medizinischen Alltag anzubieten.

Marburg, im August 2019 Hans Harald Sedlacek

https://doi.org/10.1515/9783110620986-202

Inhalt

1 Einleitung

Unter Allergien werden Krankheitsbilder verstanden, welche durch gesteigerte und/oder überempfindliche Entzündungsreaktionen des Immunsystems gegen Fremdstoffe charakterisiert sind.[1, 2] Nach derzeitigem Wissensstand entstehen sie als Folge von komplexen Wechselwirkungen zwischen familiären bzw. genetischen Prädispositionen und epigenetischen Faktoren, Umwelteinflüssen und Faktoren des persönlichen Lebensstils und der Arbeit.[3]

Fremdstoffe, welche eine Überempfindlichkeitsreaktion auslösen können (sogenannte Allergene), sind überall anzutreffen. Zu ihnen gehören

- pflanzliche Stoffe und tierische Produkte einschließlich tierische Gifte,
- Arzneimittel und Inhaltsstoffe von Kosmetika und
- technische Produkte.

Allergien gleich welcher Art nehmen zu. Beispiele hierfür sind

- Erhebungen in Australien im Zeitraum von 1993/94 bis 2004, die einen deutlichen Zuwachs für Krankenhausaufenthalte wegen eines Angioödems (Steigerung ~ 3 %/Jahr), einer Utikaria (Steigerung ~ 6 %/Jahr) oder einer Anaphylaxie (Steigerung ~ 9 %/Jahr) zeigen;[4, 5, 6, 7]
- Untersuchungen zu Lebensmittelallergien, vorwiegend bei Kindern, gleich ob in Großbritannien, USA oder Australien;
  - Krankenhauseinweisungen mit lebensmittelbedingten Anaphylaxien, vorwiegend bei 0–4-Jährigen, sind in Australien im Zeitraum von 1994 bis 2005 um etwa 350 % gestiegen. Geschätzt wird, dass bei Kindern in diesen Ländern die Prävalenz von Lebensmittelallergien in einer Größenordnung von etwa 10 % liegt;[8]
  - Bei Kindern gelten als häufigste Allergene Kuhmilch, Hühnereier und Erdnüsse;

1 Von Pirquet C, Allergie, Münchener Medizinische Wochenschrift 1906;(30):1457–1458.

2 Von Pirquet C, Allergie, Ann Allergy. 1946;4(5):388–90.

3 Heinrich J, Brüske I, Cramer C, Hoffmann U, Schnappinger M, Schaaf B, von Berg A, Berdel D, Krämer U, Lehmann I, Herbarth O, Borte M, Grübl A, Bauer CP, Beckmann C, Behrendt H, Ring J, Koletzko S. GINIplus and LISAplus – Design and selected results of two German birth cohorts about natural course of atopic diseases and their determinants. Allergol Select. 2017;1(1):85–95.

4 Poulos LM, Waters AM, Correll PK, Loblay RH, Marks GB. Trends in hospitalizations for anaphylaxis, angioedema, and urticaria in Australia, 1993–1994 to 2004–2005. J. Allergy Clin. Immunol. 2007;120:878–884.

5 Pumphrey RS, Gowland MH. Further fatal allergic reactions to food in the United Kingdom. 1999–2006. J. Allergy Clin. Immunol. 2007;119:1018–19.

6 Yocum MW, Butterfield JH, Klein JS, Volcheck GW, Schroeder DR, Silverstein MD. Epidemiology of anaphylaxis in Olmsted County: A population-based study. J. Allergy Clin. Immunol. 1999;104:452–456.

7 Poulos LM, Waters AM, Correll PK, Loblay RH, Marks GB. Trends in hospitalizations for anaphylaxis, angioedema, and urticaria in Australia. 1993–1994 to 2004–2005. J. Allergy Clin. Immunol. 2007;120:878–884.

8 Lodge CL, Allen KJ, Lowe AJ, Dharmage SC. Overview of Evidence in Prevention and Aetiology of Food Allergy: A Review of Systematic Reviews. Int J Environ Res Public Health. 2013;(11):5781–5806.

https://doi.org/10.1515/9783110620986-001

   - Während Allergien gegen Kuhmilch oder Hühnereier in den ersten Lebensjahren größtenteils verschwinden, bleibt die Erdnussallergie weitaus länger bestehen. Im Alter von 5 Jahren vermindert sich nur bei etwa 20 % der Kinder mit Erdnussallergie die allergische Reaktion;[9]
   - der Anstieg der Prävalenz von Lebensmittelallergien im Kindesalter dürfte ursächlich beteiligt sein
     - an dem Anstieg der Lebensmittelallergien bei Erwachsenen wie auch
     - an der Entwicklung von Allergien gegen andere Allergene (z. B. Gräserpollen) und von Asthma;
- die Zunahme der Allergien gegen Arzneimittel.[10] So stiegen allein im Zeitraum von 1997–2005 die durch Arzneimittel verursachten Anaphylaxien um etwa 150 % und die hierdurch bedingte Todesrate um etwa 300 %.[11]

Epidemiologische Untersuchungen legen nahe, dass die Prävalenzraten allergischer Erkrankungen (Lebensmittelallergien, Heufieber, Ekzeme, Asthma) geografisch unterschiedlich sind und dass die Prävalenzrate zum Beispiel bei Migranten durch deren Aufenthaltsort bestimmt wird. Daher wird vermutet, dass lokale Umweltfaktoren entscheidend zur Entstehung von Allergien beitragen.
Für die **Allergische Immunantwort** gilt
- dass sie Individuum-spezifisch und Allergen-spezifisch erfolgt,
- dass die Reaktion der erworbenen Immunabwehr maßgeblich ist und
- dass Zellen der angeborenen Immunabwehr in erheblichem Maße beteiligt sind.

Die Reaktion der **erworbenen Immunantwort** hat zur Voraussetzung
- dass das Allergen als Fremdstoff eine antigene Struktur besitzt, welche alleine oder in Kombination mit einem Träger als ein Immunogen wirkt,
- dass das Allergen als Immunogen in der Lage ist, die erworbene Immunabwehr zu aktivieren, wobei
   - in einer **Sensibilierungsphase** der Kontakt mit dem Allergen die erworbene Immunabwehr Antigen-spezifisch prägt und im Sinne einer überempfindlichen und damit allergischen Reaktion ausrichtet, an der beteiligt sind
     - für die Antikörper-Reaktion: B-Lymphozyten, T-Helfer-Lymphozyten und Plasmazellen und
     - für die zellulär-zytotoxische Reaktion: Antigen-präsentierende Dendritische Zellen, T-Helfer-Lymphozyten, Natürliche Killer-T-Lymphozyten und Zytotoxische T-Lymphozyten,

---

9 Poulos LM, Waters AM, Correll PK, Loblay RH, Marks GB. Trends in hospitalizations for anaphylaxis, angioedema, and urticaria in Australia, 1993–1994 to 2004–2005. J. Allergy Clin. Immunol. 2007;120:878–884.

10 Montañez MI, Mayorga C, Bogas G, Barrionuevo E, Fernandez-Santamaria R, Martin-Serrano A, Laguna JJ, Torres MJ, Fernandez TD, Doña I. Epidemiology, Mechanisms, and Diagnosis of Drug-Induced Anaphylaxis. Front Immunol. 2017;8:614. doi: 10.3389/fimmu.2017.00614.

11 Liew WK, Williamson E, Tang ML. Anaphylaxis fatalities and admissions in Australia. J Allergy Clin Immunol. 2009;123(2):434–42.

- in einer **Auslösungsphase** durch den erneuten Kontakt mit dem Allergen die klinisch erkennbaren allergischen Reaktionen auftreten,
  - durch die Allergen-spezifischen Antikörper IgE, gebunden an Mastzellen und basophile Granulozyten,
  - oder IgM bzw. IgG,
  - durch die geprägten zytotoxischen T-Lymphozyten.

Die Beteiligung der **angeborenen Immunabwehr** am allergischen Entzündungsgeschehen beinhaltet (siehe Tab. 1.1)

- dass durch das Allergen direkt oder indirekt aktiviert werden
  - das Komplement-, Kinin-, Gerinnungs- und Fibrinolysesystem und die Thrombozyten wie auch
  - Mastzellen, Granulozyten, Makrophagen und/oder Natürliche Killerzellen und
- dass die Komponenten der angeborenen Immunabwehr die Sensibilisierungsphase wie auch die Auslösungsphase wesentlich beeinflussen.

Tab. 1.1: Grundzüge der Zusammenarbeit zwischen angeborener und erworbener Immunabwehr im Entzündungsgeschehen.

Fremdstoffe (Infektionserreger/PAMPs, Lebensmittelinhaltsstoffe, Umweltprodukte, Arzneimittel etc.)										
▼						▼				▼
Aktivierung: angeborene Immunabwehr						**Aktivierung: erworbene Immunabwehr**				**Immunantwort**
Komplement (Anaphylatoxine Opsonine lytischer Komplex)	►	**Mastzellen** **Granulozyten** (basophil, eosinophil, neutrophil) **Makrophagen** (M1, M2) **ILC1, 2, 3** (TH1-, TH2-Treg-ähnlich)	► ◄	**Zytokine** (proinflammatorisch) + **Wachstums-Faktoren**	►	***zytotoxische T-Lymphozyten CTL***	►	Granzyme, Perforine, Granulolysine, Cathepsine, FasL, IFNγ, TNFα, ß	►	***Zytolyse***
						▲				
						T-Helfer-Lymphozyten *TH1, TH17, TH22 (proinflammatorische Zytokine)*	►	proinflammatorische Zytokine	►	**Mastzellen, Makrophagen/M1, Granulozyten NK-Zellen**
▲▼						╤ ╧				
Kinine				**Zytokine** (antiinflammatorisch)	►	***T-Helfer-Lymphozyten*** *TH2, TH9 (antiinflammatorische Zytokine)*	►	antiinflammatorische Zytokine	►	*Treg, NKTreg, Breg*
										NK-tolerog. Makrophagen/M2
▲▼										
						▼				

Fremdstoffe (Infektionserreger/PAMPs, Lebensmittelinhaltsstoffe, Umweltprodukte, Arzneimittel etc.)											
▼						▼					▼
Aktivierung: angeborene Immunabwehr						**Aktivierung: erworbene Immunabwehr**					**Immunantwort**
Gerinnung **Fibrinolyse**	►	**NK-Zellen** (zytotoxisch tolerogen, regulativ) **Epithelzellen** **Endothelzellen** **Fibroblasten**	► ◄	**Antikörper** (Synthese) **Zytokine** (stimulierend) + **Wachstums-Faktoren**	►	***B-Lymphozyten*** *Proliferation, somatische Hypermutation, Selektion hochaffiner Antikörper, Wechsel des Isotyps*		►	IgM IgG3,1,2	►	**ADCC, ADCMC, Immunkomplexe**
									IgE		**Mastzellen**
									IgA1,2, sIgA		**Neutralisation Viren, Bakterien, Parasiten, Toxine**
▼▲						╥					
Thrombozyten						***NKT-Lymphozyten***	***NKTH1, NKTH17***	►	proinflam. Zytokine	►	***CTL***
							NKTH2	►	anti-inflam. Zytokine	╢	***B-Lymphozyten***
							NKTreg				*B-Lymphozyten*
											CTL

Stimulation zelluläre Immunantwort	**Stimulation Antikörperantwort**	antiinflammatorische Wirkung

kursiv: erworbene Immunabwehr

►, ▲, ◄, ▼ = Aktivierung, Expression, Bildung von; ╥, ╧, ╢ = Hemmung

ADCC = Antibody Dependent Cellular Cytotoxicity; ADCMC = Antibody Dependent Complement mediated Cytotoxicity; Breg = regulative B-Lymphozyten; CTL = Cytotoxic T-Cells; DAMPs = Damage associated molecular patterns; FasL = Fas-Ligand; ILC = Innate Lymphoid Cell; IFN = Interferon; NK-Zellen = Natürliche Killerzellen; NKT = Natürliche Killer T-Lymphozyten; NKTH = Natürliche Killer T-Helfer-Lymphozyten; NKTreg = regulative NKT-Lymphozyten; PAMPs = Pathogen-associated molecular patterns; TNF = Tumor Nekrose Faktor; Treg = regulative T-Lymphozyten

Die resultierende Immunantwort kann gemäß den Reaktionsweisen der erworbenen Immunabwehr[12, 13, 14, 15] unterschiedlich sein. Im Grundsatz sind 4 Typen der Immunantwort zu unterscheiden (siehe Tab. 1.2):

12 Gell PG. An investigation of the relation between immediate and delayed hypersensitivity as illustrated by local lesions in rabbits. Bull N Y Acad Med. 1958;34(6):412–5.

13 Gell PG, Benacerraf B. Studies on hypersensitivity. IV. The relationship between contact and delayed sensitivity: a study of the specificity of cellular immune reactions. J Exp Med. 1961;113:571–85.

14 Coombs RR. The basic types of allergic reactivity producing disease. Triangle. 1969;9(2):43–7.

15 Coombs RR, Gell PG. Classification of allergic reactions responsible for clinical hypersensitivity and disease. In Gell PG: Clinical Aspects of Immunology. New York, Oxford University Press, 1976, 575.

- **Typ I**: stellen allergische Immunreaktionen vom Soforttyp gegen lösliche Antigene dar;
  - sie beinhalten das allgemein bekannte Krankheitsbild der allergischen Reaktion,
  - wobei die Bildung von Antikörpern des Isotyps IgE gegen das Allergen eine wesentliche Vorausetzung darstellt;
- **Typ II**: sind Antikörper-vermittelte Immunreaktionen im Besonderen der Isotypen IgM und IgG gegen zellgebundene Antigene;
- **Typ III**: umfassen Immunreaktionen bedingt durch Immunkomplexe, gebildet aus Antikörpern der Isotypen IgM und/oder IgG und löslichen Antigenen;
- **Typ IV**: beinhalten Immunreaktionen vom verzögerten Typ durch T-Lymphozyten, geprägt durch lösliche, partikuläre oder zellgebundene Antigene. Diese Gruppe wird in Abhängigkeit von den maßgeblich beteiligten Zellen unterteilt in
  - **Typ IVa**: TH1-Lymphozyten und Makrophagen,
  - **Typ IVb**: TH2-Lymphozyten und eosinophile Granulozyten,
  - **Typ IVc**: CTL/zytotoxische T-Lymphozyten,
  - **Typ IVd**: T-Lymphozyten und neutrophile Granulozyten.

Allergische Immunreaktionen können sich wie Entzündungsreaktionen

- primär auf bestimmte Organe beschränken und hier ein gering- bis hochgradiges Maß einnehmen. Betroffen sind im Besonderen
  - Haut und äußere Schleimhäute,
  - die oberen Luftwege, Bronchien und Lungen,
  - Magen-Darmtrakt und Urogenitaltrakt und
  - Blutgefäße, Skelettmuskeln und Gelenke,
- sekundär auf andere Organe ausweiten bis hin zu einer systemischen Erkrankung mit dem Risiko,
  - perakut den gesamten Körper (Anaphyllaxie, Schock) in Mitleidenschaft zu ziehen und lebensbedrohliche Ausmaße (multiples Organversagen) einzunehmen, aber auch
  - über längere Zeit chronisch und/oder schleichend zu verlaufen und plötzlich in ein akutes Stadium überzugehen.

Die Häufigkeit der allergischen Immunreaktionen ist je nach Form unterschiedlich

- Typ I und Typ IV
  - nehmen den Großteil aller klinisch beobachteten allergischen Reaktionen ein,
  - betreffen vorwiegend Haut und Schleimhäute,
  - stellen die klinisch am eindeutigsten als allergische Reaktionen diagnostizierbaren immunologischen Erkrankungen dar;
- Typ II und Typ III
  - sind dagegen deutlich verborgener und
  - weisen Schwierigkeiten auf, sie klinisch als allergische Reaktionen zu diagnostizieren.

Andererseits kann bei wiederkehrenden Immunisierungen durch das betreffende Allergen oder durch konkurrierende Einflussnahmen auf die Immunabwehr

- ein anderer Immunreaktionstyp zusätzlich zum ersten Immunreaktions-Typ auftreten oder den ursprünglichen Typ ablösen und/oder
- die angeborene Immunabwehr die Entzündungsreaktion gegen das Allergen dominieren.

Autoimmunreaktionen stellen, im Gegensatz zu allergischen Immunreaktionen, die immunologischen Antworten gegen körpereigene Substanzen (sogenannte Autoantigene) dar,
- die als **Typ-V**-Immunreaktionen diejenigen Krankheiten beinhalten,
  - welche durch Antikörper und/oder zytotoxische T-Lymphozyten (CTL), gerichtet gegen körpereigene Zellbestandteile (Zellmembran, Zellrezeptoren, Zytoplasma, Zellkern, Mitochondrien, extrazelluläre Substanzen), verursacht werden,
- welche bei Zellen, die das Autoantigen tragen,
  - deren Funktionen beeinträchtigen, hemmen oder stimulieren können oder
  - zu deren Zerstörung führen,
- die jedoch auch mit allergischen Reaktionen vernetzt sein können,
  - da Autoantikörper gegen extrazelluläre Zellbestandteile, soweit sie mit diesen Immunkomplexe bilden, übermäßige (allergische) Immunreaktionen vom Typ III auslösen können,
  - da Fremdstoffe durch Verfremdung von körpereigenen Substanzen in der Lage sind, Autoimmunerkrankungen auszulösen und
  - da Autoimmunerkrankungen die immunologische Grundlage bieten können für allergische Reaktionen gegen Fremdstoffe.

Pseudoallergische Reaktionen (siehe Kap. 5) unterscheiden sich von Allergischen Reaktionen in einigen wesentlichen Punkten (siehe Tab. 1.1):
- Pseudoallergische Reaktionen finden statt
  - unmittelbar im Anschluss an die Einwirkung eines auslösenden Ereignisses und
  - ohne eine vorangegangene sensibilisierende Immunisierung mit einem Pseudoallergen zur Prägung des erworbenen Immunsystems,
  - häufig zusätzlich zu einer allergischen Reaktion,
- Auslöser können sein
  - kognitive Prozesse, welche zur Ausschüttung von endogenen Substanzen wie Neuropeptiden (siehe Kap. 9.1.1) und Chemokinen (siehe Kap. 2.5.1) führen, die ihrerseits Histamin aus Mastzellen und basophilen Granulozyten freisetzen können,
  - Pseudoallergene, welche vom Körper über Haut oder Schleimhäute (Atmungsorgane, Magen-Darm-Kanal, Genitalien) aufgenommen werden wie Toxine, Arzneimittel und/oder Lebensmittelinhaltsstoffe,
- Pseudoallergene wirken prinzipiell weder als Immunogen noch als Antigen, sondern
  - direkt als Stimulans für die Degranulation von Mastzellen, basophilen Granulozyten und
  - indirekt über die hierdurch freiwerdenden Mediatoren als Aktivatoren für die angeborene Immunabwehr, ohne die erworbene Immunabwehr wesentlich zu stimulieren,
- das Krankheitsbild der Pseudoallergie ist jedoch klinisch ähnlich der eigentlichen, durch die erworbene Immunabwehr bedingten allergischen Immunreaktion.

Tab. 1.2: Typen der entzündlich-allergischen Antworten.[16]

Typ der klinischen Immunantwort	Antigen	Aufgabe der Zytokine	Beteiligungen			Krankheiten bei Fehlfunktionen
			erworbene Immunabwehr		angeborene Immunabwehr	
allergische Reaktionen gegen Fremdsubstanzen						
Typ I Allergische Reaktion vom Soforttyp	lösliche Antigene Allergene	Stimulation der IgE Antwort	*Dentritische Zellen, T-Helferzellen (TH2, TH9), B-Lymphozyten, Plasmazellen*	*IgE-Antikörper (Allergen-spezifisch)*	**Mastzellen, basophile Granulozyten**	Allergien (Auge, Luftwege, Magen-Darm, Haut); allergischer Schock
					eosinophile Granulozyten	
Typ II Antikörper-vermittelte Immun-Reaktionen gegen zellgebundene Antigene	zellgebundene Antigene	Stimulation der IgG Antwort		*IgG (IgG3,1,2)-Antikörper (Antigen/Allergen-spezifisch)*	**Komplement, Gerinnung, Kininsystem (Mastzellen, basophile und eosinophile Granulozyten)**	Hämolysen (durch allogene Blutspenden; durch Arzneimittel, gebunden an Erythrozyten)
					Natürliche Killerzellen, Makrophagen, neutrophile Granulozyten	Zytolysen durch ADCC und/oder ADCMC; Anaphylatoxine, Aktivierung von Mastzellen, allergischer Schock
Typ III Immun-Reaktionen bedingt durch Immunkomplexe, gebildet aus löslichen Antigenen und Antikörpern	lösliche Antigene	Stimulation der IgM und IgG Antwort		*IgM und IgG (IgG3,1,2) Antikörper (Antigen/Allergen-spezifisch)*	**Komplement, Gerinnungssystem, Kininsystem, (Mastzellen, basophile und eosinophile Granulozyten)**	Immunkomplexerkrankungen, Serumkrankheit, Gefäßentzündungen Nierenentzündungen,
					Natürliche Killerzellen, Makrophagen, Granulozyten, Thrombozyten	Anaphylatoxine, Aktivierung von Mastzellen, allergischer Schock
Typ IV Immun-Reaktion vom verzögerten Typ	zellassoziierte Antigene	Stimulation der zellulären Zytotoxizität	*Dentritische Zellen, T-Helferzellen/TH1, TH17, TH22*	*Typ IVc: zytotoxische T-Lymphozyten/CTL (Antigen/Allergen-spezifisch)*	**Typ IVa: Makrophagen**	Kontaktdermatitis
	lösliche/partikuläre Antigene				**Typ IVd: neutrophile Granulozyten**	Kontaktdermatitis, Tuberkulin-Reaktion
					Typ IVb: eosinophile Granulozyten	chronische Allergien, chronisches Asthma

16 Sedlacek HH. Immunologie. Die Immunantwort des Menschen. Berlin/Boston: de Gruyter 2014, 571–631.

Typ der klinischen Immunantwort	Antigen	Aufgabe der Zytokine	Beteiligungen: erworbene Immunabwehr		Beteiligungen: angeborene Immunabwehr	Krankheiten bei Fehlfunktionen
Autoimmunreaktionen						
TypV Immun-Reaktion gegen körpereigene Zellmembran-Rezeptoren/ Antigene	zellmembrangebundene Auto-Antigene/ Rezeptoren	Stimulation der IgM, IgG, IgA Antwort	***Dentritische Zellen, T-Helferzellen (TH2, TH9), B-Lymphozyten, Plasmazellen***	***IgM, IgG, IgA Antikörper (Autoantigen-spezifisch)***	►	Rezeptoraktivierung (z. B.Schilddrüse), Rezeptorblockaden (z. B. Acetylcholin-Rezeptor/ Myasthenia gravis)
					Makrophagen, neutrophile Granulozyten, Natürliche Killerzellen	Zytolyse ADCC, ADCMC
		Stimulation der zellulären Zytotoxizität	***Dentritische Zellen, T-Helferzellen/ TH1, TH17/ TH22***	***TH1, TH17, TH22, CTL***	**Makrophagen, neutrophile Granulozyten, Natürliche Killerzellen**	Zytolyse
Pseudoallergische Reaktionen						
Auslöser					**Zielzellen/ Systeme**	Krankheiten
kognitives System, Neuropeptide	Histaminliberierende Faktoren	►			**Mastzellen, basophile Granulozyten, eosinophile Granulozyten**	Allergische Reaktionen (Auge, Luftwege, Magen-Darm, Haut); pseudoallergischer Schock
Toxine					**Komplement, Kininsystem, Gerinnungssystem**	
Lebensmittelinhaltsstoffe						
Arzneimittel					***T-Lymphozyten***	
Superantigene						

zelluläre Reaktionen	***Antikörper-Reaktionen***	***kursiv: erworbene Immunabwehr***

► = Einwirkung auf

ADCC = Antibody Dependent Cellular Cytotoxicity; ADCMC = Antibody Dependent Complement Mediated Cellular Cytotoxicity; CTL = Cytotoxic T-Lymphocytes; G-CSF = Granulocyte-Colony Stimulating Factor; GM-CSF = Granulocyte-Macrophage Colony Stimulating Factor; IL-1, -2 etc. = Interleukin-1, -2 usw.; IgM, IgE, IgG, IgA = Immunglobuline der Klasse M, E, G, A; IFN = Interferon; TH = T-Helfer-Lymphozyten

Das Ziel der nachfolgenden Kapitel ist es, die immunologischen Grundlagen der allergischen Reaktionen zu beschreiben und auf dieser Grundlage die unterschiedlichen Typen (I bis IV) der allergischen Erkrankungen, deren Diagnostik und therapeutische Möglichkeiten wie auch deren Prävention im Einzelnen darzustellen.

2 Immunologische Grundlagen der allergischen Reaktion

Gleich ob eine allergische Reaktion gegen Fremdstoffe oder eine pseudoallergische Reaktion vorliegt, wesentlicher Träger beider Reaktionen ist das Immunsystem.

Dieses Immunsystem besteht aus der angeborenen und der erworbenen Immunabwehr. Beide sind gerade auch bei allergischen Reaktionen vielfältig miteinander vernetzt (siehe Tab. 1.1)

2.1 Beteiligung der angeborenen Immunabwehr

Die angeborene Immunabwehr dient dem Grundschutz des Körpers. Sie bedarf keiner vorangegangenen Antigen-spezifischen Prägung, sondern dient der ersten und sofortigen Abwehrreaktion gegen Fremdstoffe. Zugleich unterstützt sie die erworbene Immunabwehr.

Diese umfassen[17, 18]

- die zellulären Komponenten
  - Mastzellen und basophile Granulozyten,
  - eosinophile Granulozyten und neutrophile Granulozyten,
  - Monozyten, Makrophagen (inklusive Mikrogliazellen, Kuppfersche Sternzellen, Osteoblasten, Osteoklasten) und Dendritische Zellen (inklusive Langerhans-Zellen)
  - das angeborene Lymphozytensystem und Natürliche Killerzellen,
  - Epithelzellen, Fibroblasten und Endothelzellen;
- die humoralen Systeme
  - das Komplementsystem,
  - das Gerinnungssystem,
  - das Kininsystem.

Ausgangspunkt der Aktivierung der angeborenen Immunabwehr sind

- **pathogene Fremdstoffe** (**PAMPs**/Pathogen Associated Molecular Patterns) wie
  - mikrobielle Organismen und deren Bestandteile (z. B. Bakterien, Viren, Pilze)
  - pflanzliche und tierische Komponenten
  - technische Produkte (z. B. Arzneimittel und Kosmetika)
- **pathogene körpereigene Stoffe** (**DAMPs**/Damage Associated Molecular Patterns)
  - abgesondert von Zellen oder aus dem Zellzerfall,
  - aus extrazellulären Strukturen, wie z. B. der extrazellulären Matrix,
  - ggfs. entstanden im Rahmen der Entzündungen ausgelöst durch PAMPs.

---

17 Sedlacek HH. Immunologie. Die Immunabwehr des Menschen. Berlin/Boston: de Gruyter 2014, 17–160.

18 Sedlacek HH, Karges HE. Multiples Organversagen, Ursachen, Diagnostik, Behandlungsstrategien und Prävention. Berlin/Boston: de Gruyter 2018, 51–127.

https://doi.org/10.1515/9783110620986-002

Diese PAMPs (ggfs. in Gemeinschaft mit DAMPs) aktivieren Zellen und humorale Systeme der angeborenen Immunabwehr, und zwar im Besonderen[19]

- aktivierende Rezeptoren für pathogene Strukturmuster (**PRR**s/Pattern recognition receptors). Diese sind mehr oder weniger auf allen Immunzellen zu finden und umfassen
  - Toll-Like-Rezeptoren (TLR-1 bis TLR-10),
  - Ca-Ionen-abhängige Lektine (C-Typ-Lektine),
  - Scavenger-Rezeptoren,
  - NOD-Like-Rezeptoren (Nukleotid-bindende Oligomerisations-Domäne ähnliche Rezeptoren),
  - TREMs (Triggering Receptors Expressed on Myeloid Cells);
- hemmende Rezeptoren für PRR; zu diesen gehören
  - Neuraminsäure-bindende Sialolectine (SIGLEC-1 bis -10);
- humorale Systeme, aus denen durch die Aktivierung Entzündungsmediatoren freigesetzt werden. Zu den Systemen gehören
  - das Komplementsystem mit Bildung von Anaphylatoxinen und des lytischen Komplexes zur Abtötung von infizierten Zellen,
  - das Kininsystem mit Bildung von Kininen,
  - das Gerinnungssystem mit Aktivierung des Hagemanfaktors, Freisetzung des Tissue Factors, Bildung von Thrombin und Fibrin und Aktivierung von Thrombozyten,
  - das Fibrinolytische System mit Bildung von Plasmin.

Der Grad der Aktivierung der angeborenen Immunabwehr entscheidet über das Ausmaß

- der unmittelbaren Funktionsfähigkeit der Zellen der erworbenen Immunabwehr, im Besonderen in Bezug auf
  - Freisetzung von Entzündungsmediatoren und Immunmediatoren,
  - Phagozytose, Zytotoxizität, Zerstörung und Abbau von PAMPs und DAMPs,
  - Proliferation und Differenzierung für den anschließenden Heilungsprozess von Gewebedefekten;
- der Zusammenarbeit mit und der Unterstützung und Ausrichtung der Reaktionen der erworbenen Immunabwehr.

Das Ergebnis dieser Aktivierung ist

- eine lokale Entzündung mit den klinischen Symptomen „**Rötung**, **Schwellung**, **Temperaturerhöhung**, **Schmerz** und **eingeschränkte Funktion**"
  - durch die freigesetzten proinflammatorischen Wirkstoffe (besonders Histamin, Serotonin, Interleukine, Chemokine, Interferone, Leukotriene, Prostaglandine, Enzyme und Wachstumsfaktoren),
  - durch Anlockung und Aktivierung weiterer Mastzellen, Granulozyten, Makrophagen und Natürlicher Killerzellen,

19 Sedlacek HH. Immunologie. Die Immunabwehr des Menschen. Berlin/Boston: de Gruyter 2014, 122–128.

  - durch lysosomale Enzyme, freigesetzt im Rahmen des Phagozytoseprozesses vorwiegend von Granulozyten und Makrophagen;
- die Zerstörung und Entfernung der PAMPs (wie auch DAMPs)
  - durch zytotoxische Wirkstoffe (reaktive Sauerstoff- und Stickstoffverbindungen, TNFα, TNFß, IFNα, IFNγ, Perforine, Granzyme, Cathepsine, lysosomale degradative Enzyme),
  - durch extrazelluläre „Traps" wie z. B. MCET/Mastcell-extracellular Trap oder NET/ Neutrophil extracellular Trap, welche
    - Komplexe darstellen aus DNA, Histonen, neutrophiler Elastase, Cathepsin G, Myeloperoxidase, Gelatinase und Lactoferrin,
    - extrazellulär infektiöse Keime umschließen und hierdurch
    - die Verbreitung von Keimen physikalisch verhindern,
    - Keime neutralisieren und mit Hilfe der in den NETs enthaltenen Wirksubstanzen im Besonderen Enzymen abtöten,
    - die Phagozytose von Keimen durch Granulozyten oder Makrophagen erleichtern.
  - durch Phagozytose, intrazelluläre Abtötung und Verdau (im Besonderen bewirkt durch neutrophile Granulozyten und Makrophagen);
- die Regeneration bzw. Reparatur des Entzündungsgebietes, bewerkstelligt durch Wachstumsfaktoren, ausgeschüttet besonders von Makrophagen und Bindegewebezellen (VEGF, FGF, TGFα, TGFβ) mit
  - der Abräumung des toten fremden und körpereigenen Zellmaterials, erst durch Granulozyten, später durch Makrophagen,
  - der Stimulation der Blutgefäßneubildung (Angiogenese) aus den angrenzenden Blutkapillaren und
  - der Narbenbildung aus dem Wachstum der Bindegewebszellen und ggfs. der angrenzenden Epithelschicht.
- das Ausmaß der Sensibilierung der erworbenen Immunantwort für eine allergische Reaktion.

2.1.1 Bedeutung der Mastzellen, Granulozyten, Makrophagen

Mastzellen

Mastzellen befinden sich vorwiegend im Bindegewebe der Haut und der Schleimhäute in Nachbarschaft zu Blutgefäßen/Kapillaren.

Nach dem Protease-Gehalt ihrer Granula werden Mastzellen in drei Gruppen eingeteilt:[20]

- der **Mastzell Tryptase/Chymase/Carboxypeptidase Typ (MC_{TC})**, welcher
  - lokalisiert ist in der Haut, den Lymphknoten und den Schleimhäuten und
  - Rezeptoren für Anaphyllatoxine wie C5a (C5aR) besitzt,

20 Sedlacek HH. Immunologie. Die Immunabwehr des Menschen. Berlin/Boston: de Gruyter 2014, 105–107, 573–605.

- der **Mastzell Tryptase Typ** (MC_T), welcher
  - sich vorwiegend in den Schleimhäuten des Intestinums und der Lunge befindet und
- der **Mastzell Tryptase/Carboxypeptidase A3 Typ** (**MC_{TCP}**).

Mastzellen stellen gemeinsam mit den basophilen Granulozyten die maßgeblichen Effektorzellen dar für allergische und für pseudoallergische Reaktionen, indem sie Entzündungsmediatoren durch „Degranulation" und Exozytose der Granula-förmigen Speichervesikel freisetzen. Sowohl bei den Mastzellen wie auch bei basophilen Granulozyten kann diese Degranulation ausgelöst werden[21]

- direkt durch PAMPs und/oder DAMPs als Teil der Sofortreaktion der angeborenen Immunabwehr auf Fremdstoffe oder verfremdete körpereigene Stoffe bzw. Allergene, wobei hierdurch
  - pseudoallergische Entzündungsreaktionen ausgelöst werden wie auch
  - die Sensibilisierung der erworbenen Immunabwehr unterstützt wird;
- indirekt durch **Allergene** im Rahmen der erworbenen Immunreaktion, wobei
  - die Allergene allergenspezifische IgE-Antikörper, gebunden an zellmembranständige hochaffine Rezeptoren für das Fc-Teil von IgE (FcεRI) vernetzen und
  - die Vernetzung der IgE-Antikörper zur Aktivierung von FcεRI und zur Degranulation und Exozytose der Mastzellen führt;
- direkt durch **Pseudoallergene**, welche Mastzellen und basophile Granulozyten direkt aktivieren im Rahmen der angeborenen Immunreaktion oder auch zusätzlich zu einer erworbenen Immunreaktion.

Pseudoallergenen können zugeordnet werden (siehe Kap. 5)

- endogene Substanzen, wie z. B.
- im Zuge einer Immunreaktion entstandene Chemokine, Zytokine, Anaphylatoxine (C3a, C4a, C5a), Basische Proteine (MBP),
- Thrombozytenfaktoren,
- Neuromediatoren, Neurotransmitter, neurotrophe Wachstumsfaktoren, sodass (spontane) pseudoallergische Reaktionen ausgelöst werden können, z. B.
  - durch eine Aktivierung des vegetativen (sympathischen oder parasympatischen) Nervensystems und/oder
  - durch kognitive und psychische Prozesse mit Ausschüttung von Neurotransmittern und Neuromediatoren über das periphere Nervensystem,
- DAMPs (Detritus associated molecular patterns), freigesetzt bei Zellzerstörungen, so z. B. Adenosin, ATP und ADP,
- exogenen Faktoren, wie z. B.
  - Infektionserreger, deren Strukturbestandteile und Toxine (PAMPs/Pathogen Associated Molecular Patterns),

21 Sedlacek HH. Immunologie. Die Immunabwehr des Menschen. Berlin/Boston: de Gruyter 2014, 105–107, 573–605.

- Gifte von stechenden oder beißenden Tieren wie Insekten oder in Haaren von Raupen,
- Inhaltsstoffe von Lebensmitteln wie z. B. Gewürze,
- Arzneimittel und galenische Hilfsmittel,
- Chemisch-physikalischen Einwirkungen.

Die Wirkstoffe, ausgeschüttet von Mastzellen sind zum überwiegenden Teil proinflammatorisch (siehe Tab. 2.1). Von besonderer Bedeutung für die allergische Sofortreaktion sind

- Histamin, welches bewirkt
  - über H1- und H2-Rezeptoren auf Endothelzellen die Freisetzung von NO mit Erweiterung der Kapillaren, Hautrötung, Nesselsucht und erhöhter Gefäßpermeabilität
  - über H1-Rezeptoren die Kontraktion glatter Muskelzellen in Bronchien, Darm und großen Blutgefäßen,
  - über H3-Rezeptoren im ZNS eine Hemmung der Ausschüttung von Histamin, Noradrenalin, Acetylcholin, und Somastatin,
  - über H4-Rezeptoren die Chemotaxie und Aktivierung von basophilen Granulozyten und von T-Lymphozyten
- Serotonin, welches über eine Vielzahl unterschiedlicher Rezeptoren (5HT1 bis 5HT7) unterschiedliche Wirkungen entfaltet,
  - im zentralen Nervensystem überwiegt die antidepressive und Angst-lösende Wirkung und
  - in Endothelzellen erfolgt über Aktivierung des 5-HT1B-Rezeptors die Bildung von NO mit Erweiterung der Kapillaren und Hautrötung,[22]
- Proteoglycane, im Besonderen Heparin,
  - welches durch Bindung an Antithrombin III dessen inhibitorische Wirkung auf Thrombin und Faktor Xa verstärkt und dadurch die Gerinnung hemmt.

Weitere proinflammatorische Wirkstoffe der Mastzellen umfassen

- Zytokine, welche
  - direkt zytotoxisch wirken wie z. B. TNFα,
  - die Proliferation bzw. Differenzierung von Granulozyten und Mastzellen wie auch von T-Lymphozyten, B-Lymphozyten stimulieren (wie z. B. IL-3, IL-4, IL-5, IL-6, IL-10, IL-13, IL-16, GM-CSF),
  - in B-Lymphozyten die Bildung von Immunglobulinen und den Isotypenwechsel (sogenannter Isotyp Switch) zu IgE Antikörpern und damit allergische Reaktionen fördern (wie im Besonderen IL-4, IL-5, IL-6, IL-13);
- Phospholipide wie z. B. PAF (Plättchen Aktivierender Faktor), welcher Thrombozyten aktiviert und dadurch die Gerinnung fördert,

---

22 McDuffie JE, Motley ED, Limbird LE, Maleque MA. 5-hydroxytryptamine stimulates phosphorylation of p44/p42 mitogen-activated protein kinase activation in bovine aortic endothelial cell cultures. J Cardiovasc Pharmacol. 2000;35(3):398–402.

- Prostaglandine und Leukotriene,
  - welche die Kontraktion der glatten Muskulatur u. a. in Bronchien und Blutgefäßen auslösen (wie z. B. PGD2, LTC4),
  - besonders neutrophile Granulozyten zur Chemotaxie, Phagozytose und Exozytose stimulieren (wie z. B. LTB4);
- kationische Proteine wie das Major Basic Protein (MBP), welche (nach Abspaltung des inaktivierenden Glutamin- und Asparaginsäure-haltigen Teilstücks) an Heparansulfat-Proteoglycan binden und hierdurch wirken
  - toxisch auf Parasiten, Bakterien und Säugerzellen,
  - verstärkend auf die Degranulation und damit Histaminausschüttung durch Mastzellen und basophile Granulozyten,
  - aktivierend auf neutrophile Granulozyten und Makrophagen und
  - als Auslöser für Bronchospasmen;
- lysosomale Enzyme, welche aktivieren
  - das Komplementsystem mit Freisetzung der Anaphyllatoxine C3a, C4a, C5a,
  - das Gerinnungssystem und hierdurch die Thrombozyten und Gefäßendothelzellen und
  - das Kininsystem mit Reizung der Schmerzfasern durch Bradykinin und Kallidin,
  - den Abbau der extrazellulären Matrix;
- Wachstumsfaktoren wie z. B. VEGF, bFGF, welche Endothelzellen und Fibroblasten aktivieren zur Gefäßneubildung.

Die durch Aktivierung von Mastzellen ausgehende allergische oder pseudoallergische Reaktion vom Soforttyp kann je nach Ausdehnung
- harmlos und lokal beschränkt sein oder
- systemisch den gesamten Körper in Mitleidenschaft ziehen, aber kontrolliert bleiben oder
- unkontrolliert sich selbst verstärken und zum anaphylaktischen Schock führen.

Tab. 2.1: Beispiele für pro- und antiinflammatorisch-allergische Wirkstoffe von Mastzellen.[23, 24, 25, 26, 27]

Mastzellen aktivierende Substanzen	von Mastzellen ausgeschüttete Wirkstoffe			Einfluss auf Typ*) der IA	
	Prozess	**Substanzen**	**Wirkung auf die Immunabwehr**	**Rangfolge****)	
IgE (gebunden an Fc-Rezeptor) + spezifisches Allergen **pathogene molekulare Strukturmuster/ Pathogen assoziierte Molekulare „Pattern" (PAMPs + DAMPs)** **Komplement-Faktoren Anaphylatoxine** (C3a, C4a, C5a), **Zytokine** (IL-3, IL-4, IL-6, IL-9, IL-10, IL-33, SCF, GM-CSF, TGFβ, NGF, NT-3) **Chemokine** (CXCL-1, -5, -7, -8, -14, CX_3CL-1, CCL-2, -3, -4, -5, -11)	durch Degranulation	**Histamin, Heparin, Serotonin, Dopamin, Chondroitinsulfat**	**allergische Reaktionen (↑)**	**I**	**III, II, IV**
		lysosomale Enzyme: β-Hexosaminidase, β-Glucuronidase, β-D-Galactosidase, Arylsulphatase A, Cathepsine C, B, L, D, E	**Gewebezerstörung (↑)**	**IV**	**III, I, II**
		Proteasen : Chymase, Tryptase, Carboxypeptidase A, Cathepsin G, Granzyme B, Matrix Metalloproteinasen)	**Aktivierung von Zymogenen (↑), Gewebezerstörung (↑)**		
		Major Basic Protein (MBP)	**Zytotoxizität (↑)**	**I**	**Pseudoallergie**
		Reaktive Sauerstoff-Spezies (ROS)		**IV**	**III, II, I**
		Chemokine: CCL2, CCL5, CCL7, CCL11, CXCL8	**neutrophile, basophile, eosinophile Granulozyten: Chemotaxie (↑)**	**I**	**III, IV, II**
		Carboxypeptidase	Inaktivierung proinflammatorischer Proteine/Anaphylatoxine (↑)	**I**	**II, III**
		Peroxidase	Inaktivierung von ROS (↑)	**IV**	**III, I**
		Arylsulfatase	Inaktivierung von Leukotrienen (↑)		

23 Arinobu Y, Iwasaki H, Akashi K. Origin of basophils and mast cells. Allergol Int. 2009, 58: 21–28.

24 St John AL, Abraham SN. Innate immunity and its regulation by mast cells. J Immunol. 2013 May 1;190(9):4458–63.

25 Voehringer D. Protective and pathological roles of mast cells and basophils. Nat Rev Immunol. 2013 May;13(5):362–75.

26 da Silva EZ, Jamur MC, Oliver C. Mast cell function: a new vision of an old cell. J Histochem Cytochem. 2014;62(10):698–738.

27 entlehnt Sedlacek HH. Immunologie. Die Immunabwehr des Menschen. Berlin/Boston: de Gruyter 2014, 105–107.

Mastzellen aktivierende Substanzen	von Mastzellen ausgeschüttete Wirkstoffe			Einfluss auf Typ*) der IA	
	Prozess	Substanzen	Wirkung auf die Immunabwehr	Rangfolge**)	
Neuromediatoren/ Neuropeptide (Adrenalin und Acetylcholin Tachykinin, ANP, Oxytocin, Corticoliberin. ACTH) **Major Basic Protein** (MBP) **Toxine, Lebensmittel-Inhaltsstoffe, Arzneimittel** **Thrombozytenfaktoren** – Platelet Factor 4 (PF4), – Basophil Histamine releasing Substance (BHRS), – Platelet activating Factor (PAF), – Permeability Factor		**ROS (Reactive Oxygen Species) RNS (Reactive Nitrogen-Species)**	**Zytotoxizität (Zellen, Bakterien) (↑)**	III	IV, II, I
		MCETs * (Mastcell Extracellular Trap)[28]	**Makrophagen, Granulozyten: Phagozytose von Parasiten, Bakterien/Pilzen (↑), Exozytose (↑), Entzündungen (↑)**	IV	III, II, I
			Neutralisation und Opsonierung (↑), Eliminierung von Keimen (↑), Entzündungen (↓)	IV	III, II
		Wachstumsfaktoren: SCF, GM-CSF, β-FGF, NGF, PDGF, TGF-β, VEGF, bFGF	**Mastzellen/myeloische Zellen: Proliferation (↑), Differenzierung (↑), Apoptose-Resistenz (↑); Endothelzellen: Proliferation (↑)**	I	III, IV, II
		Prostaglandine PGD_2	**Bronchokonstriktion (↑) Vasodilatation (↑)**	I	III, II, IV
	nach Aktivierung	**Leukotrien LTC4,**	**Bronchokonstriktion (↑), Vasodilatation (↑), Schleimsekretion (↑); eosin. Granulozyten: Chemotaxie (↑)**		
		Leukotrien LTB4	**neutrophile. + eosinophile Granulozyten, Makrophagen: Chemotaxie/Aktivierung *(↑)***	IV	III, I, II
			Dendritische Zellen, T-(TH1, TH17) Lymphozyten : Chemotaxie/ Aktivierung (↑)		
			***Dendritische Zellen, TH2-Lymphozyten Chemotaxie/Aktivierung* (↑)**	I	II, III
		PAF Platelet Activating Factor	**Thrombozyten: Aktivierung (↑) Endothelzellen: Aktivierung / Permeabilität (↑) Granulozyten: Adhäsion (↑) Monozyten: Expression IL-1β, IL-6, IL-8, TNF-α (↑) *T-Lymphozyten: IL-10 (↓), TH17-Ly.: Differenzierung (↑)***	IV	III, II, I
			Granulozyten: Bildung von ROS (↓) *T-Lymph.: Expression IFNγ, IL-2 (↓)*	IV	III, II, I

28 Naqvi N, Ahuja K, Selvapandiyan A, Dey R, Nakhasi H, Puri N. Role of Mast Cells in clearance of Leishmania through extracellular trap formation. Sci Rep. 2017;7(1):13240. doi: 10.1038/s41598-017-12753-1.

Mastzellen aktivierende Substanzen	von Mastzellen ausgeschüttete Wirkstoffe			Einfluss auf Typ*) der IA	
	Prozess	**Substanzen**	**Wirkung auf die Immunabwehr**	**Rangfolge****)	
	nach Aktivierung	**Zytokine: IL-1, IL-2, IL-3, IL-5, IL-6, IL-9, IL-12, IL-16, IL-17, IL-33, TNFα,**	**Makrophagen, Granulozyten, NK-Zellen: Aktivierung (↑)** ***TH1-, TH17, CTL-Lymphozyten: Differenzierung/Prägung (↑)***	IV	III
		Zytokine: IL-4, IL-13	***TH2-Ly: Differenzierung/Prägung (↑) B-Lymphozyten: Isotypenwechsel von IgM nach IgE (↑)***	I	
		Zytokin IL-10	**Mastzellen: Proliferation (↑)**	I	II, III
			B-Lymphozyten: IgG, IgA (↑)	III	II
			B-Lymphozyten: IgE (↓)	I	
			TH1-Lymphozyten: Differenzierung (↓)	IV	
		Zytokine: IFNα, IFNβ	Immunzellen Proliferation (↓) Treg-Lymphozyten: Differenzierung (↑)	I	III, II
		VEGF, bFGF, TGFβ	Wundheilung (↑)	IV	
		TGFβ	Zellproliferation (↓) *Treg Differenzierung (↑)*	I	II, III

Stimulation zelluläre Antwort	***Stimulation Antikörperantwort***	antiinflammatorische Wirkung

kursive Schrift: erworbene Immunreaktion

*) Immunantwort Typ I = IgE-vermittelte Allergie vom Soforttyp; TypII = Allergie durch IgG-Antikörper gegen zellgebundene Antigene; Typ III = Allergie durch IgM- und/oder IgG- Antikörper gegen lösliche/ partikuläre Antigene/durch Immunkomplexbildung; Typ IV = Allergie vom verzögerten Typ durch T-Lymphozyten (TH1, TH17, CTL); **) Ausmaß des direkten Einflusses (Abnahme von links nach rechts);

IA = Immunantwort; MCET = MastCell Extracellular Trap (Komplexe aus DNA, Histonen, neutrophile Elastase, Cathepsin G, Myeloperoxidase, Gelatinase Lactoferrin, Tryptase); ROS = Reactive Oxygen Species (z. B. Superoxid, Hydrogenperoxyd, 5-OH-Radikale, Hypohalit, Chloramin); RNS = Reactive Nitrogen-Species (z. B.: NO, Nitrite, Nitrate);

Granulozyten

Granulozyten spielen eine besondere Rolle bei allergischen Reaktionen, so zum Beispiel

- basophile Granulozyten als ergänzende Zelle zu den Mastzellen bei Typ I-Reaktionen,
- eosinophile Granulozyten
  - bei der Typ I-Spätreaktion (siehe Kap. 3.1.5),
  - bei der Typ IVb-Reaktion vom verzögerten Typ (siehe Kap. 3.3.2),
  - bei schweren kutanen adversen Reaktionen (SCAR, siehe Kap. 3.4) und
  - bei chronisch-allergischen Reaktionen (siehe Kap. 4);
- neutrophile Granulozyten
  - bei Typ IVd-Reaktionen vom verzögerten Typ (siehe Kap. 3.3.4)
  - bei schweren kutanen adversen Reaktionen (SCAR, siehe Kap. 3.4) und
  - bei chronisch-allergischen Reaktionen (siehe Kap. 4).

Allen Granulozyten ist gemeinsam, dass sie nach Aktivierung z. B. durch Chemokine, Zytokine, Leukotriene oder PAMPs wie z. B. Allergene

- chemotaktisch schnell in das Entzündungsgebiet einwandern können,
  - entweder aus dem Blut transendothelial in das Gewebe,
  - oder erst transendothelial in das Gewebe und nachfolgend aus dem Gewebe transepithelial in das Epithel und durch das Epithel auf die Schleimhaut;
- zahlreiche, meist proinflammatorische wie auch zytotoxische Wirkstoffe freisetzen können (siehe Tab 2.2), wobei
  - Art und Menge der freigesetzten Wirkstoffe je nach Art des Granulozyten unterschiedlich sind,
  - diese Unterschiede einhergehen mit den Unterschieden in den Granulozytenfunktionen (siehe Tab 2.2);
- partikuläre PAMPs und DAMPs schnell phagozytieren können, wobei
  - sich auch in der Ausprägung dieser Fähigkeit die Granulozyten-Arten unterscheiden,
  - Neutrophile Granulozyten spezialisiert sind für die Phagozytose;
- im Rahmen des Phagozytose-Prozesses lysosomale Enzyme in die zelluläre Umgebung exozytieren, welche den Entzündungsprozess verstärken, indem sie
  - das Komplementsytem aktivieren und über die freigesetzten Anaphylatoxine (C3a, C4a und C5a) Mastzellen, basophile Granulozyten und Endothelzellen aktivieren,
  - mit Hilfe von C1q und C3b als Opsonine die Phagozytose und damit auch die Exozytose lysosomale Enzyme verstärken,
  - das Kinin- und Gerinnungssystem wie auch die Fibrinolyse aktivieren,
  - die extrazelluläre Matrix zerstören.

Tab. 2.2: Beispiele für pro- und antiinflammatorische Wirkstoffe der Granulozyten.[29, 30, 31, 32, 33, 34, 35, 36, 37, 38, 39, 40, 41, 42]

Wirkstoffe von Granulozyten				Wirkung auf die Immunabwehr	Einfluss auf Typ*) der IA	
	neutrophil	**eosinophil**	**basophil**		**Rangfolge**)**	
Radikale	reaktive Sauerstoff Spezies/ROS reaktive Stickstoff-Spezies/RNS			**zytotoxisch; toxisch für Bakterien, Pilze, Viren; PAMPs (↑)**	IV	III, II, I
Nuklea-sen	RNAse, DNAse			**Zerstörung von Viren (↑), PAMPs (↑), DAMPs (↑)**		
anti-infektiöse Proteine/ Komplexe	Defensine	Defensine		**toxisch für Bakterien, Pilze, umhüllte Viren; PAMPs (↑)**		
	Cathelici-din		Cathelici-din	**toxisch für Bakterien, PAMPs (↑)**		
	Lysozym, Myeloperoxydase, Lactoferrin			**toxisch für Bakterien, PAMPs (↑)**		
	NETs (neutrophil extra-zellular DNA Traps)	EETs (eosinophil extra-zellular DNA Traps)		**Phagozytose von Bakterien/Pilzen (↑), Exozytose (↑), Entzündungen (↑)**		
				lokale Bindung / Neutralisation / Zerstörung von Bakterien und deren Proteasen (↑), Entzündung (↓)	IV	III, II, I

29 Kelesidis T, Papakonstantinou V, Detopoulou P, Fragopoulou E, Chini M, Lazanas MC, Antonopoulou S. The Role of Platelet-Activating Factor in Chronic Inflammation, Immune Activation, and Comorbidities Associated with HIV Infection. AIDS Rev. 2015;17(4):191–201.

30 Laidlaw TM, Cutler AJ, Kidder MS, Liu T, Cardet JC, Chhay H, Feng C, Boyce JA. Prostaglandin E2 resistance in granulocytes from patients with aspirin-exacerbated respiratory disease. J Allergy Clin Immunol. 2014;133(6):1692–701.

31 Yokomizo T. Two distinct leukotriene B4 receptors, BLT1 and BLT2. J Biochem. 2015;157(2):65–71.

32 Ohnishi H, Miyahara N, Gelfand EW. The role of leukotriene B(4) in allergic diseases. Allergol Int. 2008;57(4):291–8.

33 Claar D, Hartert TV, Peebles RS Jr. The role of prostaglandins in allergic lung inflammation and asthma. Expert Rev Respir Med. 2015;9(1):55–72.

34 Ricciotti E, FitzGerald GA. Prostaglandins and Inflammation. Arterioscler Thromb Vasc Biol. 2011;31(5):986–1000.

35 Sedlacek HH. Immunologie. Die Immunabwehr des Menschen, Schutz, Gefahren, Erkrankungen. Berlin/Boston: de Gruyter 2014, 111–117.

36 Shamri R, Xenakis JJ, Spencer LA. Eosinophils in innate immunity: an evolving story. Cell Tissue Res. 2011;343(1):57–83.

37 Steiner M, Huber S, Harrer A, Himly M. The Evolution of Human Basophil Biology from Neglect towards Understanding of Their Immune Functions. Biomed Res Int. 2016;2016:8232830. doi: 10.1155/2016/8232830.

38 Mayadas TN, Cullere X, Lowell CA. The multifaceted functions of neutrophils. Annu Rev Pathol. 2014;9:181–218.

39 Kita H. Eosinophils: multifunctional and distinctive properties. Int Arch Allergy Immunol. 2013;161(0 2):3–9.

Wirkstoffe von Granulozyten				**Wirkung auf die Immunabwehr**	**Einfluss auf Typ*) der IA**	
	neutrophil	**eosinophil**	**basophil**		**Rangfolge**)**	
Kationische Proteine	*(Nur geringe Mengen von EDN und ECP)*	MBP ECP (RNAse) EDN (RNAse) EPO	MBP *(Nur geringe Mengen von ECP EDN und EPO)*	**Mastzellen, basophile Granulozyten: MBP: Aktivierung/Degranulierung (↑)**	I	III, Pseudoallergie
				Zytotoxizität (↑) für Zellen (u. a. Bronchialepithel, Nervenzellen) und Parasiten (Helminthen) RNAsen: Virusinaktivierung (↑)	I	III, II, IV
		EDN		***Immunzellen: Aktivierung/Proliferation (↑)***	III	I, II, IV
Cytokine	IL-1, IL-6, IL-18 TNFα, GM-CSF	IL-1, IL-2, IL-3, IL5, IL-6, IL-16, IL-18, IL-25, GM-CSF, SCF, IFNγ, TNFα	IL-1, IL-3, IL-4, IL-5, IL-6 TNFα	**eosinoph. Granulozyten: Aktivierung und Proliferation (↑)**	I	II, III
				TNFα/Zytotoxizität (↑) neutroph. Granulozyten, Makrophagen, Natürliche Killerzellen, Endothelzellen, Epithelzellen: Aktivierung und Proliferation (↑)	III	IV, II
				T- und B-Lymphozyten: Proliferation (↑)	I	II, III
		IL-4, IL-10, IL-13,	IL-4, IL-13, IL-25	***TH2-Lymphozyten: Differenzierung/Prägung (↑)***		
		IFN-α, -β, TGFβ		*Immunzellen: Aktivierung/Proliferation (↓)*	I	III, II, IV
		TGFα, TGFβ,		**Epithelzellen, Fibroblasten: Aktivierung (↑)**	IV	III, II, I
				Aufbau extrazellulärer Matrix, Wundheilung (↑)	IV	III, II, I
Chemokine	CCL3, CCL4	CCL-2 bis CCL-9, -11, -13, CXCL-1, -12, -13	CCL-3, -5, CXCL-8, -10	**Granulozyten/Makrophagen/Lymphozyten: Chemotaxie (↑)**	IV	III, IV, I
Wachstumsfaktoren	VEGF A bis D, HBP	VEGF A bis D, PDGFA bis C, AB	VEGFA	**Endothelzellen: Aktivierung + Proliferation (↑)**		
			BAFF	***B-Lymphozyten: Proliferation (↑)***	III	I, II, IV
			TSLP, NGF	**basoph. Granulozyten, Mastzellen: Degranulierung/Histamin (↑)**	I	III, II, IV

---

40 Cugno M, Marzano AV, Lorini M, Carbonelli V, Tedeschi A. Enhanced Tissue Factor Expression by Blood Eosinophils from Patients with Hypereosinophilia: A Possible Link with Thrombosis. PLoS One. 2014;9(11):e111862.

41 Sedlacek HH, Karges HE. Multiples Organversagen. Ursachen, Diagnostik, Behandlungsstrategien und Prävention. Berlin/Boston: de Gruyter 2018, 51–127.

42 Sedlacek HH. Immunologie. Die Immunabwehr des Menschen. Berlin/Boston: de Gruyter 2014, 111-116.

Wirkstoffe von Granulozyten				Wirkung auf die Immunabwehr	Einfluss auf Typ*) der IA	
	neutrophil	eosinophil	basophil			Rangfolge**)
Gewebs-hormone/ Media-toren		Histamin	Histamin, Seroto-nin,	Blutgefäße: Erweiterungen (↑), Durchlässigkeit (↑), Urtikaria (↑),	I	IV, III, II
			Heparin	Gerinnung (↓): Inhibition von Thrombin/Faktor Xa (↑)	IV	III, II, IV
	PAF	PAF	PAF	Thrombozyten: Aktivierung und Aggregation (↑) Endothelzellen: Aktivierung/ Permeabilität (↑) Granulozyten: Adhäsion (↑); Monozyten: Expression IL-1β, IL-6, IL-8, TNF-α (↑)	III	IV, I, II
				T-Lymphozyten: IL-10 (↓), TH17-Lymphozyten: Differenzierung (↑)	IV	
				Granulozyten: Bildung von ROS (↓) *T-Lymphozyten: Expression IFNγ, IL-2 (↓)*	IV	III, II
Gerin-nungs-faktoren		TF		Gerinnung (↑): Alternativer Weg (↑)	IV	III, II, I
Leuko-triene		LTC_4/LTD_4	LTC_4/LTD_4	SRSA: Bronchokonstriktion (↑), Vasodilatation (↑), Schleimsekretion (↑)	I	III, IV, II
				eosin. Granulozyten: Chemotaxie (↑)		
	LTB_4	LTB_4		neutro. + eosin. Granulozyten: Chemotaxie/Aktivierung (↑); Makrophagen: Aktivierung (↑)		
				Dendritische Zellen, T-(TH1, TH17) Lymphozyten: Aktivierung (↑)	IV	III
				Dendritische Zellen, TH2-Lymphozyten: Aktivierung (↑)	III	I, II
Prosta-glandine	PGF_2			Bronchokonstriktion (↑)	I	III, IV, II
	PGI_2			Gefäßpermeabilität (↑); Schmerz: Aktivierung nozizeptiver Rezeptoren (↑)	III	I, IV, II
				Thrombozytenagreggation (↓)	I	III, II, IV
	PGE_2	$PGE_{1,2}$		Bronchokonstriktion (↓); Synthese von LTB4 (↓) und LTC4 (↓); Mastzellen: Aktivierung (↓);glatte Muskelzellen: Aktivierung (↓), eosin. Granulozyten Migration + Apoptose (↓);		

Wirkstoffe von Granulozyten				Wirkung auf die Immunabwehr	Einfluss auf Typ*) der IA	
	neutrophil	eosinophil	basophil			Rangfolge**)
				Dendritischen Zelle: Migration/ Aktivierung (↓); TH1-Lymphozyten: Differenzierung/ Aktivierung (↓)	IV	I, III, II
				TH2-Lymphozyten: Differenzierung/ Prägung (↑)	I	III, II
		PGD_2	PGD_2	**Bronchokonstriktion (↑), Vasodilatation (↑); eosin. + basoph. Granulozyten, Epithelzellen, Endothelzellen: Chemotaxie/Aktivierung (↑)**	I	III, II, IV
				eosinophile + basophile. Granulozyten: Chemotaxie/Aktivierung (↑)	I	III, II
				Dendritische Zellen,TH2-Lymphozyten: Chemotaxie/Aktivierung (↑)	I	III, II
	Thromboxan B2			**Thrombozyten: Aggregation (↑)**	III	I, II, IV
(lysosomale) Enzyme	Phosphatasen, Nukleasen, Proteasen, Lipasen, Glykosidasen			**Aktivierung von Zymogenen (↑); Aktivierung des Komplement- und Gerinnungssystems (↑), Freisetzung von Anaphylatoxinen (↑), Zerstörung der extrazellulären Matrix/ECM (↑)**		
	intrazellulär (Phagolysosom) + extrazellulär (Exozytose) z. B. MMP8,9, 25	Bevorzugt extrazellulär (Exozytose)	Bevorzugt extrazellulär (Exozytose) z. B. MMP9	Inaktivierung von Immunmediatoren (↑) Verdau von PAMPs und DAMPs (↑)	III	I, IV, II
		IDO		Zell-Proliferation (↓)		
				TH1-Lymphozyten: Apoptose (↓)	IV	III
	neutrophil Elastase[43]	Elastase		**Spaltung von Elastin/ Abbau der Extrazellulären Matrix (↑)**		

43 Bieth JG. The elastases. J Soc Biol. 2001;195(2):173–9.

Wirkstoffe von Granulozyten			Wirkung auf die Immunabwehr	Einfluss auf Typ*) der IA	
neutrophil	**eosinophil**	**basophil**		**Rangfolge****)	
	Carboxy-peptidase	Carboxy-peptidase	Inaktivierung von Anaphyllatoxinen/ C3a, C4a, C5a	I	II, III, IV
	Histaminase		Inaktivierung von Histamin		
	Aryl- Sulfa-tase		Inaktivierung von Leukotrienen/SRSA		
	Phospholi-pase		Inaktivierung von Platelet activating factor		

Stimulation zelluläre Antwort	***Stimulation Antikörperantwort***	antiinflammatorische Wirkung

kursive Schrift: erworbene Immunreaktion

*) Immunantwort Typ I = IgE-vermittelte Allergie vom Soforttyp; Typ II = Allergie durch IgG-Antikörper gegen zellgebundene Antigene; Typ III = Allergie durch IgM- und/oder IgG-Antikörper gegen lösliche/partikuläre Antigene/durch Immunkomplex-Bildung; Typ IV = Allergie vom verzögerten Typ durch T-Lymphozyten (TH1, TH17, CTL); **) Ausmaß des direkten Einflusses (Abnahme von links nach rechts);

BAFF = B-Cell Activating Factor; ECP = Eosinophilic cationic Protein; EDN = Eosinophil Derived Neurotoxin; EPO = Eosinophil Peroxydase, HBP = neutrophll-derived Heparin-Binding Protein; IA = Immunantwort; IDO = Indolamin-2,3-Dioxygenase; LT = Leukotrien; MBP = Major basic Protein; MMP = Matrix Metallo-Proteinase; NET = Neutrophil extracellular traps (DNA + neutrophile Elastase, Cathepsin G, Myeloperoxidase, Gelatinase, Lactoferrin); NGF = Nerve Growth Factor; PAF = Platelet Activating Factor; PG = Prostaglandin; ROS = Reactive Oxygen Species (z. B. Superoxid, Hydrogenperoxyd, 5-OH-Radikale, Hypohalit, Chloramin); RNS = Reactive Nitrogen-Species (z. B.: NO, Nitrite, Nitrate); SRSA = Slow Reacting Substance of Anaphylaxis; TSLP = Thymic Stromal Lymphopoietin

Basophile Granulozyten unterscheiden sich von Mastzellen im Werdegang.[44, 45, 46] Basophile Granulozyten

- entwickeln sich aus den gemeinsamen myeloischen Vorläuferzellen für eosinophile und basophile Granulozyten unter dem Einfluss besonders von IL-3, IL-5, GM-CSF und TGFβ, wobei TGFβ
  - die Entwicklung von eosinophilen Granulozyten hemmt,
  - dagegen die Entwicklung von basophilen Granulozyten fördert.
- proliferieren und durchlaufen ihre Reifungsstufen unter dem Einfluss von IL-3 und TSLP (Thymic Stroma Lymphopoietin) zum größten Teil im Knochenmark, Mastzellen dagegen im peripheren Gewebe und
- besitzen in der Peripherie eine Lebendsdauer von 1–2 Tagen, Mastzellen sind dagegen langlebig.

44 Siracusa MC, Kim BS, Spergel JM, Artis D. Basophils and allergic inflammation. J Allergy Clin Immunol. 2013;132(4):789–788.

45 Steiner M, Huber S, Harrer A, Himly M. The Evolution of Human Basophil Biology from Neglect towards Understanding of Their Immune Functions. Biomed Res Int. 2016;2016:8232830. doi: 10.1155/2016/8232830.

46 Sedlacek HH. Immunologie. Die Immunabwehr des Menschen. Berlin/Boston: de Gruyter 2014, 111–116.

Andererseits sind basophile Granulozyten in ähnlicher Weise wie Mastzellen beteiligt an der allergischen Reaktion vom Soforttyp.[47, 48, 49] So bestehen keine wesentlichen Unterschiede

- bei den auslösenden Ursachen der Aktivierung und Degranulation,
  - zentrale Bedeutung hat somit die Allergen-bedingte, IgE- und FcεRI-mediierte Degranulation,
- bei den Wirkstoffen, welche ausgeschüttet werden (siehe Tab. 2.2).

Im Vergleich zu Mastzellen exprimieren basophile Granulozyten jedoch eine deutlich größere Menge an IL-4, wodurch sie

- autokrin und parakrin die Proliferation und Differenzierung von basophilen Granulozyten stimulieren,
- Mastzellen und Makrophagen aktivieren,
- die Differenzierung zu TH2-Lymphozyten fördern und
- in B-Lymphozyten den Antikörperwechsel von IgM nach IgE prägen und hierdurch
- die allergische Reaktion vom Soforttyp in besonderem Maße fördern.

Eosinophile Granulozyten zeichnen sich aus durch eine ausgeprägte proinflammatorische Aktivität, im Besonderen in der chronischen Phase der allergischen Reaktion vom Soforttyp (Typ I).[50]

Diese proinflammatorische Aktivität ist charakterisiert durch die Expression von (siehe Tab. 2.2)

- **Chemokin-Rezeptoren** für „eosinophile" Chemokine wie z. B. für die Eotaxine CCL11, CCL24, CCL26, durch welche die eosinophilen Granulozyten zur Chemotaxie, d. h. zur Migration zum Ursprung der Chemokine stimuliert werden,
- **kationischen Proteinen** in vergleichsweise großen Mengen (siehe Tab. 2.2), gespeichert in den Granula, im Besonderen
  - **MBP** (Major Basic Protein),
    - welches Mastzellen und basophile Granulozyten degranuliert und durch das freigesetzte Histamin allergische Reaktionen auslöst,
    - das zytotoxisch wirkt auf Epithelien, im Besonderen Bronchialepithel und hierdurch mitwirkt an der Entstehung von chronischem Asthma;
  - **EPO** (Eosinophilic Peroxydase)
    - das zytotoxisch wirkt auf Epithelien und hierdurch die Wirkung von MBP auf das Bronchialepithel und die Entstehung von chronischem Asthma verstärkt,

---

47 Otsuka A, Kabashima K. Contribution of Basophils to Cutaneous Immune Reactions and Th2-Mediated Allergic Responses, Front Immunol. 2015; 6: 393. doi: 10.3389/fimmu.2015.00393.

48 Schwartz C, Eberle JU, Voehringer D. Basophils in inflammation. Eur J Pharmacol. 2016;778:90–5.

49 Sedlacek HH. Immunologie. Die Immunabwehr des Menschen. Berlin/Boston: de Gruyter 2014, 573–582.

50 Sedlacek HH. Immunologie. Die Immunabwehr des Menschen. Schutz, Gefahren, Erkrankungen. Berlin/Boston: de Gruyter 2014, 111–117, 582–585.

- **EDN** (Eosinophilic Derived Neurotoxin)
  - welches toxisch wirkt auf die Myelinscheide von Nerven und
  - das durch seine RNAs-Aktivität Viren inaktivieren kann,
- **ECP** (Eosinophilic Cationic Protein)
  - das die Proliferation von Endothelzellen und damit die Angiogenese stimuliert und
  - welches ähnlich wie EDN durch seine RNAs-Aktivität antiviral wirkt,
- **MBP, EPO, EDN, ECP** in Kombination mit
  - Proteasen, speziell Serinproteasen, zur Inaktivierung und Abtötung von Parasiten besonders von Helminthen,
  - radikalen Sauerstoff- und Stickstoff-Spezies zur Verstärkung ihrer Zytotoxizität z. B. auf das Bronchialepithel,

- **ECF-A** (eosinophile chemotaktische Faktoren der Anaphylaxie)
  - im Wesentlichen die Tetrapeptide Ala-Gly-Ser-Glu und Val-Gly-Ser-Glu
- **Leukotrienen** (LTC4, LTB4), **Prostaglandinen** (PGD2) und **PAF** (Platelet Activating Factor), wobei (siehe Tab. 2.2)
  - LTC4, LTB4, PAF die chemotaktische Infiltration von neutrophilen und eosinophilen Granulozyten und von Makrophagen in das Entzündungsgebiet verstärken,
  - PGD2 die Gefäßdurchlässigkeit, Schleimsekretion und Muskelkontraktion besonders in den Bronchien erhöht,
  - PAF die Thrombozyten aktiviert und hierdurch die Gerinnung fördert;
- **proinflammatorischen Zytokinen**, im Besonderen
  - IL-3, IL-5 und GM-CSF, welche autokrin wie auch parakrin das Wachstum von eosinophilen Granulozyten stimulieren,
  - IL-1, IL-6, TNFα, die u. a. Makrophagen und Endothelzellen aktivieren.
- **lysosomalen Enzymen**,
  - welche bei der Bildung von Phagolysosomen im Zuge der Phagozytose durch Exozytose ausgeschüttet werden,
  - deren Menge deutlich größer ist als diejenige, welche z. B. bei der Exozytose durch neutrophile Granulozyten freigesetzt werden,
  - welche die Entzündungreaktionen drastisch verstärken.

Eosinophile Granulozyten wirken aber auch **antientzündlich**, so z. B. durch die Ausschüttung bzw. Expression von

- **degradativen Enzymen**, welche die Mediatoren der akuten allergischen Reaktion zerstören, wie z. B.
  - Histaminase (Abbau von Histamin),
  - Arylsulfatase (Abbau von Leukotrienen) und
  - Phospholipase D (Abbau von PAF/Plättchen Aktivierender Faktor),
- **TGFα** und **TGFβ**, welche
  - die Proliferation von Epithelzellen (TGFα) und von Fibroblasten (TGFβ) stimulieren und
  - durch die Organisation von Blutgefäßen in der Endphase der Angiogenese und durch den Aufbau der extrazellulären Matrix die Wundheilung aber auch Verschwartungen der Schleimhaut fördern,
- **PGE2** und dessen antiinflammatorische Wirkung (siehe Tab. 2.2).

Neutrophile Granulozyten entwickeln sich aus der myeloischen Stammzelle unter dem Einfluss besonders von IL-3, IL-5, GM-CSF wie auch G-CSF und sind mit einem Anteil von 50–70 % die größte Gruppe der Leukozyten.
Ein Großteil der neutrophilen Granulozyten kreist im „immunologischen Ruhestand" im Blut.

- Erst nach einer initialen Aktivierung z. B. durch PAMPs, DAMPs, Zytokine, Chemokine, Immunmediatoren, Komplementfaktoren oder Immunkomplexe sind neutrophile Granulozyten in der Lage, transendothelial und ggfs. nachfolgend transepithelial aus dem Blut in das Entzündungsgebiet zu wandern.
- Ihre volle Funktion erreichen neutrophile Granulozyten im Regelfall erst in einem mehrstufigen Prozess wiederholter Aktivierungen durch proinflammatorische Stimuli am Ort des Entzündungsherdes.

Zu den Funktionen neutrophiler Granulozyten gehören (siehe Tab. 2.2)

- die Freisetzung der proinflammatorischen und zytotoxischen Inhaltsstoffe der Granula,
- die Bildung von zytotoxischen reaktiven Sauerstoff- und Stickstoff-Spezies,
- die Expression von Zytokinen, Chemokinen und Wachstumsfaktoren,
- die Freisetzung von proinflammatorischen Leukotrienen und proinflammatorisch oder antiinflammatorisch wirkenden Prostaglandinen,
- die Phagozytose von partikulären DAMPs und PAMPs und die damit verbundene Exozytose von proinflammatorisch wirkenden lysosomalen Enzymen,
- die verstärkte Exozytose lysosomaler Enzyme bei „frustrierter" Phagozytose, d. h. wenn
  - das Phagolysosom nicht nach außen hin geschlossen werden kann, z. B. wenn
  - infektiöse Keime und Keimagglomerate auf Grund ihrer Größe das Schließen des Phagolysoms nicht erlauben,
- die Bildung von **NETs** (Neutrophil Extracellular Traps), welche
  - Komplexe darstellen aus DNA, Histonen, neutrophiler Elastase, Cathepsin G, Myeloperoxidase, Gelatinase und Lactoferrin und welche
  - extrazellulär Keime umschließen und hierdurch
    - deren Verbreitung physikalisch verhindern,
    - diese neutralisieren und mit Hilfe der in den NETs enthaltenen Wirksubstanzen abtöten,
    - deren Phagozytose durch Granulozyten oder Makrophagen erleichtern.

Monozyten und Makrophagen

Das **mononukleäre Phagozytose-System** (MPS) spielt eine entscheidende Rolle bei der angeborenen und der erworbenen Immunabwehr und ist damit auch wesentlich beteiligt an allergischen Reaktionen gleich welchen Typs.[51]
Unter dem Begriff MPS werden verstanden

- die Vorläuferzellen für Makrophagen und Dendritische Zellen (common Macrophage-Dendritic Cell Precursor/MDP),

---

51 Sedlacek HH. Immunologie. Die Immunabwehr des Menschen. Berlin/Boston: de Gruyter 2014, 117–122.

- die Monozyten, Makrophagen und Mikroglia und
- die unterschiedlichen Dendritischen Zellen (siehe Kap. 2.3.2)

Proliferation, Differenzierung direkt aus den MDPs oder aus den Monozyten und die Funktionen dieser Zellen werden durch Wachstumsfaktoren geregelt, im Besonderen durch M-CSF, GM-CSF und/oder IL-34 (siehe Kap. 2.5).

Monozyten sind im Blut, in der Milz und im Knochenmark nachweisbar. Im Blut zirkulierende Monozyten dringen in Gewebe ein und sorgen dort unter homeostatischen Bedingungen und unter dem Einfluss von M-CSF (und/oder GM-CSF) für den Makrophagen-Pool.

Bei den Monozyten werden unterschieden[52]

- der **klassische Typ** (LPS/LBP Rezeptor/CD14 positiv), welcher
  - ca. 90 % aller Monozyten darstellt,
  - den Chemokin-Rezeptor CCR2 für die Migration in Entzündungsgebiete exprimiert und
  - wahrscheinlich den Vorläufer der Makrophagen darstellt,
  - proinflammatorische Eigenschaften aufweist,
  - sich primär in den M1-Typ-Makrophagen entwickelt und/oder
  - Antigen-präsentierende Eigenschaften nach Wanderung in Lymphknoten („tissue monocytes") aufweisen kann,
- der **nichtklassische Typ** (FC-IgG-Rezeptor Typ IIb/CD16 positiv), welcher
  - den Chemokin-Rezeptor CX3CR1 exprimiert, dessen Ligand von Endothelzellen und Gewebezellen exprimiert wird und
  - möglicherweise an der Kontrolle der Integrität der Endothelzellschicht im Gefäßsystem beteiligt ist,
- wobei ein Wechsel vom klassischen zum nichtklassischen Typ wahrscheinlich möglich ist.

Makrophagen zeichnen sich aus

- durch eine beträchtliche Beweglichkeit in Form von Diapedese und Chemotaxie, welche
  - ausgelöst wird besonders durch Makrophagen-spezifische Chemokine wie z. B. CCL-2, -3, -4, -5, -7, -8, -13, -19, -20 und welche
  - zu einer verzögerten Ansammlung (etwa 24–28 h später als bei Granulozyten) am Ort der Chemokin-Quelle führt;
- durch eine ausgeprägte **Plastizität**, welche sich offenbart
  - in dem Erwerb von Gewebe-spezifischen Eigenschaften in Abhängigkeit von dem Organ, in welchem sie sich angesiedelt haben, wie z. B.
    - Kupfferzellen in der Leber, Alveolar-Makrophagen in der Lunge, Mikroglia-Zellen im Gehirn, Osteoklasten und Osteoblasten im Knochengewebe,

---

52 Italiani P, Boraschi D. From Monocytes to M1/M2 Macrophages: Phenotypical vs. Functional Differentiation. Front Immunol. 2014;5:514. doi: 10.3389/fimmu.2014.00514.

    - Langerhans-Zellen in Haut und
    - Makrophagen des Fettgewebes und der Körperhöhlen.
  - in der Spezialisierung und Polarisierung für die spezifischen Aufgaben in Abhängigkeit vom jeweiligen Umfeld und Einfluss.[53, 54, 55, 56]

So polarisieren Makrophagen (siehe Tab. 2.3 und 2.4) zum sogenannten M1-Typ (M1-Makrophagen) oder zum M2-Typ (M2-Makrophagen).[57]

M1-Makrophagen

- entstehen unter dem Einfluss
  - der Aktivierung ihrer Rezeptoren für pathogene Strukturen (PRR) durch PAMPs (z. B. durch LPS/Lipopolysaccharide, Lipoproteine oder intrazelluläre Pathogene) und/oder
  - von proinflammatorischen Zytokinen (wie IFNγ, TNFα, GM-CSF und M-CSF),[58, 59]
- sind spezialisiert auf die extrazelluläre Abtötung, Phagozytose, den intrazellulären Abtötungsprozess (im Besonderen Bakterien und Viren) und den Verdau von Infektionserregern und deren PAMPs durch vermehrte Bildung
  - von reaktiven Sauerstoff Spezies (ROS) und reaktiven Stickstoff Spezies (RNS), im Besonderen von NO,
  - von lysosomalen Enzymen im Phagolysosom;
- exprimieren bevorzugt
  - Chemokine in breiter Vielfalt (siehe Kap. 2.5.1), die neutrophile Granulozyten, Natürliche Killerzellen und T-Lymphozyten heranlocken, welche ihrerseits durch die Expression von IL-12, IFNγ und TNFα den Entzündungsprozess wie auch die Polarisierung zu M1-Makrophagen verstärken,
  - pro-inflammatorische Zytokine, im Besonderen IL-1β, IL-6, IL12, IL23, TNF-α (siehe Kap. 2.5.2), die autokrin und parakrin wiederum die Polarisierung zum M1-Typ verstärken,

---

53 Malyshev I, Malyshev Y. Current Concept and Update of the Macrophage Plasticity Concept: Intracellular Mechanisms of Reprogramming and M3 Macrophage "Switch" Phenotype. Biomed Res Int. 2015;2015:341308. doi: 10.1155/2015/341308.

54 Melton DW, McManus LM, Gelfond JA, Shireman PK. Temporal phenotypic features distinguish polarized macrophages in vitro. Autoimmunity. 2015;48(3):161–76.

55 Italiani P, Boraschi D. From Monocytes to M1/M2 Macrophages: Phenotypical vs. Functional Differentiation. Front Immunol. 2014;5:514. doi: 10.3389/fimmu.2014.00514.

56 Rőszer T. Understanding the Mysterious M2 Macrophage through Activation Markers and Effector Mechanisms. Mediators Inflamm. 2015; 2015: 816460. doi: 10.1155/2015/816460, PMCID: PMC4452191.

57 Sedlacek HH. Immunologie. Die Immunabwehr des Menschen. Schutz, Gefahren, Erkrankungen. Berlin/Boston: de Gruyter 2014, 111–117, 582–585.

58 Beyer M, Mallmann MR, Xue J, Staratschek-Jox A, Vorholt D, Krebs W, Sommer D, Sander J, Mertens C, Nino-Castro A, Schmidt SV, Schultze JL. High-resolution transcriptome of human macrophages. PLoS One. 2012;7(9):e45466. doi: 10.1371/journal.pone.0045466.

59 Italiani P, Boraschi D. From Monocytes to M1/M2 Macrophages: Phenotypical vs. Functional Differentiation. Front Immunol. 2014;5:514. doi: 10.3389/fimmu.2014.00514.

- präsentieren Antigene (Peptide, Lipopeptide, Glykopeptide) über membranständige MHC-II-Moleküle oder CD1-Moleküle und unterstützen hierdurch die Prägung der erworbenen Immunabwehr (siehe Kap. 2.3.2)
  - bei der Differenzierung von TH0-Lymphozyten zu proinflammatorischen TH1-Lymphozyten und
  - bei der Differenzierung zu zytotoxischen T-Lymphozyten/CTL;
- fördern allergische Reaktionen vom Typ IV und hemmen diejenigen vom Typ I, II und III.

M2-Makrophagen

- entstehen dagegen unter dem Einfluss
  - von antiinflammatorischen Zytokinen (im Besonderen IL-4, IL-10, IL-13, TGF-β, siehe Kap. 2.5.2) und/oder
  - von Immunkomplexen, Komplementfaktoren, apoptotischen Zellen/DAMPs, Parasiten-Antigenen und/oder Pilz-Antigenen,
- weisen eine hohe Phagozytoseaktivität besonders für apoptotische Zellen auf,
- exprimieren ihrerseits antiinflammatorische Zytokine wie z. B. IL-4, IL-10, IL-13 und TGF-β und bewirken hierdurch
  - bei Makrophagen
    - autokrin und parakrin eine weitere Polarisierung zum M2-Typ,
    - eine Hemmung der Expression von proinflammatorischen Zytokinen und der Bildung von reaktiven Sauerstoff- und Stickstoff-Spezies,
    - eine Stimulation der Expression von antiinflammatorischen Zytokinen,
  - bei eosinophilen Granulozyten und basophilen Granulozyten erhöhte Chemotaxie,
  - bei T-Lymphozyten
    - eine erhöhte Chemotaxie,
    - eine verstärkte Differenzierung zum TH2-Lymphozyten und damit eine Förderung der Proliferation und Differenzierung von B-Lymphozyten (siehe Kap. 2.3.3) und
    - eine erhöhte Expression von IL-4 und IL-13, welche die Polarisierung zu M2-Makrophagen wie auch die Differenzierung von TH2-Lymphozyten verstärkt,
  - bei B-Lymphozyten
    - eine verstärkte Aktivierung und Selektion,
    - eine vermehrte Expression von hochaffinen Antikörpern,
    - eine Förderung des Antikörperwechsels nach IgE und damit der allergischen Reaktion vom Soforttyp (Typ I),
  - in Fibroblasten die Förderung der Expression von Komponenten der extrazellulären Matrix,
- exprimieren Wachstumsfaktoren (VEGF, FGF, TGFβ, TGFα), welche die Angiogenese, die Differenzierung der Endothelzellen und Fibroblasten und die Wundheilung unterstützen.

Tab. 2.3: Unterschiede zwischen M1- und M2- polarisierten Makrophagen.[60]

	M1-Typ	M2-Typ
Polarisierung	durch Aktivierung von PRR durch bakterielle PAMPs (LPS, Lipoproteine, intrazelluläre Pathogene)	durch Aktivierung von Fc-Rezeptoren durch Immunkomplexe, Komplementrezeptoren durch Komplementfaktoren und/oder von PRR durch DAMPs/apoptotische Zellen, Parasiten-Antigene, Pilz-Antigene
	durch proinflammatorische Zytokine (i.e. IFNγ, TNFα, GM-CSF und M-CSF)	durch antiinflammatorische Zytokine (i.e. IL-4, IL-10, IL-13, TGFβ)
Expression	von ROS und RNS/NO (↑), Phagolysosomen (↑), lysosomalen Enzymen (↑)	von ROS und RNS/NO (↓)
	von proinflammatorischen Zytokinen (↑) (i.e. IL-1β, IL-6, IL-12, IL-23, TNFα)	von antiinflammatorischen Zytokinen (↑) (i.e. IL-4, IL-10, IL-13, TGFβ)
	von Chemokinen (↑) für neutrophile Granulozyten, NK-Zellen und T-Lymphozyten	
besondere Funktionen	Phagozytose von Bakterien/PAMPs (↑)	Phagozytose von apoptotischen Zellen/ DAMPs (↑)
	extrazelluläre und intrazelluläre Abtötung von Infektionserregern (↑), Verdau von PAMPs (↑)	Aktivierung von eosinophilen und basophilen Granulozyten (↑) und TH2-Lymphozyten
	Präsentation von Antigenen auf MHC-II und von Lipiden auf CD1 (↑)	Aktivierung und Selektion von B-Lymphozyten (↑)
	Prägung von TH1-Lymphozyten (↑)	Prägung von TH2-Lymphozyten (↑)
	Förderung der CTL- Differenzierung (↑)	**Förderung der Expression hochaffiner Antikörper und des Isotyp-Wechsels nach IgE (↑)**
Einfluss auf Typ*) der IA	▼	▼
	Typ IV (↑)	**Typ I, II, III (↑)**

*) Immunantwort Typ I = IgE-vermittelte Allergie vom Soforttyp; Typ II = Allergie durch IgG-Antikörper gegen zellgebundene Antigene; Typ III = Allergie durch IgM- und / oder IgG-Antikörper gegen lösliche/ partikuläre Antigene/durch Immunkomplexbildung; Typ IV = Allergie vom verzögerten Typ durch T-Lymphozyten (TH1, TH17, CTL)

CTL = Cytotoxic T-Lymphocytes; DAMP = Detritus/Destruction Associated Molecular Pattern; GM-CSF = Granulocyte-Macrophage Colony-Stimulating Factor; IA = Immunantwort; IFN = Interferon; LPS = Lipopolysacharid; M-CSF = Macrophage Colony-Stimulating Factor; MHC = Major Histocompatibility Complex; NK-Zellen = Natürliche Killerzellen; PAMP = Pathogen Associated Molecular Pattern; PRR = Pathogen Recognition Receptor; RNS = Reactive Nitrogen Species; ROS = Reactive Oxygen Species; TGF = Tranforming Growth Factor; TH = T-Helfer-Lymphozyten; TNF = Tumor Necrosis Factor

60 Sedlacek HH. Immunologie. Die Immunabwehr des Menschen. Schutz, Gefahren, Erkrankungen. Berlin/ Boston: de Gruyter 2014, 111–117, 582–585.

Die **Plastizität** von Makrophagen zeigt sich besonders bei der Reprogrammierung ihrer Polarisierung. So ist ein Wechsel vom M1-Typ zum alternativen M2-Typ oder umgekehrt abhängig von den äußeren Einflüssen und jederzeit möglich.
Das heißt auch, dass lokal oder systemisch durch ein proinflammatorisches Umfeld

- M2-Makrophagen zu M1-Makrophagen umprogrammiert werden und
- sich hierdurch Kaskaden von proinflammatorisch wirkenden M1-Makrophagen entwickeln können, welche ihrerseits
  - proinflammatorische Zytokine und Chemokine ausschütten und
  - Granulozyten und Natürliche Killerzellen aktivieren.

Tab. 2.4: Beispiele für pro- und antiinflammatorische / -allergische Wirkstoffe von Makrophagen.[61, 62, 63, 64, 65, 66]

Wirkstoffe von Makrophagen	Polarisierung*)	Wirkung im Rahmen der Immunantwort	Einfluss auf Typ der IA**)	Rangfolge***)
Radikale				
ROS RNS		**Zytotoxisch für Zellen, Bakterien, Viren DAMPs (↑), PAMPs (↑)**	IV	III, I, II
PRM/Pattern Recognition Molecules				
Ficolin 1,2,3[67]	**> M1**	**Aktivierung des Komplementsystems/ Lectinweg (↑)**	IV	III, I, II
Collectine[68] (collagen containing C-type lectins)		**Aktivierung des Komplementsystems/ Lectinweg (↑) DAMPs/PAMPs: Opsonierung (↑), Phagozytose (↑)**		
		Bindung/Maskierung von LPS (↑); *Bindung/Maskierung von Allergenen (↑)*	IV	II, III, I

61 Mills CD. M1 and M2 Macrophages: Oracles of Health and Disease. Critical reviews in immunology. 2012, 32 (6): 463–488.

62 Malyshev I, Malyshev Y. Current Concept and Update of the Macrophage Plasticity Concept: Intracellular Mechanisms of Reprogramming and M3 Macrophage "Switch" Phenotype. Biomed Res Int. 2015;2015:341308. doi: 10.1155/2015/341308.

63 Melton DW, McManus LM, Gelfond JA, Shireman PK. Temporal phenotypic features distinguish polarized macrophages in vitro. Autoimmunity. 2015;48(3):161–76.

64 Italiani P, Boraschi D. From Monocytes to M1/M2 Macrophages: Phenotypical vs. Functional Differentiation. Front Immunol. 2014;5:514. doi: 10.3389/fimmu.2014.00514.

65 Rőszer T. Understanding the Mysterious M2 Macrophage through Activation Markers and Effector Mechanisms. Mediators Inflamm. 2015; 2015: 816460., doi: 10.1155/2015/816460, PMCID: PMC4452191.

Wirkstoffe von Makrophagen	Polarisierung*)	Wirkung im Rahmen der Immunantwort	Einfluss auf Typ der IA**)	Rangfolge***)
antiinfektiöse Proteine				
Defensine		toxisch für Bakterien, Pilze, umhüllte Viren; PAMPS (↑)	IV	III, II, I
Cathelicidine, Lysozym, Lactoferrin	> M1	toxisch für Bakterien; PAMPS (↑)		
Zytokine				
IL-1β, IL-6, IL12, IL23, TNFα, IFNγ, GM-CSF		Makrophagen: IL-12, TNFα (↑); Reprogrammierung von M2- zu M1-Makrophagen; ROS/RNS (↑); Natürliche Killerzellen: IFNγ (↑);	IV	III, II, I
		TH1-Lymphozyten: Differenzierung (↑)		
IL-4, IL-10, IL-13, TGFβ		Makrophagen Polarisierung zu M2 (↑): IL-4, IL-10, IL-13 (↑)	I	III, II
		TH2-Lymphozyten: Differenzierung (↑)		
	> M2	Endothelzellen: Angiogenese, Wundheilung (↑);	III	I, IV, II
IFNα, IFNβ		Inaktivierung von Viren (↑)	III	IV, I, II
Chemokine				
CCL-2, -3, -4, -5, -7, -8, -13,-19, -20		Makrophagen, Granulozyten: Chemotaxie (↑)	IV	III, I, II
Wachstumsfaktoren				
GM-CSF, G-CSF, M-CSF,	> M1	Makrophagen, Granulozyten: Proliferation/Aktivierung (↑)		
VEGF-A, -B, -C, -D PDGFA-C, AB; FGFa, FGFb		Endothelzellen/Fibroblasten: Aktivierung/Proliferation (↑)	IV	III, I, II
TGFα, TGFβ		Endothelzellen/Epithelzellen: Differenzierung, Epithelisierung, Wundheilung (↑)	IV	III, I, II

66 Semeraro F, Ammollo CT, Semeraro N, Colucci M. Tissue factor-expressing monocytes inhibit fibrinolysis through a TAFI-mediated mechanism, and make clots resistant to heparins, Haematologica. 2009;94(6):819–826.

67 Matsushita M. Ficolins: complement-activating lectins involved in innate immunity. J Innate Immun. 2010;2(1):24–32.; Endo Y, Matsushita M, Fujita T. The role of ficolins in the lectin pathway of innate immunity. Int J Biochem Cell Biol. 2011;43(5):705–12.

68 Jakel A, Qaseem AS, Kishore U, Sim RB. Ligands and receptors of lung surfactant proteins SP-A and SP-D. Front Biosci (Landmark Ed). 2013;18:1129–40.Pandit H, Madhukaran SP, Nayak A, Madan T. SP-A and SP-D in host defense against fungal infections and allergies. Front Biosci (Elite Ed). 2012;4:651–61.

Wirkstoffe von Makrophagen	Polarisierung*)	Wirkung im Rahmen der Immunantwort	Einfluss auf Typ der IA**)	Rangfolge***)
Komplementfaktoren				
Anaphylatoxine C3a, C4a, C5a	> M1	**Mastzellen/basoph. Granulozyten: Aktivierung, Degranulation (↑)**	I	III, II
	> M1	**Granulozyten, Makrophagen: Chemotaxie/ Aktivierung (↑)**	IV	III, I, II
Opsonine C3b, C3bi, C3d		**Granulozyten/Makrophagen Phagozytose/ Exozytose (↑)**		
lytischer Komplex/MAC C5b678(9) x n		**Gewebezellen Aktivierung (↑); Zell-Lyse (↑); DAMPs/PAMPs (↑)**		
Gerinnungsfaktoren				
Faktor V, VII, IX, X, Prothrombin/FaktorII	> M2	**Gerinnungsneigung/Thrombin/Fibrin (↑)**	III	IV, I, II
uPA (urokinase-Plasmin-Aktivator)		**Auflösung der ECM (↑); Migration (↑); Aktivierung von Zymogenen (↑)**		
		Abbau von Fibrin (↑); Auflösung von Gerinnseln (↑)	III	IV, I, II
PAI-1; PAI-2 (PA-Inhibitoren)		**Aktivierung von Plasmin (↓), Embolien/ Thrombosen (↑)**	III	IV, II, I
Leukotriene				
LTC_4/LTD_4	> M2	**SRSA: Bronchokonstriktion (↑), Vasodilatation (↑), Schleimsekretion (↑)**	III	IV, II, I
		eosinophile Granulozyten: Chemotaxie (↑)	I	IV, III, II
LTB4		**neutrophile Granulozyten, Makrophagen: Chemotaxie/Aktivierung (↑)**	III	II, I, IV
		eosinophile Granulozyten: Chemotaxie/ Aktivierung (↑)	I	III, IV, II
	> M1	***Dendritische Zellen, T-(TH1, TH17) Lymphozyten: Aktivierung (↑)***	IV	
	> M2	***Dendritische Zellen, TH2- Lymphozyten: Aktivierung (↑)***	III	I, II, IV
Prostaglandine				
PGF_2	> M2	**Bronchokonstriktion (↑)**	I	III, II, IV
PGI2		**Gefäßpermeabilität (↑); Schmerz/Aktivier. nozizeptiver Rezeptoren (↑)**	I	IV, III, II
		Thrombozyten Agreggation (↓)	III	II, III, IV
PGD2		**Bronchokonstriktion (↑), Vasodilatation (↑); Epithelzellen, Endothelzellen: Chemotaxie/ Aktivierung (↑)**	I	III, II, IV

Wirkstoffe von Makrophagen	Polarisierung*)	Wirkung im Rahmen der Immunantwort	Einfluss auf Typ der IA**)	Rangfolge***)
PGD2	> M2	**basophile und eosinophile Granulozyten: Chemotaxie/Aktivierung (↑)**	I	II, III
PGD2	> M2	***Dendritische Zellen: Chemotaxie/Aktivierung (↑); TH2-Lymphozyten: Chemotaxie/Aktivierung (↑)***	III	I, II
PGE2	> M2	***TH2-Lymphozyten Differenzierung/Aktivierung (↑)***	III	I, II
PGE2	> M2	Bronchokonstriktion (↓); Synthese von LTB4 (↓) und LTC4 (↓); Mastzellen Aktivierung/Degranulation (↓); glatte Muskelzellen: Aktivierung (↓), eosin. Granulozyten: Migration + Apoptose (↓); *Dendritischen Zelle: Migration/Aktivierung* (↓); *TH1-Lymphozyten: Differenzierung/Aktivierung* (↓),	I	IV, III, II
Thromboxan B2	> M2	**Thrombozyten Aggregation (↑)**	III	II, I, IV
lysosomale Enzyme				
MMP9 + TIMP[69]	> M1	**Abbau der ECM (↑); Zymogen-Aktivierung (↑)**	IV	III, I, II
MMP9 + TIMP[69]	> M1	Angiogenese/Wundheilung (↑)	IV	III, I, II
MMP9 + TIMP	> M1	**Wachstumsfaktoren/Zymogen-Aktivierung (↓); Angiogenese /Wundheilung (↓)**	IV	III, I, II
Nukleasen	> M1	**Virusinaktivierung (↑)**	IV	III, II, I
Phosphatasen, Proteasen, Glykosidasen, Lipasen	> M1	**Tötung und Verdau von Infektionserregern/Toxinen/Peptiden, Glykopeptiden, Lipopeptiden, Glykolipiden (↑); Abbau der extrazellulären Matrix (↑), DAMPs/PAMPs (↑) Aktivierung von Zymogenen (↑),**	IV	III, I, II
Carboxypeptidase	> M1	Inaktivierung von Immunmediatoren (↑) z. B. Inaktivierung der Anaphylatoxine C3a, C4a, C5a	IV	III, I, II,
Arginase-1	> M1	NO-Synthase (↓) *T-Lymphozyten/B-Lymphozyten: Proliferation* (↓)	IV	III, II, I

69 Zajac E, Schweighofer B, Kupriyanova TA, Juncker-Jensen A, Minder P, Quigley JP, Deryugina EI. Angiogenic capacity of M1- and M2-polarized macrophages is determined by the levels of TIMP-1 complexed with their secreted proMMP-9. Blood. 2013;122(25):4054–67.

Wirkstoffe von Makrophagen	Polarisierung*)	Wirkung im Rahmen der Immunantwort	Einfluss auf Typ der IA**)	Rangfolge***)
Enzym-Inhibitoren				
α2-Makroglobulin, α1-Anti-trypsin, TIMP	> M1	Inhibition degradativer/proinflammatorischer Enzyme	IV	III, I, II
α2-Antiplasmin, PA-Inhibitoren/PAI		**Aktivierung von Plasmin (↓), Embolien/ Thrombosen (↑)**	III	II, I, IV

Stimulation zelluläre Antwort	***Stimulation Antikörperantwort***	antiinflammatorische Wirkung

kursive Schrift: erworbene Immunreaktion

*) > M1 oder > M2 = Polarisierung der Makrophagen vorwiegend zu M1 oder zu M2; **) Immunantwort Typ I = IgE-vermittelte Allergie vom Soforttyp; Typ II = Allergie durch IgG-Antikörper gegen zellgebundene Antigene; Typ III = Allergie durch IgM- und/oder IgG-Antikörper gegen lösliche / partikuläre Antigene/ durch Immunkomplexbildung; Typ IV = Allergie vom verzögerten Typ durch T-Lymphozyten (TH1, TH17, CTL); ***) Ausmaß des direkten Einflusses (Abnahme von links nach rechts);

Collectine: MBL = mannan-binding lectin, SP-A = surfactant protein A, SP-D = surfactant protein D, CL-L1 = collectin liver 1, CL-P1 = collectin placenta 1, CL-43 = conglutinin collectin 43 kDa, CL-46 = collectin 46 kDa, CL-K1 = collectin kidney 1, Conglutinin; IA = Immunantwort; MAC = Membran attackierender Complex; MMP = Matrix-Metallo-Proteinasen; TIMP = Tissue Inhibitor of Matrix-Metallo-Proteinasen

ROS = Reactive Oxygen Species (z. B. Superoxid, Hydrogenperoxyd, 5-OH-Radikale, Hypohalit, Chloramin); RNS = Reactive Nitrogen-Species (z. B.: NO, Nitrite, Nitrate)

2.1.2 Aktivierung des Komplement-, Gerinnungs-, Fibrinolyse- und Kinin-Systems

Aktivierung des Komplementsystems

Das Komplementsystem nimmt eine zentrale Funktion ein zwischen angeborener und erworbener Immunabwehr und somit auch bei allergischen wie auch pseudoallergischen Reaktionen. Es besteht aus einer Reihe von im Blut befindlichen Proenzymen (Zymogene), deren Enzymaktivitäten durch Spaltung oder Bildung von Proteinkomplexen in einer kaskadenförmigen Reihenfolge aktiviert werden. Die Ergebnisse dieser Aktivierungskaskade sind Komplementprodukte, die folgende Eigenschaften haben (siehe Tab. 2.5 und 2.6)

- **Förderung der Phagozytose** durch
  - Verklumpung bzw. Vernetzung von löslichen oder partikulären Fremdstoffen und von (Antigen-Antikörper-) Immunkomplexen,
  - chemotaktische Wirkung auf Granulozyten und Makrophagen und
  - Komplementprodukte, die als Opsonine die Phagozytose von Fremdstoffen, Antigenen und Antigen-Antikörper-Komplexe erleichtern,
- **Lyse von Zellen** durch Bildung des Membranangriffskomplexes (MAC/Membrane Attacking Complex) am Fc-Teil von Antikörpern, welche an der Zellmembran im Besonderen von Erythrozyten gebunden haben,
- **Auflösung von hochmolekularen Antigen-Antikörper-Komplexen** durch Bindung an das Fc-Teil und hierdurch Verminderung der durch diese Komplexe verursachten Entzündungsreaktionen,

- **Auslösung von lokalen und systemischen Entzündungen/Anaphylaxien** durch die Komplement-Spaltprodukte/Anaphylatoxine C3a, C4a, C5a.

Drei Wege der Komplementaktivierung[70, 71] sind von besonderer Bedeutung (siehe Tab. 2.5).

Der **klassische Weg** beinhaltet folgende Stufen
- Aktivierung von C1q vorzugsweise durch Bindung
  - an das Fc-Teil von IgG und/oder IgM in Antigen-Antikörperkomplexen (Immunkomplexen) und/oder
  - direkt an PAMPs (z. B. Lipopolysaccharide) oder DAMPs (z. B. Phosphatidylserin).
- Bildung von Komplexen von aktiviertem C1q mit den Serin-Proteasen C1r und C1s. Im Komplex C1q+C1r+C1s (C1qrs) sind C1r und C1s aktiviert.
- C1qrs spaltet
  - C2 in C2a und C2b und
  - C4 in C4a (Anaphylatoxin) und C4b (Opsonin)
- C4b bildet im Komplex mit C2b die C3- Konvertase C4bC2b,
- die C3-Konvertase C4bC2b
  - spaltet C3 in C3a (Anaphylatoxin) und C3b (Opsonin) und
  - bildet mit C3b die C5-Konvertase C4bC2bC3b.

Der **Mannose bindendes Lectin** (MBL)-Weg
- startet mit Ficolin und Collectin-11, welche binden
  - an Kohlenhydratstrukturen, die reich sind an D-Mannose und L-Fucose und/oder
  - an acetylierte Struktureinheiten auf PAMPs und DAMPs,
- das gebundene Ficolin und Collectin -11 bildet Komplexe mit MASP (MBL-assoziierte Serin-Protease). Hierdurch ist MASP aktiviert.
- MASP spaltet
  - C2 in C2a und C2b und
  - C4 in C4a (Anaphylatoxin) und C4b (Opsonin).
- C4b bildet im Komplex mit C2b die C3-Konvertase C4bC2b,
- die C3-Konvertase C4bC2b
  - spaltet C3 in C3a (Anaphylatoxin) und C3b (Opsonin) und
  - bildet mit C3b die C5-Konvertase C4bC2bC3b.

Der **Alternative Weg** zur Bildung einer C5-Konvertase beinhaltet
- Spaltung von C3 in C3a (Anaphylatoxin) und C3b (Opsonin)
  - spontan, z. B. auf Bakterienoberflächen,
  - durch Elastase, Proteasen, Plasmin, Faktor XII, aktiviert im Rahmen der Exozytose lysosomaler Enzyme oder (im Falle von Plasmin und Faktor XII) im Rahmen der Blutgerinnung und Fibrinolyse,

---

70 Sedlacek HH. Immunologie. Die Immunabwehr des Menschen. Berlin/Boston: de Gruyter 2014, 23–30.

71 Ricklin D, Reis ES, Lambris JD. Complement in disease: a defence system turning offensive. Nat Rev Nephrol. 2016;12(7):383–401.

- Bindung von C3b (über die kurzlebige Thioestergruppe) an Oberflächen mit der Folge, dass sich bilden
  - der Komplex C3bB aus C3b mit der Protease Faktor B,
  - die alternative C3-Konvertase C3bBb, indem Faktor B im C3bB-Komplex durch die Protease Faktor D in die Produkte Ba und Bb gespalten wird;
- Amplifikation der Aktivierung, indem
  - C3bBb durch Properdin (Faktor P) stabilisiert wird und
  - weitere C3-Moleküle durch die stabilisierte C3-Konvertase C3bBb gespalten werden können.
- Anreicherung von C3b und Bildung der (oberflächengebundenen) C5-Konvertase C3bBp3b.

Die **gemeinsame Endstrecke** der Komplementaktivierung umfasst
- Spaltung von C5 durch die C5-Konvertasen (C4bC2bC3b und C3bBp3b) in C5a (Anaphylatoxin) und C5b,
- Bindung von C5b an C6 und C7; der Komplex C5b67 dringt in die Zellmembran ein und bildet dort den Membranangriffskomplex (Membrane Attacking Komplex/MAC) durch Assoziation mit C8 und einem Vielfachen von C9 (C5b678-9xn).

Unterschiedliche Proteasen (z. B. Plasmin, Kallikrein) können zusätzlich oder auch alternativ das Komplementsystem auf unterschiedlichen Stufen aktivieren, so z. B.
- durch die Aktivierung von C1q, C1r und C1s, die Bildung von C1qrs, die Spaltung von C4 und C2 und die Bildung der C3-Konvertase C4bC2bC3b (s. o.),
- durch die Spaltung von C3 in C3a und C3b und die Auslösung des alternativen Weges der Bildung einer C5-Konvertase,
- durch die Spaltung von C5 in C5a und C5b und die Bildung des MAC/C5b678-(nx9).

Tab. 2.5: Wege der Komplementaktivierung.

	klassischer Weg	Lectin-Weg (MBL)	alternativer Weg	Anaphylatoxine	Opsonine
Auslöser	IgM, IgG (gebunden) DNA, Kollagen, CRP	D-Mannose, N-Acetylglucosamin, (Bakterien, Pilze, Viren, Protozoen)	Oberflächen Enzyme		
Primäre Bindung	C1q	Fricolin (F) Collectin-11 (C)	C3 → C3a + C3b	**C3a**	**C1q, C3b, iC3b, C3dg, C3d**
Reaktionsfolge ▼	C1q + C1r + C1s = C1qrs	F + C + MASP = F/C/MASP	C3b + FB = C3bB C3bB + FD = C3bBb + Ba C3bBb + FP = C3bBb(P)		
	C1qrs + C4 + C2 = C4bC2b	F/C/MASP + C4 + C2 = C4bC2b		**C4a**	**C4b**

	klassischer Weg	Lectin-Weg (MBL)	alternativer Weg	Anaphylatoxine	Opsonine
C3-Konvertase	C4bC2b		C3bBb (P)		
Reaktionsfolgen	C4bC2b + C3 = C3a + C3b		C3bBb(P) + C3 = C3a + C3b	C3a	C3b, iC3b, C3dg, C3d
	C4bC2b + C3b = C4bC2bC3b		C3bBb(P) + C3b = C3bBb3b		
C5-Konvertase	C4bC2bC3b		C3bBb3b		
Reaktionsfolge ▼	C4bC2bC3b + C5 = C5a + C5b		C3bBb3b + C5 = C5a + C5b	C5a	
	C5b + C6 + C7 = C5b67				
Bildung des lytischen Komplexes (MAC)	(Zellmembran) + **C5b67 + C8 + C9xn = C5b678 (nx9)**				

pro-inflammatorische Produkte der Komplementaktivierung
iC3b, C3dg, C3d = Spaltprodukte von C3b
b = durch Faktor D aktivierter Faktor B; F = Fricolin; FB/B = Faktor B; FD = Faktor D; FP/P = Faktor P/ Properdin; C = Collectin-11; MAC = Membrane Attacking Complex; MBL = Mannose bindendes Lectin;

Tab. 2.6: Die Wirkung der Komplementfaktoren auf Entzündungen und Allergien.[72, 73, 74, 75, 76, 77, 78, 79]

Factor/ Komplex	Rezeptor	Rezeptor tragende Zellen	Wirkung	Einfluss auf Typ der IA*)		Inhibitoren
C1q	cC1q-R (Calreticulin) gC1q-R	Mastzellen, eosin. Granulozyten	Aktivierung, Degranulierung (↑)	I**)	III, II, IV	
		Makrophagen, neutroph. Granulozyten Thrombozyten, Endothelzellen, Fibroblasten, glatte Muskelzellen	Chemotaxie, Phagozytose (↑) Expression von Zytokinen, Chemokinen, Wachstumsfaktoren (↑)	IV	III, I, II	C1-Inaktivator/ Faktor I (Inhibition der C1qrs-Bildung)
		B-Lymphozyten		III	I, II	
			sterische Behinderung der Immunkomplexbildung			

72 Zwirner J, Fayyazi A, Götze O. Expression of the anaphylatoxin C5a receptor in non-myeloid cells. Mol Immunol. 1999;36(13–14):877–84.

73 Dustin ML. Complement receptors in myeloid cell adhesion and phagocytosis. Microbiol Spectr. 2016;4(6):10.1128/microbiolspec.MCHD-0034-2016. doi: 10.1128/microbiolspec.MCHD-0034-2016.

Factor/ Komplex	Rezeptor	Rezeptor tragende Zellen	Wirkung	Einfluss auf Typ der IA*)		Inhibitoren
C3b; C4b	CR1	Erythrozyten	Transport von Immunkomplexen aus dem Blut in die Leber, dort Phagozytose durch Kupffersche Sternzellen (↑)	III		Faktor I/ C4BP, MCP, Faktor H (Kofaktoren der Serinprotease 1, inaktiviert C4b und C3b);
		Mastzellen, eosin. Granulozyten,	**Aktivierung, Degranulierung (↑)**	I	III, II, IV	
		Makrophagen, neutroph. Granulozyten	**Aktivierung, Phagozytose (↑)**	III	IV, II, I	
		Dendritische Zellen, T-Lymphozyten	**Aktivierung (↑)**	IV	III, II, I	
		B-Lymphozyten		III	I, II	
			sterische Behinderung der Immunkomplexbildung			
C3b	VSIG4/ CRIg	**Makrophagen,** ***Dendritische Zellen***	**Aktivierung, Phagozytose (↑)**	IV	III, I, II	
iC3b	CR3, CR4	**Granulozyten, Makrophagen**		III	IV, II, I	
		T-Lymphozyten	**Aktivierung (↑)**	IV	III, I, II	
C3d; C3dg	CR2	***B-Lymphozyten***	**Aktivierung (↑) (CR2 ist Rezeptor für EBV)**	I	III, II	
C3a, C4a, C5a	C3aR (C3a, C4a) C5aR	**Mastzellen, basophile Granulozyten, eosinophile Granulozyten**	**Aktivierung, Degranulation (↑)**	I	III, II	Carboxypeptidase (inaktiviert C3a, C4a, C5a durch Abspaltung von Arginin)
		neutrophile Granulozyten Makrophagen,	**Aktivierung, Chemotaxie, Exozytose lysosomaler Enzyme (↑); Expression von Zytokinen, Chemokinen, Leukotrienen, Prostaglandinen (↑)**	III	I, II, IV	
		Endothelzellen	**Aktivierung, Auflösung der Haftkomplexe, Erhöhung der Permeabilität, Ödeme (↑)**	I	III, IV, II	
		glatte Muskelzellen	**Kontraktion (↑)**	I	III, IV, II	

Factor/ Komplex	Rezeptor	Rezeptor tragende Zellen	Wirkung	Einfluss auf Typ der IA*)		Inhibitoren
MAC/ C5b678-(nx9)		Erythrozyten	**Hämolyse (↑)**	II		Faktor I/ C4BP, MCP, Faktor H (Kofaktoren der Serin-protease 1, inaktiviert C4b und C3b);
		Bakterien, Viren, Pilze, Protozoen	**Zytolyse, Abtötung, Freisetzung von PAMPs (↑)**	III	I, II, IV	DAF (Inhibition der Bildung von C3bBb)
		Kernhaltige Zellen	**selten Zytolyse/ Freisetzung von DAMPs (↑), meist Aktivie-rung (↑)**			Protein S, SP40/40 (Inhibition von C5b67)
						HRF65, HRF20, MIRL, Protectin (Blockade von C8 und C9)

Stimulation zelluläre Immunreaktion	**Stimulation Antikörperreaktion**	antiinflammatorische Wirkung

Kursiv: erworbene Immunabwehr

*) Immunantwort Typ I = IgE-vermittelte Allergie vom Soforttyp; TypII = Allergie durch IgG-Antikörper gegen zellgebundene Antigene; Typ III = Allergie durch IgM- und/oder IgG- Antikörper gegen lösliche/partikuläre Antigene / durch Immunkomplexbildung; Typ IV = Allergie vom verzögerten Typ durch T-Lymphozyten (TH1, TH17, CTL); **) Ausmaß des direkten Einflusses (Abnahme von links nach rechts);

cC1qR = Complement Component-C1q-Receptor; C4BP = C4-Bindendes Protein; CR = Complement-Rezeptor; DAF = Decay-Accelerating Factor; gC1qR = globular head C1q-Receptor; HRF = Homologous Restriction Factor; IA = Immunantwort; MAC = Membrane Attacking Complex; MCP = Membran-Cofaktor-Protein; MIRL = Membrane Inhibitor of Reactive Lysis, VSIG4 = V-set and immunoglobulin domain containing 4

---

74 Peerschke EI, Ghebrehiwet B. cC1qR/CR and gC1qR/p33: observations in cancer. Mol Immunol. 2014;61(2):100–9.

75 Vegh Z, Kew RR, Gruber BL, Ghebrehiwet B. Chemotaxis of human monocyte-derived dendritic cells to complement component C1q is mediated by the receptors gC1qR and cC1qR. Mol Immunol. 2006;43(9):1402–7.

76 Kim KH, Choi BK, Kim YH, Han C, Oh HS, Lee DG, Kwon BS. Extracellular stimulation of VSIG4/complement receptor Ig suppresses intracellular bacterial infection by inducing autophagy. Autophagy. 2016;12(9): 1647–59.

77 Ghebrehiwet B, CebadaMora C, Tantral L, Jesty J, Peerschke EI. gC1qR/p33 serves as a molecular bridge between the complement and contact activation systems and is an important catalyst in inflammation. Adv Exp Med Biol. 2006;586:95–105.

78 Ghebrehiwet B, Kaplan AP, Joseph K, Peerschke EI. The complement and contact activation systems: partnership in pathogenesis beyond angioedema. Immunol Rev. 2016;274(1):281–289.

79 Ghebrehiwet B, Peerschke EI. Purification of C1q receptors and functional analysis. Methods Mol Biol. 2014;1100:319–27.

Aktivierung der Gerinnung

Ähnlich wie das Komplementsystem besteht das Gerinnungssystem aus einer Reihe von Proenzymen, deren Enzymaktivitäten durch Spaltung und Anlagerung in kaskadenförmiger Reihenfolge aktiviert werden. Die Auslösung der Gerinnung erfolgt über zwei unterschiedliche Wege.[80]

Der klassische **extrinsische Weg** verläuft über folgende charakteristische Stufen:[81]
- die Serin-Protease FVIIa und der zellmembranständige Gewebefaktor TF (Tissue Factor) als Regulatorprotein bilden Komplexe, wobei diese Komplexe die Protease-Aktivität von FVIIa drastisch verstärken; im Nebenschluss kann FVIIa
  - den FIX des **intrinsischen Weg**es aktivieren zu FIXa und in diesem
  - den FX (in Anwesenheit von FVIIIa als Kofaktor) aktivieren zur Prothrombinase FXa oder
  - im Komplex mit TF (FVIIa/TF) in Kombination mit PL und Ca^{2+} den FX zum FXa aktivieren,
- FXa wiederum aktiviert den gemeinsamen Weg der Gerinnungskaskade.

TF wird von vielen Zellen exprimiert,[82]
- so von Zellen der Adventitia von Gefäßen, den Perizyten und den glatten Muskelzellen, und von Epithelzellen in der Haut, der Schleimhäute, der Drüsen und von Monozyten,
- jedoch nur gering von der Skelettmuskulatur, dem Synovialgewebe und von ruhenden Endothelzellen,
- durch proinflammatorische Zytokine, Immunmediatoren, freigesetzt im Rahmen von Entzündungsprozessen und/oder durch Hypoxie kann die Expression von TF deutlich ansteigen; dieses gilt beispielsweise[83, 84, 85]
  - für Endothelzellen und Thrombozyten,
  - für Monozyten und neutrophile wie auch eosinophile Granulozyten nach Stimulation z. B. mit Platelet-activating factor (PAF) und/oder Granulozyten-Makrophagen Kolonie-Stimulierendem Faktor (GM-CSF),
  - bei arteriosklerotischen Prozessen und bei der Sepsis.[86]

---

80 Sedlacek HH. Immunologie. Die Immunabwehr des Menschen. Berlin/Boston: de Gruyter 2014, 30–32.

81 Smith SA, Travers RJ, Morrissey JH. How it all starts: initiation of the clotting cascade. Crit Rev Biochem Mol Biol. 2015;50(4):326–336.

82 Pawlinski R, Mackman N. Cellular Sources of Tissue Factor in Endotoxemia and Sepsis. Thromb Res. 2010;125S1:S70–S73.

83 Moosbauer C, Morgenstern E, Cuvelier SL, Manukyan D, Bidzhekov K, Albrecht S, Lohse P, Patel KD, Engelmann B. Eosinophils are a major intravascular location for tissue factor storage and exposure. Blood. 2007;109(3):995–1002.

84 Todoroki H, Higure A, Okamoto K, Okazaki K, Nagafuchi Y, Takeda S, Katoh H, Itoh H, Ohsato K, Nakamura S. Possible role of platelet-activating factor in the in vivo expression of tissue factor in neutrophils. J Surg Res. 1998;80(2):149–55.

85 Giesen PL, Rauch U, Bohrmann B, Kling D, Roqué M, Fallon JT, Badimon JJ, Himber J, Riederer MA, Nemerson Y. Blood-borne tissue factor: another view of thrombosis. Proc Natl Acad Sci U S A. 1999;96(5):2311–5.

86 Okamoto K, Tamura T, Sawatsubashi Y. Sepsis and disseminated intravascular coagulation. J Intensive Care. 2016;4:23. doi: 10.1186/s40560-016-0149-0.

FVII wird als Zymogen von Leberzellen exprimiert und zirkuliert im Blut als Zymogen wie auch mit geringem Anteil als aktives FVIIa, wobei

- Proteasen wie z. B. FIXa, FXa, FXIIa, Thrombin, Plasmin oder der TF/FVIIa-Komplex FVII zu FVIIa spalten,
- FVIIa wie auch FVII mit hoher Affinität an TF binden,
- die Protease-Aktivität von FVIIa im TF/FVIIa-Komplex durch Bindung an Phospholipid-Membranen drastisch zunimmt,
- aktivierte oder geschädigte Zellen gleich welcher Art durch die verstärkte Expression von Phospholipiden somit die Gerinnungskaskade über den extrinsischen Weg auslösen und/oder verstärken können.

Inhibiert wird die Auslösung des extrinsischen Gerinnungsweges

- durch die Tissue Factor Pathway Inhibitoren TFPIα und TFPß,[87]
  - die besonders von Endothelzellen wie auch von Megakaryozyten gebildet und nach Aktivierung (z. B. der Thrombozyten) freigesetzt werden,
  - welche FXa durch Bindung inhibieren und zusätzlich als Komplex (TFPI/FXa) TF/FVIIa durch Bildung des Komplexes TFPI/FVIIa/TF/FXa hemmen,
  - wobei TFPIα stärker inhibiert als TFPß und Protein S wie auch Heparin diese Inhibition durch TFPI α verstärken,
- durch das Antithrombin III (ATIII) in Kombination mit Heparin bzw. Heparansulfat,
  - welches Thrombin, FXa wie auch den Komplex TF/FVIIa inhibiert,
- durch den Heparin-Cofaktor II (HCII) in Kombination mit Heparin oder Dermatansulfat,
  - welcher Thrombin inhibiert.

Der **intrinsische Weg** der Gerinnung (auch Kontaktweg genannt) beinhaltet folgenden Reaktionsweg:

- an einer Kontaktfläche werden in Gegenwart von hoch-molekularem (HMW)-Kininogen (HMW-K)
  - geringe Mengen Prekallikrein zu Kallikrein aktiviert und
  - durch Kallikrein geringe Mengen von FXII zu FXIIa aktiviert,
- FXIIa wiederum aktiviert weiteres Prekallikrein zu Kallikrein und das entstandene Kallikrein weitere FXII Moleküle zu FXIIa;
  - somit entsteht ein Verstärkerkreislauf mit dem Ergebnis größerer Mengen FXIIa,
- der weitere Reaktionsweg beinhaltet
  - die Bildung von FXIa aus FXI durch FXIIa,
  - die Spaltung von FIX in FIXa durch FXIa und
  - die Bildung der „Tenase“ aus den Faktoren FIXa und FVIIIa, welche in Anwesenheit von Phospholipiden und Ca-Ionen den FX zu FXa aktiviert.

---

87 van Doorn P, Rosing J, Wielders SJ, Hackeng TM, Castoldi E. The C-terminus of tissue factor pathway inhibitor-α inhibits factor V activation by protecting the Arg1545 cleavage site. J Thromb Haemost. 2017;15(1):140–149.

Ausgelöst wird der intrinsische Weg der Gerinnung, d. h. wird FXII gebunden und aktiviert

- durch DAMPs, im Besonderen durch
  - extrazelluläre Nukleinsäuren wie RNA und DNA,
  - anorganische, anionische lineare Polymere von Orthophosphat-Einheiten (polyP) besonders in den Granula von Thrombozyten und Mastzellen und in Lysosomen,
  - fehlgefaltete Proteine wie z. B. β-Amyloid;
- durch Endothelzellen, welche FXII z. B. über den C1q –Rezeptor, über Cytokeratin 1 und/oder über den Urokinase Plasminogen Aktivator Rezeptor (uPAR) binden und aktivieren,
- durch IgM/IgG-Aggregate oder IgM/IgG-Antigen-Immunkomplexe,
- durch Proteasen wie Kallikrein, Plasmin und FXIIa und
- durch PAMPs.

Der **gemeinsame Weg** der Gerinnung umfasst

- in Ergänzung zu dem extrinsischen und intrinsischen Weg die Bildung von Spuren von FIIa (Thrombin), welche aktivieren
  - den Faktor VIII zu FVIIIa als Kofaktor von Faktor IXa (zu Bildung der Tenase)
  - den Faktor V zu FVa (als Kofaktor der Prothrombinase)
- nachfolgend zu dem extrinsischen und intrinsischen Weg
  - die Bildung der „Prothrombinase" aus den Faktoren FXa und FVa, welche in Anwesenheit von Phospholipiden und Ca-Ionen den FII in den FIIa (Thrombin) überführt,
  - durch Thrombin (FIIa)
    - die Bildung von Fibrin (FIa) aus dem Fibrinogen (FI) und
    - die Aktivierung des Fibrin-stabilisierenden Faktors (FXIII) zu FXIIIa,
  - die Stabilisierung des Fibrins durch den FXIIIa.

Tab. 2.7: Die Reaktionswege der Gerinnung und Fibrinolyse.[88]

Gerinnung					
	extrinsischer Weg	**gemeinsamer Weg**	**intrinsischer Weg**	**Produkte**	**Inhibitoren**
Auslöser	Gewebsschäden aktivierte Endothelzellen, Monozyten, Makrophagen Granulozyten		Kontaktflächen ECM, IgM/IgG-Aggregate/Antigen-Komplexe, Kallikrein, Plasmin, FXIIa	TF	FVIIai

88 Smith SA, Travers RJ, Morrissey JH. How it all starts: initiation of the clotting cascade. Crit Rev Biochem Mol Biol. 2015;50(4):326–336.

Gerinnung

	extrinsischer Weg	gemeinsamer Weg	intrinsischer Weg	Produkte	Inhibitoren
	TF/Tissue Factor			**FXIIa**	C1-Inaktivator
	FVII + TF = **TF/FVIIa**		FXII + Kallikrein/ Proteasen = **FXIIa**	**TF/FVIIa**	FXa/TFPIα, FXa/TFPIß, ATIII + Heparin oder HeparanS
	TF/FVIIa + Ca^{++} + FIX = **FIXa**	FIIa + FVIII = **FVIIIa**	FXIIa + FXI = **FXIa**	**FXIa**	
			FXIa + FIX = **FIXa**	**FIXa**	aPC + PS
		►			TFPIα, TFPIß; ATIII + Heparin oder HeparanS
	▼	▼	▼		
	TF/FVIIa + Ca^{++} + FX = **FXa**	FIXa + FVIIIa + PF/PL + Ca^{++} + FX = **FXa**		**FXa**	
	FIIa + FV = **FVa**			**FVa**	aPC
				FXa/FVa Prothrom-binase	aPC + PS
Reak-tions-folge ▼	FXa + FVa + PF3/PL + Ca^{++} + FII = **FIIa**			**FIIa Thrombin**	ATIII + Heparin oder Heparan-Sulfat, HCII + Heparin oder Dermatan-sulfat, Thrombo-modulin
				22kDa Kringle-2	**VEGF**
	FIIa + FI = **FIa**			**FIa Fibrin**	
	FXIII + FIIa + Ca^{++} = **FXIIIa**				
	FIa + FXIIIa = **S-Fibrin**			**S-Fibrin vernetztes Fibrin**	

Gerinnung					
	extrinsischer Weg	**gemeinsamer Weg**	**intrinsischer Weg**	**Produkte**	**Inhibitoren**
Fibrinolyse					
Reak-tions-folge ▼	Plasminogen + Plasminogen-Aktivatoren (uPA, tPA) = **Plasmin**			Plasmin	**α2PI, PAI-1, PAI-2; TAFI**
				Angiostatin	**VEGF**
	Plasmin + S-Fibrin = **Fibrinspaltprodukte**				

pro-inflammatorische Wirkung	antiinflammatorische Wirkung

aPC = aktiviertes Protein C; AT-III = Antithrombin III; α2PI = α2 Plasmin Inhibitor; ECM = Extrazelluläre Matrix; FVIIai = inaktivierter FVIIa; HCII = Heparin CofaktorII; HeparanS = Heparansulfat; PAI = Plasmin-Aktivator-Inhibitor; PF3 = Plättchenfactor 3; PL = Phospholipide/Platelet Factor; PS = Protein-S; S-Fibrin = stabilisiertes/vernetztes Fibrin; TAFI = Thrombin Aktivierbarer Fibrinolyse-Inhibitor; TF = Tissue Factor; TFPI = Tissue Factor Pathway Inhibitor; VEGF = Vascular Endothelial Cell Growth Factor

Um die Gerinnung lokal auf die geschädigten Endothelien bzw. Gefäße zu begrenzen, greifen unterschiedliche Inhibitoren ein (siehe Tab. 2.7):

- FXIIa wird durch den C1-Inaktivator inhibiert,
- Proconvertin (FVIIa) und Prothrombinase (FXa) werden neutralisiert durch den Tissue Factor Pathway Inhibitor (TFPI),
- Faktor VIIIa und Faktor Va werden inaktiviert durch aktiviertes Protein C (aPC),
  - dessen Bildung durch Thrombin (FIIa) erheblich verstärkt wird und
  - das im Komplex mit Protein S seine volle Wirkung entfaltet,
- Thrombin (FIIa) wird inhibiert
  - durch das Antithrombin (ATIII) in Kombination mit Heparansulfat oder Heparin,
  - durch den Heparin-Cofaktor II (HCII) in Kombination mit Heparin oder Dermatansulfat,
  - durch das Thrombomodulin auf der Oberfläche der Endothelzellen,
- membranständige ADPasen der Endothelzellen verringern die Aktivierung und Funktion der Thrombozyten.

Die Fibrinolyse

Die Auflösung von Fibrin-Gerinnsel startet mit der Ausschüttung von Plasminogen-Aktivatoren (PA).[89] Zu diesen zählen

- der Gewebe-PA (tissuePA/tPA), synthetisiert vorwiegend von Endothelzellen und
- der Urokinase-ähnliche PA (uPA), produziert von Monozyten, Makrophagen und dem Epithel des Harntraktes.

89 Chapin JC, Hajjar KA. Fibrinolysis and the control of blood coagulation. Blood Rev. 2015;29(1):17–24.

Die Plasminogen-Aktivatoren tPA und uPA spalten das Plasminogen zum aktiven Plasmin. Plasmin ist wiederum die entscheidende Protease für die Fibrinolyse. Diese wird gegenreguliert durch Inhibitoren wie

- PAI-1 und -2 (Plasminogen-Aktivator-Inhibitoren) und
- α2 Plasmin-Inhibitor (α2PI), der schnellste biologische Inhibitor, der 50 % des gebildeten Plasmins in 10 Millisekunden hemmt und
- TAFI (Thrombin Aktivierbarer Fibrinolyse-Inhibitor), welcher
  - durch Thrombin (FIIa) und andere Proteasen in eine aktive Carboxy-Peptidase B gespalten wird, die Plasminogen und tPA vom Fibrin entfernt und
  - hierdurch die Bildung von Plasmin und damit die Fibrinolyse hemmt.

Die ausgewogene Fibrinolyse, d. h. die gezielte physiologische Auflösung von Blutgerinnsel stellt einen lebenswichtigen Prozess dar.[90] Dysregulationen der Fibrinolyse wie Hyper- oder Hypofibrinolyse können erhebliche Erkrankungen bewirken.

Hyperfibrinolyse

- führt zu unkontrollierten Blutungen,
- ist assoziiert mit multiplem Organversagen,
  - verbunden mit einer Mortalitätsrate von > 70 %,
- tritt jedoch wesentlich seltener auf als die verstärkte Gerinnung.

Hypofibrinolyse

- ist vergesellschaftet mit einer überschießenden Aktivierung der Gerinnung, verursacht besonders durch
  - einen relativen Plasminogen-Mangel oder
  - einen relativen Überschuss an α2-Plasmin-Inhibitor (α2PI) gegenüber Plasminogen,
- bewirkt
  - dass selbst kleine Gerinnsel in der Endstrombahn nicht aufgelöst werden können und
  - dass sich eine Disseminierte Intravaskuläre Gerinnung (DIC) entwickelt und Mikrothromben entstehen, welche zum lebensbedrohlichen multiplen Organversagen führen können.

Fremdstoffe (PAMPs) und körpereigene Pathogene (DAMPs) können die Fibrinolyse in beträchtlichen Maße beeinflussen,[91, 92]

- und zwar fördern durch den Überschuss (im Vergleich zu den Inhibitoren PAI und TAFI) an exprimiertem tPA,[93]

---

90 Moore HB, Moore EE, Gonzalez E, Hansen KC, Dzieciatkowska M, Chapman MP, Sauaia A, West B, Banerjee A, Silliman CC. Hemolysis exacerbates hyperfibrinolysis, whereas platelolysis shuts down fibrinolysis: evolving concepts of the spectrum of fibrinolysis in response to severe injury. Shock. 2015;43(1):39–46.

91 Gall LS, Brohi K, Davenport RA. Diagnosis and Treatment of Hyperfibrinolysis in Trauma (A European Perspective). Semin Thromb Hemost. 2017;43(2):224–234.

92 Chapin JC, Hajjar KA. Fibrinolysis and the control of blood coagulation, Blood Rev. 2015;29(1):17–24.

93 Chapman MP, Moore EE, Moore HB, Gonzalez E, Gamboni F, Chandler JG, Mitra S, Ghasabyan A, Chin TL, Sauaia A, Banerjee A, Silliman CC. Overwhelming tPA release, not PAI-1 degradation, is responsible for hyperfibrinolysis in severely injured trauma patients. J Trauma Acute Care Surg. 2016;80(1):16–23.

- wobei die fibrinolytische Wirkung des tPA und Plasmins durch die entstandenen DAMPs derart moduliert wird,[94]
  - dass Erythrozyten-Lysate, entstanden im Rahmen der Hämolyse (z. B. bei immunologischen Reaktionen vom Typ II) verstärkend wirken,
  - dass dagegen Thrombozyten-Lysate die Fibrinolyse hemmen.

Der Entzündungsprozess und damit auch die allergischen Reaktionen werden durch die einzelnen Komponenten der Gerinnungskaskade in unterschiedlicher Weise beeinflusst (siehe Tab. 2.8)[95, 96, 97, 98]

- FXIIa (Hagemanfaktor) stimuliert zusätzlich zum Gerinnungssystem auch das Komplement-System und das Kininsystem,
- der Gewebefaktor TF fördert über Bindung an PAR-2 und Integrine[99, 100]
  - die Endothelzell-Migration und Angiogenese,
- alle Serinproteasen der Gerinnungskaskade aktivieren (mit Ausnahme von FIXa) Protease aktivierbare Rezeptoren (PAR -1, -2, -3, -4),
  - welche selbst (ggfs. nach Dimerisierung) die Expression von proinflammatorischen Molekülen in die Wege leiten oder
  - welche benachbarte Tyrosin- oder Serin/Threonin-Kinase-Rezeptoren transaktivieren können wie z. B. die Rezeptoren für EGF, TGFα, VEGF, PDGF, IGF und TGFβ,
- FVIIa bewirkt alleine über PAR-1 und im Komplex mit dem Gewebefaktor TF über PAR-2,
  - bei Epithelzellen eine Verstärkung der Migration,
  - bei Endothelzellen eher einen Schutz vor der Wirkung proinflammatorischer Zytokine,
- FXa schützt (ähnlich wie FVIIa) über PAR-2 Endothelzellen vor proinflammatorischen Zytokinen,
- FIIa (Thrombin) aktiviert über PAR-1, -3 und -4
  - Endothelzellen zur Expression von proinflammatorischen Zytokinen (z. B. IL-1, IL-6, TNF-α) und Zelladhäsionsmolekülen (E-Selectin, P-Selectin, Intracellular Adhesion Molecule-1/ICAM-1 und Vascular Cell Adhesion Molecule 1/VCAM-1),

94 Moore HB, Moore EE, Gonzalez E, Hansen KC, Dzieciatkowska M, Chapman MP, Sauaia A, West B, Banerjee A, Silliman CC. Hemolysis exacerbates hyperfibrinolysis, whereas platelolysis shuts down fibrinolysis: evolving concepts of the spectrum of fibrinolysis in response to severe injury. Shock. 2015;43(1):39–46.

95 Gieseler F, Ungefroren H, Settmacher U, Hollenberg MD, Kaufmann R. Proteinase-activated receptors (PARs) – focus on receptor-receptor-interactions and their physiological and pathophysiological impact. Cell Commun Signal. 2013;11:86. doi: 10.1186/1478-811X-11-86.

96 Krenzlin H, Lorenz V, Danckwardt S, Kempski O, Alessandri B. The Importance of Thrombin in Cerebral Injury and DiseaseInt J Mol Sci. 2016;17(1):84. doi: 10.3390/ijms17010084.

97 Ossovskaya VS, Bunnett NW. Protease-activated receptors: contribution to physiology and disease. Physiol Rev. 2004;84(2):579–621.

98 Rezaie AR. Protease-activated Receptor Signaling by Coagulation Proteases in Endothelial Cells. Thromb Haemost. 2014;112(5):876–882.

99 Dorfleutner A, Hintermann E, Tarui T, Takada Y, Ruf W. Cross-talk of integrin alpha3beta1 and tissue factor in cell migration. Mol Biol Cell. 2004;15(10):4416–25.

100 Sánchez-Solana B, Motwani M, Li DQ, Eswaran J, Kumar R. p21-activated Kinase-1 Signaling Regulates Transcription of Tissue Factor and Tissue Factor Pathway Inhibitor, J Biol Chem. 2012;287(47):39291–39302.

  - Thrombozyten zur Aggregation und Freisetzung von Zytokinen und Mediatoren (siehe Kap. 2.1.3)
- Faktor Ia (Fibrin) bildet Gerinnsel,
  - welche durch den aktivierten Fibrin-stabilisierenden Faktor (FXIIIa) stabilisiert werden und
  - bei lokalen Verletzungen und in Wechselwirkung mit aktivierten Thrombozyten Blutgefäße schließen können (plasmatische und zelluläre Hämostase).

Aktivierte Zellen der angeborenen Immunabwehr wie Mastzellen, Monozyten, Makrophagen und Granulozyten (siehe Kap. 2.1.1) und Endothelzellen (siehe Kap. 2.1.4) fördern die Aktivierung der Gerinnung, der Fibrinolyse und des Komplementsystems. Hierdurch ist gerade auch bei allergischen Reaktionen die Gefahr gegeben

- dass sich die Aktivierungen wechselseitig aufschaukeln,
- dass lokale Aktivierungsprozesse durch Inhibitoren qualitativ und/oder quantitativ nicht mehr begrenzt werden können,
- dass es zu einer systemischen Ausweitung der Zellaktivierung, des angeborenen Immunsystems, der Komplementaktivierung, der Gerinnung und der Fibrinolyse kommt und
- dass sich unter der Beteiligung von Endothelzellen entwickeln:
  - eine systemische Entzündungsreaktion, das sogenannte Systemische Inflammatorische Syndrom,
  - eine Öffnung des kapillären Endstromgebietes durch Auflösung der Haftkomplexe zwischen den Endothelzellen (siehe Kap. 2.1.4),
  - anaphylaktische Schockreaktionen (siehe Kap. 8), im Gefolge derer eine Disseminierte Intravaskuläre Gerinnung (DIC) auftreten kann
    - mit systemischen Fibrinolysen und/oder
    - mit Mikrothromben in den Venolen und Arteriolen z. B. in den Nieren, der Leber, der Lunge und
    - mit dem muliplen Organversagen.

Tab. 2.8: Einfluss der Gerinnungsfaktoren auf die Immunabwehr.[101, 102]

<table>
<tr><th>Faktor</th><th>Rezeptor</th><th>Substrat</th><th colspan="2">Wirkung</th></tr>
<tr><td>TF</td><td>Integrine</td><td></td><td>Endothelzellen: Aktivierung (↑)</td><td></td></tr>
<tr><td>FVIIa/TF</td><td>PAR-2</td><td></td><td rowspan="2">Epithelzellen: Migration (↑)</td><td rowspan="2">Endothelzellen: Aktivierung (↓)</td></tr>
<tr><td>FVIIa</td><td>PAR-1</td><td></td></tr>
</table>

101 Ruf W, Disse J, Carneiro-Lobo TC, Yokota N, Schaffner F. Tissue Factor and Cell Signalling in Cancer Progression and Thrombosis. J Thromb Haemost. 2011;(Suppl 1):306–315.

102 Jennewein C, Tran N, Paulus P, Ellinghaus P, Eble JA, Zacharowski K. Novel Aspects of Fibrin(ogen) Fragments during Inflammation. Mol Med. 2011;17(5–6):568–573.

Faktor		Rezeptor	Substrat	Wirkung	
FXIIa			Pro-Kallikrein	Aktivierung des Kininsystems (↑) Kallikreine, Kinine (↑)	
FXIIa			C3	Aktivierung des Komplementsystems (↑)	
	aPC	EPCR			Endothelzellen: Aktivierung (↓)
FXa		PAR-2			Endothelzellen: Aktivierung (↓)
FII	FIIa (Thrombin)	PAR-1, -3, -4		Endothelzellen: Aktivierung, Expression (↑) Zytokine (IL-1β, IL-6, TNF-α), Ahäsionsmoleküle (E-Selectin, P-Selectin, ICAM-1, VCAM-1); Thrombozyten: Aktivierung (↑)	
FII	22kDa Kringle-2				Endothelzellen: Proliferation (↓), Angiogenese (↓)
FIa (Fibrin)		ICAM-1; Integrin-Rezeptor $\alpha_M\beta_2$		Endothelzellen + Monozyten: Aktivierung, Expression (↑) Zytokine (IL-1β, IL-6, TNF-α) Chemokine (IL-8, MIP-1, -2, MCP-1); Monozyten: ROS (↑) Thrombozyten: Aktivierung (↑)	
FXIIIa			FIa	Bildung stabiler Fibringerinnsel; Verschluss von Blut-Kapillaren, arteriellen/venösen Blutgefäßen; Förderung der Wundheilung über die Stimulierung des Fibroblastenwachstums	
Plasminogen	Plasmin		FXII	Aktivierung des Kininsystems (↑) Kallikreine, Kinine (↑)	
Plasminogen	Plasmin		Fibrin		Fibrinolyse (↑)
Plasminogen	Angiostatin				Endothelzellen: Proliferation (↓), Angiogenese (↓)
Fibrinopeptide	A+B			neutr. Granulozyten, Monozyten, Makrophagen: Chemotaxie (↑)	
Fibrin fragmente	D			Monozyten: Expression (↑) von IL-1α, IL-1β, IL-6, uPA,	Monozyten: Expression (↑) PAI-2
Fibrin fragmente	E	VE-Cadherin		Monozyten: Expression IL-6 (↑) Endothelzellen: Proliferation (↑)	
Fibrin fragmente	Bß 15–45			neutr. Granulozyten, Fibroblasten: Chemotaxie (↑)	
				▼	
Einfluss auf den Typ der Immunantwort*)				**I, III, II, IV**	

proinflammatorische Wirkung	antiinflammatorische Wirkung
*) Immunantwort Typ I = IgE-vermittelte Allergie vom Soforttyp; Typ II = Allergie durch IgG-Antikörper gegen zellgebundene Antigene; Typ III = Allergie durch IgM- und/oder IgG-Antikörper gegen lösliche/ partikuläre Antigene / durch Immunkomplexbildung; Typ IV = Allergie vom verzögerten Typ durch T-Lymphozyten (TH1, TH17, CTL)	
EPCR = Endothelial Cell Protein C Receptor; ICAM = Intracellular Adhesion Molecule; PAR = Protease-aktivierbare Rezeptoren; ROS = Reactive Oxygen Species; VCAM = Vascular Cell Adhesion Molecule; VE-Cadherin = Vascular-Endothelial-Cadherin	

Das Kininsystem

Das Kininsystem besteht aus den Kallikrein-Serinproteasen, den Kininogenen und den Kininen (siehe Tab. 2.9).

- **Kallikreine**
  - setzen Kinine (Bradykinin und Kallidin) aus Kininogenen frei,
  - entstehen aus dem Präkallikrein durch Einwirkung von Serin-Proteasen wie z. B. dem FXIIa (Hageman-Faktor) des klassischen Weges der Gerinnung,
  - spalten ihrerseits FXII in FXIIa und setzen damit eine Amplifikationsschleife (Kallikrein → FXIIa→ Kallikrein) in Gang,
  - stimulieren über FXIIa (Hagemanfaktor)
    - den intrinsischen Weg der Gerinnung durch Spaltung von FXI in FXIa,
    - die Fibrinolyse durch Aktivierung von Urokinase (uPA) mit Spaltung von Plasminogen in Plasmin,
  - aktivieren Zellen der angeborenen Immunantwort wie z. B.
    - neutrophile Granulozyten zur Chemotaxie und zur Expression von Elastase,
    - Endothelzellen zur Freisetzung von NO und Kollagenase,
    - Epithelzellen zur Proliferation durch Aktivierung von EGF,
  - fördern die Entzündung im Nervensystem
    - durch Zerstörung der Blut-Hirnschranke,
    - durch Abau des Myelins
  - hemmen die Entzündung
    - durch Inhibition der Angiogenese
    - durch Förderung des Abbaus von Amyloid in den Nervenzellen
- **Kinine** (Bradykinin und Kallidin)
  - wirken durch Aktivierung der Bradykinin-Rezeptoren (BR1 und BR2)
  - stimulieren Endothelzellen mit Expression von Stickstoff-Monoxyd/NO, Vasodilatation, und Erhöhung der Gefäßpermeabilität,
  - bewirken Bronchokonstriktion,
  - steigern die Entzündungsreaktionen durch Stimulation der Prostaglandin- und Leukotrien-Synthese,
  - erhöhen die Schmerzempfindung.

Somit stellt das Kininsytem ein Mittler- und Verstärker-System dar zwischen den humoralen (Komplement, Gerinnung, Fibrinolyse) und zellulären Bestandteilen der angeborenen Immunantwort.

Tab. 2.9: Die Aktivierung und Wirkung von Kininen.[103, 104, 105, 106, 107, 108, 109]

Bildung von Prä-Kallikreinen					
Plasma-Prä-Kallikrein	◄	Leber, Niere, Nebenniere, Pankreas, Plazenta			
Gewebe-Prä-Kallikrein	◄	Makrophagen, Granulozyten, Mastzellen, Epithelzellen, Fibroblasten, Oligodendrozyten, Astrozyten, Pyramidal-Zellen, Gliazellen			
Bildung von Kallikreinen und Kininen					
initiale Serinproteasen/SP		**Reaktionsverlauf**		Inhibitoren	Mechanismus
FXIIa PRCP	►	Plasma-Prä-Kallikrein + FXIIa → **Plasma-Kallikrein B1/ KLKB1**	⊩	C1-Inaktivator	Hemmung der Spaltung von FXII in FXIIa
PRCP, Plasmin, tPA, uPA, Thrombin, FXa, KLKB1, MMP	►	Gewebe-Prä-Kallikrein + PRCP / weitere SP → **Gewebe-Kallikreine KLK-1 bis KLK-15**			
Autokatalyse	►	Gewebe-Prä-Kallikrein + PRCP / weitere SP → **Gewebe-Kallikreine KLK-1 bis KLK-15**		TIMP AT III	Inhibition der SP
		▼			
Plasma-Kallikrein	►	Plasma-Kallikrein + HMW-Kininogen → Nonapeptid: **Bradykinin**	⊩	Carboxypeptidase, ACE, NEP, ECE α1-Antitrypsin, α2-Makroglobulin, SPINK -5, -6, -9	Inhibition der Spaltung der Kininogene
Gewebe-Kallikreine	►	Gewebe-Kallikrein + LMW-Kininogen → Dekapeptid: **Lysyl-Bradykinin/Kallidin**	⊩	Carboxypeptidase, ACE, NEP, ECE α1-Antitrypsin, α2-Makroglobulin, SPINK -5, -6, -9	Inhibition der Spaltung der Kininogene

103 Kayashima Y, Smithies O, Kakoki M, Kinins. The Kallikrein-Kinin System and Oxidative Stress. Curr Opin Nephrol Hypertens. 2012;21(1):92–96.

104 Shariat-Madar Z, Mahdi F, Schmaier AH. Recombinant prolylcarboxypeptidase activates plasma prekallikrein., Blood. 2004;103(12):4554–61.

105 Lauredo IT, Forteza RM, Botvinnikova Y, Abraham WM. Leukocytic cell sources of airway tissue kallikrein. Am J Physiol Lung Cell Mol Physiol. 2004;286(4):L734–L740.

106 Yoon H, Blaber SI, Li W, Scarisbrick IA, Blaber M. Activation profiles of human kallikrein-related peptidases by matrix metalloproteinases. Biol Chem. 2013;394(1):137–47.

107 Bryant JW, Shariat-Madar Z. Human plasma kallikrein-kinin system: Physiological and biochemical parameters, Cardiovasc Hematol Agents Med Chem. 2009 Jul;7(3):234–250.

108 Charest-Morin X, Raghavan A, Charles ML, Kolodka T, Bouthillier J, Jean M, Robbins MS, Marceau F. Pharmacological effects of recombinant human tissue kallikrein on bradykinin B2 receptors. Pharmacol Res Perspect. 2015;3(2):e00119. doi: 10.1002/prp2.119.

109 Kalinska M, Meyer-Hoffert U, Kantyka T, Potempa J. Kallikreins – the melting pot of activity and function, Biochimie. 2016 Mar;122:270–282.

Wirkung der Kallikreine und Kinine

Plasma-Kallikrein (KLKB1)	►	**Endothelzellen: Aktivierung/NO (↑) Typ IV-Kollagenase (↑); neutr. Granulozyten: Chemotaxie (↑)/Elastase (↑); Komplement-Aktivierung/klassisch/alternativ (↑); Gerinnung/Faktor XII/Factor XIIa (↑); Fibrinolyse/Pro-Urokinase/Urokinase (↑), Plasminogen/Plasmin (↑)**		
Gewebe-Kallikreine (KLK-1–KLK-15)	►	**Epithelzellen: Aktivierung, Abschilferung Keratinozyten (↑), Expression Cathelicidin (↑), Aktivierung von IL-1β (↑); KLK-1: Aktivierung von EGF (↑), Hyperplasie/Metaplasie Bronchialepithel (↑); KLK-6: Degradierung von Myelin/MBP (↑), Zerstörung der Bluthirnschranke durch Degradierung von Fibronectin, Laminin, Kollagen (↑); Virusinfektionen (↑) durch proteolytische (KLK-5, -12) Reifung von Influenza-Virus-Hämagglutinin (↑), bzw. von (KLK-8) HPV-Major-Capsid-Protein (↑)**		
		KLK-12: Angiogenese (↓) durch Inaktivierung von CCN-1, -2, -3; KLK-3/PSA: Sperma: Spaltung von Fibronectin, Semenogelin-1, -2 (↑) KLK-1: Amyloid-Metabolismus in Nervenzellen (↑)		
Bradykinin Kallidin	►	**Bradykinin-Rezeptor 1/BR1 (exprimiert nach Aktivierung)**	◄ ►	**Endothelzellen: Aktivierung (↑) Stickstoff-Monoxyd/NO (↑); Prostaglandine, Leukotriene (↑); Gefäßpermeabilität (↑) Vasodilatation (↑); Makrophagen: Aktivierung (↑) Mastzellen: Aktivierung (↑) Fibroblasten: Aktivierung (↑) Bronchokonstriktion (↑); Schmerzempfindung (↑)**
		Bradykinin-Rezeptor 2/BR2 (konstitutiv exprimiert)	►	**Dendritische Zellen: IL-12 (↑)**
				ROS (↓)

proinflammatorische Wirkung	antiinflammatorische Wirkung

◄► = Einfluss auf/Entwicklung zu; ‖- = Inhibition;

ACE = Angiotensin Converting Enzyme; ATIII = Anti-Thrombin III; ECE = Endothelin converting Enzyme; CCN-1, -2, -3 = Cysteine-rich angiogenic protein 61 + Connective tissue growth factor + Nephroblastoma overexpressed; HMW = High-Molecular-Weight; HPV = Humanes Papillom-Virus; LMW = Low-Molecular-Weight; MBP = Myelin-Basisches Protein; MMP = Matrix-Metallo-Protease; NEP = Neprilysin; PRCP = Prolylcarboxypeptidase; SP = Serin-Protease; SPINK = Serine Proteinase Inhibitor Kazaltype; TIMP = Tissue Inhibitor of MMP; tPA = Tissue Plasminogen-Activator; uPA = Urokinase like Plasminogen-Activator

2.1.3 Aktivierung der Thrombozyten

Thrombozyten (Blutplättchen) stellen die zweithäufigste Blutzelle dar. Sie bilden sich durch zytoplasmatische Abschnürungen von Megakaryozyten, besitzen daher weder einen Zellkern noch DNA, sind somit Endzellen.

Thrombozyten werden aktiviert durch PAMPs, DAMPs, durch Mediatoren und/oder durch weitere Produkte freigesetzt im Zuge einer Stimulation der angeborenen und erworbenen Immunabwehr (siehe Tab. 2.10). Die Aktivierung erfolgt stufenweise in Form

- einer **primären Aktivierung** mit
  - Erhöhung der zellinternen Polyphosphoinositol-Hydrolyse und
  - Freisetzung von Ca-Ionen,
- einer **Transformation** im Anschluss an die Aktivierung mit
  - Abrundung der Form und Zunahme der Adhärenz,
  - Bildung funktionsfähiger Fibrinogen-Rezeptoren durch Kopplung der Untereinheit GpIIIa mit der Untereinheit GpIIb zum Rezeptor GpIIbIIIa,
  - Bildung von Thrombozyten-Aggregaten und Ausbildung von Pseudopodien,
  - Ausbreitung auf Flächen und Zellen,
  - Ausschüttung der unterschiedlichen Wirkstoffe (siehe Tab. 2.10).

Aktivierte Thrombozyten sind beteiligt[110]

- an der sofortigen Stillung einer Blutung durch die Bildung eines hämostatischen Gerinnungspfropfes, indem Thrombozyten
  - unmittelbar nach dem Gefäßschaden besonders an das freigewordene Kollagen binden,
  - elektrochemisch proximal (d. h. zum Herzen hin) an der Arterienwand anhaften und den weißen Thrombus bilden,
  - durch Kollagen und durch Thrombin und Fibrin, gebildet im Zuge der gleichzeitigen Aktivierung des Gerinnungssystems, aktiviert werden
    - zur Aggregation und Transformation,
    - zur Amplifikation des Gerinnungsprozesses durch Freisetzung von prothrombotischen Faktoren wie des Gewebefaktors TF, von Fibrinogen und von Willebrand-Faktor,
    - zur lokalen Aktivierung von weiteren Thrombozyten,
    - zur Freisetzung von prothrombotischen Mikropartikeln und
    - zur Stabilisierung und Retraktion des Gerinnungspfropfes;
- an der Verstärkung der Blutgerinnung durch Interaktion mit Monozyten, Makrophagen und Granulozyten wie auch durch deren Aktivierung zur Expression von pro-koagulatorischen Mediatoren,
- an Entzündungsreaktionen,
  - durch Ausschüttung der eigenen Entzündungsmediatoren,
  - durch Aktivierung und Transformierung bislang „ruhender" Thrombozyten in der Nachbarschaft zum Aktivierungsort,
  - durch Aktivierung von Endothelzellen mit
    - Permeabilitätserhöhung der Blutgefäße,
    - Auflösung der extrazellulären Matrix (ECM),
    - Aktivierung von glatten Muskelzellen und Fibroblasten und
    - Stimulation der Angiogenese,

110 Sedlacek HH. Immunologie. Die Immunabwehr des Menschen. Berlin/Boston: de Gruyter 2014, 107–111.

- durch Aktivierung der angeborenen Immunantwort, im Besonderen
  - des Komplementsystems und des Kininsystems,
  - durch Anlocken und Aktivieren von Monozyten, Makrophagen, neutrophilen und eosinophilen Granulozyten zur Expression proinflammatorischer Wirkstoffe,
- durch Modulation, d. h. Hemmung wie auch Förderung der erworbenen Immunantwort,

■ an der Elimination von Pathogenen (siehe Tab. 2.10)
- durch Expression von antiinfektiösen Substanzen wie z. B.
  - Kinocidine und Thrombocidine,
  - Catalase und Wasserstoffperoxyd,
  - Lysosomale Enzyme,
- durch Komplexbildung mit dem Pathogen, Aktivierung der Gerinnung und „Einpacken“ der Pathogene in Fibrin, um deren Verteilung im Körper zu begrenzen,
- durch Zusammenarbeit mit und Aktivierung von Leukozyten (siehe Kap. 2.1.1)
  - zur Phagozytose und Zerstörung von Pathogenen bzw. PAMPs,
  - zur Bildung von Reaktiven Sauerstoff-Spezies (ROS/Reactive Oxygen Species) zur Abtötung von Infektionserregern und/oder
  - zur Bildung von NETs (Neutrophil Extracellular Traps) für die Elimination von Infektionserregern.

Da die im Zuge der Aktivierung von Thrombozyten und Leukozyten freiwerdenden proinflammatorischen Wirkstoffe ihrerseits wieder Thrombozyten und Leukozyten stimulieren, kann ein sich selbst verstärkender Kreislauf des Entzündungsprozesses entstehen, mit der Gefahr der körperweiten Ausbreitung.

Im Normalfall wird dieser Entzündungsprozess jedoch durchbrochen und damit lokal beschränkt durch die gleichzeitige Aktivierung der vielgestaltigen Hemmfaktoren für die proinflammatorischen Wirkstoffe der humoralen und zellulären Systeme der angeborenen und erworbenen Immunabwehr (siehe Kap. 2.6).

Tab. 2.10: Aktivierung von Thrombozyten zur Expression von Wirkstoffen.[111, 112, 113, 114]

Aktivatoren für Thrombozyten		Wirkstoffe der Thrombozyten					
		Speicherort	Wirkstoff	Zielstruktur/ System	Wirkung	Einfluss auf Typ der IA*)	
Komplementfaktoren C1qrs, C3a, C3b, C5b678–9xn **Arachidonsäure-Derivate** Thromboxan A2 Prostaglandine (PGH2, PGG2) **Hormone** Adrenalin **Wachstumsfaktoren** PAF Platelet-Activating Factor **Stoffwechselprodukte** ADP/ATP		Lysosomen	saure Hydrolasen, Glykosidasen, Lipasen, Proteasen	**Komplementsystem, Gerinnungssystem, Kininsystem**	**Aktivierung (↑)**	III **)	I, II, IV
				(Plasmin:) Fibrinolyse	Aktivierung (↑)		
				ECM	**Auflösung (↑)**		
		Zytoplasma (HSP27)	FXIII (50 % des FXIII im Blut)	**Fibrin/FIa, Fibroblasten**	**Stabilisierung, Proliferation**		
		dichte Granula	Serotonin	**Endothelzellen**	**Aktivierung (↑), Vasokonstriktion (↑), Permeabilität (↑)**		
				glatte Muskelzellen			
				Fibroblasten			
	►		ADP/ATP	**Thrombozyten**	**Aggregation**		
		Zellmembran	Histamin (adsorbiert)	**Endothelzellen, glatte Muskelzellen, Epithelzellen**	**Erweiterung kleiner Gefäße, Juckreiz (↑)**	I	III, II, IV
			PAF	**Thrombozyten**	**Aggregation (↑)**		
				glatte Muskelzellen	**Kontraktion (↑)**		
				Leukozyten	**Aktivierung (↑)**		
			NO	**glatte Muskelzellen**	**Gefäßerweiterg. (↑)**		
				alle Zellen	**toxisch bei Überdosis**		

111 Rainger GE, Chimen M, Harrison MJ, Yates CM, Harrison P, Watson SP, Lordkipanidzé M, Nash GB. The role of platelets in the recruitment of leukocytes during vascular disease. Platelets. 2015;26(6):507–520.

112 Bozza FA, Shah AM, Weyrich AS, Zimmerman GA. Amicus or Adversary. Platelets in Lung Biology, Acute Injury, and Inflammation. Am J Respir Cell Mol Biol. 2009;40(2):123–134.

113 Vieira-de-Abreu A, Campbell RA, Weyrich AS, Zimmerman GA. Platelets: versatile effector cells in hemostasis, inflammation, and the immune continuum. Semin Immunopathol. 2012;34(1):5–30.

114 Krijgsveld J, Zaat SA, Meeldijk J, van Veelen PA, Fang G, Poolman B, Brandt E, Ehlert JE, Kuijpers AJ, Engbers GH, Feijen J, Dankert J. Thrombocidins, microbicidal proteins from human blood platelets, are C-terminal deletion products of CXC chemokines. J Biol Chem. 2000;275(27):20374–81.

Aktivatoren für Thrombozyten		Wirkstoffe der Thrombozyten					
		Speicherort	Wirkstoff	Zielstruktur/ System	Wirkung	Einfluss auf Typ der IA*)	
Antikörper-Produkte IgG-Antigen-Immunkomplexe IgG-Aggregate **PAMPs** z. B. Streptokokken M-Protein **Gerinnungsfaktoren** Thrombin/FIIa Fibrinogen/FI Fibrin/FIa Thrombospondin von Willebrand-Faktor **DAMPs** **Extrazelluläre Matrix** Vitronectin Fibronectin Laminin Kollagen	►		TF	**Gerinnung**	**Aktivierung (↑)**	III	IV, I, II
			TLR4	**LPS, Mannan, Capsid-Proteine, Glycoinositol-phospholipide**	**Stimulation der Bildung von NETs durch Granulozyten (↑)**		
		Peroxisomen	Catalase, H_2O_2	alle Zellen	oxidativer Abbau von hochkettigen Fettsäuren (↑)		
				Granulozyten, Makrophagen	**ROS (↑) Tötung von Pathogenen (↑)**		
		α-Granula	Kinocidin Thrombocidin	**Infektionserreger** z. B. Staph.aureus, E.coli, Lactoc.lactis, Cryptoc.neof.	**Abtötung (↑)**		
			PDGF	**Endothelzellen, glatte Muskelzellen, Fibroblasten**	**Angiogenese (↑)**	IV	III, I, II
			TGFβ	*Treg-Lymphozyten*	*Proliferation (↑)*	I	III, II
				B-Lymphozyten	*Proliferation (↓)*		
				Endothelzellen	Proliferation (↓)		
			PF4/CXCL4	**neutr. Granuloz., Monozyten, Fibroblasten**	**Chemotaxie (↑)**	III	IV, I, II
				Heparin/ Heparansulf.	**ATIII/Thrombin-Hemmung (↑)**		I, II, IV
			β-Thromboglobulin, FV, Fibrinogen, FXIII, Thrombospondin, von Willebrand-Faktor, Fibronectin	**Thrombozyten, Endothelzellen, Gerinnungssystem, Komplementsystem**	**Gerinnung und Wundverschluss (↑) Anaphylaktoide (↑) Opsonine (↑)**		I, IV, II
				in Fibrin eingepackte Pathogene	lokale Begrenzung der Infektion (↑)		IV, I, II

Aktivatoren für Thrombozyten		Wirkstoffe der Thrombozyten					
		Speicherort	Wirkstoff	Zielstruktur/System	Wirkung	Einfluss auf Typ der IA*)	
			Prostaglandine PGF2, PGD2	**basophile + eosinophile. Granulozyten,**	**Aktivierung, Degranulation (↑)**	I	III, II, IV
				Epithelzellen, Endothelzellen, glatte Muskelzellen,	**Bronchokonstriktion (↑), Vasodilatation (↑)**		
				Dendritische Zellen	**Chemotaxie/ Aktivierung (↑)**	I	IV, III, II
			Prostaglandin PGE2	Mastzellen	Aktivierung, Degranulation (↓)		
				glatte Muskelzellen, eosin. Granulozyten	Bronchokonstriktion (↓); Synthese von LTB4 (↓) und LTC4 (↓); Aktivierung (↓); Migration (↓)		
				Dendritische Zellen,			
	►	Tubuläres System		*TH1-Lymphozyten,*	*Differenzierung/ Aktivierung* (↓)	IV	I, III
				TH2-Lymphozyten	***Differenzierung/ Aktivierung* (↑)**	I	III, II
			Leukotriene LTC4, LTD4	**eosin. Granulozyten**	**Chemotaxie (↑)**		III, IV, II
				Epithelzellen, glatte Muskelzellen	**Aktivierung, Bronchokonstriktion (↑), Vasodilatation (↑), Schleimsek. (↑)**		
			Leukotrien LTE4	**neutro. + eosin. Granuloz., Makrophagen,**	**Chemotaxie/ Aktivierung (↑)**	III	I, IV, II
				Dendritische Zellen, T-(TH1, TH17) Lymphozyten		IV	III
				Dendritische Zellen, TH2- Lymphozyten	**Chemotaxie/ Aktivierung (↑)**	I	III, II
			Thromboxan A2	**Thrombozyten**	**Aggregation (↑)**	III	I, II, IV
				glatte Muskelzellen	**Kontraktion (↑)**		

Stimulation zelluläre Antwort	***Stimulation Antikörperantwort***	antiinflammatorische Wirkung
kursive Schrift: erworbene Immunreaktion		

*) Immunantwort Typ I = IgE-vermittelte Allergie vom Soforttyp; TypII = Allergie durch IgG-Antikörper gegen zellgebundene Antigene; Typ III = Allergie durch IgM- und/oder IgG-Antikörper gegen lösliche/partikuläre Antigene/durch Immunkomplexbildung; Typ IV = Allergie vom verzögerten Typ durch T-Lymphozyten (TH1, TH17, CTL); **) Ausmaß des direkten Einflusses (Abnahme von links nach rechts)

ATIII = Antithrombin III; Cryptoc.neof. = Cryptococcus neoformans; ECM = extrazelluläre Matrix; E.coli = Escherichia coli; HSp27 = Heat Shock Protein 27; IA = Immunantwort; Lactoc.lactis = Lactococcus lactis; LPS = Lipopolysaccharid; NETs = Neutrophil Extracellular Traps; ROS = Reactive Oxygen Species; PAF = Platelet Activating Factor; PDGF = Platelet Derived Growth Factor; PF4 = Platelet Factor 4; Staph.aureus = Staphylococcus aureus; E.coli, Lactoc.lactis, Cryptoc.neof.TF = Tissue Factor der Gerinnung; TGFβ = Transforming Growth Factorß; Treg-Lymphozyten = regulatorische T-Lymphozyten;

2.1.4 Aktivierung der Endothelzellen

Endothelzellen besitzen eine Schlüsselfunktion im Entzündungsprozess und damit auch bei allergischen Reaktionen,

- da sie einen wesentlichen Teil der Barriere der Blutgefäße darstellen,
  - durch welche die humoralen und zellulären Bestandteile des Blutes im Blutgefäßsystem und dort funktionsfähig bleiben,
  - welche Immunzellen überwinden müssen, um Infektionserreger, PAMPs und DAMPs im Gewebe zu eliminieren,
- da sie selbst aktiv teilhaben
  - an dem Entzündungsprozess der angeborenen wie auch der erworbenen Immunabwehr und
  - an dem Heilungsprozess durch Proliferation und Differenzierung zur Bildung von neuen Blut- und Lymphgefäßen (Angiogenese).

Hierzu exprimieren Endothelzellen eine Vielzahl von Mediatoren wie auch Rezeptoren für diese Mediatoren, so z. B.[115]

- Zytokin-Rezeptoren
  - für IL-1α, IL-1β, IL-3, IL-4, IL-6, IL-12, TNFα, TNFß, IFNα, IFNβ, IFNγ, GM-CSF, M-CSF, G-CSF, Oncostatin, LIF/Leukämie-Inhibierenden Faktor,
- Chemokin-Rezeptoren
  - für CXCL1, CXCL8, CCL2,
- Rezeptoren für Serinproteasen
  - Protease aktivierbare Rezeptoren PAR-1, -2, -3 für Thrombin, Trypsin bzw. Mastzelltryptase
- Rezeptoren für Komplementfaktoren
  - wie für C1qR, CR1, CR2, CR3, CR4, C3aR, C5aR für die Faktoren C1q, C3b, C3d, iC3b, C3a, C4a bzw. C5a,

115 Sedlacek HH. Immunologie. Die Immunabwehr des Menschen. Berlin/Boston: de Gruyter 2014. 148–160.

- PRR/Pathogen Recognition Receptors, d. h. Rezeptoren für Pathogene Molekulare Produkte von Infektionserregern (PAMPs) und für DAMPs (Danger Associated Molecular Patterns) wie
  - die Rezeptoren TLR, C-Typ-Lektine, Scavenger-Rezeptoren, NOD (siehe Kap. 3) für bakterielle Endotoxine wie LPS oder für oxydierte Lipoproteine (oxLDL),
- Fc-Rezeptoren, d. h. Rezeptoren für das Fc-Teil von Immunglobulinen
  - wie FCγ-RI, -RIIA, -RIIB, -RIII für IgG-Aggregate und IgG-Antigen-Immunkomplexe und
- Rezeptoren für Wachstumsfaktoren
  - TIE-1, -2, Neuropiline, VEGF-Rezeptoren, Ephrin-Rezeptoren, PDECGF-Rezeptoren, FGF-Rezeptoren, PDGF-Rezeptoren, TGFα-Rzeptoren, TGFβ-Rezeptoren, HGF-Rezeptoren
- Gerinnungsfaktoren
  - Thrombomodulin, Protein C und/oder Heparansulfat zur Hemmung der Gerinnung,
  - TF/Thromboplastin zur Auslösung des extrinsischen Weges der Gerinnung oder
  - tPA und uPA zur Aktivierung von Plasminogen zu Plasmin für die Fibrinolyse und zur Auflösung der ECM.

Im Blutgefäßsystem sind Endothelzellen ruhende Zellen. Stimulierung der ruhenden Endothelzellen bewirkt primär eine Gefäßentzündung, die gefolgt wird von der angiogenen Heilphase. Im Regelfall erfolgt diese Stimulierung lokal und regional durch
- mechanische Einwirkungen,
- Sauerstoffarmut (z. B. bei gestörtem Blutfluss), welche
  - Hypoxie-induzierbare Transskriptionsfaktoren (HIF-1α, HIF-1β) induziert, die ihrerseits
  - an spezifische Aktivierungssequenzen (HIF-responsive Elements/HRE) binden und hierdurch
  - die Expression von Faktoren in die Wege leitet, welche die Angiogenese regulieren. Hierzu gehören
    - angiogene Wachstumsfaktoren und deren Inhibitoren,
    - Cycline für die Proliferation von Endothelzellen,
    - Gefäß-erweiternde Substanzen wie NO-Synthase und
    - Enzyme zur Verstärkung der Glykolyse wie z. B. Hexo-Kinase 1, Pyruvat-Kinase
- durch Aktivierungen eines oder mehrerer ihrer Rezeptoren durch die jeweiligen Liganden

Die primäre **Gefäßentzündung** beinhaltet
- bei den aktivierten Endothelzellen (siehe Tab. 2.11)
  - Zunahme der Anzahl und des Spektrums der Rezeptoren,
  - Abrundung, Wachstum und Zellteilung,
  - Ausschüttung von proinflammatorisch und mitogen, autokrin und parakrin wirkenden Wachstumsfaktoren wie auch von Zytokinen, Chemokinen und Immun-Mediatoren,

  - Einleitung und Verstärkung des Gerinnungsprozesses durch Expression von TF, von Willebrand-Faktor und/oder PAI-1 (Plasminogen-Aktivator-Inhibitor) und von PAF zur Aktivierung und Aggregation von Thrombozyten und Aktivierung des Komplementsystems,
  - Expression von Adhäsionsmolekülen zur Bindung und Aktivierung von Leukozyten für die Diapedese,
  - Expression von MHC-II-Molekülen zur Präsentation von Antigen-Peptiden den T-Helferzellen für die Verstärkung der erworbenen Immunreaktion und
- in den betroffenen Gefäßwänden
  - Auflösung der Haftkomplexe zwischen den Endothelzellen,
  - erhöhte Durchlässigkeit mit erleichtertem Austritt von zellulären und humoralen Komponenten des Blutes in das umliegende Gewebe,
  - Aktivierung der Gerinnungskaskade und von Thrombozyten durch Kontakt mit der Basalmembran, dem Gewebefaktor TF und mit Komponenten der Extrazellulären Matrix,
  - Auflösung der extrazellulären Matrix und extravasale Migration von Granulozyten, Monozyten und Makrophagen und Lymphozyten zum Ort der höchsten Konzentration des chemotaktischen Reizes,
  - Aktivierung der Komplementkaskade,
  - Aktivierung der Granulozyten, Monozyten und Makrophagen und Lymphozyten mit
    - zusätzlicher Expression von proinflammatorischen Zytokinen, Wachstumsfaktoren und Entzündungsmediatoren und
    - Elimination der Ursache der Entzündung durch Phagozytose, Exozytose von lysosomalen Enzymen und Zytotoxizität.

Lokal aktivierte und proliferierende Endothelzellen sind in der Lage, neue Gefäße zu bilden (Angiogenese) und durch diese Angiogenese
- die Sauerstoffzufuhr z. B. im entzündeten Bereich zu verbessern,
- entzündetes und ggfs. nekrotisches Gewebe vom gesunden Gewebe abzugrenzen und
- die durch den Gewebeschaden bzw. durch die Entzündung bewirkten Zell- und Gewebedefekte zu schließen.

Die **Angiogenese** (siehe Tab. 2.12)
- beginnt mit der Proliferation von Endothelzellen im Bereich der Gefäßverletzungen, wobei diese aktivierten Endothelzellen
  - Gefäßsprossen ausbilden, deren proliferative „Knospen“ wachsen
    - in Richtung auf den angiogenen Reiz, d. h., die Konzentrationszunahme der angiogenen Wachstumsfaktoren und
    - auf der Matrix des abgelagerten Fibrins,
  - sowohl tPA und uPA wie auch die Rezeptoren für tPA und uPA exprimieren, die Plasminogen in Plasmin spalten, welches
    - an der extrazellulären Matrix haftende Wachstumsfaktoren wie z. B. FGF mobilisiert,

    - selbst wie auch durch Aktivierung von Matrix-Metalloproteasen die extrazelluläre Matrix im Umfeld der aktivierten Endothelzellen auflöst,
- wird wesentlich ergänzt durch die Aktivierung von
  - Thrombozyten, Fibroblasten und glatten Muskelzellen der angrenzenden Blut-Gefäße und
  - Makrophagen und Parenchymzellen des umgebenden Gewebes und
- wird gesteuert durch den dominanten Einfluss von Differenzierungsfaktoren auf die Endothelzellen, wie z. B. durch TGFβ, TF (Tissue Factor), Angiopoietin-2 und -3, PDGF, Ephrin (siehe Tab. 2.11), welche bewirken
  - die Kanalisierung und das Zusammenwachsen der Gefäßsprossen,
  - den Aufbau von neuen Gefäßwänden durch Differenzierung
    - der Perizyten und Fibroblasten zur Ausbildung der Basalmembran und der weiteren extrazellulären Matrix um die Endothelzellschläuche,
    - der Endothelzellen zur Expression von Integrinen zur Anheftung an die Basalmembran und von Cadherinen zur Ausbildung von Haftkomplexen zwischen den Endothelzellen,
  - die Bildung eines Granulationsgewebes aus den neugebildeten Kapillaren zur Abgrenzung des abgestorbenen Gewebes vom gesunden Gewebe und
  - die Umgestaltung des Granulationsgewebes in verbleibende Blutgefäße und in vernarbendes Bindegewebe entsprechend der jeweiligen funktionellen Belastung.

Mit diesem **angiogenen Heilprozess** findet die Angiogenese im Regelfall ihren Abschluss. Dieser Heilprozess wird im Wesentlichen gesteuert durch die Kontrolle der lokalen Aktivierung und Proliferation der Endothelzellen durch

- Inhibitoren für proangiogene Faktoren und Mediatoren (siehe Tab. 2.12) wie auch durch
- Inhibitoren für die unterschiedlichen proinflammatorischen humoralen (Komplement-, Gerinnungs- und Kinisystem) und zellulären (Granulozyten, Monozyten/Makrophagen, Natürliche Killerzellen, Thrombozyten, Lymphozyten) Komponenten der Immunabwehr.

Stehen diese Inhibitoren quantitativ oder qualitativ nicht im ausreichendem Maße zur Verfügung, besteht die Gefahr, dass sich die lokale Gefäßentzündung zu einer systemischem Gefäßentzündung ausweitet, d. h.,

- wenn deutlich und dauerhaft erhöht sind
  - die proinflammatorischen Zytokine wie IL-1α, IL-1β, TNFα, TNFß im Rahmen einer chronischen ggfs. auch allergischen Entzündung,
  - die Adipokine (siehe Kap. 9.3.6) bei der Fettsucht,
  - die Reaktiven Sauerstoff-Spezies (ROS/Reactive Oxygen Species) bei hochgradiger Hypercholesterinämie und/oder bei Bluthochdruck oder
- wenn dauernd eingeatmet werden
  - Tabak-Toxine beim Rauchen oder
  - Polyzyklische Karbonate oder andere Toxine, adsorbiert an Feinpartikeln in der Atemluft.

Lokale wie auch systemische Gefäßentzündungen sind Teil der allergischen Entzündungsreaktion und können Ausgangspunkt wie auch Teil einer Schockreaktion wie auch eines Systemischen Immunreaktiven Syndroms (SIRS) bis hin zum Organversagen sein.

Tab. 2.11: Beteiligung von Endothelzellen an entzündlich-allergischen Prozessen.[116, 117, 118, 119]

Aktivatoren für Endothelzellen		Wirkstoffe exprimiert von aktivierten Endothelzellen		Einfluss auf Typ der IA*)	
		Wirkstoffe	Wirkung		
Zytokine IL-1α, IL-1β, IL-3, IL-4, IL-6, IL-12, TNFα, TNFß, GM-CSF, M-CSF, G-CSF, Oncostatin, LIF **Chemokine** CXCL1, CXCL8, CCL2 **Gerinnungs-faktoren und Serinproteasen** Thrombomodulin, Protein C, TF, Thrombin, uPA, Trypsin, Mastzelltryptase **Komplement-faktoren** C1q, C3b, C3d, iC3b, C3a, C4a, C5a	▶	NO/EDRF	**Erweiterung der Blutgefäße (↑) Blutfluss (↑), Rötung (↑), Temperatur (↑)**	IV**)	I, III, IV
		Endothelin-1, -2, -3	glatte Muskelzellen: Kontraktion der Gefäße (↑)		
			NO-Expression (↑)		
		TF	**Aktivierung der extrinsischen Gerinnung**	III	I, II, IV
		von Willebrand Faktor	**Thrombozyten: Adhäsion + Aggregation (↑)**		
		tPA, uPA	**Aktivierung von Plasminogen**		
		PAI-1	**Inhibition der Aktivierung von Plasminogen**		
		Heparansulfat	Aktivierung von ATIII (↑)		
		Chemokine: CXCL8, CXCL10, CCL2, CCL3, CCL4, CCL5,	**neutr. Granulozyten, Monozyten/ Makrophagen, NK-Zellen: Chemotaxie (↑)**	IV	III, I, II
			Lymphozyten: Chemotaxie (↑)		
		Leukotrien LTB4	**neutr. Granulozyten: Chemotaxie (↑)**		
		Prostacyclin	**Gefäßpermeabilität (↑), Schmerz (↑)**		
			Thrombozyten Aggregation (↓)		

116 Marcelo KL, Goldie LC, Hirschi KK, Regulation of Endothelial Cell Differentiation and Specification, Circ Res. 2013;112(9):1272–1287.

117 Sedlacek HH. Immunologie. Die Immunabwehr des Menschen. Berlin/Boston: de Gruyter 2014, 148–151.

118 Gimbrone MA Jr, García-Cardeña, Endothelial Cell Dysfunction and the Pathobiology of Atherosclerosis,.Circ Res. 2016;118(4):620–636.

119 Pfaff D, Fiedler U, Augustin HG. Emerging roles of the Angiopoietin-Tie and the ephrin-Eph systems as regulators of cell trafficking. J Leukoc Biol. 2006;80(4):719–26.

Aktivatoren für Endothelzellen		Wirkstoffe exprimiert von aktivierten Endothelzellen				Einfluss auf Typ der IA*)	
		Wirkstoffe		Wirkung			
Wachstumsfaktoren Angiopoietin-1, -2, -3, -4; PLGF, VEGF-A, -B, -C, -D; Ephrin B1, -B2, -A1; PDECGF, aFGF, bFGF, PDGF, TGFα, TGFβ, HGF **PAMPs und DAMPs** **Antikörperprodukte** IgG-Aggregate IgG-Antigen-Immunkomplexe	►	Adhäsionsmoleküle: E-Selektin/ELAM-1; P-Selektin/GMP-140		**primäre schwache Zelladhäsion (↑)**	**Granulozyten, Makrophagen Thrombozyten *Lymphozyten***	III	IV, I, II
		Adhäsionsmoleküle: ICAM-1, -2, -3; VCAM; PECAM-1; VNR; VLA-1, -2, -5		**sekundäre stärkere Zelladhäsion (↑)**			
		Zytokine: IL-1β, IL-6, GM-CSF, G-CSF, M-CSF		**Temperaturzentrum: Fieber (↑)**			
				Endothelzellen (autokrin/parakrin): Aktivierung (↑)			
				Makrophagen, Granulozyten, Lymphozyten, Aktivierung (↑)			
		Wachstumsfaktoren:	aFGF, bFGF, PDGF	**Endothelzellen (autokrin/parakrin): Aktivierung (↑)**			
				Fibroblasten, glatte Muskelzellen: Aktivierung/Proliferation (↑), Angiogenese (↑)			
				+ VEGF: Angiogenese (↑)			
			Angiopoietin-2	**angiogene Wirksamkeit von Angiopoietin 1 (↓)**			
				Inhibition VEGF: Endothelzellen: Apoptose (↑)			
			PAF	**Endothelzellen (autokrin/parakrin): Aktivierung/Permeabilität (↑)**			
				Thrombozyten: Aktivierung und Aggregation (↑); Granulozyten: Adhäsion (↑); Monozyten: Expression IL-1β, IL-6, IL-8, TNF-α (↑)			
				T-Lymphozyten: IL-10 (↓), TH17-Lymphozyten: Differenzierung (↑)		IV	I, III
				Granulozyten: Bildung von ROS (↓) *T-Lymphozyten: Expression IFNγ, IL-2 (↓)*			
		MHC-II		**Antigen-Präsentation (↑) für TH1-Lymphozyten**			
				Antigen-Präsentation (↑) für TH2-Lymphozyten		I	III, II

Stimulation zelluläre Antwort	***Stimulation Antikörperantwort***	antiinflammatorische Wirkung

kursive Schrift: erwobene Immunreaktion

*) Immunantwort Typ I = IgE-vermittelte Allergie vom Soforttyp; Typ II = Allergie durch IgG-Antikörper gegen zellgebundene Antigene; Typ III = Allergie durch IgM- und/oder IgG-Antikörper gegen lösliche/ partikuläre Antigene / durch Immunkomplexbildung; Typ IV = Allergie vom verzögerten Typ durch T-Lymphozyten (TH1, TH17, CTL); **) Ausmaß des direkten Einflusses (Abnahme von links nach rechts)

EDRF = Endothelial Derived Relaxing Factor; ELAM = Endothelial Leukocyte Adhesion Molecule; FGF = Fibroblast Growth Factor; GMP = Granule Membrane Protein; HGF = Hepatocyte Growth Factor; ICAM = Interstitial Cell Adhesion Molecule; IL = Interleukin; IFN = Interferon; LIF = leukemia Inhibiting Factor; MHC = Major Histocompatibility ComplexPAF = Platetet Activatin Factor; PAR = Protease Activated Receptor; PDECGF = Platelet Derived Endothelial Cell Growth Factor; PDGF = Platelet Derived Growth Factor; PECAM = Platelet Cell Adhesion Molecule; PLGF = Placenta Growth Factor; TF = Tissue Factor/ Gewebe-Thromboplastin; TGF = Transforming Growth Factor; TNF = Tumor-Nekrose-Faktor; tPA = tissue-Plasminogen-Aktivator; uPA = Urokinase-Plasminogen-Aktivator; VCAM = Vascular Adhesion Molekule; VEGF = Vascular Endothelial Cell Growth Factor; VLA = Very Late Antigen; VNR = Vitronectin Receptor;

Tab. 2.12: Regulation der Endothelzell-Proliferation und Differenzierung bei der Angiogenese.[120, 121]

Angiogenese-Stufen		**Rezeptoren**	**Wachstumsfaktoren**	**Inhibitoren**	
				Substanzen	**Wirkung**
Endothelzell-Proliferation					
Bildung von Gefäßsprossen	Blutgefäße	**Tie-1**	**Angiopoietin-1**	Angiopoietin-2	Angiopoietin-1 (↓)
		Neuropiline	**PLGF**	Angiostatin (Plasminogen-Frag)	direkte Hemmung der Endothelzell-Proliferation
		VEGF-R-2	**VEGF-A, -C, -D**	22kDaKringle2 (Prothromb-Fragment)	
		PDECGF-R	**PDECGF**	Arrestin, Canstatin (Koll-IV-Fragmente)	
		Notch-R	**DLL-4**	Restin (Koll-XV – Fragment)	
		TGFα-R	**TGFα**	Endostatin (Koll-XVII-Fragm.)	
		FGF-R (7x)	**aFGF, bFGF**	IFNα, IFNβ, IFNγ	
		PDGF-R-α, -β	**PDGF-A, -B, -C, -D**	Thrombospondin -1, -2, -3, -4;	
	Lymphgefäße	**VEGF-R-3**	**VEGF-C, -D**	Vasostatin (Calreticulin-Fragment)	

120 Sedlacek HH. Immunologie. Die Immunabwehr des Menschen. Berlin/Boston: de Gruyter 2014, 148–151.
121 Sedlacek HH, Karges HE, Multiples Organversagen Ursachen, Diagnostik, Behandlungsstrategien und Prävention. Berlin/Boston: de Gruyter 2018, 120–127.

Angiogenese-Stufen		Rezeptoren	Wachstums-faktoren	Inhibitoren Substanzen	Inhibitoren Wirkung
glatte Muskelzellen Fibroblasten		**FGF-R (x5)**	**aFGF**	IL-1, IL-4	FGF-Hemmung
			aFGF, bFGF	IL-10	Makro. VEGF ($\downarrow$)
		PDGF-R-α, -β	**PDGF-A, -B, -C, -D**	IL-12, IL-18	Induktion IFN ($\uparrow$)
Endothelzell-Differenzierung und Wundheilung					
Gefäß-Lumen		TIE-2	Angiopoietin 4	**Angiopoietin-2, -3**	**Angiopoietin 4($\downarrow$)**
		VEGF-R-1	VEGF-A, -B	**Hypoxie**	**Aktivierung von HIF-1α, HIF-1β**
		Neuropiline	PLGF		
Kapillar-wand	Bildung	FGF-R (x5)	aFGF, bFGF	**PAMPs, DAMPs**	**direkte Aktivierung der Endothelzell-Proliferation (siehe Tab. 4.19)**
		PDGF-R-α, -β	PDGF-A, -B, -C, -D	**Wachstumsfaktoren für EC**	
		TGFβ-R	TGFβ	**proinflammatorische Zytokine**	
	arteriell	EphB2-R	Ephrin B1 Ephrin B2	**IgG-Aggregate, IgG-Antigen-Immunkomplexe**	
		EphB3-R			
	venös	EphB4-R	Ephrin B2	**Komplement-Faktoren,**	
		EphA2-R	Ephrin A1	**Gerinnungs-Faktoren**	

vorwiegend pro-inflammatorisch	vorwiegend antiinflammatorisch

aFGF = acidic Fibroblast Growth Factor; bFGF = basic FGF; DLL = Delta-like Ligand; PDECGF = Platelet Derived Endothelial Cell Growth Factor; HIF-1α, HIF -1β = Hypoxie induzierbare Transkriptionsfaktoren, aktivieren HIF responsive Aktivierungs-Elemente zur Expression von Angiogenen Faktoren; Koll-Frag = Kollagen-Fragmente; Makro = Makrophagen; PDGF = Platelet Derived Growth Factor; PL-Frag = Plasminogenfragment; PLGF = Placenta Growth Factor; PT-Frag = Prothrombinfragment; R = Rezeptor; TGF = Transforming Growth Factor; VEGF = Vascular Endothelial Cell Growth Factor;

2.1.5 Beitrag von Epithelzellen und Gewebezellen

Verschiedene weitere Gewebezellen nicht hämatopoietischen Ursprungs beteiligen sich an der Immunabwehr.[122, 123]

122 Sedlacek HH. Immunologie. Die Immunabwehr des Menschen. Berlin/Boston: de Gruyter 2014, 148–151.

123 Sedlacek HH, Karges HE. Multiples Organversagen. Ursachen, Diagnostik, Behandlungsstrategien und Prävention. Berlin/Boston: de Gruyter 2018, 120–127.

Aktivierte **Epithelzellen**, im Besonderen aktivierte Keratinozyten, beeinflussen

- die angeborene Immunantwort besonders durch die Expression von
  - proinflammatorischen Zytokinen wie z. B. IL-1, IL-6, IL-8, GM-CSF (Granulocyte-Macrophage Colony-Stimulating Factor) und TGF (Transforming Growth Factor) α
  - Chemokinen wie die CXC Chemokine IP-10 (Interferon gamma-induced Protein 10), MCP-1 (Monocyte Chemotactic Protein-1 und RANTES (Regulated on Activation, Normal T cell Expressed and Secreted), des Weiteren CCL2, CCL20 und CXCL10,
- die erworbene Immunantwort
  - als nicht-professionelle Antigen-präsentierende Zellen (APC, siehe Kap. 2.3.2),
  - durch die Expression von Zytokinen und Chemokinen, welche die Chemotaxie und die Aktivierung von Lymphozyten auslösen.

Aktivierte **Fibroblasten** beteiligen sich am Entzündungs- und Heilungsprozess, indem sie exprimieren

- Zytokine wie TNF-*α*, IL-6 und GM-CSF zur Aktivierung von Makrophagen, Granulozyten und Lymphozyten,
- Matrix-Metalloproteinasen zum lokalen Abbau der extrazellulären Matrix (ECM),
- Chemokine wie SDF-1 (stromal cell-derived factor-1/CXCL12)[124] für die Chemotaxie
  - von Lymphozyten, aber auch
  - von Fibroblasten und Endothelzell-Vorstufen (Endothelial progenitor cells/EPCs) für die Angiogenese und den Aufbau des Gewebes,
- Wachstumsfaktoren für die Wundheilung, im Besonderen
  - FGF (Fibroblast Growth Factor) zur autokrinen und parakrinen Stimulation der Fibroblasten,
  - TGFβ, welcher autokrin und parakrin die Synthese von Kollagen und Glykosaminoglykanen stimuliert und
  - KGF (Keratinocyte Growth Factor) zur Proliferation des Epithels.

2.2 Das angeborene Lymphozyten-System (ILC)

Zellen des angeborenen Lymphozytensystems (Innate Lymphoid Cells/ILC) zeichnen sich dadurch aus, dass sie[125, 126]

- direkt von Vorstufen (Common Lymphoid Progenitor) des lymphoiden Systems abstammen,
  - bei ihnen ist für die weitere Differenzierung in B- oder T-Lymphozyten das hierzu notwendige RAG/Recombination Activating Gene nicht aktiviert; daher

---

124 Zheng H, Fu G, Dai T, Huang H. Migration of endothelial progenitor cells mediated by stromal cell-derived factor-1alpha/CXCR4 via PI3K/Akt/eNOS signal transduction pathway. J Cardiovasc Pharmacol. 2007;50(3):274–80.

125 Spits H, Cupedo T. Innate lymphoid cells: emerging insights in development, lineage relationships, and function. Annu Rev Immunol. 2012;30:647–75.

126 Hazenberg MD, Spits H. Human innate lymphoid cells. Blood. 2014;124(5):700–9.

- weder B-Lymphozyten-Rezeptoren (BCR) noch T-Lymphozyten-Rezeptoren (TCR) exprimieren (siehe Kap. 2.3.3),
- weder Marker des myeloiden Systems noch der Dentritischen Zellen tragen,
- als Teil der angeborenen Immunabwehr
  - ohne vorherige Immunisierungs- und Prägungsphase ihre Wirkung entfalten,[127]
  - jedoch maßgeblich die erworbene Immunabwehr beeinflussen.

Zu den Zellen des angeborenen Lymphozyten-System gehören
- ILC/Innate Lymphoid Cells -Helferzellen und
- Natürliche Killerzellen.

2.2.1 Helferzellen des ILC-Systems

Die Helferzellen des ILC-(Innate Lymphoid Cell) Systems zeichnen sich durch eine hohe Plastizität im Wechsel ihrer Prägungen aus, auf Grund derer folgende Gruppen zu unterteilen sind (siehe Tab. 2.13):[128, 129, 130]
- die **ILC1**-Gruppe, welche eine proinflammatorische Funktion ähnlich den TH1-Lymphozyten (siehe Kap. 2.3.3) aufweisen. Durch die Expression von IFNγ wirken ILC1
  - antiinfektiös besonders gegen intrazelluläre Infektionserreger und im Bereich des Respirationstraktes und des oberen Verdauungstraktes (im Besonderen Speiseröhre),
  - stimulierend auf die erworbene Immunantwort durch die Aktivierung von Makrophagen und Dendritische Zellen zur Expression von MHC-II für die Antigenpräsentation
- die **ILC2**-Gruppe, welche
  - den TH2-Lymphozyten (siehe Kap. 2.3.3) ähneln und damit allergische Reaktionen fördern, indem sie nach Aktivierung durch Zytokine z. B. aktivierter Epithelien stimuliert werden zur Expression von Zytokinen, mit denen sie
    - Mastzellen, basophile und eosinophile Granulozyten stimulieren,
    - in B-Lymphozyten die Optimierung der Antikörper und den Isotyp-Wechsel nach IgE fördern,
  - Lymphozyten zur Expression von IL-10 stimulieren und damit
    - immunregulatorisch aktiv sind, indem sie die Differenzierung von proinflammatorischen TH1-Lymphozyten hemmen und
    - von induzierten regulatorischen T-Lymphozyten (iTreg) fördern,
- die **ILC3**-Gruppe, welche ähnlich wie TH17-Lymphozyten (siehe Kap. 2.3.3) wirken und von besonderer funktioneller Bedeutung im Dünndarm und Dickdarm sind

127 Sedlacek HH. Immunologie. Die Immunabwehr des Menschen. Schutz, Gefahren, Erkrankungen. Berlin/Boston: de Gruyter 2014, 111–117, 140–144.

128 Spits H, Cupedo T. Innate lymphoid cells: emerging insights in development, lineage relationships, and function. Annu Rev Immunol. 2012;30:647–75.

129 Hazenberg MD, Spits H. Human innate lymphoid cells. Blood. 2014;124(5):700–9.

130 Panda SK, Colonna M. Innate Lymphoid Cells in Mucosal Immunity. Front Immunol. 2019;10:861. doi: 10.3389/fimmu.2019.00861.

- durch ihre Beteiligung an der Abwehr von Infektionserregern (u. a. Clostridium, Salmonellen, Listerien), Pilzen und Parasiten (Toxoplasmen), indem sie IL-22 exprimieren, welches Darmepithelzellen stimuliert zur Expression von
  - antiinfektiven Peptiden (z. B. Defensine),
  - Fucosyltransferase 2, welches Oberflächenproteine der Epithelzellen fucosyliert. Von abgeschilferten fucosylierten Proteinen wird die Fucose von Darmbakterien zur Energiegewinnung abgespalten, dabei wirkt die freie Fucose auch antibakteriell,
- durch ihr Vermögen, zu regulatorischen ILC differenzieren zu können.

Tab. 2.13: Helferzellen des angeborenen Lymphozytensystems/ILC.[131, 132, 133, 134, 135, 136]

<table>
<tr><th>Aktivierung durch</th><th>ILC-Gruppe</th><th>Expression von</th><th>Einfluss auf die Immunabwehr</th><th>Wirkung im Gewebe</th></tr>
<tr><td rowspan="2">IL-12,
IL-15,
IL-18</td><td rowspan="2">ILC1

Subtyp:
ie-ILC1</td><td>IFNγ</td><td>Funktion ähnlich den TH1-Lymphozyten;
Makrophagen: Aktivierung (↑);
Dendritische Zellen: Aktivierung (↑)
Antigenpräsentation (↑)
ILC2: Proliferation/Funktion (↓)</td><td rowspan="2">Antiinfektive Wirkung: (↑)
Darm: Crohn Disease: Anzahl (↑), Aktivierung (↑), IFNγ (↑);
Lunge: COPD: Anzahl/Migration (↑);
Influenza-Infektion (↓)</td></tr>
<tr><td>TREAL; TNFα, Perforin, Granzym</td><td>Zielzellen: Apoptose (↑ ?)</td></tr>
<tr><td rowspan="4">IL-4, IL-7,
IL-25,
IL-33,
TSLP</td><td rowspan="3">ILC2</td><td>IL-3, IL-4, IL-5, IL-6, IL-8, IL-9, IL-13, IL-21 (IFNγ)</td><td rowspan="3">Funktion ähnlich den TH2-Lymphozyten;
B-Lymphozyten: Aktivierung, Optimierung Antikörper (↑), Wechsel nach IgE (↑);
Th1-Lymphozyten: Differenzierung (↓)
Treg-Lymphozyten: Differenzierung (↓)</td><td rowspan="4">Epithelien (Haut, Darm Lunge, Leber): Vorkommen (↑); Abwehr von Parasiten (↑), Wundheilung (↑)</td></tr>
<tr><td>Amphiregulin, BAFF</td></tr>
<tr><td rowspan="2">CSF1, GM-CSF</td></tr>
<tr><td>Subtypen:*</td><td>Mastzellen/eosinophile/basophile Granulozyten: Aktivierung (↑), Degranulation (↑)</td></tr>
</table>

131 Spits H, Cupedo T. Innate lymphoid cells: emerging insights in development, lineage relationships, and function. Annu Rev Immunol. 2012;30:647–75.

132 Hazenberg MD, Spits H. Human innate lymphoid cells. Blood. 2014;124(5):700–9.

133 Zhang K, Xu X, Pasha MA, Siebel CW, Costello A, Haczku A, MacNamara K, Liang T, Zhu J, Bhandoola A, Maillard I, Yang Q. Cutting Edge: Notch Signaling Promotes the Plasticity of Group-2 Innate Lymphoid Cells. J Immunol. 2017;198(5):1798–1803.

134 Panda SK, Colonna M. Innate Lymphoid Cells in Mucosal Immunity. Front Immunol. 2019;10:861. doi: 10.3389/fimmu.2019.00861.

135 Simoni Y, Newell EW. Dissecting human ILC heterogeneity: more than just three subsets. Immunology. 2018;153(3):297–303.

136 Lim AI, Di Santo JP. ILC-poiesis: Ensuring tissue ILC differentiation at the right place and time. Eur J Immunol. 2019;49(1):11–18.

Aktivierung durch	ILC-Gruppe	Expression von	Einfluss auf die Immunabwehr	Wirkung im Gewebe
IL-33	**ILC-10**	IL-10	Mastzellen: Proliferation (↑), *TH1-Ly (↓) B-Lymphozyten (↑), IgG, IgA (↑)*	Atemwege: allergische Rhinokonjunktivitis (↑), bronchiales Asthma (↑)
IL-25	**i-ILC2**	IL-13, IL-17	B-Lymphozyten: Proliferation, IgE (↑)	
			Granulozyten/Makrophagen: IL-1β, IL-6, GM-CSF, G-CSF, TNFα (↑)	
IL-33	**n-ILC2**	IL-13, Methionin-Enkephalin Peptide	*B-Lymphozyten: Proliferation, IgE (↑)*	Fettzellen: Differenzierung in braune Fettzellen (↑)[137, 138]
IL-1β, IL-23	**ILC3**	IL-17, GM-CSF	Myelopoese/Granulopoese (↑)	Epithelien/Lunge/Darm: Aufrechterhaltung der Homeostase/Barriere (↑), Defensine (↑), Wundheilung (↑), antibakterielle Wirkung (↑); Atemwege: bronchiales Asthma (↑)
		IL-22, TNFα	Epithelzellen: Differenzierung (↑), Schleimproduktion (↑), Defensine (↑)	
			Funktion ähnlich den TH17-Lymphozyten (↑)	
		IL-2 IL-26	Lymphozyten: Expression IL-10 (↑), Treg-Lymphozyten (↑)	Mund/Magen/Darm: Toleranz gegen Lebensmittel-Allergene (↑)

Aktivierung angeborene Immunabwehr	*Aktivierung humorale Immunabwehr*	antiinflammatorische Wirkung

Subtypen* = nach Aktivierung

ILC = Innate Lymphoid Cells; i-ILC2 = inflammatory ILC2; ie-ILC1 = intraepitheliale ILC; n-ILC2 = natürliche ILC2

137 Brestoff JR, Kim BS, Saenz SA, Stine RR, Monticelli LA, Sonnenberg GF, Thome JJ, Farber DL, Lutfy K, Seale P, Artis D. Group 2 innate lymphoid cells promote beiging of white adipose tissue and limit obesity. Nature. 2015;519(7542):242–6.

138 Ding X, Luo Y, Zhang X, Zheng H, Yang X, Yang X, Liu M. IL-33-driven ILC2/eosinophil axis in fat is induced by sympathetic tone and suppressed by obesity. J Endocrinol. 2016;231(1):35–48.

2.2.2 Natürliche Killerzellen

Natürliche Killerzellen entwickeln sich aus Vorstufen des lymphoiden Systems, wobei[139, 140]

- für die Prägung der Vorstufen hin zur reifen NK-Zelle entscheidend sind
  - die Zytokine FMS-like tyrosine kinase 3 ligand (FLT3L), Stem Cell Factor (SCF), IL-3, IL-7 und IL-15 (siehe Kap. 2.5.2),
- die reife NK-Zelle je nach Umfeld und Zytokinspektrum unterschiedlich und gegensätzlich polarisiert werden kann. Ergebnis der Polarisierung sind (siehe Tab. 2.14)
  - **zytotoxische NK-Zellen** im Blut und in der Milz unter dem Einfluss von IL-2, IL-12, IL-15, IL-18 und IL-21, wobei
    - IL-2 und IL-15 die reife NK-Zelle zur Zytotoxizität hin ausrichten,
    - IL-12, IL-18 und IL-21 das zytotoxische Potential in der NK-Zelle verstärken;
  - **tolerogene NK-Zellen** in der Leber (gegenüber Fremdstoffen wie z. B. Bestandteilen von Nahrungsmitteln, Bakterien) unter dem Einfluss von TGFβ und IL-10 (siehe Kap. 2.5.2) oder
  - **regulative NK-Zelle** im Uterus (gegenüber den väterlichen Antigenen des Fetus) unter der Einwirkung von TGFβ und IL-15 (siehe Kap. 2.5.2).

Zytotoxische NK-Zellen zeigen ein charakteristisches Expressionsmuster von Rezeptoren (siehe Tab. 2.15).[141]

Nicht exprimiert werden

- T-Lymphozyten-Rezeptoren (TCR) und deren CD3-Komplexe und
- B-Lymphozyten-Rezeptoren (BCR).

Verstärkt werden exprimiert

- FC-Rezeptoren, im Besonderen FcγRIII/CD16, welche die Antikörper-abhängige zelluläre Zytotoxizität (**ADCC**) gegen Zielzellen ermöglichen,
  - falls Antikörper an der Zielzelle gebunden sind und
  - wenn diese Antikörper mit ihrem Fc-Teil die Fc-Rezeptoren auf NK-Zellen vernetzend stimulieren und dadurch NK-Zellen zur Zytotoxizität aktivieren,
- fördernde Rezeptoren für die Auslösung einer Zytotoxizität, wobei deren Aktivierung durch die Zielzellen erfolgt, indem diese exprimieren
  - nicht-klassische MHC-I-Moleküle,
  - keine MHC-I-Moleküle oder
  - PAMPs (z. B. Virusantigene oder bakterielle Antigene);

---

139 Wu Y, Tian Z, Wei H. Developmental and Functional Control of Natural Killer Cells by Cytokines. Front Immunol. 2017;8:930. doi: 10.3389/fimmu.2017.00930.

140 Golden-Mason L, Rosen HR. Natural Killer cells: Multi-faceted players with key roles in Hepatitis C immunity. Immunol Rev. 2013;255(1):68–81.

141 Kaur G, Trowsdale J, Fugger L. Natural killer cells and their receptors in multiple sclerosis, Brain. 2013;136(9):2657–2676.

- hemmende Rezeptoren für die Auslösung einer Zytotoxizität.
  - Diese werden aktiviert durch klassische MHC-I-Moleküle auf der Zielzelle (somit bleiben die eigenen Normalzellen von NK-Zellen verschont).
  - Aktivierung dieser Rezeptoren auf NK-Zellen ermöglicht stattdessen die Antigen-spezifische Zytotoxizität durch zytotoxische T-Lymphozyten (CTL) durch die klassischen MHC-I-Moleküle.

Zytotoxische NK-Zellen können sich unter dem Einfluss von Zytokinen (besonders Il-2, IL-12, IL-15, IFNα, IFNβ) differenzieren in[142, 143]

- **zytotoxisch hoch aktive NK-Zellen** (ca. 90 % der NK-Zellen, Marker: $CD16^{+}$, $CD56^{niedrig}$),
  - deren Expression von Zytotoxizität auslösende Rezeptoren (KIR) hoch, diejenige von Zytokinen jedoch niedrig ist,
  - welche Fc-Rezeptoren (Fc-γRIIIA) exprimieren, welche durch das Fc-Teil von IgG-Antikörpern, die an Zielzellen gebunden sind, stimuliert werden mit der Folge einer ADCC (Antikörper Dependent Cellular Cytotoxicity),
  - wobei die Zytoxizität ermöglicht wird durch die Expression bzw. Ausschüttung von (siehe Kap. 2.4)
    - ROS (Reactive Oxygen Species),
    - Perforin und Granzyme,
    - IFNγ, welches zusätzlich pro-inflammatorisch wirkt durch Prägung von TH1-Lymphozyten und welches direkt antiviral, antifungal, antiparasitär und antibakteriell wirkt,
    - TNFα, TNFß, FAS-Ligand oder TRAIL (TNF-Related Apoptosis Inducing Ligand), welche eine Rezeptor-abhängige Apoptose der Zielzelle induzieren,
- **zytotoxisch gering aktive NK-Zellen** (ca. 10 % der NK-Zellen, Marker: $CD16^{-}$, $CD56^{hoch}$),
  - deren Expression von Rezeptoren (KIR) relativ niedrig ist,
  - die jedoch verstärkt Zytokine ausschütten,
  - welche pro-inflammatorisch wirken durch
    - Verstärkung der Polarisation zu M1-Makrophagen (z. B. durch IFNγ),
    - Aktivierung von Granulozyten (z. B. durch GM-CSF, IL-5),
    - Förderung der Differenzierung zu TH1-Lymphozyten (z. B. durch IFNγ),
  - welche aber auch antiinflammatorisch wirken können durch
    - Verstärkung der Polarisation zu M2-Makrophagen (z. B. durch IL-13, IL-10),
    - Förderung der Differenzierung zu TH2-Lymphozyten und B-Lymphozyten (z. B. durch IL-4, IL-5, IL-10, IL-13).

---

142 Biron CA, Nguyen KB, Pien GC, Cousens LP, Salazar-Mather TP. Natural killer cells in antiviral defense: function and regulation by innate cytokines. Annu Rev Immunol. 1999;17:189–220.

143 Wu Y, Tian Z, Wei H. Developmental and Functional Control of Natural Killer Cells by Cytokines. Front Immunol. 2017;8:930. doi: 10.3389/fimmu.2017.00930.

Tab. 2.14: Funktion der unterschiedlich polarisierten NK-Zellen.[144]

Zytokine	►	Polarisierungen			Funktionen
		zytototoxische NK-Zellen			
IL-2, IL-12, IL-15, IL-18 IL-21	►	IFNα, IFNβ	hoch zytotoxisch	**aktivierende KIR (↑); ROS, Perforin, Granzyme (↑), IFNγ, TNFα, TNFß, TRAIL, FasL (↑)**	**Abtötung von infizierten Zellen (↑) (Viren, Pilzen, Bakterien, Parasiten)**
				Zytokine (↓)	
			gering zytotoxisch	**GM-CSF, IFNγ, IL-5 (↑)**	**M1-Makrophagen, Granulozyten (↑) *TH1-Lymphozyten* (↑)**
				IL-10, IL-5, IL-13 (↑)	**M2- Makrophagen (↑) *TH2-Lymphozyten* (↑) *B-Lymphozyten (↑)***
				aktivierende KIR (↓) ROS, Perforin, Granzyme, IFNγ, TNFα, TNFß, TRAIL, FasL (↓)	Abtötung von infizierten Zellen (↓) (Viren, Pilzen, Bakterien, Parasiten)

		tolerogene NK-Zellen		
TGFβ, IL-10	►		Zytokine /IFNγ (↓) aktivierende KIR (↓)	Toleranz gegen Lebensmittel-Bestandteile und Bakterien in der Leber (↑)

		regulative NK-Zellen		
TGFβ, IL-15	►		Zytokine /IFNγ (↓) aktivierende KIR (↓)	Toleranz der Mutter gegen väterliche Antigene im Fetus
			GM-CSF, M-CSF, PGF, Angiopoietin-2, VEGF	Kontrolle der Vaskulasierung und des Trophoblast-Wachstums.

Stimulation zelluläre Antwort	***Stimulation Antikörperantwort***	antiinflammatorisch/antiallergisch

kursive Schrift: erworbene Immunreaktion

KIR = Killer-Rezeptoren; ROS = Reactive Oxygen Species; PGF = Placenta Growth Factor;

144 Sedlacek HH. Immunologie. Die Immunabwehr des Menschen, Schutz, Gefahren, Erkrankungen. Berlin/Boston: de Gruyter 2014, 140–144.

Tab. 2.15: Aktivierende und hemmende Rezeptoren auf zytotoxischen Natürlichen Killerzellen.[145, 146, 147, 148, 149, 150, 151]

pro-inflammatorisch	
aktivierende Rezeptoren	**Liganden auf der Zielzelle**
Ig-Superfamilie*	
NKp30	BAT3, HCMV/pp65, Plasmodium falciparum/ PfEMP1
NKp44	virales HA, virale HN, PCNA, Proteoglycane
NKp46	virales HA, virale HN, Glykosaminoglykane/ Heparin
KIR-2DL4	HLA-G
KIR-2DS1	HLA-C2
KIR-2DS3, -S5	?
KIR-2DS4	HLA-A11
KIR-3DS1	HLA-Bw4
DNAM-1	Nectin-2/CD112; PVR/ CD155
Fc-γRIIIA	Fc-Teil zellgebundener AK
C-Typ-Lektin-Familie*	
NKG2C	HLA-E
NKG2E	
NKG2H	

antiinflammatorisch	
hemmende Rezeptoren	**Liganden auf der Zielzelle**
Ig-Superfamilie**	
KIR-2D-L1	HLA-C2
KIR-2D-L2/-L3	HLA-C1
KIR-2D-L4	HLA-G
KIR-3D-L1	HLA-BW4
KIR-3D-L2	HLA-A3, HLA-A11
KIR-3D-L3	?
ILT2 (CD85j)	HLA-A, -B, -C, -G1, HCMV/UL18
C-Typ-Lektin-Familie**	
NKG2A	HLA-E
NKG2B	

---

145 Sedlacek HH. Immunologie. Die Immunabwehr des Menschen, Schutz, Gefahren, Erkrankungen. Berlin/ Boston: de Gruyter 2014, 140–144.

146 Abel AM, Yang C, Thakar MS, Malarkannan S, Natural Killer Cells: Development, Maturation, and Clinical Utilization. Front Immunol. 2018;9:1869. doi: 10.3389/fimmu.2018.01869.

147 Schmidt S, Tramsen L, Rais B, Ullrich E, Lehrnbecher T. Natural killer cells as a therapeutic tool for infectious diseases – current status and future perspectives. Oncotarget. 2018;9(29):20891–20907.

148 Castriconi R, Carrega P, Dondero A, Bellora F, Casu B, Regis S, Ferlazzo G, Bottino C. Molecular Mechanisms Directing Migration and Retention of Natural Killer Cells in Human Tissues. Front Immunol. 2018;9:2324. doi: 10.3389/fimmu.2018.02324.

149 Paul S, Lal G. The Molecular Mechanism of Natural Killer Cells Function and Its Importance in Cancer Immunotherapy. Front Immunol. 2017;8:1124. doi: 10.3389/fimmu.2017.01124.

150 Huntington ND, Martinet L, Smyth MJ. DNAM-1: would the real natural killer cell please stand up! Oncotarget. 2015;6(30):28537–8.

151 Ochoa MC, Minute L, Rodriguez I, Garasa S, Perez-Ruiz E, Inogés S, Melero I, Berraondo P. Antibody-dependent cell cytotoxicity: immunotherapy strategies enhancing effector NK cells. Immunol Cell Biol. 2017;95(4):347–355.

pro-inflammatorisch			antiinflammatorisch	
aktivierende Rezeptoren	**Liganden auf der Zielzelle**		**hemmende Rezeptoren**	**Liganden auf der Zielzelle**
NKG2D	MIC-A/-B ULBP-1, -2, -3, -4		NKR-P1A/CD161	LLT1
			NKR-2B4/CD244	BLAST-1/CD48

proinflammatorisch wirksam	antiinflammatorisch/antiallergisch wirksam

*) Aktivierung von Rezeptor- (S = Short) assoziierten Proteinen, welche ITAM/Tyrosine-Based Activating Motive enthalten
**) Aktivierung von ITIM/Tyrosine-Based Inhibitory Motive im zellinternen Teil (L = Long) des Rezeptors

BLAST-1 = B-lymphocyte activation marker; DNAM-1 = DNAX Accessory Molecule-1; HA = Hämagglutinin, HCMV = Humanes Cytomegalie-Virus; HLA = Humanes Leukozyten Antigen; HN = Hämagglutinin-Neuraminidase; ILT2 = Ig-like transcript2; Ig = Immunglobulin; KIR = Killer-cell immunoglobulin-like receptor; MICA/B = MHC class I polypeptide-related sequence A/B; NKp = Natürliches Killerzell-Protein; NKG = Natürliche Killerzell-Gruppe; NKR-P1A = NK-Zellrezeptor- P1A; LLT1 = Lectin Like Transcript-1; PCNA = Proliferating-Cell-Nuclear-Antigen; PfEMP1 = Plasmodium falciparum erythrocyte membrane protein 1; PVR = Poliovirus-Rezeptor; ULBP = UL-16 binding protein

2.3 Zentrale Funktion der erworbenen Immunabwehr

Die erworbene Immunabwehr[152] besitzt zur Vernichtung von fremdartigen Stoffen
- die variable Möglichkeit, einen fremdartigen Stoff als Antigen zu erkennen,
- die Fähigkeit, die Immunabwehr auf dieses Antigen hin spezifisch und optimal auszurichten und
- die Möglichkeit, die pathogene Wirkung des fremdartigen Stoffes antigenspezifisch zu neutralisieren oder zu zerstören.

Zur erworbenen Immunabwehr gehören zelluläre und humorale Bestandteile, im Wesentlichen
- **Antigen-präsentierende Zellen** (APC) für die professionelle und nicht-professionelle Antigen-spezifische Stimulierung von T-Lymphozyten,
- **T- Lymphozyten**, welche
  - die zelluläre Immunreaktion stärken durch die Differenzierung zu
    - CTL (zytotoxischen T-Lymphozyten),
    - TH1 (T-Helfer-1 Lymphozyten) zur Förderung der Entwicklung von CTL durch Expression proinflammatorischer Zytokine,
    - TH17 (T-Helfer-17 Lymphozyten) vorwiegend für die Expression des proinflammatorischen IL-17,
    - TH22 (T-Helfer-22 Lymphozyten) für die Expression des proinflammatorischen IL-22 zur Stimulation besonders von Granulozyten und Epithelzellen,

152 Sedlacek HH. Immunologie. Die Immunabwehr des Menschen. Berlin/Boston: de Gruyter 2014, 161–353.

- die humorale Immunreaktion unterstützen durch Differenzierung zu
  - TH2 (T-Helfer-2 Lymphozyten) zur Förderung der Entwicklung von Antikörpern in B-Lymphozyten,
  - TH9 (T-Helfer-9 Lymphozyten) durch Expression von IL-9, welches aktiviert B-Lymphozyten, aber auch Mastzellen,
- als Treg (regulative T-Lymphozyten) die Differenzierung von TH1 hemmen zu Gunsten von TH2;

- **NKT-Zellen** (NK-Zellen-ähnliche T-Lymphozyten), welche[153, 154]
  - über Rezeptoren (z. B. TCR, CD3, CD4 oder CD8) verfügen, die charakteristisch sind für T-Lymphozyten und
  - zugleich aktivierende (NKR) und inhibierende (KIR) Rezeptoren ähnlich den NK-Zellen besitzen (siehe Kap. 2.1.2),
  - nach Aktivierung differenzieren oder rückdifferenzieren können in die ursprünglichen NKT-Zellen (funktionell ähnlich den unterschiedlichen TH-Lymphozyten)
  - durch ihr Rezeptor-Repertoir sowohl aktivierende wie auch hemmende, d. h. regulative Funktionen auf die Immunabwehr ausüben können;
- **B-Lymphozyten**, welche in Doppelfunktion darstellen
  - Antigen-präsentierende Zellen für die Hilfe durch TH2-Lymphozyten und
  - Ort der Bildung, Selektion und Optimierung von Antikörpern,
- **Plasmazellen**, welche sich aus B-Lymphozyten entwickeln und die Produktionszellen für die selektierten und optimierten Antikörper darstellen,
- **Antikörper**, welche in der Lage sind, durch spezifische Bindung an Antigene
  - die physikochemischen Eigenschaften und die biochemischen und pharmakologischen Wirkungen von Antigenen zu beeinflussen,
  - die **Phagozytose** von Antigenen zu verstärken (Opsonierung) durch Zellen der angeborenen Immunabwehr (im Besonderen durch Granulozyten und Makrophagen),
  - eine **Zytolyse** von Antigen-tragenden Zellen zu bewirken durch eine
    - **ADCC**/Antibody-Dependent Cellular Cytotoxicity, welche von Granulozyten, Makrophagen, Natürlichen Killerzellen und Thrombozyten ausgeführt wird nach Aktivierung von deren Fc-Rezeptoren (siehe Kap. 2.3.4 und 2.4),
    - **ADCMC**/Antibody Dependent Complement Mediated Cytotoxicity durch Aktivierung des Komplements und Bildung des Membran-Attackierenden Komplexes (MAC) besonders bei Erythrozyten und
  - Entzündungen hervorzurufen durch
    - Aktivierung des Komplement-, Gerinnungs- und Kininsystems (siehe Kap. 2.1.2) und
    - verstärkte Exozytose lysosomaler Enzyme im Rahmen der Phagozytose.

---

153 Kumar A, Suryadevara N, Hill TM, Bezbradica JS, Van Kaer L, Joyce S. Natural Killer T Cells: An Ecological Evolutionary Developmental Biology Perspective, Front Immunol. 2017;8:1858. PMCID: PMC5743650 PMID: 29312339.

154 Krijgsman D, Hokland M, Kuppen PJK. The Role of Natural Killer T Cells in Cancer-A Phenotypical and Functional Approach. Front Immunol. 2018;9:367. doi: 10.3389/fimmu.2018.00367.

Eine erworbene Immunabwehr gegen einen Fremdstoff entwickelt sich **zweiphasig**

- in der **Prägungsphase,** bei allergischen Reaktionen **Sensibilisierungsphase** genannt,
  - werden bei Erstkontakt mit einem Fremdstoff über einen Zeitraum von 2–3 Tagen mit Hilfe von professionell Antigen-präsentierenden Zellen
    - die T-Lymphozyten und B-Lymphozyten antigenspezifisch geprägt und
    - antigenspezifische zytotoxische T-Lymphozyten und Antikörper selektiert, optimiert und vermehrt,
  - wird ein Fremdstoff durch Auslösung dieses Prägungsprozesses zu einem Immunogen bzw. Allergen,
- in einer **Reaktionsphase** bzw. bei allergischen Reaktionen **Auslösungsphase** nach einem Zweitkontakt mit Fremdstoff
  - reagieren die spezifisch geprägten Antikörper und Lymphozyten ohne weiteren Zeitverzug mit dem Fremdstoff,
    - wobei der Fremdstoff durch diese spezifische Reaktion mit der erworbenen Immunabwehr die Funktion eines Antigens erfüllt,
  - werden alle Komponenten der erworbenen Immunabwehr zusätzlich nochmals antigenspezifisch geprägt, sodass die Abwehrreaktion verstärkt wird (**Booster-Reaktion**).

Sowohl in der Prägungsphase als auch in der spezifischen Reaktionsphase ist die erworbene Immunabwehr in vielfältiger Weise mit der angeborenen Immunabwehr vernetzt.

2.3.1 Charakteristikum: Variable Antigen-Bindestrukturen

Charakteristikum der erworbenen Immunabwehr sind Proteine mit variablen Bindestrukturen zur spezifischen Bindung von Strukturen auf Antigenen.

Derartige **Variable Antigen-Bindestrukturen**

- werden zellspezifisch von den einzelnen Immunzellen gebildet, wobei
  - jede Immunzelle letztlich nur eine spezifische Bindestruktur für eine komplementäre antigene Struktur (Epitop) z. B. auf „fremden“ Peptiden, Glykopeptiden, Lipopeptiden oder Lipiden ausbildet, jedoch
  - Kreuzreaktionen mit strukturell verwandten antigenen Strukturen möglich sind;
- weisen ein hohe Vielfalt zwischen unterschiedlichen Immunzellen auf, die ermöglicht wird
  - durch den hohen Polymorphismus der kodierenden Gene,
  - durch eine Vielzahl an unterschiedlichen Gensegmenten,
  - durch somatische Hypermutationen und somatische Rekombinationen und
  - durch die posttranslationale Kombination unterschiedlicher Genprodukte zu einem heterogenen Makromolekül,
- befinden sich in unterschiedlichen Makromolekülen, die zwei grundsätzlich unterschiedliche Immunglobulin-Domänen enthalten, und zwar solche
  - mit variablen Bindestrukturen (sogenannte variable Domänen) und
  - mit konstanten molekülspezifischen Aminosäuresequenzen (sogenannte konstante Domänen).

Zu den Molekülen der erworbenen Immunabwehr, welche Domänen mit variablen Antigen-Bindestrukturen enthalten, gehören

- **MHC-I** (Major-Histocompatibility-Complex-I)
  - welcher aus einem Monomer (α-Kette) besteht, das durch β-2-Mikroglobulin gestützt wird,
  - der von praktisch jeder kernhaltigen Zelle auf der Zellmembran exprimiert wird und
  - auf welchem zellintern entstandene antigene Peptide den jeweils spezifischen zytotoxischen T-Lymphozyten präsentiert werden,
- **MHC-II** und **CD1**
  - wobei
    - MHC-II ein Heterodimer (α-Kette, β-Kette) darstellt,
    - CD1 (ähnlich dem MHC-I) aus einem Monomer (α-Kette) besteht, gestützt durch β-2-Mikroglobulin gestützt,
  - die von Antigen-präsentierenden Zellen (APC) exprimiert werden,
  - auf welchen Antigene von zellexternen Fremdstoffen (nach deren Phagozytose und Zerkleinerung durch Verdau in den Phagolysosomen) den jeweils spezifischen T-Helfer-Lymphozyten präsentiert werden und zwar
    - antigene Peptide und Glykopeptide auf MHC-II
    - antigene Lipide, Lipopeptide, Glykolipide auf CD1
- **TCR** (T-Lymphozyten-Rezeptor)
  - auf allen T-Lymphozyten wie auch auf NK-Zellen-ähnlichen T-Lymphozyten (NKT-Zellen, siehe Kap. 2.3.3),
  - welcher besteht aus
    - dem Dimer einer α-Kette und einer β-Kette (seltener γ- und δ-Kette) für die Bindung des Antigens,
    - dem CD3-Komplex (Heterodimere der γ-, δ-, ε-Kette) und dem Homodimer der ζ-Kette für die Signalübertragung,
  - mit Hilfe dessen T-Lymphozyten spezifisch Antigene, präsentiert von MHC-I oder MHC-II bzw CD1, erkennen können,
  - dessen Antigen-spezifische Aktivierung die unterschiedlichen Funktionen von T-Lymphozyten auslöst,
- **BCR** (B-Lymphozyten-Rezeptor) auf allen B-Lymphozyten, mit dessen Hilfe
  - zellexterne Fremdstoffe antigenspezifisch durch zellmembranständige Antikörper gebunden, phagozytiert und in Phagolysosomen zu antigenen Peptiden verdaut werden können und
  - derartige antigene Peptide auf MHC-II-Molekülen geladen und von den B-Lymphozyten den jeweils spezifischen T-Helfer-Lymphozyten präsentiert werden, um diese zu stimulieren,
- **Antikörper**, produziert von B-Lymphozyten und Plasmazellen (siehe Kap. 2.3.4).

2.3.2 Antigen-präsentierende Zellen

Antigen-präsentierende Zellen sind in der Lage, Fremd- oder verfremdete Stoffe

- zu erkennen mit Hilfe
  - der Rezeptoren für pathogene Strukturmuster (PRR) und/oder
  - von Antikörpern im B-Lymphozyten-Rezeptor (BCR) im Falle von B-Lymphozyten und

- zu phagozytieren, in ihren Phagolysosomen zu verdauen in kleinste antigene Bruchstücke (meist Peptide oder Lipopeptide) und diese
  - an die variablen Domänen von ihren membranständigen MHC-II-Molekülen oder CD1-Molekülen Epitop-spezifisch zu binden und
  - solchen T-Lymphozyten zu präsentieren, die ihrerseits T-Zell-Rezeptoren/TCR tragen, die spezifisch sind für Epitope auf diesen antigenen Bruchstücken.

Unterteilt werden
- **professionelle APC**,
  - hierzu gehören Thymus-Epithelzellen, plasmazytoide Dendritische Zellen (pDC), myeloide Dendritische Zellen (mDC) und B-Lymphozyten,
  - diese besitzen dauerhaft die Fähigkeit der Antigenpräsentation,
  - in ihnen ist der Transkriptionsfaktor für die Expression des MHC-II-Genes (MHC-II-Transaktivator/CITTA) konstitutiv exprimiert und
  - sie können die Proliferation und Funktion von TH1-, TH2-, TH-9-, TH17-, TH22-, Treg- und/oder Tmem-Lymphozyten stimulieren;
- **nicht-professionelle APC**,
  - welche Makrophagen, Mikrogliazellen, Mastzellen, Endothelzellen, Epithelzellen und Fibroblasten umfassen,
  - sie besitzen die Fähigkeit der Antigenpräsentation nur für die Dauer einer Aktivierung,
  - in ihnen ist der Transkriptionsfaktor für die Expression des MHC-II-Genes (MHC-II-Transaktivator/CITTA) nur fakultativ, d. h. für die Dauer der Aktivierung exprimiert und
  - sie können nur die Proliferation und Funktion von bereits Antigen-spezifisch geprägten TH1-, TH2-, TH-9-, TH17-, TH22-, Treg- und/oder Tmem-Lymphozyten stimulieren.

Dendritische Zellen (unterschieden in myeloide und plasmazytoide Dendritische Zellen) spielen als professionelle APC eine Sonderrolle,
- weil nur sie in der Lage sind, naive (d. h. aus dem Thymus entlassene), ruhende T-Lymphozyten, wie z. B. THO-Lymphozyten oder naive zytotoxische T-Lymphozyten (CTL), antigenspezifisch zu aktivieren,
- weil alle übrigen professionellen und nicht-professionellen APC in ihrer Funktion darauf beschränkt sind, bereits differenzierte T-Lymphozyten oder Gedächtnis-T-Lymphozyten (Tmem-Lymphozyten) zu stimulieren.

Für die Aktivierung des jeweiligen T-Lymphozyten bilden Antigen-präsentierende Zellen mit dem T-Lymphozyten eine immunologische Synapse, welche im Wesentlichen beinhaltet (siehe Tab. 2.16)
- das **MHC-II-Molekül** bzw. das **CD1-Molekül**
  - welches das **antigene Peptid** (MHC-II) oder **Lipopeptid, Lipid, Glykolipid** (CD1) präsentiert, das von korrespondierenden variablen Domänen des TCR auf T-Lymphozyten erkannt wird,

  - welches **individualspezifische Stukturen** besitzt, die von korrespondierenden Strukturen in den konstanten Domänen des TCR erkannt werden,
  - welches **speziesspezifische Strukturen** besitzt, welche vom Korezeptor CD4 des TCR erkannt werden,
- **aktivierende Paare von Kostimulatoren**, welche wie Liganden und Rezeptoren wechselwirken. Hierzu gehören im Besonderen die Paare
  - B7/CD80 und CD28,
  - B7/CD80 und ICOS (induzierbarer T-Zell Kostimulator/CD278),
  - CD40 und CD40-Ligand,
  - CD27 und CD27-Ligand,
  - CD30 und CD30-Ligand,
  - Ox40 (CD134) und OX40-Ligand (CD134L),
- **zellaktivierend miteinander reagierende Paare von Adhäsionsmolekülen** wie z. B.
  - DC-Sign und ICAM-1 oder ICAM-2,
  - ICAM-2 oder ICAM-2 und LFA-1,
  - LFA-3 und CD2,
- **inhibierende Paare von Liganden und Rezeptoren**, welche die Zell-Aktivierung kontrollieren. Zu diesen zählen
  - B7/CD80 und CTLA4 (Cytotoxic T-Lymphocyte-Associated Protein 4), wobei CTLA4 kompetitiv die Aktivatoren CD28 und ICOS inhibiert,
  - PD1 (Programmed Cell Death Protein1) und PD-1-Ligand, wobei PD-1 suppressiv wirkt über ITIM (Immunoreceptor Tyrosine-based Inhibition Motif) wie auch durch Stimulation der Dendritischen Zellen über Expression von IL-10,
  - TIGIT (T cell Immunoreceptor with Ig and ITIM domains) und CD155/PVR (Polio-Virus-Receptor), welcher über seine ITIM-Domäne suppressiv wirkt,
  - LAG3 (Lymphocyte-Activation Gene 3) und MHC-II, wobei LAG3 kompetitiv CD4 inhibiert.

Durch Bildung solcher immunologischen Synapsen und unter Mitwirkung von ausgewählten Zytokinen erfolgt

- auf dem **afferenten Weg** die Prägung und Differenzierung der Immunabwehr mit **MHC-II** und/oder **CD1** als Antigen-präsentierenden Molekülen
  - zwischen Dendritischen Zellen und TH0-Lymphozyten zur Differenzierung
    - zu T-Helfer-1-Lymphozyten (TH1), T-Helfer-17-Lymphozyten (TH17) oder T-Helfer-22-Lymphozyten (TH22) zur Unterstützung der zellulären Immunreaktion,
    - zu T-Helfer-2-Lymphozyten (TH2) oder T-Helfer-9-Lymphozyten (TH9) für die Unterstützung der humoralen Immunreaktion oder zu
    - zu regulatorischen T-Lymphozyten (Treg, siehe Kap. 2.6.3.), welche die Differenzierung und Aktivierung von weiteren Dendritischen Zellen und von Helfer-T-Lymphozyten und B-Lymphozyten hemmen;
  - zwischen B-Lymphozyten und TH2- oder TH9-Lymphozyten zur Stimulation der B-Lymphozyten,
  - zwischen den nichtprofessionellen Antigenpräsentierenden Zellen (z. B. Makrophagen) und T-Helferzellen und regulatorischen T-Lymphozyten zur Verstärkung der Immunabwehr (Boosterreaktion),

- mit **CD1d** als Antigen- (Lipide und Kohlenhydrate) präsentierendem Molekül auf Dendritischen Zellen und/oder B-Lymphozyten und NKT-Zellen zur Differenzierung in[155]
  - NKT/TH1-, NKT/TH2-, NKT/TH17-Lymphozyten oder
  - NKT/Treg-Lymphozyten
- auf dem **efferenten Weg** der Immunabwehr mit vorwiegend **MHC-I** und **CD1** als Antigen-präsentierenden Molekülen
  - zwischen den meisten Gewebezellen und zytotoxischen T-Lymphozyten (CTL).

Tab. 2.16: Bildung einer immunologischen Synapse zwischen Dendritischer Zelle/APC und T-Lymphozyt.

Dendritische Zelle/APC/B-Ly			**T-Lymphozyt**			
Antigen-präsentierende Moleküle			**Rezeptoren/Liganden**		**Einfluss/Wirkung**	
MHC-I	Antigenes Peptid	<>	CDR1 + CDR3 der Vα1 und Vß1	TCR (α-Kette/ ß-Kette + CD3 + ζ –Dimer)	Erkennung des antigenen Peptids	Aktivierung von **CTL** (afferent und efferent)
	Vα1 und Vα2	<>	CDR2 der Vα1 und Vß1		Erkennung des individuellen Selbst	
	Cα3	<>	Vα1 und Vß1	CD8-Korezeptor	Erkennung der Spezies	
oder						
MHC-II (auf APC)	Antigenes Peptid	<>	CDR1 und CDR3 der Vα1 und Vß1	TCR (α-Kette/ ß-Kette + CD3 + ζ-Dimer)	Erkennung des antigenen Peptids	Aktivierung von **T-Helfer-Lymphozyten** (afferent)
	Vα1 und Vß1	<>	CDR2 der Vα1 und Vß1		Erkennung des individuellen Selbst	
	Cß2	<>	VD1 und VD2	CD4-Korezeptor	Erkennung der Spezies	
oder						
CD1 (auf APC)	Antigenes Lipid, Glykolipid oder Lipopeptid	<>	CDR1 + CDR3 der Vα1 und Vß1	TCR (γ-Kette/ δ-Kette + CD3 + ζ-Dimer)	Erkennung des antigenen Lipids	Aktivierung von **T-Helfer-Lymphozyten** oder **CTL** (afferent und efferent)
	Vα1 und Vα2	<>	CDR2 der Vα1 und Vß1		Erkennung des individuellen Selbst	
	Cα3	<>	Vα1 und Vß1	CD8-Korezeptor oder CD4-Korezeptor oder CD4(–) und CD8(–)	Erkennung der Spezies	

155 Krijgsman D, Hokland M, Kuppen PJK. The Role of Natural Killer T Cells in Cancer-A Phenotypical and Functional Approach. Front Immunol. 2018;9:367. doi: 10.3389/fimmu.2018.00367.

Dendritische Zelle/APC/B-Ly		T-Lymphozyt		
Antigen-präsentierende Moleküle		**Rezeptoren/Liganden**	**Einfluss/Wirkung**	
oder				
Superantigen	<>	CDR4 der Vß1 – TCR (α-Kette/ß-Kette + CD3 + ζ -Dimer)	Aktivierung von **T-Lymphozyten** ohne Bildung einer immunologischen Synapse	
und				
Kostimulatoren				
B7.1 (CD80)	<>	CD28	konstitutiv exprimiert	Stimulation bevorzugt von **TH-Lymphozyten**
B7.2 (CD86)	<>	CD28		
Ox40-Ligand (CD134L)	<>	Ox40 (CD134)	kann CD28 ersetzen	
B7.h (ICOSLigand)	<>	ICOS	Expression nach Aktiv.	
CD30-Ligand	<>	CD30	aktiviert beide Zellpartner	
CD40	<>	*CD40-Ligand (CD154)*	Expression nach Aktiv.	*Stimulation bevorzugt von **B-Lymphozyten***
BAFFR		*BAFF*		
BCMA		*BAFF (geringer duch APRIL)*		
TACI		*APRIL (geringer durch BAFF)*		
CD27		*CD27 Ligand*		
Koinhibitoren				
B7.1 (CD80)	<>	CTLA4 (CD152)	Expression nach Aktivierung	Hemmung bevorzugt von **TH-Lymphozyten**
B7.2 (CD86)	<>	CTLA4 (CD152)		
PD-L1/B7-H1 und PD-L2/B7-DC	<>	PD-1 (enthält ITIM)		
CD27-Ligand (CD70)	<>	CD27	konstitutiv exprimiert	
MHC-II	<>	LAG-3 (CD223)	exprimiert nach Aktiv.; hemmt kompetitiv CD4	
PVR (CD155)	<>	TIGIT (enthält ITIM)	hemmt **beide Zellpartner**	
Koaktive Adhäsionsmoleküle				
DC-SIGN	<>	ICAM-2; ICAM-3	wesentlich für MHC-I-induzierte Aktivierung	Stimulation bevorzugt von **CTL**
ICAM-2	<>	LFA-1		
ICAM-1 (CD54)	<>	LFA-1 (CD11a/18)		
LFA-3 (CD58)	<>	Rezeptor für Schafs-Erythrozyten (CD2)		

Dendritische Zelle/APC/B-Ly		**T-Lymphozyt**		
Antigen-präsentierende Moleküle		**Rezeptoren/Liganden**	**Einfluss/Wirkung**	
VCAM-1	<>	VLA-4	wesentlich für MHC-II induzierte Aktivierung	*Aktivierung bevorzugt von **B-Lymphozyt.***
ICAM-3	<>	Integrin CD11a/CD18		

Stimulation zelluläre Immunantwort	*Stimulation humorale Immunantwort*	Hemmung der Immunantwort

APRIL = A Proliferation Inducing Ligand; BAFF = B-cell maturation Antigen Factor; BAFFR = BAFF-Rezeptor; BCMA = B-Cell Maturation Antigen; B-Ly = B-Lymphozyt; C α3 = Constante Domäne α3; CDR = Complementarity Determining Region; CTL = Cytotoxic T-Lymphocytes; CTLA4 = Cytotoxic T-Lymphocyte Antigen 4; ICAM = Intercellular Cell Adhesion Molecule; ICOS = induzierbarer Costimulator; IA = Immunantwort; ITIM = Immunoreceptor Tyrosine-based Inhibition Motif; LFA = Leukozyten Funktions-Antigen; MHC = Major Histocompatibility Complex; PD-1 = Programmed Cell Death-1; PVR = Polio Virus Receptor; TACI = Transmembrane Activator, Calcium Modulator and Cytophylin Interactor; TCR = T Cell-Receptor; TIGIT = T cell immunoreceptor with Ig and ITIM domains; T-Ly = T-Lymphozyten; Vα1 und Vß1 = Variable Domäne Vα1 und Vß1; VCAM-1 = Vascular Cell Adhesion Molecule; VD1 = Variable Domäne D1; VLA1 = Very Late Antigen-1;

B-Lymphozyten besitzen eine Mehrfachfunktion:

- als professionelle APC sind sie konstitutiv in der Lage,
  - durch Bildung einer immunologischen Synapse (ähnlich wie Dendritische Zellen) TH2-Lymphozyten zu aktivieren zur Ausschüttung von Zytokinen und
  - durch die von aktivierten TH2-Lymphozyten exprimierten Zytokine stimuliert zu werden zur Proliferation und Differenzierung und zur Optimierung und Selektion bestmöglicher Antikörper,
- als Antikörper-produzierende Zellen
  - benötigen sie je nach Art des vorliegenden Antigens
    - die Hilfe von TH-Lymphozyten (**T-Zell-abhängige Stimulierung**) oder
    - keine Hilfe von TH-Lymphozyten (**T-Zell-unabhängige Stimulierung**),
  - erfolgt in ihnen die **somatische Hypermutation** der Gene für die (variable) Antigenbindestellen der Antikörper, sodass Antikörper mit unterschiedlicher Antigen-Spezifität hintereinander gebildet und auf der Zellmembran exprimiert werden,
  - werden sie in den Keimzentren von Lymphknoten nach der Affinität ihrer membranständiger Antikörper selektiert (**Affinitätsreifung**), wobei
    - eine hohe Bindungsstärke zwischen ihrem membranständigen Antikörper und dem Antigen (als Antigen-Antikörper-Komplex oder Antigen-Komplement-Komplex an Fc- oder Komplement-Rezeptoren der sogenannten **follikulären Dendritischen Zellen** gebunden) Überleben und weitere Proliferation bewirken,
    - eine geringe Bindestärke zum kontrollierten Zelltod (Apoptose) des B-Lymphozyten führt,
  - entwickeln sich die selektierten B-Lymphozyten zu den langlebigen Antikörper-bildenden Plasmazellen,

- als regulatorische B-Lymphozyten (Breg, siehe Kap. 2.6.3) sind sie in der Lage, die Aktivität von T-Lymphozyten zu modulieren.

2.3.3 Prägung von T-Lymphozyten, NKT-Zellen und B-Lymphozyten

T-Lymphozyten erfahren ihre Prägung und Stimulation primär durch professionelle, sekundär durch nichtprofessionelle APC, wobei die Richtung und das Ausmaß dieser Prägung beeinflusst werden

- von der qualitativen und quantitativen Zusammensetzung der Zytokine
  - ausgeschüttet von dem synaptisch verbundenen Zellpartner und/oder
  - von den benachbarten Zellen der meist gleichzeitig aktivierten angeborenen Immunabwehr,
- von der Art der Kostimulation, welche
  - aktivierend oder aber auch inhibierend sein kann (s. o.).

Das Ergebnis dieser Kooperation mit APC sind T-Lymphozyten mit unterschiedlichen Funktionen (siehe Tab. 2.17):

- **zytotoxische T-Lymphozyten** ($CD8^+$-CTL), welche mit ihrem spezifischen TCR
  - definierte Antigene (z. B. ein Virusantigen) gebunden an und präsentiert von MHC-I auf Zielzellen entdecken,
  - eine immunologische Synapse mit der Zielzelle bilden und
  - durch Ausschüttung
    - von zytotoxischen Substanzen (Perforine, Granzyme, Cathepsine, TNFα, TNFß, siehe Kap 2.4) die Zielzelle töten;
    - von Mediatoren (im Besonderen von IFNγ) den Isotypenwechsel nach IgE in B-Lymphozyten beeinträchtigen
- **Helfer-T-Lymphozyten** ($CD4^+$-TH) für die **zelluläre Immunreaktion** wie
  - **TH1- Lymphozyten,**
    - welche durch die von ihnen ausgeschütteten Zytokine (im Besonderen IFNγ, IL-2 und TNFα) selbst proinflammatorische Funktionen ausüben als auch
    - die Vermehrung von zytotoxischen T-Lymphozyten (CTL) stimulieren,
  - **TH-17-Lymphozyten,**
    - welche mit den von ihnen ausgeschütteten Zytokinen (besonders IL-17A, IL-17F, IL-2, IL-22) und Chemokinen (CCL20) die angeborene Immunreaktion verstärken und
    - die wesentlich teilhaben an der Aktivierung von eosinophilen und neutrophilen Granulozyten,
  - **TH-22-Lymphozyten,**[156]

156 Mirshafiey A, Simhag A, El Rouby NM, Azizi G. T-helper 22 cells as a new player in chronic inflammatory skin disorders. Int J Dermatol., 2015;54(8):880–8.

    - welche durch IL-22 neutrophile Granulozyten und Epithelzellen stimulieren zur Expression bakterizider Proteine,
    - die jedoch weder IL-17 noch IFNγ ausschütten;
- **Helfer-T-Lymphozyten** für die **humorale Immunreaktion**
  - **TH2-Lymphozyten,**
    - welche durch Bildung einer immunologischen Synapse mit B-Lymphozyten aktiviert werden zur Ausschüttung von Zytokinen (im Besonderen IL-4, IL-5, IL-6, IL-10, IL-13)
    - welche B-Lymphozyten aktivieren zur Proliferation und zur somatischen Hypermutation und zur Selektion zur Bildung von hochaffinen Antikörpern gegen das in Frage kommende Antigen.
  - **TH9-Lymphozyten**, welche durch IL-9, IL-10 und IL-21 verstärken
    - allergische Reaktionen durch Aktivierung von Mastzellen und
    - autoimmune Reaktionen durch Einfluss auf die Differenzierung von TH2-Lymphozyten und B-Lymphozyten,[157]
  - **TfH-Lymphozyten** (follikuläre T-Helfer-Zellen), welche durch die Expression besonders von IL-21 und IL-4
    - die Prägung von TH2-Lymphozyten stimulieren und
    - zur Proliferation von B-Lymphozyten und zum Isotyp-Wechsel nach IgE beitragen,
- **Treg-Lymphozyten** für die Regulation der **zellulären** und **humoralen Immunreaktion**
  - die unterschieden werden in (siehe Tab. 2.17)
    - **natürliche Treg-Lymphozyten** (tTreg-Ly oder nTreg-Ly), welche (als naive Treg-Lymphozyten) durch APC im Thymus geprägt werden und
    - **induzierte Treg-Lymphozyten** (pTreg-Ly oder iTreg-Ly), geprägt in der Peripherie durch APC und/oder unter dem Einfluss von TGFβ, IL-10 und IL-35,
  - wobei entscheidend für die Prägung ist
    - die Einwirkung von TGFβ, IL-2, IL-10 und IL-35 und
    - deren Dauerhaftigkeit, die bei iTreg-Lymphozyten einhergeht mit der gleichzeitigen Expression des Transkriptionsfaktors FoxP3 (Forkhead-Box-Protein P3, Scurfin),[158]
  - welche den Entzündungsprozess eindämmen
    - durch die Ausschüttung von antiinflammatorischen Zytokinen (z. B. TGFβ und IL-10) wie auch

157 Malik S, Sadhu S, Elesela S, Pandey RP, Chawla AS, Sharma D, Panda L, Rathore D, Ghosh B, Ahuja V, Awasthi A. Transcription factor Foxo1 is essential for IL-9 induction in T helper cells. Nat Commun. 2017;8(1):815. doi: 10.1038/s41467-017-00674-6.

158 Li X, Zheng Y. Regulatory T cell identity: formation and maintenance, Trends Immunol. 2015;36(6):344–353.

- durch die Expression von inhibitorisch auf die immunologische Synapse wirkenden Liganden und Rezeptoren wie z. B. CTLA4, PD-1, TIGIT und LAG-3 (siehe oben, Abschnitt Dendritische Zellen).[159, 160]

Tab. 2.17: Prägung von T-Lymphozyten durch APC.

T-Lymphozyten		Expressions-Produkte	Funktion
zytotoxische T-Lymphozyten (CD8⁺)	**CTL**	IFNγ Perforine, Granzyme, Cathepsine, TNFα, TNFß, FasLigand	entdecken/binden mit ihrem spezifischen TCR an definierte Antigene (z. B. ein Virusantigen) gebunden an und präsentiert von MHC-I auf Zielzellen
			bilden eine immunologische Synapse mit der Zielzelle
			töten die Zielzelle duch Ausschüttung von zytotoxischen Substanzen
			beeinträchtigen durch Expression von Zytokinen (im Besonderen von IFNγ) den Isotypenwechsel nach IgE in B-Lymphozyten
proinflammatorische Helfer-T-Lymphozyten (CD4⁺-TH)	**TH1**	IFNγ, IL-2 TNFα	üben durch die von ihnen ausgeschütteten Zytokine (im Besonderen) selbst proinflammatorische Funktionen aus
			stimulieren die Vermehrung von zytotoxischen T-Lymphozyten (CTL)
	TH17	IL-17A, IL-17F, IL-2, IL-22, CCL20	stärken durch Ausschüttung von Zytokinen und Chemokinen die angeborene Immunreaktion
			aktivieren eosinophile und neutrophile Granulozyten
	TH22	IL-22	stimulieren neutrophile Granulozyten und Epithelzellen zur Expression bakterizider Proteine
			schütten jedoch weder IL-17 noch IFNγ aus
antiinflammatorische Helfer-T-Lymphozyten (CD4⁺-TH)	**TH2**	IL-4, IL-5, IL-10, IL-13	werden durch Bildung einer immunologischen Synapse mit B-Lymphozyten aktiviert zur Ausschüttung von Zytokinen
			aktivieren B-Lymphozyten zur Proliferation, zur somatischen Hypermutation und zur Selektion zur Bildung von hochaffinen Antikörpern gegen das in Frage kommende Antigen.
	TH9	IL-9, IL-10 und IL-21	verstärken allergische Reaktionen durch Aktivierung von Mastzellen
			fördern autoimmune Reaktionen durch Einfluss auf die Differenzierung von TH2-Lymphozyten und B-Lymphozyten[161]
	TfH	IL-21, IL-4	**follikuläre THelferzellen**, welche die Prägung von TH2-Lymphozyten stimulieren
			fördern die Proliferation von B-Lymphozyten und den Isotyp-Wechsel

159 Lozano E, Dominguez-Villar M, Kuchroo V, Hafler DA. The TIGIT/CD226 axis regulates human T cell function., J Immunol. 2012;188(8):3869–75.

160 Joller N, Lozano E, Burkett PR, Patel B, Xiao S, Zhu C, Xia J, Tan TG, Sefik E, Yajnik V, Sharpe AH, Quintana FJ, Mathis D, Benoist C, Hafler DA, Kuchroo VK. Treg cells expressing the coinhibitory molecule TIGIT selectively inhibit proinflammatory Th1 and Th17 cell responses. Immunity. 2014;40(4):569–81.

161 Malik S, Sadhu S, Elesela S, Pandey RP, Chawla AS, Sharma D, Panda L, Rathore D, Ghosh B, Ahuja V, Awasthi A. Transcription factor Foxo1 is essential for IL-9 induction in T helper cells. Nat Commun. 2017;8(1):815. doi: 10.1038/s41467-017-00674-6.

T-Lymphozyten		Expressions-Produkte	Funktion
regulatorische T-Lymphozyten (Treg)	tTreg/ nTreg	TGFβ, IL-10,	**natürliche Treg-Lymphozyten**, welche (als naive Treg-Lymphozyten) durch APC im Thymus geprägt werden
	pTreg/ iTreg	CTLA4, PD-1, TIGIT, LAG-3	**induzierte Treg-Lymphozyten**, welche in der Peripherie durch APC und/oder unter dem Einfluss von TGFβ, IL-10 und IL-35 geprägt werden

Tab. 2.18: Wirkungsspektrum der unterschiedlich geprägten T-Helfer-Lymphozyten auf die Immunantwort.

exprimierte Zytokine	Wirkung auf die erworbene Immunabwehr			Wirkung auf die angeborene Immunantwort	
	Förderung		Hemmung	Aktivierung	Hemmung
TH1-Lymphozyten (CD4⁺)					
IFNγ	***TH1-Ly***	***Expression MHC I und MHC-II (↑)***	*TH2-Ly* *CTL*	**M1- Makrophagen, Endothelzellen, NK-Zellen,**	
IL2	***TH-Ly***	***B- Ly.*** ***CTL***		**Makrophagen, NK-Zellen**	
IL-3		***Ly***		**Mastzellen, eosin. Granulozyten**	
IL-21	***TH1-Ly***	***B-Ly*** ***CTL***			
IL-22				**neutr. Granulozyten, Epithelzellen**	
GM-CSF				**Makrophagen Granulozyten**	
TH2-Lymphozyten (CD4⁺)					
IL-2		***Ly***			
IL-4	***TH2-Ly***	***B-Ly***	*TH1-Ly*	Makrophagen M2 **Mastzellen, basophile + eosinophile Granulozyten**	Makrophagen M1
IL-5		***B-Ly***		**eosinopile Granulozyten**	
IL-6		***B-Ly***	*TH1-Ly* *Treg-L*	**Granulozyten**	
IL-7	***T-Ly***	***B-Ly***		**NK-Zellen**	
IL-9	***TH2-Ly***	***B-Ly***		**Mastzellen, basophile Granulozyten**	

exprimierte Zytokine	Wirkung auf die erworbene Immunabwehr			Wirkung auf die angeborene Immunantwort	
	Förderung		Hemmung	Aktivierung	Hemmung
IL-10	*iTreg-Ly*	***B-Ly***	*TH1-Ly* *Dentrit. Zellen*	**Mastzellen, basophile Granulozyten**	Makrophagen
IL-13		***B-Ly***		**Fibroblasten**	Makrophagen
IL-14		***B-Ly***			
IL-16	***TH-Ly***				
IL-17 (über TGFβ)	*iTreg-Ly*	***TH2- Ly***	*TH1-, TH17 Ly*		
IL-24		*TH17-Ly*		**Monozyten**	
IL-25		***TH2-Ly***		**Granulozyten**	
IL-26	***TH2-Ly*** *iTreg-Ly*				
IL-31	***TH2-Ly***	***B-Ly***		**Makrophagen, Epithelzellen**	
IL-35	*iTreg-Ly*		*TH17-Ly*		Fibroblasten
GM-CSF				**Makroph., Granulozyten, Endothelzellen**	
TGFβ	*iTreg-Ly*		*TH1-, TH17 Ly* *TH2- Ly*		Makrophagen Granulozyten
TH9-Lymphozyten (CD4⁺)					
IL-9	*TH2-Ly*	***B-Ly***		**Mastzellen, basophile Granulozyten**	
IL-21	***TH1-Ly,***	***CTL***			
TH-17-Lymphozyten[162]					
IL-17A, F	*iTreg-Ly (über TGFβ)*	***B-Ly***	*CTL* *TH1-, TH17-Ly* *TH2- Ly*	**Granulozyten, Makrophagen, Fibroblasten, Endothelzellen, Epithelzellen,**	Makrophagen Granulozyten (über TGFβ)
IL-21	***TH1-Ly,***	***B-Ly*** ***CTL***			
IL-22				**Epithelzellen, neutrophile Granulozyten**	
IL-6	***T-Ly***	***B-Ly***	***nTreg-Ly***		
GM-CSF				**Granulozyten, Makrophagen, Endothelzellen**	
TNFα	*iTreg-Ly*			**Makrophagen, Granulozyten, Endothelzellen**	

162 Korn T, Bettelli E, Oukka M, Kuchroo VK. IL-17 and Th17 Cells. Annu Rev Immunol. 2009;27:485–517.

exprimierte Zytokine	Wirkung auf die erworbene Immunabwehr			Wirkung auf die angeborene Immunantwort	
	Förderung		Hemmung	Aktivierung	Hemmung
TH22-Lymphozyten[163, 164]					
IL-22				Epithelzellen neutrophile Granulozyten	
IL-13		*B-Ly*		Fibroblasten	Makrophagen
TNFα	*iTreg-Ly*			Makrophagen, Granulozyten, Endothelzellen	
IFNγ	*TH1-Ly*	*Expression MHC I und MHC-II (↑)*	*TH2-Ly* *CTL*	M1-Makrophagen, Endothelzellen, NK-Zellen	
Treg-Lymphozyten (CD4⁺ oder CD8⁺)					
IL-10	*iTreg-Ly*	*B-Ly*	*Dendritische Zellen* *TH1-Ly*	Mastzellen, basophile Granulozyten	M1-Makrophagen
TGFβ	*iTreg-Ly*		*TH1-, TH17 Ly* *TH2-Ly*	M2-Makrophagen	M1-Makrophagen Granulozyten

Stimulation zelluläre Antwort	*Stimulation Antikörperantwort*	antiinflammatorische Wirkung

kursive Schrift: erworbene Immunreaktion;

iTreg-Ly = induzierter regulatorischer T-Lymphozyt; Ly = Lymphozyt; nTreg-Ly = natürlicher regulatorischer T-Lymphozyt;

Desweiteren werden geprägt und aktiviert

- **NKT-Zellen** (NK-Zellen-ähnliche T-Lymphozyten), welche[165, 166]
  - über Rezeptoren (TCR, CD3, CD4 oder CD8, etc) charakteristisch für T-Lymphozyten verfügen, wobei
    - der TCR spezifisch bindet an Glykolipide, präsentiert von CD1d,
    - bei **Typ I-NKT-Zellen** die Variabilität des TCR eingeschränkt ist (Vα24/Vβ11),
    - bei **Typ II-NKT-Zellen** ein diverses TCR-Repertoir besteht,

163 Plank MW, Kaiko GE, Maltby S, Weaver J, Tay HL, Shen W, Wilson MS, Durum SK, Foster PS. Th22 Cells Form a Distinct Th Lineage from Th17 Cells In Vitro with Unique Transcriptional Properties and Tbet-Dependent Th1 Plasticity. J Immunol. 2017;198(5):2182–2190.

164 Sugita S, Kawazoe Y, Imai A, Kawaguchi T, Horie S, Keino H, Takahashi M, Mochizuki M. Role of IL-22- and TNF-α-producing Th22 cells in uveitis patients with Behcet's disease. J Immunol. 2013;190(11):5799–808.

165 Kumar A, Suryadevara N, Hill TM, Bezbradica JS, Van Kaer L, Joyce S. Natural Killer T Cells: An Ecological Evolutionary Developmental Biology Perspective, Front Immunol. 2017;8:1858. PMCID: PMC5743650 PMID: 29312339.

166 Krijgsman D, Hokland M, Kuppen PJK. The Role of Natural Killer T Cells in Cancer-A Phenotypical and Functional Approach. Front Immunol. 2018;9:367. doi: 10.3389/fimmu.2018.00367.

- zugleich aktivierende (NKR) und inhibierende (KIR) Rezeptoren ähnlich den NK-Zellen besitzen (siehe Kap. 2.1.1)
  - somit auch der Regulation ihrer Funktion ähnlich den NK-Zellen unterliegen,
- nach Aktivierung differenzieren und rückdifferenzieren können in NKT-Zellen, funktionell ähnlich
  - NKTH1 TH1-Lymphozyten (Expression besonders von IFNγ, TNFα)
  - (NKTH2) TH2-Lymphozyten (Expression besonders von IL-4, IL-13)
  - (NKTH17) TH17-Lymphozyten (Expression besonders von IL-17, IL-21, IL-22)
  - (fNKTH) Follikulären TH-Lymphozyten (Expression besonders von IL-21) und
  - Treg-Lymphozyten (Expression von IL-10)
- durch ihr Rezeptor-Repertoir sowohl aktivierende wie auch hemmende, d. h. regulative Funktionen auf die Immunabwehr ausüben können;

- **B-Lymphozyten**, welche
  - als **Antikörper bildende Lymphozyten**
    - nach einem Selektions- und Reifungsprozess (s. o.) hochaffine Antikörper synthetisieren, die in ihren Primär- und Sekundärstrukturen und in ihren Fähigkeiten und Funktionen zellspezifisch varieren (siehe Kap. 2.3.4),
    - sich zu Plasmazellen differenzieren, die wiederum die Produktionszellen für Antikörper darstellen.
  - als **regulatorische B-Lymphozyten** (Breg)
    - antiinflammatorische Zytokine bilden wie z. B. IL-10, TGFβ und IL-35 und
    - PD-1L (Programmed Death receptor ligand 1, Granzym B und Fas-Ligand (FasL) exprimieren und hierdurch
    - die Differenzierung von T-Helferzellen zu proinflammatorischen TH1-, TH17- und TH22-Lymphozyten hemmen und von regulatorischen T-Lymphozyten (Treg) fördern.[167]

2.3.4 Antikörpervariationen und Funktionen

Ein Antikörper stellt in seiner kleinsten vollständigen Einheit ein Homodimer aus zwei identischen Heterodimeren dar, wobei

- jedes der zwei Heterodimere enthält
  - eine leichte Kette (L-Kette) mit einer variablen Domäne (VL) und einer konstanten Domäne (CL) und
  - eine schwere Kette (H-Kette) mit einer variablen Domäne (VH) und 3 bis 4 konstanten Domänen (CH1, CH2, CH3, CH4),
  - eine Antigen-Bindetasche (Paratop), gebildet von den variablen Domänen (VL + VH)
- das Homodimer
  - zusammengehalten wird durch Disulfid-Brücken, welche sich befinden
    - zwischen der L-Kette und der H-Kette des Heterodimers und

167 Guzman-Genuino RM, Diener KR. Regulatory B Cells in Pregnancy: Lessons from Autoimmunity, Graft Tolerance, and Cancer. Front Immunol. 2017;8:172. doi: 10.3389/fimmu.2017.00172.

    - zwischen den zwei H-Ketten in der Gelenksregion/Hingeregion der zwei Heterodimere
  - die Form eines „Y“ besitzt,
    - mit dem Fc-Teil als gemeinsamen Stil, welcher enthält die Hinge-Region und die Domänen CH2, CH3 und ggfs. (IgM, IgE) CH3 der beiden H-Ketten,
    - den 2 Fab-Teilen als den zwei Armen des „Y“, welche jeweils enthalten VH-CH1 und VL-CL,
  - welches nach Proteolyse aufgespalten wird in
    - das Fc-Fragment: Gelenkregion + 2x (CH2-CH3 und ggfs. CH4)
    - das F(ab)2- Fragment: Gelenkregion + 2x (VL-CL + VH-CH1)
    - das Fab-Fragment: 2x (VL-CL + VH-CH1)
    - das FV-Fragment: VH-VL

Antikörpervariationen

Variationen der Antikörpermerkmale werden wie folgt eingeordnet (siehe Tab. 2.19):[168]

- **Isotypen** sind bei jedem Menschen zu finden, wobei unterschieden wird zwischen
  - Isotypen der L-Ketten
    - lambda-Kette oder kappa-Kette,
    - wobei ein Antikörpermolekül in seinen 2 L-Ketten nur einen der beiden Isotypen besitzt,
  - Isotypen der H-Ketten, welche unterschiedlich in Struktur und Funktion sind (siehe Tab. 2.19)
    - **IgD,** bevorzugt anzutreffen als Bestandteil des B-Zell-Rezeptors/BCR ungeprägter naiver B-Lymphozyten,
    - **IgM,** als Monomer im BRC von geprägten B-Lymphozyten enthalten, im Blut als Pentamer verantwortlich für die erste schnelle Reaktion mit Antigenen,
    - **IgG,** mit seinen Subtypen IgG1, -2, -3, -4 verantwortlich für die Neutralisation und Elimination von Antigenen aus dem Blut,
    - **IgE,** bindet monomer an Isotyp-spezifischen Fc-Rezeptoren (FcεRI) auf Mastzellen und basophilen Granulozyten; Quervernetzung benachbarter gebundener monomerer IgE durch das spezifische Antigen/Allergen führt zur Freisetzung von Mediatoren der Allergie vom Soforttyp,
    - **IgA,** unterteilt in die Subtypen IgA1 und IgA2 und das sekretorische IgA/sIgA, bewirkt Schutz der Schleimhäute und Drüsenepithelien (Tränen-, Speichel- und Milchdrüse) vor Infektionen und wirkt antiparasitär.
- **Allotypen** stellen genetisch bedingte individual-spezifische Unterschiede in der Primärsequenz der Antikörper-Isotypen dar und treten besonders beim IgG, IgA und der Kappa-Kette auf,
- **Idiotypen** sind durch die Aminosäuresequenzen in den variablen Domänen (2x VL und 2x VH) des Antikörpers bestimmt:

---

168 Sedlacek HH. Immunologie. Die Immunabwehr des Menschen. Berlin/Boston: de Gruyter 2014, 273–306.

  - allgemeine Idiotypen üben keinen Einfluss auf die Funktion der Antigen-Bindetasche aus;
  - spezifische Idiotypen (auch **Paratope** genannt)
    - stellen die Bindestruktur der Antigen-Bindetasche eines Antikörpers für die antigene Determinante (auch **Epitop** genannt) des spezifisch bindenden Antigens dar,
    - die Bindestruktur besteht aus 3 durch Polymorphie, somatische Rekombination und somatische Hypermutation der zugehörigen Gene entstandenen hypervariablen Regionen (Complementarity Determining Regions CDR1, CDR2, CDR3) innerhalb eines konstanten Rahmens (Frame work),
    - sind strukturell komplementär zum Epitop eines Antigens,
    - bestimmen die Stärke der Bindung eines Antikörpers an ein Antigen und das Ausmaß der Kreuzreaktion zu einem anderen Antigen,
    - stellen das individuelle, unverwechselbare Merkmal eines ausgereiften B-Lymphozyten bzw. der aus diesem entstandenen Plasmazelle dar und
    - sind identisch für alle Antikörper, produziert von Tochterlymphozyten eines ausgereiften B-Lymphozyten.
- **Gelenkregion (Hinge-Region)**
  - besteht bei IgD, IgG und IgA1 aus einer unterschiedlich langen Aminosäuresequenz (IgG1: 15, IgG2: 12, IgG3: 62, IgG4: 12), wobei diese
    - angefügt ist am C-terminalen Ende der CH1-Domäne (d. h. zwischen CH1 und CH2) beider H-Ketten,
    - die Disulfidbrücken zwischen den beiden H-Ketten bildet und
    - die hohe Beweglichkeit der zwei Arme im „Y" des Antikörpers mit ihren variablen Domänen (VH-CH1 und VL-CL) ermöglicht;
  - besteht bei IgM und IgE praktisch aus einer zusätzlichen konstanten Domäne (die CH1-Domäne), wobei
    - die übrigen Domänen CH2, CH3 und CH4 den Domänen CH1 bis CH3 des IgD, IgG und IgA entsprechen,
    - die CH1-Domäne die Disulfidbrücken zwischen den beiden H-Ketten ermöglicht und
    - die Beweglichkeit dieser Hingeregion eingeschränkt ist.
- **Kohlenhydrat-Seitenketten,** die sich vorwiegend an den konstanten Domänen der schweren Ketten befinden, welche
  - als Abstandhalter zwischen den zwei H-Ketten dienen,
  - den Zusammenhalt der zwei H-Ketten fördern durch
    - Verbindungen des terminalen N-Acetyl-Glucosamins mit gegenüberliegender endständiger Mannose
    - Kohlenhydrat-Lektin-Wechselwirkungen
  - Schutz vor Proteolyse bieten, aber auch
  - wesentlich sind für die Komplementaktivierung.

Tab. 2.19: Die wesentlichen biochemischen Unterschiede zwischen den einzelnen Isotypen der humanen Antikörper.[169]

Gesamtmolekül	**IgM**	**IgD**	**IgG1**	**IgG2**	**IgG3**	**IgG4**	**IgA1**	**IgA2**	**sIgA**	**IgE**
Polymerbildung (Anzahl der Moleküle/ Polymer)	+ (5, selten 6)	–	–	–	–	–	–	–	+ (2)	–
Verbindungs (J) Protein	+								+	
Sekretorische Kette (sp)									+	
Molekülmasse Gesamtmolekül (in kDa)	970	185	146	146	170	146	160	160	385	188
Anzahl der Antigen – Bindetaschen (VH + VL)	5×2	2	2	2	2	2	2	2	2×2	2
Konzentration im Blutserum (mg/ml)	1,5	0,03	9	3	1	0,5	3	0,5	0,05	0,0004
Verweilzeit (T1/2β) im Blut (Tage)	5	3	21–23	20–23	7–8	21–23	6	6		3
Abbaurate (%/Tag)	9	37	7	7	17	7	25			89
Anteil im Blut (%) von der jeweiligen Gesamtmenge	80	75	45	45	45	45	42	42		50
Leichte Ketten (L-Ketten)										
Anzahl (Molekülmasse in kDa)	5 x 2 (10×25)	2 (2×25)	2 (2×25)	2 (2×25)	2 (2×25)	2 (2×25)	2 (2×25)	2 (2×25)	2x 2 (4×25)	2 (2×25)
Vorkommen des Isotyps Lambda oder Kappa	beide	beide	beide	beide	beide	beide	beide	beide	beide	beide

169 Sedlacek HH. Immunologie- Die Immunabwehr des Menschen. Berlin/Boston: de Gruyter 2014, 273–306.

Gesamt-molekül	IgM	IgD	IgG1	IgG2	IgG3	IgG4	IgA1	IgA2	sIgA	IgE
Schwere Ketten (H-Ketten)										
Anzahl (Molekül-masse pro Kette in kDa)	10 (65)	2 (69,7)	2 (51)	2 (51)	2 (60)	2 (51)	2 (56)	2 (52)	4 (52) oder 56)	2 (72,5
konstante Domänen (Anzahl)	5×4 (CH1, -2, -3, -4)	3 (CH1, -2, -3,)	3 (CH1, -2, -3,)	3 (CH1, -2, -3,)	3 (CH1, -2, -3,)	3 (CH1, -2, -3,)	3 (CH1, -2, -3,)	3 (CH1, -2, -3,)	2×3 (CH1, -2, -3,)	4 (CH1, -2, -3, -4)
Hinge-Region: Disulfid-Brücken zwischen H-Ketten (Lokalisation C-Terminal der CH-Domänen)	5×1 (CH2)	1 (CH1)	2 (CH1)	4 (CH1)	11 (CH1)	2 (CH1)	3 (CH1, CH2)	1 (CH1)	2×1 (CH1)	2 (CH1, CH2)
Kohlen-hydrate; Anteil in %, (Lokalisation)	12 (CH1, -2, -3, -4)	9–14 (CH1, -2, -3)	2–3 (CH2)	2–3 (CH2)	2–3 (CH2)	2–3 (CH2)	7–11 (VH, CH1, -2, -3)	7–11 (VH, CH1, -2, -3)	7–11 (VH, CH1, -2, -3, J, S)	12 (CH1, -2, -3)
Resistenz gegen Prote-asen	++	(+)	+	+++	(+)	++	(+)	+++	+++	+

Antikörperfunktionen

Bei Antikörpern sind primäre Funktionen von sekundären Funktionen zu unterscheiden (siehe Tab. 2.20).

- **Primäre Funktionen** ergeben sich aus der Bindung des Antikörpers mit seinen Antigen-Bindetaschen an die antigenen Determinanten/Epitope des Antigens, sodass Immunkomplexe (Antigen-Antikörper-Komplexe) entstehen, durch welche beim Antigen verändert werden
  - seine physikochemischen Eigenschaften wie z. B.
    - Ladung, Diffusionsvermögen, Lösungs- und Aggregationsverhalten,
  - seine biochemischen und pharmakologischen Eigenschaften mit der Folge
    - einer Neutralisation von Toxinen (z. B. Diphtherie-Toxin, Tetanus-Toxin, Schlangengifte, Digitalisalkaloid),
    - einer Hemmung von Enzymaktivitäten,
    - einer Aktivierung oder Hemmung von Rezeptoren, falls das Antigen einen funktionellen Teil eines Rezeptors darstellt,

  - einer Blockade der Affinität zu Rezeptoren, Liganden oder Adhäsionsmolekülen,
  - einer Hemmung des Wachstums von Zellen und/oder der Infektiösität von Viren, Mykoplasmen, Bakterien.
- **Sekundäre Funktionen**
  - haben zur Voraussetzung, dass eine Konformationsänderung des Antikörpermoleküls stattfindet,
    - vorzugsweise durch die Antigen-Bindung in Form der Antigen-Antikörper-Komplexe (Immunkomplexe) aber auch
    - durch thermisch oder mechanisch ausgelöste Aggregation oder durch Absorption an Oberflächen,
  - werden ausgelöst, wenn durch die Konformationsänderung des Antikörpers in dessem Fc-Teil (bestehend aus den konstanten Domänen CH2, CH3, CH4 der durch Disulfite miteinander verbundenen zwei H-Ketten, siehe Tab. 2.20) exponiert werden
    - die verzweigten Kohlenhydrat-Seitenketten; deren Entfernung durch Glykosidasen vermindert deutlich alle sekundäre Funktionen,
    - verborgene Strukturen besonders der konstanten Domänen CH2 (IgD, IgG, IgA) bzw. CH3 (IgM).

Sekundäre Funktionen beinhalten

- bei **IgM, IgG-1, -2, -3, IgA-1, IgA-2** über die Bindung an die Isotyp-spezifischen Fc-Rezeptoren (siehe Tab. 2.21)
  - die Aktivierung von Granulozyten und Makrophagen zur verstärkten Phagozytose wie auch zur Exozytose von proinflammatorischen Enzymen,
  - die Stimulation von Thrombozyten zur Aggregation und zur Freisetzung von Gerinnungs- und Entzündungsmediatoren;
- bei **IgM, IgG-1, -2, -3** nach Bindung an ein lösliches, partikuläres oder zelluläres Antigen
  - die Aktivierung von Komplement mit der Folge (siehe Tab. 2.19 und Kap. 2.1.2))
    - der Bildung von proinflammatorischen Komplementspaltprodukten,
    - der Auslösung **allergischer Reaktionen** durch die Anaphylatoxine C3a, C4a und C5a, welche Mastzellen und basophile Granulozyten aktivieren und degranulieren,
    - der **Zytolyse** (**ADCMC**/Antibody Dependent Complement Mediated Cytotoxicity) der Zielzelle (z. B. Erythrozyten) durch den entstandenen zytolytischen Komplex (C5a678(nx9)),
  - die Aktivierung des Gerinnungssystems über den Hagemanfaktor (siehe Kap. 2.1.2)
  - die Aktivierung des Isotyp-spezifischen Fc-Rezeptors auf natürlichen Killerzellen, Makrophagen, neutrophilen und eosinophilen Granulozyten mit der Folge
    - der Ausschüttung von Zytokinen und zytotoxischen Proteinen und
    - der **Zytolyse** der Antigen-exponierenden Zielzelle (**ADCC**/Antibody Dependent Cellular Cytotoxicity) und von Entzündungsreaktionen.

Tab. 2.20: Sekundäre Funktionen von Antigen-gebundenen Antikörpern.[170]

	IgM	*IgD*	*IgG1*	*IgG2*	*IgG3*	*IgG4*	*IgA1*	*IgA2*	*sIgA*	*IgE*
Komplementaktivierung										
klassischer Weg (über Bindung von C1q)	+++	+/–	++	+	+++	0	0	0	0	0
alternativer Weg	++	(+)	+/–	+	+/–	+/–	+	+	+	(+)
Freisetzung der Anaphylatoxine C3a, C4a, C5a	**Aktivierung der Komplementrezeptoren C3aR und C5aR (↑) Degranulation von Mastzellen, basophilen Granulozyten (↑) und eosinophilen Granulozyten (↑) Aktivierung von Thrombozyten (↑) und von Endothelzellen (↑) Chemotaxie/Aktivierung von Granulozyten und Makrophagen (↑)**									
▶ Freisetzung von C1q, C4b, C3b, C3d, C3dg, iC3b	C1q: Auflösung großer Immunkomplexe (↑) C4b, C3b: Bindung an Komplementrezeptor CR1 auf Erythrozyten (↑)									
	Quervernetzung von CR1 und Aktivierung von Natürlichen Killerzellen, Makrophagen, neutrophilen Granulozyten, eosinophilen Granulozyten, Mastzellen (↑) iC3b: Aktivierung von Granulozyten und Makrophagen zur Phagozytose (↑)									
	C1q: Quervernetzung von CR1 und Aktivierung von Dendritischen Zellen, B-Lymphozyten und T-Lymphozyten (↑) C3d, C3dg: Aktivierung von B-Lymphozyten (↑)									
Bildung des zytolytischen Komplexes C5b678 (9xn)	***Antikörperabhängige Komplement-mediierte Zytotoxizität/ADMC (↑); Hämolyse (↑)***									
	Aktivierung von Endothelzellen und Synovialzellen (↑)									
Aktivierung des Hagemanfaktors FXIIa	**Aktivierung des Komplementsystems (↑), des Gerinnungssystems (↑) und des Kininsystems (↑) Aktivierung von Granulozyten und Makrophagen (↑)**									
Bindung an bakterielle Proteine										
Protein A (Staphylokokken)			++	++	++	+				
▶ Protein G (Streptokokken)			++	++	++	++				
Opsonierung	**Aktivierung von Granulozyten und Makrophagen zur Phagozytose (↑)**									
Autoimmun-Antikörper			++	++	++	++				
Rheumafaktoren	**Autoantikörper gegen Fc-Teile (↑)**									

zelluläre Immunantwort	**Antikörperantwort**	antiinflammatorische Wirkung

kursiv: Reaktionen der erworbenen Immunabwehr

Komplementrezeptoren: C1qR/Calreticulin (für C1q); CR1 (für C3b und C4b); CR2 (für C3d und C3dg); CR3 und CR4 (für iC3b); C3aR (für C3a und C4a); C5aR (für C5a)

---

170 Sedlacek HH. Immunologie. Die Immunabwehr des Menschen. Berlin/Boston: de Gruyter 2014, 273–306.

Besonderheiten der sekundären Funktionen ohne eine primäre Immunkomplexbildung stellen dar

- bei dimerem **IgA-1 und IgA-2**, pentamerem **IgM** oder monomerem **IgG** (und bei saurem pH)
  - der aktive Transfer durch Epithelschichten der Schleimhaut,
- beim **IgE** die Vermittlung der **allergischen Reaktion vom Typ I** durch
  - die hochaffine Bindung des freien Monomers mit seinem Fc-Teil an Fc-Rezeptoren für IgE (FcεRI) auf Mastzellen und basophilen Granulozyten,
  - die Aktivierung des IgE/FcεRI-Komplexes durch Quervernetzung benachbarter Rezeptor-gebundener IgE-Moleküle durch das spezifische Antigen/Allergen und
  - die durch diese Aktivierung von FcεRI bewirkte Degranulierung von Mastzellen und basophilen Granulozyten mit Ausschüttung besonders von Histamin, Heparin und Serotonin, welche die Symptome der akuten allergischen Reaktion verursachen.

Tab. 2.21: Sekundäre Funktionen von Antikörpern durch Aktivierung von Fc-Rezeptoren.[171]

Fc-Rezeptoren		Affinität zu Antikörper-Isotypen			Fc-Rezeptoren	
Typ	**Struktur**	**hoch**	**mittel**	**niedrig**	**Vorkommen**	**Funktionen**
FcαR/μR	Homodimer (IgSF)	***IgM*** *(Pentamer, Monomer)*	***IgA1, IgA2*** *(Dimer, Monomer)*		**Dendritische Zellen, Makrophagen**	**Phagozytose (↑)**
					B- Lymphozyten	***Pinozytose (↑)***
CD300LG (vier Isoformen)	Monomer (IgSF) 30 % Homologie zu Fcα/μR	***IgM***	***IgA2***		**Endothelzellen/ Kapillaren**	**Transzytose (↑)**
FcδR	Monomer (IgSF)			*IgD*	***B-Lymphozyten T-Lymphozyten***	***Pinozytose (↑)***
FcγRI (CD64)	α-Kette (IgSF) im Komplex mit γ-Kette (2×ITAM)	***IgG3***	***IgG1***	*IgG4, IgG3*	**Dendritische Zellen, Monozyten, Makrophagen, Neutrophile Granulozyten,**	**Aktivierung (↑) Phagozytose (↑)**
FcγRIIA (CD32)	α-Kette (IgSF) besitzt 1×ITAM		***IgG3***	*IgG1, IgG2, IgG4*	***Dendritische Zellen, B-Lymphozyten,***	***Phagozytose, Aktivierung (↑)***
					Monozyten, Makrophagen, Neutrophile Granulozyten, Eosinophile Granulozyten, Blutplättchen, Endothelzellen	**Phagozytose; Zellaktivierung (↑) Degranulierung (↑)**

171 Sedlacek HH. Immunologie. Die Immunabwehr des Menschen. Berlin/Boston: de Gruyter 2014, 273–306.

Fc-Rezeptoren		Affinität zu Antikörper-Isotypen			Fc-Rezeptoren	
Typ	**Struktur**	**hoch**	**mittel**	**niedrig**	**Vorkommen**	**Funktionen**
FcγRIIB (CD32)	α-Kette (IgSF) besitzt 1×ITIM		***IgG3***	*IgG1, IgG2, IgG4*	Mastzellen, neutrophile Granulozyten,	Zell-Differenzierung (↓)
					B-Lymphozyten	*Entwicklung zu Plasmazellen (↓)*
FcγRIIC (CD32)	α-Kette (IgSF) besitzt 1×ITAM		***IgG3***	*IgG1, IgG2, IgG4*	**Makrophagen, Neutrophile Granulozyten, Eosinophile Granulozyten**	**Phagozytose (↑)**
FcγRIIIA (CD16a)	α-Kette (IgSF) im Komplex mit γ-Kette (2×ITAM) und zeta-Kette (3×ITAM)		***IgG1, IgG3***	*IgG2, IgG4*	**Makrophagen, Natürliche Killerzellen; Neutrophile Granulozyten, Eosinophile Granulozyten**	**Antikörper-abhängige Zelluläre Zyto-toxizität / ADCC (↑)**
FcγRIIIB (CD16b)	Monomer (IgSF), GPI-verbunden		***IgG1, IgG3***	*IgG2, IgG4*	**Mastzellen, eosinophile Granulozyten**	**Degranulation (↑)**
					Neutrophile Granulozyten	**Antikörper-abhängige Zelluläre Zyto-toxizität/ADCC (↑), Phagozytose (↑)**
FcαRI (CD89)	Monomer (IgSF) (im Komplex mit γ-Kette)			*IgA1 IgA2*	**Monozyten, Makrophagen, Neutrophile und Eosinophile Granulozyten,**	**Phagozytose bevorzugt von Immunkomplexen mit monomerem IgA (↑); Degranu-lation, Entzündung (↑)**
					Dendritische Zellen	***Phagozytose bevorzugt von Immunkomplexen mit monomerem IgA (↑)***
FcεRI	α-Kette (IgSF), im Komplex mit ß-(1×ITAM) und γ-Kette (2×ITAM)	**IgE**			**Mastzellen, Basophile Granulozyten**	**Degranulierung (↑)** IgE-Monomere binden an Rezeptor. Vernetzung des IgE durch Allergen führt zur Degranu-lierung
					Dendritische Zellen	***Aktivierung (↑)***

Fc-Rezeptoren		Affinität zu Antikörper-Isotypen			Fc-Rezeptoren	
Typ	**Struktur**	**hoch**	**mittel**	**niedrig**	**Vorkommen**	**Funktionen**
FcεRIIa (CD23a)	C-type Lectin			*IgE*	*B-Lymphozyten*	*Produktion von IgE (↓)*
					B-Lymphozyten	***Allergenpräsentation über MHCII (↑)***
FcεRIIb (CD23b)	C-type-Lectin			*IgE*	***Dendritische Zellen***	**Verstärkung der Allergenpräsentation über MHCII (↑)**
					aktivierte Makrophagen, Eosinophile Granulozyten, Neutrophile Granulozyten	**Freisetzung von Zytokinen IL-4, IL-13, TNF, IL-1, IL-6, GM-CSF (↑)**
					T-Lymphozyten	
pFcR (polymerer Fc-Rezeptor)	Monomer (IgSF)	***dimeres IgA***	***pentameres IgM***		Epithelzellen	Transzytose (von basolateral nach apikal) von polymeren Immunglobulinen in Sekrete (↑)
FcRn (neonataler Fc-Rezeptor)	50 %ige Homologie zum MHC-I Molekül; (assoziiert mit β2-Mikroglobulin)	***IgG bei saurem pH***		*IgG bei neutralem pH*	Epithelzellen	Tranzytose von baso-lateral nach apikal wie auch von apikal nach basolateral (↑); Aufrechterhaltung des IgG-Spiegels im Blut (↑) Passage von Mutter zu Kind durch die Plazenta (↑)

GPI = Glycosyl-Phosphatidyl-Inositol Anker; IgSF = Immunglobulin-Superfamilie; ITAM = immunoreceptor tyrosine-based activation motif; ITIM = immunoreceptor tyrosine-based inhibition motif; MHC-II = Major Histocompatibility Complex II;

zelluläre Immunantwort	***Antikörper-Reaktionen***	antiinflammatorische/allergische Wirkung

kursiv: erworbene Immunabwehr

2.3.5 Gedächtnis-Lymphozyten und Boosterreaktionen

Die Prägung der erworbenen Immunabwehr durch ein definiertes Antigen

- bedarf eines Zeitraums von etwa 3–6 Tagen und
- erfolgt vorwiegend in den lymphatischen Organen (z. B. Lymphknoten, Milz, Peyersche Platten des Darmes) als „Reaktionszentren“ mit der Ausbildung von

- T-Helfer-Lymphozyten, NKT-Lymphozyten und B-Lymphozyten der unterschiedlichen Prägungen, welche nur eine begrenzte Lebensdauer besitzen, da sie nach relativ kurzer Zeit durch Apoptose absterben
  - durch Aktivierung im Rahmen ihrer jeweiligen Funktion (Aktivierungs-bedingter Zelltod) oder
  - durch mangelnde Aktivierung „nach getaner Arbeit", d. h., nach Vernichtung und Beseitigung des Antigens,
- T-Gedächtnis-Lymphozyten und B-Gedächtnis-Lymphozyten,
  - welche über eine vergleichweise lange Lebenszeit verfügen und hierdurch
  - eine mehr oder weniger dauerhafte Grundimmunität gegen das auslösende Antigen vermitteln.

T-Gedächtnis-Lymphozyten[172,173, 174, 175] stellen ruhende (Zellteilungsrate < 1/Jahr), Antigen-spezifisch geprägte T-Lymphozyten dar mit folgenden Charakteristika:

- die Blutkonzentration
  - steigt in den ersten 20 Lebensjahren steil an und
  - bleibt jenseits von ca. 20 Lebensjahren durch ein ausgewogenes Verhältnis von Neubildung und Absterben relativ konstant,
- funktionell grundsätzlich zu unterscheiden sind
  - $CD4^+$-, TH1mem-, TH2mem-, TH17mem- und Tregmem-Lymphozyten und
  - $CD8^+$ – CTLmem-Lymphozyten,
- nach ihrem Reifezustand, ihrem Wanderungsverhalten und ihrer Lokalisation können unterteilt werden (siehe Tab. 2.22)
  - Stammzell-Tmem (**T_{SCM}**) im Thymus und in der Blutzirkulation,
  - zentrale Tmem (**T_{CM}**) in den Lymphknoten und in der Blutzirkulation, positiv für
    - die transmembrane Protein-Tyrosin-Phosphatase CD45Ro,
    - den Chemokinrezeptor CCR7 und
    - die Adhäsionsmoleküle L-Selectin (CD62L) und CD44,
  - Effektor-Tmem (**T_{EM}**) im Gewebe und in der Blutzirkulation,
    - positiv für CD45RO und CD44,
  - Gewebs-sessile Tmem (**T_{RM}**) in bestimmten Geweben
    - positiv für das Integrin αeß7 und
  - virtuelle Tmem (**T_{VM}**) in wenigen Geweben,

---

172 Farber DL, Yudanin NA, Restifo NP. Human memory T cells: generation, compartmentalization and homeostasis. Nat Rev Immunol. 2014;14(1):24–35.

173 Takamura S. Niches for the Long-Term Maintenance of Tissue-Resident Memory T Cells. Front Immunol. 2018;9:1214. doi: 10.3389.

174 Siracusa F, McGrath MA, Maschmeyer P, Bardua M, Lehmann K, Heinz G, Durek P, Heinrich FF, Mashreghi MF, Chang HD, Tokoyoda K, Radbruch A. Nonfollicular reactivation of bone marrow resident memory CD4 T cells in immune clusters of the bone marrow. Proc Natl Acad Sci U S A. 2018;115(6):1334–1339.

175 Akondy RS, Fitch M, Edupuganti S, Yang S, Kissick HT, Li KW, Youngblood BA, Abdelsamed HA, McGuire DJ, Cohen KW, Alexe G, Nagar S, McCausland MM, Gupta S, Tata P, Haining WN, McElrath MJ, Zhang D, Hu B, Greenleaf WJ, Goronzy JJ, Mulligan MJ, Hellerstein M, Ahmed R. Origin and differentiation of human memory CD8 T cells after vaccination. Nature. 2017;552(7685):362–367.

- die Lokalisation in den Geweben erfolgt entsprechend der Ausbildung von Adhäsionsmolekülen und Chemokinrezeptoren (siehe Tab. 2.22),
- sie werden induziert durch
  - relativ oder absolut erhöhte Konzentrationen von IL-7, IL-15, IL-21 und TGFβ und durch
  - relativ geringe Antigen-spezifische Stimulierungen im Rahmen der Bildung einer immunologischen Synapse mit Antigen-präsentierenden Zellen,
- ihre Reaktivierung erfolgt Antigen-spezifisch über ihre TCR/T-Zell-Rezeptoren im Rahmen der Bildung einer immunologischen Synapse mit Antigen-präsentierenden Zellen,
- sie ermöglichen, dass innerhalb von 1–3 Tagen nach erneuter (sekundärer) Exposition mit dem spezifischen Antigen/Immunogen dieses im Rahmen von Entzündungsreaktionen eliminiert werden kann
  - durch zytotoxische T-Lymphozyten (Typ IV-Immunreaktion vom verzögerten Typ)
  - durch verstärkt gebildete Antikörper (Typ I, II, und III-Immunreaktionen),
    - gegen T-Lymphozyten-abhängige Antigene mit Hilfe der reaktivierten T-Helfer-Lymphozyten
    - gegen T-Lymphozyten- unabhängige Antigene wie Lipide und Kohlenhydrate,
  - durch die Ausschüttung von proinflammatorischen Zytokinen, im Besonderen IL-2, IFNγ und TNFß.

Tab. 2.22: Entwicklung und Lokalisation der T-Gedächtnis-Lymphozyten.[176, 177]

Entwicklung/Reifung										
Thymus → Lymphknoten/Milz						Lymphknoten/Milz → übriges Gewebe				
naiver T-Ly	►	T_{SCM}	►	T_{CM}	►	T_{EM}	► ► T_{RM} ►	T_{EFF}	►	Apoptose
Lokalisation										
Expressionsmuster der jeweiligen Tmem		CD45RA								
		CCR7 (Lymphknoten)				*CCR4, CCR10* (Haut); *CCR6* (Lunge)				
						CCR9, Integrin α4β7, CD103 (Intestinum)				
						Integrin α2β1 (Knochenmark)				

T_{SCM} = stem cell memory Tcell; T_{CM} = central memory Tcells; T_{EM} = effector memory Tcell; T_{RM} = Tissue-resident memory T cell; T_{Eff} = Effector-Tcell;

176 Farber DL, Yudanin NA, Restifo NP. Human memory T cells: generation, compartmentalization and homeostasis. Nat Rev Immunol. 2014;14(1):24–35.

177 Cepek KL, Shaw SK, Parker CM. Adhesion between epithelial cells and T lymphocytes mediated by E-cadherin and the E7 integrin. Nature 1994;372:190–193.

B-Gedächtnis-Lymphozyten (Bmem-Lymphozyten),

- werden induziert unter dem Einfluss von relativ oder absolut erhöhten Konzentrationen von IL-2, IL-10 und IL-21,
- besitzen als gemeinsames Merkmal die Expression des TNF-Rezeptors CD27 (TNFRSF7), dessen Aktivierung im Regelfall vor Apoptose schützt,[178, 179]
- sind zu unterscheiden in[180]
  - IgD(+)/IgM(+)/CD27(+) Bmem,
    - deren Reaktivierung durch Antigen unter dem Einfluss von Adrenalin/Noradrenalin und IFNγ verstärkt wird und
    - welche nach Reaktivierung in Lymphknoten-Follikeln die Stufen der Antikörper-Optimierung (im Besonderen Affinitätsreifung und Antikörper-Isotyp-Wechsel) durchlaufen,
  - IgG1(+)/CD27(+) Bmem, welche nach dem Antikörper-Isotyp-Wechsel entstehen und welche sich differenzieren können[181, 182, 183]
    - nach Reaktivierung direkt zu IgG-produzierenden Plasmazellen,
    - unter dem Einfluss von IL-4 und IL-13 zu IgE(+)/CD27(+) Bmem und nach deren Reaktivierung zu **IgE-produzierenden Plasmazellen,**
    - unter dem Einfluss der Follikeln in den Peyerschen Platten zu IgA(+)/CD27(+) Bmem und nach Reaktivierung zu IgA-produzierenden Plasmazellen,
  - IgG1/CD27(–) Bmem,[184]
    - welche sich ergeben aus der Immunisierung mit Antigenen (Lipid- und Kohlenhydratstrukturen), die T-Zell-unabhängig naive B-Lymphozyten zu einer begrenzten Proliferation und begrenzten Affinitätsreifung stimulieren,

---

178 Yamamoto H, Kishimoto T, Minamoto S. NF-kappaB activation in CD27 signaling: involvement of TNF receptor-associated factors in its signaling and identification of functional region of CD27. J Immunol. 1998;161(9):4753–9.

179 Prasad KV, Ao Z, Yoon Y, Wu MX, Rizk M, Jacquot S, Schlossman SF. CD27, a member of the tumor necrosis factor receptor family, induces apoptosis and binds to Siva, a proapoptotic protein. Proc Natl Acad Sci U S A. 1997;94(12):6346–51.

180 Seifert M, Przekopowitz M, Taudien S, Lollies A, Ronge V, Drees B, Lindemann M, Hillen U, Engler H, Singer BB, Küppers R. Functional capacities of human IgM memory B cells in early inflammatory responses and secondary germinal center reactions. Proc Natl Acad Sci U S A. 2015;112(6):E546–55. doi: 10.1073/pnas.1416276112.

181 Turqueti-Neves A, Otte M, Schwartz C, Schmitt ME, Lindner C, Pabst O, Yu P, Voehringer D. The Extracellular Domains of IgG1 and T Cell-Derived IL-4/IL-13 Are Critical for the Polyclonal Memory IgE Response In Vivo. PLoS Biol. 2015;13(11):e1002290. doi: 10.1371/journal.pbio.1002290.

182 Gould HJ, Ramadani F. IgE responses in mouse and man and the persistence of IgE memory. Trends Immunol. 2015;36(1):40–8.

183 Berkowska MA, Schickel JN, Grosserichter-Wagener C, de Ridder D, Ng YS, van Dongen JJ, Meffre E, van Zelm MC. Circulating Human CD27-IgA+ Memory B Cells Recognize Bacteria with Polyreactive Igs. J Immunol. 2015;195(4):1417–26.

184 Berkowska MA, Schickel JN, Grosserichter-Wagener C, de Ridder D, Ng YS, van Dongen JJ, Meffre E, van Zelm MC. Circulating Human CD27-IgA+ Memory B Cells Recognize Bacteria with Polyreactive Igs. J Immunol. 2015;195(4):1417–26.

- die differenzieren können unter dem Einfluss des Darm-assozierten Lymphatischen Gewebes (i.e. der Follikeln in den Peyerschen Platten) zu IgA(+)/CD27(–) Bmem und nach Reaktivierung zu IgA-produzierenden Plasmazellen,
- welche eine Polyreaktivität ihrer Antikörper aufweisen,

- ermöglichen der erworbenen Immunabwehr, bei einem nachfolgenden zweiten Eindringen des Antigens,
  - innerhalb von Stunden bzw. 1–3 Tagen durch Produktion spezifischer Antikörper auf das Antigen zu reagieren und
  - eine Grundimmunität der erworbenen Immunabwehr auszubilden (sogenannte Booster-Reaktion).

Plasmazellen entwickeln sich aus den differenzierten B-Lymphozyten (siehe Tab. 2.23), wobei zwei unterschiedliche Plasmazellen entstehen können:[185, 186]

- **kurzlebige Plasmazellen**
  - die relativ schnell aus B-Lymphozyten entstehen können, stimuliert durch TH2/TH9-Lymphozyten in den Lymphknoten-Follikeln,
  - welche eine unzureichende Optimierung des gebildeten Antikörpers aufweisen (z. B. in Folge mangelnder Affinitäts-Reifung),
  - die zwar schnell (**IgM**-) Antikörper produzieren, welche aber suboptimal Antigenbinden,
- **langlebige Plasmazellen**
  - welche B-Lymphozyten als Ursprung haben, in denen durch klonale Expansion in den Keimzentren der Lymphknoten, durch somatische Hypermutation, Affinitäts-Reifung und Antikörper-Isotyp-Wechsel der Antikörper optimiert wurde,
  - welche entweder IgG1, IgG2, IgG 3, IgE oder IgA produzieren und
  - die sich vorwiegend im Knochenmark (Produzenten von **IgG**, **IgE**) oder im lymphatischen Gewebe des Darmtraktes (**IgA**- Produzenten) ansiedeln.

Boosterreaktionen

- bezeichnen die verstärkte sekundäre Immunantwort nach wiederholter Exposition mit einem immunogenen Fremdstoff
- können bei vielen auch unzureichend immunogenen Fremdstoffen letztendlich starke Immunreaktionen entstehen lassen und dadurch
  - bei klinisch primär nur geringgradigen Reaktionen der Immunabwehr zu allergischen, d. h. zu überempfindlichen Reaktionen führen und
  - allergische Reaktionen von Allergenexposition zu Allergenexposition verstärken,
- ermöglichen es, trotz eines nur schwach immunogenen Impfstoffs einen Impfschutz zu erzielen, indem

---

185 Seifert M, Przekopowitz M, Taudien S, Lollies A, Ronge V, Drees B, Lindemann M, Hillen U, Engler H, Singer BB, Küppers R. Functional capacities of human IgM memory B cells in early inflammatory responses and secondary germinal center reactions. Proc Natl Acad Sci U S A. 2015;112(6):E546–55. doi: 10.1073/pnas.1416276112.

186 Chang HD, Tokoyoda K, Radbruch A. Immunological memories of the bone marrow. Immunol Rev. 2018;283(1):86–98.

- ein Impfprogramm mit Grundimmunisierung und Zweit- und Drittimpfung durchgeführt wird und/oder
- durch Beimischung von Adjuvantien zum Impfstoff gleichzeitig die angeborene Immunabwehr aktiviert und hierdurch der Antigen-spezifische Immunisierungseffekt der erworbenen Immunabwehr verstärkt wird.

Tab. 2.23: Schema der Entwicklung langlebiger Plasmazellen und B-Gedächtniszellen.[187]

					►	**B-Lymphozyten** IgD/IgM$^+$	►	IgM			►	**Plasmazellen** kurzlebig
						Follikuläre TH2/TH9 + Dendritische Zellen						
						▼						
B-Lymphozyten naiv IgD$^+$ CCR7$^+$	►	Phagozytose und Präsentation des Antigens	Immunologische Synapse ►◄	**TH2/TH9 Lymphozyten** (Antigen-spezifisch)	►	**B-Lymphozyten** IgM$^+$ CXCR5$^+$ klonale Expansion, SHM/ Somatische Hypermutation	►	IgM				**Plasma-Zellen** langlebig CXCR4 (+)
							►	Affinitätsreifung; CSR/ Antikörper-Isotypwechsel	►	IgG 1, 2, 3	► + IL-5 IL-6 IL10	
										IgE		
										IgA, 1, 2		
						B-mem IgD/IgM$^+$						
						▼						
						IgG$^+$-Bmem						
						▼ (+IL-4, IL-13)					►	
						IgE$^+$-Bmem						
						▼						
						IgA$^+$-Bmem						
Lymphknoten/B-Follikel						**Lymphknoten/Keimzentren, Darm-assoziertes lymphatisches Gewebe**						**Knochenmark**
▲						▲						
Antigen												

B-mem = B-Gedächtnis-Lymphozyten; CD27 = Tumor necrosis factor receptor superfamily member 7; Aktivierung durch CD27-Ligand hemmt Apoptose; CSR = Class Switch Recombination; TH = T-Helfer-Lymphozyten

187 Muir L, McKay PF, Petrova VN, Klymenko OV, Kratochvil S, Pinder CL, Kellam P, Shattock RJ. Optimisation of *ex vivo* memory B cell expansion/differentiation for interrogation of rare peripheral memory B cell subset responses. Wellcome Open Res. 2017;2:97. doi: 10.12688/wellcomeopenres.11386.2.

2.4 Antiinfektiöse, zytotoxische und Apoptose-induzierende Wirkstoffe

Eine stattliche Reihe von Wirkstoffen stehen der angeborenen und der erworbenen Immunabwehr zur Verfügung, mit denen Infektionserreger abgewehrt und fremde oder verfremdete Zellen getötet werden können. Hier zu gehören (siehe Tab. 2.24)

- zytotoxische, denaturierende und/oder degradierende Stoffe
- porenbildende Stoffe,
- Wachstum-hemmende Substanzen
- Apoptose-auslösende Substanzen

Tab. 2.24: antiinfektöse, zytotoxische oder Apoptose-induzierende Substanzen der Immunabwehr.

<table>
<tr><th colspan="2">Wirkstoffe</th><th colspan="3">Wirkung</th></tr>
<tr><td colspan="5">Epithelien (Schweißdrüsen, Talgdrüsen, Magenschleimhaut)</td></tr>
<tr><td>NaCl</td><td>Cl-Ionen, H-Ionen</td><td colspan="2">zytotoxisch</td><td>Bakterien, Viren</td></tr>
<tr><td>Fettsäuren</td><td>H-Ionen, Lipophilie</td><td colspan="2">zytotoxisch</td><td>Bakterien, Viren, Pilze</td></tr>
<tr><td colspan="5">Epithelien (Drüsenepithelien, Schleimhäute), Makrophagen, Granulozyten</td></tr>
<tr><td>Lysozym</td><td colspan="3">spaltet Proteoglykan-Strukturen (N-Acetylmuraminsäure, N-Acetylglucosamin) der Bakterienmembran</td><td>Bakterien</td></tr>
<tr><td rowspan="2">Defensine</td><td>α-Denfensine 1–6</td><td colspan="2" rowspan="3">bilden mit ihren kationischen und hydrophoben Aminosäuresequenzen zytotoxische Poren</td><td rowspan="2">Bakterien, Pilze, unhüllte Viren</td></tr>
<tr><td>ß-Defensine 1–3</td></tr>
<tr><td>Cathelicidin[188]</td><td>LL-37</td><td>Bakterien</td></tr>
<tr><td>Lipasen</td><td>Phospholipase A2</td><td colspan="2">Auflösung der Zellmembran</td><td>Zellen</td></tr>
<tr><td>Lactoferrin</td><td>Bindung von Fe-Ionen</td><td colspan="2">Wachstumshemmung</td><td>Bakterien, Pilze</td></tr>
<tr><td>Psoriasin</td><td>Bindung von Ca-Ionen</td><td colspan="2">Wachstumshemmung</td><td>Bakterien (E.Coli)</td></tr>
<tr><td>Dermcidin[189]</td><td>amphiphiles Protein</td><td colspan="2">Auflösung der Zellmembran</td><td>Bakterien, Pilze</td></tr>
<tr><td>Ribonuklease A</td><td colspan="3">spaltet Phosphodiesterbindung stromabwärts von U bzw. C</td><td>RNA-Viren</td></tr>
<tr><td colspan="5">Monozyten, Makrophagen, Granulozyten, Schleimhäute, Drüsenepithelien</td></tr>
<tr><td rowspan="6">ROS</td><td>Superoxid-Anion ($^{0}O_2^-$)</td><td colspan="2">NADPH-Oxidase + O_2</td><td rowspan="6">Zellen, Bakterien, Viren, Pilze Oxydation von Proteinen, Lipiden, DNA, RNA (Penetration durch Zellmembranen)</td></tr>
<tr><td rowspan="2">Hydroxyl-Radikale (^{0}OH)</td><td>Hyperoxid-Dismutase</td><td rowspan="3">+ H_2O_2</td></tr>
<tr><td>Myeloperoxydase + Fe^{+++}</td></tr>
<tr><td>Hypochlorige Säure (HOCl)</td><td>Myeloperoxydase + Cl^-</td></tr>
<tr><td>Singulett-Sauerstoff</td><td colspan="2" rowspan="2">Myeloperoxydase + O_2</td></tr>
<tr><td>Ozon (O_3)</td></tr>
</table>

188 Oudhoff MJ, Blaauboer ME, Nazmi K, Scheres N, Bolscher JG, Veerman EC. The role of salivary histatin and the human cathelicidin LL-37 in wound healing and innate immunity. Biol Chem. 2010;391(5):541–8.

189 Schittek B, Hipfel R, Sauer B, Bauer J, Kalbacher H, Stevanovic S, Schirle M, Schroeder K, Blin N, Meier F, Rassner G, Garbe C. Dermcidin: a novel human antibiotic peptide secreted by sweat glands. Nat Immunol. 2001;2(12):1133–7.

Wirkstoffe		Wirkung	
RNOS	Stickstoffmonoxid (NO)	EDRF, hemmt Kontraktion der glatten Muskelzellen in Gefäßen	
		NO-Synthasen (eNOS, iNOS) + O_2 + N + L-Arginin + NADPH	Bindung an DNA, Komplexierung von Fe-Ionen und Fe-abhängigen Enzymen
	Peroxynitrit-Radikale ($ONOO^-$)	NO + $^{0}O_2^-$	
	Stickstoffdioxyid-Radikale ($^{0}NO_2$)	$ONOO^-$ + CO_2	
Granulozyten			
EPO	kationische Peroxydase	Bildung von ROS	**s. o.**
MBP	kationisches Protein	Zerstörung der Zellmembran	Bronchialepithelzellen, Parasiten
ECP	kationische RNase A	Zerstörung der Zellmembran; Spaltung der RNA stromabwärts von U bzw. C	
EDN	kationische RNase A		Nervenzellen, RNA-Viren
T-Lymphozyten (CTL), NKT-Lymphozyten, NK-Zellen, Makrophagen, Lymphozyten			
Liganden für Todesrezeptoren	TNFα, TNFß	extrinsische Auslösung der Apoptose	Zellen fast aller Gewebe
	Fas-Ligand		
	TRAIL		
Perforine	Perforin-1, Perforin-2	Porenbildend durch Polymerisierung in der Zellmembran	
Granzyme	Granzym A (Tryptase)	degradiert kationische Membranproteine, induziert Apoptose	
	Granzym B (Chymase)	aktiviert Pro-Caspase 3, 6, 7, 9, 10; degradiert ICAP; induziert Apoptose	
lysosomale Enzyme	Cathepsin B	aktiviert Caspase 3	
	Cathepsin C (Dipeptidyl-Aminopeptidase)	aktiviert Granzyme A und B	
Komplementsystem			
MAC	C5b678 (nx9)	Porenbildend durch Polymerisierung in der Zellmembran	Bakterien, Parasiten, Erythrozyten,

ECP = Eosinophilic Cationic Protein; EDN = Eosinophil Derived Neurotoxin; EDRF = Endothelium Derived Relaxing Factor; eNOS = endotheliale NO-Synthase; EPO = Eosinophil Peroxydase; iNOS = induzierbare NO-Synthase; MBP: Major Basic Protein; RNOS = Reactive Nitro-Oxygen Species; ROS = Reactive Oxygen Species; TNF = Tumor Necrosis Faktor; TRAIL = Tumor Necrosis Factor Related Apoptosis Inducing Ligand

2.5 Vielfalt und Einfluss der Zytokine und Wachstumsfaktoren

2.5.1 Bedeutung der Chemokine

Chemokine stellen Zytokine dar, welche durch Bindung an den zugehörigen Chemokin-Rezeptor-Zellen aktivieren zur Wanderung in Richtung des Konzentrationsgradienten des Chemokins (sogenannte Chemotaxie).

Zahlreiche Zellen sind in der Lage, Chemokine auszuschütten, beispielsweise nach Aktivierung durch PAMPs oder DAMPs. Hierzu zählen

- Zellen der angeborenen Immunabwehr (Granulozyten, Monozyten/Makrophagen, Natürliche Killerzellen, Thrombozyten),
- Zellen der erworbenen Immunabwehr (Thymuszellen, Dendritische Zellen, T-Lymphozyten, NKT-Lymphozyten, B-Lymphozyten im Blut, im Knochenmark, in den lymphatischen Geweben)
- Epithelzellen der Haut und der Schleimhäute, Fibroblasten, Endothelzellen, Chondrozyten, Osteozyten, Leberzellen,
- Neuronen und Mikrogliazellen.

Die Chemotaxie stellt eine wesentliche Voraussetzung dar für die Entwicklung und Funktion der Zellen der angeborenen und der erworbenen Immunabwehr. Durch Chemokine werden gefördert und kontrolliert (siehe Tab. 2.25)

- die Reifung und Speicherung von myeloischen Zellen im Knochenmark und deren Verteilung in die peripheren Gewebe,
- die Reifung, Prägung, Selektion und Zirkulation von Lymphozyten zwischen Thymus, Knochenmark und den lymphatischen Organen,
- die zielgerichtete Migration reifer Immunzellen aus dem Knochenmark und aus dem Blutgefäßsystem (Diapedese) in das Gebiet einer Zell- und Gewebeschädigung,
- die Zusammenarbeit zwischen der angeborenen und der erworbenen Immunabwehr, indem
  - am Ort einer Gewebeschädigung ein enger physischer Kontakt zwischen beiden Zellsystemen ermöglicht wird,
  - Entzündungsreaktionen auf den Ort der Zell- und Gewebeschädigung und in ihrem Ausmaß begrenzt werden
    - durch die lokal höchste Konzentration von Chemokinen am Ort der Schädigung,
    - durch die Chemotaxie sowohl pro-inflammatorisch wie auch antiinflammatorisch wirkender Immunzellen;
- die Entwicklung einer Entzündungsreaktion
  - durch Zellen der angeborenen Immunabwehr,
  - durch eine Antigen-spezifische zelluläre und humorale Immunreaktion
- die Entwicklung einer allergischen Reaktion durch Stimulation
  - der Chemotaxie von Mastzellen, basophilen Granulozyten und eosinophilen Granulozyten,
  - der Degranulation von Mastzellen und basophilen Granulozyten (im Besonderen durch CCL12/MCP-5) und
  - der Antikörperbildung und des Isotyp-Wechsels von IgG nach IgE.

Tab. 2.25: Chemokine und ihre Wirkung auf Immunzellen.[190, 191, 192, 193, 194, 195, 196]

Chemokin	gebildet vorrangig von	Rezeptoren auf Zielzellen	Stimulation der Chemotaxie der Zielzellen	Einfluss auf Typ*) der IA	
CCL1 (I-309)	*T-Lymphozyten*	CCR8	**Monozyten, NK-Zellen**	**IV **)**	**III**
			TH2-Lymphozyten, B-Lymphozyten,	**I**	**III, II**
CCL2 (MCP-1)	Monozyten Microglia-Zellen *Tmem-Lymphozyten* *Dendritische* Zellen	CCR2	**Monozyten, Makrophagen,**	**IV**	**III**
			TH1-Lymphozyten		
CCL3 (MIP-1α)	*T-Lymphozyten*	CCR1, CCR5	**basophile und eosinophile Granulozyten**	**I**	**III, IV**
			neutrophile Granulozyten, Monozyten, Makrophagen,	**IV**	**III**
			TH1-Lymphozyten		
			TH2-Lymphozyten	**I**	**III, II**
CCL4 (MIP-1β)	Epithelzellen Endothelzellen, *zytotoxische T-Lymphozyten/ CTL*	CCR1, CCR2, CCR5	***Dendritische Zellen, T-Lymphozyten (Kooperation)***	**IV**	**III, I, II**
CCL5 (RANTES)		CCR1, CCR3, CCR5	**Makrophagen,**		**III**
			eosinophile Granulozyten		**I, III**
			T-Lymphozyten		**III, I, IV**

190 Bachelerie F, Ben-Baruch A, Burkhardt AM, Combadiere C, Farber JM, Graham GJ, Horuk R, Sparre-Ulrich AH, Locati M, Luster AD, Mantovani A, Matsushima K, Murphy PM, Nibbs R, Nomiyama H, Power CA, Proudfoot AE, Rosenkilde MM, Rot A, Sozzani S, Thelen M, Yoshie O, Zlotnik A. International Union of Basic and Clinical Pharmacology. [corrected]. LXXXIX. Update on the extended family of chemokine receptors and introducing a new nomenclature for atypical chemokine receptors. Pharmacol Rev. 2014;66(1):1–79.

191 Sedlacek HH. Immunologie. Die Immunabwehr des Menschen. Schutz, Gefahren und Erkrankungen. Berlin/Boston: de Gruyter, 3. Auflage 2019, in Vorbereitung.

192 Miller MC, Mayo KH. Chemokines from a Structural Perspective. Int J Mol Sci. 2017;18(10). pii: E2088. doi: 10.3390/ijms18102088.

193 Strazza M, Mor A. Consider the chemokines: a review of the interplay between chemokines and T cell subset function. Discov Med. 2017;24(130):31–39.

194 López-Cotarelo P, Gómez-Moreira C, Criado-García O, Sánchez L, Rodríguez-Fernández JL. Beyond Chemoattraction: Multifunctionality of Chemokine Receptors in Leukocytes. Trends Immunol. 2017. pii: S1471–4906(17)30165–5. doi: 10.1016/j.it.2017.08.004.

195 Proost P, Struyf S, Van Damme J, Fiten P, Ugarte-Berzal E, Opdenakker G. Chemokine isoforms and processing in inflammation and immunity. J Autoimmun. 2017. pii: S0896–8411(17)30417–1. doi: 10.1016/j.jaut.2017.06.009.

196 Sokol CL, Luster AD. The Chemokine System in Innate Immunity, Cold Spring Harb Perspect Biol. 2015;7(5):a016303. doi: 10.1101/cshperspect.a016303.

Chemokin	gebildet vorrangig von	Rezeptoren auf Zielzellen	Stimulation der Chemotaxie der Zielzellen	Einfluss auf Typ*) der IA	
CCL6 (C-10)	murine Makrophagen, neutrophile Granulozyten	CCR1	**neutrophile Granulozyten, Makrophagen,**	III	IV, II
			Lymphozyten		IV, I, II
CCL7 (MCP-3)	Makrophagen	CCR1, CCR2, CCR3, MMP	**Monozyten, Makrophagen**	IV	III, I
			TH2-Lymphozyten	III	I, II
CCL8 (MCP-2)	Endothelzellen Fibroblasten *Dendritische Zellen,*	CCR1, CCR2, CCR3, CCR5	**Monozyten, NK-Zellen**	IV	III, I, II
			Mastzellen, basophile.+ eosinophile Granulozyten	I	III, II, IV
			TH2-Lymphozyten	III	I, II
CCL9/ CCL10 (MRP-2)	Makrophagen Knochenmark *Lymphknoten*	CCR1	**Osteoklasten**	IV	III
			Dendritische Zellen, Lymphozyten		III, I, II
CCL11 (Eotaxin)	Epithelzellen glatte Muskelzellen Endothelzellen	CCR2, CCR3, CCR5	**Endothelzellen, Monozyten**	IV	I, III, II
			TH2-Lymphozyten	III	I, II
CCL12 (MCP-5)	murine Makrophagen *Thymus, Lymphknoten,*	CCR2	**Monozyten,**	IV	III, I, II
			TH1-Lymphozyten		
			basoph. + eosinoph. Granulozyten, Mastzellen (+ Degranulierung (↑))	I	III, II, IV
CCL13 (MCP-4)	Epithelzellen, Makrophagen, Mesenchymale Zellen	CCR1, CCR2, CCR3, CCR5	**eosinophile + basophile Granulozyten**		
			Monozyten,	IV	III, I, II
			T-Lymphozyten		
CCL14 (HCC-1)	Milz, Leber, Muskel, Darm	CCR1	**Monozyten**		III, I, II
CCL15 (HCC-2)	Monozyten, Natürliche Killer-Zellen *T- und B-Lymphozyten Dendritische Zellen*	CCR5	**neutrophile Granulozyten, Monozyten**		
			eosinophile Granulozyten		
			TH2-Lymphozyten	III	I, II

Chemokin	gebildet vorrangig von	Rezeptoren auf Zielzellen	Stimulation der Chemotaxie der Zielzellen	Einfluss auf Typ*) der IA	
CCL16 (HCC-4)	Monozyten, *Thymozyten*	CCR1	**Monozyten,**		
			Dendritische Zellen, (+ Reifung (↑)),		
			Lymphozyten	IV	III, I, II
CCL17 (TARC)	Haut, *Thymus, Lymphozyten*	CCR4, CCR8	***Thymopoese (↑)***		
			Tmem-Lymphozyten		
			TH2-Lymphozyten		
CCL18 (DC-CK1)	Makrophagen, *Dendritische Zellen*	CCR8	**basophile Granulozyten**		
			Dendritische Zellen, TH2-Lymphozyten, B-Lymphozyten,	I	III, II
			Treg-Lymphozyten		
CCL19 (MIP-3ß)	*Thymus, Lymphknoten, Milz*	CCR7	***Dendritische Zellen,***		
			T-Lymphozyten, Tmem-Lymphozyten	III	I, II, IV
			B-Lymphozyten		
CCL20 (MIP-3α)	*Thymus, Lymphknoten GALT*	CCR6	**neutrophile Granulozyten,**	IV	III, II
			Dendritische Zellen, TH17-Lymphozyten		
			B-Lymphozyten/IgA (↑)	III	II
CCL21 (SLC)	*Lymphknoten,* paracorticale Endothelzellen	CCR7	***Dendritische Zellen, T-Lymphozyten***	IV	
CCL22 (MDC)	Makrophagen, *Dendritische Zellen*	CCR4	**Monozyten, Natürliche Killerzellen**	IV	III, II
			Dendritische Zellen, TH2-Lymphozyten,	I	III, II
			B-Lymphozyten Antikörperwechsel IgG → IgE		
CCL23 (MPIF-1)	neutr. Granulozyten *Dendritische Zellen*	CCR1	**neutr. Granulozyten, Monozyten,**		
			Endothelzellen/Angiogenese (↑)		
			(ruhende) T-Lymphozyten		
CCL24 (Eotaxin-2)	Epithelzellen, Mesenchymale Zellen, Endothelzellen	CCR3	**neutrophile Granulozyten,**	IV	III, I, II
			eosinophile Granulozyten		
			(ruhende) T-Lymphozyten		
			Blut-Stammzellen (↓)		

Chemokin	gebildet vorrangig von	Rezeptoren auf Zielzellen	Stimulation der Chemotaxie der Zielzellen	Einfluss auf Typ*) der IA	
CCL25 (TECK)	*Thymus, GALT*	CCR9	**Makrophagen**	IV	III, I, II
			Thymopoese; TH-Vorläufer-Lymphozyten		
			Dendritische Zellen		
			Tmem-Lymphozyten		
CCL26 (Eotaxin-3)	Epithelzellen Fibroblasten Endothelzellen	CCR3	**eosin. und basoph. Granulozyten**	I	III, II
			TH2-Lymphozyten		
			TH1-Lymphozyten (↓)	IV	
			Monozyten (↓)		III, II, I
CCL27 (CTACK)	*Thymus* Keratinozyten	CCR2, R3, R10	**Fibroblasten, Endothelzellen**		III, II, I
			Tmem-Lymphozyten		
CCL28 (MEC)	Schleimhaut-Epithelzellen	CCR10	**eosinophile Granulozyten**	I	III, II
			ruhende T-Lymphozyten		
			B-Lymphozyten		
CXCL1 (MGSA-α)	neutr. Granulozyten, Makrophagen, Epithelzellen	CXCR2	**neutrophile Granulozyten, Monozyten, Natürliche Killerzellen,**	IV	III, II
			zytotoxische T-Lymphozyten		
			basophile Granulozyten, Mastzellen	I	III, II
			B-Lymphozyten (Lymphopoese)		
CXCL2 (MGSA-β)	neutr. Granulozyten, Makrophagen, Endothelzellen	CXCR2	**Blutstammzellen**	IV	III, II
			neutrophile Granulozyten, Monozyten, Natürliche Killerzellen,		
			zytotoxische T-Lymphozyten		
			basophile Granulozyten, Mastzellen	I	III, II, IV
CXCL3 (MGSA-γ)	Monozyten Endothelzellen	CXCR2	**neutr. Granulozyten, Monozyten, Endothelzellen**	IV	III, II, I
CXCL4 (PF4)	Thrombozyten	CXCR3	**neutr. Granulozyten, Monozyten, Fibroblasten**		
			TH1-Lymphozyten		

Chemokin	gebildet vorrangig von	Rezeptoren auf Zielzellen	Stimulation der Chemotaxie der Zielzellen	Einfluss auf Typ*) der IA	
CXCL5 (ENA-78)	Epithelzellen, Endothelzellen, Thrombozyten, eosinophile Granulozyten	CXCR2	**neutrophile Granulozyten,**	III	IV, I, II
			Endothelzellen/Angiogenese (↑)		
CXCL6 (GCP-2)	Monozyten, Makrophagen Fibroblasten, Chondrozyten Endothelzellen	CXCR1, CXCR2	**neutrophile Granulozyten**		
CXCL7 (NAP-2)	Thrombozyten Monozyten/ Makrophagen	CXCR2	**neutrophile Granulozyten**		
			Makrophagen: PGE2- Expression (↑) / Induktion von IL-1β, IL-2, IFNγ, TNFα (↓)		
			B-Lymphopoese		I, II
CXCL8 (IL-8)	Monozyten, Epithelzellen, Endothelzellen Fibroblasten	CXCR1, CXCR2	**neutrophile Granulozyten, Endothelzellen: Aktivierung, Migration (↑), Proliferation/Apoptose-Resistenz (↑), MMP (↑), Angiogenese (↑)**	IV	III, II, I
CXCL9 (MIG)	Makrophagen neutr. Granulozyten	CXCR3	**Natürliche Killerzellen**		
			TH1-Lymphozyten		
CXCL10 (IP-10)	Monozyten, Endothelzellen Fibroblasten	CXCR3	**Monozyten/Makrophagen; Natürliche Killerzellen**		III, II, I
			Dendritische Zellen, T-Lymphozyten		
			Endothelzellen/Angiogenese (↓)		
CXCL11 (I-TAC)	Makrophagen *T-Lymphozyten; CTL; B-Lymphozyten*	CXCR3, CXCR7	**neutrophile Granulozyten**	III	IV, II, I
			T-Lymphozyten	IV	III, I, II
CXCL12 (SDF-1α/ß)	Knochenmark Lunge, Leber	CXCR4, CXCR7	**neutrophile Granulozyten; Myelopoese (↑), Synovialzellen: Plasminogen-Aktivator (↑)**	III	II, I, IV
			B-Lymphozyten + B-Lymphopoese)		I, II
CXCL13 (BLC)	*Lymph-Follikel (Lymphknoten, Milz, Darm)*	CXCR3, CXCR5	***Follikuläre T-Lymphozyten,***		
			B-Lymphozyten		

Chemokin	gebildet vorrangig von	Rezeptoren auf Zielzellen	Stimulation der Chemotaxie der Zielzellen	Einfluss auf Typ*) der IA	
CXCL14 (BRAK)	Fibroblasten Monozyten *Dendritische Zellen* *B-Lymphozyten*	CXCR4 (?)	**Monozyten, Natürliche Killer-Zellen, neutrophile Granulozyten, Fibroblasten** Endothelzellen: Migration/Angiogenese (↓) (Inhibitor von CXCL12)	III	IV, I, II
CXCL15 (Lungkine)	Epithelzellen	CXCR	**neutrophile Granulozyten**		
CXCL16 (SR-PSOX)	Makrophagen *Dendritische Zellen.* *B-Lymphozyten*	CXCR6	**Natürliche Killer-Zellen; glatte Muskelzellen;** ***T-Lymphozyten***		
CXCL17 (VCC1)	Epithelzellen, Endothelzellen	CXCR8	**Endothelzellen: VEGF (↑); Monozyten, Makrophagen: Migration (↑), VEGF (↑), Angiogenese (↑)** Monozyten, Makrophagen: Expression proinflammatorischer Zytokine (↓); Angiogenese (↑), Wundheilung (↑);	IV	III, I, II
CX3CL1 (Fractalkin)	Fibroblasten, Endothelzellen, Monozyten, Makrophagen, Neurone, *Dendritische Zellen, Lymphozyten*	CX3CR1	**Natürliche Killerzellen, Monozyten, Mikroglia,** ***TH1-Lymphozyten, zytotoxische T-Lymphozyten/CTL***		
XCL1 Lymphotactin α	*CD8(+)T-Lymphozyten*	XCR1	***Dendritische Zellen: Kreuzpräsentation (↑)***		
XCL2 Lymphotactin ß	*CD8(+)T-Lymphozyten* Natürliche Killerzellen	XCR1	***Dendritische Zellen, T-Lymphozyten*** ***B-Lymphozyten***	III	I, II, IV

Stimulation zelluläre Antwort	***Stimulation Antikörperantwort***	antiinflammatorische Wirkung

kursive Schrift: erworbene Immunabwehr

*) Immunantwort Typ I = IgE-vermittelte Allergie vom Soforttyp; Typ II = Allergie durch IgG-Antikörper gegen zellgebundene Antigene; Typ III = Allergie durch IgM- und/oder IgG-Antikörper gegen lösliche/partikuläre Antigene / durch Immunkomplexbildung; Typ IV = Allergie vom verzögerten Typ durch T-Lymphozyten (TH1, TH17, CTL);

**) Ausmaß des direkten Einflusses (Abnahme von links nach rechts)

BLC = B lymphocyte chemoattractant; BRAC = breast and kidney-expressed chemokine; CTACK = Cutaneous T-cell-attracting chemokine; ENA = epithelial-derived neutrophil-activating peptide, GALT = gut associated lymphatic tissue; GCP = Granulocyte chemotactic protein; HCC = Human CC Chemokine; IP = IFNγ-induziertes Protein; I-TAC = Interferon-inducible T-cell alpha chemoattractant; MCP = monocyte chemotactic protein; MDC = macrophage derived chemokine; MEC = Mucosae-associated epithelial chemokine; MIG = Monokine induced by Gamma-Interferon; MGSA = melanoma growth stimulating activity, MIP = macrophage inflammatory protein; MPIF = Myeloid progenitor inhibitory factor; MRP = macrophage inflammatory protein-related protein; NAP = Neutrophil activating Peptide; PF = Platelet Factor; RANTES = regulated on activation, normal T cell expressed and secreted; SDF = stromal cell-derived factor; SLC = Secondary Lymphoid Tissue Chemokine; SR-PSOX = cavenger receptor for phosphatidylserine and oxidized low density lipoprotein; TARC = Thymus activity regulating chemokine; TECK = Thymus-Expressed Chemokine; VCC = VEGF co-regulated chemokine;

2.5.2 Vielfalt der Interleukine und Funktion der Inflammasome

Interleukine gehören zu den wichtigsten Wirkstoffen des Immunsystems. Sie sind wesentlich beteiligt an der Steuerung und Kontrolle

- der Entwicklung, Vermehrung, Reifung und Prägung
  - der myeloischen und lymphatischen Zellsysteme,
  - der angeborenen und erworbenen Immunabwehr,
  - der zellulären und Antikörper-vermittelten Immunreaktionen,
  - der Entzündungs- und allergischen Reaktionen;
- der Wechselwirkung zwischen dem Immunsystem und
  - dem Nervensystem (siehe Kap. 9.1) denn
    - ein Großteil der Interleukine werden auch von Nervenzellen gebildet und dienen als Neuromediatoren,
    - Interleukine werden zwischen dem zentralen und dem peripheren Nervensystem einerseits und dem Immunsystem andererseits durch die physiologisch bereits bestehenden und bei Stress und Krankheiten sich zusätzlich ergebenden Öffnungen der Blut-Hirn und Blut-Nervensystem-Schranken ausgetauscht;
  - der anderen Organsysteme wie beispielsweise
    - dem Blutgefäßsystem, wobei Zielzellen besonders die Endothelzellen sind,
    - der Haut und den Schleimhäuten im Bereich der Atmungsorgane, der Urogenitalorgane, des Magen-Darmtraktes mit den dortigen Epithelzellen, Dendritischen Zellen, Makrophagen und dem dort ansässigen oder assoziierten lymphatischen Gewebe,
    - den Drüsenepithelien.

Entsprechend ihrer Wirkung auf die angeborene und erworbene Immunabwehr können Interleukine unterteilt werden in

- proinflammatorisch wirkende Interleukine, welche fördern
  - die zelluläre Immunantwort
    - Phagozytose, Exozytose, Zytotoxizität und allergische Reaktionen
  - die humorale Immunantwort
    - Antikörperreaktionen, Antikörper-abhängige Zytotoxizität und allergische Reaktionen

- antiinflammatorisch wirkende Interleukine, welche
  - nur die Antikörperantwort stimulieren und wodurch die zelluläre Immunantwort keine Förderung erfährt oder
  - regulativ in die zelluläre und Antikörper-vermittelte Immunreaktion eingreifen.

IL-1 Superfamilie

Die Interleukine der IL-1 Superfamilie/IL-1SF umfassen[197]

- 7 Mitglieder, welche proinflammatorische Aktivität aufweisen. Hierzu gehören
  - IL-1α, IL-1β, IL-18, IL-33 und IL-36α, -β, -γ,
- 3 Mitglieder, welche durch kompetitive Bindung am jeweiligen Rezeptor Antagonisten der proinflammatorischen IL-1SF-Zytokine darstellen, wie
  - IL-1Ra/IL-1-Rezeptorantagonist, IL-36Ra und IL-38
- ein Mitglied mit antiinflammatorischer Wirkung
  - IL-37.

Die proinflammatorisch wirkenden Mitglieder der IL-1 Superfamilie stehen am Anfang der Entzündungskaskade. Ihre Kontrolle erfolgt

- durch die inhibitorisch wirkenden Mitglieder der IL-1-Familie (IL-1Ra, IL-36Ra, IL-38 und Il-37)
- durch die Notwendigkeit, für die Ausschleusung aus der Zelle bzw. Wirkung durch proteolytische Spaltung aktiviert zu werden, wobei
  - die proteolytische Aktivierung von IL-1β, IL-18, IL-37) durch inflammatorische Caspasen (Cysteinyl-Aspartat-spezifische Proteasen) im Zytosol erfolgt und
  - kanonische und nichtkanonische Inflammasome die Strukturen darstellen, in welchen die für diese Aktivierung notwendigen Caspasen aktiviert werden.

Inflammasome

Inflammasome befinden sich besonders in myeloiden Zellen (Monozyten, Makrophagen, Dendritischen Zellen, Granulozyten) und stellen zytosolische Proteinkomplexe dar,[198]

- welche Pro-Caspasen (Cysteinyl-Aspartat-spezifische Proteasen) binden,
- in denen durch Bindung von PAMPs und/oder DAMPs diese Pro-Caspasen autolytisch aktiviert werden können und
- welche an der zytosolischen proteolytischen Aktivierung der Zymogene von Zytokinen der IL-1-Familie (Pro-Il-1β und Pro-IL-18, Pro-IL-37) wesentlichen Anteil haben, da diese kein Signalpeptid für die Zellausschleusung besitzen.

---

197 Sedlacek HH, Karges HE. Multiples Organversagen. Ursachen, Diagnostik, Behandlungsstrategien und Prävention. Berlin/Boston: de Gruyter 2018, 155–172.

198 Sedlacek HH, Karges HE. Multiples Organversagen. Ursachen, Diagnostik, Behandlungsstrategien und Prävention. Berlin/Boston: de Gruyter 2018, 172–181.

Kanonische Inflammasome enthalten für diese Funktionsausübung[199]

- ein Sensorprotein (NLRP1, NLRP3, NLRP6, NLRP12, NLRC4, AIM-2, IFI-16 oder Pyrin, siehe Tab. 2.26),
  - welches einen zytosolischen PRR/Pathogen Recognition Receptor darstellt und
  - das aktiviert wird durch Bindung von
    - intrazellulär entstandenen PAMPs (Viren, intrazellulär wachsenden Bakterien) oder
    - in die Zelle eingedrungenen extrazellulären PAMPs oder DAMPs (passiv nach Pinozytose/Endozytose und Aufreißen der lysosomalen Membran oder aktiv, falls die PAMPs Fusionsproteine enthalten),
- ein Adapterprotein (ASC/Apoptosis-associated speck-like protein containing caspase-recruitment domain)
  - welches eine CARD (caspase-recruitment domain) für die homeotypische Bindung an die CARD von Pro-Caspase-1 besitzt und
  - das mit dem Sensorprotein homotypisch über die jeweiligen Pyrin-Domänen (PYD-PYD) verbunden ist,
- die Pro-Caspase-1 (Cysteinyl-Aspartat-spezifische Protease),
  - welche gebunden ist an die CARD des Adapterproteins,
  - wobei Pro-Caspase-1 zusätzlich oder alternativ zu Pro-Caspase-5 an die CARD des Sensorproteins NLRP1 binden kann.

Je nach der Art der Sensorproteine werden kanonische Inflammasome unterschieden in

- NLR (nucleotide-binding oligomerization domain-like receptors) -Inflammasome
  - wie z. B. NLRP1, NLRP3, NLRP6, NLRP12, NLRC4,[200, 201]
- ALR (AIM-like Rezeptor) -Inflammasome,[202, 203]
  - wie z. B. AIM2 (absent in Melanoma-2), IFI-16 (γ-IFN-inducible protein 16)
- Pyrin-Inflammasome[204] und
- RIG-1 (retinoic acid inducible gene I) -Inflammasome.[205]

---

199 Martinon F, Burns K, Tschopp J. The inflammasome: a molecular platform triggering activation of inflammatory caspases and processing of proIL-beta. Mol Cell. 2002;10(2):417–26.

200 Guo H, Callaway JB, Ting JPY. Inflammasomes: mechanism of action, role in disease, and therapeutics. Nature Medicine. 2015;21:677–687.

201 Maltez VI, Miao EA. Reassessing the evolutionary importance of inflammasomes. J Immunol. 2016;196(3):956–962.

202 de Torre-Minguela C, Mesa del Castillo P, Pelegrín P. The NLRP3 and Pyrin Inflammasomes: Implications in the Pathophysiology of Autoinflammatory Diseases. Front Immunol. 2017;8:43. doi: 10.3389/fimmu.2017.00043.

203 de Torre-Minguela C, Mesa del Castillo P, Pelegrín P. The NLRP3 and Pyrin Inflammasomes: Implications in the Pathophysiology of Autoinflammatory Diseases. Front Immunol. 2017;8:43. doi: 10.3389/fimmu.2017.00043.

204 D'Cruz AA, Babon JJ, Norton RS, Nicola NA. Nicholson SE. Structure and function of the SPRY/B30.2 domain proteins involved in innate immunity. Protein Sci. 2013;22(1):1–10.

205 Poeck H, Bscheider M, Gross O, Finger K, Roth S, Rebsamen M, Hannesschläger N, Schlee M, Rothenfusser S, Barchet W, Kato H, Akira S, Inoue S, Endres S, Peschel C, Hartmann G, Hornung V, Ruland J. Recognition of RNA virus by RIG-I results in activation of CARD9 and inflammasome signaling for interleukin 1 beta production. Nat Immunol. 2010;11(1):63–9.

Durch Aktivierung des Sensorproteins

- wird die Pro-Caspase-1 autokatalytisch zur Caspase-1 aktiviert und
- erfolgt im Zytosol die proteolytische Aktivierung von Pro-IL-1β und Pro-IL-18 zu IL-1β und IL-18, welche daraufhin
  - sekretiert werden können und
  - autokrin und parakrin die angeborene Immunreaktion einleiten, verstärken und zur Entzündung wesentlich beitragen.

Tab. 2.26: Aktivierung der Sensorproteine von kanonischen Inflammasomen durch PAMPs und DAMPs.

<table>
<tr><th>Inflammasom</th><th>Aktivierung des Sensorproteins durch</th><th colspan="2">Aktivierungsprozess (zusätzliche Funktionen des Inflammasoms)</th></tr>
<tr><td rowspan="2">NLRP1[206]</td><td>bakterielle Proteasen (z. B. Anthrax lethal factor)</td><td colspan="2">Proteolyse</td></tr>
<tr><td>Toxoplasma-Antigene</td><td colspan="2">direkte Bindung an Sensorprotein/zytosolischen PRR</td></tr>
<tr><td rowspan="3">NLRP3[207]</td><td rowspan="2">extrazelluläre PAMPs (z. B. β-Glucane und Mannane von Pilzen)</td><td>Bindung an membranständige PRR</td><td rowspan="2">Austritt von PAMPs aus Lysosomen in das Zytosol</td></tr>
<tr><td>Pinozytose, Endozytose</td></tr>
<tr><td>DAMPs</td><td colspan="2">Zellschäden mit Kalium-Ausfluss (↑), Freisetzung von Cathepsinen aus Phagolysosomen (↑) und von ROS in Mitochondrien (↑) und mit Freisetzung von Mitochondrialer DNA bzw. Cardiolipin (↑)</td></tr>
<tr><td rowspan="4">NLRP6[208]</td><td rowspan="3">extrazelluläre PAMPs (z. B. Taurin, Histamin, Spermin) aus dem gastrointestinalen Mikrobiom</td><td>Bindung an membranständige PRR</td><td rowspan="2">Austritt von PAMPs aus Lysosomen in das Zytosol</td></tr>
<tr><td>Pinozytose, Endozytose</td></tr>
<tr><td colspan="2">(Aktivierung von IL-18, hierdurch besonderer Schutz für die Darmschleimhaut)</td></tr>
<tr><td>virale RNA</td><td colspan="2">Assoziation mit dem Kosensor RNA Helicase Dhx15[209], und mit dem MAVS (mitochondriales antivirales Signalprotein)[210]
(Expression von IFN-α, IFN-β; Aktivierung der durch IFN stimulierten Gene[211])</td></tr>
</table>

206 Sharma D, Kanneganti TD. The cell biology of inflammasomes: Mechanisms of inflammasome activation and regulation, J Cell Biol, 2016;213(6):617, DOI: 10.1083/jcb.201602089.

207 Vanaja S, Rathinam VK, Fitzgerald KA. Mechanisms of inflammasome activation: recent advances and novel insights. Trends Cell Biol. 2015;25(5):308–315.

208 Levy M, Thaiss CA, Zeevi D, Dohnalová L, Zilberman-Schapira G, Mahdi JA, David E, Savidor A, Korem T, Herzig Y, Pevsner-Fischer M, Shapiro H, Christ A, Harmelin A, Halpern Z, Latz E, Flavell RA, Amit I, Segal E, Elinav E. Microbiota-Modulated Metabolites Shape the Intestinal Microenvironment by Regulating NLRP6 Inflammasome Signaling. Cell. 2015;163(6):1428–43.

209 Wang P, Zhu S, Yang L, Cui S, Pan W, Jackson R, Zheng Y, Rongvaux A, Sun Q, Yang G, Gao S, Lin R, You F, Flavell R, Fikrig E. Nlrp6 regulates intestinal antiviral innate immunity. Science. 2015;350(6262):826–30.

210 Levy M, Thaiss CA, Zeevi D, Dohnalová L, Zilberman-Schapira G, Mahdi JA, David E, Savidor A, Korem T, Herzig Y, Pevsner-Fischer M, Shapiro H, Christ A, Harmelin A, Halpern Z, Latz E, Flavell RA, Amit I, Segal E, Elinav E. Microbiota-Modulated Metabolites Shape the Intestinal Microenvironment by Regulating NLRP6 Inflammasome Signaling. Cell. 2015;163(6):1428–43.

211 Levy M, Thaiss CA, Zeevi D, Dohnalová L, Zilberman-Schapira G, Mahdi JA, David E, Savidor A, Korem T, Herzig Y, Pevsner-Fischer M, Shapiro H, Christ A, Harmelin A, Halpern Z, Latz E, Flavell RA, Amit I, Segal E, Elinav E. Microbiota-Modulated Metabolites Shape the Intestinal Microenvironment by Regulating NLRP6 Inflammasome Signaling. Cell. 2015;163(6):1428–43.

Inflammasom	Aktivierung des Sensorproteins durch	Aktivierungsprozess (zusätzliche Funktionen des Inflammasoms)
NLRP12[212]	intrazelluläre bakterielle (Yersinia pestis, Salmonella) und parasitäre (Plasmodium) PAMPs	direkte Bindung an Sensorprotein/zytosolischen PRR
NLRC4[213]	extrazelluläre bakterielle PAMPs wie Flagellin und Komponenten des bakteriellen Typ III Sekretionssystems	als Kosensor dient NAIP (NLR family Apoptosis Inhibitor-Protein)
AIM2[214] **IFI-16**[215]	dsDNA von Bakterien (z. B. *Francisella tularensis, Listerien)*, von Viren (wie z. B. Vaccinia Virus, Cytomegalovirus) oder von körpereigenen Zellen	direkte Bindung an Sensorprotein/zytosolischen PRR (IFI-16 kann zusätzlich mit seinen zwei HIN200-Domänen an die Aktivatorsequenz des IFNγ-Gens binden und dessen Expression stimulieren)
Pyrin[216]	bakterielle Enzyme wie z. B. Zytotoxin TcdB von Clostridium difficile oder das ADP-ribosylierende C3 Toxin von Clostridium botulinum	Modifizierung oder Inaktivierung der Switch I region der Rho GTPase durch Glycosylierung, Adenylylierung oder ADP-Ribosylierung
RIG-1[217]	zytosolische dsRNA	direkte Bindung an Sensorprotein/zytosolischen PRR (Aktivierung von IRF (Interferon Regulatory Factor) -3 und -7 zur Expression von IFNα und IFNβ durch Bindung an das Adapterprotein MAVS (Mitochondrial antiviral-signaling Protein); Stimulation der Expression von Zytokinen der IL-1 Familie über Aktivierung von CARD9-Bcl-10 und des Transkriptionsfaktors NF-kB)

AIM2 = absent in Melanoma-2-haltiges Inflammasom; DAMPs = Detritus-assoziierte molekulare Produkte; IFI-16 = IFNγ-inducible protein 16-haltiges Inflammasom; NLR P = nucleotide-binding domain leucine-rich repeat containing receptor-haltiges Inflammasom; PAMPs = Pathogen-assoziierte molekulare Produkte; PRR = Pathogen Recognition Receptors; RIG-1 = retinoic acid inducible gene I- haltiges Inflammasom

212 Sharma D, Kanneganti TD. The cell biology of inflammasomes: Mechanisms of inflammasome activation and regulation. J Cell Biol, 2016;213(6):617, DOI: 10.1083/jcb.201602089.

213 Sharma D, Kanneganti TD. The cell biology of inflammasomes: Mechanisms of inflammasome activation and regulation. J Cell Biol, 2016;213(6):617, DOI: 10.1083/jcb.201602089.

214 Sharma D, Kanneganti TD. The cell biology of inflammasomes: Mechanisms of inflammasome activation and regulation. J Cell Biol, 2016;213(6):617, DOI: 10.1083/jcb.201602089.

215 de Torre-Minguela C, Mesa del Castillo P, Pelegrín P. The NLRP3 and Pyrin Inflammasomes: Implications in the Pathophysiology of Autoinflammatory Diseases. Front Immunol. 2017;8:43. doi: 10.3389/fimmu.2017.00043.

216 Xu H, Yang J, Gao W, Li L, Li P, Zhang L, Gong YN, Peng X, Xi JJ, Chen S, Wang F, Shao F. Innate immune sensing of bacterial modifications of Rho GTPases by the Pyrin inflammasome. Nature. 2014;513(7517):237–41.

217 Chen I-Y, Ichinohe T. Response of host inflammasomes to viral infection. Trends in Microbiology. 2015;23(1):55–63.

Nichtkanonische Inflammasome stellen Proteine oder Proteinkomplexe dar, durch welche Pro-IL-1β und Pro-IL-18 proteolytisch aktiviert werden können (siehe Tab. 2.27)

- durch die autokatalytische Aktivierung von Pro-Caspase-4 und Pro-Caspase-5 (aber auch von Pro-Caspase-1) unabhängig von Sensorproteinen der kanonischen Inflammasome,
- durch die autokatalytische Aktivierung der (proapoptotischen) Pro-Caspase-8.

Tab. 2.27: Aktivierung von nicht-kanonischen Inflammasomen durch PAMPs.

Inflammasom	Aktivierung durch	Aktivierungsprozess
Caspase-4/-5-LPS-Inflammasom[218, 219, 220, 221, 222]	LPS/Lipopolysaccharid von Gram(–)-Bakterien (im Zytosol entstanden oder von Phagolysosomen dorthin eingedrungen)	LPS bindet mit seinem Lipid A an die Lysin-Sequenzen in der CARD-Domäne von Pro-Caspase-4 oder Pro-Caspase-5. Durch Oligomerisierung der LPS-Pro-Caspasekomplexe autokatalysieren die Pro-Caspasen zu Caspase-4 und -5. Caspase-4 induziert bevorzugt Spaltung von Pro-IL-1α zu IL-1α und Pyroptosis.
	dsRNA (z. B. von Rotaviren), welche TLR3 aktiviert und bakterielle LPS Gram(–)-Bakterien, welche TLR-4 aktiviert [223, 224]	Aktivierung von TLR3 und/oder TLR4 führt unter Beteiligung der RIP (Receptor-interacting proteinkinase) zur Aktivierung von Caspase-8, welche ihrerseits Pro-Caspase-1 zu Caspase-1 spaltet. Caspase-1 wie auch Caspase-8 aktivieren Pro-Il-β und Pro-Il-18

218 Shi J, Zhao Y, Wang Y, Gao W, Ding J, Li P, Hu L, Shao F. Inflammatory caspases are innate immune receptors for intracellular LPS. Nature. 2014;514(7521):187–92.

219 Vanaja S, Rathinam VK, Fitzgerald KA. Mechanisms of inflammasome activation: recent advances and novel insights, Trends Cell Biol. 2015;25(5):308–315.

220 Yi YS. Caspase-11 non-canonical inflammasome: a critical sensor of intracellular lipopolysaccharide in macrophage-mediated inflammatory responses. Immunology. 2017;152(2):207–217.

221 Sharma D, Kanneganti TD. The cell biology of inflammasomes: Mechanisms of inflammasome activation and regulation. J Cell Biol. 2016;213(6):617. DOI: 10.1083/jcb.201602089.

222 Casson CN, Yu J, Reyes VM, Taschuk FO, Yadav A, Copenhaver AM, Nguyen HT, Collman RG, Shin S. Human caspase-4 mediates noncanonical inflammasome activation against gram-negative bacterial pathogens. Proc Natl Acad Sci U S A. 2015;112(21):6688–93.

223 Maelfait J, Vercammen E, Janssens S, Schotte P, Haegman M, Magez S, Beyaert R. Stimulation of Toll-like receptor 3 and 4 induces interleukin-1beta maturation by caspase-8. J Exp Med. 2008;205:1967–1973.

224 Weng D, Marty-Roix R, Ganesan S, Proulx MK, Vladimer GI, Kaiser WJ, Mocarski ES, Pouliot K, Chan FK, Kelliher MA, Harris PA, Bertin J, Gough PJ, Shayakhmetov DM, Goguen JD, Fitzgerald KA, Silverman N, Lien E. Caspase-8 and RIP kinases regulate bacteria-induced innate immune responses and cell death. Proc Natl Acad Sci U S A. 2014;111(20):7391–6.

Inflammasom	Aktivierung durch	Aktivierungsprozess
Pro-Caspase -8 Inflammasome	PAMPs (ß-Glucane und Mannane) von Pilzen[225, 226, 227]	Stimulation von Lectin-Rezeptoren (z. B. Dectin-1); Bildung des CARD9-BCL10-MALT-1-Komplexes, der zur Bildung des CARD9-BCL10–MALT-1/ASC/Pro-Caspase-8 führt und bewirkt – die Autokatalyse von Pro-Caspase-8 zu Caspase-8 – die Aktivierung von NFkB mit erhöhter Expression von Pro-IL-1β – die Aktivierung von Pro-IL-1β zu IL-1β
		Bindung der PAMPs an NLRP3, Bildung des NLRP3-ASC-Pro-Caspase-8-Komplexes, der zur Autokatalyse der Pro-Caspase-8 in die Caspase-8 führt, welche Pro-Il-1β in IL-1β spaltet

ASC = Apoptosis-associated speck-like protein containing caspase-recruitment domain; BCL-10 = B-cell-Lymphoma-Antigen; CARD = Caspase-Recruitment Domain; MALT-1 = Mucosa-associated lymphoid tissue lymphoma translocation protein 1

Die unterschiedlichen Sensorproteine der kanonischen Inflammasome wie auch die nichtkanonischen Inflammasome gewährleisten, dass eine breite Vielfalt von PAMPs und DAMPs die Zymogene der IL-1-Familie autokatalytisch aktivieren können. (siehe Tab. 2.28).

Aktivierte Inflammasome stoßen dabei einen Verstärkerkreislauf an, welcher beinhaltet
- die Pinozytose und Endozytose von weiteren DAMPs und PAMPs,
- die Aktivierung der intrazellulären Signalübertragung und von Transkriptionsfaktoren, im Besonderen von NFkB mit der Folge der verstärkten Expression
  - von weiteren membranständigen und zytosolischen Rezeptoren für molekulare Strukturmuster (PRR/Pathogen Recognition Receptor),
  - von weiteren proinflammatorischen Zytokinen und
  - von weiteren Proteinen, welche kanonische oder nichtkanonische Inflammasome bilden.

225 Goyal S, Castrillón-Betancur JC, Klaile E, Slevogt H. The Interaction of Human Pathogenic Fungi With C-Type Lectin Receptors. Front Immunol. 2018;9:1261. doi: 10.3389/fimmu.2018.01261.

226 Gringhuis SI, Kaptein TM, Wevers BA, Theelen B, van der Vlist M, Boekhout T, Geijtenbeek TB. Dectin-1 is an extracellular pathogen sensor for the induction and processing of IL-1beta via a noncanonical caspase-8 inflammasome. Nat Immunol. 2012;13:246–254.

227 Chen M, Xing Y, Lu A, Fang W, Sun B, Chen C, Liao W, Meng G. Internalized Cryptococcus neoformans Activates the Canonical Caspase-1 and the Noncanonical Caspase-8 Inflammasomes. J Immunol. 2015;195(10):4962–72.

Besonderheiten der IL-1-Superfamilie

IL-1α und **IL-1β** haben als proinflammatorische Interleukine gemeinsam,[228]

- dass beide an den IL-1-RezeptorI/IL-1RI binden und damit aktivieren
  - Mastzellen, basophile und eosinophile Granulozyten,
  - neutrophile Granulozyten, Makrophagen, Mikrogliazellen und NK-Zellen, Epithelzellen, Fibroblasten,
  - Endothelzellen mit der Folge der Auflösung der Interzellularverbindungen (tight junctions) und der verstärkten Diapedese von Granulozyten, Monozyten/Makrophagen und Lymphozyten,
  - Leberzellen (u. a. über IL-6) mit vermehrter Bildung von Opsoninen wie akute Phasen Proteine (z. B. C-reactives Protein/CRP, Mannose Binding Lectin/MBL) und Komplement-Komponenten (C1q, C3b, iC3b)
  - Zellen der erworbenen Immunabwehr, im Besonderen
    - Dendritische Zellen, TH1- und TH17-Lymphozyten, welche durch ihre Zytokine die zellulär-entzündliche und die zytotoxische Immunreaktion verstärken
    - TH2-Lymphozyten, welche die Antikörperbildung in B-Lymphozyten fördern,
  - Ganglien des Fieberzentrums im Hypothalamus; IL-1 gilt als endogenes Pyrogen.
- dass beide gehemmt werden
  - durch kompetitive Bindung des IL-1-Rezeptor-Antagonisten/IL-1Ra an den IL-1RI,[229]
  - durch neutralisierende Bindung des IL-1-RezeptorsII/IL-1RII an IL-1α, IL-1β und/oder IL-1Ra,[230]
  - indirekt, indem sie über Aktivierung der Gefäßendothelien die Bluthirnschranke öffnen, hierdurch
    - die Hypothalamus-Hypophyse-Nebenieren-Achse stimulieren mit vermehrter Produktion von (immunsuppressiv wirkenden) **Glykocorticoiden.**[231, 232]

IL-1α besitzt darüber hinaus folgende Besonderheiten:[233]

- Pro-IL-1α wird bevorzugt gebildet von epithelialen Zellen (Magendarmtrakt, Lunge, Leber, Niere), Endothelzellen und Astrozyten und von Makrophagen[234]

---

228 Garlanda C, Dinarello CA, Mantovani A. The interleukin -1 family: Back to the future, Immunity. 2013;39(6):1003–1018.

229 Dayer JM, Oliviero F, Punzi L. A Brief History of IL-1 and IL-1 Ra in Rheumatology. Front Pharmacol. 2017;8:293. doi: 10.3389/fphar.2017.00293.

230 Garlanda C, Riva F, Bonavita E, Gentile S, Mantovani A. Decoys and Regulatory „Receptors" of the IL-1/Toll-Like Receptor Superfamily. Front Immunol. 2013;4:180. doi: 10.3389/fimmu.2013.00180.

231 Matsuwaki T, Eskilsson A, Kugelberg U, Jönsson JI, Blomqvist A. Interleukin-1β induced activation of the hypothalamus-pituitary-adrenal axis is dependent on interleukin-1 receptors on non-hematopoietic cells. Brain Behav Immun. 2014;40:166–73.

232 del Rey A, Besedovsky HO. The cytokine-HPA axis circuit contributes to prevent or moderate autoimmune processes. Z Rheumatol. 2000;59 Suppl 2:II/31–5.

233 Garlanda C, Dinarello CA, Mantovani A. The interleukin -1 family: Back to the future. Immunity. 2013;39(6):1003–1018.

234 Dagvadorj J, Shimada K, Chen S, Jones HD, Tumurkhuu G, Zhang W, Wawrowsky KA, Crother TR, Arditi M. Lipopolysaccharide Induces Alveolar Macrophage Necrosis via CD14 and the P2X7 Receptor Leading to Interleukin-1α Release. Immunity. 2015;42(4):640–53.

  - als Reaktion auf Aktivierung von PRR durch DAMPs und/oder PAMPs und/oder
  - unter metabolischen Stressbedingungen (Adipositas, Diabetes, Herz-Kreislauferkrankungen) mit erhöhten Fettsäuren,[235]
- intrazelluläres Pro-IL-1α
  - wird im Zytosol inaktiviert durch Bindung an den IL-1-Rezeptor II/IL-1RII;
    - Caspase 1 (proteolytisch aktiviert aus Procaspase 1 z. B. im Rahmen der Inflammasom-Funktion) degradiert IL-1RII und setzt dadurch Pro-IL-1α frei,[236]
  - ungebundenes Pro-IL-1α
    - kann vom Zytosol in den Nukleus wechseln und dort als Transkriptionsfaktor wirken; im Zuge der Apoptose findet sich fast alles Pro-IL-1α im Nukleus, stabil gebunden an das Chromatin,[237]
    - bedarf zur Zellausschleusung der intrazellulären proteolytischen Überführung (durch Calpain) in das IL-1α; Calpain kann intrazellulär durch bakterielle Proteasen aktiviert werden[238] und wird durch Calpastatin gehemmt,
    - sammelt sich im Zuge der Zellnekrose (bei Hypoxie, Herzinfarkt, Schlaganfall, Nierenversagen, Traumata) im Zytosol und wird im Rahmen der Zellnekrose in die extrazelluläre Umgebung freigesetzt;[239, 240]
- extrazelluläres Pro-IL-1α
  - aktiviert als DAMP die PRR der Zellen des Immunsystems zur Ausschüttung von Chemokinen (siehe Kap. 2.5.1) und Zytokinen,
  - kann durch Proteasen (z. B. Calpain, freigesetzt und aktiviert im Rahmen der Zellnekrose) in das IL-1α gespalten werden;[241]
- extrazelluläres IL-1α

---

235 Freigang S, Ampenberger F, Weiss A, Kanneganti TD, Iwakura Y, Hersberger M, Kopf M. Fatty acid-induced mitochondrial uncoupling elicits inflammasome-independent IL-1α and sterile vascular inflammation in atherosclerosis., Nat Immunol. 2013;14(10):1045–53.

236 Zheng Y, Humphry M, Maguire JJ, Bennett MR, Clarke MC. Intracellular interleukin-1 receptor 2 binding prevents cleavage and activity of interleukin-1α, controlling necrosis-induced sterile inflammation. Immunity. 2013;38(2):285–95.

237 Cohen I, Rider P, Carmi Y, Braiman A, Dotan S, White MR, Voronov E, Martin MU, Dinarello CA, Apte RN. Differential release of chromatin-bound IL-1alpha discriminates between necrotic and apoptotic cell death by the ability to induce sterile inflammation. Proc Natl Acad Sci U S A. 2010;107:2574–2579.

238 Dewamitta SR, Nomura T, Kawamura I, Hara H, Tsuchiya K, Kurenuma T, Shen Y, Daim S, Yamamoto T, Qu H, Sakai S, Xu Y, Mitsuyama M. Listeriolysin O-dependent bacterial entry into the cytoplasm is required for calpain activation and interleukin-1 alpha secretion in macrophages infected with Listeria monocytogenes. Infect Immun. 2010;78(5):1884–94.

239 Cohen I, Rider P, Carmi Y, Braiman A, Dotan S, White MR, Voronov E, Martin MU, Dinarello CA, Apte RN. Differential release of chromatin-bound IL-1alpha discriminates between necrotic and apoptotic cell death by the ability to induce sterile inflammation. Proc Natl Acad Sci U S A. 2010;107:2574–2579.

240 Rider P, Carmi Y, Guttman O, Braiman A, Cohen I, Voronov E, White MR, Dinarello CA, Apte RN. IL-1α and IL-1β recruit different myeloid cells and promote different stages of sterile inflammation. J Immunol. 2011;187:4835–4843.

241 Burzynski LC, Humphry M, Bennett MR, Clarke MC. Interleukin-1α Activity in Necrotic Endothelial Cells Is Controlled by Caspase-1 Cleavage of Interleukin-1 Receptor-2: Implications for allograft rejection. J Biol Chem. 2015;290(41):25188–96.

  - bewirkt vorrangig (aber nicht ausschließlich) eine Aktivierung der neutrophilen Granulozyten,[242]
  - kann gemeinsam mit extrazellulärem Pro-IL-1α und IL-1β zu einer Aktivierungsspirale der Immunreaktion und Entzündung führen.

IL-1β besitzt demgegenüber folgende Eigenschaften:

- Pro-IL-1β wird bevorzugt gebildet
  - von Monozyten, Makrophagen, Natürlichen Killerzellen und Mikrogliazellen, Granulozyten,
  - von Antigen-präsentierenden Zellen/APC wie den Dendritischen Zellen und den B-Lymphozyten und
  - von Epithelzellen und Endothelzellen,
  - nach Zellaktivierung
    - durch DAMPs und/oder PAMPs, über Pathogen-assoziierte Rezeptoren/PRR,
    - durch Zellstress, z. B. in Folge von Hypoxie mit Aktivierung/Stabilisierung des Transkriptionsfaktors Hypoxie induzierbaren Faktor/HIF-1α,[243]
    - durch (proinflammatorische) Zytokine;
- intrazelluläres Pro-IL-1β
  - bedarf zu seiner Aktivierung und Zellausschleusung der proteolytischen Spaltung in das IL-1β
    - durch Caspase-1, entstanden durch proteolytische Spaltung der Procaspase-1 im kanonischen Inflammasom (siehe oben) oder
    - durch Caspase-8, exprimiert und aktiviert im nichtkanonischen Inflammasom in Folge der Stimulation von TLR3 und TLR4 Rezeptoren,[244]
  - wird bei Zelltod als Pro-IL-1β in die Umgebung freigesetzt;
- extrazelluläres Pro-IL-1β
  - kann durch Proteasen (z. B. Serin-Proteasen wie Cathepsin C, Cathepsin D, Cathepsin G, Elastase neutrophiler Granulozyten, Collagenasen, Caspase-8, Proteinase-3) in das aktive IL-1β gespalten werden,[245, 246]
- freigesetztes IL-1β kann viele Zelltypen aktivieren wie auch von ihnen produziert werden,
  - sodass eine Selbstverstärkung und Ausweitung der Aktivierung und Entzündung möglich ist,

---

242 Rider P, Carmi Y, Guttman O, Braiman A, Cohen I, Voronov E, White MR, Dinarello CA, Apte RN. IL-1α and IL-1β recruit different myeloid cells and promote different stages of sterile inflammation. J Immunol. 2011;187:4835–4843.

243 Tannahill GM, Curtis AM, Adamik J, Palsson-McDermott EM, McGettrick AF, Goel G, Frezza C, Bernard NJ, Kelly B, Foley NH, Zheng L, Gardet A, Tong Z, Jany SS, Corr SC, Haneklaus M, Caffrey BE, Pierce K, Walmsley S, Beasley FC, Cummins E, Nizet V, Whyte M, Taylor CT, Lin H, Masters SL, Gottlieb E, Kelly VP, Clish C, Auron PE, Xavier RJ, O'Neill LA. Succinate is an inflammatory signal that induces IL-1β through HIF-1α. Nature. 2013;496(7444):238–42.

244 Maelfait J, Vercammen E, Janssens S, Schotte P, Haegman M, Magez S, Beyaert R. Stimulation of Toll-like receptor 3 and 4 induces interleukin-1beta maturation by caspase-8. J Exp Med. 2008;205:1967–1973.

245 Dinarello CA. Interleukin-1 in the pathogenesis and treatment of inflammatory diseases. Blood. 2011;117:3720–3732.

246 Gurung P, Kanneganti T-D. Novel Roles for Caspase-8 in IL-1β and Inflammasome Regulation. Am J Pathol. 2015;185(1):17–25.

  - was besonders betrifft
    - Monozyten, Makrophagen, Dendritische Zellen, B-Lymphozyten,
    - Epithelzellen, Endothelzellen, Fibroblasten, glatte Muskelzellen,
    - Mikrogliazellen und Neuralzellen.

IL-18, auch „Interferon-γ-induzierender Faktor" genannt, ist nahe verwandt mit IL-1β und IL-1α;[247]

- IL-18 wird als Pro-IL-18 synthetisiert
  - in fast allen mesenchymalen und epithelialen Zellen,[248, 249]
- intrazelluläres Pro-IL-18
  - bedarf zu seiner Aktivierung und Zellausschleusung der proteolytischen Spaltung in das IL-18 (siehe Tab. 2.28)
    - durch Caspase-1, entstanden aus proteolytischer Spaltung in kanonischen Inflammasomen[250, 251, 252] oder
    - durch Caspase-4/-5, aktiviert durch Oligomerisation in nichtkanonischen Inflammasomen,[253]
  - wird bei Zelltod als Pro-IL-18 in die Umgebung freigesetzt;
- extrazelluläres Pro-IL-18
  - kann durch extrazelluläre Proteasen (z. B. Proteinase-3 aus Lysosomen der Granulozyten) in das aktive IL-18 gespalten werden;[254]
- freigesetztes IL-18
  - aktiviert den IL-18R,
    - wobei das IL-18 wiederum direkt gehemmt wird durch das IL-18 bindende Protein/IL-18bP,
  - aktiviert besonders NK-Lymphozyten, Makrophagen und T-Lymphozyten
    - zur Expression von IFNγ, wobei hierfür zusätzlich IL-12 (oder IL-15) notwendig ist,[255]

---

247 Garlanda C, Dinarello CA, Mantovani A. The interleukin -1 family: Back to the future, Immunity. 2013;39(6):1003–1018.

248 Dinarello CA, Novick D, Kim S, Kaplanski G. Interleukin-18 and IL-18 binding protein. Front Immunol. 2013;4:289. doi: 10.3389/fimmu.2013.00289.

249 Tran LS, Chonwerawong M, Ferrero RL. Regulation and functions of inflammasome-mediated cytokines in Helicobacter pylori infection. Microbes Infect. 2017.pii:S1286–4579(17)30094–1. doi: 10.1016/j.micinf.2017.06.005.

250 Siegmund B, Lehr HA, Fantuzzi G, Dinarello CA. IL-1 beta -converting enzyme (caspase-1) in intestinal inflammation. Proc Natl Acad Sci U S A. 2001;98(23):13249–54.

251 Ghayur T, Banerjee S, Hugunin M, Butler D, Herzog L, Carter A, Quintal L, Sekut L, Talanian R, Paskind M, Wong W, Kamen R, Tracey D, Allen H. Caspase-1 processes IFN-gamma-inducing factor and regulates LPS-induced IFN-gamma production. Nature. 1997;386(6625):619–23.

252 Dinarello CA. Interleukin-18. Methods. 1999;19(1):121–32.

253 Yi YS. Caspase-11 non-canonical inflammasome: a critical sensor of intracellular lipopolysaccharide in macrophage-mediated inflammatory responses. Immunology. 2017, doi: 10.1111/imm.12787.

254 Sugawara S, Uehara A, Nochi T, Yamaguchi T, Ueda H, Sugiyama A, Hanzawa K, Kumagai K, Okamura H, Takada H. Neutrophil proteinase 3-mediated induction of bioactive IL-18 secretion by human oral epithelial cells., J Immunol. 2001;167(11):6568–75.

255 Novick D, Kim S, Kaplanski G, Dinarello CA. Interleukin-18, more than a Th1 cytokine. Semin Immunol. 2013;25(6):439–48.

- zur Differenzierung von TH-Lymphozyten in TH1-Lymphozyten,[256]
- zur Expression von proinflammatorischen Zytokinen wie IL-1 und TNFα,[257, 258]
- und stimuliert hierdurch die zelluläre und zytotoxische Entzündungsreaktion.

IL-33, auch Nuclear Factor from high endothelial Venules/NFHEV genannt,

- wird gebildet von einer breiten Vielfalt von Zellen,[259, 260]
  - wie z. B. von Epithelzellen, Endothelzellen, Mastzellen, Dendritischen Zellen, Makrophagen, Fibroblasten, Osteoblasten,
  - ist im Zellkern lokalisiert und
- wird durch Zelltod freigesetzt, kann daher als DAMP bezeichnet werden und
  - aktiviert den IL-1 Receptor-like 1/IL-1RL1/ST2, wobei dieser Aktivierung zuwiderläuft
    - die Expression von löslichen IL-1RL1 (sIL-1RL1) mit kompetitiver Hemmung von IL-33,[261] und
    - die zellinterne (endosomale) oder zellexterne Proteolyse von IL-33 durch die inflammatorische Caspase-1 (kanonisches Inflammasom) wie auch durch die proapoptotische Caspase-3,[262]
  - wirkt **proallergisch** durch Aktivierung von
    - Mastzellen und basophilen, eosinophilen und neutrophilen Granulozyten zur Exozytose von lysosomalen Enzymen, von Entzündungsmediatoren und zur Expression von Zytokinen,
    - Dendritischen Zellen und TH-Lymphozyten zur Differenzierung in TH2-Lymphozyten und zur Expression von IL-4, IL-5 und IL-13,[263] und damit der allergischen, IgE-abhängigen Immunreaktion vom Typ I,
  - wirkt proinflammatorisch auf Epithelzellen zur Expression proinflammatorischer Zytokine bzw. Chemokine wie TNFα, IL-1β, IL-6, IL-8/CXCL8,[264]

---

256 Novick D, Kim S, Kaplanski G, Dinarello CA. Interleukin-18, more than a Th1 cytokine. Semin Immunol. 2013;25(6):439–48.

257 Ghayur T, Banerjee S, Hugunin M, Butler D, Herzog L, Carter A, Quintal L, Sekut L, Talanian R, Paskind M, Wong W, Kamen R, Tracey D, Allen H. Caspase-1 processes IFN-gamma-inducing factor and regulates LPS-induced IFN-gamma production. Nature. 1997;386(6625):619–23.

258 Dinarello CA. Interleukin-18. Methods. 1999;19(1):121–32.

259 Mirchandani AS, Salmond RJ, Liew FY. Interleukin-33 and the function of innate lymphoid cells. Trends Immunol. 2012;33(8):389–96.

260 Cayrol C, Girard JP. IL-33: an alarmin cytokine with crucial roles in innate immunity, inflammation and allergy. Curr Opin Immunol. 2014;31:31–7.

261 Trajkovic V, Sweet MJ, Xu D. T1/ST2 – an IL-1 receptor-like modulator of immune responses. Cytokine Growth Factor Rev. 2004;15(2–3):87–95.

262 Cayrol C, Girard JP. The IL-1-like cytokine IL-33 is inactivated after maturation by caspase-1. Proc Natl Acad Sci U S A. 2009;106(22):9021–6.

263 Lott JM, Sumpter TL, Turnquist HR. New dog and new tricks: evolving roles for IL-33 in type 2 immunity. J Leukoc Biol. 2015;97(6):1037–48.

264 Lin J, Zhang L, Zhao G, Su Z, Deng R, Pflugfelder SC, Li DQ. A novel interleukin 33/ST2 signaling regulates inflammatory response in human corneal epithelium. PLoS One. 2013;8(4):e60963. doi: 10.1371/journal.pone.0060963.

inhibiert die Expression von IFNγ in TH1-Lymphozyten[265]
  - wird zerstört durch Oxydation, z. B. auf Epithelien der Atemwege[266]
- wird in seiner Wirkung gegenreguliert durch PAMPs und DAMPs,
  - welche z. B. in Dendritischen Zellen, Makrophagen, Mastzellen, Endothelzellen und Epithelzellen die Bildung und Aktivierung stimulieren von
    - Caspase-1 über kanonische Inflammasome und
    - Caspase-4 und 5 über nichtkanonische (LPS-induzierte) Inflammasome
  - sodass IL-33 intrazellulär durch Proteolyse inaktiviert wird,
  - mit der Folge[267, 268]
    - dass die Antikörperantwort inklusive der allergischen IgE-abhängigen Antwort sich vermindert und
    - dass die durch TH1 (mit den Zytokinen IL-2, IFNγ, TNFα und GM-CSF) und durch TH17 (mit den Zytokinen IL-6, IL-17, IL-22, TNFα und GM-CSF) geförderte zellulär-entzündliche und zytotoxische Immunantwort zunimmt.

IL-36 umfasst **IL-36α, IL-36ß, IL-36γ.**
IL-36-Interleukine
- werden exprimiert besonders von aktivierten (z. B. durch PAMPs, DAMPs oder IL-1β, TNFα und IFNγ[269]) Epithelzellen der Haut, der Schleimhaut (Mucosa-Zellen), von proinflammatorisch geprägten (M1-) Makrophagen, Dendritischen Zellen/Langerhans-Zellen, Synovialzellen/Fibroblasten, B-Lymphozyten und Plasmazellen,[270, 271] wobei die Sekretion[272]

---

265 Schmitz J, Owyang A, Oldham E, Song Y, Murphy E, McClanahan TK, Zurawski G, Moshrefi M, Qin J, Li X, Gorman DM, Bazan JF, Kastelein RA. IL-33, an interleukin-1-like cytokine that signals via the IL-1 receptor-related protein ST2 and induces T helper type 2-associated cytokines. Immunity. 2005 Nov;23(5):479–90.

266 Cohen ES, Scott IC, Majithiya JB, Rapley L, Kemp BP, England E, Rees DG, Overed-Sayer CL, Woods J, Bond NJ, Veyssier CS, Embrey KJ, Sims DA, Snaith MR, Vousden KA, Strain MD, Chan DT, Carmen S, Huntington CE, Flavell L, Xu J, Popovic B, Brightling CE, Vaughan TJ, Butler R, Lowe DC, Higazi DR, Corkill DJ, May RD, Sleeman MA, Mustelin T. Oxidation of the alarmin IL-33 regulates ST2-dependent inflammation. Nat Commun. 2015;6:8327. doi: 10.1038/ncomms9327.

267 Milovanovic M, Volarevic V, Radosavljevic G, Jovanovic I, Pejnovic N, Arsenijevic N, Lukic ML. IL-33/ST2 axis in inflammation and immunopathology. Immunol Res. 2012;52(1–2):89–99.

268 De la Fuente M, MacDonald TT, Hermoso MA. The IL-33/ST2 axis: Role in health and disease. Cytokine Growth Factor Rev. 2015;26(6):615–23.

269 https://www.ncbi.nlm.nih.gov/gene/56300.

270 Boutet MA, Bart G, Penhoat M, Amiaud J, Brulin B, Charrier C, Morel F, Lecron JC, Rolli-Derkinderen M, Bourreille A, Vigne S, Gabay C, Palmer G, Le Goff B, Blanchard F. Distinct expression of interleukin (IL)-36α, β and γ, their antagonist IL-36Ra and IL-38 in psoriasis, rheumatoid arthritis and Crohn's disease., Clin Exp Immunol. 2016 May;184(2):159–73.

271 Schmitt V, Hahn M, Kästele V, Wagner O, Wiendl M, Derer A, Taddeo A, Hahne S, Radbruch A, Jäck HM, Schuh W, Mielenz D, Gay S, Schett G, Hueber AJ, Frey S. Interleukin-36 receptor mediates the crosstalk between plasma cells and synovial fibroblasts. Eur J Immunol. 2017. doi: 10.1002/eji.201646788.

272 Kovach MA, Singer BH, Newstead MW, Zeng X, Moore TA, White ES, Kunkel SL, Peters-Golden M, Standiford TJ. IL-36γ is secreted in microparticles and exosomes by lung macrophages in response to bacteria and bacterial components. J Leukoc Biol. 2016;100(2):413–21.

  - unabhängig ist vom Golgi-Apparat und
  - wahrscheinlich durch Bildung von Mikropartikeln und Exosomen erfolgt;
- bedürfen zur vollen Aktivität einer proteolytischen Prozessierung durch Proteasen z. B. von Granulozyten, Mastzellen, so z. B.[273, 274, 275, 276]
  - durch Cathepsin G und/oder Cathepsin S (IL-36γ) und/oder
  - durch Elastase und/oder Proteinase 3;
- binden an und aktivieren den IL-36-Rezeptor/IL-36R, wobei[277]
  - die Aktivierung inhibiert wird
    - durch den IL-36R-Antagonisten/IL-36Ra, welcher zur vollen Aktivierung gleich wie die agonistisch wirkenden IL-36-Zytokine eine proteolytische Aktivierung benötigt;
    - durch IL-38,
- stimulieren im Besonderen,[278, 279]
  - Epithelzellen zur Expression[280]
    - von proinflammatorischen Zytokinen wie z. B. von IL-17 und von weiteren IL-36,[281]
    - von Proteasen wie z. B. Matrix-Metallo-Proteasen,
    - von antimikrobiellen Proteinen wie z. B. Defensine,[282]

---

273 Ainscough JS, Macleod T, McGonagle D, Brakefield R, Baron JM, Alase A, Wittmann M, Stacey M. Cathepsin S is the major activator of the psoriasis-associated proinflammatory cytokine IL-36γ. Proc Natl Acad Sci U S A. 2017;114(13):E2748-E2757. doi: 10.1073/pnas.1620954114.

274 Henry CM, Sullivan GP, Clancy DM, Afonina IS, Kulms D, Martin SJ. Neutrophil-Derived Proteases Escalate Inflammation through Activation of IL-36 Family Cytokines. Cell Rep. 2016;14(4):708–22.

275 Afonina IS, Müller C, Martin SJ, Beyaert R. Proteolytic Processing of Interleukin-1 Family Cytokines: Variations on a Common Theme. Immunity. 2015;42(6):991–1004.

276 Kwak A, Lee Y, Kim H, Kim S. Intracellular interleukin (IL)-1 family cytokine processing enzyme. Arch Pharm Res. 2016;39(11):1556–1564.

277 Towne JE, Renshaw BR, Douangpanya J, Lipsky BP, Shen M, Gabel CA, Sims JE. Interleukin-36 (IL-36) ligands require processing for full agonist (IL-36α, IL-36β, and IL-36γ) or antagonist (IL-36Ra) activity. J Biol Chem. 2011;286(49):42594–602.

278 Gresnigt MS, van de Veerdonk FL. Biology of IL-36 cytokines and their role in disease., Semin Immunol. 2013;25(6):458–65.

279 Gabay C, Towne JE. Regulation and function of interleukin-36 cytokines in homeostasis and pathological conditions. J Leukoc Biol. 2015;97(4):645–52.

280 Johnston A, Xing X, Guzman AM, Riblett M, Loyd CM, Ward NL, Wohn C, Prens EP, Wang F, Maier LE, Kang S, Voorhees JJ, Elder JT, Gudjonsson JE. IL-1F5, -F6, -F8, and -F9: a novel IL-1 family signaling system that is active in psoriasis and promotes keratinocyte antimicrobial peptide expression. J Immunol. 2011;186(4):2613–22.

281 Friedrich M, Tillack C, Wollenberg A, Schauber J, Brand S. IL-36γ sustains a proinflammatory self-amplifying loop with IL-17C in anti-TNF-induced psoriasiform skin lesions of patients with Crohn's disease. Inflamm Bowel Dis. 2014;20(11):1891–901.

282 Kovach MA, Singer B, Martinez-Colon G, Newstead MW, Zeng X, Mancuso P, Moore TA, Kunkel SL, Peters-Golden M, Moore BB, Standiford TJ. IL-36γ is a crucial proximal component of protective type-1-mediated lung mucosal immunity in Gram-positive and -negative bacterial pneumonia. Mucosal Immunol. 2017;10(5):1320–1334.

- Fibroblasten zur Expression von proinflammatorischen Zytokinen und Proteasen wie z. B. Matrix-Metallo-Proteasen/MMP,[283]
- Endothelzellen z. B. zur Expression proinflammatorischer Chemokine wie IL-8, CCL2 und CCL20[284] und
- Makrophagen im Sinne einer M1-Differenzierung mit der Expression von proinflammatorischen Zytokinen und Mediatoren,
- Dendritische Zellen und TH-Lymphozyten zur Differenzierung in TH1-Lymphozyten und TH17-Lymphozyten mit Verstärkung der zellulären und zytotoxischen Entzündungsreaktionen[285]

▪ inhibieren die Differenzierung zu und Funktion von regulatorischen T-Lymphozyten/Treg.[286]

IL-37 umfasst mehrere Splice-Varianten, wobei **IL-37b** die vollständigste Isoform zu sein scheint.[287]

▪ IL-37 wird als Pro-IL-37 exprimiert
  - konstitutiv im Hoden, Uterus und Thymus,
  - in Dendritischen Zellen, Monozyten/Makrophagen, Plasmazellen nach Aktivierung[288]
    - durch PAMPs, DAMPs und Aktivierung von PRR,
    - durch proinflammatorische Zytokine wie Il-1, IL-6, TNFα, aber auch
    - durch antiinflammatorische Zytokine wie TGFβ;[289]
- ist im Zellkern lokalisiert und hemmt dort die Transkription;

▪ Pro-IL-37 bedarf der proteolytischen Aktivierung
  - durch Caspase-1, aktiviert im Rahmen der Bildung von kanonischen Inflammasomen;[290]

---

283 Schmitt V, Hahn M, Kästele V, Wagner O, Wiendl M, Derer A, Taddeo A, Hahne S, Radbruch A, Jäck HM, Schuh W, Mielenz D, Gay S, Schett G, Hueber AJ, Frey S. Interleukin-36 receptor mediates the crosstalk between plasma cells and synovial fibroblasts. Eur J Immunol. 2017. doi: 10.1002/eji.201646788.

284 Bridgewood C, Stacey M, Alase A, Lagos D, Graham A, Wittmann M. IL-36γ has proinflammatory effects on human endothelial cells. Exp Dermatol., 2017;26(5):402–408.

285 Vigne S, Palmer G, Martin P, Lamacchia C, Strebel D, Rodriguez E, Olleros ML, Vesin D, Garcia I, Ronchi F, Sallusto F, Sims JE, Gabay C. IL-36 signaling amplifies Th1 responses by enhancing proliferation and Th1 polarization of naive CD4+ T cells. Blood. 2012;120(17):3478–87.

286 Harusato A, Abo H, Ngo VL, Yi SW, Mitsutake K, Osuka S, Kohlmeier JE, Li JD, Gewirtz AT, Nusrat A, Denning TL. IL-36γ signaling controls the induced regulatory T cell-Th9 cell balance via NFκB activation and STAT transcription factors. Mucosal Immunol. 2017. doi: 10.1038/mi.2017.21.

287 Garlanda C, Dinarello CA, Mantovani A. The interleukin -1 family: Back to the future. Immunity. 2013;39(6):1003–1018.

288 Garlanda C, Dinarello CA, Mantovani A. The interleukin -1 family: Back to the future. Immunity. 2013;39(6):1003–1018.

289 Nold MF, Nold-Petry CA, Zepp JA, Palmer BE, Bufler P, Dinarello CA. IL-37 is a fundamental inhibitor of innate immunity. Nat Immunol. 2010;11(11):1014–22.

290 Kumar S, Hanning CR, Brigham-Burke MR, Rieman DJ, Lehr R, Khandekar S, Kirkpatrick RB, Scott GF, Lee JC, Lynch FJ, Gao W, Gambotto A, Lotze MT. Interleukin-1F7B (IL-1H4/IL-1F7) is processed by caspase-1 and mature IL-1F7B binds to the IL-18 receptor but does not induce IFN-gamma production. Cytokine. 2002;18(2):61–71.

IL-37 inhibiert die zellulären Entzündungsreaktionen, indem
- intrazelluläres IL-37 in aktivierten Zellen in den Zellkern transloziert und dort
  - die Expression von proinflammatorischen Zytokinen hemmt wie z. B. von IL-1β, IL-6, TNFα;[291]
- extrazelluläres IL-37
  - an das IL-18RbP bindet, wodurch
    - dessen Hemmung des IL-18/IL-18Rα Komplexes verstärkt wird und dadurch
    - die Expression von IFNγ abnimmt,[292]
  - an den IL-18-Rezeptor/IL-18Rα bindet [293] hierdurch der IL-1R8 (Interleukin-1 Receptor/Toll-Like Receptor 8/TIR8) rekrutiert werden kann und über IL-1R8 die zelluläre Signalübertragung gehemmt wird, im Besonderen[294, 295, 296, 297]
    - die Kinasen Fyn and TAK1 und der Transkriptionsfaktor NF-κB,
    - die Mitogen-aktivierte Proteinkinase/MAPK p38a und die Transkriptionsfaktoren STAT, p53 und cJun/AP-1 und
    - die Kinase mTOR,
- die Differenzierung und Aktivierung[298, 299, 300]
  - von proinflammatorischen TH1-Lymphozyten und TH17-Lymphozyten abnimmt durch
    - Verminderung der Expression von IL-1, IL-6, IL-17, TNFα und

---

291 Sharma S, Kulk N, Nold MF, Gräf R, Kim SH, Reinhardt D, Dinarello CA, Bufler P. The IL-1 family member 7b translocates to the nucleus and down-regulates proinflammatory cytokines. J Immunol. 2008;180(8):5477–82.

292 Sharma S, Kulk N, Nold MF, Gräf R, Kim SH, Reinhardt D, Dinarello CA, Bufler P. The IL-1 family member 7b translocates to the nucleus and down-regulates proinflammatory cytokines. J Immunol. 2008;180(8):5477–82.

293 Pan G, Risser P, Mao W, Baldwin DT, Zhong AW, Filvaroff E, Yansura D, Lewis L, Eigenbrot C, Henzel WJ, Vandlen R. IL-1H, an interleukin 1-related protein that binds IL-18 receptor/IL-1Rrp. Cytokine. 2001;13(1):1–7.

294 Riva F, Bonavita E, Barbati E, Muzio M, Mantovani A, Garlanda C. TIR8/SIGIRR is an Interleukin-1 Receptor/Toll Like Receptor Family Member with Regulatory Functions in Inflammation and Immunity. Front Immunol. 2012;3:322. doi: 10.3389/fimmu.2012.00322.

295 Dinarello CA, Nold-Petry C, Nold M, Fujita M, Li S, Kim S, Bufler P. Suppression of innate inflammation and immunity by interleukin-37. Eur J Immunol. 2016;46(5):1067–81.

296 Nold-Petry CA, Lo CY, Rudloff I, Elgass KD, Li S, Gantier MP, Lotz-Havla AS, Gersting SW, Cho SX, Lao JC, Ellisdon AM, Rotter B, Azam T, Mangan NE, Rossello FJ, Whisstock JC, Bufler P, Garlanda C, Mantovani A, Dinarello CA, Nold MF. IL-37 requires the receptors IL-18Rα and IL-1R8 (SIGIRR) to carry out its multifaceted anti-inflammatory program upon innate signal transduction. Nat Immunol. 2015;16(4):354–65.

297 Li S, Neff CP, Barber K, Hong J, Luo Y, Azam T, Palmer BE, Fujita M, Garlanda C, Mantovani A, Kim S, Dinarello CA. Extracellular forms of IL-37 inhibit innate inflammation in vitro and in vivo but require the IL-1 family decoy receptor IL-1R8. Proc Natl Acad Sci U S A. 2015;112(8):2497–502.

298 An B, Liu X, Li G, Yuan H. Interleukin-37 Ameliorates Coxsackievirus B3-induced Viral Myocarditis by Modulating the Th17/Regulatory T cell Immune Response. J Cardiovasc Pharmacol. 2017;69(5):305–313.

299 Conti P, Lessiani G, Kritas SK, Ronconi G, Caraffa A, Theoharides TC. Mast cells emerge as mediators of atherosclerosis: Special emphasis on IL-37 inhibition. Tissue Cell. 2017;49(3):393–400.

300 Conti P, Carinci F, Lessiani G, Spinas E, Kritas SK, Ronconi G, Caraffa A, Theoharides TC. Potential therapeutic use of IL-37: a key suppressor of innate immunity and allergic immune responses mediated by mast cells. Immunol Res. 2017, doi: 10.1007/s12026-017-8938-7.

- von TH2-Lymphozyten und regulatorischen T-Lymphozyten/Treg zunimmt
  - mit erhöhter Expression von IL-10.

IL-38 hat strukturelle Homologien mit dem IL-1Ra und dem IL-36Ra.[301]

- Il-38 wird als Pro IL-38 exprimiert[302]
  - von Epithelien wie den Keratinozyten der Haut,
  - von Synovialzellen und Fibroblasten,
  - von Makrophagen und Lymphozyten,
- Pro-IL-38 bedarf der proteolytischen Spaltung zum aktiven IL-38 und für die Zellausschleusung,[303]
  - diese proteolytische Aktivierung erfolgt auch im Zuge der Apoptose;[304]
- IL-38 bindet an den IL-36R[305] und inhibiert hierdurch[306, 307, 308, 309, 310, 311]
  - in Makrophagen
    - die Chemotaxie und Diapedese,
    - die Expression von proinflammatorischen Zytokinen (z. B. von IL-1β, Il-6, IL-23, TNFα) und Chemokinen (z. B. von IL-8, MCP-1, APRIL, CCL2), z. B. induziert durch IL-36,
- in TH17-Lymphozyten die Expression von IL-17, IL-23, IL-22 und TNFα,

---

301 Garlanda C, Dinarello CA, Mantovani A. The interleukin-1 family: back to the future. Immunity. 2013;39(6):1003–18.

302 Hahn M, Frey S, Hueber AJ. The novel interleukin-1 cytokine family members in inflammatory diseases. Curr Opin Rheumatol. 2017;29(2):208–213.

303 Mora J, Schlemmer A, Wittig I, Richter F, Putyrski M, Frank AC, Han Y, Jung M, Ernst A, Weigert A, Brüne B. Interleukin-38 is released from apoptotic cells to limit inflammatory macrophage responses. J Mol Cell Biol. 2016. pii: mjw006.

304 Mora J, Schlemmer A, Wittig I, Richter F, Putyrski M, Frank AC, Han Y, Jung M, Ernst A, Weigert A, Brüne B. Interleukin-38 is released from apoptotic cells to limit inflammatory macrophage responses. J Mol Cell Biol. 2016. pii: mjw006.

305 Shaik Y, Sabatino G, Maccauro G, Varvara G, Murmura G, Saggini A, Rosati M, Conti F, Cianchetti E, Caraffa A, Antinolfi P, Pandolfi F, Potalivo G, Galzio R, Conti P, Theoharides TC. IL-36 receptor antagonist with special emphasis on IL-38. Int J Immunopathol Pharmacol. 2013;26(1):27–36.

306 van de Veerdonk FL, Stoeckman AK, Wu G, Boeckermann AN, Azam T, Netea MG, Joosten LA, van der Meer JW, Hao R, Kalabokis V, Dinarello CA. IL-38 binds to the IL-36 receptor and has biological effects on immune cells similar to IL-36 receptor antagonist. Proc Natl Acad Sci U S A. 2012;109(8):3001–5.

307 Ummarino D. Experimental arthritis: IL-38 promotes anti-inflammatory effects., Nat Rev Rheumatol. 2017;13(5):260. doi: 10.1038/nrrheum.2017.5.

308 Boutet MA, Najm A, Bart G, Brion R, Touchais S, Trichet V, Layrolle P, Gabay C, Palmer G, Blanchard F, Le Goff B. IL-38 overexpression induces anti-inflammatory effects in mice arthritis models and in human macrophages in vitro. Ann Rheum Dis. 2017;76(7):1304–1312.

309 Yuan XL, Li Y, Pan XH, Zhou M, Gao QY, Li MC. Production of recombinant human interleukin-38 and its inhibitory effect on the expression of proinflammatory cytokines in THP-1 cells. Mol Biol (Mosk). 2016;50(3):466–73.

310 Rudloff I, Godsell J, Nold-Petry CA, Harris J, Hoi A, Morand EF, Nold MF. Brief Report: Interleukin-38 Exerts Antiinflammatory Functions and Is Associated With Disease Activity in Systemic Lupus Erythematosus. Arthritis Rheumatol. 2015;67(12):3219–25.

311 Yuan X, Peng X, Li Y, Li M. Role of IL-38 and its related cytokines in inflammation. Mediators Inflamm. 2015;2015:807976. doi: 10.1155/2015/807976.

- in T-Gedächtnis-Lymphozyten/Tmem die Expression von IL-17 und IL-22,
- in Endothelzellen die Proliferation und die Angiogenese.[312]

Das Ausmaß der Aktivierung und Wirksamkeit der proinflammatorischen Mitglieder der IL-1-Familie wird entscheidend bestimmt (siehe Tab. 2.29)

- durch die Menge an PAMPs und/oder DAMPs, welche in unterschiedlicher Weise (durch Aktivierung von PRR, durch Penetration der Zellmembran und/oder durch Pinozytose/Phagozytose) die Zellen der Immunabwehr stimulieren zur Expression
  - von weiteren PRR /Pathogen Recognition Receptors,
  - von Inflammasomen und inflammatorischen Caspasen,
  - von Zymogenen der IL-1-Familie,
- vom Ausmaß der Expression und Aktivierung von Inhibitoren der proinflammatorischen Mitglieder der IL-1-Familie, wie z. B. von
  - spezifischen Rezeptorantagonisten (IL-1Ra, IL-36Ra, IL-38),
  - spezifischen Inhibitoren (IL-1RII, IL-18bP; IL-18Rα, IL-36R) und
  - dem immunsuppressiv wirkenden IL-37,
- vom Ausmaß des durch inflammatorische Caspasen induzierten Zelltodes, sodass
  - lysosomale Enzyme und Zymogene in großer Menge freigesetzt werden und
  - proinflammatorische Zytokine der IL-1-Familie weitgehend außerhalb einer intrazellulären Kontrolle proteolytisch aktiviert werden können.

Die Aktivierung der inflammatorischen Caspase-1, -4, -5 und -8 bewirkt eine katalytische Aktivierung weiterer inflammatorischer Pro-Caspasen und damit eine Verstärkung der zytosolischen proteolytischen Aktivität,[313] was zur Folge hat

- eine vermehrte proteolytische Aktivierung der proinflammatorischen IL-1α, IL-1β, IL-18 vorwiegend in den Inflammasomen,
- eine proteolytische Inaktivierung von IL-33[314] z. B. in Dendritischen Zellen, Makrophagen, Mastzellen, Endothelzellen und Epithelzellen, wodurch im Rahmen der erworbenen Immunreaktion[315, 316]
  - die Antikörpersynthese inklusive der Expression von IgE sich vermindern,
    - weil in T-Helfer-Lymphozyten (differenziert zu TH_2) die durch IL-33 stimulierte Synthese von IL-4, IL-5 und IL-13 abnimmt,

---

312 Zhang J, Zhao R, Chen J, Jin J, Yu Y, Tian Y, Li W, Wang W, Zhou H, Bo Su S. The Effect of Interleukin 38 on Angiogenesis in a Model of Oxygen-induced Retinopathy. Sci Rep. 2017;7(1):2756. doi: 10.1038/s41598-017-03079-z.

313 Lee S, Suh GY, Ryter SW, Choi AMK; Regulation and Function of the Nucleotide Binding Domain Leucine-Rich Repeat-Containing Receptor, Pyrin Domain-Containing-3 Inflammasome in Lung DiseaseAm J Respir Cell Mol Biol. 2016;54(2):151–160.

314 Gu Y, Kuida K, Tsutsui H, Ku G, Hsiao K, Fleming MA, Hayashi N, Higashino K, Okamura H, Nakanishi K, Kurimoto M, Tanimoto T, Flavell RA, Sato V, Harding MW, Livingston DJ, Su MS. Activation of interferon-gamma inducing factor mediated by interleukin-1beta converting enzyme. Science. 1997;275(5297):206–9.

315 Milovanovic M, Volarevic V, Radosavljevic G, Jovanovic I, Pejnovic N, Arsenijevic N, Lukic ML. IL-33/ST2 axis in inflammation and immunopathology. Immunol Res. 2012;52(1–2):89–99.

316 De la Fuente M, MacDonald TT, Hermoso MA. The IL-33/ST2 axis: Role in health and disease. Cytokine Growth Factor Rev. 2015;26(6):615–23.

    - sodass **IgE-vermittelte allergische Reaktionen vom Typ I** abnehmen,
  - die zelluläre, entzündliche und zytotoxische Immunantwort dagegen zunimmt, weil relativ an Wirkung gewinnen
    - TH_1-Lymphozyten und die von ihnen produzierten proinflammatorischen Zytokine IL-2, IFNγ, TNFα und GM-CSF,
    - TH_{17}-Lymphozyten und die von ihnen produzierten proinflammatorischen Zytokine IL-6, IL-17 (A, B, C, D, E, F), IL-22, TNFα und GM-CSF,
- eine Porenbildung in der Zellmembran,[317] sodass
  - es zum Ionen-Ausfluss kommt und hierdurch
  - weitere Inflammasomen aktiviert werden mit einer weiteren Zunahme von (aktivierter) Caspase -1,
- dass eine Inflammasomen-abhängige Apoptose (**Pyroptosis**) ausgelöst wird,[318, 319]
  - bedingt durch die proteolytische Aktivierung von Gasdermin D durch Caspase-1 (oder durch Caspase-4 und Caspase-5), welches
    - an der inneren Schicht (im Besonderen an Phosphatidylinositolphosphat und Phosphatidylserin) der Zellmembran oligomerisiert und dort Poren bildet, welche zur Lyse der betroffenen Zelle führen und
    - extrazellulär benachbarte Zellen daher nicht beschädigen kann,
  - die bislang beobachtet wurde[320] besonders in Makrophagen, Dendritischen Zellen, Darmepithelzellen und hämatopoietischen Zellen, nicht jedoch in Monozyten und Granulozyten und
  - welche die Entzündung verstärkt durch die Freisetzung von DAMPs und lysosomalen Enzymen und die extrazelluläre Aktivierung von Interleukinen der IL-1-Familie.

317 Cunha LD, Silva ALN, Ribeiro JM, Mascarenhas DPA, Quirino GFS, Santos LL, Flavell RA, Zamboni DS. AIM2 Engages Active but Unprocessed Caspase-1 to Induce Noncanonical Activation of the NLRP3 Inflammasome. Cell Rep. 2017, 25;20(4):794–805.

318 Liu X, Zhang Z, Ruan J, Pan Y, Magupalli VG, Wu H, Lieberman J. Inflammasome-activated gasdermin D causes pyroptosis by forming membrane pores. Nature. 2016;535(7610):153–8.

319 Shi J, Zhao Y, Wang K, Shi X, Wang Y, Huang H, Zhuang Y, Cai T, Wang F, Shao F. Cleavage of GSDMD by inflammatory caspases determines pyroptotic cell death. Nature. 2015;526(7575):660–5.

320 Sharma D, Kanneganti TD. The cell biology of inflammasomes: Mechanisms of inflammasome activation and regulation. J Cell Biol, 2016;213(6):617, DOI: 10.1083/jcb.201602089.

Tab. 2.28: Expression und Wirkung der Interleukine der IL-1-Familie auf die Immunabwehr und Allergie.[321]

Expression der Interleukine			**Wirkung der Interleukine**			**Inhibition durch**
Zyto-kin	**produzierende Zellen**	**Proteolyt. Aktivierung**	**Einfluss auf die Immunabwehr**	**Einfluss auf Typ*) der IA**		
IL-1α [322, 323, 324]	Epithelzellen (Magen/Darm, Lunge, Leber, Niere) Monozyten Endothelzellen Astrozyten *Dendritische Zellen* *B-Lymphozyten*	Calpain	**Granulozyten: Aktivierung (↑) Fibroblasten: Kollagen (↑)**	IV **)		**Calpastatin**
			TH1-Lymphozyten, TH17-Lymphozyten: Proliferation (↑), IFNγ (↑)	IV		
			Mastzellen, basophile, eosinophile Granulozyten: Aktivierung (↑)	I	II, III	**IL-1R-II** (bindet an/ blockiert IL-1α, IL-1β, IL-Ra, IL-1RacP)[325, 326] **IL-1Ra** (IL-1 Rezeptor-Antago-nist)[327]
			Makrophagen, NK-Zellen Endothelzellen: Aktivierung (↑), Neuronen/Hypothalamus: Fieber (↑) Neuronen: Nocizeption (↑)	IV		
IL-1β [328, 329, 330]	Monozyten Makrophagen NK-Zellen. Fibroblasten Mikroglia-Zellen Neuronen *Dendritische Zellen* *B-Lymphozyten*	Caspase 1/ Inflamma-som[331, 332] lysosom. Proteinase 3[333] bakterielle Proteasen, Caspase-3/ -4/TRIF	**Mastzellen, basophile, eosinophile Granulozyten: Aktivierung (↑)**	I	II, III	
			Makrophagen, NK-Zellen Endothelzellen: Aktivierung (↑), Neuronen/Hypothalamus: Fieber (↑) Neuronen: Nocizeption (↑)	IV	III, II, IV	
IL-18 [334, 335, 336]	Epithelzellen Monozyten Endothelzellen		***TH1-Lymphozyten, TH17-Lymphozyten: Proliferation (↑), IFNγ (↑)***	IV		**IL-18bP** (IL-18 binding Protein)[337]
			ACTH (↑)	I	II, III, IV	
IL-33 [338, 339, 340]	Endothelz. Makrophagen Mastzellen Epithelzellen Fibroblasten *Dendritische Zellen*	Freisetzung durch Zellzerfall/ Nekrose (Caspase-3, -7 inakti-viert IL-33)	**Mastzellen, basophile, eosinophile Granulozyten: Aktivierung (↑)**	I	III, II	**Caspase 1; Caspase 3;** NFkB (↓) (durch Kom-plexbildung mit IL-33)[341] **Oxydation** (von IL-33)[342]
			Granulozyten, Makrophagen, Epithelzellen: Aktivierung (↑)	IV	III, II	
			TH2-Lymphozyten: Aktivierung (↑), B-Lymphozyten: Antikörper-Bildung (↑)	I	III, II	

Expression der Interleukine				Wirkung der Interleukine			Inhibition durch
Zytokin		**produzierende Zellen**	**Proteolyt. Aktivierung**	**Einfluss auf die Immunabwehr**	**Einfluss auf Typ*) der IA**		
IL-36 [343, 344, 345, 346]	α, ß, γ	Epithelzellen, Mucosazellen, Makrophagen, *Dendritische Zellen, T-Lymphozyten*	Cathepsin -G, -S, Elastase, Proteinase 3[347]	**Epithelzellen (Haut, Lunge): Aktivierung; Fibroblasten: Aktivierung (↑)**	IV	III, II, I	**IL-36Ra** (Il-36 Rezeptor Antagonist)
				Dendritische Zellen: Aktivierung (↑) TH1-Lymphozyten:[348] Aktivierung (↑)	IV		
IL-37 [349, 350, 351, 352]		Monozyten, Makrophagen, *Dendritische Zellen, Plasmazellen*	Caspase 1/ Inflammasome	Makrophagen: Expression IL-1α, IL-1β, IL-1Ra, IL-6, IL-8, IL-17, IL-23, TNF-α, and IFN-γ (↓), TGFβ (↑)	IV		**IL-18Rα**
				Mastzellen: Aktivierung (↓)	I	III, II	
				TH1-Lymphozyten: Aktivierung (↓)	IV		
				TH2-Lymphozyten: (↑), IL-10 (↑)	III	I, II	
				B-Lymphozyten: IgG, IgA (↑)		II	
				B-Lymphozyten: IgE (↓)	I		
IL-38 [353, 354, 355]		Herzzellen, Epithelzellen, Leberzellen, *Thymuszellen, B-Lymphozyten*	Protease bislang noch nicht indentifiziert	Monozyten/Makrophagen: Aktivierung/M1, Expression IL-6, IL-7, IL-8, IL-22, IL-23 (↓)	IV	III	**IL-36R TIR8** (hemmt IL-1, IL-18, IL-33)[356]
				Endothelzellen, Epithelzellen, Fibroblasten: Aktivierung/Proliferation (↓)		III, II, I	
				Dendritische Zellen: IL-6, IL-23, TNFα (↓)	I	II, III, IV	
				TH1-, Th17-Lymphozyten: Prägung (↓); IL-17 (↓)	IV		
				Treg: (↑)	I	III, II	

Stimulation zelluläre Antwort	***Stimulation Antikörperantwort***	antiinflammatorische Wirkung

kursive Schrift: erworbene Immunreaktion

*) Immunantwort Typ I = IgE-vermittelte Allergie vom Soforttyp; Typ II = Allergie durch IgG-Antikörper gegen zellgebundene Antigene; Typ III = Allergie durch IgM- und/oder IgG-Antikörper gegen lösliche/partikuläre Antigene/durch Immunkomplexbildung; Typ IV = Allergie vom verzögerten Typ durch T-Lymphozyten (TH1, TH17, CTL)

**) Ausmaß des direkten Einflusses (Abnahme von links nach rechts)

IA = Immunantwort; IL1RAcP = IL-1 receptor accessory protein; TIR = TIR8 = Toll/IL-1R domain-Receptor-8

321 Sedlacek HH, Karges HE. Multiples Organversagen. Ursachen, Diagnostik, Behandlungsstrategien und Prävention. Berlin/Boston: de Gruyter 2018, 172–181.

322 Lin D, Lei L, Liu Y, Zhang Y, Hu B, Bao G, Song Y, Jin Z, Liu C, Mei Y, Sandikin D, Wu Y, Zhao L, Yu X, Liu H. Membrane IL1α Inhibits the Development of Hepatocellular Carcinoma via Promoting T- and NK-cell Activation. Cancer Res. 2016;76(11):3179–88.

323 Di Paolo NC, Shayakhmetov DM. Interleukin 1α and the inflammatory process. Nat Immunol. 2016;17(8):906–13.

324 Rider P, Carmi Y, Guttman O, Braiman A, Cohen I, Voronov E, White MR, Dinarello CA, Apte RN. IL-1α and IL-1β recruit different myeloid cells and promote different stages of sterile inflammation. J Immunol. 2011;187(9):4835–43.

325 Colotta F, Re F, Muzio M, Bertini R, Polentarutti N, Sironi M, Giri JG, Dower SK, Sims JE, Mantovani A. Interleukin-1 type II receptor: a decoy target for IL-1 that is regulated by IL-4. Science. 1993;261(5120):472–5.

326 Lang D, Knop J, Wesche H, Raffetseder U, Kurrle R, Boraschi D, Martin MU. The type II IL-1 receptor interacts with the IL-1 receptor accessory protein: a novel mechanism of regulation of IL-1 responsiveness. J Immunol. 1998;161(12):6871–7.

327 Arend WP. Interleukin 1 receptor antagonist. A new member of the interleukin 1 family. J. Clin. Invest. 1991;88(5):1445–51.

328 LaRock CN, Todd J, LaRock DL, Olson J, O'Donoghue AJ, Robertson AAB, Cooper MA, Hoffman HM, Nizet V. IL-1β is an innate immune sensor of microbial proteolysis. Sci Immunol. 2016;1(2):eaah3539. doi: 10.1126/sciimmunol.aah3539.

329 Netea MG, Simon A, van de Veerdonk F, Kullberg BJ, Van der Meer JW, Joosten LA. IL-1beta processing in host defense: beyond the inflammasomes. PLoS Pathog. 2010;6(2):e1000661. doi: 10.1371/journal.ppat.1000661.

330 Clark AK, Staniland AA, Marchand F, Kaan TK, McMahon SB, Malcangio M. P2X7-dependent release of interleukin-1beta and nociception in the spinal cord following lipopolysaccharide. J Neurosci. 2010;30:573–582.

331 Latz E, Xiao TS, Stutz A. Activation and regulation of the inflammasomes. Nat Rev Immunol. 2013;13(6):397–411.

332 Sellin ME, Müller AA, Hardt WD. Consequences of Epithelial Inflammasome Activation by Bacterial Pathogens. J Mol Biol. 2017. pii: S0022-2836(17)30183-3. doi: 10.1016/j.jmb.2017.03.031.

333 Sugawara S, Uehara A, Nochi T, Yamaguchi T, Ueda H, Sugiyama A, Hanzawa K, Kumagai K, Okamura H, Takada H. Neutrophil proteinase 3-mediated induction of bioactive IL-18 secretion by human oral epithelial cells. J Immunol. 2001;167(11):6568–75.

334 Kato Z, Jee J, Shikano H, Mishima M, Ohki I, Ohnishi H, Li A, Hashimoto K, Matsukuma E, Omoya K, Yamamoto Y, Yoneda T, Hara T, Kondo N, Shirakawa M. The structure and binding mode of interleukin-18. Nat Struct Biol. 2003;10(11):966–71.

335 Xu MH, Yuan FL, Wang SJ, Xu HY, Li CW, Tong X. Association of interleukin-18 and asthma. Inflammation. 2017;40(1):324–327.

336 Yi YS. Caspase-11 non-canonical inflammasome: a critical sensor of intracellular lipopolysaccharide in macrophage-mediated inflammatory responses. Immunology. 2017, doi: 10.1111/imm.12787.

337 Novick D, Kim SH, Fantuzzi G, Reznikov LL, Dinarello CA, Rubinstein M. Interleukin-18 binding protein: a novel modulator of the Th1 cytokine response, Immunity. 1999;10(1):127–36.

338 Schmitz J, Owyang A, Oldham E, Song Y, Murphy E, McClanahan TK, Zurawski G, Moshrefi M, Qin J, Li X, Gorman DM, Bazan JF, Kastelein RA. IL-33, an interleukin-1-like cytokine that signals via the IL-1 receptor-related protein ST2 and induces T helper type 2-associated cytokines. Immunity. 2005;23(5):479–90.

339 Baekkevold ES, Roussigné M, Yamanaka T, Johansen FE, Jahnsen FL, Amalric F, Brandtzaeg P, Erard M, Haraldsen G, Girard JP. Molecular characterization of NF-HEV, a nuclear factor preferentially expressed in human high endothelial venules. Am J Pathol. 2003;163(1):69–79.

340 Takatori H, Makita S, Ito T, Matsuki A, Nakajima H. Regulatory Mechanisms of IL-33-ST2-Mediated Allergic Inflammation. Front Immunol. 2018; 9:2004. doi: 10.3389/fimmu.2018.02004.

341 Ali S, Mohs A, Thomas M, Klare J, Ross R, Schmitz ML, Martin MU. The dual function cytokine IL-33 interacts with the transcription factor NF-κB to dampen NF-κB-stimulated gene transcription. J Immunol. 2011;187(4):1609–16.

342 Cohen ES, Scott IC, Majithiya JB, Rapley L, Kemp BP, England E, Rees DG, Overed-Sayer CL, Woods J, Bond NJ, Veyssier CS, Embrey KJ, Sims DA, Snaith MR, Vousden KA, Strain MD, Chan DT, Carmen S, Huntington CE, Flavell L, Xu J, Popovic B, Brightling CE, Vaughan TJ, Butler R, Lowe DC, Higazi DR, Corkill DJ, May RD, Sleeman MA, Mustelin T. Oxidation of the alarmin IL-33 regulates ST2-dependent inflammation. Nat Commun. 2015;6:8327. doi: 10.1038/ncomms9327.

343 Jensen LE. Interleukin-36 cytokines may overcome microbial immune evasion strategies that inhibit interleukin-1 family signaling. Sci Signal. 2017;10(492). pii: eaan3589. doi: 10.1126/scisignal.aan3589.

344 Gresnigt MS, van de Veerdonk FL. Biology of IL-36 cytokines and their role in disease. Semin Immunol. 2013;25(6):458–65.

345 Hahn M, Frey S, Hueber AJ. The novel interleukin-1 cytokine family members in inflammatory diseases. Curr Opin Rheumatol. 2017;29(2):208–213.

346 Gabay C, Towne JE. Regulation and function of interleukin-36 cytokines in homeostasis and pathological conditions. J Leukoc Biol. 2015;97(4):645–52.

347 Towne JE, Renshaw BR, Douangpanya J, Lipsky BP, Shen M, Gabel CA, Sims JE. Interleukin-36 (IL-36) ligands require processing for full agonist (IL-36α, IL-36β, and IL-36γ) or antagonist (IL-36Ra) activity. J Biol Chem. 2011;286(49):42594–602.

348 Vigne S, Palmer G, Martin P, Lamacchia C, Strebel D, Rodriguez E, Olleros ML, Vesin D, Garcia I, Ronchi F, Sallusto F, Sims JE, Gabay C. IL-36 signaling amplifies Th1 responses by enhancing proliferation and Th1 polarization of naive CD4+ T cells. Blood. 2012;120(17):3478–87.

349 Conti P, Carinci F, Lessiani G, Spinas E, Kritas SK, Ronconi G, Caraffa A, Theoharides TC. Potential therapeutic use of IL-37: a key suppressor of innate immunity and allergic immune responses mediated by mast cells., Immunol Res. 2017, doi: 10.1007/s12026-017-8938-7.

350 Conti P, Lessiani G, Kritas SK, Ronconi G, Caraffa A, Theoharides TC. Mast cells emerge as mediators of atherosclerosis: Special emphasis on IL-37 inhibition. Tissue Cell. 2017;49(3):393–400.

351 Zhan Q, Zeng Q, Song R, Zhai Y, Xu D, Fullerton DA, Dinarello CA, Meng X. IL-37 suppresses MyD88-mediated inflammatory responses in human aortic valve interstitial cells. Mol Med. 2017;23. doi: 10.2119/molmed.2017.00022.

352 Jia H, Liu J, Han B. Reviews of Interleukin-37: Functions, Receptors, and Roles in Diseases. Biomed Res Int. 2018:3058640. doi: 10.1155/2018/3058640.

353 van de Veerdonk FL, Stoeckman AK, Wu G, Boeckermann AN, Azam T, Netea MG, Joosten LA, van der Meer JW, Hao R, Kalabokis V. Dinarello CA. IL-38 binds to the IL-36 receptor and has biological effects on immune cells similar to IL-36 receptor antagonist. Proc Natl Acad Sci U S A. 2012;109(8):3001–5.

354 Yuan X, Peng X, Li Y, Li M. Role of IL-38 and its related cytokines in inflammation. Mediators Inflamm. 2015;2015:807976. doi: 10.1155/2015/807976.

355 Xu WD, Huang AF. Role of Interleukin-38 in Chronic Inflammatory Diseases: A Comprehensive Review. Front Immunol. 2018;9:1462. doi: 10.3389/fimmu.2018.01462.

356 Riva F, Bonavita E, Barbati E, Muzio M, Mantovani A, Garlanda C. TIR8/SIGIRR is an Interleukin-1 Receptor/Toll Like Receptor Family Member with Regulatory Functions in Inflammation and Immunity. Front Immunol. 2012;3:322. doi: 10.3389/fimmu.2012.00322.

Tab. 2.29: Kontrolle der proinflammatorischen Zytokine der IL-1- Familie durch antiinflammatorische Familien-Mitglieder.[357]

Ursprungszellen						**Zytokine**		**Einfluss auf Zielzellen**
angeborene Immunabwehr- ***erworbene Immunabwehr***			**Aktivierung der Zymogene:** **zytosolisch**	**lysosomal**		**proinflammatorisch**		angeborene Immunabwehr
Epithelzellen (Haut, Magen/ Darm, Lunge, Leber, Niere) Monozyten Makrophagen Natürliche Killerzellen Endothelzellen Fibroblasten Mikroglia-zellen Astrozyten *Dendritische-Zellen* *B-Lymphozyten* *T-Lymphozyten*	►	Zymo-gene	Inflamma-some: Akti-vierung der inflamma-torischen Caspasen (-1, -4, -5) und der proapop-totischen Caspase-8	zellintern (Endoso-men/ Phagolyso-somen) oder zellextern (nach Exo-zytose): Cathepsin -C, -D, -G, Elastase, Colla-genase Proteinase-3	►	**IL-1α, IL-1β, IL-18, IL-33, IL-36-α, -β, -γ**	►	Epithelzellen, (Haut, Magen/ Darm, Lunge, Leber, Niere) Monozyten, Makrophagen, Natürliche Killerzellen, Endothelzellen, Fibroblasten, Mikrogliazellen, Astrozyten, neutrophile Granulozyten
						⊤		**proallergisch**
						antiinflammatorisch		**Mastzellen, basophile Granulozyten, eosinophile Granulozyten**
						Inhibitoren: IL-1RII, IL-18bP, IL-18Rα, IL-36R		
						Rezeptoranta-gonisten: IL-1Ra, IL-36Ra, IL-38 Immun-suppressiv: IL-37	⊣	*erworbene Immunabw.* *Dendritische Zellen B-Lymphozyten T-Lymphozyten*
▲								▼
Aktivierung	◄	**proinflammatorisch: IL-1α, IL-1β, IL-18, IL-33, IL-36-α, -β, -γ**					◄	Zytokine und Rezeptoren der IL-1-Familie
⊤		⊤						
antiinflammatorisch: IL-1Ra, IL-1RII, IL-18bP, IL-18Rα, IL-36R, IL-36Ra, IL-37, IL-38,								

▲ = Stimulierung oder Expression; ⊣ = Hemmung; R = Rezeptor; Ra = Rezeptor-Antagonist; bP = bindendes Protein;

pro-inflammatorische Zytokine	antiinflammatorische Zytokine/Rezeptoren/Antagonisten

Kursiv: erworbene Immunreaktion

357 Sedlacek HH, Karges HE. Multiples Organversagen. Ursachen, Diagnostik, Behandlungsstrategien und Prävention. Berlin/Boston: de Gruyter 2018, 172–181.

Weitere Mitglieder der Interleukin-Familie

Die weiteren Mitglieder der Interleukin-Familie zeigen ein zum Teil breit gefächertes Wirkungsspektrum auf die angeborene und die erworbene Immunabwehr und beeinflussen die allergischen Reaktionen in unterschiedlicher Weise (siehe Tab. 2.30).

Tab. 2.30: Einfluss der Interleukine IL-2 bis IL-38 auf die Immunabwehr.[358, 359, 360, 361]

Zytokine	Ursprungszellen	Wirkung auf die Immunabwehr	Einfluss auf Typ*) der IA	
IL-1-Familie	IL-1α, -β, IL-18, IL-33, -36, -37, -38 und IL-1Ra, IL-36Ra (siehe Tab. 2.28)			
IL-2[362]	*T-Lymphozyten (TH1-Ly)*	**Makrophagen, NK-Zellen: Aktivierung und Proliferation (↑)**	**IV **)**	**III, I, II**
		TH1-Lymphozyten: Aktivierung und Proliferation (↑), CTL: Differenzierung (↑)	**IV**	**IV**
		TH2-Lymphozyten, B-Lymphozyten: Proliferation (↑)	**I**	**II, III**
IL-3[363]	Mastzellen, NK.-Zellen, Endothelzellen, basophile + eosin. Granulozyt	**Monozyten, Granulozyten: Proliferation (↑)**	**IV**	**III, II, I**
		Mastzellen, eosinophile Granulozyten: Proliferation (↑) Degranulation/Histamin (↑)	**I**	**III, IV**
		Lymphozyten: Proliferation (↑)	**III**	**IV, I, II**
		Erythropoese (↑)		
IL-4[364]	Makrophagen Mastzellen KM-Stromazellen *T-Lymphozyten*	Makrophagen: Prägung M1 (↓), M2 (↑)	**III**	**I, II**
		TH1-Ly.: (↓), IL-12 + IFNγ (↓)		
		B-Lymphozyten: Antikörper-Isotypenwechsel IgG→ IgE (↑)	**I**	

358 Sedlacek HH. Immunologie. Die Immunabwehr des Menschen. Berlin/Boston: de Gruyter 2014, 44–52.

359 Fietta P, Costa E, Delsante G. Interleukins (ILs), a fascinating family of cytokines. Part I: ILs from IL-1 to IL-19. Theor Biol Forum. 2015;108(1–2):19–40.

360 Fietta P, Costa E, Delsante G. Interleukins (ILs), a fascinating family of cytokines. Part II: ILs from IL-20 to IL-38. Theor Biol Forum. 2014;107(1–2):13–45.

361 Turner MD, Nedjai B, Hurst T, Pennington DJ. Cytokines and chemokines: At the crossroads of cell signalling and inflammatory disease. Biochimica et Biophysica Acta (BBA) – Molecular Cell Research, 2014;1843(11):2563–2582.

362 Dhupkar P, Gordon N. Interleukin-2: Old and New Approaches to Enhance Immune-Therapeutic Efficacy. Adv Exp Med Biol. 2017;995:33–51.

363 Esnault S, Kelly EA. Essential Mechanisms of Differential Activation of Eosinophils by IL-3 Compared to GM-CSF and IL-5., Crit Rev Immunol. 2016;36(5):429–444.

364 Gandhi NA, Pirozzi G, Graham NMH. Commonality of the IL-4/IL-13 pathway in atopic diseases. Expert Rev Clin Immunol. 2017;13(5):425–437.

Zyto-kine	Ursprungszellen	Wirkung auf die Immunabwehr	Einfluss auf Typ*) der IA	
IL-5[365]	Mastzellen eosinophile Granu-lozyten *T-Lymphozyten*	**Granulozyten: Proliferation/Reifung (↑),**	III	IV, I
		eosinophile Granulozyten: Proliferation/Reifung (↑),		
		B-Lymphozyten: (↑), Antikörper IgM, IgG, IgA (↑)		I, II
IL-6[366, 367]	Makrophagen, Endothelzellen, Fibroblasten, Fettzellen, Muskelzellen (Myokin), Osteoblasten, *T-Lymphozyten/* *TH17-Ly,* *B-Lymphozyten*	**Granulozyten: Proliferation (↑),** **Leberzellen: CRP (↑), Osteoklasten: Proliferation (↑),** **Neuronen: Fieber (↑)**	IV	III,
		Makrophagen: IL-1Ra + IL10 (↑); TNFα + IL-1 (↓)	I	III, II
		T-Lymphozyten: IL10 (↑); TNFα + IL-1 (↓)		
		B-Lymphozyten: Proliferation + Differenzierung (↑)		
		B-Lymphozyten (↑): *Antikörperwechsel IgG→ IgE* (↓)		
		Treg-Lymphozyten: Differenzierung (↓)		
LIF[368, 369]	Monozyten Makrophagen Fibroblasten Osteoblasten Leberzellen *Thymusepithel* *T-Lymphozyten*	**Osteoblasten: Proliferation (↑),** **Megakaryozyten: Proliferation (↑),** **Endothelzellen: Angiogenese (↑)**	IV	III, I
		T-Lymphozyten : TNF (↓), IL-6 (↓), IL-10 (↑); *TH17-Lymphozytem: Differenzierung/Aktivierung* (↓)	IV	III
		B-Lymphozyten: IgG, IgA (↑)	III	II
		B-Lymphozyten: IgG → IgE (↓)	I	III, IV, II
		Treg-Lymphozyten: Differenzierung (↑)		
		ACTH-Ausschüttung (↑)		
IL-7[370]	Stromazellen (KM/*Thymus*); Epithel-zellen, Neuronen, Dendritischen Zellen, Leberzellen	**NK-Zellen: Proliferation (↑)**	IV	III, II, I
		T-Lymphozyten: Proliferation/Differenzierung (↑)		
		B-Lymphozyten: Proliferation/Differenzierung (↑)	III	I, II

365 Yanagibashi T, Satoh M, Nagai Y, Koike M, Takatsu K. Allergic diseases: From bench to clinic – Contribution of the discovery of interleukin-5. Cytokine. 2017;98:59–70.

366 Pedersen BK, Febbraio MA. Muscles, exercise and obesity: skeletal muscle as a secretory organ. Nat Rev Endocrinol. 2012;8(8):457–65.

367 Pedersen BK. Muscle as a secretory organ. Compr Physiol. 2013;3(3):1337–62.

368 Nicola NA, Babon JJ. Leukemia Inhibitory Factor (LIF) Cytokine Growth Factor. Rev. 2015;26(5):533–544.

369 Mathieu ME, Saucourt C, Mournetas V, Gauthereau X, Thézé N, Praloran V, Thiébaud P, Bœuf H. LIF-dependent signaling: new pieces in the Lego. Stem Cell Rev. 2012;8(1):1–15.

370 Nguyen V, Mendelsohn A, Larrick JW. Interleukin-7 and Immunosenescence., J Immunol Res. 2017;2017:4807853. doi: 10.1155/2017/4807853.

Zytokine	Ursprungszellen	Wirkung auf die Immunabwehr	Einfluss auf Typ*) der IA	
IL-8	siehe Kap. 2.1 (Chemokine)			
IL-9[371, 372]	T-Lymphozyten (TH9-Ly)	**Megakaryozyten: Proliferation (↑)**	III	IV, II
		Mastzellen: Aktivierung (↑)	I	III, II, IV
		T-Lymphozyten: Proliferation (↑), TH2-Lymphozyten: Proliferation/Differenzierung (↑)		III, II
		B-Lymphozyten: Proliferation/Differenzierung (↑)		
IL-10[373]	Monozyten, Makrophagen *Dendritische Zellen* *TH2-Lymphozyten*	Makrophagen: Aktivierung (↓)	IV	III, II
		Mastzellen: Proliferation (↑)	I	III, II, IV
		Dendritische Zellen: TNFα (↓), IL-1 (↓), IL-2 (↓), IL-6 (↓)	IV	I, III, II
		TH1-Ly: Differenzierung (↓),		
		B-Lymphozyten: IgG, IgA (↑); Plasmazellen: **Reifung (↑)**	III	I, II
		B-Lymphozyten: IgG→ IgE (↓)	I	III, II
IL-11[374, 375]	KM-Stromazellen Fibroblasten	**Hämatopoese (↑)**	III	IV
		Osteoklasten: (↑); Thrombozytopoese (↑)		
		B-Lymphozyten: Differenzierung (↑)		I, II
IL-12[376]	Makrophagen Dendritische Zellen Granulozyten *B-Lymphozyten*	**NK-Zellen: Zytotoxizität (↑), Expression IFNγ, TNFα (↑)**	IV	
		TH1-Lymphozyten: Differenzierung (↑); CTL: Differenzierung/Zytotoxizität (↑)		
		TH2-Lymphozyten: Differenzierung (↓) B-Lymphozyten: Aktivierung (↓)	III	I, II
IL-13[377]	Natürliche Killerzellen Mastzellen *TH2-Lymphozyten*	**Fibroblasten: Proliferation (↑), Sekretion MMP (↑)**	IV	III, I, II
		Makrophagen: Aktivierung (↓)		
		B-Lymphozyten: Differenzierung/Funktion (↑),	I	III, II
		Antikörperwechsel IgG→ IgE (↑)		

371 Li J, Chen S, Xiao X, Zhao Y, Ding W, Li XC. IL-9 and Th9 cells in health and diseases-From tolerance to immunopathology. Cytokine Growth Factor Rev. 2017. pii: S1359-6101(17)30109-0. doi: 10.1016/j.cytogfr.2017.07.004.

372 Goswami R. Th9 Cells: New Member of T Helper Cell Family. Methods Mol Biol. 2017;1585:1–19.

373 NgTHS, Britton GJ, Hill EV, Verhagen J, Burton BR, DC. Regulation of adaptive immunity; the role of interleukin-10 Front. Immunol., 2013 | https://doi.org/10.3389/fimmu.2013.00129.

374 Permyakov EA, Uversky VN, Permyakov SE. Interleukin-11: A Multifunctional Cytokine with Intrinsically Disordered Regions. Cell Biochem Biophys. 2016;74(3):285–96.

Zytokine	Ursprungszellen	Wirkung auf die Immunabwehr	Einfluss auf Typ*) der IA	
IL-14 378	*T-Lymphozyten* *B-Lymphozyten*	**B-Lymphozyten:** ***Proliferation (↑)***	III	I, II
		B-Lymphozyten: *Antikörpersynthese (↓)*		
IL-15[379, 380]	Monozyten, Epithelzellen, Fibroblasten, Muskelzellen, Nervenzellen *Dendritische Zellen* *Lymphozyten*	**NK-Zellen: Zytotoxizität (↑)**	IV	III, II
		CTL: Proliferation + Zytotoxizität (↑)		
IL-16[381, 382]	Monozyten, NK-Zellen, Mastzellen, eosinophile Granulozyten, Epithelzellen *B-Lymphozyten* *T-Lymphozyten*	**Monozyten, Granulozyten: Aktivierung, Chemotaxie (↑)**	IV	III, II, IV
		Eosinophile Granulozyten: Aktivierung, Chemotaxie (↑)	I	IV, III
		TH-Lymphozyten: Aktivierung **(↑)**	IV	III, I, II
IL-17[383, 384, 385]	Mastzellen, neutrophile Granulozyten *TH17-Lymphozyten*	**Epithelzellen, Fibroblasten, Makrophagen, neutrophile Granulozyten, Endothelzellen: Aktivierung (↑), Sekretion von IL-1β, IL-6, IL-8, GM-CSF (↑), G-CSF, TNFα (↑), Angiogenese (↑)**	IV	III, I
		Lymphozyten: Proliferation (↑)	IV	III, I, II
		Expression von TGFβ (↑)	I	III, II

375 Paiva P, Salamonsen LA, Manuelpillai U, Walker C, Tapia A, Wallace EM, Dimitriadis E. Interleukin-11 promotes migration, but not proliferation, of human trophoblast cells, implying a role in placentation. Endocrinology. 2007;148(11):5566–72.

376 Behzadi P, Behzadi E, Ranjbar R. IL-12 Family Cytokines: General Characteristics, Pathogenic Microorganisms, Receptors, and Signalling Pathways. Acta Microbiol Immunol Hung. 2016;63(1):1–25.

377 Gieseck RL 3rd, Ramalingam TR, Hart KM, Vannella KM, Cantu DA, Lu WY, Ferreira-González S, Forbes SJ, Vallier L, Wynn TA. Interleukin-13 Activates Distinct Cellular Pathways Leading to Ductular Reaction, Steatosis, and Fibrosis. Immunity. 2016;45(1):145–58.

378 Nogami S, Satoh S, Tanaka-Nakadate S, Yoshida K, Nakano M, Terano A, Shirataki H. Identification and characterization of taxilin isoforms. Biochem Biophys Res Commun. 2004;319(3):936–43.

379 Di Sabatino A, Calarota SA, Vidali F, Macdonald TT, Corazza GR. Role of IL-15 in immune-mediated and infectious diseases. Cytokine Growth Factor Rev. 2011;22(1):19–33.

380 Perera PY, Lichy JH, Waldmann TA, Perera LP. The role of interleukin-15 in inflammation and immune responses to infection: implications for its therapeutic use. Microbes Infect. 2012;14(3):247–61.

381 Kaser A, Dunzendorfer S, Offner FA, Ryan T, Schwabegger A, Cruikshank WW, Wiedermann CJ, Tilg H. A role for IL-16 in the cross-talk between dendritic cells and T cells. J Immunol. 1999;163(6):3232–8.

382 Andersson A, Malmhäll C, Houltz B, Tengvall S, Sjöstrand M, Qvarfordt I, Lindén A, Bossios A. Interleukin-16-producing NK cells and T-cells in the blood of tobacco smokers with and without COPD. Int J Chron Obstruct Pulmon Dis. 2016;11:2245–2258.

383 Miossec P, Korn T, Kuchroo VK. Interleukin-17 and type 17 helper T cells., N Engl J Med. 2009;361(9):888–98.

384 Hu Y, Shen F, Crellin NK, Ouyang W. The IL-17 pathway as a major therapeutic target in autoimmune diseases. Ann N Y Acad Sci. 2011;1217:60–76.

Zytokine	Ursprungszellen	Wirkung auf die Immunabwehr	Einfluss auf Typ*) der IA	
IL-18	siehe IL-1-Familie (Tab. 2.28)			
IL-19[386, 387]	Monozyten *B-Lymphozyten*	**Monozyten: Aktivierung, Sekretion von IL-6 + TNFα (↑), Apoptose (↑)**	IV	III, II
IL-20[388, 389, 390]	Monozyten, neutroph. Granulozyten, Epithelzellen/ Keratinozyten	**pluripotente Stammzellen (↑)**	III	IV, II, I
		Keratinozyten: Proliferation, Differenzierung (↑); neutrophile Granulozyten, Osteoklasten: Aktivierung (↑)	IV	III, II
IL-21[391, 392, 393]	Natürliche Killerzellen *TH-Lymphozyten (TH1, TH17)*	**Monozyten/Makrophagen: Aktivierung (↑), NK-Zellen: Zytotoxizität (↑)**	IV	III, II, I
		TH1-Lymphozyten: Differenzierung (↑); CTL: Zytotoxizität (↑)	IV	
		B-Lymphozyten: Differenzierung/Funktion (↑), Antikörperwechsel IgG → IgA (↑)	III	II
		B-Lymphozyten: *Antikörper IgE (↓)*	I	
IL-22[394, 395, 396, 397,]	Natürliche Killerzellen *TH-Lymphozyten (TH1, TH17, TH22)*	**Epithelzellen, neutrophile Granulozyten: Expression bakterizider Proteine/Defensine, S 100s (↑)**	IV	III, II

385 Lin AM, Rubin CJ, Khandpur R, Wang JY, Riblett M, Yalavarthi S, Villanueva EC, Shah P, Kaplan MJ, Bruce AT. Mast cells and neutrophils release IL-17 through extracellular trap formation in psoriasis. J Immunol. 2011;187(1):490–500.

386 Kragstrup TW, Andersen T, Holm C, Schiøttz-Christensen B, Jurik AG, Hvid M, Deleuran B. Toll-like receptor 2 and 4 induced interleukin-19 dampens immune reactions and associates inversely with spondyloarthritis disease activity. Clin Exp Immunol. 2015;180(2):233–42.

387 Steinert A, Linas I, Kaya B, Ibrahim M, Schlitzer A, Hruz P, Radulovic K, Terracciano L, Macpherson AJ, Niess JH. The Stimulation of Macrophages with TLR Ligands Supports Increased IL-19 Expression in Inflammatory Bowel Disease Patients and in Colitis Models. J Immunol. 2017. pii: ji1700350. doi: 10.4049/jimmunol.1700350.

388 Rutz S, Wang X, Ouyang W. The IL-20 subfamily of cytokines--from host defence to tissue homeostasis., Nat Rev Immunol. 2014;14(12):783–95.

389 Kragstrup TW, Otkjaer K, Holm C, Jørgensen A, Hokland M, Iversen L, Deleuran B. The expression of IL-20 and IL-24 and their shared receptors are increased in rheumatoid arthritis and spondyloarthropathy. Cytokine. 2008;41(1):16–23.

390 Hsu Y-H, Chen W-Y, Chan C-H, Wu C-H, Sun Z-J, Chang M-S. Anti-IL-20 monoclonal antibody inhibits the differentiation of osteoclasts and protects against osteoporotic bone loss. J Exp Med. 2011;208:1849–61.

391 Kuchen S, Robbins R, Sims GP, Sheng C, Phillips TM, Lipsky PE, Ettinger R (2007). „Essential role of IL-21 in B cell activation, expansion, and plasma cell generation during CD4+ T cell-B cell collaboration". J. Immunol. 2007;179(9):5886–96.

392 Dinesh P, Rasool M. Multifaceted role of IL-21 in rheumatoid arthritis: Current understanding and future perspectives. J Cell Physiol. 2017. doi: 10.1002/jcp.26158.

393 Tian Y, Zajac AJ. IL-21 and T Cell Differentiation: Consider the Context. Trends Immunol. 2016;37(8):557–68.

Zytokine	Ursprungszellen	Wirkung auf die Immunabwehr	Einfluss auf Typ*) der IA	
IL-23[398, 399, 400]	Epithelzellen Monozyten *Dendritische Zellen*	***TH17-Ly* : *Differenzierung (↑), Expression von IL-17, Il-21, IL-22 (↑), IFNγ (↑)***	IV	
IL-24[401, 402]	Monozyten, Makrophagen, Endothelzellen, *TH2-Lymphozyten*	**Epithelzellen, Monozyten, Makrophagen: Aktivierung/Proliferation (↑)**	IV	IV
IL-25[403, 404, 405, 406]	Mastzellen *TH2-Lymphozyten*	**eosinophile Granulozyten: Aktivierung (↑)**	I	III, IV
		TH17-Lymphoz: Expression IFNγ + IL-17 (↓)	IV	
		TH2-Lymphozyten: Aktivierung Expression von IL-4, IL-5, IL-13 (↑)	I	
		B-Lymphozyten: Antikörperwechsel IgG→ IgE (↑)		

394 Eidenschenk C, Rutz S, Liesenfeld O, Ouyang W. Role of IL-22 in microbial host defense. Curr Top Microbiol Immunol. 2014;380:213–36.

395 Eyerich K, Dimartino V, Cavani A. IL-17 and IL-22 in immunity: Driving protection and pathology. Eur J Immunol. 2017;47(4):607–614.

396 Wolk K, Kunz S, Witte E, Friedrich M, Asadullah K, Sabat R. IL-22 increases the innate immunity of tissues. Immunity. 2004;21(2):241–54.

397 Kragstrup TW, Otkjaer K, Holm C, Jørgensen A, Hokland M, Iversen L, Deleuran B. The expression of IL-20 and IL-24 and their shared receptors are increased in rheumatoid arthritis and spondyloarthropathy. Cytokine. 2008;41(1):16–23.

398 Yen D, Cheung J, Scheerens H, Poulet F, McClanahan T, McKenzie B, Kleinschek MA, Owyang A, Mattson J, Blumenschein W, Murphy E, Sathe M, Cua DJ, Kastelein RA, Rennick. IL-23 is essential for T cell-mediated colitis and promotes inflammation via IL-17 and IL-6. J Clin Invest. 2006;116(5):1310–6.

399 Lee E, Trepicchio WL, Oestreicher JL, Pittman D, Wang F, Chamian F, Dhodapkar M, Krueger JG. Increased expression of interleukin 23 p19 and p40 in lesional skin of patients with psoriasis vulgaris. J Exp Med. 2004;199(1):125–30.

400 Yago T, Nanke Y, Kawamoto M, Kobashigawa T, Yamanaka H, Kotake S. IL-23 and Th17 Disease in Inflammatory Arthritis. J Clin Med. 2017;6(9). pii: E81. doi: 10.3390/jcm6090081.

401 Kragstrup TW, Otkjaer K, Holm C, Jørgensen A, Hokland M, Iversen L, Deleuran B. The expression of IL-20 and IL-24 and their shared receptors are increased in rheumatoid arthritis and spondyloarthropathy. Cytokine. 2008;41(1):16–23.

402 Margue C, Kreis S. IL-24: physiological and supraphysiological effects on normal and malignant cells. Curr Med Chem. 2010;17(29):3318–26.

403 Fort MM, Cheung J, Yen D, Li J, Zurawski SM, Lo S, Menon S, Clifford T, Hunte B, Lesley R, Muchamuel T, Hurst SD, Zurawski G, Leach MW, Gorman DM, Rennick DM. IL-25 induces IL-4, IL-5, and IL-13 and Th2-associated pathologies in vivo. Immunity. 2001;15(6):985–95.

404 Owyang AM, Zaph C, Wilson EH, Guild KJ, McClanahan T, Miller HR, Cua DJ, Goldschmidt M, Hunter CA, Kastelein RA, Artis D. Interleukin 25 regulates type 2 cytokine-dependent immunity and limits chronic inflammation in the gastrointestinal tract. J Exp Med. 2006;203(4):843–9.

405 Xu M, Dong C. IL-25 in allergic inflammation. Immunol Rev. 2017;278(1):185–191.

406 Tang W, Smith SG, Beaudin S, Dua B, Howie K, Gauvreau G, O'Byrne PM. IL-25 and IL-25 receptor expression on eosinophils from subjects with allergic asthma. Int Arch Allergy Immunol. 2014;163(1):5–10.

<table>
<tr><th>Zytokine</th><th>Ursprungszellen</th><th colspan="2">Wirkung auf die Immunabwehr</th><th colspan="2">Einfluss auf Typ*) der IA</th></tr>
<tr><td rowspan="6">IL-26[407, 408, 409]</td><td rowspan="6">TH-Lymphozyten/ TH17-Ly</td><td colspan="2"><u>Epithelzellen, Makrophagen</u>: Expression von IL-8 (↑); Bindung an Glycosaminoglycane/Porenbildung/Bakterizidie (↑)</td><td>IV</td><td>III</td></tr>
<tr><td rowspan="5"><u>Makrophagen</u>: Expression von IL-10 (↑), TNFα, IL-1; IL-2, IL-6 (↓)</td><td>Mastzellen: Proliferation (↑)</td><td>I</td><td>III, IV</td></tr>
<tr><td>B-Lymphozyten: Proliferation (↑) Plasmazellen: Differenzierung (↑)</td><td rowspan="2">III</td><td rowspan="2">II</td></tr>
<tr><td>Antikörper IgG, IgA (↑)</td></tr>
<tr><td>Antikörper IgE (↓)</td><td>I</td><td></td></tr>
<tr><td>TH1-Lymphozyten (↓)</td><td>IV</td><td></td></tr>
<tr><td rowspan="7">IL-27[410, 411, 412]</td><td rowspan="7">Antigen-präsentierende Zellen
Dendritische Zellen
Monozyten, Makrophagen</td><td colspan="2"><u>Endothelzellen</u>, <u>NK-Zellen</u>, <u>Monozyten</u>, <u>Makrophagen</u>: IFNγ (↑)</td><td>IV</td><td>III</td></tr>
<tr><td colspan="2"><u>Mastzellen</u>: Aktivierung (↑)</td><td>I</td><td>III, IV</td></tr>
<tr><td colspan="2"><u>TH1-Lymphozyt.</u>: Differenzierung (↑), <u>CTL</u>: Zytotoxizität/Granzym/Perforin (↑)</td><td>IV</td><td></td></tr>
<tr><td colspan="2"><u>Treg-Lymphozyten</u>: Differenzierung (↓)</td><td>I</td><td>III, II</td></tr>
<tr><td colspan="2"><u>TH17-Lymphozyt.</u> Expression IL-17, IL-22, GM-CSF (↓),</td><td>IV</td><td></td></tr>
<tr><td colspan="2"><u>TH2-Lymphozyten</u>: Differenzierung (↓), IL-4, IL-17, IL-22 (↓); <u>B-Lymphozyten</u>: Differenzierung (↓)</td><td>I</td><td>III, II</td></tr>
<tr><td colspan="2">iTreg: IL-10 (↑)</td><td>I</td><td>III, II</td></tr>
<tr><td>IL-28</td><td colspan="5" rowspan="2">siehe IFN-λ; Tab 2.32</td></tr>
<tr><td>IL-29</td></tr>
<tr><td>IL-30[413]</td><td colspan="5">siehe IL-27; IL-30 ist die Untereinheit p28 des Heterodimers IL-27</td></tr>
</table>

407 Hör S, Pirzer H, Dumoutier L, Bauer F, Wittmann S, Sticht H, Renauld JC, de Waal Malefyt R, Fickenscher H. The T-cell lymphokine interleukin-26 targets epithelial cells through the interleukin-20 receptor 1 and interleukin-10 receptor 2 chains. J Biol Chem. 2004;279(32):33343–51.

408 Braum O, Pirzer H, Fickenscher H. Interleukin-26, a highly cationic T-cell cytokine targeting epithelial cells. Antiinflamm Antiallergy Agents Med Chem. 2012;11(3):221–9.

409 Donnelly RP, Sheikh F, Dickensheets H, Savan R, Young HA, Walter MR. Interleukin-26: an IL-10-related cytokine produced by Th17 cells. Cytokine Growth Factor Rev. 2010;21(5):393–401.

410 Pot C, Apetoh L, Kuchroo VK. Type 1 regulatory T cells (Tr1) in autoimmunity. Semin Immunol. 2011;23(3):202–8.

411 Yoshida H, Hunter CA. The Immunobiology of Interleukin-27, Annual Review of Immunology. 2015, 33 (1): 417–443.

412 Meka RR, Venkatesha SH, Dudics S, Acharya B, Moudgil KD., IL-27-induced modulation of autoimmunity and its therapeutic potential. Autoimmun Rev. 2015;14(12):1131–1141.

413 Garbers C, Spudy B, Aparicio-Siegmund S, Waetzig GH, Sommer J, Hölscher C, Rose-John S, Grötzinger J, Lorenzen I, Scheller J. An interleukin-6 receptor-dependent molecular switch mediates signal transduction of the IL-27 cytokine subunit p28 (IL-30) via a gp130 protein receptor homodimer. J Biol Chem. 2013;288(6):4346–54.

<table>
<tr><th>Zyto-kine</th><th>Ursprungszellen</th><th colspan="2">Wirkung auf die Immunabwehr</th><th colspan="2">Einfluss auf Typ*) der IA</th></tr>
<tr><td rowspan="5">IL-31[414, 415, 416, 417]</td><td rowspan="5">Monozyten, Makrophagen, Mastzellen
Endothelzellen
Epithelzellen (Haut, Darm, Lunge, Hoden)
T-/TH2-Lymphozyten</td><td colspan="2">Epithelzellen: Aktivierung (↑)</td><td>IV</td><td>IV</td></tr>
<tr><td colspan="2">eosinophile Granulozyten: Aktivierung (↑)</td><td>I</td><td>III, IV</td></tr>
<tr><td colspan="2">TH2-Lymphozyten: Differenzierung/Aktivierung / IL-4, IL-5, IL-13 (↑)</td><td>I</td><td>III</td></tr>
<tr><td colspan="2">B-Lymphozyten: Antikörperwechsel IgG →IgE (↑)</td><td>I</td><td></td></tr>
<tr><td colspan="2">Neuronen: Pruritus (↑)</td><td>IV</td><td></td></tr>
<tr><td rowspan="2">IL-32α, δ, θ[418, 419]</td><td rowspan="2">Epithelzellen
Endothelzellen
Fibroblasten
Natürliche Killerzellen
Dendritische Zellen
T-Lymphozyten</td><td colspan="2">Endothelzellen: Expression Adhäsionsmoleküle (↓), MMP (↓); NK-Zellen: Zytotoxizität (↓), Makrophagen: Differenzierung (↓), TNFα (↓), IL-10 (↓), CCL5 (↓)</td><td>IV</td><td>III, I</td></tr>
<tr><td colspan="2">Dendritische Zellen: Expression IL-18 (↓)</td><td>IV</td><td>I, II, IV</td></tr>
<tr><td rowspan="6">IL-32ß, γ[420, 421, 422]</td><td rowspan="6"></td><td colspan="2">Makrophagen: Prägung zu M1 (↑), Expression von TNFα, IL-1β, IL-6, Il-8, Il-10, MIP-2 / CXCL2 (↑),</td><td>IV</td><td>III</td></tr>
<tr><td rowspan="5">TH2-Lymphozyten: Expression von IL-10 (↑)</td><td>Mastzellen: Proliferation (↑)</td><td>I</td><td>III</td></tr>
<tr><td>B-Lymphozyten: Proliferation (↑)
Plasmazellen: Differenzierung (↑)</td><td>III</td><td rowspan="2">II, III</td></tr>
<tr><td>Antikörper IgG, IgA (↑)</td><td>III</td></tr>
<tr><td>Antikörper IgG →IgE (↓)</td><td>I</td><td>I</td></tr>
<tr><td>TH1-Lymphozyten (↓)</td><td>IV</td><td>IV</td></tr>
</table>

414 Nobbe S, Dziunycz P, Mühleisen B, Bilsborough J, Dillon SR, French LE, Hofbauer GF. IL-31 expression by inflammatory cells is preferentially elevated in atopic dermatitis., Acta Derm Venereol. 2012;92(1):24–8.

415 Cornelissen C, Lüscher-Firzlaff J, Baron JM, Lüscher B. Signaling by IL-31 and functional consequences. Eur J Cell Biol. 2012;91(6–7):552–66.

416 Saito S, Aoki A, Arai I, Takaishi S, Ito H, Akiyama N, Kiyonari H. Regulation of Th2 responses by different cell types expressing the interleukin-31 receptor. Allergy Asthma Clin Immunol. 2017;13:23. doi: 10.1186/s13223-017-0194-9.

417 Saleem MD, Oussedik E, D'Amber V, Feldman SR. Interleukin-31 pathway and its role in atopic dermatitis: a systematic review. J Dermatolog Treat. 2017:1–9. doi: 10.1080/09546634.2017.1290205.

418 Son DJ, Jung YY, Seo YS, Park H, Lee DH, Kim S, Roh YS, Han SB, Yoon DY, Hong JT, Interleukin-32α Inhibits Endothelial Inflammation, Vascular Smooth Muscle Cell Activation, and Atherosclerosis by Upregulating Timp3 and Reck through suppressing microRNA-205 Biogenesis. Theranostics. 2017;7(8):2186–2203.

419 Gorvel L, Korenfeld D, Tung T, Klechevsky E. Dendritic Cell-Derived IL-32α: A Novel Inhibitory Cytokine of NK Cell Function. J Immunol. 2017;199(4):1290–1300.

420 Kim SH, Han SY, Azam T, Yoon DY, Dinarello CA. Interleukin-32: a cytokine and inducer of TNFalpha. Immunity. 2005;22(1):131–42.

421 Xu Z, Dong A, Feng Z, Li J. Interleukin-32 promotes lipid accumulation through inhibition of cholesterol efflux. Exp Ther Med. 2017;14(2):947–952.

422 Khawar MB, Abbasi MH, Sheikh. IL-32: A Novel Pluripotent Inflammatory Interleukin, towards Gastric Inflammation, Gastric Cancer, and Chronic Rhino Sinusitis. Mediators Inflamm. 2016;2016:8413768. doi: 10.1155/2016/8413768.

Zyto-kine	Ursprungszellen	Wirkung auf die Immunabwehr	Einfluss auf Typ*) der IA	
IL-33	siehe IL-1 Familie (IL-1α, -β, IL-18 IL-33, -36, -37, -38 und IL-1Ra, IL-36Ra, Tab. 2.28)			
IL-34[423, 424, 425, 426]	Epithelzellen, Neuronen	**Monozyten, Makrophagen, Osteoklasten, Mikrogliazellen, Fibroblasten: Aktivierung + Proliferation (↑), IL-6 (↑)**	IV	III
		Dendritische Zellen*: *Aktivierung + Proliferation (↑)	III	IV, I, II
IL-35[427, 428, 429]	Monozyten, Endothelzellen, glatte Muskelzellen, *Treg/regulatorische T-lymphozyten*	Fibroblasten: VEGF, FGF-2, TNF-α, IL-6 (↓), Endostatin (↑), Angiogenese (↓),	IV	III
		TH17-Lymphozyten: (↓)	IV	
		Treg-Lymphozyten: Aktivierung und Proliferation (↑)	I	II, III
IL-36	siehe IL-1 Familie (Tab. 2.28)			
IL-37				
IL-38				
TSLP 430, 431	Epithelzellen, Endothelzellen, Fibroblasten, Stromazellen	**Endothelzellen: Aktivierung (↑) Proliferation (↑)**	IV	III, I, II
		basophile Granulozyten: Differenzierung (↑)	I	III
		Dendritische Zellen/Thymus: Reifung (↑), Langerhans-Zellen: Aktivierung (↑), TH1-Lymphozyten*: *Differenzierung (↑);	IV	
		Treg-Ly: Differenzierung (↑)	I	III, II

423 Lin H, Lee E, Hestir K, Leo C, Huang M, Bosch E, Halenbeck R, Wu G, Zhou A, Behrens D, Hollenbaugh D, Linnemann T, Qin M, Wong J, Chu K, Doberstein SK, Williams LT. Discovery of a cytokine and its receptor by functional screening of the extracellular proteome. Science. 2008;320(5877):807–11.

424 Baghdadi M, Endo H, Tanaka Y, Wada H, Seino KI. Interleukin 34, from pathogenesis to clinical applications. Cytokine. 2017;99:139–147.

425 Nakamichi Y, Udagawa N, Takahashi N. IL-34 and CSF-1: similarities and differences. J Bone Miner Metab. 2013;31(5):486–95.

426 Wang B, Ma Z, Wang M, Sun X, Tang Y, Li M, Zhang Y, Li F, Li X. IL-34 Upregulated Th17 Production through Increased IL-6 Expression by Rheumatoid Fibroblast-Like Synoviocytes. Mediators Inflamm. 2017;2017:1567120. doi: 10.1155/2017/1567120.

427 Li X, Mai J, Virtue A, Yin Y, Gong R, Sha X, Gutchigian S, Frisch A, Hodge I, Jiang X, Wang H, Yang XF. IL-35 is a novel responsive anti-inflammatory cytokine – a new system of categorizing anti-inflammatory cytokines. PLoS One. 2012;7(3):e33628. doi: 10.1371/journal.pone.0033628.

428 Banchereau J, Pascual V, O'Garra A. From IL-2 to IL-37: the expanding spectrum of anti-inflammatory cytokines. Nat Immunol. 2012;13(10):925–31.

429 Wu S, Li Y, Yao L, Li Y, Jiang S, Gu W, Shen H, Xia L, Lu J. Interleukin-35 inhibits angiogenesis through STAT1 signalling in rheumatoid synoviocytes. Clin Exp Rheumatol. 2017, PMID: 28850026.

430 Camelo A, Rosignoli G, Ohne Y, Stewart RA, Overed-Sayer C, Sleeman MA, May RD. IL-33, IL-25, and TSLP induce a distinct phenotypic and activation profile in human type 2 innate lymphoid cells. Blood Adv. 2017;1(10):577–589.

431 Yu X, Peng Y, Liang H, Fu K, Zhao Z, Xie C, Zhou L, Zhang K. TSLP/TSLPR promote angiogenesis following ischemic stroke via activation of the PI3K/AKT pathway. Mol Med Rep. 2018;17(2):3411–3417.

Zytokine	Ursprungszellen	Wirkung auf die Immunabwehr	Einfluss auf Typ*) der IA	
OCM[432, 433, 434, 435]	Monozyten, Makrophagen, neutr. Granulozyten, *Dendritische Zellen* *T-Lymphozyten*	**Endothelzellen: Aktivierung (↑), Expression Adhäsionsmoleküle/E-Selectin (↑), Zytokine/IL-6 (↑)**	IV	III
		Makrophagen: Prägung M2-Phänotyp (↑)	III	I, II

Stimulation zelluläre Antwort	***Stimulation Antikörperantwort***	antiinflammatorische Wirkung

kursive Schrift: erworbene Immunreaktion

*) Immunantwort Typ I = IgE vermittelte Allergie vom Soforttyp; Typ II = Allergie durch IgG-Antikörper gegen zellgebundene Antigene; Typ III = Allergie durch IgM- und/oder IgG- Antikörper gegen lösliche/ partikuläre Antigene/durch Immunkomplexbildung; Typ IV = Allergie vom verzögerten Typ durch T-Lymphozyten (TH1, TH17, CTL);
**) Ausmaß des direkten Einflusses (von links nach rechts abnehmend)

LIF = Leukemia Inhibitory Factor; OCM = Oncostatin M; Treg-Ly = regulatorische T-Lymphozyten; TSLP = Thymic Stromal Lymphopoietin; KM = Knochenmark

Bei Betrachtung der aufgeführten Interleukine in Bezug auf ihre Rolle bei allergischen Reaktionen lässt sich schlussfolgern (siehe Tab. 2.31)

- dass allergische Reaktionen das Zusammenwirken vieler Interleukine benötigen (**allergischer Interleukin-Cocktail**) und
- dass jedoch für die Entwicklung einer Allergie bestimmte, die Allergie stimulierende Interleukine im allergischen Interleukin-Cocktail dominieren müssen.

Tab. 2.31: Interleukine mit besonderer Wirkung auf Allergie-Reaktionen.

Zellen, wesentlich für allergische Reaktionen	Stimulation	Inhibition
Mastzellen basophile Granulozyten (Aktivierung/Proliferation)	**IL-1α, IL-1ß**, IL-3, IL-9, IL-10, **IL-18, IL-33**, TSLP	**IL-37, IL-1RII, IL-1Ra, IL-18bP**
eosinophile Granulozyten (Aktivierung/Proliferation)	IL-3, IL-5, IL-16, IL-25, IL-31, IL-33	
B-Lymphozyten, TH2-, TH-9- Lymphozyten (Differenzierung, Selektion und Synthese von Antikörpern)	IL-2, IL-5, Il-6, IL-7, IL-9, IL-10, IL-11, IL-13, IL-14, IL-21, IL-23, Il-31, **IL-33, IL-37**	**IL-1α, IL-1ß,** IL-2, IL-12, IL-15, IL-16, IL-17, **IL-18,** IL-21, IL-23, IL-27, **IL-36, IL-18Rα**

432 Komori T, Morikawa Y, Oncostatin M in the development of metabolic syndrome and its potential as a novel therapeutic target. Anat Sci Int. 2017. doi: 10.1007/s12565-017-0421-y.

433 Stephens JM, Elks CM. Oncostatin M: Potential Implications for Malignancy and Metabolism. Curr Pharm Des. 2017;23(25):3645–3657.

434 Hermanns HM. Oncostatin M and interleukin-31: Cytokines, receptors, signal transduction and physiology. Cytokine Growth Factor Rev. 2015;26(5):545–58.

435 Komori T, Tanaka M, Senba E, Miyajima A, Morikawa Y. Lack of oncostatin M receptor β leads to adipose tissue inflammation and insulin resistance by switching macrophage phenotype. J Biol Chem. 2013;288(30):21861–75.

Zellen, wesentlich für allergische Reaktionen	Stimulation	Inhibition
B-Lymphozyten (Antikörper-Isotyp-Wechsel nach IgE)	IL-4, IL-13, IL-25, IL-31, IL-32α, θ, δ (über Hemmung von IL-10)	IL-10, IL-21, IL-26 (über IL-10), IL-32ß, γ (über IL-10)
TH1-, TH17-Lymphozyten, CTL (Proliferation und Differenzierung)	**IL-1α, IL-1ß,** IL-2, IL-12, IL-15, IL-16, IL-17, **IL-18,** IL-21, IL-23, IL-27, **IL-36**	IL-10, IL-26 (über IL-10), **IL-33,** IL-35, **IL-37, IL-38, IL-1R-II, IL-1Ra, IL-18bP, IL-36-Ra**
Treg (Proliferation und Differenzierung)	IL-35, LIF, **IL-38**	**IL-36R, TIR8**

Fettschrift in Tabelle Stimulation/Inhibition: Interleukine der IL-1-Familie;

bP = bindendes Protein; CTL = Cytotoxic T-Cells; IL-1-RII = IL-1-Rezeptor-Antagonist; Ra = Rezeptor-Antagonist; TH = T-Helferzellen; TIR8 = Toll/IL-1R domain-Receptor-8; Treg = regulatorische T-Lymphozyten; TSLP = Thymic Stromal Lymphopoietin;

Stimulation	Inhibition

2.5.3 Interferone

Alle Interferone weisen eine antivirale Wirkung auf. Zudem modulieren sie die Immunreaktion. Hierbei werden pro-inflammatorische Wirkungen im Gleichgewicht gehalten durch antiinflammatorische Wirkungen. Ausgeprägt sind (siehe Tab. 2.32)

- ein antiinflammatorischer Effekt bei
  - Typ I (z. B. IFNα und IFNβ) und Typ III (IFN-λ) Interferonen.
- eine antiallergische Wirkung bei
  - Typ I (IFN-ε) und Typ II (IFNγ) Interferonen und
- ein proinflammatorischer Effekt bei
  - Typ II (IFN γ)-Interferon.

Tab. 2.32: Einfluss der Interferone/IFN auf Entzündungen und allergische Reaktionen.[436]

Interferone (Familienmitglieder)		Ursprungs-zellen	Wirkung auf die Immunantwort	Einfluss auf Typ*) der IA	
437, 438, 439	**IFNα** (IFNα1, 2, 4, 5, 6, 7, 8, 10, 13, 14, 16, 17, 21)	Monozyten, Makrophagen Granulozyten, Fibroblasten, Endothel-zellen, Epithelzellen *Dendritische-Zellen* *Lymphozyten* (fast jeder Zelltyp)	alle Zellen: antivirale Aktivität (↑)	III **)	IV, II, I
			Blutstammzellen: Zellproliferation (↓) Knochenmark-Aplasie (↑)	III	I, IV, II
	IFNβ		Blutstammzellen: Speicher (↓)		
	IFNε		Makrophagen: Expression IL-10 (↑)	IV	IV
	IFNω		*Dendritische Zellen: Aktivierung (↓)*	III	IV, I, II
			Treg-Lymphozyten: Differenzierung/ Aktivierung (↑)	I	III, II, IV

Interferone (Familienmitglieder)		**Ursprungs-zellen**	**Wirkung auf die Immunantwort**	**Einfluss auf Typ*) der IA**	
II	**IFNγ**[440, 441, 442]	Natürliche Killerzellen *Dendritische Zellen* *TH1-Lymphozyten* *CTL*	**Blutstammzellen: Proliferation (↑), Makrophagen: Aktivierung/Polarisierung zu M1 (↑), Natürliche Killerzellen: Aktivierung (↑), Endothelzellen: Aktivierung (↑)**	IV	III
			APC: MHC-II (↑);	IV	III, II, I
			alle kernhaltigen Zellen*: MHC-I (↑) *CTL: Zytotoxizität (↑);	IV	
			***TH2-Lymphozyte: Differenzierung* (↓)**	III	I, II
			***B-Lymphozyten: Proliferation/Differenzierung* (↑)**		
			B-Lymphozyten: Antikörper-Isotyp-Wechsel: IgG → IgE (↓)	I	I
			alle Zellen: antivirale Aktivität (↑)	III	IV, II, I
III	**IFNλ**[443, 444, 445] (IFNλ1, 2, 3 (IL-29, IL-28a, b) + IFN λ4	vorwiegend Epithelzellen	Epithelzellen: IFNα (↑); antivirale Aktivität (↑), (epitheliotrophe Viren, z. B. RotaV)	III	IV, II, I

436 Sedlacek, HH. Immunologie. Die Immunabwehr des Menschen. 3. Auflage, Berlin/Boston: de Gruyter, in Vorbereitung.

437 Pestka S, Krause CD, Walter MR. Interferons, interferon-like cytokines, and their receptors. Immunol. Rev. 2004;202:8–32.

438 González-Navajas JM, Lee J, David M, Raz E. Immunomodulatory functions of type I interferons. Nat Rev Immunol. 2012;12(2):125–35.

439 Smith JN, Kanwar VS, MacNamara KC. Hematopoietic Stem Cell Regulation by Type I and II Interferons in the Pathogenesis of Acquired Aplastic Anemia., Front Immunol. 2016;7:330. doi: 10.3389/fimmu.2016.00330.

440 Green DS, Young HA, Valencia JC. Current prospects of type II interferon γ signaling and autoimmunity. J Biol Chem. 2017;292(34):13925–13933.

441 Kulkarni A, Ganesan P, O'Donnell LA. Interferon Gamma: Influence on Neural Stem Cell Function in Neurodegenerative and Neuroinflammatory Disease. Clin Med Insights Pathol. 2016;9(Suppl 1):9–19.

442 Smith JN, Kanwar VS, MacNamara KC. Hematopoietic Stem Cell Regulation by Type I and II Interferons in the Pathogenesis of Acquired Aplastic Anemia. Front Immunol. 2016;7:330. doi: 10.3389/fimmu.2016.00330.

443 Osterlund PI, Pietilä TE, Veckman V, Kotenko SV, Julkunen I. IFN regulatory factor family members differentially regulate the expression of type III IFN (IFNlambda) genes. J Immunol. 2007;179(6):3434–42.

444 Hermant P, Michiels T. Interferon-λ in the context of viral infections: production, response and therapeutic implications. J Innate Immun. 2014;6(5):563–74.

445 Lu YF, Goldstein DB, Urban TJ, Bradrick SS. Interferon-λ4 is a cell-autonomous type III interferon associated with pre-treatment hepatitis C virus burden. Virology. 2015;476:334–40.

Stimulation zelluläre Antwort	*Stimulation Antikörperantwort*	antiinflammatorische Wirkung
***kursive Schrift:* Beteiligung der erworbenen Immunabwehr**		

*) Immunabwehr Typ I = IgE-vermittelte Allergie vom Soforttyp; Typ II = Allergie durch IgG-Antikörper gegen zellgebundene Antigene; Typ III = Allergie durch IgM- und/oder IgG-Antikörper gegen lösliche/partikuläre Antigene / durch Immunkomplexbildung; Typ IV = Allergie vom verzögerten Typ durch T-Lymphozyten (TH1, TH17, CTL)
**) Ausmaß des direkten Einflusses (von links nach rechts abnehmend)

CTL = cytotoxic T-Lymphocytes; M1 = proinflammatorisch polarisierte Makrophagen; M2 = antiinflammatorisch polarisierte Makrophagen; MHC = Major Histocompatibility Complex

2.5.4 Mitglieder der TNF-Familie

Derzeit sind 19 Mitglieder der TNF- (Tumor-Nekrose-Faktor-) Familie bekannt (siehe Tab. 2.33), welche abhängig von der Aktivierung des jeweiligen TNF-Rezeptors unterschiedliche Wirkungen aufweisen, die wiederum umfassen[446, 447]

- **Zellaktivierung und Anti-Apoptose**
  - bei Aktivierung solcher TNF-Rezeptoren, wie z. B. OX40, GITR, CD30 oder RANK,
    - welche keine Todes-Domäne (DD/Death-Domäne) besitzen,
    - die jedoch TIM- (TRAF-TNF-Rezeptor-interagierende-) Motive aufweisen,
  - mit Hilfe der Bindung eines der Adapterproteine TRAF1, 2, 3, 5, 6 (TNF-Rezeptor-assoziierte Faktoren) an TIM, wobei TRAF wiederum die zelluläre Signalübertragung stimuliert, was schlussendlich eine Aktivierung des Transkriptionsfaktors NFkB zur Expression von proinflammatorisch oder antiinflammatorisch wirkenden Immunmediatoren zur Folge hat;
- **Pro-Apoptose**
  - bei Aktivierung von TNF-Rezeptoren wie z. B. FAS oder dem TRAIL-Rezeptor,
    - die über eine Todesdomäne (Death-Domäne/DD) verfügen und
    - an welche Adapterproteine mit weiteren Todesdomänen wie z. B. TRADD (Tumor necrosis factor receptor type 1-associated Death Domain-Protein) und FADD (Fas-Associated Protein with Death Domain (FADD) binden,
  - welche durch Aktivierung der Initiator-Caspase-8 erfolgt, die den Apoptose-Prozess einleitet durch Aktivierung der Effektor-Caspasen (Caspase-3, -6, -7) und der CAD (Caspase-aktivierte DNAse),
- **Zellaktivierung oder Pro-Apoptose**
  - bei Aktivierung von TNF-Rezeptoren mit einer Todesdomäne wie z. B. DR3/TNFR1,
  - wobei die Zellaktivierung ausgelöst wird
    - durch Bindung von TRADD (Tumor necrosis factor receptor type 1-associated Death Domain-Protein) und die Rekrutierung des Adaptor Proteins TRAF2,
    - wobei Survivine, im Besonderen die IAPs (Inhibitor of Apoptosis Proteins) die Aktivierung von Caspasen und damit die Apoptose inhibieren,
    - letztlich durch die Aktivierung des Transkriptionsfaktors NFkB,

446 Sedlacek HH. Immunologie. Die Immunabwehr des Menschen. Berlin/Boston: de Gruyter 2014, 56–59 und 101–104.

447 Meylan F, Siegel RM. TNF superfamily cytokines in the promotion of Th9 differentiation and immunopathology. Semin Immunopathol. 2017;39(1):21–28.

- wobei andererseits die Apoptose ausgelöst werden kann
  - wenn Adapterproteine mit weiteren Todesdomänen wie z. B. TRADD und FADD (Fas-Associated Protein with Death Domain (FADD) binden und
  - wenn Caspase-8 ungehindert aktiviert wird zur Einleitung des Apoptose-Prozesses.

Die Wirkung der TNF-Moleküle auf die Entzündung ist vielgestaltig (siehe Tab. 2.33):

- die Auslösung von Apoptose
  - wirkt proinflammatorisch, wenn hierdurch DAMPs freigesetzt werden, die Immunzellen zur Ausschüttung von Entzündungsmediatoren stimulieren,
  - wirkt zugleich antiinflammatorisch, wenn hierdurch Zellen vernichtet werden, welche proinflammatorische Mediatoren exprimieren,
- die Stimulierung von Zellen der Immunabwehr kann je nach Zelle proinflammatorische oder auch antiinflammatorische Wirkung aufweisen,
  - direkt durch die Aktivierung regulativer bzw. suppressiver Immunzellen oder durch Hemmung von proinflammatorisch wirkender Zellen und/oder
  - indirekt durch die Expression von Inhibitoren der TNF-Moleküle
- durch die Kombination gegensätzlicher Wirkungen entsteht ein Gleichgewicht zwischen proinflammatorischen und antiinflammatorischen Aktivitäten,
  - welches einerseits den Körper schützt vor extremen Immun-Reaktionen auf absolut oder relativ übermäßige PAMPs oder DAMPs,
  - welches jedoch auch die Gefahr einer überschießenden proinflammatorischen und damit gegebenenfals auch allergischen Reaktion in sich birgt.

Tab. 2.33: Wirkung von Mitgliedern der TNF-Familie auf die Immunabwehr.[448, 449, 450, 451, 452]

Zytokine	Ursprungszellen	Wirkung auf die Immunantwort	Einfluss auf Typ*) der IA		Inhibitoren
TNFα[453, 454, 455, 456, 457] Kachexin	Makrophagen, Mastzellen, neutrophile/ eosinophile Granulozyten, NK-Zellen, Endothelzellen, Fibroblasten, glatte Muskelzellen, Fettzellen, *T-Lymphozyten* Mikroglia, Astrozyten, Neurone	**über TNFRI/II: NFkB (↑), Makrophagen: Phagozytose (↑), Zytokine/IL-1 (↑), Cyclooxygenase-2 (↑); Leukotriene (↑), PGE2 (↑); Granulozyten: Chemotaxie (↑); Fibroblasten: Kollagen (↓), MMP (↑); Neurone/Mikroglia: Glutamat/Neurotoxizität (↑), Fieber (↑); Leber: CRP (↑); über TNFRI: Apoptose (↑)**	**IV**	**III**	**TNFAIP3**[458, 459] **sTNFRSF1B** **Treg**[460] **α1-Antitrypsin**
		Hypothalamus: CRH (↑)	**III**	**I, II, IV**	
		CRH/ACTH/Cortisol (↑)		**I, IV, II**	
		Cortisol: IgE (↑)	**I**		
		Mastzellen: durch IL-10: Proliferation (↑), durch CRH: Degranulation (↑)		**III, II**	
		eosinophile Granulozyten: Aktivierung (↑)		**III, IV**	
		B-Lymphozyten: Aktivierung (↑) ***TH2-Lymphozyten : Differenzierung (↑)***	**III**	**I, II**	
		TH1-Ly (↓) Makrophagen: IL-10 (↑), Aktivierung (↓)	**IV**	**I, II, III**	
		IL-10: IgE (↓)	I		

Zytokine	Ursprungszellen	Wirkung auf die Immunantwort	Einfluss auf Typ*) der IA		Inhibitoren
TNFß 461, 462, 463, 464 Lymphotoxin α/ LTA +Lymphotoxin ß/ LTB	Makrophagen, NK-Zellen *Dendritische Zellen, T-Lymphoz. (TH1, TH17, CTL), B-Lymphozyten*	**Mastzellen: Aktivierung/Proliferation (↑)**	I	III, IV	**cIAP[465] sTNFRSF1B**
		Makrophagen, Endothelzellen, Epithelzellen, Leberzellen: Aktivierung (↑) Granulozyten: Expression IL-8/Chemotaxie (↑) Apoptose (↑)	IV	III	
		Dendritische Zellen:* Aktivierung (↑); *TH1-Ly-Prägung (↑); CTL-Prägung (↑)	IV	I, II, III	
		B-Lymphozyten: IgA (↑)	III	II	
		***B-Lymphozyten:** IgE (↓)*	I		
		IFNα/ß (↑): Treg-Differenzierung (↑), IL-10 (↑)		III, IV, II	

448 https://www.genenames.org/cgi-bin/genefamilies/set/782 (Abfrage 2. 01. 2018).
449 Sedlacek HH. Immunologie. Die Immunabwehr des Menschen. Berlin/Boston: de Gruyter 2014, 56–59.
450 Ward-Kavanagh L, Lin WW, Šedý JS, Ware CF. The TNF Receptor Superfamily in Costimulating and Coinhibitory Responses. Immunity. 2016;44(5):1005–1019.
451 Šedý J, Bekiaris V, Ware CF. Tumor Necrosis Factor Superfamily in Innate Immunity and Inflammation. Cold Spring Harb Perspect Biol. 2015;7(4):a016279. doi: 10.1101/cshperspect.a016279.
452 Meylan F, Siegel RM. TNF superfamily cytokines in the promotion of Th9 differentiation and immunopathology, Semin Immunopathol. 2017;39(1):21–28.
453 Bałkowiec-Iskra E, Vermehren-Schmaedick A, Balkowiec A. Tumor necrosis factor-α increases brain-derived neurotrophic factor expression in trigeminal ganglion neurons in an activity-dependent manner. Neuroscience. 2011;180:322–33.
454 Said EA, Dupuy FP, Trautmann L, Zhang Y, Shi Y, El-Far M, Hill BJ, Noto A, Ancuta P, Peretz Y, Fonseca SG, Van Grevenynghe J, Boulassel MR, Bruneau J, Shoukry NH, Routy JP, Douek DC, Haddad EK, Sekaly RP. Programmed death-1-induced interleukin-10 production by monocytes impairs CD4+ T cell activation during HIV infection. Nat Med. 2010;16(4):452–9.
455 Olmos G, Lladó J. Tumor Necrosis Factor Alpha: A Link between Neuroinflammation and Excitotoxicity; Mediators Inflamm. 2014;2014:861231. doi: 10.1155/2014/861231.
456 Mattyasovszky SG, Hofmann A, Brochhausen C, Ritz U, Kuhn S, Wollstädter J, Schulze-Koops H, Müller LP, Watzer B, Rommens PM. The effect of the pro-inflammatory cytokine tumor necrosis factor-alpha on human joint capsule myofibroblasts. Arthritis Res Ther. 2010;12(1):R4. doi: 10.1186/ar2902.
457 Danielson KK, Monson RS, LeCaire TJ. Factors Associated with Higher Pro-Inflammatory Tumor Necrosis Factor-α Levels in Young Women with Type 1 Diabetes. Exp Clin Endocrinol Diabetes. 2016;124(3):140–147.
458 Zhang M, Peng LL, Wang Y, Wang JS, Liu J, Liu MM, Hu J, Song B, Yang HB. Roles of A20 in autoimmune diseases. Immunol Res. 2016;64(2):337–44.
459 Urbano PC, Aguirre-Gamboa R, Ashikov A, van Heeswijk B, Krippner-Heidenreich A, Tijssen H, Li Y, Azevedo VF, Smits LJ, Hoentjen F, Joosten I, Koenen HJ. TNFAIP3/A20 acts as master switch in TNFα blockade-driven IL-17A expression. J Allergy Clin Immunol. 2017. pii: S0091–6749(17)31900–0. doi: 10.1016/j.jaci.2017.11.024.
460 Ward-Kavanagh L, Lin WW, Šedý JS, Ware CF. The TNF Receptor Superfamily in Costimulating and Coinhibitory Responses. Immunity. 2016;44(5):1005–1019.
461 Calmon-Hamaty F, Combe B, Hahne M, Morel J. Lymphotoxin α revisited: general features and implications in rheumatoid arthritis. Arthritis Res Ther. 2011;13(4):232., doi: 10.1186/ar3376.
462 Upadhyay V, Fu Y-X. Lymphotoxin Signaling in Immune Homeostasis and the Control of Microorganisms, Nat Rev Immunol. 2013;13(4):270–279.
463 Upadhyay V, Fu Y-X. Lymphotoxin organizes contributions to host defense and metabolic illness from innate lymphoid cells, Cytokine Growth Factor Rev. 2014;25(2):227–233.
464 Gommerman JL, Browning JL, Ware CF. The Lymphotoxin Network: Orchestrating a Type I Interferon Response to Optimize Adaptive Immunity. Cytokine Growth Factor Rev. 2014;25(2):139–145.
465 Jung SA, Park YM, Hong SW, Moon JH, Shin JS, Lee HR, Ha SH, Lee DH, Kim JH, Kim SM, Kim JE, Kim KP, Hong YS, Choi EK, Lee JS, Jin DH, Kim T. Cellular inhibitor of apoptosis protein 1 (cIAP1) stability contributes to YM155 resistance in human gastric cancer cells., J Biol Chem. 2015;290(16):9974–85.

Zytokine	Ursprungs-zellen	Wirkung auf die Immunantwort	Einfluss auf Typ*) der IA		Inhibi-toren
FAS-Ligand[466, 467] **(mFASL und/oder sFASL)**	NK-Zellen, Dendritische Zellen, *Thymozyten, T-Lymph/CTL, B-Lymphozyten* (Zellen der Augenlinse, im Hoden)	**kernhaltige Zellen mFASL: Zytotoxizität (↑); Apoptose (↑) sFASL: proinflammatorische Zytokine (↑)**	III	IV	**DcR3 Decoy-Rezeptor** (TNFRSF6B) FasL (↓), LIGHT (↓), TL1A (↓) Apoptose (↓) Angiogenese (↑) **BTLA** für TNFRSF14/HVEM **Cyclooxygenase-2; 1,25-dihydroxy-Vitamin D3** für TH9
		TH-Lymphozyten (TH0 und TH2): Apoptose (↑)	III	I, II, IV	
LIGHT[468, 469]	Monozyten, Granulozyten, NK-Zellen *Dendritische Zellen, T-Lymphozyten*	**Mastzellen: Aktivierung/Proliferation (↑)**	I	III, IV	
		Makrophagen: Aktivierung/IL-8, MMP9 (↑), Fibroblasten, Fettzellen, Endothelzellen, Epithelzellen: Aktivierung (↑) ICAM-1, VCAM-1, CCL5, CCL20, CXCL1, CXCL3, CXCL5, CXCL11, IL-6, GM-CSF, MMP-8, MMP9 (↑); NK-Zellen: Aktivierung (↑);	IV	III, I	
		Makrophagen: TGFβ (↑)	I	II, III	
		TH1-Lymphozyten: Aktivierung (↑), proinflammatorische Zytokine (↑)	IV		
		Dendritische Zellen, B-Lymphozyten: Aktivierung (↑) TH2-Lymphozyten: Aktivierung (↑), Zytokin- Expression (↑)	III	I, II	
Apo3L/ TL1A[470]	Makrophagen, Granulozyten *Dendritische Zellen Thymuszellen T-Lymphozyten*	**Apoptose (↑); Monozyten/Makrophagen: Aktivierung (↑), *NKT (↑),***	IV		
		TH1-Lymphozyten/IFNγ (↑), TH9 –Lymphozyten (↑),	IV		
		iTreg (↓)	I	II, III	
		IFNγ: Isotypwechsel nach IgE (↓)			
TWEAK[471, 472]	Monozyten Makrophagen NK-Zellen Dendritische Zellen	**Apoptose (↑); Epithelzellen/Keratinozyten: Aktivierung (↑), proinflammatorische Zytokine/Chemokine (↑); Fibroblasten: Aktivierung (↑), Endothelzellen: Angiogenese (↑)**	IV	III	

466 Yamada A, Arakaki R, Saito M, Kudo Y, Ishimaru N. Dual Role of Fas/FasL-Mediated Signal in Peripheral Immune Tolerance. Front Immunol. 2017;8:403. doi: 10.3389/fimmu.2017.00403.

467 Ols ML, Cullen JL, Turqueti-Neves A, Giles J, Shlomchik MJ. Dendritic Cells Regulate Extrafollicular Autoreactive B Cells via T Cells Expressing Fas and Fas Ligand. Immunity. 2016;45(5):1052–1065.

468 Herro R, Croft M. The Control of Tissue Fibrosis by the Inflammatory Molecule LIGHT (TNF Superfamily member 14) Pharmacol Res. 2016; 104: 151–155.

469 Ward-Kavanagh L, Lin WW, Šedý JS, Ware CF. The TNF Receptor Superfamily in Costimulating and Coinhibitory Responses, Immunity. 2016;44(5):1005–1019.

470 Ward-Kavanagh L, Lin WW, Šedý JS, Ware CF. The TNF Receptor Superfamily in Costimulating and Coinhibitory Responses, Immunity. 2016;44(5):1005–1019.

471 Liu Q, Xiao S, Xia Y. TWEAK/Fn14 Activation Participates in Skin Inflammation. Mediators Inflamm. 2017;2017:6746870. doi: 10.1155/2017/6746870.

472 Sidler D, Wu P, Herro R, Claus M, Wolf D, Kawakami Y, Kawakami T, Burkly L, Croft M. TWEAK mediates inflammation in experimental atopic dermatitis and psoriasis, Nat Commun. 2017;8:15395. doi: 10.1038/ncomms15395.

Zytokine	Ursprungs-zellen	Wirkung auf die Immunantwort	Einfluss auf Typ*) der IA		Inhibi-toren
TRAIL[473, 474]	NK-Zellen, *Dendritische Zellen* *T-Lymphozyten*	**kernhaltige Zellen: Apoptose (↑); Nekroptose (↑); Endothelzellen: Proliferation/Migration (↑); glatte Muskelzellen, Osteoklasten, Epithelzellen/Darm: Aktivierung, Proliferation (↑)**	IV	III	**DcR1, DcR2** (TNFRSF-10C) **XIAP, OPG, 17-β-Estradiol**
Pro-NGF[475]	Mastzellen *Thymuszellen* *TH-Lymphozyten*	**Nocizeptive Neuronen: Axonwachstum (↑) Schmerzen (↑)**	IV	I, II, III	**Plasmin, MMP**
		TH-Lymphozyten: Proliferation, Differenzierung (↑)			
GITRL[476]	Makrophagen *Dendritische Zellen* *Thymusepithel* *naive T-Lymphozyten*	**NK-Zellen: *Aktivierung* (↑);**	III	IV	**TRAF-2; Cyclooxygenase-2, 1,25 dihydroxy-Vitamin D3** für TH9
		***TH1-Lymphozyten, TH9-Lymphozyten, CTL : Aktivierung* (↑)**	IV		
		***iTreg* (↓)**	I	II, III	
		***TH2-Lymphozyten, B-Lymphozyten Aktivierung* (↑)**	III	I, II	
		Treg: Aktivierung (↑)	I	II, III	**TRAF-2**
RANKL[477, 478]	Osteozyten Epithelzellen Skelettmuskel *Thymozyten* *T-Lymphozyten*	**Osteoblasten/Osteoklasten: Aktivierung (↑)**	IV	III	**OPG** (TNFRSF-11B) **α1-Antitrypsin,**[479] **Palmitoleinsäure,**[480] **Estrogen**
		Endothelzellen: Aktivierung (↑)	III	I, II, IV	
		***Dendritische Zellen, T-Helfer-Lymphozyten: Differenzierung* (↑)**			
		Apoptose (↓)			

473 Lafont E, Kantari-Mimoun C, Draber P, De Miguel D, Hartwig T, Reichert M, Kupka S, Shimizu Y, Taraborrelli L, Spit M, Sprick MR, Walczak H. The linear ubiquitin chain assembly complex regulates TRAIL-induced gene activation and cell death. EMBO J. 2017;36(9):1147–1166.

474 Tisato V, Gonelli A, Voltan R, Secchiero P, Zauli G. Clinical perspectives of TRAIL: insights into central nervous system disorders. Cell Mol Life Sci. 2016;73(10):2017–27.

475 Lee R, Kermani P, Teng KK, Hempstead BL. Regulation of cell survival by secreted proneurotrophins., Science. 2001;294(5548):1945–8.

476 Ward-Kavanagh L, Lin WW, Šedý JS, Ware CF. The TNF Receptor Superfamily in Costimulating and Coinhibitory Responses, Immunity. 2016;44(5):1005–1019.

477 Sojod B, Chateau D, Mueller CG, Babajko S, Berdal A, Lézot F, Castaneda B. RANK/RANKL/OPG Signalization Implication in Periodontitis: New Evidence from a RANK Transgenic Mouse Model. Front Physiol. 2017;8:338. doi: 10.3389/fphys.2017.00338.

478 Wada T, Nakashima T, Hiroshi N, Penninger JM. RANKL-RANK signaling in osteoclastogenesis and bone disease. Trends Mol Med. 2006;12(1):17–25.

479 Akbar MA, Nardo D, Chen MJ, Elshikha AS, Ahamed R, Elsayed EM, Bigot C, Holliday LS, Song S. Alpha-1 antitrypsin inhibits RANKL-induced osteoclast formation and functions. Mol Med. 2017;23. doi: 10.2119/molmed.2016.00170.

480 van Heerden B, Kasonga A, Kruger MC, Coetzee M. Palmitoleic Acid Inhibits RANKL-Induced Osteoclastogenesis and Bone Resorption by Suppressing NF-κB and MAPK Signalling Pathways, Nutrients. 2017;9(5):441. doi: 10.3390/nu9050441.

Zytokine	Ursprungs-zellen	Wirkung auf die Immunantwort	Einfluss auf Typ*) der IA		Inhibi-toren
CAML[481]	*Thymozyten*	***T-Lymphozyten:* Aktivierung (↑)**	**III**	**IV, I, II**	
BAFF[482, 483]	Monozyten/ Makrophagen, *Dendritische Zellen, T-Lymphozyten*	***B-Lymphozyte:* Proliferation (↑), Antikörper-Isotypwechsel (↑), *Plasmazellen:* Differenzierung und Lebensdauer (↑)**	**I**	**II, III**	
APRIL[484]	Makrophagen *Lymphozyten*	***T-Lymphozyten:* Aktivierung (↑);**	**IV**	**III, I, II**	
CD27-Ligand[485, 486]	Dendritische Zellen B-Lymphozyten, T-Lymphozyten	***TH1-Lymphozyten:* Aktivierung Differenzierung (↑), *CTL* (↑), *Tmem* (↑),**	**IV**		
		Aktivierung/Differenzierung Treg (↑)	**I**	**III, II**	
CD30-Ligand[487]	Makrophagen, *Dendritische Zellen, T-Lymphozyten, B-Lymphozyten*	**Apoptosis (↑) *TH1-Ly* (↑), *CTL* (↑); *Tmem* (↑)**	**IV**		**sCD30**
		***B-Lymphozyten:* Proliferation/Differenzierung (↑) *TH2-Ly:* Proliferation (↑)**	**III**	**I, II**	
		iTreg (↑)	**I**	**I, II**	**sCD30**

481 Guo S, Lopez-Ilasaca M, Dzau VJ. Identification of calcium-modulating cyclophilin ligand (CAML) as transducer of angiotensin II-mediated nuclear factor of activated T cells (NFAT) activation. J Biol Chem. 2005;280(13):12536–41.

482 Wu Y, Bressette D, Carrell JA, Kaufman T, Feng P, Taylor K, Gan Y, Cho YH, Garcia AD, Gollatz E, Dimke D, LaFleur D, Migone TS, Nardelli B, Wei P, Ruben SM, Ullrich SJ, Olsen HS, Kanakaraj P, Moore PA, Baker KP. Tumor necrosis factor (TNF) receptor superfamily member TACI is a high affinity receptor for TNF family members APRIL and BLyS. J Biol Chem. 2000;275(45):35478–85.

483 Rawlings DJ, Metzler G, Wray-Dutra M, Jackson SW. Altered B cell signalling in autoimmunity. Nat Rev Immunol. 2017;17(7):421–436.

484 Tran NL, Schneider P, Santiago-Raber ML. TACI-dependent APRIL signaling maintains autoreactive B cells in a mouse model of systemic lupus erythematosus. Eur J Immunol. 2017;47(4):713–723.

485 Wasiuk A, Testa J, Weidlick J, Sisson C, Vitale L, Widger J, Crocker A, Thomas LJ, Goldstein J, Marsh HC, Keler T, He LZ. CD27-Mediated Regulatory T Cell Depletion and Effector T Cell Costimulation Both Contribute to Antitumor Efficacy., J Immunol. 2017;199(12):4110–4123.

486 Izawa K, Martin E, Soudais C, Bruneau J, Boutboul D, Rodriguez R, Lenoir C, Hislop AD, Besson C, Touzot F, Picard C, Callebaut I, de Villartay JP, Moshous D, Fischer A, Latour S. Inherited CD70 deficiency in humans reveals a critical role for the CD70-CD27 pathway in immunity to Epstein-Barr virus infection. J Exp Med. 2017;214(1):73–89.

487 Ward-Kavanagh L, Lin WW, Šedý JS, Ware CF. The TNF Receptor Superfamily in Costimulating and Coinhibitory Responses. Immunity. 2016;44(5):1005–1019.

Zytokine	Ursprungs-zellen	Wirkung auf die Immunantwort	Einfluss auf Typ*) der IA		Inhibi-toren
CD40-Ligand[488, 489]	*T-, B-Lymphozyten* *Dendritische Zellen* eos./bas. Granuloz. Makrophagen, NK-Zellen, Mastzellen, Endothelzellen, Epithelzellen, Megakaryozyten	**Makrophagen: Aktivierung/Phagozytose (↑); Endothelzellen, Fibroblasten, glatte Muskelzellen: Aktivierung (↑); Thrombozyten: Aktivierung/Aggregation/Exozytose (↑)**	IV	III	sCD40
		B-Lymphozten: Aktivierung, Differenzierung (↑)	III	I, II	
		T-Lymphozyten: Aktivierung/Zytokin-Expression (↓)	IV	I, II, III	sCD40
4–1BB-Ligand[490]	*Dendritische Zellen* *B-Lymphozyten* Makrophagen	**Epithelzellen, Endothelzellen: Aktivierung (↑)**	IV		
		TH1-, TH17, CTL: Aktivierung, Proliferation, Differenzierung und Zytokin-Expression (↑); Tmem-Lymphozyten: Bildung (↑)			
		TH1-,TH17-Ly: Apoptose (↑)			
		Treg Differenzierung (↑)	I	II, III	
OX40-Ligand[491]	*Dendritische Zellen* *T-Lymphozyten,* *B-Lymphozyten* Makrophagen Endothelzellen	**NK-Zellen, NKT-Zellen: Proliferation/Zytotoxizität (↑)** ***TH1-Ly, TH9-Ly, CTL: Proliferation/Funktion (↑), Tmem Bildung (↑),***	IV		**Cyclooxygenase-2; 1,25-dihydroxy-Vitamin D3** für TH9
		TH2-Lymphozyten: (↑), B-Lymphozyten: Antikörperbildg. (↑) Bmem (↑)	I	I, II, III	
		iTreg(↓)			
Ectodysplasin A2[492, 493]	Epithelzellen	**Epithelzellen, Fibroblasten:** Ontogenese der Haut und der Hautanhangsorgane (↑)	IV	I, III	

488 Szmitko PE, Wang CH, Weisel RD, de Almeida JR, Anderson TJ, Verma S. New markers of inflammation and endothelial cell activation: Part I. Circulation. 2003;108(16):1917–23.

489 Michel NA, Zirlik A, Wolf D. CD40L and Its Receptors in Atherothrombosis – An Update, Front Cardiovasc Med. 2017; 4: 40. doi: 10.3389/fcvm.2017.00040.

490 Ward-Kavanagh L, Lin WW, Šedý JS, Ware CF. The TNF Receptor Superfamily in Costimulating and Coinhibitory Responses. Immunity. 2016;44(5):1005–1019.

491 Ward-Kavanagh L, Lin WW, Šedý JS, Ware CF. The TNF Receptor Superfamily in Costimulating and Coinhibitory Responses. Immunity. 2016;44(5):1005–1019.

492 Kowalczyk-Quintas C, Willen L, Dang AT, Sarrasin H, Tardivel A, Hermes K, Schneider H, Gaide O, Donzé O, Kirby N, Headon DJ, Schneider P. Generation and characterization of function-blocking anti-ectodysplasin A (EDA) monoclonal antibodies that induce ectodermal dysplasia. J Biol Chem. 2014;289(7):4273–85.

493 Mues G, Kapadia H, Wang Y, D'Souza RN. Genetics and Human Malformations. J Craniofac Surg. 2009; 20(Suppl 2): 1652–1654.

Stimulation zelluläre Antwort	***Stimulation Antikörperantwort***	antiinflammatorische Wirkung

kursiv: Beteiligung der erworbenen Immunantwort

*) Immunantwort Typ I = IgE-vermittelte Allergie vom Soforttyp; Typ II = Allergie durch IgG-Antikörper gegen zellgebundene Antigene; Typ III = Allergie durch IgM- und/oder IgG-Antikörper gegen lösliche/ partikuläre Antigene / durch Immunkomplexbildung; Typ IV = Allergie vom verzögerten Typ durch T-Lymphozyten (TH1, TH17, CTL);
**) Ausmaß des direkten Einflusses (von links nach rechts abnehmend)

APRIL = A Proliferation Inducing Ligand; BAFF = B-Cell Activating Factor; BDNF = Brain Derived Neurotrophic Factor; Bmem = memory-B-Lymphocytes; BTLA = B-and T-Lymphocyte-Attenuator; CAML = Calcium modulating Ligand; cIAP = Cellular Inhibitor of Apoptosis Protein 1; CRH = Corticotropin Releasing Hormone; CRP = C-reaktives Protein; CTL = Cytotoxic T-Lymphocytes; DR3 = Death-Receptor3; GITRL = Glucocorticoid-Induced Tumor necrosis factor-Receptor-Ligand, HVEM = Herpes Virus Entry Mediator; iTreg = induzierte regulative T-Lymphozyten; LIGHT = LT-related inducible ligand that competes for glycoprotein D binding to herpesvirus entry mediator on T cells; mFASL = membrane bound FAS-Ligand; NK-Zellen = Natürliche Killer-Zellen; OPG = Osteoprotegerin; OX40L = T-cell-antigen OX40-Ligand; PGE2 = Prostaglandin E2; RANKL = Receptor-Activator of NFk-Ligand; sFASL = soluble FASLigand; sTNFRSF1B = soluble TNFR-SuperFamily1B; Tmem = memory-T-Lymphocytes; TNFRSF = TNFR-SuperFamily; TACI = Transmembrane activator and CAML interactor; TL1A = TNF-like ligand 1A /Vascular endothelial growth inhibitor (VEGI), TNFAIP3 = Tumor Necrosis Factor, Alpha-Induced Protein 3; TNFR = Tumor-Necrosis-Faktor-Rezeptor; TNFRSF = TNFR-SuperFamily; TRAIL = TNF-Related Apoptosis Inducing Ligand; TWEAK = TNF-related Weak inducer of apoptosis; XIAP = X-linked inhibitor of apoptosis protein

2.5.5 Immunmodulatorische Wachstumsfaktoren

Eine stattliche Reihe von Wachstumsfaktoren hat nicht nur maßgeblichen Einfluss auf den Entzündungs- und Heilungsprozess, sondern auch auf allergische Reaktionen. Diese Wirkungen umfassen (siehe Tab. 2.34)

- die Steuerung der Proliferation, Differenzierung und Reifung
  - von Zellen vorwiegend der angeborenen Immunabwehr (wie z. B. SCF, FLT2-L, M-CSF, G-CSF, GM-CSF, TPO, EPO),
  - von Epithelzellen, Endothelzellen, Fibroblasten, Osteozyten (Osteoblasten/Osteoklasten) und Chondrozyten (wie z. B. EGF, TGFα, TGFβ, VEGF, FGF, PDGF, IGF, HGF, NGF, BDNF, NT, NRTN, CNTF),
- die Aktivierung ihrer Zielzellen zur Expression
  - meist von pro-inflammatorischen, aber auch von antiinflammatorischen Immunmediatoren,
  - von Proteasen zum Abbau und/oder von Strukturbestandteilen zum Aufbau der extrazellulären Matrix oder
- den Eingriff direkt in die Entwicklung der Immunabwehr wie z. B. bei
  - TGFβ und IGF, welche die Differenzierung von regulativen T-Lymphozyten stimulieren,
  - M-CSF, welches die Prägung zu M2-Makrophagen stimuliert und
  - GM-CSF, welches die Polarisierung zu M1-Makrophagen unterstützt.

Auch hier schützt im Normalfall ein Gleichgewicht von pro-inflammatorischen und antiinflammatorischen Wirkungen vor ausufernden, übersteigerten Immun- und Enzündungsreaktionen.

Tab. 2.34: Einfluss von Wachstumsfaktoren auf die Immunantwort.[494]

Faktoren (Familie)	Ursprungszellen	Wirkung auf die Immunantwort	Einfluss auf Typ*) der IA	
SCF[495, 496, 497, 498] (FLT3-L, M-CSF)	Fibroblasten, Endothelzellen, Stromazellen	**Blutstammzellen/HSC: Proliferation, Chemotaxie/Migration (↑)**	**alle Typen**	
		Mastzellen: Proliferation, Migration, Degranulation (↑)	**I****)	**II, III, IV**
		Melanozyten: Proliferation, Migration (↑)		
FLT3-L[499, 500] (SCF, M-CSF)	*T-Lymphozyten*	**Blutstammzellen/HSC: Proliferation, Chemotaxie/Migration (↑)**	**alle Typen**	
		***Dendritische Zellen: Proliferation, Migration* (↑)**	**IV**	**III, I, II**
M-CSF/ CSF-1[501, 502] (SCF, FLT3-L, IL-34)	Monozyten/ Makrophagen, Endothelzellen, Epithelzellen, Fibroblasten, Osteoblasten, glatte Muskelzellen, *Lymphozyten*	**Blutstammzellen/HSC: Proliferation, Differenzierung (↑)**	**alle Typen**	
		Osteoklasten: Proliferation, Differenzierung (↑) Endothelzellen: Aktivierung (↑)	**IV**	**III, I, II**
		Monozyten/Makrophagen: Prägung zu antiinflammatorischen M2 (↑)	**I**	**III, II**
		Neuronen: Proliferation und Differenzierung (↑)	**IV**	
G-CSF[503, 504]	Makrophagen, Fibroblasten, Endothelzellen KM-Stromazellen *T-Lymphozyten*	**HSC/Granulozyten und Megakaryozyten: Proliferation, Differenzierung und Aktivierung (↑)**	**IV**	**III**
		Endothelzellen: Proliferation, Migration (↓), Angiogenese (↓)	**III**	**IV, I, II**

494 Sedlacek, HH. Immunologie. Die Immunabwehr des Menschen. 3. Auflage, Berlin/Boston: de Gruyter, in Vorbereitung.

495 Kent D, Copley M, Benz C, Dykstra B, Bowie M, Eaves C. Regulation of hematopoietic stem cells by the steel factor/KIT signaling pathway. Clin Cancer Res. 2008;14(7):1926–30.

496 Ribatti D. The development of human mast cells. An historical reappraisal. Exp Cell Res. 2016;342(2):210–5.

497 Wehrle-Haller B. The role of Kit-ligand in melanocyte development and epidermal homeostasis. Pigment Cell Res. 2003;16(3):287–96.

498 Lennartsson J, Rönnstrand L. Stem cell factor receptor/c-Kit: from basic science to clinical implications. Physiol Rev. 2012;92(4):1619–49.

499 Ramos MI, Tak PP, Lebre MC. Fms-like tyrosine kinase 3 ligand-dependent dendritic cells in autoimmune inflammation. Autoimmun Rev. 2014;13(2):117–24.

500 Reber AJ, Ashour AE, Robinson SN, Talmadge JE, Solheim JC. Flt3 ligand bioactivity and pharmacology in neoplasia. Curr Drug Targets Immune Endocr Metabol Disord. 2004;4(2):149–56.

501 Stanley ER, Berg KL, Einstein DB, Lee PS, Pixley FJ, Wang Y, Yeung YG. Biology and action of colony--stimulating factor-1. Mol Reprod Dev. 1997;46(1):4–10.

502 Ushach I, Zlotnik A. Biological role of granulocyte macrophage colony-stimulating factor (GM-CSF) and macrophage colony-stimulating factor (M-CSF) on cells of the myeloid lineage. J Leukoc Biol. 2016;100(3):481–489.

503 Mehta HM, Malandra M, Corey SJ. G-CSF and GM-CSF in Neutropenia, J Immunol. 2015;195(4):1341–1349.

504 Tura O, Crawford J, Barclay GR, Samuel K, Hadoke PW, Roddie H, Davies J, Turner ML. Granulocyte colony-stimulating factor (G-CSF) depresses angiogenesis in vivo and in vitro: implications for sourcing cells for vascular regeneration therapy. J Thromb Haemost. 2010;8(7):1614–23.

Faktoren (Familie)	**Ursprungszellen**	**Wirkung auf die Immunantwort**	**Einfluss auf Typ*) der IA**	
GM-CSF[505]	Makrophagen, Granulozyten, Fibroblasten, Endothelzellen, Stromazellen *T-Lymphozyten*	**HSC/Granulozyten: Proliferation, Differenzierung (↑)**	III	IV, I, II
		Makrophagen: Proliferation, Differenzierung zu M1, Expression von TNF-α, IL-1β, IL-6, IL-12, IL-23, IL-1β und Chemokinen (CCL22, CCL24, CCL5, CCL1) (↑)		
		Endothelzellen/Fibroblasten: Proliferation, Migration (↑), Angiogenese (↑)		
		Dendritische Zellen: Aktivierung, Proliferation, Differenzierung (↑)		
TPO[506]	Leber, Niere, Milz, KM-Stromazellen	**HSC/Hämangioblasten/Megakaryozyten: Aktivierung, Proliferation und Differenzierung (↑)**	III	IV
EPO[507, 508, 509]	Fibroblasten der Niere, Leberzellen, Milz, Haarfollikel	**HSC/Erythroblasten: Aktivierung, Proliferation, Differenzierung zu Erythrozyten (↑)**	III	IV
		Endothelzellen: Aktivierung, Proliferation, Angiogenese (↑)		
		Mikrogliazellen: Aktivierung, Proliferation (↑)	IV	III
		Neurone/Astrozyten: Aktivierung; Schutz vor O_2-Mangel (↑)	III	I, II, IV
		Herzmuskelzellen: Aktivierung, Proliferation, Schutz vor O_2-Mangel (↑)		
EGF[510, 511, 512] (HB-EGF, AR, EPR, TGFα, Epigen, BTC, NRG1, 2, 3, 4)	Epithelzellen (Drüsen, Schleimhäute, Haut, Nieren)	**multipotente Stammzellen: Proliferation, Differenzierung (↑)**	alle Typen	
		Epithelzellen: Aktivierung, Proliferation, Expression von VEGF und HGF (↑)	IV	I
		Epithelzellen: Aktivierung, Differenzierung, Wundheilung (↑)	IV	I

505 Ushach I, Zlotnik A. Biological role of granulocyte macrophage colony-stimulating factor (GM-CSF) and macrophage colony-stimulating factor (M-CSF) on cells of the myeloid lineage. J Leukoc Biol. 2016;100(3):481–489.

506 de Graaf CA, Metcalf D, Thrombopoietin and hematopoietic stem cells, Cell Cycle. 2011;10(10):1582–1589.

507 Lappin TR, Maxwell AP, Johnston PG. EPO's alter ego: erythropoietin has multiple actions. Stem Cells. 2002;20(6):485–92.

508 Milano M, Collomp R. Erythropoietin and neuroprotection: a therapeutic perspective. J Oncol Pharm Pract. 2005;11(4):145–9.

509 Arcasoy MO. The non-haematopoietic biological effects of erythropoietin. Br J Haematol. 2008;141(1):14–31.

510 Dreux AC, Lamb DJ, Modjtahedi H, Ferns GA. The epidermal growth factor receptors and their family of ligands: their putative role in atherogenesis. Atherosclerosis. 2006;186(1):38–53.

511 Higashiyama S, Iwabuki H, Morimoto C, Hieda M, Inoue H, Matsushita N. Membrane-anchored growth factors, the epidermal growth factor family: beyond receptor ligands. Cancer Sci. 2008;99(2):214–20.

512 Zeng F, Harris RC. Epidermal growth factor, from gene organization to bedside. Semin Cell Dev Biol. 2014;0:2–11.

Faktoren (Familie)	**Ursprungszellen**	**Wirkung auf die Immunantwort**	**Einfluss auf Typ*) der IA**	
TGFα[513, 514, 515] (EGF, HB-EGF, AR, EPR, Epigen, BTC, NRG1, 2, 3, 4)	Epithelzellen (Drüsen, Schleimhäute, Haut, Leber, Auge) glatte Muskelzellen Monozyten	**Stammzellen: Proliferation (↑)**	**alle Typen**	
		Epithelzellen, Endothelzellen: autokrine, parakrine Expression von TGFα (↑); Kreuz-Induktion von Liganden der EGF-Familie (↑), Proliferation (↑)	IV	I, III, II
		Endothelzellen: Proliferation, Differenzierung (↑), Angiogenese (↑);	III	IV, I, II
		Epithelzellen: Differenzierung (↑), Wundheilung (↑)	IV	I
		Neuronen: Proliferation/Differenzierung (↑);	III	I, II, IV
TGFβ[516, 517, 518, 519] (TGFβ1, 2, 3, 4, BMP, MIS, Activine, Follistatin, u. a.), Aktivierung durch Proteolyse, pH < 7, ROS, Thrombospondin-1	Makrophagen Fibroblasten	**Monozyten: Aktivierung (↑)** ***TH17-Ly: Differenzierung (↑)***	IV	
		Endothelzellen: Proliferation (↓), Expression von MMP (↓) Angiogenese (↓), Makrophagen: Aktivierung/Funktion (↓); Expression von ECM (↑), TIMP (↑), Wundheilung (↑)	III	IV, I, II
		Epithelzellen, Fibroblasten, Osteozyten, Chondrozyten, Neuronen: Zellproliferation (↓), Zell-Differenzierung und Reifung (↑)	IV	I
		B-Lymphozyten: Proliferation/Differenzierung (↓);	III	I, II
		Treg-Lymphozyten: Differenzierung (↑)	I	III, II

513 Singh B, Coffey RJ. From wavy hair to naked proteins: The role of transforming growth factor alpha in health and disease. Semin Cell Dev Biol. 2014;28:12–21.

514 Leker RR, Toth ZE, Shahar T, Cassiani-Ingoni R, Szalayova I, Key S, Bratincsák A, Mezey E. Transforming growth factor alpha induces angiogenesis and neurogenesis following stroke. Neuroscience. 2009;163(1):233–43.

515 McClintock JL, Ceresa BP. Transforming growth factor-{alpha} enhances corneal epithelial cell migration by promoting EGFR recycling. Invest Ophthalmol Vis Sci. 2010;51(7):3455–61.

516 Massagué J. TGFβ signalling in context. Nat Rev Mol Cell Biol. 2012;13(10):616–30.

517 Dobolyi A, Vincze C, Pál G, Lovas G. The neuroprotective functions of transforming growth factor beta proteins. Int J Mol Sci. 2012;13(7):8219–58.

518 Wang X, Abraham S, McKenzie JAG, Jeffs N, Swire M, Tripathi VB, Luhmann UFO, Lange CAK, Zhai Z, Arthur HM, Bainbridge J, Moss SE, Greenwood J. LRG1 promotes angiogenesis by modulating endothelial TGF-β signalling. Nature. 2013;499(7458):306–11.

519 van der Kraan PM. The changing role of TGFβ in healthy, ageing and osteoarthritic joints. Nat Rev Rheumatol. 2017;13(3):155–163.

Faktoren (Familie)	Ursprungszellen	Wirkung auf die Immunantwort	Einfluss auf Typ*) der IA	
VEGF[520, 521, 522, 523, 524, 525] (VEGF-A, -B, -C, -D, PLGF)	Epithelzellen, Endothelzellen, Fibroblasten	**Endothelzellen: Proliferation, Expression von MMP und Migration (↑)**	III	IV, I, II
		Endothelzellen : Angiogenese, Lumenbildung (↑)		
		Endothelzellen: Lymphangiogenese/VEGF-B/VEGF-C/-D (↑)		
		Makrophagen: Migration, Differenzierung→ M2 (↑)	III	I, II
		Granulozyten: Migration (↑)	III	IV
FGF[526, 527, 528, 529, 530, 531] (FGF1/sauer, FGF2/basisch, FGF3 bis 23)	Zellen verschiedener Gewebe, im Besonderen Fibroblasten, Adipozyten (FGF2), Osteoblasten	**Endothelzellen,** Fibroblasten: **Proliferation, Migration (↑)**	III	IV, I, II
		Endothelzellen, Fibroblasten: Arteriosklerose FGF7/KGF (↑)		
		Osteoklasten: Knochenabbau/FGF2 (↑)	III	IV
		Endothelzellen, Fibroblasten: Differenzierung (↑), Angiogenese (↑), Wundheilung/Epidermis FGF7/KGF (↑); Keratinozyten: Proliferation, Migration, Differenzierung **(↑);** Osteoblasten: Knochenwachstum/FGF23 (↑); Muskelzellen: Proliferation, Differenzierung/FGF19 (↑); Neuronen: Axonregeneration/FGF1 (↑); Gliazellen: Proliferation FGF9/GDGF (↑)	III	IV, I, II

520 Bates DO, Mavrou A, Qiu Y, Carter JG, Hamdollah-Zadeh M, Barratt S, Gammons MV, Millar AB, Salmon AH, Oltean S, Harper SJ. Detection of VEGF-A(xxx)b isoforms in human tissues. PLoS One. 2013;8(7):e68399. doi: 10.1371/journal.pone.0068399.
521 Vempati P, Popel AS, Mac Gabhann F. Extracellular regulation of VEGF: isoforms, proteolysis, and vascular patterning. Cytokine Growth Factor Rev. 2014;25(1):1–19.
522 Domigan CK, Ziyad S, Iruela-Arispe ML. Canonical and noncanonical vascular endothelial growth factor pathways: new developments in biology and signal transduction. Arterioscler Thromb Vasc Biol. 2015;35(1):30–9.
523 Hoffmann BR, Wagner JR, Prisco AR, Janiak A, Greene AS. Vascular endothelial growth factor –A signaling in bone marrow-derived endothelial progenitor cells exposed to hypoxic stress. Physiol Genomics. 2013;45(21):1021–34.
524 Massena S, Christoffersson G, Vågesjö E, Seignez C, Gustafsson K, Binet F, Herrera Hidalgo C, Giraud A, Lomei J, Weström S, Shibuya M, Claesson-Welsh L, Gerwins P, Welsh M, Kreuger J, Phillipson M. Identification and characterization of VEGF-A-responsive neutrophils expressing CD49d, VEGFR1, and CXCR4 in mice and humans. Blood. 2015;126(17):2016–26.
525 Melton DW, McManus LM, Gelfond JA, Shireman PK. Temporal phenotypic features distinguish polarized macrophages in vitro. Autoimmunity. 2015;48(3):161–76.
526 Ornitz DM, Xu J, Colvin JS, McEwen DG, MacArthur CA, Coulier F, Gao G, Goldfarb M. Receptor specificity of the fibroblast growth factor family. J Biol Chem. 1996;271(25):15292–7.
527 Kühn MC, Willenberg HS, Schott M, Papewalis C, Stumpf U, Flohé S, Scherbaum WA, Schinner S. Adipocyte-secreted factors increase osteoblast proliferation and the OPG/RANKL ratio to influence osteoclast formation. Mol Cell Endocrinol. 2012;349(2):180–8.
528 Gimenez-Gallego G, Conn G, Hatcher VB, Thomas KA. Human brain-derived acidic and basic fibroblast growth factors: amino terminal sequences and specific mitogenic activities. Biochem Biophys Res Commun. 1986;135(2):541–8.
529 Laird JM, Mason GS, Thomas KA, Hargreaves RJ, Hill RG. Acidic fibroblast growth factor stimulates motor and sensory axon regeneration after sciatic nerve crush in the rat. Neuroscience. 1995;65(1):209–16.
530 Benoit B, Meugnier E, Castelli M, Chanon S, Vieille-Marchiset A, Durand C, Bendridi N, Pesenti S, Monternier PA, Durieux AC, Freyssenet D, Rieusset J, Lefai E, Vidal H, Ruzzin J. Fibroblast growth factor 19 regulates skeletal muscle mass and ameliorates muscle wasting in mice. Nat Med. 2017;23(8):990–996.
531 Courbebaisse M, Lanske B. Biology of Fibroblast Growth Factor 23: From Physiology to Pathology. Cold Spring Harb Perspect Med. 2017. pii: a031260. doi: 10.1101/cshperspect.a031260.

Faktoren (Familie)	**Ursprungszellen**	**Wirkung auf die Immunantwort**	**Einfluss auf Typ*) der IA**	
PDGF[532, 533, 534] (PDGF-A, -B, -C, -D)	Zellen verschiedener Gewebe, im Besonderen Thrombozyten Endothelzellen, glatte Muskelzellen	**Monozyten /Makrophagen: Aktivierung, Chemotaxie (↑)**	III	IV, I, II
		Endothelzellen: Proliferation, Migration (↑)		
		Endothelzellen: Arteriosklerose (↑)		
		Endothelzellen: Differenzierung, Angiogenese (↑); Fibroblasten, Osteoblasten, Tendozyten, glatte Muskelzellen, Gliazellen: Proliferation, Migration, Differenzierung und Funktion (↑), ECM-Bildung (↑)	III	IV, I, II
IGF[535, 536, 537] (IGF-1, -2, Insulin, Relaxin, Relaxin-like Factor, Epil)	Leberzellen, Makrophagen	glatte Muskelzellen, Osteozyten: Proliferation, Wachstum, Differenzierung, Antiapoptose (↑)	III	IV
		Neuronen: Proliferation, Wachstum, Differenzierung, Antiapoptose (↑)	III	IV
		Treg-Lymphozyten: Differenzierung (↑)	I	II, III
HGF[538, 539, 540] (TrkA/ NGF, TrkB/ BDNF, TrkC/ NT-3, -6)	Leberzellen Fibroblasten	**Mastzellen, eosin. Granulozyten: Aktivierung, Proliferation (↑)**	I	II, III
		Epithelzellen, Endothelzellen, glatte Muskelzellen: Aktivierung, Proliferation (↑)	I	III, IV, II
		Blutstammzellen, Monozyten, Makrophagen: Aktivierung, Proliferation (↑)	III	IV, I, II
		T-Lymphozyten: Aktivierung, Expression von Chemokin-Rezeptoren (↑)	IV	I, II, III

532 Alvarez RH, Kantarjian HM, Cortes JE. Biology of platelet-derived growth factor and its involvement in disease. Mayo Clin Proc. 2006;81(9):1241–57.

533 Elangovan S, D'Mello SR, Hong L, Ross RD, Allamargot C, Dawson DV, Stanford CM, Johnson GK, Sumner DR, Salem AK. The enhancement of bone regeneration by gene activated matrix encoding for platelet derived growth factor. Biomaterials. 2014;35(2):737–47.

534 Evrova O, Buschmann J. In vitro and in vivo effects of PDGF-BB delivery strategies on tendon healing: a review. Eur Cell Mater. 2017;34:15–39.

535 Millar L, Streiner N, Webster L, Yamamoto S, Okabe R, Kawamata T, Shimoda J, Büllesbach E, Schwabe C, Bryant-Greenwood G. Early placental insulin-like protein (INSL4 or EPIL) in placental and fetal membrane growth. Biol Reprod. 2005;73(4):695–702.

536 Riikonen R. Insulin-Like Growth Factors in the Pathogenesis of Neurological Diseases in Children. Int J Mol Sci. 2017;18(10). pii: E2056. doi: 10.3390/ijms18102056.

537 Evrova O, Buschmann J. In vitro and in vivo effects of PDGF-BB delivery strategies on tendon healing: a review. Eur Cell Mater. 2017;34:15–39.

538 Nakamura T. Structure and function of hepatocyte growth factor. Prog Growth Factor Res. 1991;3(1):67–85.

539 Komarowska I, Coe D, Wang G, Haas R, Mauro C, Kishore M, Cooper D, Nadkarni S, Fu H, Steinbruchel DA, Pitzalis C, Anderson G, Bucy P, Lombardi G, Breckenridge R, Marelli-Berg FM. Hepatocyte Growth Factor Receptor c-Met Instructs T Cell Cardiotropism and Promotes T Cell Migration to the Heart via Autocrine Chemokine Release. Immunity. 2015;42(6):1087–99.

540 Beilmann M, Vande Woude GF, Dienes HP, Schirmacher P. Hepatocyte growth factor-stimulated invasiveness of monocytes. Blood. 2000;95(12):3964–9.

Faktoren (Familie)	Ursprungszellen	Wirkung auf die Immunantwort	Einfluss auf Typ*) der IA	
NGF[541, 542, 543, 544, 545] (HGF, TrkB/ BDNF, TrkC/ NT-3, -6)	Blutstammzellen, Epithelzellen, Endothelzellen, Fibroblasten, glatte Muskelzellen, Hepatozyten, Neurone, Gliazellen, Mastzellen, Monozyten, Granulozyten, *Dendritische Zellen, B- und T-Lymphozyten*	**Mastzellen, eosin. Granulozyten: Aktivierung, Proliferation (↑)**	I	III, II, IV
		Fibroblasten, Endothelzellen, glatte Muskelzellen: Aktivierung, Proliferation (↑), Antiapoptose (↑)	IV	III, I, II
		Dendritische Zellen, Thymuszellen, T-Lymphozyten: **Aktivierung, Proliferation (↑)**	IV	III, I, II
		B-Lymphozyten: Aktivierung (↑), Plasmazellen: Antiapoptose (↑)	III	I, II
		Neuronen: Proliferation, Differenzierung, Antiapoptose (↑)	III	IV, I
BDNF[546, 547, 548, 549, 550, 551, 552] (HGF, TrkA/ NGF, TrkC/ NT-3, -6)	Mesenchym-Stammzellen, Schwann-Zellen, Epithelzellen, Endothel-zellen, Fibroblasten, glatte Muskelzellen, Megakaryozyten/Thrombozyten, Microgliazellen, Monozyten, Neurone	**Epithelzellen, Endothelzellen, Fibroblasten, glatte Muskelzellen, Microgliazellen: Aktivierung, Proliferation, Funktion (↑), Expression von MMP (↑) und ECM (↑)**	IV	I, III, II
		TH2-Lymphozyten: Differenzierung (↑)	III	I, II
		TH1-, TH1-Lymphozyten: Differenzierung (↓)	IV	
		Treg-Lymphozyten: Prägung (↑)	I	II, III
		Neuronen, Schwannsche Zellen: Aktivierung, Wachstum, Proliferation, Differenzierung, Funktion und Antiapoptose (↑)	III	IV, I

541 Aloe L, Rocco ML, Balzamino BO, Micera A. Nerve Growth Factor: A Focus on Neuroscience and Therapy. Curr Neuropharmacol. 2015;13(3):294–303.
542 Minnone G, De Benedetti F, Bracci-Laudiero L. NGF and Its Receptors in the Regulation of Inflammatory Response. Int J Mol Sci. 2017 May 11;18(5). pii: E1028. doi: 10.3390/ijms18051028.
543 Abram M, Wegmann M, Fokuhl V, Sonar S, Luger EO, Kerzel S, Radbruch A, Renz H, Zemlin M. Nerve growth factor and neurotrophin-3 mediate survival of pulmonary plasma cells during the allergic airway inflammation. J Immunol. 2009;182(8):4705–12.
544 Edling AE, Nanavati T, Johnson JM, Tuohy VK. Human and murine lymphocyte neurotrophin expression is confined to B cells. J Neurosci Res. 2004;77(5):709–17.
545 Rost B, Hanf G, Ohnemus U, Otto-Knapp R, Groneberg DA, Kunkel G, Noga O. Monocytes of allergics and non-allergics produce, store and release the neurotrophins NGF, BDNF and NT-3. Regul Pept. 2005 Jan 15;124(1–3):19–25.
546 Zuccato C, Cattaneo E. Brain-derived neurotrophic factor in neurodegenerative diseases. Nat Rev Neurol. 2009;5(6):311–22.
547 Nockher WA, Renz H. Neurotrophins in allergic diseases: from neuronal growth factors to intercellular signaling molecules. J Allergy Clin Immunol. 2006;117(3):583–9.
548 Manti S, Brown P, Perez MK, Piedimonte G. The Role of Neurotrophins in Inflammation and Allergy. Vitam Horm. 2017;104:313–341.
549 Freeman MR, Sathish V, Manlove L, Wang S, Britt RD Jr, Thompson MA, Pabelick CM, Prakash YS. Brain-derived neurotrophic factor and airway fibrosis in asthma. Am J Physiol Lung Cell Mol Physiol. 2017;313(2):L360-L370.
550 Chacón-Fernández P, Säuberli K, Colzani M, Moreau T, Ghevaert C, Barde YA. Brain-derived Neurotrophic Factor in Megakaryocytes. J Biol Chem. 2016;291(19):9872–81.
551 Gomes C, Ferreira R, George J, Sanches R, Rodrigues DI, Gonçalves N, Cunha RA. Activation of microglial cells triggers a release of brain-derived neurotrophic factor (BDNF) inducing their proliferation in an adenosine A2A receptor-dependent manner: A2A receptor blockade prevents BDNF release and proliferation of microglia. J Neuroinflammation. 2013;10:16. doi: 10.1186/1742-2094-10-16.
552 Yu X, Lu L, Liu Z, Yang T, Gong X, Ning Y, Jiang Y. Brain-derived neurotrophic factor modulates immune reaction in mice with peripheral nerve xenotransplantation. Neuropsychiatr Dis Treat. 2016;12:685–94.

Faktoren (Familie)	**Ursprungszellen**	**Wirkung auf die Immunantwort**	**Einfluss auf Typ*) der IA**	
NT[553, 554, 555, 556, 557, 558] (HGF, TrkA/ NGF, TrkB/ BDNF)	Monozyten/ Makrophagen, *Dendritische Zellen, T-Lymphozyten (TH1)* *B-Lymphozyten*	**Makrophagen: Chemotaxie (↑), Expression von NO (↑)**	IV	III, I
		TH2-Lymphozyten Aktivierung, Differenzierung (↑)	III	I, II
		Neuronen, Schwannsche Zellen: Aktivierung, Wachstum, Proliferation, Differenzierung, Funktion und Antiapoptose (↑)	III	IV, I
NRTN[559, 560, 561, 562, 563, 564] (GDNF, ARTN, PSPN)	Neurone Epithelzellen Monozyten/ Makrophagen *T-Lymphozyten* *B-Lymphozyten*	Monozyten/Makrophagen: Expression von Chemokinen (↓), TNFα, MMP (↓),	IV	III, I, II
		Monozyten/Makrophagen: Expression von IL-4, IL-5, IL-6, IL-10 (↓)	I	III, II
		T-Lymphozyten: Expression von IL-10 (↓)		
		B-Lymphozyten/Plasmazellen: IgE (↓)	I	
		dopaminerge Senso- und/oder Moto-Neurone: Aktivierung, Wachstum, Proliferation, Differenzierung, Funktion und Antiapoptose (↑)	III	VI, I, II

553 Meuchel LW, Thompson MA, Cassivi SD, Pabelick CM, Prakash YS. Neurotrophins induce nitric oxide generation in human pulmonary artery endothelial cells. Cardiovasc Res. 2011;91(4):668–76.

554 Ishii H, Jin X, Ueno M, Tanabe S, Kubo T, Serada S, Naka T, Yamashita T. Adoptive transfer of Th1-conditioned lymphocytes promotes axonal remodeling and functional recovery after spinal cord injury. Cell Death Dis. 2012;3:e363. doi: 10.1038/cddis.2012.106.

555 Dagnell C, Grunewald J, Kramar M, Haugom-Olsen H, Elmberger GP, Eklund A, Olgart Höglund C. Neurotrophins and neurotrophin receptors in pulmonary sarcoidosis – granulomas as a source of expression. Respir Res. 2010;11:156. doi: 10.1186/1465-9921-11-156.

556 Abram M, Wegmann M, Fokuhl V, Sonar S, Luger EO, Kerzel S, Radbruch A, Renz H, Zemlin M. Nerve growth factor and neurotrophin-3 mediate survival of pulmonary plasma cells during the allergic airway inflammation. J Immunol. 2009;182(8):4705–12.

557 B Samah, F Porcheray, G Gras. Neurotrophins modulate monocyte chemotaxis without affecting macrophage function. Clin Exp Immunol. 2008;151(3):476–486.

558 Sekimoto M, Tsuji T, Matsuzaki J, Chamoto K, Koda T, Nemoto K, Degawa M, Nishimura S, Nishimura T. Functional expression of the TrkC gene, encoding a high affinity receptor for NT-3, in antigen-specific T helper type 2 (Th2) cells. Immunol Lett. 2003;88(3):221–6.

559 Bespalov MM, Saarma M. GDNF family receptor complexes are emerging drug targets. Trends Pharmacol Sci. 2007;28(2):68–74.

560 Vargas-Leal V, Bruno R, Derfuss T, Krumbholz M, Hohlfeld R, Meinl E. Expression and function of glial cell line-derived neurotrophic factor family ligands and their receptors on human immune cells. J Immunol. 2005;175(4):2301–8.

561 Xiao N, Le QT. Neurotrophic Factors and Their Potential Applications in Tissue Regeneration. Arch Immunol Ther Exp (Warsz). 2016;64(2):89–99.

562 Almeida AR, Fonseca-Pereira D, Arroz-Madeira S, Ribeiro H, Labão-Almeida C, Veiga-Fernandes H. The neurotrophic factor receptor RET regulates IL-10 production by in vitro polarised T helper 2 cells., Eur J Immunol. 2014;44(12):3605–13.

563 Michel T, Thérésine M, Poli A, Domingues O, Ammerlaan W, Brons NH, Hentges F, Zimmer J. Increased Th2 cytokine secretion, eosinophilic airway inflammation, and airway hyperresponsiveness in neurturin-deficient mice. J Immunol. 2011;186(11):6497–504.

564 Mauffray M, Domingues O, Hentges F, Zimmer J, Hanau D, Michel T. Neurturin influences inflammatory responses and airway remodeling in different mouse asthma models. J Immunol. 2015;194(4):1423–33.

Faktoren (Familie)	Ursprungszellen	Wirkung auf die Immunantwort	Einfluss auf Typ*) der IA	
CNTF[565, 566, 567, 568]	Neurone Schwann-Zellen Skelett-Muskel	**Leberzellen: Expression von Haptoglobin, α1-Antichymotrypsin, α 2-Macroglobulin, β-Fibrinogen (↑)**	III	VI, I
		Osteoblasten: Differenzierung (↓)	IV	III, I
		Neurone: Wachstum (Dendriten), Antiapoptose (↑)	III	VI, I, II

Stimulation der zellulären Antwort	***Stimulation der Antikörperantwort***	antiinflammatorische Wirkung

kursive Schrift: erworbene Immunabwehr

*) Immunantwort Typ I = IgE-vermittelte Allergie vom Soforttyp; Typ II = Allergie durch IgG-Antikörper gegen zellgebundene Antigene; Typ III = Allergie durch IgM- und/oder IgG-Antikörper gegen lösliche/partikuläre Antigene / durch Immunkomplexbildung; Typ IV = Allergie vom verzögerten Typ durch T-Lymphozyten (TH1, TH17, CTL);
**) Ausmaß des direkten Einflusses (von links nach rechts abnehmend)

AR = Amphiregulin; ARTN = Artemin; BMP = Bone Morphogenic Protein; BDNF = Brain Derived Neurotrophic Factor; BTC = Betacellulin; ECM = Extrazelluläre Matrix; CNTF = Ciliary Neurotrophic Factor; EPIL = Early Placenta Insulin-like Growth Factor; EPO = Erythropoietin; EPR = Epiregulin; Fam-Mitgl. = Familien-Mitglieder; FGF = Fibroblast Growth Factor; FRT3-L = Fms-related tyrosine kinase 3 ligand; G-CSF = Granulocyte-Colony Stimulating Factor; GM-CSF = Granulocyte-Macrophage-Colony Stimulating Factor; GDGF = Glia-Cell Derived Growth Factor; HB-EGF = Heparin-binding EGF; HGF = Hepatocyte Growth Factor; IGF = Insulin like Growth Factor; KGF = Keratinocyte Growth Factor; M-CSF = Macrophage Colony Stimulating Factor; M1 = proinflammatorisch polarisierte Makrophagen; M2 = antiinflammatorisch polarisierte Makrophagen; MIF = Macrophage Inhibiting Factor; MIS = Müllerian Inhibiting Substance; MMP = Matrix-Metallo-Proteasen; NGF = Nerve Groth Factor; NRG1, 2, 3, 4 = Neuregulin 1, 2, 3, 4; NRTN = Neurturin; NT = Neurotrophin; PDGF = Platelet Derived Growth Factor; PLGF = Placental Growth Factor; PSPN = Persephin; SCF = Stem Cell Factor; TGFα, ß = Transforming Growth Factor; TIMP = Tissue Inhibitor of Metallo-Proteasen; TPO = Thrombopoietin; VEGF = Vascular Endothelial Growth Factor;

2.6 Steuerung der Zusammenarbeit zwischen angeborener und erworbener Immunabwehr

2.6.1 Komplexizität der Kontrollmechanismen

Eine Kontrolle der Aktivierung wie auch der Zusammenarbeit der angeborenen und erworbenen Immunabwehr erfolgt auf mehreren Ebenen:

---

565 Sendtner M, Carroll P, Holtmann B, Hughes RA, Thoenen H. Ciliary neurotrophic factor. J Neurobiol. 1994;25(11):1436–53.

566 Sendtner M, Dittrich F, Hughes RA, Thoenen H. Actions of CNTF and neurotrophins on degenerating motoneurons: preclinical studies and clinical implications. J Neurol Sci. 1994;124 Suppl:77–83.

567 Johnson RW, White JD, Walker EC, Martin TJ, Sims NA. Myokines (muscle-derived cytokines and chemokines) including ciliary neurotrophic factor (CNTF) inhibit osteoblast differentiation. Bone. 2014;64:47–56.

568 Schooltink H, Stoyan T, Roeb E, Heinrich PC, Rose-John S. Ciliary neurotrophic factor induces acutephase protein expression in hepatocytes. FEBS Lett. 1992;314(3):280–4.

- Fremdstoffe sind unterschiedlich proinflammatorisch wirksam, da sie mehr oder weniger aktivieren (siehe Kap. 2.1)
  - das Komplement-, Kinin- und Gerinnungssystem,
  - Rezeptoren für pathogene molekulare Strukturen (PRR/Pathogen Recognition Receptors) auf
    - Zellen der angeborenen Immunabwehr (Makrophagen, Granulozyten, NK-Zellen, Thrombozyten, Epithelzellen, Endothelzellen) und auf
    - professionellen Antigen-präsentierenden Zellen (Dendritische Zellen, B-Lymphozyten) und
    - nichtprofessionellen Antigen-präsentierenden Zellen (Makrophagen, Epithelzellen, Endothelzellen)
  - die T-Zell-spezifischen Rezeptoren (TCR) auf T-Helfer-Lymphozyten, wobei diese Aktivierung bestimmt wird
    - von der Bindungsstärke für das antigene Peptid, Lipid oder Kohlenhydrat des TCR auf T-Helfer-Lymphozyten und des MHC-II bzw. CD1 auf Antigen-präsentierenden Zellen,
    - von der Funktionsfähigkeit und Funktionsstärke der immunologischen Synapsen zwischen Antigen-präsentierenden Zellen und T-Helfer-Lymphozyten, die abhängig sind sowohl von der Passform der beidseitigen Antigen-Bindung wie auch von der Erkennung der körpereigenen MHC-II oder CD1-Struktur und der Stärke der Kostimulation,
    - von der Art der Zytokine, welche auf die Partnerzellen der immunologischen Synapse einwirken;
- die Aktivierung der zellulär-zytotoxischen und der Antikörper-vermittelten erworbenen Immunabwehr wird begrenzt
  - durch die gleichzeitige Bildung bzw. Ausschüttung von jeweils spezifischen Inhibitoren und/oder antagonistisch wirkenden Mediatoren für
    - für proinflammatorische Komponenten des Komplement-, Kinin- und Gerinnungssystems (siehe Kap. 2.1.2) und für
    - für proinflammatorische Zytokine, Wachstumsfaktoren, Mediatoren und Enzyme der angeborenen und der erworbenen Immunabwehr (siehe Kap. 2.3),
  - durch gleichzeitige Aktivierung wechselseitig einwirkender Regelkreise. Beispielsweise
    - hemmen die proinflammatorisch wirkenden TH1-, TH17- und TH22-Lymphozyten die Prägung und Aktivierung von antiinflammatorisch wirkenden TH2- und TH9-Lymphozyten (siehe Kap. 2.3.3), dagegen
    - fördern die TH2- und TH9-Lymphozyten durch ihre Kooperation mit B-Lymphozyten deren Antikörper-Bildung und -Optimierung, hemmen dagegen die Differenzierung von zytotoxischen T-Lymphozyten (CTL),
    - hemmen regulative Zellen der angeborenen Immunabwehr wie myeloide Suppressorzellen, M2-Makrophagen und regulative NK-Zellen auch die Entwicklung und Funktion von zytotoxischen und proinflammatorisch wirkenden Lymphozyten der erworbenen Immunabwehr und
    - prägen regulative Lymphozyten der erworbenen Immunabwehr mit ihren Zytokinen die suppressiven und regulativen Zellen der angeborenen Immunabwehr.

Besonders die im Zuge der Immunreaktion entwickelten regulativen Zellen der angeborenen und erworbenen Immunabwehr

- helfen, eine überschießende Immunreaktion zu vermeiden,
- hemmen entweder die proinflammatorisch wirkenden Zellen der Immunabwehr zugunsten des eher antiinflammatorisch wirkenden Antikörper-vermittelten Armes der Immunabwehr,
- oder wirken insgesamt immunsuppressiv.

2.6.2 Regulative Myeloische Zellen, Makrophagen und Natürliche Killerzellen

Die Regulation der Aktivierung der Zellen der angeborenen Immunabwehr erfolgt vorwiegend unter dem Einfluss von Zytokinen, welche Zellen der angeborenen Immunabwehr polarisieren zu regulativen, d. h. antiinflammatorisch auf die Immunabwehr einwirkenden Zellen (siehe Tab. 2.35).

Myeloide Suppressorzellen (MDSC/myeloid derived suppressor cells)[569, 570, 571]

- entstehen im Knochenmark und treten vermehrt auf
  - mit zunehmendem Alter, unter Stressbedingungen, bei Tumorerkrankungen,
  - nach Infektionen mit
    - Parasiten (z. B. Toxoplasmen, Leishmanien, Schistosomen, Echinococcen, Nippostronguli),
    - Pilzen (z. B. Candida) und Bakterien (z. B. Mycobacterien, Staphylococcus aureus, Bacillus fragilis, Escherichia coli/LPS, Klebsiella pneumoniae, Helicobacter pylori) und/oder
    - Viren (z. B. HIV, HCV, HBV, CMV),
- können entsprechend ihrer Abstammung und Morphologie unterteilt werden in
  - **mo-MDSC** (monozytäre Myeloide Suppressor-Zellen)
  - **gr-MDSC** (neutrophil-granulozytäre bzw polymorphonukleäre Myeloide Suppressor-Zellen),
- entstehen durch Polarisierung unter dem Einfluss der Kombination
  - von antiinflammatorischen Zytokinen, wie IL-10, IL-13 und TGFβ, aber auch
  - von proinflammatorischen Zytokinen im Rahmen von Entzündungen, wie z. B. IL-1ß, IL-6, IFNγ, TNFα, GM-CSF (Granulocyte Macrophage Colony-Stimulating Factor) und G-CSF,
  - von regulatorischen B-Lymphozyten (Breg) und
  - von Cyclooxygenase 2 (COX_2) und Prostaglandin E_2 (PGE_2),
- werden durch Chemokine wie z. B. CCL2, CCL12, CXCL5, CXCL12 zu dem Ort der Entzündung bzw. Infektion oder des Tumors gelockt,

---

569 Ostrand-Rosenberg S. Tolerance and Immune Suppression in the Tumor Microenvironment, Cell Immunol. 2016 Jan;299:23–29.

570 Dorhoi A, Du Plessis N. Monocytic Myeloid-Derived Suppressor Cells in Chronic Infections, Front Immunol. 2017;8:1895. doi: 10.3389/fimmu.2017.01895.

571 Kumar V, Patel S, Tcyganov E, Gabrilovich DI. The nature of myeloid-derived suppressor cells in the tumor microenvironment, Trends Immunol. 2016;37(3):208–220.

- wirken inhibitorisch auf benachbarte Zellen der angeborenen wie auch der erworbenen Immunabwehr,
  - durch die vermehrte Expression von Enzymen, die direkt oder indirekt antiproliferativ wirken, wie z. B. durch
    - NADPH-Oxidase, welche die Bildung von denaturierenden reaktiven Sauerstoff- und Stickstoffmolekülen (ROS/Reactive Oxygen Species und RNS (Reactive Nitrogen Species), im Besonderen Stickstoffmonoxyd (NO) und Superoxid (O_2^-) katalysiert, sodass jegliche Nachbarzelle, somit auch proinflammatorisch wirkende Immunzellen geschädigt werden,
    - Arginase-1, welche L-Arginin abbaut und das lokale Milieu an dieser essentiellen Aminosäure verarmen lässt,
    - Indolamin Dioxygenase (IDO), welche intrazellulär besonders in T-Lymphozyten Tryptophan zum zytotoxischen Kynurenin metabolisiert,
  - durch die verstärkte Aufnahme und Metabolisierung von Cystein, sodass durch den lokalen Mangel an Cystein Proliferation und Funktion von T-Lymphozyten gehemmt werden, da sie arm sind an Cystathionase für die intrazelluläre Konversion von Methionin in Cystein,
  - durch die Expression von antiinflammatorischen Zytokinen wie TGFβ und IL-10, was zur Folge hat
    - eine Polarisierung von Makrophagen zum M2-Typ, welcher vermehrt IL-10 produziert, welches wiederum die Differenzierung von MCSC verstärkt,
    - die Inhibition der Funktion von TH1-Lymphozyten,
    - die Reduktion der Expression von MHC-II, was die Antigen-Präsentation z. B. durch Dendritische Zellen, B-Lymphozyten und Makrophagen beeinträchtigt und damit die Entwicklung des TH1-abhängigen Entzündungsprozesses, von CTL und von Antikörpern inhibiert,
    - die Stimulierung der Differenzierung und Proliferation von regulativen T-Lymphozyten (Treg),
    - eine Blockade der natürlichen Killerzellen in ihrer Zytotoxizität und in der Produktion von IFNγ,
  - durch die Expression von Proteasen wie MMP-9 und
  - durch die Expression von VEGF, welches
    - die Differenzierung, Proliferation und Funktion von Dendritischen Zellen und TH1-Lymphozyten inhibiert und
    - die Expression von IL-10 steigern hilft.

Durch diese immunsuppressive Wirkung von Myeloiden Suppressorzellen
- kann die Entwicklung von allergischen Reaktionen zwar eingedämmt werden,
- steigt andererseits das Risiko
  - dass Infektionserreger von der Immunabwehr nicht ausreichend vernichtet werden können und eine chronische Infektion und/oder eine Sepsis sich entwickelt und/oder
  - dass Tumoren unbehelligt von der Immunabwehr wachsen, ihrerseits die Immunabwehr zusätzlich hemmen und schlussendlich fatale Infektionserkrankungen entstehen.

M2-Makrophagen

- entstehen unter dem Einfluss (siehe Kap. 2.1.1)
  - von antiinflammatorischen Zytokinen (im Besonderen IL-4, IL-10, IL-13, TGF-β, siehe Kap. 2.5.2) und/oder
  - von Immunkomplexen, Komplementfaktoren, apoptotischen Zellen/DAMPs, Parasiten-Antigenen und/oder Pilz-Antigenen,
- exprimieren selbst antiinflammatorische Zytokine wie z. B. IL-4, IL-10, IL-13 und TGF-β und bewirken hierdurch
  - bei Makrophagen
    - autokrin und parakrin eine weitere Polarisierung zum M2-Typ,
    - eine Hemmung der Expression von proinflammatorischen Zytokinen und der Bildung von reaktiven Sauerstoff- und Stickstoff-Spezies,
    - eine Verstärkung der Expression von antiinflammatorischen Zytokinen,
  - bei eosinophilen Granulozyten und basophilen Granulozyten eine erhöhte Chemotaxie,
  - bei T-Lymphozyten
    - eine erhöhte Chemotaxie,
    - eine verstärkte Differenzierung zum TH2-Lymphozyten und damit eine Förderung der Proliferation und Differenzierung von B-Lymphozyten (siehe Kap. 2.2.4) und
    - eine erhöhte Expression von IL-4 und IL-13, welche die Polarisierung zu M2-Makrophagen wie auch die Differenzierung von TH2-Lymphozyten verstärkt,
  - bei B-Lymphozyten
    - eine verstärkte Aktivierung, Proliferation und somatische Hypermutation,
    - eine vermehrte Affinitäts-Reifung hin zu hochaffinen Antikörpern,
    - eine Förderung des Antikörper-Isotyp-Wechsels nach IgE und damit der Typ I allergischen Reaktion vom Soforttyp,
  - in Fibroblasten die Förderung der Expression von Komponenten der extrazellulären Matrix,
- synthetisieren vermehrt Prostaglandin E2/PGE2 und bewirken hierdurch
  - eine Hemmung der Aktivierung von Dendritischen Zellen,
  - eine verstärkte Differenzierung von TH2-Lymphozyten,
  - eine Hemmung der Degranulation von Mastzellen und der Migration von eosinophilen Granulozyten,
  - eine Hemmung der Synthese von Leukotrienen (LTB4 und LTC4).

Natürliche Killerzellen können sich unter dem Einfluss von Zytokinen polarisieren zu (siehe Kap. 2.2.2)

- **tolerogenen NK-Zellen** in der Leber, wobei
  - diese tolerogen sind gegenüber Fremdstoffen wie z. B. Bestandteilen von Nahrungsmitteln, Bakterien,
  - die Polarisierung im Wesentlichen durch IL-10 und TGFβ erfolgt, indem
    - IL-10 die Synthese von Zytokinen in NK-Zellen inhibiert und
    - TGFβ die Synthese von IFNγ und von aktivierenden Rezeptoren (NKp30, NKG2D, siehe Kap. 2.1.1) der NK-Zelle vermindert;

- **regulativen NK-Zellen** im Uterus, wobei
  - diese regulativ sind gegenüber den väterlichen Antigenen des Fetus,
  - die Polarisierung bewirkt wird durch
    - TGFβ, welches die Synthese von IFNγ und von aktivierenden Rezeptoren (NKp30, NKG2D) in NK-Zellen inhibiert,
    - IL-15, welches in Kombination mit TGFβ in NK-Zellen die Expression von GM-CSF, M-CSF, Angiopoietin-2, VEGF (Vascular Endothelial Cell Growth Factor) und PGF (Placental Growth Factor) stimuliert zur Kontrolle der Vaskularisierung und des Trophoblasten-Wachstums,
  - die NK-Zellen regulativ wirken, indem IFNγ (das nur noch in niedrigen Mengen von regulativen NK-Zellen exprimiert wird)
    - die Funktion von proinflammatorischen TH17-Lymphozyten vermindert und
    - die Prägung von regulatorischen T-Lymphozyten erhöht.

2.6.3 regulative T-Lymphozyten, NKT-Zellen und B-Lymphozyten

Reguliert wird die Prägung und Reaktionsstärke der erworbenen Immunabwehr
- durch das Ausmaß der Immunogenität des Fremdstoffes (d. h. des Immunogens),
- durch das Verhältnis von proinflammatorischen und antiinflammatorischen Zytokinen und Mediatoren,
  - deren Synthese und Ausschüttung das Immunogen provoziert,
  - welche freigesetzt werden von den Zellen
    - der angeborenen Immunabwehr (nichtprofessionelle Antigen-präsentierende Zellen, Makrophagen, Granulozyten, NK-Zellen, Thrombozyten, Endothelzellen, Epithelzellen, Fibroblasten),
    - der erworbenen Immunabwehr (professionelle Antigen-präsentierende Zellen, T- und B-Lymphozyten),
- durch das Ausmaß der Prägung von regulatorischen Lymphozyten. Zu diesen gehören (siehe Tab. 2.35)
  - regulatorische T-Lymphozyten unterschiedlicher Entstehung
    - im Thymus induziert, natürlich (tTreg, nTreg),
    - in der Peripherie induziert (pTreg, iTreg),
    - sonstige (z. B. γδ TCR-T-Ly),
  - regulatorische NKT-Lymphozyten (NKTreg, siehe Kap. 2.3.3) und
  - regulatorische B-Lymphozyten (Breg), induziert in der Peripherie, wobei
    - IL-10, ausgeschüttet von Plasmablasten, als wesentliche treibende Kraft gilt.[572]

Verstärkt wird die regulative Funktion innerhalb der erworbenen Immunabwehr durch die regulativen Zellen der angeborenen Immunabwehr, im Besonderen durch
- tolerogene und regulative Natürliche Killerzellen (siehe Kap. 2.2.2) und durch
- regulative Myeloische Zellen

---

572 Baba Y, Matsumoto M, Kurosaki T. Signals controlling the development and activity of regulatory B-lineage cells. Int Immunol. 2015;27(10):487–93.

- granulozytäre Myeloische Suppressorzellen (granMDSC)
- monozytäre Myeloische Suppressorzellen (monoMDSC)
- M2-Makrophagen.

Tab. 2.35: Spektrum der Regulatorischen Zellen der Immunabwehr und ihre Wirkungen.[573, 574, 575, 576, 577, 578]

regulative Immunzellen	Prägung durch	Spezifische Marker	regulatorische Wirkstoffe	Zielzellen	
				Rezeptor/ Ligand	Wirkung
im Thymus induzierte regulatorische T-Lymphozyten (tTreg)					
nTreg (natürliche Treg)	Synapse über MHC-II mit medullären und dendritischen Zellen im Thymus	CD4 (+); CD25 (+) FoxP3 (+)	TGFβ	TGFβ-Rezeptor	*TH1-, TH2-, TH17-Ly(↓)*
			IL-4	IL-4-Rezeptor	*TH1-, TH17-Ly (↓)*
			IL-10	IL-10-Rezeptor	
			IL-35	IL-35-Rezeptor	*TH17-Ly (↓); Treg (↑)*
			CTLA4	CD80/CD86	*Dendritische Zellen Aktivierung über CD80/CD86 (↓)*
			PD-1	PD-1-Ligand	***Dendritische Zellen Expression IL-10 (↑)***
			TIGIT	CD125/PVR	*Dendritische Zellen Funktion (↓)*
			LAG3	MHC-II	*Dendritische Zellen, CD4-Korezeptor Wirkung (↓)*
			IDO	Abbau von Tryptophan zu Formylkynurenin (↑). Mangel an Tryptophan inhibiert Proteinsynthese besonders in T-Ly.	

573 Nedoszytko B, Lange M, Sokołowska-Wojdyło M, Renke J, Trzonkowski P, Sobjanek M, Szczerkowska-Dobosz A, Niedoszytko M, Górska A, Romantowski J, Skokowski J, Kalinowski L, Nowicki R. The role of regulatory T cells and genes involved in their differentiation in pathogenesis of selected inflammatory and neoplastic skin diseases. Part I: Treg properties and functions. Postepy Dermatol Alergol. 2017;34(4):285–294.

574 Chauvin JM, Pagliano O, Fourcade J, Sun Z, Wang H, Sander C, Kirkwood JM, Chen TH, Maurer M, Korman AJ, Zarour HM. TIGIT and PD-1 impair tumor antigen-specific $CD8^+$ T cells in melanoma patients. J Clin Invest. 2015;125(5):2046–58.

575 Li X, Fang P, Yang WY, Wang H, Yang X. IL-35, as a newly proposed homeostasis-associated molecular pattern, plays three major functions including anti-inflammatory initiator, effector, and blocker in cardiovascular diseases. Cytokine. 2017. pii: S1043–4666(17)30169–2. doi: 10.1016/j.cyto.2017.06.003.

576 Baroja ML, Vijayakrishnan L, Bettelli E, Darlington PJ, Chau TA, Ling V, Collins M, Carreno BM, Madrenas J, Kuchroo VK. Inhibition of CTLA-4 function by the regulatory subunit of serine/threonine phosphatase 2A. J Immunol. 2002;168(10):5070–8.

577 Woo SR, Li N, Bruno TC, Forbes K, Brown S, Workman C, Drake CG, Vignali DA. Differential subcellular localization of the regulatory T-cell protein LAG-3 and the coreceptor CD4. Eur J Immunol. 2010;40(6):1768–77.

578 Guzman-Genuino RM, Diener KR. Regulatory B Cells in Pregnancy: Lessons from Autoimmunity, Graft Tolerance, and Cancer. Front Immunol. 2017;8:172.; doi: 10.3389/fimmu.2017.00172.

regulative Immunzellen	Prägung durch	Spezifische Marker	regulatorische Wirkstoffe	Zielzellen Rezeptor/ Ligand	Zielzellen Wirkung
in der Peripherie induzierte regulatorische T- Lymphozyten (pTreg)					
iTreg	TNFα TGFβ IL-10 IL-2 IL-35	CD4 (+) CD25 (+) FoxP3 (+)	TGFβ	TGFβ-Rezeptor	*TH1-, TH2-, TH17-Ly (↓)*
			IL-10	IL-10-Rezeptor	*TH1-, TH17-Ly (↓)*
			CTLA4	CD80/CD86	*Dendritische Zellen Aktivierung über CD80/CD86 (↓)*
Treg1			IL-10	IL-10-Rezeptor	*TH1-, TH17-Ly (↓)*
Treg 3			IL-10	IL-10-Rezeptor	*TH1-, TH17-Ly (↓)*
			TGFβ	TGFβ-Rezeptor	*TH1-, TH2-, TH17-Ly (↓)*
iTreg 35			IL-35	IL-35-Rezeptor	*TH17-Ly (↓); Treg (↑)*
CD8-T-Suppresssor		CD8 (+) CD28 (–)	CTLA4	CD80/CD86	Dendritische Zellen Aktivierung über CD80/CD86 (↓)
CD8-Treg		CD8 (+)	IL-10	IL-10-Rezeptor	*TH1-, TH17-Ly (↓)*
			ILT3/4	MHC-I	*Dendritische Zellen Aktivierung (↓)*
weitere regulatorische T-Lymphozyten					
γδ TCR-T-Ly		CD11a (+), CD18 (+), CD54 (+), CD80/ CD86 (+)	IL-10	IL-10-Rezeptor	*TH1-, TH17-Ly (↓)*
			CTLA4	CD80/CD86	*Dendritische Zellen Aktivierung über CD80/CD86 (↓)*
NKT regulative Lymphozyten	TGFβ IL-10 IL-2 IL-35	CD3 (+), CD16 (+) CD56 (+), CD94 (+) CD4 (–), CD8 (–) FoxP3 (+)	IL-10	IL-10-Rezeptor	*TH1-, TH17-Ly (↓)*
			TGFβ	TGFβ-Rezeptor	*TH1-, TH2-, TH17-Ly (↓)*
weitere in der Peripherie induzierte regulatorische Zellen der Immunabwehr					
Breg-Lymphozyten	TGFβ IL-10 IL-2 IL-35	IL-10 (+) IL-35(+)	IL-10	IL-10-Rezeptor	*TH1-, TH17-Ly (↓)*
			IL-35	IL-35-Rezeptor	*TH17-Ly (↓); Treg (↑)*
			TGFβ	TGFβ-Rezeptor	*TH1-, TH2-, TH17-Ly (↓)*
			PD-1Ligand	PD-1	***Dendritische Zellen Expression IL-10 (↑)***
			Fas-Ligand	Fas	*Apoptose (↑)*
MDSC **Gran**		CD11b (+) Ly6G (+)	NO-Synthase (↑); Arginin (↓);		T-Ly-Proliferation (↓),
MDSC **Mono**		CD11b (+) Ly6C (+)			*T-Lymphozyten Apoptose (↑)*

regulative Immunzellen	Prägung durch	Spezifische Marker		regulatorische Wirkstoffe	Zielzellen	
					Rezeptor/ Ligand	Wirkung
M2-Makrophagen	IL-4, IL-10, IL-13, TGFβ			IL-4, IL-10, IL-13, FGF, TGFβ, TGFα VEGF	entsprechende Rezeptoren	***TH2 Ly: Chemotaxie, Proliferation, Prägung (↑); B-Ly: Isotypwechsel→ IgE (↑)***
						proinflammatorische Zytokine (↓), Wundheilung (↑)
tolerogene NK-Zellen	TGFβ IL-10			IL-10	IL-10-Rezeptor	proinflammatorische Zytokine (↓)
				TGFβ	TGFβ-Rezeptor	IFNγ (↓) NKp30, NKG2D (↓)
regulative NK-Zellen	TGFβ, IL-15 Uterus			TGFβ		
				IFNγ		*TH-17 (↓), Treg (↑)*
ILC2/-10	IL-4, IL-7, IL-25, IL-33, TSLP			IL-10	IL-10-Rezeptor	proinflammatorische Zytokine (↓)
ILC3	IL-1ß, IL-23			IL-2 IL-26		Lymphozyten: Expression von IL-10 (↑)

Stimulation Antikörperantwort	antiinflammatorische Wirkung

kursive Schrift: erworbene Immunabwehr

Breg = regulatorische B-Lymphozyten; CTLA4 = Cytotoxic T-lymphocyte-Associated Protein 4; IDO = Indolamin-2,3-Dioxygenase; ILT = Immunoglobulin-Like Transcript; ILC = Innate Lympoid Cell; ITIM = Immunoreceptor Tyrosine-based Inhibition Motif; Gran = Granulozyten; LAG3 = Lymphocyte-Activation Gene 3; MDSC = Myeloid Derived Suppressor Cells; MHC-II = Major Histocompatibility Complex Class II; Mono = Monozyten; NKT = Natürliche Killer T-Lymphozyten; PD1 = Programmed Cell Death Protein1; PVR = Polio-Virus-Receptor; TIGIT = T cell Immunoreceptor with Ig and ITIM domains;

3 Unterschiedliche Typen der allergischen Immunreaktion gegen Fremdstoffe

Allergene sind Immunogene und prägen daher in grundsätzlich gleicher Art wie diese die Immunabwehr. Somit erfolgt auch bei einer allergischen Immunreaktion

- eine **Aktivierung der angeborenen Immunabwehr** (siehe Tab. 3.1), welche
  - zuerst stattfindet und die Sensibilisierung der erworbenen Immunabwehr modulierend beeinflusst,
  - meist so gering ist, dass sie klinisch kaum in Erscheinung tritt,
  - aber auch innerhalb von Minuten zu einer akuten Entzündung führen und nachfolgend in wenigen Tagen in eine subakute oder chronische Entzündung übergehen kann und
- eine **Aktivierung der erworbenen Immunabwehr**, welche zweiphasig verläuft und welche beinhaltet (siehe Tab. 3.2)
  - eine **Sensibilisierungsphase**, in welcher (siehe Kap. 2.3)
    - über den Zeitraum von ca. 1–4 Tagen hinweg Allergen von (professionell Antigen-präsentierenden) Dendritischen Zellen und B-Lymphozyten und/oder von (nichtprofessionell Antigen-präsentierenden) aktivierten Makrophagen, Epithelzellen, Endothelzellen phagozytiert, verdaut und T-Helfer-Lymphozyten im Rahmen einer immunologischen Synapse präsentiert wird und
    - sich unter dem Einfluss von Zytokinen, Kostimulatoren und Mediatoren allergenspezifische Antikörper durch B-Lymphozyten und/oder allergenspezifische TH1-, TH2- und zytotoxische T-Lymphozyten entwickeln können und
  - eine **Auslösungsphase** für die **Allergen-spezifische Entzündungsreaktion** nach Zweitkontakt mit diesem Allergen, welche sich entwickelt
    - im Falle von Typ I-, II- und III-Immunreaktionen sofort oder innerhalb von nur wenigen Stunden (siehe Kap. 3.1 und 3.2) in Zusammenarbeit mit der angeborenen Immunabwehr (Mastzellen, Granulozyten, Makrophagen, NK-Zellen, Endothelzellen)
    - im Fall von Typ IV-Immunreaktionen (siehe Kap. 3.3) innerhalb von etwa 2–3 Tagen zuerst alleine durch T-Lymphozyten, welche ihrerseits Makrophagen, eosinophile Granulozyten und/oder neutrophile Granulozyten anlocken und aktivieren, sodass die unterschiedlichen Formen (Typ IVa, Typ IVb, Typ IVc, Typ IVd) der Typ IV-Immunreaktion entstehen (siehe Kap. 3.3).

Tab. 3.1: Reaktion der angeborenen Immunabwehr gegen ein Allergen.

Fremdstoffe oder verfremdete Stoffe (PAMPs/DAMPs) welche humorale Systeme und zelluläre PRR aktivieren
▼
Minuten (nach Erstkontakt)

https://doi.org/10.1515/9783110620986-003

Epithelzellen
Aktivierung, Auflösung der Haftkomplexe;
Penetration bzw. Translokation von Allergenen

▼

Komplementsystem (Aktivierung)	
C1-Inaktivator, Carboxypeptidase (spaltet Anaphylatoxine)	**Opsonine** (C1q, C3b, iC3b, C3dg, C3d, C4b) **Anaphylatoxine (C3a, C4a, C5a) zytolytischer Komplex**
Gerinnungssystem (Aktivierung)	
C1-Inaktivator, Antithrombin III, Protein S, Plasminogen-aktivator-Inhibitoren	**FXIIa/Hageman-Faktor; Thrombin, Fibrin, Plasmin**
Kininsystem (Aktivierung)	
Carboxypeptidase	**Kallikrein, Bradykinin, Kallidin**
Thrombozyten (Aktivierung, Degranulation, Exozytose)	
Prostaglandine (PGE2) lysosomale Enzyme (u. a. Tryptase, Chymase) Serotonin	**Leukotriene (SRSA, LTC4, LTD4, LTE4), Prosta-glandine (PGI2, PGF2, PGD2), Wachstums-faktoren (PDGF, PF, PF4, PAF, TGFβ), Gerinnungsfaktoren, Thromboxan, Serotonin**
Endothelzellen (Aktivierung, Espression)	
Endothelin-1, -2, -3; Heparansulfat, Prostacyclin, Angiopoietin2, PAF	**Chemokine, Zytokine (IL-1ß, -6, GM-CSF, G-CSF, M-CSF), Wachstumsfaktoren (FGF, PAF, PDGF), NO/EDRF, TF, vWF, tPA, uPA, PAI-1, LTB4, Prostacyclin**

► ◄ ▼

Mastzellen (Aktivierung, Degranulation, Exozytose)	
Histamin, Heparin, Serotonin, Chemokine Interleukine (IL-3, -16), Leukotriene (LTC4), Prostaglandine (PGI2, PGF2, PGD2) Zytokine (TNFα, GM-CSF), Wachstumsfaktoren (VEGF), lysosomale Enzyme	Prostaglandine (PGE2), Lysosomale Enzyme, Interleukine (IL-4, -5, -6, -10, -13); Carboxypeptidase (degradiert Anaphylatoxine),
basophile Granulozyten (Aktivierung, Degranulation, Exozytose)	
Histamin, Serotonin, Leukotriene (LTC4), Interleukine (IL-16) lysosomale Enzyme	Lysosomale Enzyme, Interleukine (IL-4, -5)
neutrophile Granulozyten (Zytotoxizität, Phagozytose, Exozytose)	
reaktive Sauerstoff- und Stickstoffverbindungen; Thromboxan, Leukotriene (SRS-A, LTC4, LTD4, LTE4), Interleukin (IL-1), Prostaglandine (PGI2, PGF2, PGD2); Lysosomale Enzyme; Chemokine, Wachstumsfaktoren (TGFβ, VEGF, PDGF)	Prostaglandine (PGE2), Lysosomale Enzyme (u. a. Tryptase, Chymase)

▼

lokale akute Entzündung
Rötung, Schwellung, Temperaturerhöhung, Funktionseinschränkung

▼

Stunden bis 1–2 Tage nach Erstkontakt

Makrophagen (Polarisierung zum M1-Typ; Zytotoxizität; Phagozytose; Exozytose)			**eosinophile Granulozyten** (Degranulation, Exozytose, Zytotoxizität)	
M2-Polarisierte Makrophagen; Interleukine (IL-4, -6, -10, -13) Prostaglandine (PGE2), Protease-Inhibitoren (α2-Makroglobulin, α 1-Antitrypsin, α-1-Antiplasmin, TIMP, PAI), Interleukine IL-4, -10	**Reaktive Sauerstoff- und Stickstoff-Verbindungen, Lysosomale Enzyme Zytokine (IL-1, IL-12, TNFα, IFNγ, G-, GM-, GM-CSF), Wachstumsfaktoren (TGFβ, PDGF, FGF, TGFα, VEGF), Chemokine, Thromboxan, Leukotriene (LTB4, SRSA: LTC4, LTD4, LTE4); Prostaglandine (PGI2, PGD2, PGF2) Lysosomale Enzyme**	► ◄	**zytotoxische Proteine (MBP, ECP, EDN, EPO), Zytokine, (IL-4, -5, -6, IFNα, IFNβ, TNFα), Wachstumsfaktoren (TGFα, TGFβ) Leukotriene (LTC4), Lysosomale Enzyme**	Histaminase, Aryl-Sulfatase, Phospholipase B (Abbau von Histamin, Leukotriene, PAF); Wachstumsfaktoren (TGFβ)
			Natürliche Killerzellen (Zytotoxizität)	
			Zytokine (GM-CSF, IFNγ) Zytotoxine (Perforin, Granzyme) Liganden für Todesrezeptoren (TNF, Fasligand, TRAIL)	tolerogene NK-Zellen, regulative NK-Zellen Zytokine (IL-4, -10,13)

▼

lokale subakute/chronische Entzündung
(klinisch mehr oder weniger erkennbar)

(dunkel)	**proinflammatorische Mediatoren**	(hell)	antiinflammatorische Mediatoren

ECP = Eosinophilic Cationic Protein; EDRF = Endothelial Cell Derived Relaxing Factor; EDN = Eosinophil Derived Neurotoxin; EPO = eosinophilic Peroxydase; FGF = Fibroblast Growth Factor; G-CSF = Granulocytes Colony-stimulating Factor; GM-CSF = Granulocyte-Macrophage CSF; IFN = Interferon; LTC/LTD/LTE = Leukotriene C/D/E; MBP = Major Basic Protein; PAF = Platelt Activating Factor; PAI = Plasmin Aktivator-Inhibitor; PF = Platelet Factor; PGI/PGD/PDF = Prostaglandine I/D/F; PDGF = Platelet Derived Growth Factor; PRR = Pattern Recognition Receptors, SRSA = Slow Reacting substance of Anaphylaxie; TF = Tissue Factor; TGF = Transforming Growth Factor; TIMP = Tissue Inhibitor of Matrix Metallo-Proteases; TNF = Tumor Nekrosis Faktor; tPA = Tissue Type Plasmin-Activator; TRAIL = Tumor Necrosis Factor Related Apoptosis Inducing Ligand; uPA = urokinase Typ Plasmin Aktivator; VEGF = Vascular Endothelial Growth Factor; vWF = von Willebrand Faktor;

Tab. 3.2: Reaktion der erworbenen Immunabwehr gegen ein Allergen.[579]

Fremdstoffe (PAMPs) **verfremdete körpereigene Stoffe (DAMPs)**				
▼				▼
erworbene Immunabwehr				**Hilfe durch angeborene Immunabwehr**
Pattern recognition receptors (PRR)		**B-Lymphozyten-Rezeptor BCR**		**Pattern recognition receptors (PRR)**
Dendritische Zellen (professionelle Antigenpräsentation) **Makrophagen, Epithel-, Endothel-Zellen (nichtprofessionelle Antigenpräsentation)**		***B-Lymphozyten (professionelle Antigenpräsentation)***		**Makrophagen, Epithelzellen, Endothelzellen:** **Zytokine** (z. B. IL-1, IL-4, TNFα, IFNγ, GM-CSF) **Lysosomale Enzyme**
▼				**Komplement: Anaphylatoxine** C3a, C4a, C5a; **Opsonine** C1q, C3b, iC3b, C3dg, C3d, C4b **Kinine**: Kallikreine, Kallidin, Bradykinin **Gerinnung**: Faktoren
Phagozytose und Verdau der Fremdstoffe in Phagolysosomen **Präsentation antigener Peptide, Lipide, Kohlenhydrate**			◄	
▼				**Makrophagen, Epithelzellen, Endothelzellen, NK-Zellen:** **Zytokine** (z. B. IFNα, IFNγ)
MHC-II Expression, Beladung mit antigenen Peptiden **CD1** Expression, Beladung mit antigenen Lipiden und Glykolipiden				
▼		▼		
immunologische Synapse mit		**immunologische Synapse** mit		
TCR + Ko-Rezeptoren und -Stimulatoren		**TCR** + Ko-Rezeptoren und Stimulatoren		**Makrophagen: Zytokine** (z. B. IFNγ, IL-2)
naive TH0-Lymphozyten **naive NKT-Lymphozyten**	►	***TH2, TH9, NKTH2 Lymphozyten***		**Mastzellen, Basophile Granulozyten: Zytokine** (z. B. IL-4, IL-25) ▼ **Makrophagen, Epithelzellen: Zytokine** (z. B. IL-10, IL-33) **Makrophagen, Granulozyten: Zytokine** (z. B. IL-2, IL-12, IFNγ)
▼		prägende Zytokine IL-4, IL-9, IL-10, IL-25, IL-31, IL-33 TNFα, LIGHT, Ox40L, BDNF, NT	◄	
TH1, TH17, TH22, NKTH1 **Lymphozyten**				
prägende Zytokine IL-1α, IL-12, IL-18, IL-21, IL-23, IL-27, IL-33, IL-37, IFNγ, TNFß	╟ ╢	Ausschüttung von IL-2, IL-4, IL-5, IL-6, IL-9, IL-10, IL-13, IL-15, IL-21		
Ausschüttung von IFNγ, IL-2, IL-3, IL-17, IL-22, TNFα, GM-CSF		▼▲		myeloide Suppresssor-Zellen M2-Makrophagen, tolerogene NK-Zellen: Ausschüttung:
		Hilfe durch ***TH2, TH9*** Lymphozyten ***Follikuläre Dendritische Zellen***		
▼		▼▲		

579 Sedlacek HH. Immunologie. Die Immunantwort des Menschen. Berlin/Boston: de Gruyter 2014, 161–353.

CTL ***Zytotoxische T-Lymphozyten*** **►Typ IV-Allergie**			***B-Lymphozyten*** Proliferation, somatische Hypermutation, somatische Rekombination Affinitäts-Reifung	╠	Zytokine (z. B. IL-10, TGFβ), Wachstumsfaktoren (z. B. VEGF), Enzyme (z. B. NADPH-Oxidase, Arginase, Indolamin-Dioxygenase, MMP-9)
prägende Zytokine IL-12, IL-15, IL-23, IL27, IFNγ, TNFß			▼		
╦	╦		Isotypenwechsel		***Hilfe für Isotypenwechsel***
Treg, NKTreg	***Breg***		***IgM***		**IL-7**
prägende Zytokine TGFβ, IL-2, IL-7			*IGM, IgG3, IgG1,* ***IgA1***		**IFNα, IFNγ, TGFβ**
		╣	*IGM, IgG3, IgG1, IgA1,* ***IgG2***	◄	**IL-5, IL-6**
Ausschüttung von			*IGM, IgG3, IgG1, IgA1, IgG2,* ***IgE***		**IL-4, IL-13**
IL-10, TGFβ, IL-35	IL-10, IL-35		*IGM, IgG3, IgG1, IgA1, IgG2, IgE,* ***IgA2***		**IL-4, IL-13, IL-2, IL-9, TGFα**
			▼		
╩			***Plasmazellen*** *kurzlebig, produzierter Antikörper:* ***IgM***		**►Typ I-Allergie** (Mastzellen, Basophile Granulozyten, *IgE* + Allergen)
TH17, TH22 Lymphozyten					
Ausschüttung von IL-17, IL-22, TNFα, GM-CSF			***Plasmazellen*** *langlebig, produzierter Antikörper:* ***IgG1, IgG3*** *oder* ***IgG2*** ***IgA1*** *oder* ***IgA2*** *oder* ***IgE***	►	**►Typ II- und Typ III-Allergie** *Antigen-Antikörperkomplexe* + Makrophagen, Granulozyten, Thrombozyten, Komplement, Kinin, Gerinnung ***ADCC*** *(Antikörper / IgG* + NK-Zelle, Makrophagen, Granulozyten*)* ***ADCMC*** *(Antikörper / IgM/IgG* + Komplement*)*
▲					
T-mem ***T-Gedächtnis-Lymphozyten***					
			▲		**Fibroblasten, NK-Zellen: Zytokine** IL-17, IL-22 **Parenchymzellen: Zytokine** IL-7, IL-15 **Makrophagen: Zytokine** IL-2, IL-10
prägende Zytokine IL-7, IL-15, IL-21			***Bmem*** ***B-Gedächtnis-Lymphozyten*** prägende Zytokine IL-2, IL-10 (hoch)	◄	

▼

Allergische Reaktionen vom Typ I, Typ II, Typ III und/oder Typ IV

Stimulation zelluläre Antwort	***Stimulation Antikörperantwort***	antiinflammatorische Wirkung

kursive Schrift: erworbene Immunreaktion

ADCC = Antibody Dependent Cellular Cytoxicity; ADCMC = Antibody Dependent Complement Mediated Cytotoxicity; Breg = regulatorische B-Lymphozyten; DAMPs = Damage/Danger-associated molecular patterns; MHC = Major Histocompatibility Complex; PAMPs = Pathogen associated molecular patterns; TCR = T-Lymphozyten-Rezeptor; TGF = Transforming Growth Factor; Treg = regulatorische T-Lymphozyten

3.1 Typ I: Sofortreaktionen vermittelt durch IgE-Antikörper

Allergische Immunreaktionen vom Soforttyp betreffen besonders die Schleimhäute der oberen Luftwege (allergische Rhinitis und Konjunktivitis), aber auch der Mundhöhle (orale allergische Reaktion/OAR), des Magen-Darmtraktes und der Geschlechtsorgane. Die Prävalenz der allergischen Rhinitis liegt je nach Region im Bereich von 10–40 %, wobei Kinder besonders betroffen sind, jedoch erst ab dem Alter von etwa 2 Jahren.[580]

Allen allergischen Immunreaktionen vom Soforttyp ist gemeinsam,

- eine **Sensibilisierungsphase,** in welcher
  - das Allergen in den Körper gelangt[581, 582] über intrazelluläre (transzytotische) oder interzelluläre (parazelluläre) Transportwege z. B. durch Epithelien (dermal, nasal, bronchial oder enteral) hindurch oder durch parenterale Verabreichung,
  - das Allergen die Immunabwehr am Ort des Eintritts und in den drainierenden Lymphknoten proallergisch stimuliert, indem[583, 584]
    - Epithelzellen und Dendritische Zellen durch das Allergen aktiviert werden zur Expression von Zytokinen wie IL-4, IL-13, IL-25, IL-33 und TSLP (Thymic Stromal Lymphopoietin),
    - Dendritische Zellen das Allergen aufnehmen und im Rahmen einer immunologischen Synapse Allergen-spezifischen T-Lymphozyten zu TH2-Lymphozyten prägen,
    - B-Lymphozyten nach Aufnahme und Präsentation des Allergens im Rahmen einer immunologischen Synapse allergenspezifische TH2-Lymphozyten stimulieren zur Expression von Zytokinen (IL-4, IL-13, IL-25, IL-33) für die Optimierung von Allergen-spezifischen Antikörpern und für den Isotyp-Wechsel nach IgE in B-Lymphozyten,
  - Antikörper des Isotyps IgE gerichtet gegen Antigene eines Allergens
    - in B-Lymphozyten (vorwiegend in den Follikeln der Lymphknoten) gebildet und optimiert werden (siehe Kap. 2.3.3 und 2.3.4),
    - von Plasmablasten (zu denen die B-Lymphozyten sich differenzieren) und den aus diesen reifenden Plasmazellen produziert werden und
    - sich an Fc-Rezeptoren für IgE auf Mastzellen, basophilen Granulozyten und eosinophilen Granulozyten binden;
- die **Auslösung** einer **Allergen-spezifischen Entzündungsreaktion** durch den erneuten Kontakt mit demjenigen Allergen, welches sensibilisiert hat. Deren klinisches Bild wird bestimmt

---

580 Wise SK, Lin SY, Toskala E. International consensus statement on allergy and rhinology: allergic rhinitis-executive summary. Int Forum Allergy Rhinol. 2018;8(2):85–107.

581 Sedlacek HH. Immunologie. Die Immunabwehr des Menschen, Schutz, Gefahren, Erkrankungen. Berlin/Boston: de Gruyter 2014, 13–15.

582 Mattila P, Joenväärä S, Renkonen J, Toppila-Salmi S, Renkonen R. Allergy as an epithelial barrier disease. Clin Transl Allergy. 2011;1(1):5. doi: 10.1186/2045-7022-1-5.

583 Mattila P, Joenväärä S, Renkonen J, Toppila-Salmi S, Renkonen R. Allergy as an epithelial barrier disease. Clin Transl Allergy. 2011;1(1):5. doi: 10.1186/2045-7022-1-5.

584 Deckers J, Hammad H, Hoste E. Langerhans Cells: Sensing the Environment in Health and Disease. Front Immunol. 2018;9:93. doi: 10.3389/fimmu.2018.00093.

- durch die Lokalisation des Allergens und
- durch das Ausmaß, mit welchem im Besonderen Mastzellen und basophile Granulozyten durch Ausschüttung ihrer Mediatoren einen akuten Entzündungsprozess in Gang setzen (siehe Kap. 2.1.1).

Unterschieden werden[585]

- die **Monoallergie** von der **Polyallergie** in Abhängigkeit von der Anzahl der Allergene, welche sensibilisiert haben und eine Allergie auslösen,
- die **intermittierende allergische Reaktion (IAR)**
  - mit einer Dauer von Symptomen von weniger als 4 Tagen/Woche oder von weniger als 4 aufeinanderfolgenden Wochen,
  - meistens verursacht durch saisonal auftretende Allergene (saisonale Allergische Reaktion/SAR) wie z. B. durch Pollen
- die **persistente allergische Reaktion (PAR)**
  - mit einer Dauer von Symptomen von mehr als 4 Tagen/Woche oder von mehr als 4 aufeinanderfolgenden Wochen.

3.1.1 Sensibilisierung

Die Entwicklung von IgE-Antikörpern gegen ein Allergen erfolgt in B-Lymphozyten in einer Reihe von folgenden 6 Stufen:

1. Die **Allergen-spezifische Proliferation** der B-Lymphozyten in Abhängigkeit von der Art des Allergens:

- bei **T-Lymphozyten-unabhängigen Allergenen**
  - werden die B-Lymphozyten stimuliert allein durch Bindung
    - des Allergens an die membranständigen (IgD/IgM) Antikörper (B-Lymphozyten-Rezeptoren/BCR) und
    - des Allergens oder eines anderen mikrobiellen PAMPs (Pathogen Associated Molecular Patterns) an die PRR (Pathogen-Recognition-Receptors),
  - ist es abhängig vom Antigen und dem Ort der Aktivierung, ob die B-Lymphozyten[586]
    - im Stadium der IgM-Synthese verbleiben und zu IgM produzierenden Plasmazellen differenzieren oder
    - im Lymphknotenfollikel eine Affinitätsreifung und einen Isotyp-Wechsel des Antikörpers durchführen und
    - zu Gedächtnis-B-Lymphozyten sich entwickeln;
- bei **T-Lymphozyten-abhängigen Allergenen** erfolgt die Stimulierung der B-Lymphozyten

585 Wise SK, Lin SY, Toskala E. International consensus statement on allergy and rhinology: allergic rhinitis-executive summary. Int Forum Allergy Rhinol. 2018;8(2):85–107.

586 Liao W, Hua Z, Liu C, Lin L, Chen R, Hou B. Characterization of T-Dependent and T-Independent B Cell Responses to a Virus-like Particle. J Immunol. 2017;198(10):3846–3856.

- durch eine wechselseitige Allergen-spezifische Stimulation von B-Lymphozyten und von T-Helfer-Lymphozyten (TH2, TH9) oder von NKT-Helfer-Lymphozyten (NKTH2) durch Bildung einer (Allergen-spezifischen) immunologischen Synapse, wobei hierfür notwendig sind
  - B-Lymphozyten, welche das Allergen über membranständige (IgD/IgM) Antikörper gebunden, phagozytiert und verdaut hatten und nunmehr Peptide des Allergens auf MHC-II oder CD1 präsentieren (siehe Kap. 2.3.2 und 2.3.3),
  - T-Helfer-Lymphozyten und/oder NKT-Helfer-Lymphozyten, welche Allergen-spezifische TCR (T-Zell-Rezeptoren) exprimieren und im Zuge der Bildung einer immunologischen Synapse mit Dendritischen Zellen allergenspezifisch aktiviert und geprägt wurden zur Differenzierung in TH2-, TH9- und/oder NKTH2-Lymphozyten (siehe Kap. 2.3.3),
  - Kostimulatoren und Zytokine (im wesentlichen IL-2, IL-5, Il-6, IL-7, IL-9, IL-10, IL-11, IL-13, IL-14, IL-21, IL-23, Il-31, IL-33 und IL-37) als treibende Kräfte (siehe Kap. 2.3.3);

2. Die **somatische Hypermutation** der Gene für die variablen (Antigen-bindenden Bereiche) des Antikörper- (IgM/IgD) Moleküls in den proliferierenden B-Lymphozyten,
- sodass aus jedem, nur eine Antikörperspezifität aufweisenden (monoklonalen) ursprünglichen follikulären B-Lymphozyten ein polyklonaler Klon mit einer Reihe unterschiedlicher Antikörper-Spezifitäten wird,

3. Die **Affinitätsreifung** der Antikörper gebildet von den B-Lymphozyten, bei welcher
- diejenigen B-Lymphozyten überleben,
  - welche im Rahmen der Proliferation und somatischen Hypermutation Antikörper (IgM/IgD) mit hoher Bindungsstärke für das jeweilige Allergen exprimieren,
  - wobei das Allergen als Iccosom (Allergen-Antikörperkomplex) präsentiert wird von follikulären Dendritischen Zellen und
- diejenigen B-Lymphozyten mit mangelnder Bindungsstärke ihrer Antikörper dem kontrollierten Zelltod (Apoptose) verfallen,

4. Der **Antikörper-Isotyp-Wechsel** von IgM zu IgG3, IgG1, IgA1, IgG2, IgG4, IgE oder IGA2,
- welcher erfolgt durch somatische Rekombination des VDJ Genes mit der Gensequenz für den konstanten Teil der jeweiligen schweren Kette, wobei
  - Ausgangspunkt für den Antikörper-Isotyp-Wechsel die bereits erfolgte Kombination der Gensequenzen zur Expression von IgM und/oder (durch eine andere, aber umkehrbare Prozessierung der RNA) von IgD ist,
  - die Bildung der Isotypen IgG, IgA oder IgE erfolgt, indem das Gen für den konstanten Teil der schweren Kette von IgM mit dem Gen für den konstanten Teil der schweren Kette eines anderen Isotyps stromabwärts auf dem Chromosom 14 (nicht rückholbar) ausgetauscht wird,
- dessen treibende Kräfte die Kostimulation (im Besonderen von CD40 durch CD40L, siehe Kap. 2.3.3) und unterschiedliche lokale Kombinationen von Zytokinen darstellen (siehe Tab. 3.3 und Tab. 3.4), welche produziert werden

  - von den aktivierten TH2-, TH9-, und NKTH2-Lymphozyten im Rahmen der Bildung einer immunologischen Synapse mit den betroffenen B-Lymphozyten,
  - von den lokalen professionellen und nicht-professionellen Antigen-präsentierenden Zellen,
  - von den follikulären Dendritischen Zellen, die beteiligt sind an der Affinitätsreifung in den betroffenen B-Lymphozyten,
  - von denjenigen aktivierten B- und T-Lymphozyten, Makrophagen, Endothelzellen, Fibroblasten und andere Gewebezellen, welche die betroffenen B-Lymphozyten umgeben,
- wobei für den Antikörper-Isotyp-Wechsel zur Bildung von IgE benötigt werden[587, 588, 589]
  - eine relative oder absolute Dominanz der Zytokine IL-4 und IL-13 und
  - eine hohe Konzentration der Zytokine IL-2, IL-9, IL-9, IL-13, IL-21, IL-25, IL-31, IL-32-α, -θ, -δ und TNFα als Kostimulatoren und
  - relativ geringe Mengen an IL-10, IL-12, IL-26, IL-32-β, -γ, IFNα, IFNβ, TGFβ, da diese den Isotypwechsel nach IgE hemmen;

5. Die **Differenzierung** von IgE-exprimierenden B-Lymphozyten zu IgE-produzierenden Plasmablasten und langlebigen Plasmazellen,

6. Die **Produktion von IgE**, welches
- zum geringsten Teil (300–500ng/ml Serum) im Blut verbleibt,
- dagegen mit seinem Fc-Teil überwiegend an Fcε-Rezeptoren bindet.

Tab. 3.3: Direkter und indirekter Einfluss von Zytokinen auf den Antikörper-Isotypwechsel in B-Lymphozyten.

	Rekombination der Gene für Antikörper-Isotypen auf Chromosom 14									
Zytokin	**5′**	**VDJ**	**IgM/IgD**	**IgG3**	**IgG1**	**IgA1**	**IgG2**	**IgG4**	**IgE**	**IgA2**	**3′**
IL-7[590]		▮	▮								
IL-10[591, 592]		▮	----------	▮							

587 Stavnezer J, Guikema JE, Schrader CE. Mechanism and regulation of class switch recombination. Annu Rev Immunol. 2008;26:261–92.

588 Looney TJ, Lee JY, Roskin KM, Hoh RA, King J, Glanville J, Liu Y, Pham TD, Dekker CL, Davis MM, Boyd SD. Human B-cell isotype switching origins of IgE. J Allergy Clin Immunol. 2016;137(2):579–586.e7. doi: 10.1016/j.jaci.2015.07.014.

589 Oettgen HC. Fifty years later: Emerging functions of IgE antibodies in host defense, immune regulation, and allergic diseases. J Allergy Clin Immunol. 2016;137(6):1631–1645.

590 Lin J, Zhu Z, Xiao H, Wakefield MR, Ding VA, Bai Q, Fang Y. The role of IL-7 in Immunity and Cancer. Anticancer Res. 201;37(3):963–967.

591 Holt PG, Strickland D, Bosco A, Belgrave D, Hales B, Simpson A, Hollams E, Holt B, Kusel M, Ahlstedt S, Sly PD, Custovic A. Distinguishing benign from pathologic TH2 immunity in atopic children. J Allergy Clin Immunol. 2016;137(2):379–87.

592 Banchereau J, Bazan F, Blanchard D, Brière F, Galizzi JP, van Kooten C, Liu YJ, Rousset F, Saeland S. The CD40 antigen and its ligand. Annu Rev Immunol. 1994;12:881–922.

	Rekombination der Gene für Antikörper-Isotypen auf Chromosom 14										
Zytokin	**5′**	**VDJ**	**IgM/IgD**	**IgG3**	**IgG1**	**IgA1**	**IgG2**	**IgG4**	**IgE**	**IgA2**	**3′**
IL-32α, θ, δ: ╢IL-10		▮	---------	------	▮	╟					
IL-26, -32β, γ: ►IL-10		▮	---------	------	-----	▮					
IFNα[593]		▮	---------	------	-----	▮	╟				
TGFβ[594]		▮	---------	------	-----	▮	╟				
IL-5[595]		▮	---------	------	-----	▮	╟				
IFNγ[596, 597, 598]		▮	---------	▮							
		▮	---------	------	-----	-----	▮	╟			
IL-6[599]		▮	---------	------	-----	▮					
IL-31 (über IL-6)[600]		▮	---------	------	-----	-----	▮	╟			
IL-21[601]		▮	---------	------	------	------	------	▮	╟		
IL-4[602, 603, 604]		▮	---------	------	▮						
		▮	---------	------	------	------	------	▮			
		▮	---------	------	------	------	------	------	▮	╟	

---

593 Gauchat JF, Gascan H, Roncarolo MG, Rousset F, Pène J, de Vries JE. Regulation of human IgE synthesis: the role of CD4+ and CD8+ T-cells and the inhibitory effects of interferon-alpha. Eur Respir J Suppl. 1991;13:31s-38s.

594 Dedobbeleer O, Stockis J, van der Woning B, Coulie PG, Lucas S. Cutting Edge: Active TGF-β1 Released from GARP/TGF-β1 Complexes on the Surface of Stimulated Human B Lymphocytes Increases Class-Switch Recombination and Production of IgA. J Immunol. 2017;199(2):391–396.

595 Ip WK, Wong CK, Li ML, Li PW, Cheung PF, Lam CW. Interleukin-31 induces cytokine and chemokine production from human bronchial epithelial cells through activation of mitogen-activated protein kinase signalling pathways: implications for the allergic response. Immunology. 2007;122(4):532–41.

596 Kozuru M, Uike N, Takahira H, Yufu Y, Goto T, Muta K. Immunoglobulin class switch from IgA1 to IgG2 and simultaneous association with Bence Jones proteinuria in the escape phase in a myeloma patient treated with interferon alpha. Br J Haematol. 1997;98(1):114–8.

597 Stavnezer J, Guikema JE, Schrader CE. Mechanism and regulation of class switch recombination. Annu Rev Immunol. 2008;26:261–92.

598 Rubtsova K, Rubtsov AV, Halemano K, Li SX, Kappler JW, Santiago ML, Marrack P. T Cell Production of IFNγ in Response to TLR7/IL-12 Stimulates Optimal B Cell Responses to Viruses. PLoS One. 2016;11(11): e0166322. doi: 10.1371.

599 Mora JR, Iwata M, Eksteen B, Song SY, Junt T, Senman B, Otipoby KL, Yokota A, Takeuchi H, Ricciardi-Castagnoli P, Rajewsky K, Adams DH, von Andrian UH. Generation of gut-homing IgA-secreting B cells by intestinal dendritic cells. Science. 2006;314(5802):1157–60.

600 Saleem MD, Oussedik E, D'Amber V, Feldman SR. Interleukin-31 pathway and its role in atopic dermatitis: a systematic review. J Dermatolog Treat. 2017:1–9. doi: 10.1080/09546634.2017.1290205.

601 Wood N, Bourque K, Donaldson DD, Collins M, Vercelli D, Goldman SJ, Kasaian MT. IL-21 effects on human IgE production in response to IL-4 or IL-13. Cell Immunol. 2004;231(1–2):133–45.

602 Kubo M. T follicular helper and T_H2 cells in allergic responses. Allergol Int. 2017;66(3):377–381.

603 Stavnezer J, Guikema JE, Schrader CE. Mechanism and regulation of class switch recombination. Annu Rev Immunol. 2008;26:261–92.

604 Akiyama M, Yasuoka H, Yoshimoto K, Takeuchi T. Interleukin-4 contributes to the shift of balance of IgG subclasses toward IgG4 in IgG4-related disease. Cytokine. 2018;110:416–419.

	Rekombination der Gene für Antikörper-Isotypen auf Chromosom 14										
Zytokin	**5′**	**VDJ**	**IgM/IgD**	**IgG3**	**IgG1**	**IgA1**	**IgG2**	**IgG4**	**IgE**	**IgA2**	**3′**
IL-13[605]		█	---------	------	------	------	------	█			
		█	---------	------	------	------	------	------	█	⊣	
IL-9[606, 607, 608]		█	---------	------	------	------	------	------	█	⊣	
IL-25 (über IL-4/-5/-13)[609]		█	---------	------	------	█					
		█	---------	------	------	------	------	█			
		█	---------	------	------	------	------	------	█	⊣	
IL32 α, -θ, -δ		█	---------	------	------	------	------	------	█		
BAFF[610]		█	---------	------	------	------	------	------	-----	█	

▲

B-Lymphozyten
+
TH2-, TH9-Lymphozyten, NKTH2-, NKTH9-Lymphozyten
(Differenzierung, Selektion und Synthese von Antikörpern)

▲	╥
IL-2, IL-5, Il-6, IL-7, IL-9, IL-10, IL-11, IL-13, IL-14, IL-21, IL-23, Il-31, IL-33, IL-37	**IL-1α, IL-1β, IL-2, IL-12, IL-15, IL-16, IL-17, IL-18, IL-21, IL-23, IL-27, IL-36, IL-18Rα**

▲

TH1-, TH17-, TH22-Lymphozyten, NKTH1/17-Lymphozyten, NK-Zellen, Treg-Lymphozyten

M1-, M2-Makrophagen, Epithelzellen, Endothelzellen, Fibroblasten, Mastzellen, Granulozyten

►, ▲ = Förderung/Stimulation; ⊣, ╥ = Hemmung; ------ = Wechsel zu; █ = Markierung des Isotyps, von welchem und zu welchem gewechselt wird

IgE bindet mit unterschiedlicher Affinität an zwei unterschiedlich strukturierte Klassen von Fc-Rezeptoren.

605 Punnonen J, Aversa G, Cocks BG, McKenzie AN, Menon S, Zurawski G, de Waal Malefyt R, de Vries JE. Interleukin 13 induces interleukin 4-independent IgG4 and IgE synthesis and CD23 expression by human B cells. Proc Natl Acad Sci U S A. 1993;90(8):3730–4.

606 Jeannin P, Delneste Y, Lecoanet-Henchoz S, Gretener D, Bonnefoy JY. Interleukin-7 (IL-7) enhances class switching to IgE and IgG4 in the presence of T cells via IL-9 and sCD23. Blood. 1998 Feb 15;91(4):1355–61.

607 Stassen M, Schmitt E, Bopp T. From interleukin-9 to T helper 9 cells. Ann N Y Acad Sci. 2012;1247:56–68.

608 Ciccia F, Guggino G, Ferrante A, Cipriani P, Giacomelli R, Triolo G. Interleukin-9 and T helper type 9 cells in rheumatic diseases. Clin Exp Immunol. 2016;185(2):125–32.

609 Fort MM, Cheung J, Yen D, Li J, Zurawski SM, Lo S, Menon S, Clifford T, Hunte B, Lesley R, Muchamuel T, Hurst SD, Zurawski G, Leach MW, Gorman DM, Rennick DM. IL-25 induces IL-4, IL-5, and IL-13 and Th2-associated pathologies in vivo. Immunity. 2001;15(6):985–95.

610 den Hartog G, van Osch TLJ, Vos M, Meijer B, Savelkoul HFJ, van Neerven RJJ, Brugman S. BAFF augments IgA2 and IL-10 production by TLR7/8 stimulated total peripheral blood B cells. Eur J Immunol. 2018;48(2):283–292.

Der **hochaffine Fc-epsilon-Rezeptor I (FcεRI)** gehört zur Immunglobulin-Rezeptor-Familie und kommt in zwei Formen vor[611, 612, 613]

- als **FcεRIαβγ₂**, ein tetramerer membranständiger Komplex,
  - welcher sich zusammensetzt aus
    - der α-Kette, an welche hochaffin und langanhaltend die Cε3 Domäne[614] des Fc-Teils von IgE bindet und
    - den β- und γ-Ketten, welche mit ihren Immunrezeptor-Tyrosin-basierten Aktivierungs-Motiven (ITAM; 1x β-Kette, 2x γ-Kette) die zelluläre Signalübertragung gewährleisten,
  - der exprimiert wird
    - von Mastzellen und basophilen Granulozyten und
    - bei Allergikern auch von Makrophagen, eosinophilen Granulozyten, Thrombozyten und Epithelzellen,
  - welcher aktiviert wird durch Kreuzvernetzung des Rezeptor-gebundenen IgE, z. B. durch das entsprechende Allergen, mit dem Ergebnis[615, 616, 617]
    - einer Degranulation von Mediatoren im Besonderen von Mastzellen, basophilen und eosinophilen Granulozyten,
    - einer verstärkten Expression von Zytokinen, im besonderen von IL-4 und IL-13, welche die Prägung von TH2-Lymphozyten und den Isotyp-Wechsel zu IgE stimulieren,
    - einer verstärkten Expression von FcεRIαβγ_2, dessen Aktivierung nach Bindung und durch Kreuzvernetzung von IgE im Sinne einer positiven Rückkopplung zur weiteren Erhöhung des Isotyp-Wechsels nach IgE wie auch der Expression von FcεRIαβγ_2 führt;
- als **FcεRIαγ2**, ein trimerer membranständiger Komplex,

611 Platzer B, Ruiter F, van der Mee J, Fiebiger E. Soluble IgE receptors--elements of the IgE network. Immunol Lett. 2011;141(1):36–44.

612 Nechansky A, Ruf C, Pursch E, Wasserbauer E, Stämpfli MR, Pachlopnik JM, Stadler BM, Kricek F. Interaction of human IgE with Fc epsilon RI alpha exposes hidden epitopes on IgE. Int Arch Allergy Immunol. 1999;120(4):295–302.

613 Sutton BJ, Davies AM. Structure and dynamics of IgE-receptor interactions: FcεRI and CD23/FcεRII., Immunol Rev. 2015;268(1):222–35.

614 Nechansky A, Ruf C, Pursch E, Wasserbauer E, Stämpfli MR, Pachlopnik JM, Stadler BM, Kricek F. Interaction of human IgE with Fc epsilon RI alpha exposes hidden epitopes on IgE. Int Arch Allergy Immunol. 1999;120(4):295–302.

615 Lantz CS, Yamaguchi M, Oettgen HC, Katona IM, Miyajima I, Kinet JP, Galli SJ. IgE regulates mouse basophil Fc epsilon RI expression in vivo. J. Immunol. 1997;158:2517–2521.

616 Yamaguchi M, Lantz CS, Oettgen HC, Katona IM, Fleming T, Miyajima I, Kinet JP, Galli SJ. IgE enhances mouse mast cell Fc(epsilon)RI expression in vitro and in vivo: evidence for a novel amplification mechanism in IgE-dependent reactions. J. Exp. Med. 1997;185:663–672.

617 Saini SS, Klion AD, Holland SM, Hamilton RG, Bochner BS, Macglashan DW Jr. The relationship between serum IgE and surface levels of FcepsilonR on human leukocytes in various diseases: correlation of expression with FcepsilonRI on basophils but not on monocytes or eosinophils. J. Allergy Clin. Immunol. 2000;106:514–520.

  - welcher konstitutiv exprimiert wird vorzugsweise von Dendritischen Zellen zur Phagozytose von IgE-Antigen-Komplexen für die Präsentation der Peptide des Antigens auf MHC-II oder Lipide und/oder Kohlenhydrate auf CD1.

Lösliches sFcεRIα stellt die (wahrscheinlich proteolytisch) abgespaltene extrazelluläre, lösliche, IgE-bindende Domäne der α-Kette des FcεRI (vorwiegend wohl FcεRIαγ2) dar. sFcεRIα kann die allergische Reaktion in unterschiedlicher Weise beeinflussen:[618]

- hemmend
  - durch Bindung an freiem IgE, wodurch kompetitiv gedrosselt werden dessen Interaktion mit und Beladung von
    - FcεRIαβγ_2 auf Mastzellen und basophilen Granulozyten und von
    - FcεRIαγ2 auf Dendritischen Zellen;
  - durch Bindung an IgE-Moleküle auf dem IgE-B-Lymphozyten-Rezeptor (IgE-BCR),
    - sodass dessen Kreuzvernetzung z. B. durch Allergene blockiert wird, was die Aktivierung, Pinozytose Allergenpräsentation und die Differenzierung der betroffenen B-Lymphozyten beeinträchtigt,
- fördernd,
  - weil hochmolekulare sFcεRIα/IgE/Allergen-Komplexe im IgE-Überschuss zu einer größeren Vernetzung führen
    - von FcεRIαβγ_2 auf Mastzellen und basophilen Granulozyten mit anschließender verstärkter Degranulation oder
    - von FcεRIαγ2 auf Dendritischen Zellen mit anschließender Aktivierung.

Die **niedrigaffinen Fc-epsilon-Rezeptoren (FcεRII/CD23)** gehören zur C-Typ-Lectin-Familie. Zwei Isomeren (FcεRIIa und FcεRIIb) sind anzutreffen:[619, 620, 621]

- **beide Isomere** binden ähnlich wie FcεRI an die Cε3 Domäne des Fc-Teils von IgE, wobei
  - FcεRII und FcεRI trotz unterschiedlicher Bindeorte auf der Cε3 Domäne sich wechselseitig behindern und
  - Oligomere von FcεRII eine deutlich größere Affinität zu IgE aufweisen als Monomere und die Affinität der Oligomere derjenigen des hochaffinen FcεRI gleicht;[622, 623]

---

618 Platzer B, Ruiter F, van der Mee J, Fiebiger E. Soluble IgE receptors-elements of the IgE network. Immunol Lett. 2011;141(1):36–44.

619 Platzer B, Ruiter F, van der Mee J, Fiebiger E. Soluble IgE receptors – elements of the IgE network. Immunol Lett. 2011;141(1):36–44.

620 Cooper AM, Hobson PS, Jutton MR, Kao MW, Drung B, Schmidt B, Fear DJ, Beavil AJ, McDonnell JM, Sutton BJ, Gould HJ. Soluble CD23 controls IgE synthesis and homeostasis in human B cells. J Immunol. 2012;188(7):3199–207.

621 Sutton BJ, Davies AM. Structure and dynamics of IgE-receptor interactions: FcεRI and CD23/FcεRII. Immunol Rev. 2015;268(1):222–35.

622 Kilmon MA, Ghirlando R, Strub MP, Beavil RL, Gould HJ, Conrad DH. Regulation of IgE production requires oligomerization of CD23. J Immunol. 2001;167(6):3139–45.

623 Chaohong Liu, Katharina Richard, Melvin Wiggins, Xiaoping Zhu, Daniel H. Conrad, Wenxia Song. CD23 can negatively regulate B-cell receptor signaling. Sci Rep. 2016;6:25629. doi: 10.1038/srep25629, PMCID: PMC4867583, PMID: 27181049.

- **FcεRIIa** (CD23a) wird bevorzugt von follikulären B-Lymphozyten exprimiert, wobei
  - die Expression von FcεRIIa gleichzeitig mit der IgE-Synthese ansteigt,
  - über FcεRIIa die Synthese von IgE gehemmt werden kann
    - durch Bindung von IgE besonders an (oligomeres) FcεRIIa[624, 625] und/oder
    - durch Kreuzvernetzung von FcεRII mit einem FcIgG-Rezeptor[626, 627] (z. B. durch IgE/Anti-IgEAntikörper-Immunkomplexe oder durch Allergen/IgE/IgG-Mischkomplexe),
- **FcεRIIb** (CD23b) wird von einer Reihe von Zellen gebildet,
  - zu denen zählen
    - aktivierte Makrophagen, eosinophile und neutrophile Granulozyten, NK-Zellen, Dendritische Zellen, T-Lymphozyten, B-Lymphozyten, Thrombozyten,
    - wie auch Epithelzellen, im Besonderen bronchiale Epithelzellen, welche IgE über dessen Bindung an FcεRIIb transzytieren können,[628]
  - wobei die Expression von FcεRIIb durch Zytokine wie IL-4, IL-13, IL-5, IL-9, GM-CSF, INF-γ und CD40 verstärkt wird.

Lösliche sFcεRII-Formen unterschiedlicher Größe (28–27 kDa) entstehen durch Proteolyse des FcεRII, wobei[629]

- Matrix-Metallo-Proteasen (MMP) membranständige FcεRII auf der Zellmembran oder in Exosomen[630] unter Erhalt ihrer IgE-bindenden (homo-trimeren) Domäne abspalten,
  - bei B-Lymphozyten sind vorwiegend ADAM10 (A Disintegrin and Metalloproteinase-10) und MMP9 aktiv,
  - bei Lungenepithelzellen von Asthma-Patienten wirken vorrangig ADAM8 und ADAM 33;
- die Menge des abgespaltenen sFcεRII
  - erhöht wird durch Lipopolysacharid (LPS), welches in B-Lymphozyten die Expression sowohl von FcεRII als auch von MMP9 stimuliert,

---

624 Padro CJ, Shawler TM, Gormley MG, Sanders VM. Adrenergic regulation of IgE involves modulation of CD23 and ADAM10 expression on exosomes. J Immunol. 2013;191(11):5383–97.

625 Chaohong Liu, Katharina Richard, Melvin Wiggins, Xiaoping Zhu, Daniel H. Conrad, Wenxia Song. CD23 can negatively regulate B-cell receptor signaling. Sci Rep. 2016;6:25629. doi: 10.1038/srep25629, PMCID: PMC4867583, PMID: 27181049.

626 Sherr E, Macy E, Kimata H, Gilly M, Saxon A. Binding the low affinity Fc epsilon R on B cells suppresses ongoing human IgE synthesis. J Immunol. 1989;142(2):481–9.

627 Nakamura T, Kloetzer WS, Brams P, Hariharan K, Chamat S, Cao X, LaBarre MJ, Chinn PC, Morena RA, Shestowsky WS, Li YP, Chen A, Reff ME. In vitro IgE inhibition in B cells by anti-CD23 monoclonal antibodies is functionally dependent on the immunoglobulin Fc domain. Int J Immunopharmacol. 2000;22(2):131–41.

628 Palaniyandi S, Liu X, Periasamy S, Ma A, Tang J, Jenkins M, Tuo W, Song W, Keegan AD, Conrad DH, Zhu X. Inhibition of CD23-mediated IgE transcytosis suppresses the initiation and development of allergic airway inflammation. Mucosal Immunol. 2015;8(6):1262–74.

629 Cooper AM, Hobson PS, Jutton MR, Kao MW, Drung B, Schmidt B, Fear DJ, Beavil AJ, McDonnell JM, Sutton BJ, Gould HJ. Soluble CD23 controls IgE synthesis and homeostasis in human B cells. J Immunol. 2012;188(7):3199–207.

630 Padro CJ, Shawler TM, Gormley MG, Sanders VM. Adrenergic regulation of IgE involves modulation of CD23 and ADAM10 expression on exosomes. J Immunol. 2013;191(11):5383–97.

– vermindert wird durch die Bindung von IgE an FcεRII, da dieser Komplex resistent ist gegen eine proteolytische Abspaltung von FcεRII durch MMPs.

Lösliche, IgE-bindende sFcεRII beteiligen sich an der Regulation der Synthese und der Funktion von IgE:

- eine Förderung ergibt sich,
  - weil sFcεRII durch Bindung an IgE die Hemmwirkung von IgE auf die IgE-Synthese in B-Lymphozyten über die Aktivierung von FcεRII beeinträchtigt,
  - wenn sFcεRII das membranständige IgE und den Rezeptor für das Komplement-Opsonin C3d (CD21, siehe Kap. 2.1.2) auf B-Lymphozyten kreuzvernetzt, was zur Proliferation von IgE- exprimierenden B-Lymphozyten und zur vermehrten IgE-Synthese führt,[631]
  - sobald sFcεRII in Kombination mit IL-1α vorliegt, was eine verstärkte Aktivierung, Proliferation und Differenzierung von B-Lymphozyten bewirkt,
- eine Hemmung erfolgt
  - wenn die IgE-Menge größer ist als die des verfügbaren sFcεRII und freies IgE über membranständige FcεRII die IgE-Synthese hemmen kann,[632]
  - wenn das freie IgE durch sFcεRII weitgehend gebunden wird, sodass die IgE-Beladung von $Fc\varepsilon RI\alpha\beta\gamma_2$ oder FcεRIαγ2 auf Mastzellen und basophilen Granulozyten beinträchtigt wird.

Daneben verstärkt sFcεRII die allergische Entzündungsreaktion[633, 634, 635, 636]

- durch Aktivierung der Komplement-Rezeptoren CR3 und CR4 und/oder durch Bindung an Vitronectin auf Monozyten und Makrophagen,
- mit der Folge einer erhöhten Expression von proinflammatorischen Zytokinen (im Besonderen IL-1ß, IL-6, IL-8, TNF-α, MIP1-α and MIP1-β).

---

631 Cooper AM, Hobson PS, Jutton MR, Kao MW, Drung B, Schmidt B, Fear DJ, Beavil AJ, McDonnell JM, Sutton BJ, Gould HJ. Soluble CD23 controls IgE synthesis and homeostasis in human B cells. J Immunol. 2012;188(7):3199–207.

632 Cooper AM, Hobson PS, Jutton MR, Kao MW, Drung B, Schmidt B, Fear DJ, Beavil AJ, McDonnell JM, Sutton BJ, Gould HJ. Soluble CD23 controls IgE synthesis and homeostasis in human B cells. J Immunol. 2012;188(7):3199–207.

633 Lecoanet-Henchoz S, Gauchat JF, Aubry JP, Graber P, Life P, Paul-Eugene N, Ferrua B, Corbi AL, Dugas B, Plater-Zyberk C, et al. CD23 regulates monocyte activation through a novel interaction with the adhesion molecules CD11b-CD18 and CD11c-CD18. Immunity. 1995;3(1):119–25.

634 Rezzonico R, Chicheportiche R, Imbert V, Dayer JM. Engagement of CD11b and CD11c beta2 integrin by antibodies or soluble CD23 induces IL-1beta production on primary human monocytes through mitogen-activated protein kinase-dependent pathways, Blood. 2000;95:3868–3877.

635 Rezzonico R, Imbert V, Chicheportiche R, Dayer JM. Ligation of CD11b and CD11c beta(2) integrins by antibodies or soluble CD23 induces macrophage inflammatory protein 1alpha (MIP-1alpha) and MIP-1beta production in primary human monocytes through a pathway dependent on nuclear factor-kappaB. Blood. 2001;97:2932–2940.

636 Hermann P, Armant M, Brown E, Rubio M, Ishihara H, Ulrich D, Caspary RG, Lindberg FP, Armitage R, Maliszewski C, Delespesse G, Sarfati M. The vitronectin receptor and its associated CD47 molecule mediates proinflammatory cytokine synthesis in human monocytes by interaction with soluble CD23. J Cell Biol. 1999;144(4):767–75.

Galectin-3 ist ein β-Galactosid-bindendes pleiotropes Lectin, welches sekretiert wird und einen potenten Bindepartner darstellt von[637, 638]

- β-Galactosid-haltigen Glykokonjugaten auf Zellmembranen und von
- IgE, soweit es mit seinen Glykoproteinen (siehe Kap. 2.3.4) von Galectin-3 erkannt wird.

Galectin-3 kommt vor

- als Monomer (etwa 30kDa), welches besteht aus einer Lectin-Region mit einer Kohlenhydrat-Binde-Domäne (CRD/Carbohydrate-Recognition Domain) und einer Prolin- und Glycin-reichen Tandem-Struktur;
- als Pentamer, gebildet über Assoziationen der Prolin- und Glycin- reichen Tandem-Strukturen und funktionell ähnlich den IgM-Pentameren.

Produktionszellen von Galactin-3 sind

- vorwiegend Makrophagen und dendritische Zellen, wobei die Expression
  - erhöht wird durch Aktivierung mit den Zytokinen IL-4 und IL-13 oder durch Infektionen (z. B. mit Streptococcus pneumoniae),
  - erniedrigt wird durch Aktivierung mit LPS (Lipopolysaccharid) oder IFNγ,
- des Weiteren (eosinophile, neutrophile) Granulozyten, Mastzellen und T- und B-Lymphozyten und Tumorzellen,
  - wobei bei Allergikern die Expression von Galectin-3 in eosinophilen Granulozyten erhöht ist.

Galectin -3 wirkt[639, 640, 641, 642, 643, 644]

- proallergisch und proentzündlich durch
  - Förderung der Zelladhäsion, der Chemotaxie von Monozyten/Makrophagen und Endothelzellen,

---

637 https://omim.org/entry/153619 (Aufruf 13. 12. 2018).

638 Platzer B, Ruiter F, van der Mee J, Fiebiger E. Soluble IgE receptors – elements of the IgE network. Immunol Lett. 2011;141(1):36–44.

639 Cherayil BJ, Weiner SJ, Pillai S. The Mac-2 antigen is a galactose-specific lectin that binds IgE. J Exp Med. 1989;170(6):1959–72.

640 Liu FT, Frigeri LG, Gritzmacher CA, Hsu DK, Robertson MW, Zuberi RI. Expression and function of an IgE-binding animal lectin (epsilon BP) in mast cells. Immunopharmacology. 1993;26(3):187–95.

641 Robertson MW, Albrandt K, Keller D, Liu FT. Human IgE-binding protein: a soluble lectin exhibiting a highly conserved interspecies sequence and differential recognition of IgE glycoforms. Biochemistry. 1990;29(35):8093–100.

642 Zuberi RI, Hsu DK, Kalayci O, Chen HY, Sheldon HK, Yu L, Apgar JR, Kawakami T, Lilly CM, Liu FT. Critical role for galectin-3 in airway inflammation and bronchial hyperresponsiveness in a murine model of asthma. Am J Pathol. 2004 Dec;165(6):2045–53.

643 Mammen MJ, Sands MF, Abou-Jaoude E, Aalinkeel R, Reynolds JL, Parikh NU, Sharma U, Schwartz SA, Mahajan SD. Role of Galectin-3 in the pathophysiology underlying allergic lung inflammation in a tissue inhibitor of metalloproteinases 1 knockout model of murine asthma. Immunology. 2018;153(3):387–396.

644 https://omim.org/entry/147140<, Fc fragment of IgE, HIGH AFFINITY I, RECEPTOR FOR, ALPHA SUBUNIT; FCER1A (Abruf 4. 08. 2019).

   - Aktivierung von Mastzellen, neutrophile Granulozyten, Makrophagen, Dendritischen Zellen und Lymphozyten über die Bindung an zellmembranständige Matrixproteine, vorwiegend Laminin,
   - Bindung und Kreuzvernetzung von FcεRI (mit und ohne IgE) auf Mastzellen und basophilen Granulozyten durch Bindung an die Glykoside der α-Kette,
   - Bindung an und Neutralisation von löslichen FcεRI (sFcεRI),
- antiallergisch und antientzündlich durch Bindung an freies IgE und damit
   - Verminderung der Beladung von FcεRI auf Mastzellen, basophilen und eosinophilen Granulozyten, jedoch auch
   - Verminderung der Beladung FcεRII auf B-Lymphozyten, wodurch sich die Hemmung der IgE-Synthese reduziert.

Tab. 3.4: Beteiligung von Zytokinen und Kostimulatoren an der Sensibilisierung zur IgE vermittelten Allergie.

	Aktivierung durch	Hemmung durch
B-Lymphozyten		
Antikörper-Isotyp- Wechsel nach IgE	***IL-4 und IL-13***	IL-10, IL-12, IL-21, IL-26, IL-32 -β, -γ, IFNα, IFNβ, TGFβ
	IL-2, IL-9, IL-9, IL-13, IL-25, IL-31, IL-32-α, -θ, -δ, TNFα	
	Kostimulatoren CD40L, BAFF, APRIL, BCMA, CD27L, CD28, ICOS	Koinhibitoren CTLA4, CD134/Ox40, CD30, PD1
Quantität und Qualität des gebildeten IgE	***IgE-BCR***	
	s FcεRII/CD23, ADAM 10/MMP9	FcεRII/CD23 + IgE
	Galectin-3	sFcεRI
		Galectin-3 + IgE
Plasmablasten		
B-Lymphozyten- Plasmablast Differenzierung	***IL-21, IL-4, IL-6***	
Migration	***CXCL12, CXCR4, APRIL***	
Plasmazellen		
	IL-6	
Mastzellen		
Aktivierung/Proliferation Expression von IL-4, IL-13	**IL-1 α/ß, IL-3, IL-4, IL-9, IL-10, IL-18, IL-27, IL-31, IL-33, TNFß, LIGHT, SCF**	IL-37
basophile Granulozyten[645]		
Aktivierung/Proliferation Expression von IL-4, IL-13, MHC-II	**IL-3, (IL-4, IL-9, IL-13)**	
	IL-18, IL-33	

645 Nakanishi K. Basophils are potent antigen-presenting cells that selectively induce Th2 cells, Europ J Immunology. 40(7):1836–1842.

	Aktivierung durch	**Hemmung durch**
eosinophile Granulozyten		
Aktivierung/Proliferation	**IL-3, IL-4, IL-5, IL-16, IL-25, IL-31**	
angeborene Immunabwehr	***Beteiligung erworbene Immunabwehr***	Hemmung der IgE-Synthese

Insgesamt unterliegt die Bildung von IgE und damit die Dauer und das Ausmaß einer Sensibilisierung gegen ein Allergen einer komplexen Regelung, an der Zytokine und Kostimulatoren entscheidenden Anteil haben (siehe Tab. 3.4).[646]

Bei **B-Lymphozyten** umfasst diese Regelung

- den Antikörper-Isotyp-Wechsel nach IgE,
  - welcher abhängig ist von einer Dominanz der Zytokine IL-4 und IL-13 (s. o.),
  - der deutlich (etwa 6×) geringer ist als der Isotyp-Wechsel nach IgG1 und
  - welcher dem hemmenden Einfluss unterliegt von (siehe Kap. 2.6.2 und 2.6.3)
    - regulativen Myeloischen Zellen, Makrophagen und NK-Zellen und von
    - regulativen T-Lymphozyten, NKT-Lymphozyten und B-Lymphozyten,
- die Expressionsrate des Membran-IgE (IgE-B-Lymphozyten-Rezeptor/BCR),
  - welche direkt korreliert mit der Quantität und Qualität des gebildeten IgE,
- die Expression von niedrigaffinen FcεRII/CD23 und die Bildung von löslichem sFcεRII,
- die Anzahl und die Lebensdauer von denjenigen B-Gedächtnis-Lymphozyten (Bmem), welche Allergen-spezifisches IgE als B-Lymphozyten-Rezeptor exprimieren.

Bei den **Plasmazellen**, welche das Allergen-spezifische IgE produzieren, ist entscheidend

- die Differenzierung der B-Lymphozyten zu Plasmablasten unter der Einwirkung von IL-21, IL-4 und IL-6,[647, 648, 649]
- die Lebensdauer der Plasmazellen, welche wiederum beeinflusst wird von[650]

646 Achatz-Straussberger G, Zaborsky N, Königsberger S, Feichtner S, Lenz S, Peckl-Schmid D, Lamers M, Achatz G. Limited humoral immunoglobulin E memory influences serum immunoglobulin E levels in blood. Clin Exp Allergy. 2009;39(9):1307–13.

647 de Leur K, Dor FJ, Dieterich M, van der Laan LJ, Hendriks RW, Baan CC. IL-21 Receptor Antagonist Inhibits Differentiation of B Cells toward Plasmablasts upon Alloantigen Stimulation. Front Immunol. 2017;8:306. doi: 10.3389/fimmu.2017.00306.

648 Sebina I, Fogg LG, James KR, Soon MSF, Akter J, Thomas BS, Hill GR, Engwerda CR, Haque A. IL-6 promotes CD4+ T-cell and B-cell activation during Plasmodium infection. Parasite Immunol. 2017;39(10). doi: 10.1111/pim.12455.

649 Fairfax KC, Everts B, Amiel E, Smith AM, Schramm G, Haas H, Randolph GJ, Taylor JJ, Pearce EJ. IL-4-secreting secondary T follicular helper (Tfh) cells arise from memory T cells, not persisting Tfh cells, through a B cell-dependent mechanism. J Immunol. 2015;194(7):2999–3010.

650 Achatz-Straussberger G, Zaborsky N, Königsberger S, Feichtner S, Lenz S, Peckl-Schmid D, Lamers M, Achatz G. Limited humoral immunoglobulin E memory influences serum immunoglobulin E levels in blood. Clin Exp Allergy. 2009;39(9):1307–13.

  - dem Migrationsvermögen des Plasmablasten in Gewebenischen (rote Pulpa der Milz, Lymphknoten, Knochenmark und Entzündungsgebiete),[651, 652] wobei dieses Migrationsvermögen bei IgE-Plasmablasten deutlich geringer ist als bei Plasmablasten, die einen anderen Isotyp produzieren,
  - der Art der Gewebenische; Plasmablasten, die ins Knochenmark wandern (gesteuert besonders durch ihren Chemokin-Receptor CXCR-4 und durch CXCL-9) sind besonders langlebig (Monate bis Jahre),
  - dem Ausmaß der Bildung und Ansiedlung weiterer Plasmazellen gleich welchen Antikörper-Isotyps und welcher Spezifität, da diese die Lebensdauer der alteingesessenen Plasmazellen in den Gewebenischen verkürzen,
- die Produktionsrate, welche in Verbindung mit der Lebensdauer abhängig ist von
  - der lokalen Konzentration von Zytokinen, im Besonderen von IL-5, IL-6, TNF-α, GM-CSF und dem Chemokin CXCL12 (stromal cell-derived factor 1-α) und
  - dem Kontakt mit den Stromazellen im Knochenmark über die Adhäsionsmoleküle VLA und CD44.

Bei den **Mastzellen** und **basophilen und eosinophilen Granulozyten** ist von Bedeutung
- die Aktivierung durch Zytokine und Wachstumsfaktoren (siehe Tab. 3.4),
- die Expressionsrate der hochaffinen $Fc\varepsilon RI\alpha\beta\gamma_2$,
- die Lebensdauer des Allergen-spezifischen IgE, gebunden an den hochaffinen $Fc\varepsilon RI\alpha\beta\gamma_2$,
  - dort ist das IgE besser geschützt vor dem proteolytischen Abbau als im Blut,
  - denn die Halbwertzeit für im Blut befindliches IgE beträgt nur wenige (5–12) Stunden, für Rezeptor-gebundenes IgE dagegen ca. 20–23 Tage,
- das Problem der wiederholten Allergenexposition, d. h.,
  - ob der ersten Sensibilisierung durch das Allergen weitere Sensibilisierungen mit den gleichen Allergen und der erneuten Bildung von Allergen-spezifischem IgE folgen.[653,654]

3.1.2 Auslösung der Allergen-spezifischen Entzündungsreaktion

Die Bindung des IgE an den hochaffinen FcεRI auf Mastzellen, basophilen und eosinophilen Granulozyten erfolgt

---

651 Pak HK, Nam B, Lee YK, Kim YW, Roh J, Son J, Chung YS, Choe J, Park CS. Human Plasmablast Migration Toward CXCL12 Requires Glucose Oxidation by Enhanced Pyruvate Dehydrogenase Activity *via* AKT. Front Immunol. 2018;9:1742. doi: 10.3389/fimmu.2018.01742.

652 Belnoue E, Pihlgren M, McGaha TL, Tougne C, Rochat AF, Bossen C, Schneider P, Huard B, Lambert PH, Siegrist CA. APRIL is critical for plasmablast survival in the bone marrow and poorly expressed by early-life bone marrow stromal cells.Blood. 2008;111(5):2755–64.

653 Lowe PJ, Tannenbaum S, Gautier A, Jimenez P. Relationship between omalizumab pharmacokinetics, IgE pharmacodynamics and symptoms in patients with severe persistent allergic (IgE-mediated) asthma. Br J Clin Pharmacol. 2009;68(1):61–76.

654 Mitre E, Norwood S, Nutman TB. Saturation of immunoglobulin E (IgE) binding sites by polyclonal IgE does not explain the protective effect of helminth infections against atopy. Infect Immun. 2005;73(7):4106–11.

- als monomer mit der Cε3 Domäne und
- ohne den Rezeptor zu aktivieren,
  - weil der hohe (bis zu 12 %) Kohlenhydratanteil des IgE (siehe Kap. 2.3.4) dessen Aggregation verhindert und
  - da die hohe Glykosylierungsrate des Rezeptors auch die Aggregierung benachbarter Rezeptor-IgE-Komplexe hemmt.

Durch multivalente Kreuzvernetzung der stabilen IgE/FcεRI-Komplexe durch das (für das Rezeptor-gebundene IgE) spezifische Allergen werden Mastzellen und basophile Granulozyten aktiviert. Dieses führt zu einer sofortigen und zu einer verzögerten entzündlichen Reaktion.

Bei der **allergischen Sofortreaktion**
- entstehen Cluster aus kreuzvernetzten Allergen/IgE/FcεRI-Komplexen, welche internalisiert werden und zelluläre Signalkaskaden in Gang setzen,
- erfolgt innerhalb weniger Minuten (allergische Sofortreaktion) die Ausschüttung eines breiten Spektrums an entzündlichen Mediatoren aus den Granula (sogenannte Degranulation) von Mastzellen und basophilen Granulozyten. Zu den Mediatoren gehören (siehe Tab. 3.5 und Kap. 2.1.1.)
  - Histamin, Serotonin, Dopamin und
  - Chondroitinsulfat, Heparin,
  - Lysosomale Enzyme (Proteasen, Glykosidasen, Lipasen),
  - Basische Proteine wie MBP (Major Basic Protein).

Die **verzögerte allergische Reaktion** (um einige Stunden bis wenige Tage) umfasst
- die Aktivierung verschiedener Transkriptionsfaktoren (im Besonderen STAT5) bei Makrophagen, Mastzellen und Granulozyten zur Expression von
  - Chemokinen (CCL2, CCL5, CCL7, CCL11, CXCL8, siehe Kap. 2.5.1)
  - proinflammatorischen Zytokinen wie IL-1, IL-2, IL-3, IL-5, IL-6, IL-9, IL-12, IL-16, IL-17, IL-33, TNFα (siehe Kap. 2.5.2)
  - antiinflammatorischen Zytokinen wie IL-4, IL-10, IL-13, IFNα, IFNβ (siehe Kap. 2.5.2)
  - Wachstumsfaktoren wie SCF, GM-CSF, b-FGF, NGF, PDGF, TGFβ, VEGF (siehe Kap. 2.5.5) und
  - Leukotrienen (LTCA4, LTB4), Prostaglandin (PGD2) und PAF (Platelet-Activating Factor),
- die Entwicklung der Fähigkeit zur nichtprofessionellen Antigenpräsentation,[655, 656] d. h.,
  - Antigene/Allergene werden pinozytiert und Allergen-Peptide durch Expression und Beladung von MHC-II den T-Helfer-Lymphozyten im Rahmen einer immunologischen Synapse präsentiert und

---

655 Kambayashi T, Allenspach EJ, Chang JT, Zou T, Shoag JE, Reiner SL, Caton AJ, Koretzky GA. Inducible MHC class II expression by mast cells supports effector and regulatory T cell activation. J Immunol. 2009;182(8):4686–95.

656 Theoharides TC, Alysandratos KD, Angelidou A, Delivanis DA, Sismanopoulos N, Zhang B, Asadi S, Vasiadi M, Weng Z, Miniati A, Kalogeromitros D. Mast cells and inflammation. Biochim Biophys Acta. 2012;1822(1):21–33.

   - durch Expression von IL-4 und IL-13[657] werden
     - weitere T-Helfer-Lymphozyten zu TH2-Lymphozyten geprägt und
     - in weiteren B-Lymphozyten der Antikörper-Isotypwechsel nach IgE stimuliert,
- die verstärkte Freisetzung von Mediatoren[658, 659]
   - autokrin besonders durch die Expression von
     - IL-4, IL-6, IL-13 und IL-33, welche die Proliferation, Expression von FcεRI und die IgE-abhängige Degranulation von Mastzellen und basophilen Granulozyten durch Allergene erhöhen,
     - IL-10 und TGFβ, welche auf Mastzellen aktivierend (statt immunsuppressiv) wirken,[660, 661]
   - parakrin, indem bei benachbarten Mastzellen
     - IL-33 unabhängig vom Allergen und vom IgE (und damit pseudoallergisch) eine Degranulation und Proliferation bewirkt[662] und
     - IL-4, IL-6, IL-10 IL-13, IL-33 und TGFβ Allergen- und IgE-abhängig eine bereits bestehende Aktivierung verstärken.

Tab. 3.5: Wirkung der von Mastzellen (MZ) und basophilen Granulozyten (bG) freigesetzten Mediatoren.

freigesetzte Substanzen		bG	MZ	Wirkungen
Degranulierung				
biogene Amine	Histamin	+	+	Erweiterung der Blutgefäße (↑), Aktivierung der Endothelzellen (↑), Ödeme (↑), Darmmotilität (↑), Bronchospasmus (↑), Immunmodulation
	Serotonin		+	Verengung der Kapillaren (Haut, Niere Lunge) (↑), Erweiterung der Kapillaren (Skelettmuskulatur) (↑), Darmmotilität (↑), Immunmodulation
	Dopamin		+	Steigerung der Kontraktilität des Herzmuskels

657 Galli SJ, Tsai M. IgE and mast cells in allergic disease. Nat Med. 2013;18(5):693–704.

658 Saluja R, Ketelaar ME, Hawro T, Church MK, Maurer M, Nawijn MC. The role of the IL-33/IL-1RL1 axis in mast cell and basophil activation in allergic disorders. Mol Immunol. 2015;63(1):80–5.

659 Joulia R, L'Faqihi FE, Valitutti S, Espinosa E. IL-33 fine tunes mast cell degranulation and chemokine production at the single-cell level. J Allergy Clin Immunol. 2017;140(2):497–509.

660 Lyons DO, Plewes MR, Pullen NA. Soluble transforming growth factor beta-1 enhances murine mast cell release of Interleukin 6 in IgE-independent and Interleukin 13 in IgE-dependent settings in vitro. PLoS One. 2018;13(11):e0207704. doi: 10.1371.

661 Qayum AA, Paranjape A, Abebayehu D, Kolawole EM, Haque TT, McLeod JJ, Spence AJ, Caslin HL, Taruselli MT, Chumanevich AP, Baker B, Oskeritzian CA, Ryan JJ. IL-10-Induced miR-155 Targets SOCS1 To Enhance IgE-Mediated Mast Cell Function. J Immunol. 2016;196(11):4457–67.

662 Redegeld FA, Yu Y, Kumari S, Charles N, Blank U, Non-IgE mediated mast cell activation., Immunol Rev. 2018;282(1):87–113.

freigesetzte Substanzen		bG	MZ	Wirkungen
lysosomale Enzyme	Proteasen	+	+	Aktivierung des Komplement- und Gerinnungssystems und der Fibrinolyse (↑); Aktivierung von Proenzymen/ Zymogenen (↑); Auflösung der extrazellulären Matrix (↑)
	Peroxydase	+	+	Inaktivierung von Peroxyden, Bildung von ROS (↑)
	Elastase	+		Spaltung von Elastin (↑)
	Carboxy-peptidase B	+	+	Inaktivierung der Anaphylatoxine (C3a, C4a, C5a) durch Abspaltung von Arginin
	ß-Glucuronidase	+	+	Verminderung der Oberflächenladung von Zellen durch Abspaltung von Neuraminsäure
	Lysophospho-lipase	+		*Bindung von IgE (↑)*
Polysac-charide	Chrondroitin-sulfat	+	+	durch negative Ladung Bindung/Regulation positiv geladener Proteine
	Heparin		+	Gerinnungshemmung durch Bindung/Aktivierung von ATIII
toxische Peptide	Major Basic Protein (MBP)	+	+	durch Bindung an Heparansulfat-Proteoglykane zyto-toxisch für Epithelzellen, Aktivierung von Makrophagen und Granulozyten (↑), Degranulierung von Mastzellen und basophilen Granulozyten (↑)
Expression				
Leukotriene	LTC4, LTD4, LTE4	+	+	SRSA/anhaltende Kontraktionen der glatten Muskulatur (↑), Bronchokonstriktion (↑), Gefäßpermeabilität (↑)
	LTB4		+	Chemotaxie neutrophiler Granulozyten (↑)
Prosta-glandine	PGD2		+	Bronchokonstriktion (↑)
Lipide	Platelet Activating Factor (PAF)		+	Thrombozyten-Aggregation und Degranulation (↑), Bronchokonstriktion (↑), Blutdruck (↓)
Zytokine	IL-4, IL-13	+	+	*Isotypwechsel nach IgE in B-Lymphozyten (↑)*
	IL-3, IL-4			Proliferation von Mastzellen und basophilen Granulozyten (↑)
	IL-3, IL-5			Proliferation von eosinophilen Granulozyten (↑)
	IL-1, IL-2, IL-3, IL-4, IL-5, IL-6, IL-9, IL-12, IL-16, IL-17, IL-33, TNFα, GM-CSF,			proinflammatorische Wirkung (↑) Aktivierung/Degranulation Mastzellen/basophilen Granulozyten (↑)
	IL-10, IFNα, IFNβ			antiinflammatorische Wirkung (↑) Bildung Antikörper IgG (↑)
	IL-10, TGFβ			Aktivierung/Degranulation von Mastzellen (↑)

freigesetzte Substanzen		bG	MZ	Wirkungen
Chemokine	CXCL8, CCL2, CCL3, XCL1		+	Chemotaxie von Granulozyten, Makrophagen und Lymphozyten (↑)
Wachstums-faktoren	VEGF, NGF, SCF, b-FGF, PDGF		+	Aktivierung von Endothelzellen, Auflösung der Haftkomplexe (↑) Angiogenese (↑)

Stimulation zelluläre Immunantwort	***Stimulation Antikörperantwort***	antiinflammatorische Wirkung

bG = basophile Granulozyten; GM-CSF = Granulocyte-Macrophage Colony Stimulating Factor; MZ = Mastzellen; NGF = Nerve Growth Factor; PDGF = Platelet Derived Growth Factor; SCF = Stem Cell Factor; b-FGF = basic Fibroblast Growth Factor; SRSA = Slow Reacting Substance of Anaphylaxis; TGF = Transforming Growth Factor; TNF = Tumor Nekrosis Faktor; VEGF = Vascular Endothelial Cell Growth Factor;

Der Gefahr eines sich selbst verstärkenden Kreislaufs der Aktivierungen und Degranulationen von Mastzellen und basophilen Granulozyten wirken zahlreiche Mechanismen entgegen, im Besonderen

- die gleichzeitige Aktivierung von Rezeptoren, welche Immunrezeptor-Tyrosin-basierte inhibitorische Motive (ITIMs) besitzen, die Tyrosin-Phospatasen (SHP1, SHP2) binden und aktivieren, sodass die Signalübertragung von gleichzeitig aktivierten FcεRI blockiert wird. Zu diesen inhibitorischen Rezeptoren zählen
  - der Fc-Rezeptor FcγRIIB,
  - die Leukozyten-Immunglobulin-ähnlichen Rezeptoren (LILR/CD85), im Besonderen LILR-B3, -B4 und -A3),
  - der Mox2-Rezeptor (CD200RI) und das CD300-Antigen (CD330A),
- proinflammatorische Zytokine (wie IL-1, IL-2, IL-3, IL-5, IL-6, IL-9, IL-12, IL-16, IL-17, IL-22, IL-33, TNFα), welche
  - die Prägung von TH1-, TH17- und TH22-Lymphozyten zu Lasten von TH2- und TH-9-Lymphozyten stimulieren,
  - den Isotyp-Wechsel nach IgE in B-Lymphozyten vermindern,
- antiinflammatorische Zytokine, wobei
  - IL-10 und TGFβ die Prägung von regulatorischen T-Lymphozyten stimulieren und
  - eine Dominanz von IL-6, IL-7, IL-10, IL-21, IL-26, IL-32, IFNα, IFNγ und TGFβ den Antikörper-Isotyp-Wechsel nach IgE in B-Lymphozyten hemmt,
- regulatorische Immunzellen wie (siehe Kap. 2.6.2 und 2.6.3)
  - regulative Myeloische Zellen, Makrophagen und NK-Zellen,
  - regulative T-Lymphozyten, NKT-Lymphozyten und B-Lymphozyten
- lysosomale Enzyme,
  - welche die in der Sofortreaktion ausgeschütteten Mediatoren abbauen wie z. B.
    - Histamin-N-Methyl-Transferase und Diaminooxydase/Histaminase zum Abbau von Histamin,
    - Peroxydase zur Inaktivierung von Sauerstoffradikalen,

  - Arylsulfatase zur Inaktivierung der Leukotriene,
  - Carboxypeptidase zum Abbau der Anaphylatoxine,
- welche membranständige FcεRI spalten in lösliche sFcεRI, die IgE kompetitiv zum FcεRI binden und neutralisieren.

3.1.3 Besondere Bedeutung von Histamin und Serotonin

Die akute Phase wird geprägt durch die physiologischen und pathophysiologischen Wirkungen der primär am Eintrittsort des Allergens freigesetzten Mediatoren, im Besonderen durch Histamin und Serotonin.

Histamin stellt ein endogenes biogenes Amin dar,[663, 664]
- dessen Synthese durch Decarboxylierung von Histidin in zahlreichen Zellen des Körpers erfolgt, besonders in
  - Mastzellen und basophilen Granulozyten,
  - neuroendokrinen (enterochromaffinen) Zellen in der Magen- und Darmschleimhaut, im Lymphknoten, im Thymus, im Bronchialepithel, in der Leber wie auch in
  - histaminergen Nervenzellen, vorwiegend im Hypothalamus,
- welches gebunden an Heparin in zytoplasmatischen Vesikeln (Granula) gespeichert wird,
- das abgebaut wird durch die Diamin-Oxidase (DAO) und/oder durch die Histamin-N-methyltransferase (HNMT).

Histamin wirkt über vier G-Protein-gekoppelte Rezeptoren (GPCR) in unterschiedlicher Weise (siehe Tab. 3.6). Deren wesentliche Wirkungen sind
- **H_1-Rezeptoren**
  - Erweiterung der Kapillaren, erhöhte Gefäßpermeabilität, Hautrötungen,
  - Kontraktion der glatten Muskelzellen des Magen-Darmtraktes und der Bronchien,
  - vorwiegend Steigerung der Entzündungsreaktionen (jedoch Verminderung der zytotoxischen T-Lymphozyten),
  - Schlaflosigkeit,
- **H_2-Rezeptoren**
  - Verstärkung der Herzfunktionen,
  - Erhöhung der Magensekretion (HCl, Pepsin),
  - vorwiegend Hemmung der Entzündungsreaktionen jedoch partielle Steigerung der Monozytenfunktionen,
  - Verminderung der neuronalen Aktivitäten,

---

663 Panula P, Chazot PL, Cowart M, Gutzmer R, Leurs R, Liu WL, Stark H, Thurmond RL, Haas HL. International Union of Basic and Clinical Pharmacology. XCVIII. Histamine Receptors. Pharmacol Rev. 2015;67(3):601–55.

664 Seifert R, Strasser A, Schneider EH, Neumann D, Dove S, Buschauer A. Molecular and cellular analysis of human histamine receptor subtypes. Trends Pharmacol Sci. 2013;34(1):33–58.

- **H3-Rezeptoren**
  - Verminderung der neuronalen Erregung und Reizleitung,
- **H4-Rezeptoren**
  - vorwiegend Steigerung der zellulären Entzündungsreaktion,
  - jedoch partielle Beeinträchtigung der Funktion von Dendritischen Zellen und Hemmung der Antikörperreaktion

Tab. 3.6: Funktion der Histamin-Rezeptoren.[665, 666, 667, 668, 669, 670, 671]

	H_1.Rezeptor	H-$_2$.Rezeptor	H_3.Rezeptor	H_4.Rezeptor
GPCR	+	+	+	+
Isoformen			> 20	> 3
Signalüber-tragung nach Histamin-Bindung über	Phospholipase C (↑) IP3 (↑), PKC (↑), DAG (↑), Ca^{2+}(↑)	Adenylcyclase (↑) cAMP (↑) PKA (↑)	Phosphoinositid-3-Kinase/PI3K (↑), cAMP (↓), PKB (↑), MAPK (↑), Ca^{++} (↑)	Phosphoinositid-3-Kinase/PI3K (↑), β-Arrestin (↑) cAMP (↓), MAPK (↑), Ca^{++}(↑)
konstitutive Aktivität	+	+	++	++
induzierte Expression	LPS: Expression **(↑)**	Hausstaubmilbe: Expression (↑)		
Gewebelokalisation und physiologische Wirkung				
körperweit	+	+		
Magen-Darm	glatte Muskelzellen: Kontraktion (↑)	Parietalzellen/Magen: Sekretion Pepsin/HCL (↑)		
Atmungsorgane	Lunge/glatte Muskelzellen: Bronchokonstriktion (↑)			

---

665 Jutel M, Akdis CA. Histamine as an immune modulator in chronic inflammatory responses. Clin Exp Allergy (2007) 37:308–10.

666 Seifert R, Strasser A, Schneider EH, Neumann D, Dove S, Buschauer A. Molecular and cellular analysis of human histamine receptor subtypes. Trends Pharmacol Sci. 2013;34(1):33–58.

667 Singh M, Jadhav HR. Histamine H3 receptor function and ligands: recent developments. Mini Rev Med Chem. 2013;13(1):47–57.

668 Jemima EA, Prema A, Thangam EB. Functional characterization of histamine H4 receptor on human mast cells. Mol Immunol. 2014;62(1):19–28.

669 Panula P, Chazot PL, Cowart M, Gutzmer R, Leurs R, Liu WL, Stark H, Thurmond RL, Haas HL. International Union of Basic and Clinical Pharmacology. XCVIII. Histamine Receptors. Pharmacol Rev. 2015;67(3):601–55.

670 Branco ACCC, Yoshikawa FSY, Pietrobon AJ, Sato MN. Role of Histamine in Modulating the Immune Response and Inflammation. Mediators Inflamm. 2018;2018:9524075. doi: 10.1155/2018/9524075.

671 Borriello F, Iannone R, Marone G. Histamine Release from Mast Cells and Basophils. Handb Exp Pharmacol. 2017;241:121–139.

	H_1-Rezeptor	H-$_2$-Rezeptor	H_3-Rezeptor	H_4-Rezeptor
Blutkreislauf	**Endothelzellen: NO (↑), Kontraktion (↑), Permeabilität der Blutgefäße (↑); glatte Muskelzellen/peripher: Dilatation (↑)**	Herzmuskel: Schlagkraft (↑) Schlagfrequenz (↑) glatte Muskelzellen zentral: Dilatation (↑)		
Blutbildende Organe/ Immunsystem	**BM-Stromazellen: IL-6 (↑); neutrophile/ eosinophile Granulozyten: Apoptose (↓); Chemotaxie (↑), Makrophagen: Aktivierung, Expression von IL-8 (↑), PAF (↑), Leukotriene (↑), Thromboxan (↑) Prostazyklin (↑)** ***Dendritische Zellen: CD86 (↑), TH2-Ly (↑) Antigenpräsentation (↑) TH2-Lymphozyten: Expression IL-4, IL-5, IL-10, IL-13 (↑) B-Lymphozyten: IgE (↑)***	Neutrophile Granulozyten: Exozytose lysosomaler Enzyme (↓), ROS (↓); Leukotriene (↓) eosinophile Granulozyten: ROS, EPO, Chemotaxie (↓), Monozyten : IL-2, IL-10 (↓) *Dendritische Zellen: IL-12, CXCL10, IL-10 (↓); Antigenpräsentation (↓) TH2-Lymphozyten: Expression Zytokine (↓)*		**Mastzellen: Chemotaxie (↑); Expression: TGFβ1, TNFα, TNFβ, PDGF, M-CSF, IL-1α, IL-3, IL-4, IL-5, IL-6, IL-10, IL-13, IL-16 MIP-1α, Eotaxin-2, RANTES, IL-8, MCP-1 (↑) eosinophile Granulozyten: Chemotaxie (↑), ROS, EPO (↑); NK-Zellen: Chemotaxie (↑); Monozyten: Chemotaxie (↑),** ***Dendritische Zellen: Chemotaxie (↑), CD86 (↑), T-Lymphozyten: Chemotaxie (↑), IL-31 (↑) CTL: IL-16 (↑) TH17-Lymphozyten: IL-17 (↑)***
	TH1-Lymphozyten: Expression IL-2, IL-12, IFNγ (↓)	**Monozyten : IFNγ, IL-1, IL-6, IL-18 (↑);**		*Dendritische Zellen: IL-12 (↓), IFNα, TNFα, CXCl8 (↓) TH2-Lymphozyten: IL-4, IL-5, IL-13 (↓)*
Nervensystem	ZNS/Neuronen Hippocampus/ Hypothalamus/ Thalamus/Cortex: Hungergefühl (↑) Schlaf-Wach-Regulierung (↑)	ZNS/Neuronen: neuronale Aktivität (↓), Übererregung (↓)	ZNS+PNS/histaminerge neuronale Somata, Dendriten und Axone; Histamin-Freisetzung (↓) Neurotransmitter-Freisetzung (↓), Schlaf-Bedürfnis (↑)	
assoziierte Krankheiten	**Allergie, Erbrechen, Schlafprobleme**	**Magen- und Duodenalgeschwüre**	**kognitive Probleme, Schmerzen, Schizophrenie**	**Allergie, Juckreiz, Asthma, Arthritis**

Stimulation zelluläre Immunabwehr	***Stimulation Antikörperantwort***	Hemmung der Immunantwort

kursiv: erworbene Immunabwehr

cAMP = cyclisches Adenosin Monophosphat; DAG = diacylglycerol; EPO = Eosinophile Peroxydase; GPCR = G-Protein coupled Receptor; IP3 = inositol triphosphate; LPS = Lipopolysaccarid; MAPK = Mitogen Activated Protein Kinase; PKC/PKA/PKB = protein kinase C, A, B; PLC = phospholipase C; ROS = Reactive Oxygen Substance

Zusätzlich scheint Histamin noch über weitere Rezeptoren zu wirken, wie z. B. bei der Induktion von Apoptose in IL-5 stimulierten eosinophilen Granulozyten.[672]

Serotonin (5-Hydroxytryptamin) gehört (gemeinsam mit Dopamin, Noradrenalin und Adrenalin) zur Gruppe der Monamine.
Die Synthese erfolgt[673] enzymatisch aus L-Tryptophan mit Hilfe der Tryptophan-Hydrolase (TH1 und TH2) und Decarboxylase

- in den Nervenzellen des ZNS und des PNS,
- in den neuroendokrinen Zellen besonders der Schleimhäute von Magen, Darm und Bronchien,
- in Mastzellen, Monozyten/Makrophagen, T-Lymphozyten und in Endothelzellen, vaskulären glatten Muskelzellen und Fettzellen.[674, 675, 676, 677]

Aufgenommen wird das besonders von neuroendokrinen Zellen ins Blut abgegebene Serotonin mit Hilfe des in der Plasmamembran gelegenen Serotonin-Transporters (SERT),[678]

- besonders von zirkulierenden Thrombozyten, welche Serotonin
  - in ihren dichten Granula speichern (bis zu 65 mM) und
  - bei Aktivierung in beträchtlicher Menge wieder ins Blut abgeben (Erhöhung der Blutplasma-Konzentration von ca. 10 nM auf bis zu ca.10 µM),
- von Mastzellen, Makrophagen, eosinophilen Granulozyten, T- und B-Lymphozyten, Endothelzellen.

Die Ausschüttung von Serotonin aus den zellulären Speichern erfolgt im Rahmen der Aktivierung der jeweiligen Zellen, der Abbau enzymatisch durch Monoaminooxydase und Aldehyddehydrogenase zu 5-Hydroxy-Indolessigsäure.

672 Hasala H, Giembycz MA, Janka-Junttila M, Moilanen E, Kankaanranta H. Histamine reverses IL-5-afforded human eosinophil survival by inducing apoptosis: pharmacological evidence for a novel mechanism of action of histamine. Pulm Pharmacol Ther. 2008;21(1):222–33.

673 Herr N, Bode C, Duerschmied D. The Effects of Serotonin in Immune Cells. Front Cardiovasc Med. 2017;4:48. doi: 10.3389/fcvm.2017.00048.

674 Finocchiaro LM, Arzt ES, Fernández-Castelo S, Criscuolo M, Finkielman S, Nahmod VE. Serotonin and melatonin synthesis in peripheral blood mononuclear cells: stimulation by interferon-gamma as part of an immunomodulatory pathway. J Interferon Res. 1988;8(6):705–16.

675 Ni W, Geddes TJ, Priestley JR, Szasz T, Kuhn DM, Watts SW.The existence of a local 5-hydroxytryptaminergic system in peripheral arteries. Br J Pharmacol. 2008;154(3):663–74.

676 Kushnir-Sukhov NM, Brown JM, Wu Y, Kirshenbaum A, Metcalfe DD. Human mast cells are capable of serotonin synthesis and release. J Allergy Clin Immunol. 2007;119(2):498–9.

677 Adnot S, Houssaini A, Abid S, Marcos E, Amsellem V. Serotonin transporter and serotonin receptors. Handb Exp Pharmacol. 2013;218:365–80.

678 Herr N, Bode C, Duerschmied D. The Effects of Serotonin in Immune Cells. Front Cardiovasc Med. 2017;4:48. doi: 10.3389/fcvm.2017.00048.

Anhaltspunkte bestehen, dass aktives Vitamin D_3 (1,25-dihydroxyvitamin D_3) den Stoffwechsel von Serotonin beeinflusst und zwar[679, 680]

- durch Förderung der Expression der Tryptophan-Hydrolase und damit der Synthese von Serotonin,
- durch Hemmung der Expression von SERT und damit der zellulären Aufnahme von Serotonin und durch Verminderung der Expression der Monoaminooxydase, welche entscheidend ist für den enzymatischen Abbau von Serotonin.

Serotonin hat ein breites Spektrum an zentraler und peripherer Wirksamkeit, deren Art bestimmt wird durch den jeweiligen Serotonin-Rezeptor:[681]

- **Serotonin-Rezeptoren** werden in 7 Gruppen (5-HTR1-7) mit insgesamt 15 unterschiedlichen Rezeptoren gegliedert, wobei
  - 5-HTR3 ein Kationen-Kanal ist,
  - alle anderen (5-HTR1, -2, -4, -5, -6, -7) G-Protein-gekoppelte Rezeptoren (GPCR) darstellen,
- die **zentrale Wirkung** im ZNS wird vermittelt vorwiegend durch 5HTR1, 5HTR2, 5HTR3 und 5HTR7 und umfasst
  - Stimmungsaufhellung, Verminderung von Agressionen, Ängsten und Depressionen,
  - Förderung des Wachzustandes, der Schmerzempfindung, Auslösung von Brechreiz,
  - Hemmung des Appetits und der Nahrungsaufnahme, Senkung der Körpertemperatur,
  - Hemmung des Sexualverhaltens, der Erektion und der Ejakulation;
- die **periphere Wirkung**, hauptsächlich vermittelt durch 5HTR1, 5HTR2, 5HTR3, 5HTR4, 5HTR7, beinhaltet
  - Blutgefäß-Verengung im Kapillarbereich (Haut, Lunge Niere), Blutgefäß-Erweiterung in der Skelettmuskulatur,
  - Steigerung der Peristaltik des Magen-Darmtraktes,
  - Aktivierung und Aggregation von Thrombozyten mit Freisetzung des Granula-Inhaltes, Förderung der Blutstillung und
  - Modulation der Immunabwehr.

Die Modulation der Immunabwehr durch Serotonin umfasst (sieh Tab. 3.7)

- eine vorwiegend proinflammatorische Wirkungsweise mit
  - Aktivierung von Endothelzellen, Auflösung der Haftkomplexe (Tight Junctions) und Aktivierung und Proliferation der vaskulären glatten Muskelzellen,
  - Aktivierung von Thrombozyten und Degranulation ihrer Mediatoren (siehe Kap. 2.1.3),

---

679 Kaneko I, Sabir MS, Dussik CM, Whitfield GK, Karrys A, Hsieh JC, Haussler MR, Meyer MB, Pike JW, Jurutka PW. 1,25-Dihydroxyvitamin D regulates expression of the tryptophan hydroxylase 2 and leptin genes: implication for behavioral influences of vitamin D. FASEB J. 2015;29(9):4023–35.

680 Sabir MS, Haussler MR, Mallick S, Kaneko I, Lucas DA, Haussler CA, Whitfield GK, Jurutka PW. Optimal vitamin D spurs serotonin: 1,25-dihydroxyvitamin D represses serotonin reuptake transport (*SERT*) and degradation (*MAO-A*) gene expression in cultured rat serotonergic neuronal cell lines. Genes Nutr. 2018;13:19. doi: 10.1186/s12263-018-0605-7.

681 McCorvy JD, Roth BL. Structure and function of serotonin G protein-coupled receptors. Pharmacol Ther. 2015;150:129–42.

  - Chemotaxie von Mastzellen, neutrophilen Granulozyten, eosinophilen Granulozyten und Mikrogliazellen,
  - Expression proinflammatorischer Zytokine durch Monozyten und Phagozytosesteigerung von Makrophagen,
  - Verstärkung der Aktivität von NK-Zellen,
  - Aktivierung von Dendritischen Zellen, T-Lymphozyten und B-Lymphozyten hin zur verstärkten Synthese von Antikörpern und IgE,
- eine antiinflammatorische Wirkung
  - durch Verminderung
    - der Expression von TNFα, radikalen Sauerstoffmolekülen (ROS), Leukotrienen, der Chemotaxie, von Adhäsionsmolekülen,
    - der Phagozytose und Zytotoxizität und
    - der Antigenpräsentation und damit auch der Prägung von TH1-Lymphozyten
  - durch Förderung
    - der Entwicklung von regulatorischen B-Lymphozyten (Breg),
    - der Degradation von radikalen Sauerstoff-Spezies (ROS).

Tab. 3.7: Einfluss des Serotonins auf die Immunabwehr.[682, 683, 684]

Zielzellen			Wirkung von Serotonin	
Typ	**Vorbehandlung**	**5-HTR-Gruppe**	**proinflammatorisch-proallergisch**	**antiinflammatorisch**
Epithelzellen (Mukosa, Epidermis)[685, 686, 687, 688]		1, 2, 7	**Epithelbarriere (↓), TJ (↓) ZO-1 (↓), Occludin (↓), Claudin 1 (↓)**	
Mastzellen[689, 690]		1	**Chemotaxie/Migration (↑), Degranulation (↑)**	

682 Herr N, Bode C, Duerschmied D. The Effects of Serotonin in Immune Cells. Front Cardiovasc Med. 2017;4:48. doi: 10.3389/fcvm.2017.00048.

683 Mauler M, Bode C, Duerschmied D. Platelet serotonin modulates immune functions. Hamostaseologie. 2016;36(1):11–6.

684 Schoenichen C, Bode C, Duerschmied D. Role of platelet serotonin in innate immune cell recruitment. Front Biosci (Landmark Ed). 2019;24:514–526.

685 Wu L, Oshima T, Tomita T, Ohda Y, Fukui H, Watari J, Miwa H. Serotonin disrupts esophageal mucosal integrity: an investigation using a stratified squamous epithelial model. Gastroenterol. 2016;51(11):1040–1049.

686 González-Mariscal L, Raya-Sandino A, González-González L, Hernández-Guzmán C. Relationship between G proteins coupled receptors and tight junctions. Tissue Barriers. 2018;6(1):e1414015. doi: 10.1080/21688370.2017.1414015.

687 Rasul A, El-Nour H, Lonne-Rahm SB, Fransson O, Johansson C, Johansson B, Zubeidi M, Seeberg E, Djurfeldt DR, Azmitia EC, Nordlind K. Serotonergic Markers in Atopic Dermatitis. Acta Derm Venereol. 2016;96(6):732–6.

Zielzellen				Wirkung von Serotonin	
Typ		Vorbehandlung	5-HTR-Gruppe	proinflammatorisch-proallergisch	antiinflammatorisch
Endothelzellen[691, 692, 693]			1, 2, 4	**E-Selectin, Serotonin (↑) eNOS (↑)**	Thromboxan (↓), 6-keto-PGF1α (↓),
		TNFα			Expression ICAM-1 (↓)
vaskuläre glatte Muskelzellen[694, 695]			1, 2, 7	**Proliferation (↑), Expression 5-HTT (↑), IL-6 (↑)**	Expression TNFα (↓), NO (↓)
Thrombozyten[696]		ADP	1, 2	**Aktivierung, Transformierung, Degranulation (↑)**	
Granulozyten	neutroph.[697]		2	**Migration/Diapedese (↑) Phagozytose/ Bakterien (↑) (nach geringer Dosis)**	ROS (↓); Phagozytose/ Bakterien (↓) (nach hoher Dosis)
	eosinoph.[698]		1, 2, 6	**Migration/Diapedese (↑)**	
				Expression IL-4, -5, -13 (↑)	
				CCL22 (↑)	
	basophil[699]		? (SERT, OCT3)		Expression von IL-4 (↓)

688 Zhang L, Song J, Hou X. Mast Cells and Irritable Bowel Syndrome: From the Bench to the Bedside. J Neurogastroenterol Motil. 2016;22(2):181–92.

689 Wang GD, Wang XY, Zou F, Qu M, Liu S, Fei G, Xia Y, Needleman BJ, Mikami DJ, Wood JD. Mast cell expression of the serotonin1A receptor in guinea pig and human intestine. Am J Physiol Gastrointest Liver Physiol. 2013;304(10):G855–63.

690 Ritter M, El-Nour H, Hedblad MA, Butterfield JH, Beck O, Stephanson N, Holst M, Giscombe R, Azmitia EC, Nordlind K. Serotonin and its 5-HT1 receptor in human mastocytosis. Immunopharmacol Immunotoxicol. 2012;34(4):679–85.

691 Peters MA, Walenkamp AM, Kema IP, Meijer C, de Vries EG, Oosting SF. Dopamine and serotonin regulate tumor behavior by affecting angiogenesis. Drug Resist Updat. 2014;17(4–6):96–104.

692 Machida T, Iizuka K, Hirafuji M. 5-hydroxytryptamine and its receptors in systemic vascular walls. Biol Pharm Bull. 2013;36(9):1416–9.

693 Zamani A, Qu Z. Serotonin activates angiogenic phosphorylation signaling in human endothelial cells. FEBS Lett. 2012;586(16):2360–5.

694 Tolloczko B, Jia YL, Martin JG. Serotonin-evoked calcium transients in airway smooth muscle cells. Am J Physiol. 1995;269(2 Pt 1):L234–40.

695 Machida T, Iizuka K, Hirafuji M. 5-hydroxytryptamine and its receptors in systemic vascular walls. Biol Pharm Bull. 2013;36(9):1416–9.

696 Zhang ZJ, Wang D, Man SC, Ng R, McAlonan GM, Wong HK, Wong W, Lee J, Tan QR. Platelet 5-HT(1A) receptor correlates with major depressive disorder in drug-free patients. Prog Neuropsychopharmacol Biol Psychiatry. 2014;53:74–9.

697 Herr N, Bode C, Duerschmied D. The Effects of Serotonin in Immune Cells. Front Cardiovasc Med. 2017;4:48. doi: 10.3389/fcvm.2017.00048.

Zielzellen			Wirkung von Serotonin	
Typ	**Vorbehandlung**	**5-HTR-Gruppe**	**proinflammatorisch-proallergisch**	**antiinflammatorisch**
Monozyten[700, 701]	LPS	1, 3, 5, 7	**Expression IL-1ß, Il-6, IL-8/CXCL8 (↑)**	Expression TNFα (↓); Caspase 3 (↓), Apoptose (↓)
Makrophagen[702, 703]		1, 2, 7	**ROS (↑)**	Expression IFNγ (↓)
	IFNγ		**Phagozytose (↑), (nach geringer Dosis), Expression Serotonin (↑)**	Expression IL-1ß (↓); Migration (↓); Phagozytose (↓) (nach hohe Dosis); Myeloperoxydase/ROS (↓); Serotonin-Degradation durch ROS (↑) *Expression MHC-II (↓)*
Mikroglia-Zellen[704]		2, 3, 5, 7	**Chemotaxie (↑)**	Phagozytose (↓); Zytotoxizität (↓)
Synovia-Zellen[705]		2, 3	**Expression PGE2: *Prägung TH2-Lymphozyten (↑)***	Expression PGE2: Mastzellen: Degranulation (↓); Eosinophile Granulozyten: Migration (↓); Expression LTB4/LTC4 (↓), *Dendritische Zellen: Aktivierung (↓), TH1-Lymphozyten (↓)*

698 Kang BN, Ha SG, Bahaie NS, Hosseinkhani MR, Ge XN, Blumenthal MN, Rao SP, Sriramarao P. Regulation of serotonin-induced trafficking and migration of eosinophils. PLoS One. 2013;8(1):e54840. doi: 10.1371/journal.pone.0054840.

699 Schneider E, Machavoine F, Bricard-Rignault R, Levasseur M, Petit-Bertron AF, Gautron S, Ribeil JA, Launay JM, Mecheri S, Côté F, Dy M. Downregulation of basophil-derived IL-4 and in vivo T(H)2 IgE responses by serotonin and other organic cation transporter 3 ligands. J Allergy Clin Immunol. 2011;128(4):864–871.

700 Hernández-Torres G, Enríquez-Palacios E, Mecha M, Feliú A, Rueda-Zubiaurre A, Angelina A, Martín-Cruz L, Martín-Fontecha M, Palomares O, Guaza C, Peña-Cabrera E, López-Rodríguez ML, Ortega-Gutiérrez S. Development of a Fluorescent Bodipy Probe for Visualization of the Serotonin $5\text{-}HT_{1A}$ Receptor in Native Cells of the Immune System. Bioconjug Chem. 2018;29(6):2021–2027.

701 Soga F, Katoh N, Inoue T, Kishimoto S. Serotonin activates human monocytes and prevents apoptosis. J Invest Dermatol. 2007;127(8):1947–55.

702 de Las Casas-Engel M, Corbí AL. Serotonin modulation of macrophage polarization: inflammation and beyond. Adv Exp Med Biol. 2014;824:89–115.

703 Shajib MS, Khan WI. The role of serotonin and its receptors in activation of immune responses and inflammation. Acta Physiol (Oxf). 2015;213(3):561–74.

704 Shajib MS, Khan WI. The role of serotonin and its receptors in activation of immune responses and inflammation. Acta Physiol (Oxf). 2015;213(3):561–74.

705 Herr N, Bode C, Duerschmied D. The Effects of Serotonin in Immune Cells. Front Cardiovasc Med. 2017;4:48. doi: 10.3389/fcvm.2017.00048.

Zielzellen			Wirkung von Serotonin	
Typ	**Vorbehandlung**	**5-HTR-Gruppe**	**proinflammatorisch-proallergisch**	**antiinflammatorisch**
NK-Zellen[706, 707, 708]		1	Proliferation (↑), IFNγ (↑), Zytotoxizität, ADCC (↑)	
Dendritische Zellen[709, 710]	TLR2, -3, -7/8 (↑)	1, 2, 3, 4, 7	*Expression IL-10 (↑)*	Expression IL-6, IL-12 (↓), TNFα (↓), CXCL8; CXCL10 (↓)
			Expression IL-1β (↑)	
T-Lymphozyten[711, 712]	ConA, IL-2	1, 3, 2, 7	*Proliferation (↑) Expression Serotonin (↑)*	Chemotaxie auf CXCL12 (↓)
			Prägung zu TH2-Lymphozyten (↑)	
B-Lymphozyten[713, 714, 715]	LPS	1, 3	*Proliferation (↑), Expression SERT (↑)*	
				Breg (↑)

Stimulation zelluläre Immunabwehr	*Stimulation der Antikörperabwehr*	antiinflammatorische Wirkung

ADCC = Antibody Dependent Cellular Cytotoxicity; eNOS = endothelial nitric oxide synthase; 5-HTR = Seotonin-Rezeptor; 5-HTT = 5HT/Serotonin-Transporter; ROS = Reactive Oxygen Substances; SERT = Serotonin-Transporter; OCT3 = Organic Cation Transporter 3; TJ = Tight Junctions/Haftkomplexe

706 Hellstrand K, Hermodsson S. Enhancement of human natural killer cell cytotoxicity by serotonin: role of non-T/CD16+ NK cells, accessory monocytes, and 5-HT1A receptors. Cell Immunol. 1990;127(1):199–214.

707 Theorell J, Gustavsson AL, Tesi B, Sigmundsson K, Ljunggren HG, Lundbäck T, Bryceson YT. Immunomodulatory activity of commonly used drugs on Fc-receptor-mediated human natural killer cell activation. Cancer Immunol Immunother. 2014;63(6):627–41.

708 Frank MG, Hendricks SE, Johnson DR, Wieseler JL, Burke WJ. Antidepressants augment natural killer cell activity: in vivo and in vitro. Neuropsychobiology. 1999;39(1):18–24.

709 Hernández-Torres G, Enríquez-Palacios E, Mecha M, Feliú A, Rueda-Zubiaurre A, Angelina A, Martín-Cruz L, Martín-Fontecha M, Palomares O, Guaza C, Peña-Cabrera E, López-Rodríguez ML, Ortega-Gutiérrez S. Development of a Fluorescent Bodipy Probe for Visualization of the Serotonin 5-HT_{1A} Receptor in Native Cells of the Immune System. Bioconjug Chem. 2018;29(6):2021–2027.

710 Szabo A, Gogolak P, Koncz G, Foldvari Z, Pazmandi K, Miltner N, Poliska S, Bacsi A, Djurovic S, Rajnavolgyi E. Immunomodulatory capacity of the serotonin receptor 5-HT2B in a subset of human dendritic cells. Sci Rep. 2018;8(1):1765. doi: 10.1038/s41598-018-20173-y.

711 Leon-Ponte M, Ahern GP, O'Connell PJ. Serotonin provides an accessory signal to enhance T-cell activation by signaling through the 5-HT7 receptor. Blood. 2007;109:3139–3146.

712 Magrini E, Szabò I, Doni A, Cibella J, Viola A. Serotonin-mediated tuning of human helper T cell responsiveness to the chemokine CXCL12. PLoS One. 2011;6(8):e22482. doi: 10.1371/journal.pone.0022482.

713 Rinaldi A, Chiaravalli AM, Mian M, Zucca E, Tibiletti MG, Capella C, Bertoni F. Serotonin receptor 3A expression in normal and neoplastic B cells. Pathobiology. 2010;77(3):129–35.

714 Matsumura Y, Byrne SN, Nghiem DX, Miyahara Y, Ullrich SE. A role for inflammatory mediators in the induction of immunoregulatory B cells. J Immunol. 2006;177(7):4810–7.

715 Iken K, Chheng S, Fargin A, Goulet AC, Kouassi E. Serotonin upregulates mitogen-stimulated B lymphocyte proliferation through 5-HT1A receptors. Cell Immunol. 1995;163(1):1–9.

3.1.4 Klinische Symptome

Im Regelfall beginnen diese klinischen Symptome mit unterschiedlichen Schweregraden am primären Eintrittsort des Allergens, d. h. (siehe Tab. 3.8 und 3.9) sie sind fürs erste beschränkt

- auf umschriebene Areale der Haut
  - mit allen Zeichen der lokalen Entzündung wie Rötung, Schwellung/Quaddelbildung, erhöhter Temperatur, Schmerzen/Juckreiz,
- auf die Schleimhäute der oberen Luftwege, des Auges, der Mundhöhle
  - mit Rötung, Schwellung, Juckreiz, verstärktem Niessen, Hustenreiz, verstärkter Schleimsekretion, erhöhtem Tränenfluss und/oder
- auf den Magen-Darmtrakt
  - mit Völlegefühl, Krämpfen/Schmerzen, Durchfall.

Bei einer verbreiterten Allergenexposition oder einer Kreuzreaktion mit anderen Allergenen kann sich die allergische Reaktion auf andere Organe entsprechend dem allergischen Formenkreis (siehe Tab. 3.9) ausweiten, wie z. B.

- ausgehend von einer allergischen Rhinitis und Sinusitis
  - in eine allergische Bronchitis und in das Asthma bronchiale (sogenannter **Etagenwechsel**) und/oder
  - in eine atopische Dermatitis (vorwiegend bei Erwachsenen) oder eine Nahrungsmittelallergie Typ I (vorwiegend bei Kindern),
- ausgehend von einer Nahrungsmittelallergie Typ I in eine allergische Rhinitis oder eine atopischen Dematitis.

Die klinischen Symptome der Allergie vom Typ I können dabei je nach Ursache saisonal (Saisonale Allergische Reaktion/SAR) oder persistent (Persistente Allergische Reaktion/PAR) auftreten. Die klinische Diagnose im Besonderen der Persistenten Allergischen Reaktionen ist dabei abzugrenzen von nichtallergischen Veränderungen und Erkrankungen, z. B. der Nasenschleimhaut und der Nasennebenhöhlen (siehe Tab. 3.10).

Bei Allergenkarenz (siehe Kap. 3.1.8) heilt die durch den allergischen Prozess hervorgerufene Entzündung normalerweise aus, wobei diese Ausheilung beeinflusst wird von

- dem Ausmaß der eosinophilen Spätreaktion (siehe Kap. 3.1.5),
- der Entwicklung einer Überempfindlichkeit gegen nicht allergene Auslöser der jeweiligen Entzündung (siehe Tab. 3.10),
- einer erneuten Exposition mit dem krankmachenden Allergen.

Andererseits sind sowohl die saisonalen als auch die persistenten allergischen Reaktionen vom Typ I mit dem Risiko belastet, dass sie sich systemisch ausweiten und zu einem anaphylaktischen Schock führen (siehe Kap. 8).

Tab. 3.8: Klinische Symptome der Typ I allergischen Reaktion vom Soforttyp und ihre Schweregrade.[716, 717]

klinische Symptome		Diagnose		Schweregrad				
				0	I	II	III	IV
Nase, Nasenneben-höhlen, Schleimhaut	Rötung, Schwellung (↑) Schleimsekretion (↑)	allergische Rhinitis allergische Sinusitis						
Ohren, Eustach'sche Röhren	Hörfähigkeit (↓), Druckgefühl (↑), Schmerzen (↑)	allergische Otitis						
Augen, Bindehaut	Rötung, Schwellung (↑), Juckreiz (↑), Tränenfluss (↑)	allergische Konjunktivitis						
Haut	lokale Rötung, Schwellung (↑) (Ödem), Juckreiz (↑)	allergische Dermatitis	lokal					
	multiple Rötungen, multiple Angioödeme/Lippen/Lider, Juckreiz (↑)		generalisiert					
Mund, Rachenraum, Zunge	Schwellungen, Juckreiz (↑) Bläschenbildung (↑)	allergische Gastro-enteritis	gering					
Magen, Darm	Blähungen (↑), Druckschmerzen (↑)		gering					
	Übelkeit, Erbrechen, Bauchkrämpfe (↑) Koliken, Stuhlabgang/Durchfall, (↑)		schwer					
obere Luftwege, Luftröhre, Bronchien	Rötung, Schwellung, Niesen (↑), Husten (↑), Schleimsekretion (↑)	allergische Bronchitis	gering					
	Angioödeme, Glottisödem, Larynxödem, Giemen, Atemnot, Asthmaanfall (↑)		schwer					
Allgemein-befinden (Herz/Blutkreislauf ZNS/PNS)	Schwindel, Kopfschmerzen, Angst, Unruhe, Parästhesien/Juckreiz, Sehstörungen	anaphylaktischer Schock	beginnend					
	Blutdruck (↓), Herzfrequenz (↑), Herzrhythmusstörungen (↑), Kollaps		schwer, lebensbedrohend					
	Bewusstlosigkeit/Koma, Atemstillstand, Kreislaufstillstand							

zutreffender Schweregrad;

PNS = Peripheres Nervensystem, ZNS = Zentrales Nervensystem

716 Sedlacek HH. Immunologie. Die Immunabwehr des Menschen, Schutz, Gefahren, Erkrankungen. Berlin/Boston: de Gruyter 2014, 573–582.

717 Ring J, Klimek L, Worm M. Adrenalin in der Akutbehandlung der Anaphylaxie. Deutsches Ärzteblatt. 2018;115:31–32, 528–534.

Tab. 3.9: Krankheitsbilder des durch IgE vermittelten allergischen Formenkreises.

Erkrankung	Begleitsymptome	Sensibilisierung	nichtallergene Verstärkung
allergische Rhinitis/Konjunktivitis (A: > 6–7 Jahre; P: 5–20 %)			
Entzündung der oberen Luftwege mit Rötung, Schwellung, Juckreiz/Niesreiz (Heuschnupfen), Hypersekretion, Verstopfung, zugleich Konjunktivitis und ggfs. Sinusitis, Bronchitis bis hin zu Asthma	Schlafstörungen (↑), Tagesmüdigkeit (↑), Lernfähigkeit (↓) Nahrungsmittelallergie Typ I	aerogene Allergene, saisonal (z. B. Pollen) oder andauernd (z. B. Hausstaubmilben)	Tabakrauch, Duftstoffe, Feinstäube
allergisches Asthma bronchiale (P: Kinder 3–7 Jahre: 7–10 %, von Asthma-Eltern: ca. 80 %; Erwachsene: 2 % (GR) bis 18 % (S)			
chronisch-produktive eosinophile Entzündung der Bronchien mit Schleimbildung, Ödemen, Verengungen, Bronchospasmen, Abflussstörungen, Luftnot	Schlafstörungen (↑), Tagesmüdigkeit (↑), Lernfähigkeit (↓) Allergische Rhinitis	chronische Exposition mit aerogenen Allergenen	Tabakrauch, Feinstaub, Weichmacher, Lösungsmittel, Histamin, Kaltluft
allergische Dermatitis/Neurodermitis (P: Kinder 0,5–5 Jahre: 5–20 %; Erwachsene: 1–3 %)			
rote, schuppende, ggfs. nässende Ekzeme mit starkem bis sehr starkem Juckreiz, gestörte Barrierefunktion/Fettsäurestoffwechsel der Haut, Filaggrin (↓), Besiedlung Staph. aureus, Pilze (↑)	Schlafstörungen (↑), Tagesmüdigkeit (↑), Lernfähigkeit (↓) Nahrungsmittelallergie Typ I	Kinder: meist Nahrungsmittel-Allergene Erwachsene: meist aerogene Allergene	UV-Licht, Alkohol,
Nahrungsmittelallergie Typ I (A: 0,5–2 Jahre; P: Jugendliche und Erwachsene: 2–10 %)			
Mund, Rachenraum, Zunge: Juckreiz, Bläschenbildung, Schwellung; Magen-Darm: Übelkeit, Erbrechen, Durchfall	Schlafstörungen (↑), Tagesmüdigkeit (↑), Lernfähigkeit (↓) atopische Ekzeme, allergische Rhinitis	Kinder: Allergene in Eiern, Milch, Fleisch, Fisch, Nüsse, Soja; Erwachsene: Allergene Erdnüsse, Kreuzallergien gegen aerogene Allergene	Tabakrauch, Duftstoffe, Feinstäube

A = gehäuftes Auftreten; GR = Griechenland; P = Prävalenz; S = Schottland

Tab. 3.10: Nichtallergisch bedingte Veränderungen der Nasenschleimhaut/Nasennebenhöhlen.[718]

Veränderungen		Differenzierung/Kommentar
Veränderungen des Nasengerüsts	Sattelnase, Schiefnase, Septumdeviation, Nasenmuschelhyperplasie	
Hyperplasien/ Neubildungen	Nasenmuschel-hyperplasie	
	Adenoide Vegetationen	Häufigste Ursache persistierender nasaler Beschwerden bei Kleinkindern
	Tumore	Invertierte Papillome, Karzinome
chronische Entzündungen	Chronische Rhinosinusitis	Chronische neutrophile Sinusitis (chronische katharrhalische oder chronische infektiöse nicht polypöse Sinusitis)
		chronische eosinophile Sinusitis (chronische polypöse Sinusitis, Nonallergic Rhinitis with Eosinophilia Syndrome/NARES, Analgetika-Intoleranz-syndrom mit nasaler Beteiligung)
	spezifische Infektionen	Leishmaniose, Lues, Malleus, Tuberkulose
	Neurogene Regulationsstörungen	Rhinitis medicamentosa, (nach längerfristiger Anwendung nasaler Sympathomimetika, Veränderungen der neuromuskulären Übertragung nasaler Kapazitäts-gefäße).
		idiopathische Rhinitis (vasomotorische Rhinitis)
	Toxisch irritative Rhinitis	Umweltschadstoffe (Schwefeldioxid, Ozon, Stickoxide, Feinstaub, heterozyklische Kohlenwasserstoffe) Arbeits-platzschadstoffe (Metallverarbeitung, chemische Industrie, Landwirtschaft, Holz-verarbeitende Industrie)
Degenerative Veränderungen der Schleimhaut	Drüsenatrophie, Epithelmetaplasie, Dyskrinie	Alter, Menopause
		Bestrahlung, Chemotherapie, extensive Nasenchirurgie
		chronische toxisch-irritative Rhinitis

3.1.5 Eosinophile Spätphase

Besonders die aktivierten Mastzellen und basophilen Granulozyten, wie auch alle anderen an der allergischen Reaktion vom Soforttyp beteiligten Immunzellen (Mastzellen, basophile Granulozyten, T-Lymphozyten, Endothelzellen, Epithelzellen, siehe Kap. 3.1.1 und 3.1.2) bewirken durch die von ihnen ausgeschütteten Mediatoren die „eosinophile Spätphase" der allergischen Entzündung. Diese ist charakterisiert durch die Einwanderung von eosinophilen Granulozyten in das Entzündungsgebiet und durch deren Aktivitäten.

718 http://dgaki.de/wp-content/uploads/2010/05/Leitlinie_AllergischeRhinitis2003.pdf.

Eosinophile Granulozyten

- folgen chemotaktisch dem ansteigenden Konzentrationsgradienten, lokal entstanden in allergischen Entzündungsgebieten (besonders in der Haut und in den Bronchien und Alveolen) von
  - Chemokinen (im Besonderen CCL3, CCL5, CCL8, CCL11, CCL12, CCL13, CCL15, CCL24, CCL26, CCL28),
  - Eosinophilen Chemotaktischen Faktoren der Anaphylaxie (ECF-A), wie z. B. die Peptide Ala-Gly-Ser-Glu und Val-Gly-Ser-Glu,
  - Leukotrienen, im Besonderen LTB4 und
  - Mediatoren wie Histamin und Serotonin,
  - Prostaglandin PGD2,
  - Anaphylatoxinen;
- werden im allergischen Entzündungsgebiet aktiviert zur Proliferation, Exozytose/Degranulation und zur Expression von Rezeptoren und Zytokinen. Derartige Aktivatoren sind z. B.
  - Interleukine wie IL-3, IL-4, IL-5, IL-16, IL-25, IL-33,
  - Wachstumsfaktoren wie GM-CSF, NGF,
  - die anti-apoptotisch wirkende Chymase von Mastzellen,
  - die Bindung der Adhäsionsmoleküle P-Selectin (Bindepartner: PSGL1) und/oder CD40 (Bindepartner: CD40L) an ihre Partnermoleküle,
  - Allergene, welche auf eosinophilen Granulozyten spezifisch kreuzvernetzen
    - IgE auf Fcε-Rezeptoren,
    - nach spezifischer Bindung an IgG die Fcγ-Rezeptoren,
  - PAMPs von Infektionserregern und/oder DAMPs aus dem Zerfall körpereigener Zellen, welche PRR aktivieren;
- beeinflussen die allergische Entzündung, indem sie
  - als nichtprofessionell Antigen-präsentierende Zellen die Reaktionen der erworbenen Immunabwehr verstärken durch
    - Phagozytose und Verdau des Allergens und
    - Präsentation der Peptide oder Lipide des Allergens (auf MHC-II und CD1) den T-Lymphozyten und
    - Prägung zusätzlicher TH2-Lymphozyten und die Förderung der Antikörperbildung und des Isotypwechsels nach IgE in B-Lymphozyten,
  - proinflammatorische und zytotoxische Mediatoren ausschütten, welche die Entzündung verstärken durch
    - einen weiteren Anstieg der Konzentration von eosinophilen Granulozyten,
    - eine wachsende Infiltration von Makrophagen und T-Lymphozyten und indem sie
  - zugleich durch antiinflammatorische Mediatoren die akute Entzündung vermindern und den Heilprozess anregen.

Durch die eingewanderten eosinophilen Granulozyten wird die akute allergische Sofortreaktion umgestaltet in eine **Spätreaktion.** Hierzu dient die vermehrte Expression bzw. Ausschüttung von proinflammatorischen Mediatoren, wie z. B. (siehe Tab. 3.11)

- kationische Proteine, welche
  - weitere Mastzellen und basophile Granulozyten aktivieren und degranulieren (MBP/Major Basic Protein),
  - zytoxisch sind besonders für Bronchialepithelzellen (MBP, ECP/Eosinophil Cationic Protein),
  - radikalen Sauerstoff (ROS/Reactive Oxygen Species) generieren (EPO/Eosinophil Peroxydase),
  - Dendritische Zellen aktivieren und die Synthese von IgG1 fördern (EDN/Eosinophil Derived Neurotoxin),
- radikaler Sauerstoff (ROS/Reactive Oxygen Species), welcher zytotoxisch wirkt besonders auch auf Bronchial-Epithelzellen,
- Leukotriene, wie
  - LTC4, LTD4, LTE4, welche als SRS-A (Slow Reacting Substances of Anaphylaxis) glatte Muskelzellen besonders in den Bronchien langsam und anhaltend zur Kontraktion bringen und hierdurch die Bronchokonstriktion verstärken,
  - LTB4,[719, 720] welches chemotaktisch wirkt nicht nur für weitere eosinophile Granulozyten, sondern besonders auch für neutrophile Granulozyten,
- Prostaglandin PGD2, welches fördert
  - einerseits die Bronchokonstriktion, andererseits die Vasodilatation,
  - die Aktivierung von eosinophilen und basophilen Granulozyten, Epithelzellen und Endothelzellen,
  - durch Aktivierung von Dendritischen Zellen die Prägung zu TH2-Lymphozyten
- PAF (Platelet Activating Factor), welches im Besonderen Thrombozyten aktiviert zur Freisetzung einer Vielzahl von immunmodulatorischen Faktoren (siehe Kap. 2.1.3),
- lysosomale Enzyme, welche
  - die extrazelluläre Matrix (ECM) zerstören, wie z. B. Elastase,
  - das Komplementsystem aktivieren mit der Freisetzung von Anaphylatoxinen (C3a, C4a, C5a), welche wiederum Mastzellen und basophile Granulozyten aktivieren und degranulieren (siehe Kap. 2.1.2),
  - das Gerinnungssystem aktivieren, wobei durch den aktivierten Hageman-Faktor (FXIIa) dann auch das Komplementsystem aktiviert wird (siehe Kap. 2.1.2).
  - die Fibrinolyse aktivieren, im Besonderen das Plasminogen in das Plasmin spalten;
- TF (Tissue factor), welches die Gerinnung aktiviert,

---

719 Henderson WR, Harley JB, Fauci AS. Arachidonic acid metabolism in normal and hypereosinophilic syndrome human eosinophils: generation of leukotrienes B4, C4, D4 and 15-lipoxygenase products. Immunology. 1984, 51:679–686.

720 Tager AM, Dufour JH, Goodarzi K, Bercury SD, von Andrian UH, Luster AD. Bltr mediates leukotriene B_4-induced chemotaxis and adhesion and plays a dominant role in eosinophil accumulation in a murine model of peritonitis. J. Exp. Med. 2000, 192:439–446.

- Zytokine, mit denen eosinophile Granulozyten aktivieren (siehe Kap. 2.1.1 und 2.5.2)
  - eosinophile Granulozyten (IL-3, IL-4, IL-9, GM-CSF), sodass ein sich selbst verstärkender Kreislauf der autokrinen und parakrinen Aktivierung entsteht,
  - Mastzellen (IL-3, IL-4), deren Mediatoren wiederum weitere eosinophile Granulozyten stimulieren,
  - neutrophile Granulozyten (GM-CSF), welche die Aktivität der eosinophilen Granulozyten unterstützen,
  - Endothelzellen (IL-1, IL-4, IFNγ) zur Proliferation und Angiogenese,
  - Fibroblasten (IL-6) zur Proliferation und Bindegewebsvermehrung,
  - TH1-Lymphozyten und die zelluläre Immunantwort (IL-2, IL-12, IFNγ),
  - TH2-Lymphozyten und die Antikörperantwort (IL-2, IL-4, IL-10),
- Rezeptoren für proinflammatorische Mediatoren, sodass die Aktivierung (von eosinophilen Granulozyten) autokrin und parakrin gesteigert wird; so z. B. durch die vermehrte Expression von Rezeptoren für
  - Leukotriene, im Besonderen für LTB4 (LTB4R),[721]
  - Zytokine IL-3 und IL-5,
  - Histamin (H4-Rezeptor),
  - IgE (FcεRI und FcεRII).

Gleichzeitig wird der **Heilprozess** befördert durch die Ausschüttung bzw. Expression von antiinflammatorischen und antiallergischen Mediatoren wie z. B.

- lysosomale Enzyme, welche Mediatoren der allergischen Reaktion vom Soforttyp zerstören; hierzu gehören
  - Histaminase zum Abbau des Histamins,
  - Arylsulfatase zum Abbau der Leukotriene, im Besonderen LTC4,
  - Phospholipase D zum Abbau von PAF (Platelet Activating Factor),
  - Carboxypeptidase zum Abbau der Anaphylatoxine C3a, C4a, C5a,
  - Proteasen, welche IgG und IgE, aber auch Zytokine spalten,
- Prostaglandin PGE2, welches hemmt
  - die Aktivierung von Mastzellen und Dendritischen Zellen,
  - die Migration von eosinophilen Granulozyten,
  - die Synthese von Leukotrienen wie LTB4 und LTC4,
  - die Kontraktion von glatten Muskelzellen und damit die Bronchokonstriktion und welches zugleich die Blutgefäße erweitert,
  - die Prägung von TH1-Lymphozyten zugunsten von TH2-Lymphozyten
- EDN (Eosinophil Derived Neurotoxin), das über die Einwirkung auf Dendritische Zellen den Isotyp-Wechsel nach IgG1 fördert und dadurch denjenigen nach IgE hemmt,

721 Tager AM, Dufour JH, Goodarzi K, Bercury SD, von Andrian UH, Luster AD. Bltr mediates leukotriene B_4-induced chemotaxis and adhesion and plays a dominant role in eosinophil accumulation in a murine model of peritonitis. J. Exp. Med. 2000, 192:439–446.

- Wachstumsfaktoren, welche die Wundheilung fördern, indem sie
  - Endothelzellen aktivieren und die Angiogenese stimulieren (VEGF AD; PDGF (AC und AB),
  - die Proliferation von Endothelzellen hemmen und deren Differenzierung zu neuen Blutgefäßen fördern (TGFβ),
  - Fibroblasten, Osteoblasten, Chondroblasten, glatte Muskelzellen aktivieren und die Bildung der extrazellulären Matrix stimulieren (PDGF (AC und AB, TGFβ),
  - die Proliferation von Epithelzellen hemmen und deren Differenzierung fördern (TGFβ),
  - die allergische Entzündung vermindern (TGFβ), indem
    - die Expression von Zytokinen und Zytokin-Rezeptoren durch T-Lymphozyten gehemmt wird,
    - die Proliferation von B-Lymphozyten inhibiert und der Isotypwechsel nach IgA gefördert wird,
    - die Proliferation von Makrophagen und die Bildung von radikalem Sauerstoff reduziert wird zugunsten der Phagozytose und der Zytokin-Synthese.

Innerhalb der eosinophilen Spätphase der allergischen Sofortreaktion entscheidet sich somit,
- ob die entstehende produktive Entzündung ein Übergangsstadium darstellt, welches in Heilung mündet, oder
- ob sich eine chronisch-produktive Entzündung entwickelt, charakterisiert
  - durch eine dauerhafte Dominanz proinflammatorisch wirkender Leukotriene, Prostaglandine und Zytokine,
  - durch einen gleichzeitig verstärkten Abbau der akuten Entzündungsmediatoren durch lysosomale Enzyme und
  - im Schleimhautbereich besonders der Luftwege durch eine
    - gesteigerte Schleimsekretion wie auch Zerstörung von Epithelzellen,
    - Zunahme und Verdickung des submukösen Bindegewebes und
    - erhöhte Empfindlichkeit, verstärkte Kontraktion und Hyperplasie der glatten Muskulatur.

Tab. 3.11: Rolle der eosinophilen Granulozyten in der Spätphase der allergischen Entzündung vom Soforttyp.[722, 723, 724]

<table>
<tr><th rowspan="2">Aktivierung der Eosinophilen durch</th><th rowspan="2"></th><th colspan="3">Funktion der aktivierten Eosinophilen</th></tr>
<tr><th>Expression von</th><th>Zielzellen/Zielstrukturen</th><th>Wirkung</th></tr>
<tr><td rowspan="23">**Chemotaktisch wirkende Mediatoren**

Chemokine:
CCL3, CCL5, CCL8, CCL11, CCL12, CCL13, CCL15, CCL24, CCL26, CCL28
Eotaxine: CCL11, CCL24, CCL26

TSLP
(Thymic stromal lymphopoietin)

ECF-A
(Ala-Gly-Ser-Glu; Val-Gly-Ser-Glu)

Prostaglandin PGD2

Leukotrien LTB4

Histamin, Serotonin

Anaphylatoxine C3a, C4a, C5a

aktivierende Zytokine
IL-1β, IL-3, IL-4, IL-5, IL-16, IL-25, IL-33, GM-CSF, NGF</td><td rowspan="23">►</td><td colspan="2">**kationische, zytotoxische Proteine**</td><td></td></tr>
<tr><td rowspan="2">MBP</td><td>Mastzellen, basophile Granulozyten:</td><td>**Aktivierung, Degranulierung (↑)**</td></tr>
<tr><td>Zellmembranen:</td><td>**Zerstörung (↑)**</td></tr>
<tr><td>MBP, ECP/RNAse</td><td>Bronchialepithelzellen, Nervenzellen, weitere Zelltypen, Parasiten</td><td>**Zerstörung (↑)**</td></tr>
<tr><td>EPO</td><td>Leukozyten; Epithelzellen: Entstehung von ROS</td><td>**Zytotoxizität (↑) Viren (↓)**</td></tr>
<tr><td>EDN/RNAse</td><td>Dendritische Zellen</td><td>**Aktivierung (↑); Viren (↓)**</td></tr>
<tr><td colspan="2">**zytolytische Proteine**</td><td></td></tr>
<tr><td>Perforine</td><td rowspan="2">*nach Bindung von IgG1 oder IgG3 an Zielzelle*</td><td rowspan="2">***ADCC (↑)***</td></tr>
<tr><td>Granzyme</td></tr>
<tr><td colspan="2">**anti-infektiöse Proteine**</td><td></td></tr>
<tr><td>Defensine</td><td>Bakterien, Pilze, umhüllte Viren</td><td>**Zerstörung, PAMPs (↑)**</td></tr>
<tr><td>Lysozym</td><td rowspan="3">Bakterien</td><td rowspan="3">**Zerstörung, PAMPs (↑)**</td></tr>
<tr><td>Myeloperoxydase</td></tr>
<tr><td>Lactoferrin</td></tr>
<tr><td>RNAse, DNAse</td><td>Viren,</td><td>**Zerstörung, PAMPs (↑)**</td></tr>
<tr><td colspan="2">**Chemokine**</td><td></td></tr>
<tr><td>CCL-2 bis CCL-9; CCL-11, -13, CXCL-1, -12, -13</td><td>Granulozyten, Makrophagen, *Lymphozyten*</td><td>**Chemotaxie (↑)**</td></tr>
<tr><td colspan="2">**Zytokine**</td><td></td></tr>
<tr><td>IL-4, -10, -13, -25</td><td>*TH2-Lymphozyten*</td><td>***Differenzierung (↑)***</td></tr>
<tr><td>IL-4, IL-13</td><td>*B-Lymphozyten*</td><td>***Isotypwechsel →IgE (↑)***</td></tr>
<tr><td>IL-6</td><td>*Plasmazellen*</td><td>***Langzeitüberleben (↑)***</td></tr>
<tr><td>IFNα, -β[725]</td><td>*TH17-Lymphozyten*</td><td>*Prägung/Proliferation (↓)*</td></tr>
<tr><td>TGFα</td><td>Epithelzellen</td><td>Proliferation (↑)</td></tr>
</table>

722 Ramirez GA, Yacoub MR, Ripa M, Mannina D, Cariddi A, Saporiti N, Ciceri F, Castagna A, Colombo G, Dagna L. Eosinophils from Physiology to Disease: A Comprehensive Review. Biomed Res Int. 2018;2018:9095275. doi: 10.1155/2018/9095275.

723 Weller PF, Spencer LA. Functions of tissue-resident eosinophils. Nat Rev Immunol. 2017;17(12):746–760.

724 Wen T, Rothenberg ME. The Regulatory Function of Eosinophils. Microbiol Spectr. 2016;4(5). doi: 10.1128/microbiolspec.MCHD-0020-2015.

725 Ramgolam VS, Sha Y, Jin J, Zhang X, Markovic-Plese S. IFN-beta inhibits human Th17 cell differentiation. J Immunol. 2009;183(8):5418–27.

Proliferation bewirkende Zytokine
Il-3, IL-5, GM-CSF
ILC2-Zytokine:
IL-5, IL-13[726]

Aktivierende Enzyme
Chymase
(von Mastzellen)
Elastase[727]
(von neutroph. G)

Adhäsionsmoleküle
P-Selectin (Bindepartner: PSGL1)
CD40
(Bindepartner: CD40L)

Fc-Teil von Antikörpern
IgE (Bindepartner FcεRI, FcεRII)

IgG1, 3 (Bindepartner FcγRI, II, III)

IgGA1,2 (Bindepartner FcαRI)

PAMPs; DAMPs
(Bindepartner PRR)

TGFβ-1, -2, -3, -4[728, 729]	Fibroblasten	Proliferation (↑)
	TH17-Lymphozyten	***Prägung (↑)***
	Makrophagen:	Proliferation (↓)
	TH1	*Prägung: (↓)*
	Treg	*Prägung (↑)*
	B-Lymphozyten	*Proliferation (↓)*
	Fibroblasten, Osteoblasten, Chondroblasten; glatte Muskelzellen	Proliferation (↑), Bildung der ECM (↑)
Wachstumsfaktoren		
VEGF-A, B, C, D, E	Endothelzellen:	**Proliferation (↑)**
PDGF-A, B, C, D, AB[730]	Fibroblasten, glatte Muskelzellen:	Proliferation (↑)
	Makrophagen:	**Chemotaxie, Aktivierung (↑)**
Phospholipide		
PAF	Thrombozyten:	**Aktivierung, Degranulation (↑)**
	Endothelzellen, Granulozyten Monozyten	**Aktivierung (↑)**
	TH17-Lymphozyten	***Prägung (↑)***
Leukotriene		
LTC4, LTD4	eosinophile Granulozyten:	**Chemotaxie (↑)**
	Bronchien (Epithelien, glatte Muskelzellen)	**Bronchokonstriktion, Schleimsekretion (↑)**
	Blutkreislauf	**Vasodilatation (↑)**
	eosinophile/neutrophile Granulozyten:	**Chemotaxie (↑)**

726 Nussbaum JC, Van Dyken SJ, von Moltke J, Cheng LE, Mohapatra A, Molofsky AB, Thornton EE, Krummel MF, Chawla A, Liang HE, Locksley RM. Type 2 innate lymphoid cells control eosinophil homeostasis. Nature. 2013;502(7470):245–8. doi: 10.1038/nature12526.
727 Liu H, Lazarus SC, Caughey GH, Fahy JV. Neutrophil elastase and elastase-rich cystic fibrosis sputum degranulate human eosinophils in vitro. Am J Physiol. 1999;276(1 Pt 1):L28–34.
728 Korn T, Anderson AC, Bettelli E, Oukka M. The dynamics of effector T cells and Foxp3+ regulatory T cells in the promotion and regulation of autoimmune encephalomyelitis. J Neuroimmunol. 2007;191(1–2):51–60.
729 Santarlasci V, Maggi L, Capone M, Frosali F, Querci V, De Palma R, Liotta F, Cosmi L, Maggi E, Romagnani S, Annunziato F. TGF-beta indirectly favors the development of human Th17 cells by inhibiting Th1 cells. Eur J Immunol. 2009;39(1):207–15.
730 Pierce GF, Mustoe TA, Altrock BW, Deuel TF, Thomason A. Role of platelet-derived growth factor in wound healing. J. Cell. Biochem. 1991, 45 (4): 319–26.

LTB4	*Dendritische Zellen*	***Aktivierung (↑)***
	Dendritische Zellen/TH1-, TH17	***Prägung TH1-, TH17 (↑)***
	Dendritische Zellen/TH2-Ly.	***Prägung TH2 (↑)***
Prostaglandine		
PGE1, 2	glatte Muskelzellen/ Bronchien	Bronchokonstriktion: (↓) Synthese LTB4/LTC4 (↓)
	Mastzellen, eosinophile Granulozyten:	Aktivierung (↓)
	Glatte Muskelzellen:	Aktivierung/Proliferation (↓)
	Dendritische Zellen/ TH1-Lymphozyten:	*Prägung TH1 (↓)*
PGD2	glatte Muskelzellen/ Bronchien	**Bronchokonstriktion (↑)**
	Blutgefäße	**Vasodilatation (↑)**
	eosinophile + basophile Granulozyten:	**Aktivierung, Degranulation (↑)**
	Epithelzellen, Endothelzellen:	**Aktivierung (↑)**
	Dendritische Zellen/ TH2-Ly.:	***Chemotaxie, Aktivierung (↑)***
Thromboxan A2	Thrombozyten:	**Aktivierung/Aggregation (↑)**
	glatte Muskelzellen/alle Organe:	**Kontraktion (↑)**
Histamin	Angiooedeme (↑), Urtikaria (↑);	
	siehe Kap. 3.1.3	**Immunmodulation (↑)**
lysosomale Enzyme		
Phosphatasen, Nukleasen, Proteasen, Lipasen, Glykosidasen	Komplementsystem	**Aktivierung/ Anaphylatoxine (↑), Opsonine (↑)**
	Gerinnungssystem	**Aktivierung (↑)**
	Fibrinolyse	**Plasmin (↑)**
	Extrazelluläre Matrix	**Abbau (↑)**
IDO	*Leukozyten*	*Zellproliferation (↓)*
	TH-Lymphozyten:	*Apoptose (↑)*
Carboxypeptidase	Anaphylatoxine C3a, C4a, C5a:	Abbau (↑)

		Histaminase	Histamin:	Abbau (↑)
		Arylsulfatase	Leukotriene:	Abbau (↑)
		Phospholipasen	PAF:	Abbau (↑)
		Proteasen	Chemokine, Zytokine, Wachstumsfaktoren, Antikörper:	Abbau (↑)
Stimulation der zellulären Antwort			***Stimulation der Antikörperantwort***	antiinflammatorische Wirkung

Kursiv: erworbene Immunabwehr

ADCC = Antibody-Dependent Cellular Cytotoxicity; DAMP = Damage Associated Molecular Pattern; ECF-A = Eosinophiler Chemotaktischer Faktor der Anaphylaxie; IDO = Indolamin 2,3-dioxygenase; ILC2 = innate lymphoid cells; MBP = Major Basic Protein; ECP = Eosinophil Cationic Protein; EDN = Eosinophil Derived Neurotoxin; EPO = Eosinophil Peroxydase; PAMP = Pathogen Associated molecular Pattern; PRR = Pathogen Rcognition Receptor; PSGL1 = P-Selectin Granulocytes Ligand 1;

3.1.6 Allergene und Kreuzreaktionen

Allergene

Allergene, welche eine Sofortreaktion vom Typ I auslösen können,

- stellen im Regelfall wasserlösliche Proteine und Glykoproteine mit einem Molekulargewicht in der Größenordnung von 5–100 kDa dar,
- sind nach Auflösung im Sekret vorwiegend der Schleimhäute in der Lage, bereits in äußerst geringer Dosis (d. h. im µg-Bereich)
  - zu sensibilisieren, d. h. die Bildung von Allergen-spezifischen IgE-Antikörpern auszulösen und
  - bei Sensibilisierten eine Degranulation der Mastzellen und der basophilen Granulozyten auszulösen.

Die systematische Einteilung der Allergene erfolgt

- entsprechend der biologischen Taxonomie des Ursprungs des jeweiligen Allergen (Gattung und Art der Pflanze/des Tieres und fortlaufende Nummer der Entdeckung), wie z. B.
  - Ph p 1 (von Phleum pratense/Lieschgras)
  - Bet v 1 (von Betula vulgaris/Birke)
  - Der p 1 (von Dermatophagoides pteronyssinus/Hausstaubmilbe)
- entsprechend ihrer klinischen Bedeutung in die Gruppen
  - **Hauptallergene** einer Allergenquelle
    - gegen welche > 50 % aller Patienten, die allergisch sind gegen Allergene dieser Quelle, spezifische IgE-Antikörper besitzen,
    - so weisen etwa 95 % der Allergiker gegen Birkenpollen IgE-Antikörper gegen Bet v 1 auf;

- **Nebenallergene** einer Allergenquelle
  - gegen welche < 50 % aller Patienten, die allergisch sind gegen Allergene dieser Quelle, spezifische IgE-Antikörper besitzen, so weisen etwa < 50 % der Allergiker gegen Birkenpollen IgE-Antikörper gegen Bet v 2 auf;
- **Panallergene** einer Allergenquelle, welche in vielen unterschiedlichen, auch in nicht verwandten Allergenquellen als identische Substanzen oder als Homologe vorkommen und zu Kreuzreaktionen von Allergenen unterschiedlicher Allergenquellen führen und zu denen gehören (siehe Tab. 3.12)
  - **Profilin** (Aktin-bindendes Protein), welches kreuzreagiert mit einer Vielzahl von Pollenallergenen von Birken und von Gräsern,
  - **Pr10P (Pathogen-related-10-Protein)**, welches kreuzreagiert mit Pollenantigenen von Birke, Apfel, Pfirsich, Haselnuss, Kirsche und Sellerie-Allergenen,
  - **LTP (Lipid Transfer Protein),** welches innerhalb des Pflanzenreiches breit verteilt ist
  - **Tropomyosin**, welches zu Kreuzreaktionen zwischen Insekten (z. B. Kakerlaken und Seidenraupen), Haus- und Vorrats-Milben und Fischen führt,
  - **Serum-Albumin**, welches innerhalb der Säuger Ursache der Kreuzreaktionen darstellt.
- **Haptene,** welche erst nach Kopplung an ein körpereigenes Protein oder Glykoprotein zum einem Allergen werden,
  - das die Sensibilisierung durch Bildung Hapten-spezifischer IgE-Antikörper bewirken kann und
  - das die allergische Reaktion durch Quervernetzung der Hapten-spezifischen IgE-Antikörper auf Mastzellen und basophilen Granulozyten auslösen kann,
  - wobei eine beträchtliche Anzahl von Arzneimitteln bzw. deren Metaboliten als derartige Haptene wirken können.

Durch das WHO/IUIS Allergen Nomenclature Sub-Committee,[731, 732] wurden und werden alle bisher wie auch neu identifizierten Allergene und deren Epitope geprüft und gemäß der oben aufgeführten Nomenklatur eingeordnet. Diese Ergebnisse sind veröffentlicht und für jedermann abrufbar.[733]

Zu unterscheiden sind (siehe Tab. 3.12)

- pflanzliche Allergene, im Besonderen Pollenallergene, wobei
  - Windbestäuber als Allergen-Quellen vorherrschen,

---

731 Pomés A, Davies JM, Gadermaier G, Hilger C, Holzhaouser T, Lidholm J, Lopata AL, Mueller GA, Nandy A, Radauer C, Chan SK, Jappe U, Kleine-Tebbe J, Thomas WR, Chapman MD, van Hage M, van Ree R, Vieths S, Raulf M, Goodman RE. WHO/IUIS Allergen Nomenclature: Providing a common language.
Mol Immunol. 2018. DOI: 10.1016/j.molimm.2018.03.003.

732 Radauer C, Nandy A, Ferreira F, Goodman RE, Larsen JN, Lidholm J, Pomés A, Raulf-Heimsoth M, Rozynek P, Thomas WR, Breiteneder H. Update of the WHO/IUIS Allergen Nomenclature Database based on analysis of allergen sequences. Allergy. 2014;69(4):413–419.

733 http://www.allergen.org/pubs.php.

   - ca. 60–75 % der Pollen-Allergien zu Lasten von Kräutern gehen, ca. 40 % auf Gräser und etwa 10 % auf Bäume zurückzuführen sind,
- Schimmel-Allergene, gegen welche etwa 20–30 % der Allergiker sensibilisiert sind,
- Milben-Allergene, wobei
   - Hausmilben in ihrem Kot mindestens 12 unterschiedliche Antigene auf ihren Verdauungsenzymen ausscheiden,
      - gegen welche etwa 10 % der Allergiker und über 90 % der Asthmatiker sensibilisiert sind,
      - wobei eine bestehende Pollenallergie die allergische Reaktion gegen Hausmilben verstärken kann,
   - Zecken durch das in ihrem Speichel enthaltene Allergen Galactose-α-1,3-Galactose, gegen Fleisch von Säugern sensibilisieren können;
- Allergene von Insekten und Nesseltieren, wobei
   - gegen Allergene der Küchenschabe 20–30 % der Kinder mit Asthma sensibilisiert sind,[734]
   - die Allergene der unterschiedlichen stechenden und beißenden Insekten zahlreiche Kreuzreaktionen aufweisen;
- Allergene von Fischen, Muscheln und Krustentieren, wobei
   - Fische etwa 0,2 % (westliche Welt) bis zu etwa 2,3 % (Philippinen) der Allergien verursachen und
      - dunkelfleischige Fische weniger Allergene enthalten als weißfleischige Fische,
      - die häufigsten Allergene β-Parvalbumin, Tropomyosin, β-Enolase, Aldolase A, Gelatin/Kollagen und Vitellogenin darstellen,
      - Kreuzreaktionen dieser Allergene mit Allergenen von Vögeln und Säugern gegeben sind.
   - Muscheln und Krustentieren weltweit 0,2 %, in den USA etwa 2,0 % und auf den Philippinen und in Singapur etwa 5,2 % der Allergien zur Last gelegt werden, wobei
      - bei Krustentieren Tropomyosin, Argininkinase und bei Muscheln Myosin-L-Kette-1, -2; Troponin-C, -1; Triosephosphat-Isomerase; Sarcoplasmin Ca-Ionen bindendes Protein als Allergene vorherrschen,
      - die Allergene untereinander wie auch mit Allergenen von Insekten, Hausmilben und Nematoden kreuzreagieren können;
- Allergene von Enten, Gänsen, Hühnern, Truthähnen, Ziervögeln, wobei
   - gegen Ei-Allergene etwa 2 % der Kinder unter 5 Jahren sensibilisiert sind und
   - Kreuzreaktionen zwischen den korrespondierenden Allergenen bestehen und
   - Ei-Allergene gegen die korrespondierenden Fisch-Allergene sensibilieren können;

---

734 Beck AF, Huang B, Kercsmar CM, Guilbert TW, McLinden DJ, Lierl MB, Kahn RS. Allergen sensitization profiles in a population-based cohort of children hospitalized for asthma. Ann Am Thorac Soc. 2015;12(3):376–84.

- Allergene von Säugern,
  - welche in allen Produkten (Haare, Hautschuppen, Speichel, Kot, Milch, Fleisch) enthalten sind,
  - die, soweit sie korrespondieren, untereinander kreuzreagieren können,
  - von denen Serum-Albumine als dominante Allergene wirken,
  - wobei von besonderer Bedeutung beispielsweise sind
    - eine Sensibilisierung durch das Serum-Albumin in Hautschuppen der Katzen, da beim Verzehr von nicht oder unzureichend erhitztem Schweinfleisch die Kreuzreaktion zum Schweine-Serum-Albumin zu einer starken allergischen Reaktion führen kann,
    - eine Sensibilisierung durch das Prostata-Kallikrein in Hautschuppen des Hundes, da dieses bei Frauen kreuzreaktiv zu einer allergischen Reaktion gegen das menschliche Prostata-spezifische Antigen (PSA) führen kann.[735, 736]
- Allergene des Menschen, welche bei Intimkontakten zu einer Sensibilisierung der Kontaktperson führen können. Hierzu zählen
  - das Sperma, welches gegen Prostata-spezifisches Antigen (PSA) und andere Seminalplasma-Proteine sensibilieren kann, wobei diese Sensibilisierung eine relativ seltene, aber bedeutsame Ursache darstellt
    - für die lokale (vaginale, orale) und systemische (Anaphylaxie) allergische Reaktion vom Typ I gegen Sperma,
    - für die allergisch bedingte Unfruchtbarkeit;
  - der Speichel, durch welchen
    - z. B. beim Küssen in ihm enthaltende exogene und endogene Allergene auf die Schleimhäute einer anderen Person übertragen werden und hierdurch
    - diese Person sensibilisiert oder, soweit sie bereits gegen diese Allergene sensibiliert ist, lokale, aber auch systemische allergische Reaktionen vom Typ ausgelöst werden können.[737]

---

735 Bernstein JA. Human seminal plasma hypersensitivity: an under-recognized women's health issue. Postgrad Med. 2011;123(1):120–5.

736 Caminati M, Giorgis V, Palterer B, Racca F, Salvottini C, Rossi O. Allergy and Sexual Behaviours: an Update. Clin Rev Allergy Immunol. 2017. doi: 10.1007/s12016-017-8618-3.

737 Caminati M, Giorgis V, Palterer B, Racca F, Salvottini C, Rossi O. Allergy and Sexual Behaviours: an Update. Clin Rev Allergy Immunol. 2017. doi: 10.1007/s12016-017-8618-3.

Tab. 3.12: Auswahl an Allergenen, welche beim Menschen Sofortreaktionen vom Typ I auslösen können.[738, 739, 740, 741, 742, 743, 744, 745, 746, 747, 748, 749]

Allergene			Allergenexposition		
			aero-gen	Stich/ Biss	oral/ vagin.
Pflanzen-Allergene[750, 751, 752, 753, 754]					
Traubenkraut/ Ambrosia	Pollen	Abwehrproteine/Pr10P, Pr5P, 2S Albumin, α-Amylase-Inhibitor, 2S-Albumin, Amandin, Calcium-bindende Proteine, Chitinase, γ-Conglutin, Defensin-ähnliche Proteine, β-Expansin, Flavoproteine, Ficin (Cystein-Protease), Gliadin, 11S Globulin, β-Glucanase, HMW-Proteine 17kDa bis 97kDa, Isoflavon-Reduktasen, Lipid-bindende Proteine/LBP, D-Mannitol-Konjugate, nichtspezifische Lipid Transfer Proteine /nsLTP, Erdnussallergene (Oleosin, Profilin, Glycinin, Conglutin, Vicilin) Pectat-Lyasen, Peptidyl- Prolyl- Isomerasen, Procalcine, Profiline/Actin-bindende Proteine, Saure Ribosomale Proteine P2, Superoxid-Dismutase, Thioredoxin, Tropomyosine, Vicilin/7SGlobulin			
Apfel	Pollen, Früchte				
Banane	Früchte				
Beifuß/Artemisia	Pollen				
Birke	Pollen				
Buchen	Pollen, Stäube				
Eiche	Pollen, Stäube				
Erdbeere	Pollen, Früchte				
Erle	Pollen, Stäube				
Erdnuss	Früchte				
Esche	Pollen, Stäube				
Gartenblumen	Pollen				
Gerste	Pollen, Korn, Mehl				
Gewürzpflanzen	Früchte, Stäube				
Glaskraut/ Brennnessel	Pollen, Gifte				
Gräser	Pollen, Stäube				
Haselnuss	Pollen, Früchte				
Kartoffel	Knollen				
Kastanie	Pollen, Früchte				
Kiefern	Pollen, Stäube				
Kirsche	Pollen, Früchte				

738 Esch RE, Hartsell CJ, Crenshaw R, Jacobson RS. Common Allergenic Pollens, Fungi, Animals, and Arthropods. Clin. Rev.in Allergy and Immunology, 2001, 21, 261–292.

739 http://www.dgaki.de/wp-content/uploads/2010/05/Leitlinie_Hauttests-bei-Soforttypreaktionen20101.pdf.

740 Sierra-Heredia C, North M, Brook J, Daly C, Ellis AK, Henderson D, Henderson SB, Lavigne É, Takaro TK. Aeroallergens in Canada: Distribution, Public Health Impacts, and Opportunities for Prevention. Int J Environ Res Public Health. 2018;15(8). pii: E1577. doi: 10.3390/ijerph15081577.

741 P rzybilla B, Ruëff F, Fuchs T, Pfeiffer C, Rakoski J, Stolz W, Vieluf D. http://dgaki.de/wp-content/uploads/2010/05/Leitlinie_Insektengiftallergie2004.pdf.

Allergene		Allergenexposition		
		aerogen	Stich/Biss	oral/vagin.
Lärchen	Pollen			
Linsen, Erbsen	Früchte			
Mandeln	Pollen, Nüsse			
Olive	Früchte			
Reis	Körner, Mehl, Stäube			
Roggen	Pollen, Korn, Mehl			
Platanen	Pollen, Stäube			
Roggen	Korn/Mehl			
Sellerie	Kraut, Wurzeln			

742 Horiike T, Nagai H, Kitani S. Identification of allergens in the box jellyfish Chironex yamaguchii that cause sting dermatitis. Int Arch Allergy Immunol. 2015;167(2):73–82.

743 Brinkman DL, Jia X, Potriquet J, Kumar D, Dash D, Kvaskoff D, Mulvenna J. Transcriptome and venom proteome of the box jellyfish Chironex fleckeri. BMC Genomics. 2015 May 27;16:407. doi: 10.1186/s12864-015-1568-3.

744 Onizuka R, Kamiya H, Muramoto K, Goto R, Inoue K, Kumamoto K, Nakajima Y, Iida S, Ishigami F. Purification of the major allergen of red soft coral (Dendronephthya nipponica). Int Arch Allergy Immunol. 2001;125(2):135–43.

745 Nicosia A, Mikov A, Cammarata M, Colombo P, Andreev Y, Kozlov S, Cuttitta A. The Anemonia viridis Venom: Coupling Biochemical Purification and RNA-Seq for Translational Research. Mar Drugs. 2018;16(11). pii: E407. doi: 10.3390/md16110407.

746 Frazão B, Vasconcelos V, Antunes A. Sea anemone (Cnidaria, Anthozoa, Actiniaria) toxins: an overview. Mar Drugs. 2012;10(8):1812–51.

747 Dodig S, Čepelak I. The potential of component-resolved diagnosis in laboratory diagnostics of allergy. Biochem Med (Zagreb). 2018;28(2):020501. doi: 10.11613/BM.2018.020501.

748 Faber MA, Van Gasse AL, Decuyper II, Sabato V, Hagendorens MM, Mertens C, Bridts CH, De Clerck LS, Ebo DG. Cross-Reactive Aeroallergens: Which Need to Cross Our Mind in Food Allergy Diagnosis? J Allergy Clin Immunol Pract. 2018;6(6):1813–1823.

749 Schwager C, Kull S, Behrends J, Röckendorf N, Schocker F, Frey A, Homann A, Becker WM, Jappe U. Peanut oleosins associated with severe peanut allergy-importance of lipophilic allergens for comprehensive allergy diagnostics. J Allergy Clin Immunol. 2017;140(5):1331–1338.

750 García-Mozo H. Poaceae pollen as the leading aeroallergen worldwide: A review. Allergy. 2017;72(12):1849–1858.

751 Travaglini A, Masieri S, Cavaliere C, Brighetti MA. Pollens causing allergy and their monitoring by aerobiology and phenology. J Biol Regul Homeost Agents. 2018;32(1 Suppl. 1):13–18.

752 Mandalari G, Mackie AR. Almond Allergy: An Overview on Prevalence, Thresholds, Regulations and Allergen Detection. Nutrients. 2018;10(11). pii: E1706. doi: 10.3390/nu10111706.

753 Biedermann T, Winther L, Till SJ, Panzner P, Knulst A, Valovirta E. Birch Pollen Allergy in Europe. Allergy. 2019. doi: 10.1111/all.13758.

754 Fernández Rivas M. Cross-reactivity between fruit and vegetables. Allergol Immunopathol (Madr). 2003;31(3):141–6.

Allergene			Allergenexposition		
			aero-gen	Stich/ Biss	oral/ vagin.
Sojabohne	Früchte				
Tomate	Früchte				
Walnuss	Pollen, Nüsse, Stäube				
Wegerich	Pollen				
Weiden	Pollen				
Weizen	Pollen, Korn/Mehl				
Zypressen	Saft, Stäube				
Schimmel-Pilz-Allergene [755, 756]					
Alternaria	Sporen, Stäube	HSP70, HSPP90, Enolasen, Mannitol-Dehydrogenase, Aldehyd-Dehydrogenase, Transaldolasen, Pectat-Lyase, β-Xylosidase, N-Acetyl-Gucosaminidase Amylasen, Thioredoxin, Disulfid-Isomerase, Glutathion-S-Transferase, Serin-Proteasen, Metalloprotease, Aspartat-Protease, Catalase, Mangan-Superoxid-Dismutase, Calreticulin, Mitogillin, Ribosomale Proteine (P1, P2, L3), EF1β			
Aspergillus					
Bipolaris					
Botrytis					
Chaetomium					
Cladosporium					
Curvularia					
Epicoccum					
Fusarium					
Helmin-thosporium					
Merulius lacrymans Hausschwamm					
Penicillium					
Saccharomyces Bäckerhefe					
Stemphylium					

755 Fukutomi Y, Taniguchi M. Sensitization to fungal allergens: Resolved and unresolved issues. Allergol Int. 2015;64(4):321–31.

756 Crameri R, Zeller S, Glaser AG, Vilhelmsson M, Rhyner C. Cross-reactivity among fungal allergens: a clinically relevant phenomenon? Mycoses. 2009;52(2):99–106.

Allergene			Allergenexposition		
			aerogen	Stich/ Biss	oral/ vagin.
Spinnentier-/Milben-Allergene[757, 758, 759, 760, 761]					
Mehlmilbe [a]	Kot, Stäube	alpha-Amylase, Arginin-Kinase, Chitinase, Chitin-bindendes Protein, Collagenase, Cystein-Peptidase, Fettsäure bindendes Protein/FBP Glutathion S-Transferase, Lipid-bindende Proteine/LBP, Paramyosine, Tropomyosine Trypsin, Chymotrypsin, Vitellogenin			
Hausstaubmilben[b]					
rote Vogelmilbe[c]					
Pflaumenmilbe [d]					
Backobstmilbe[e]					
Nordische Vogelmilbe[f]					
Käsemilbe[g]					
Modermilbe[h]					
Zecken	Speichel	Galactose-α-1,3-Galactose			
Parasiten-Allergene[762, 763]					
Askariden	Eier/Kot; befallenes Fleisch, befallene Fische	Tropomyosin, Glutathion-S-Transferase, Polyprotein ASS1			
Schistosoma		Paramyosin, Calcium bindendes Protein, Calreticulin, Cathepsin B			
Anisakis/ Fadenwurm		Tropomyosin, Troponin C, Cytochrom b/c, NADH/4L, Cystatin, Paramyosin, Serum-Protease-Inhibitor, Fructose1,6 bisphosphat			
Echinococcus		Cyclophilin, HSP70, EF-1			

757 Posa D, Perna S, Resch Y, Lupinek C, Panetta V, Hofmaier S, Rohrbach A, Hatzler L, Grabenhenrich L, Tsilochristou O, Chen KW, Bauer CP, Hoffman U, Forster J, Zepp F, Schuster A, Wahn U, Keil T, Lau S, Vrtala S, Valenta R, Matricardi PM. Evolution and predictive value of IgE responses toward a comprehensive panel of house dust mite allergens during the first 2 decades of life. J Allergy Clin Immunol. 2017;139(2):541–549.

758 Yang Y, Zhu R, Huang N, Li W, Zhang W, Wang Y, Yang L. The Dermatophagoides pteronyssinus Molecular Sensitization Profile of Allergic Rhinitis Patients in Central China. Am J Rhinol Allergy. 2018;32(5):397–403.

759 Cui Y: When mites attack: domestic mites are not just allergens. Parasites & Vectors. 2014, 7, 411, https://parasitesandvectors.biomedcentral.com/articles/10.1186/1756-3305-7-411.

760 Thomas WR, IgE and T-cell responses to house dust mite allergen components. Mol Immunol. 2018;100:120–125.

761 Ribeiro JC, Cunha LM, Sousa-Pinto B, Fonseca J. Allergic risks of consuming edible insects: A systematic review. Mol Nutr Food Res. 2018;62(1). doi: 10.1002/mnfr.201700030.

762 Caraballo L, Coronado S. Parasite allergens. Mol Immunol., 2018;100:113–119. Fitzsimmons CM, Falcone FH, Dunne DW. Helminth Allergens, Parasite-Specific IgE, and Its Protective Role in Human Immunity. Front Immunol. 2014;5:61. doi: 10.3389/fimmu.2014.00061.

763 Fitzsimmons CM, Falcone FH, Dunne DW. Helminth Allergens, Parasite-Specific IgE, and Its Protective Role in Human Immunity. Front Immunol. 2014;5:61. doi: 10.3389/fimmu.2014.00061.

Allergene			Allergenexposition		
			aerogen	Stich/Biss	oral/vagin.
Insekten-Allergen, Nesseltier-Allergene, Blumentier-Allergene[764, 765, 766, 767, 768, 769, 770, 771]					
Küchenschaben	Detritus, Speichel, Kot	Mikrovilli-Protein, Lipocalin, Troponin C, Tropomyosin, Myosin-L-Kette, Arylphorin, inaktive Aspartatprotease, Trypsin, Glutathion-S-Transferase, Arginin-Kinase, α-Amylase, Chitinase, Hemocyanin, Calycin			
Seidenraupen	Seide, Urin, Kot, Hautschuppen	Arginin-Kinase, Tropomyosin			
Erbsenkäfer, Maden	Urin, Kot, Hautschuppen	Proteine (?)			
Mopane-Wurm (Pfauenspinner-Raupe)	Urin, Kot, Hautschuppen	Glutathion-S-Transferase, Tropomyosin			
Cochenilleschildlaus	Blut	Karminsäure-Protein-Komplexe, Phospholipasen			
Bienen	Gifte	Phospholipase A1/A2, Phospholipase B, Mellitin, Saure Phosphatase, Hyaluronidase, α-Glucosidase, Icarapin, Antigen5/Cystein-reiches sekretorisches Protein			
Hummeln					
Wespen	Gifte				
Hornissen					
Mücken	Speichelproteine				
Bremsen	Speichelproteine				

764 de Gier S, Verhoeckx K. Insect (food) allergy and allergens. Mol Immunol. 2018;100:82–106.

765 Perez-Riverol A, Lasa AM, Dos Santos-Pinto JRA, Palma MS. Insect venom phospholipases A1 and A2: Roles in the envenoming process and allergy. Insect Biochem Mol Biol. 2019;105:10–24.

766 Antolín-Amérigo D, Ruiz-León B, Boni E, Alfaya-Arias T, Álvarez-Mon M, Barbarroja-Escudero J, González-de-Olano D, Moreno-Aguilar C, Rodríguez-Rodríguez M, Sánchez-González MJ, Sánchez-Morillas L, Vega-Castro A. Component-resolved diagnosis in hymenoptera allergy., Allergol Immunopathol (Madr). 2018;46(3):253–262.

767 Potiwat R, Sitcharungsi R. Ant allergens and hypersensitivity reactions in response to ant stings. Asian Pac J Allergy Immunol. 2015;33(4):267–75.

768 Srisong H, Daduang S, Lopata AL, Current advances in ant venom proteins causing hypersensitivity reactions in the Asia-Pacific region. Mol Immunol. 2016;69:24–32.

769 Peng Z, Caihe L, Beckett AN, Guan Q, James AA, Simons FE. rAed a 4: A New 67-kDa Aedes aegypti Mosquito Salivary Allergen for the Diagnosis of Mosquito Allergy. Int Arch Allergy Immunol. 2016;170(3):206–10.

770 An S, Chen L, Wei JF, Yang X, Ma D, Xu X, Xu X, He S, Lu J, Lai R. Purification and characterization of two new allergens from the venom of Vespa magnifica. PLoS One. 2012;7(2):e31920. doi: 10.1371/journal.pone.0031920.

771 Pomés A, Mueller GA, Randall TA, Chapman MD, Arruda LK. New Insights into Cockroach Allergens. Curr Allergy Asthma Rep. 2017;17(4):25. doi: 10.1007/s11882-017-0694-1.

Allergene			Allergenexposition		
			aero-gen	Stich/ Biss	oral/ vagin.
Ameisen (Feuer-Ameisen)	Speichelproteine	Piperidin-Alkaloide, Phospholipase A1/A2, Antigen 5			
Quallen	Nesselgifte	Medusocongestine (CqTX-A)			
Korallen	Gifte	Allergen Den n 1			
Seeanemonen	Gifte	K_V-/Na_V-Kanal-Toxine; Phospholipase A2, Cytolysine			
Fisch-Allergene, Muschel-Allergene, Krustentier-Allergene[772]					
Forelle	Fleisch	α-/ß-Parvalbumine, β-Enolase, Aldolase A, Tropomyosine, Gelatin/ Kollagen, Vitellogenin; Calcium-bindende Proteine			
Kabeljau	Fleisch				
Muscheln	Fleisch	Myosin-L-Kette 1/2, Troponin C/1,			
Hummer, Garnelen, Krabben	Fleisch	Tropomyosine, Argininkinase			
Vögel-Allergene[773, 774, 775, 776]					
Enten, Gänse	Federn, Stäube, Fleisch, Eier	Ovomucoid, Ovalbumin, Ovotrans-ferrin, Lysozyme, Ovomucin, Prostaglandin D Synthase, Cystatin (auch im Ei-Eiweiß), α-Livetin/Serum-Albumin (auch im Eigelb); α-Parvalbumin,			
Hühner, Truthähne	Federn, Stäube, Fleisch, Eier				
Kanarienvögel	Federn, Stäube				
Wellensittiche	Federn, Hautschuppen,				

772 Tong WS, Yuen AW, Wai CY, Leung NY, Chu KH, Leung PS. Diagnosis of fish and shellfish allergies. J Asthma Allergy. 2018;11:247–260.

773 Heine RG, Laske N, Hill DJ. The diagnosis and management of egg allergy. Curr Allergy Asthma Rep. 2006;6(2):145–52.

774 Hemmer W, Klug C, Swoboda I. Update on the bird-egg syndrome and genuine poultry meat allergy. Allergo J Int. 2016;25:68–75.

775 Urisu A, Kondo Y, Tsuge I. Hen's Egg Allergy. Chem Immunol Allergy. 2015;101:124–30.

776 Nevot Falcó S, Casas Ramisa R, Lleonart Bellfill R. Bird-egg syndrome in children. Allergol Immunopathol (Madr). 2003;31(3):161–5.

Allergene			Allergenexposition		
			aero-gen	Stich/ Biss	oral/ vagin.
Säuger-Allergene[777, 778, 779, 780, 781]					
Ratten, Mäuse	Haare, Haut-schuppen, Speichel, Stäube, Kot	Serum-Albumine, Lipid-bindende Proteine/LBP; Lipocaline, Immunglobuline (IgA, IgM), Sekretoglobin, Cystatin, Latherine			
Hamster					
Hunde					
Katzen					
Meerschwein-chen					
Kaninchen	Haare, Hautschuppen, Speichel, Kot, Stäube, Fleisch	Milchproteine (αS1-Casein, α-Lactal-bumin, β-Lactoglobulin, Vicilin, Immunglobuline IgA, IgM), Muskel-Proteine (Actin, Myosin-L-Kette, Tropomyosin), Prostata-Kalli-kreine, Galactose-α-1,3-Galactose, Lipid-bindende Proteine/LBP; Lipocaline, Sekretoglobin, Cystatin, Latherine			
Pferde					
Rinder, Schafe, Ziegen	Haare, Hautschuppen, Speichel, Fleisch, Milch, Kot				
Schweine	Fleisch, Speichel, Kot, Stäube				
Menschliche Allergene	Sperma[782, 783, 784, 785]	Prostata-spezifisches Antigen, Seminal-Plasma-Proteine			
	Speichel	exogene Allergene			

a) Acarus siro; b) Dermatophagoides farinae und Dermatophagoides spteronyssinus; c) Dermanyssus gallinae; d) Lepidoglyphus destructor; e) Carpoglyphus lactis; f) Ornithonyssus sylviarum; g) Tyrolichus casei; h) Tyrophagus putrescentiae

EF = Elongations-Faktor; Pr10P = pathogen-related-10-protein

777 Hilger C, van Hage M, Kuehn A. Diagnosis of Allergy to Mammals and Fish: Cross-Reactive vs. Specific Markers. Curr Allergy Asthma Rep. 2017;17(9):64. doi: 10.1007/s11882-017-0732-z.

778 Restani P, Ballabio C, Tripodi S, Fiocchi A. Meat allergy. Curr Opin Allergy Clin Immunol. 2009;9(3):265–9.

779 Vicente-Serrano J, Caballero ML, Rodríguez-Pérez R, Carretero P, Pérez R, Blanco JG, Juste S, Moneo I.Sensitization to serum albumins in children allergic to cow's milk and epithelia. Pediatr Allergy Immunol. 2007;18(6):503–7.

780 Virtanen T. Immunotherapy for pet allergies. Hum Vaccin Immunother. 2018;14(4):807–814.

781 Curin M, Hilger C. Allergy to pets and new allergies to uncommon pets. Allergol Select. 2017;1(2):214–221.

782 Weidinger S, Ring J, Köhn FM. IgE-mediated allergy against human seminal plasma. Chem Immunol Allergy. 2005;88:128–38.

783 Adefuye AO, Adeola HA, Sales KJ, Katz AA. Seminal Fluid-Mediated Inflammation in Physiology and Pathology of the Female Reproductive Tract. J Immunol Res. 2016;2016:9707252. doi: 10.1155/2016/9707252.

784 Basagaña M, Bartolomé B, Pastor C, Torres F, Alonso R, Vivanco F, Cisteró-Bahíma A. Allergy to human seminal fluid: cross-reactivity with dog dander. J Allergy Clin Immunol. 2008;121(1):233–9.

785 Liccardi G, Caminati M, Senna G, Calzetta L, Rogliani P. Anaphylaxis and intimate behaviour. Curr Opin Allergy Clin Immunol. 2017;17(5):350–355.

Der Kontakt mit Allergenen, welche Allergien vom Typ I verursachen, erfolgt im Regelfall durch (siehe Tab. 3.12)

- die Inhalation von
  - Pollen und Sporen von Schimmelpilzen,
  - Detritus, Exkremente von Insekten (z. B. Kakerlaken) und Haus- und Vorratsmilben,
  - Federn, Haaren, Hautschuppen, Kot und Urin von Vögeln und Säugern,
- den Haut- oder Schleimhaut-Kontakt mit Lebensmitteln. Etwa 90 % aller Lebensmittelallergien werden verusacht durch (siehe Kap. 6)
  - Kuhmilch und Kuhmilchprodukte,
  - Erdnüsse, Hühnereier, Weizen, Soja, Baumnüsse, wobei
    - Erdnussallergien die wohl häufigste Lebensmittelallergie bei Kindern darstellt (in Deutschland leiden ca. 0,5–1 % der Kinder an einer Erdnussallergie mit steigender Prävalenz),
    - die Allergie gegen Hühnereier sich häufiger gegen Proteine im Eiweiß denn im Eigelb richtet,
  - Fische, Muscheln und Krustentiere,
- stechende oder beißende Insekten, Nesseltiere und Blumentiere.

Kreuzreaktionen

Zwischen den Allergenen unterschiedlicher Quellen gibt es eine beträchtliche Zahl von Kreuzreaktionen (siehe Tab. 3.13), welche

- bedingt sind durch sich einander ähnelnde kleinste, vom Immunsystem noch erkennbare Struktureinheiten (Epitope) auf homologen oder auf heterologen Allergenen, wobei die unterschiedlichen Häufigkeiten der Kreuzreaktionen sich ergeben aus
  - dem Ausmaß der Verwandtschaft der chemischen Struktur der kreuzreagierenden Allergene,
  - der Immundominanz der kreuzreagierenden Epitope auf den Allergenen und
  - der individualspezifisch, speziesspezifisch und artenspezifisch unterschiedlichen Fähigkeit des Immunsystems, die Epitope zu erkennen und mit einer allergischen Reaktion vom Typ I zu beantworten,
- zu überraschenden, zum Teil auch unberechenbaren, geringen bis schweren allergischen Reaktionen vom Typ I gegen kreuzreagierende Allergene aus unterschiedlichen Quellen führen,
- diagnostisch erhebliche Probleme verursachen,
- an die Allergen-spezifische Immuntherapie erhöhte Anforderungen stellen.

Tab. 3.13: Beispiele für Kreuzreaktionen bei der allergischen Typ I Reaktion des Menschen.[786, 787, 788]

primär/aerogen		sensibilisierendes Allergen		Kreuzreaktion (sekundär) bei Kontakt mit	
Pflanzen/Pollen					
Birken	►	Pr10P	►	Apfel	
		Pr10P, LTP, Profiline		Birnen, Kirschen, Pfirsich, Aprikosen, Pflaumen	
				Haselnüsse, Sellerie, Möhren, Soja-Milch)	
				Buchen (Pollen, Bucheckern),	
		Profiline		Dattelpalmen[789], Tomaten,[790] Timotheus-Gras-Pollen	
		Profiline, HMW-Allergene		Sellerie, Petersilie, Möhren, Beifuß-Pollen	
Oliven	►	LTP	►	Zwergpfirsich, Birne, Zuckermelone, Kiwi	Anaphylaxie (↑)
		Profilin			orale Allergie (↑)
		Profilin		Ananas, Bananen, Kiwi, Weintrauben[791]	
		β-Glucanase			
		β-Glucanase, Superoxid-Dismutase		Latex	
Kautschukbaum (Hevea brasiliensis)	►	β-Glucanase	►	Bananen	
				Latex	
Ficus (Ficus benjamina)		Ficin (Cystein Protease)		Ananas, Papaya, Kiwi, Feigen	
Platanen	►	LTP	►	Haselnüsse, Bananen, Pfirsiche	
				Sellerie, Erdnüsse	
Zypressen	►	LTP	►	Pfirsich	

786 Han Y, Kim J, Ahn K. Food allergy. Korean J Pediatr. 2012;55(5):153–8.

787 Faber MA, Van Gasse AL, Decuyper II, Sabato V, Hagendorens MM, Mertens C, Bridts CH, De Clerck LS, Ebo DG. Cross-Reactive Aeroallergens: Which Need to Cross Our Mind in Food Allergy Diagnosis? J Allergy Clin Immunol Pract. 2018;6(6):1813–1823.

788 Ribeiro JC, Cunha LM, Sousa-Pinto B, Fonseca J. Allergic risks of consuming edible insects: A systematic review. Mol Nutr Food Res. 2018;62(1). doi: 10.1002/mnfr.201700030.

789 Kwaasi AA, Harfi HA, Parhar RS, Saleh S, Collison KS, Panzani RC, Al-Sedairy ST, Al-Mohanna FA. Cross-reactivities between date palm (Phoenix dactylifera L.) polypeptides and foods implicated in the oral allergy syndrome. Allergy. 2002;57(6):508–18.

790 Westphal S, Kempf W, Foetisch K, Retzek M, Vieths S, Scheurer S. Tomato profilin Lyc e 1: IgE cross-reactivity and allergenic potency. Allergy. 2004;59(5):526–32.

791 Mur P, Feo Brito F, Bartolomé B, Galindo PA, Gómez E, Borja J, Alonso A. Simultaneous allergy to vine pollen and grape. J Investig Allergol Clin Immunol. 2006;16(4):271–3.

primär/aerogen		sensibilisierendes Allergen		Kreuzreaktion (sekundär) bei Kontakt mit	
Bermuda-Gras		Profiline		Tomate, Honigmelone	
		β-Expansin			
Gräser[792]	►	Thioredoxin	►	Weizen, Roggen, Mais, Hafer[793, 794]	Bäcker-Asthma (↑)
		α-Amylase-Inhibitor			
		Gliadin, Profilin, β-Expansin			
Beifuß/ Artemisia	►	Profiline, Flavoproteine	►	Sellerie, Möhren, Petersilie, Kümmel, Fenchel, Koriander, Pimpinelle, Knoblauch, Zwiebel, Lauch, Paprika, Pfeffer	
		LTPs, Profiline, HMW-P-60kDa		Senf, Kohl, Brokkoli, Blumenkohl, Erdnüsse, Mandeln	
		LTPs, Profiline		Pfirsich	
		Profiline, HMW-P-70kDa		Litchi-Früchte, Sonnenblumenkerne	
		Defensine		Kamille	
		Defensine, 2S-Albumin		Sonnenblumenkerne	
		Profiline, Procalcine, LTP		Imkerhonig	
Traubenkraut/ Ambrosia	►	Profiline, Procalcine, LTP	►		
		Profiline, LTPs		Wassermelone, Honigmelone, Kantalupenmelone, Zucchini, Gurken	
				Bananen	
Schafgarbe		7S Globulin/Vicillin		Pistazien, Cashewnüsse, Mango-Kerne[795]	
Wegerich		HMW-P 17, 20, 25, 32/34, 54, 73/77, > 97 kDa		Honigmelone	Wegerich-Asthma (↑)
Gänseblümchen	►	Profiline	►	Banane, Melonen, Pfirsich	
Distel		Allergen (?)		Safran	Safran-Asthma (↑)
Hopfen		Allergen (?)		Sellerie	

792 Egger M, Mutschlechner S, Wopfner N, Gadermaier G, Briza P, Ferreira F. Pollen-food syndromes associated with weed pollinosis: an update from the molecular point of view. Allergy. 2006 Apr;61(4):461–76.
793 Weichel M, Glaser AG, Ballmer-Weber BK, Schmid-Grendelmeier P, Crameri R. Wheat and maize thioredoxins: a novel cross-reactive cereal allergen family related to baker's asthma. J Allergy Clin Immunol. 2006;117(3):676–81.
794 Letrán A, Palacín A, Barranco P, Salcedo G, Pascual C, Quirce S. Rye flour allergens: an emerging role in baker's asthma. Am J Ind Med. 2008 May;51(5):324–8. doi: 10.1002/ajim.20566.
795 Willison LN, Tawde P, Robotham JM, Penney RM 4th, Teuber SS, Sathe SK, Roux KH. Pistachio vicilin, Pis v 3, is immunoglobulin E-reactive and cross-reacts with the homologous cashew allergen, Ana o 1. Clin Exp Allergy. 2008;38(7):1229–38.

primär/aerogen		sensibilisierendes Allergen		Kreuzreaktion (sekundär) bei Kontakt mit
Pilze/Sporen				
Alternaria	►	HMW-P-30kDa	►	Spinat, Champion-Pilze
Champion-Pilz	►	D-Mannitol-Konjugate	►	Granatapfel
Cladosporium	►	saures Ribosomales Protein P2	►	Fusarium, Alternaria (verschimmelte Lebensmittel)
Cladosporium, Alternaria, Aspergillus Penicillium	►	Pilz-Allergene (?)	►	Bäckerhefe (Saccharomyces), Hefeextrakt-Geschmacksverstärker, Champion-Pilze
Arthropoden				
Hausstaub-milben	►	Tropomyosine, α-Amylase, Hämocyanin	►	alle anderen Haus- und Vorratsmilben (Detritus/Exkremente) (siehe Tab. 3.12)
		Tropomyosine, Paramyosin, Myosin-L-Kette, Arginin-Kinase, α-Amylase, Hämocy-anin		Garnelen, Hummer, Krabben, Langusten, Krebse
				Muscheln (u. a. Seeohren, Austern), Tinten-fische, Oktopus, Schnecken
				Kakerlaken-Detritus/Exkremente, Seidenraupen
		Glutathion-S-Transferase, Tropomyosin		Mopane-Wurm (Raupe des Pfauenspinners)-Speise
Zecken	►	Galactose-alpha-1,3-Galactose	►	rotes Fleisch (Rind, Schwein, Lamm)
Kakerlaken[796]	►	Tropomyosin, Myosin L-Kette, Arginin-Kinase, Hemocyanin, Glutathion-S-Transferase,	►	verschiedene Kakerlaken-Spezies (Detritus/Exkremente)
				Muscheln, Schnecken
				Ascariden, Anasakis/Fadenwürmer (Invasionen)
				Mopane-Wurm (Raupe des Pfauenspinners)-Speise[797]
Seidenraupen[798]	►	Arginin-Kinase, Tropomyosin	►	Kakerlaken, Hausmilben (Detritus/Exkremente)
Erbsenkäfer	►	Proteine (?)	►	von Madenbefallene Linsen und Erbsen

796 Portnoy J, Chew GL, Phipatanakul W, Williams PB, Grimes C, Kennedy K, Matsui EC, Miller JD, Bernstein D, Blessing-Moore J, Cox L, Khan D, Lang D, Nicklas R, Oppenheimer J, Randolph C, Schuller D, Spector S, Tilles SA, Wallace D, Seltzer J, Sublett J. Environmental assessment and exposure reduction of cockroaches: a practice parameter. J Allergy Clin Immunol. 2013;132(4):802–8.
797 Ribeiro JC, Cunha LM, Sousa-Pinto B, Fonseca J. Allergic risks of consuming edible insects: A systematic review. Mol Nutr Food Res. 2018;62(1). doi: 10.1002/mnfr.201700030.
798 Ribeiro JC, Cunha LM, Sousa-Pinto B, Fonseca J. Allergic risks of consuming edible insects: A systematic review. Mol Nutr Food Res. 2018;62(1). doi: 10.1002/mnfr.201700030.

primär/aerogen		sensibilisierendes Allergen		Kreuzreaktion (sekundär) bei Kontakt mit
Vögel/Säuger				
Ziervögel	►	α-Livetin/Hühner-Albumin	►	Hühner-Ei-Dotter, Hühnerfleisch
Katzen-Haare/ Hautschuppen		Serum-Albumin		Schweinefleisch (Haare, Hautschuppen, Urin, Kot)
				Hühnerfleisch (Federn, Hautschuppen, Stäube)
Rinder		Serum-Albumin		Kaninchen-, Pferde-, Lamm (Fleisch); Hunde (Haare/Hautschuppen)
Hunde-Haare/ Hautschuppen		Prostata-Kallikrein		PSA (Prostata-spezifisches Antigen) (allergische Reaktion von Frauen gegen Samenflüssigkeit)

HMW-P = High-Molecular Weight-Protein; LTP = Lipid Transfer Proteine

3.1.7 Diagnose-Verfahren

Die Diagnose einer allergischen Reaktion vom Typ I beruht auf den klinischen Symptomen, der Auffindung des krankmachenden Allergens und dem direkten oder indirekten Beleg, dass dieses Allergen in der Lage ist, die jeweilige allergische Reaktionen vom Typ I auszulösen.

Die Kenntnis des krankmachenden Allergens ermöglicht alle Maßnahmen für eine gezielte Allergen-Karenz wie auch die Wahl der kausalen Therapie. Der Identifizierung des Allergens dienen

- eine ausführliche Anamnese; häufig kennt der Patient bereits diejenigen Pflanzen, Nahrungsmittel, Tiere oder Umstände, welche bei ihm eine allergische Reaktion auslösen,
- diagnostische in-vitro-Verfahren (siehe Tab 3.14 und 3.15),
  - Allergen-unspezifisch durch Bestimmung der Konzentration von IgE und/oder eines von Mastzellen ausgeschütteten Mediators (vorzugsweise Tryptase) im Blut,
  - Allergen-spezifisch durch Nachweis und Quantifizierung
    - von allergenspezifischem IgE durch einen der Teste, welche die Bindung von IgE an ein definiertes Allergen nachweisen,
    - von Aktivierungsmarkern, welche von einer definierten Zahl basophiler Granulozyten, isoliert aus dem Blut des zu untersuchenden Allergikers, nach Zugabe des in Frage kommenden Allergens ausgeschüttet wird; bei fraglichen in-vitro-Ergebnissen kann dieser Test zur Klärung beitragen.[799]
- diagnostische Allergen-spezifische dermale Provokationsteste (siehe Tab. 3.15),[800]

799 Wise SK, Lin SY, Toskala E. International consensus statement on allergy and rhinology: allergic rhinitis-executive summary. Int Forum Allergy Rhinol. 2018;8(2):85–107.
800 http://www.dgaki.de/wp-content/uploads/2010/05/Leitlinie_Hauttests-bei-Soforttypreaktionen20101.pdf.

  - die als Hautteste mit definierten Allergen-Präparationen dem Nachweis einer bestehenden Allergie dienen,
  - bei welchen durch unterschiedliche Verfahren (Ritzen der Haut, intrakutane oder epikutane Verabreichung) ein oder mehrere definierte Allergene an Mastzellen herangebracht werden, sodass am Applikationsort
    - Mastzellen durch Allergen-spezifische Kreuzvernetzung ihrer Rezeptor-gebundenen IgE-Moleküle aktiviert werden zur Degranulation ihrer Mediatoren, im Besonderen Histamin,
    - sich innerhalb von ca. 15–20 min eine durch Vasodilatation und Steigerung der Kapillarpermeabilität bedingte lokal begrenzte Rötung (Erythem) und Ödem- und Quaddelbildung entwickelt, welche nach ca. 1–2 Stunden zurückgebildet ist und
    - sich innerhalb von Stunden bis einigen Tagen gerötete Papeln und Ekzeme als Spätreaktionen entwickeln können;
- diagnostische nasale, inhalative und/oder orale Provokations-Teste bei Allergikern ohne eine aktuelle Allergen-Exposition und Allergische Erkrankung,
- diagnostische Allergen-Karenz-Teste bei Allergikern im Stadium einer akuten allergischen Erkrankung,
  - wobei jeglicher Kontakt mit dem verdächtigten Allergen vermieden werden muss und ein hierdurch bedingtes Abflauen der allergischen Erkrankung als bestätigender Hinweis auf das Allergen gesehen wird,
  - wobei andererseits im Umfeld des Allergikers der Einfluss möglicher anderer Allergene als „Störfaktoren" weitgehend vermindert werden sollte. Zu diesen zählen
    - Allergene (z. B. Pollen) in der Kleidung, am Körper, in den Haaren, daher Entfernung der Allergene durch gezieltes Waschen und Duschen,
    - Allergene in der Nahrung und in Getränken, daher für die Testdauer die drastische Reduzierung von deren Vielfalt und alternativ zum Kauf die eigene Zubereitung jeder Nahrung unter Kontrolle jeder Zutat,
    - Allergene in Kosmetikartikeln und täglichen Bedarfsartikeln, daher deren gänzliche Vermeidung oder zumindest die Verminderung der Anzahl dieser Artikel auf ein Minimum für die Dauer des Testes,
    - Allergene und Pseudoallergene in Arzneimitteln, daher – soweit möglich –, Absetzen von Arzneimitteln für die Dauer des Testes.

Allergene der unterschiedlichsten Quellen sind als in-vitro-Testverfahren wie besonders auch für die in-vivo-Testung im Handel verfügbar. Auskunft hierzu erteilen die jeweiligen staatlichen Zulassungsbehörden, wie z. B. das Paul Ehrlich Institut in Deutschland.[801]

801 https://www.pei.de/DE/arzneimittel/allergene/test-allergene/test-allergene-node.html.

Tab. 3.14: Bewertung des Blutspiegels Allergen-spezifischer IgE-Antikörper *).[802, 803]

Wertung der Konzentration im Blut	**Einstufung**	relative Zunahme der Konzentration
sehr gering (Normalwert)	0	1
niedrig	1	≤ 3 fach
mittel bis hoch	2	3,1–49,9 fach
sehr hoch	3	≥ 50 fach

*) ermittelt mit Festphasen-gebundenem Allergen und der Doppelantikörper-Methode

Tab. 3.15: Testmethoden zur Erfassung einer Allergie.[804]

Test-Methode	**Messparameter**	**Aussage**	**Risiko***
in-vitro-Test, Allergen-unspezifisch			
PRIST/RIST (Paper Radio-Immunosorbent Test)	Konzentration von IgE (mg/L)	bei erhöhtem IgE-Blutspiegel liegt wahrscheinlich eine Disposition zur Allergie vor	0
Tryptase-Test (Tryptase-Enzym-Assay)	Konzentration von Tryptase im Blut	aktivierte Mastzellen setzen relativ selektiv und in großen Mengen Tryptase frei; erhöhter Tryptase-Bluspiegel spricht somit für eine bestehende allergische oder pseudoallergische Reaktion	0
in-vitro-Teste, Allergen-spezifisch			
RAST (Radio-Allergo-Sorbens Test)	Nachweis und Konzentration eines Allergen-spezifischen IgE-Antikörpers im Blut	bei Nachweis von Allergen-spezifischem IgE im Blut ist eine Allergie gegen das Allergen wahrscheinlich, jedoch korreliert der IgE-Titer nicht mit dem Schweregrad der Allergie	0
EIA (Enzym-Immuno-Assay)			0
FEIA (Fluoreszens-Enzym-Immuno-Assay)			0

802 World Health Organization IgE standard (WHO 75/502).

803 Dodig S, Čepelak I. The potential of component-resolved diagnosis in laboratory diagnostics of allergy. Biochem Med (Zagreb). 2018;28(2):020501. doi: 10.11613/BM.2018.020501.

804 Sedlacek HH. Immunologie. Die Immunabwehr des Menschen. Berlin/Boston: de Gruyter 2014, 571–604.

<table>
<tr><th colspan="2">Test-Methode</th><th>Messparameter</th><th>Aussage</th><th>Risiko*</th></tr>
<tr><td rowspan="2">BAT[805, 806, 807]
(Basophilen-Aktivierungs-Test)</td><td>Prinzip</td><td>Nachweis und Quantifizierung eines Aktivierungsmarkers nach Exposition einer standardisierten Zahl von basophilen Granulozyten des Patienten mit einem Überschuss an Testallergen</td><td>der Nachweis einer Allergen-spezifischen Freisetzung eines Aktivierungsmarkers gibt einen Hinweis auf die Allergen-Spezifität der von den basophilen Granulozyten gebundenen IgE-Antikörpern; die Sensitivität des Testes ist mittelmäßig, die Spezifität dagegen hoch</td><td rowspan="2">0</td></tr>
<tr><td>Aktivierungsmarker[808]</td><td colspan="2">CD63 (LAMP 3/lysosome-associated membrane glycoprotein 3),
CD203c (Phosphodiesterase 3),
Histamin</td></tr>
<tr><td colspan="4">in-vivo Haut-Teste, Allergen-spezifisch [809]</td><td></td></tr>
<tr><td colspan="2">Prick-Test
(Flüssige Allergenextrakte werden durch Pricken (Einritzen/Stechen mit Lanzette 1 mm Spitzenlänge) meist an der Unterarm-Innenseite in die Epithelschicht eingebracht</td><td rowspan="5">nach ~15–20 min Ablesung:
positiv: lokale Entzündung (Rötung/Quaddelbildung) am Ort der Applikation

Kontrolle: parallele Verabreichung von physiologischer Lösung (Negativ-Kontrolle) und Histamin-Lösung (Positiv-Kontrolle</td><td>bei Titration des Allergen-Extraktes) semiquantitativer Nachweis der Sensibilisierung möglich;
Praktikabilität (↑), Spezifität (↑), Sensitivität (↑),</td><td>(+)</td></tr>
<tr><td colspan="2">Intrakutan-Test
Flüssige Allergenextrakte werden intradermal injiziert (ca. 20–50 µl große Quaddel)</td><td>technischer Aufwand (↑)
Spezifität (↑), Sensitivität (↑)
Risiko Anaphylaxie (↑)</td><td>++</td></tr>
<tr><td colspan="2">Scratch-Test
auf ca 5 mm nicht blutendem frischen Kratzer wird Testlösung aufgetropft</td><td>technischer Aufwand (↑), Ablesbarkeit/Reproduzierbarkeit (↓)</td><td>++</td></tr>
<tr><td colspan="2">Reib-Test
natives Allergenmaterial wird ca 10 × auf 5 × 5 cm große Fläche eingerieben</td><td>Belastung für Patienten (↓)
Spezifität (↑) Sensitivität (↓)
Nach 24–48 Stunden: Ablesung einer Typ-IV-Reaktion möglich</td><td>(+)</td></tr>
<tr><td colspan="2">Epikutan-Test
Teststreifen, welche das Allergen oder eine Kontrollsubstanz in einem Speicher (Flies, Schwamm, Kammer) enthalten, werden auf eine gesund erscheinende Haut aufgeklebt und nach 20 min wieder entfernt</td><td>Sofortablesung (nach 20 min)
Belastung für Patienten (↓)
Spezifität (↑) Sensitivität (↓)

Bei Entfernung nach 24–48 Stunden: Ablesung einer Typ-IV-Reaktion möglich</td><td>(+)</td></tr>
</table>

805 Campos L, Galvão VR, Kalil J, Castells M, Giavina-Bianchi P. BAT in the Diagnosis of Drug Allergy: a Novel Tool in Clinical Daily Practice? Curr Allergy Asthma Rep. 2019;19(4):20. doi: 10.1007/s11882-019-0852-8.
806 Marraccini P, Pignatti P, D Apos Alcamo A, Salimbeni R, Consonni D. Basophil Activation Test Application in Drug Hypersensitivity Diagnosis: An Empirical Approach. Int Arch Allergy Immunol. 2018;177(2):160–166.
807 Pignatti P, Yacoub MR, Testoni C, Pala G, Corsetti M, Colombo G, Meriggi A, Moscato G. Evaluation of basophil activation test in suspected food hypersensitivity. Cytometry B Clin Cytom. 2017;92(4):279–285.
808 Kabashima K, Nakashima C, Nonomura Y, Otsuka A, Cardamone C, Parente R, De Feo G, Triggiani M. Biomarkers for evaluation of mast cell and basophil activation. Immunol Rev. 2018;282(1):114–120.
809 http://www.dgaki.de/wp-content/uploads/2010/05/Leitlinie_Hauttests-bei-Soforttypreaktionen20101.pdf.

Test-Methode	Messparameter	Aussage	Risiko*
in-vivo-Provokations-Teste, Allergen-spezifisch			
nasaler Provokations-Test Povokation einer allergischen Rhinitis durch nasale Verabreichung eines Allergens.[810]	Veränderung der nasalen Luftdurchgängigkeit (gemessen durch Rhinomanometrie), des Niesreizes, der Sekretion und möglicher Fernsymptome. (Kontrolle: vorlaufende, gleichzeitige (anderes Nasenloch) oder nachfolgende Verabreichung eines Scheinallergens/Placebo).	klinischer Nachweis der Allergisierung gegen ein Allergen	+++
inhalativer Provokations-Test Povokation eines Asthma-Anfalles durch Inhalation eines Allergens	Messung der ausgeblasenen Menge an Luft mit Hilfe eines Spirometers **Bronchospasmolysetest** (Reversibilität der bronchialen Obstruktion nach Gabe eines beta2-Sympathomimetikums).	klinischer Nachweis der Allergisierung gegen ein Allergen	++++
oraler Provokations-Test Auslösung einer oralen allergischen Reaktion durch orale Gabe eines Allergens	qualitative Bestimmung der allergischen Reaktion in der Mundschleimhaut (Schwellung, Geschmacksveränderung/pelziges Gefühl; Heiserkeit)	klinischer Nachweis der Allergisierung gegen ein Allergen	+++

*) Risiko einer Anaphylaxie; 0 = kein Risiko; (+) = sehr geringes Risiko; ++ = Risiko relativ erhöht; +++/++++ = relativ hohes Risiko

LAMP3 = lysosome-associated membrane glycoprotein 3;

Alle Allergen-Provokationsteste sind mit dem Risiko einer Anaphylaxie behaftet. Derartige Nebenwirkungen sind zwar recht selten,[811] können aber bei bestimmten Risikofaktoren mit höherer Wahrscheinlichkeit auftreten (siehe Tab. 3.16). Sogar Todesfälle infolge von

810 Tenn MW, Rawls M, Ellis AK, Nasal challenges in allergen immunotherapy trials. Curr Opin Allergy Clin Immunol. 2018;18(6):489–494.

811 http://www.dgaki.de/wp-content/uploads/2010/05/Leitlinie_Hauttests-bei-Soforttypreaktionen20101.pdf.

Hauttests wurden beschrieben.[812] Symptome eine Anaphylaxie entwickeln sich zumeist innerhalb von 10 bis 30 min nach Verabreichung des Allergens, können aber auch später auftreten.[813]

Falls die Anamnese und der aktuelle klinische Befund für ein erhöhtes Risiko sprechen und in-vitro-Diagnoseverfahren sich als nicht ausreichend aussagefähig erwiesen haben, kann das Risiko einer Allgemeinreaktion gesenkt werden (siehe Tab. 3.16)

- durch die Wahl eines Provokationsverfahrens, welches eine geringstmögliche Kontaktnahme und das geringste Risiko einer systemischen Aktivierung des Körpers durch das Test-Allergen gewährleisten,
  - hierzu gehören der Prick-, Reib- und der Epikutan-Tests;
- indem die zu testende Allergen-Lösung stufenweise verdünnt wird und die Provokation schrittweise mit ansteigenden Allergen-Konzentrationen erfolgt.

Tab. 3.16: Risiken einer Anaphylaxie bei Allergen-Provokationstesten.[814]

erhöhtes Risiko	
Anamnese berichtet von schweren anaphylaktischen Reaktionen	
zum Testzeitpunkt liegt eine erhebliche Allergische Erkrankung vor, vor allem Asthma bronchiale,	
Allergenkontakte fanden kurz vor dem Test statt	
falls der Test durchgeführt wird	mit hochkonzentrierten Allergenen
	mit nativen Allergenen
	unter der Behandlung mit β-Blockern
	in Form der intrakutanen, nasalen, inhalativen oder oralen Provokation
Senkung des Risikos	
falls der Test durchgeführt wird	bevorzugt in Form des Prick- oder Epikutan-Testes
	nach stufenweiser Verdünnung der zu testenden Allergen-Lösung und durch Verabreichung von schrittweise ansteigenden Allergen-Konzentrationen
Kontraindikationen	
Hautkrankheiten im Testfeld für Haut-Teste	
ein deutlich beeinträchtigter Allgemeinzustand	
ein instabiles oder therapeutisch nicht adäquat eingestelltes Asthma bronchiale	
eine bestehende Schwangerschaft	
eine aktuelle Behandlung mit β-Blockern	

812 http://www.dgaki.de/wp-content/uploads/2010/05/Leitlinie_Hauttests-bei-Soforttypreaktionen20101.pdf.
813 http://www.dgaki.de/wp-content/uploads/2010/05/Leitlinie_Hauttests-bei-Soforttypreaktionen20101.pdf.
814 http://www.dgaki.de/wp-content/uploads/2010/05/Leitlinie_Hauttests-bei-Soforttypreaktionen20101.pdf.

Bei allen in vivo-Testverfahren ist zu prüfen, ob bei dem Patienten eine Arzneimittelbehandlung vorliegt, welche die allergische Reaktion auf den Provokationstest unterdrücken könnte. Zu diesen Arzneimitteln gehören[815]

- Antihistaminika (H1-Blocker), im Besonderen solche mit Langzeitwirkung (*Astimezol*),
- Mastzellstabilisatoren (z. B. *Ketotifen*),
- Glucocorticoide (z. B. *Testareal*),
- Trizyklische Antidepressiva (z. B. *Imipramin, Amitryptylin, Desipramin*)
- Neuroleptika (z. B. *Promethacin*).

Das Absetzen der Medikation und Wartezeiten entsprechend dem Zeitbedarf für die Metabolisierung des jeweiligen Arzneimittels sind somit einzuplanen, bevor der Test durchgeführt wird.

Bei der Interpretation der Ergebnisse der in-vitro- wie auch in-vivo-Testverfahren ist die Möglichkeit zu berücksichtigen, dass eine lokal beschränkte allergische Reaktion vom Typ I (**lokale allergische Rhinitis/LAR**) vorliegt,[816]

- bei welcher die Produktion des Allergen-spezifischen IgE (durch TH2-Lymphozyten, B-Lymphozyten, Plasmazellen) wie auch die allergische Entzündungsreaktion (durch Mastzellen, basophile und eosinophile Granulozyten) vorwiegend lokal stattfinden,
- bei der alle Testsysteme, welche Reaktionen außerhalb dieses lokal beschränkten Bereiches prüfen, bestenfalls eine Sensibilisierung aber keine Allergische Reaktion nachweisen können,
  - somit negative oder positive in-vitro-Testergebnisse aus Blutproben und negative oder positive in-vivo-Ergebnisse aus Hauttesten keine Aussage treffen über z. B. eine lokale allergische Rhinitis und
  - ein Beleg der lokalen allergischen Reaktion nur möglich ist
    - durch die Entnahme von Testproben (Blut, Gewebeflüssigkeit, basophile Granulozyten) aus dem Gebiet der lokalen allergischen Reaktion und durch Nachweis von spezifischem IgE, von Tryptase und/oder ECP oder durch BAT und/oder
    - durch einen Provokations- und Karenztest lokal auf dem Gebiet der allergischen Reaktion,
- wobei bei mehr als 40 % der Kinder eine persistente lokale allergische Rhinitis (pLAR) anzutreffen ist, die das Risiko in sich birgt, sich zu einem Asthma zu entwickeln.

Allergisch bedingte Entzündungen vom Typ I sind zu unterscheiden von denjenigen Entzündungen der Nasenschleimhaut, welche durch andere Ursachen hervorgerufen werden, welche gleichzeitig mit einer allergischen Erkrankung bestehen oder eine allergische Rhinitis vortäuschen können (siehe Tab. 3.17).

---

815 http://www.awmf.org/uploads/tx_szleitlinien/061-016l_S3_Allergiepr%C3%A4vention_2014-07.pdf.

816 Wise SK, Lin SY, Toskala E. International consensus statement on allergy and rhinology: allergic rhinitis-executive summary. Int Forum Allergy Rhinol. 2018;8(2):85–107.

Tab. 3.17: Rhinitiden, bedingt durch nichtallergische Ursachen.[817]

Arzneimittel, welche Schwellungen und verstärkte Schleimsekretion der Nasenschleimhaut verursachen können		
NSAID (Cyclooxygenase-Hemmer)		*Diclofenac, Etodolac, Flurbiprofen, Fenoprofen, Ibuprofen, Indomethacin, Ketoprofen, Meclofenamate, Naproxen, Piroxicam, Sulindac (lokal: Aspirin, Ketorolac)*
Immunsuppressiva		*Cyclosporin*
Inhibition des Sympathikus		
	α-aR-Antagonisten	*Alfuzosin, Doxazosin, Indoramin, Phentolamin Prazosin, Silodosin, Tamsulosin*
	präsynapt. α-2-Agonisten	*Clonidin, Guanfacin, Methyldopa, Piribedil*
	ß-aR-Antagonisten	*Atenolol, Bisoprolol, Carvedilol, Labetalol Metoprolol, Pindolol*
	ACE-Inhibitoren	*Benazepril, Captopril, Enalapril, Lisinopril, Quinapril, Ramipril*
Vasodilatoren (PDEI)		*Cilostazol, Sildenafil, Pentoxifyllin, Tadalafil, Vardenafil*
Blutdrucksenker		*Amilorid, Chlorothiazid, Hydralazin, Hydrochlorothiazid*
Hormone		*Estrogene, z. B. auch in oralen Kontrazeptiva*
Psychotrope Substanzen		*Alprazolam, Amitriptylin, Chlorpromazin, Mianserin, Reserpin, Risperidon, Thioridazin*
Hormone		*Estrogen*
Rhinitis medicamentosa durch Schleimhaut-abschwellende Mittel		
Charakteristika		Epithelzell-Metaplasie und -Hyperplasie, Becherzellen-Hyperplasie, Reduktion des ziliären Epithels, Erweiterung der interzellulären Räume, Ödeme
Sympathikomimetika		*Amphetamin, Benzedrin, Caffein, Ephedrin, Mescalin, Phenylephrin, Pseudoephedrin*
Imidazolin-Derivate		*Clonidin, Naphazolin, Oxymetazolin, Xylometazolin*
Werkstoff/toxisch-bedingte Rhinitis		
Chemikalien		Desinfektionsmittel, Formaldehyd, Ammoniak, Schwefeldioxid, Chlorgas (Schwimmbäder), Persulfate (Friseure)
		Tabakrauch, Holzfeuer-/Grill-Rauch
Werkstoffe		Holzstaub (Holzarbeiter), Feinstaub, Steinstaub

817 Wise SK, Lin SY, Toskala E, Orlandi RR, Akdis CA, Alt JA, Azar A, Baroody FM, Bachert C, Canonica GW, Chacko T, Cingi C, Ciprandi G, Corey J, Cox LS, Creticos PS, Custovic A, Damask C, DeConde A, DelGaudio JM, Ebert CS, Eloy JA, Flanagan CE, Fokkens WJ, Franzese C, Gosepath J, Halderman A, Hamilton RG, Hoffman HJ, Hohlfeld JM, Houser SM, Hwang PH, Incorvaia C, Jarvis D, Khalid AN, Kilpeläinen M, Kingdom TT, Krouse H, Larenas-Linnemann D, Laury AM, Lee SE, Levy JM, Luong AU, Marple BF, McCoul ED, McMains KC, Melén E, Mims JW, Moscato G, Mullol J, Nelson HS, Patadia M, Pawankar R, Pfaar O, Platt MP, Reisacher W, Rondón C, Rudmik L, Ryan M, Sastre J, Schlosser RJ, Settipane RA, Sharma HP, Sheikh A, Smith TL, Tantilipikorn P, Tversky JR, Veling MC, Wang Y, Westman M, Wickman M, Zacharek M. International Consensus Statement on Allergy and Rhinology: Allergic Rhinitis. Int Forum Allergy Rhinol. 2018;8(2):108–352.

Infektions-bedingte Rhinitis	
viral	z. B. Rhinovirus, Adenovirus, Influenzavirus, Parainfluenza virus (Dauer ≤ 2 Wochen)
bakteriell	z. B. Streptococcus pneumoniae, Haemophilus influenzae, Moraxella catarrhalis, (meist sekundäre Infektion im Gefolge einer viralen Infektion oder bei einer toxischen Schädigung)
atrophische Rhinitis	
assoziiert mit bakterieller Infektion; Charakteristika	chronische, degenerative Entzündung mit Atrophie der nasalen und paranasalen Schleimhaut bis hin zu septalen Perforationen, Sattel-Nasen-Bildung, Hyposmia und Epistaxie: Ursache entweder unbekannt, Folge einer Infektion mit Klebsiella ozaenae oder nach einem Trauma (Gewalteinwirkung, Bestrahlung, nasale/sinusoidale Chirurgie) mit nachfolgender bakterieller Infektion (meist Staphylococcus aureus, Proteus mirabilis, Escherichia coli, selten Klebsiella ozaenae)
Hormon-bedingte Rhinitis	
Schwangerschafts-Rhinitis	relativ häufig (bei etwa 22 % aller Schwangerschaften), beginnt meistens nach dem 2. Schwangerschaftsmonat, verstärkt sich im 2. Trimester und endet innerhalb von 2 Wochen nach Geburt des Kindes (keine Anzeichen für Infektion oder allergische Reaktion)
Hormon-Wechsel-Rhinitis	Auftreten in der Pubertät, Menstruation, Beginn der Menopause
Alters-bedingte Rhinitis	
senile Rhinorrhoe	bedingt durch relativ verstärkten Parasympathikus und vermehrte Drüsen-Aktivität in der Nasenschleimhaut
senile nasale Obstruktion	Verdickung des Nasenschleimes in Folge der Abnahme des Wassergehaltes im Gewebe, Verminderung der nasalen Knorpel-Elastizität, Schleimstau durch verminderte Ziliar-Aktivität
senile nasale Trockenheit	Abnahme des nasalen Blutflusses und Zunahme der Epithelatrophie und der Dicke der Basalmembran, Abnahme der intranasalen Temperatur und Feuchtigkeit
Nahrungs-bedingte Rhinitis	
gustatorische Rhinitis	reflektorisch (adrenerg oder cholinerg) auf heiße oder stark gewürzte Speisen
alkoholische Rhinitis	meist nach Rotwein, häufiger bei Frauen, Schleimhautschwellung, vielfach verbunden mit Bronchitis/Asthma-Symptomen
nichtallergische Rhinitis mit Eosinophilie-Syndrom (NARES)	
Charakteristika	Ursache unbekannt; ähnelt PAR, jedoch mit Anosmie, starker Infiltration eosinophiler Granulozyten (ca. 10–20 % in nasalen Abstrichen), hoher Konzentration von ECP (eosinophilic cationic protein), Tryptase, der Chemokine MCP-1 und RANTES und starker Infiltration (meist degranulierter) Mastzellen in der Nasenschleimhaut
nichtallergische Rhinopathie (vasomotorische Rhinitis)	
Charakteristika	Ursache unbekannt, chronische Rhinorrhoe, häufig verbunden mit Husten, Dysfunktion der Eustachschen Tuben, Niesen, Hyposmie und Kopfschmerzen; Symptome können dauerhaft, intermittierend oder saisonal auftreten und durch Kälte, Wetterveränderungen, starke Gerüche, Tabakrauch, Hormonveränderungen, sportliche Aktivitäten oder Alkohol hervorgerufen werden

Granulomatöse Rhinitiden	
Granulomatose mit Polyangiitis (GPA/Wegenersche Erkrankung)	idiopathische Erkrankung mit nekrotisierenden und granulomatösen Entzündungen der Luftwege (85 %), Glomerulonephritis (75 %) und systemischer Vasculitis. Die nasalen Symptome umfassen Obstruktion, Rhinorrhoe, wiederholte Epistaxien, Verkrustungen und Schmerzen. Zerstörung der nasalen Schleimhaut kann zur Anosmie und Kakosmie führen bis hin zur Perforation und Zerstörung des Nasenseptums und/oder anderer nasaler Strukturen. Autoantikörper (c-ANCA/anti-nukleäre zytoplasmische Antikörper) in 60–90 %
eosinophile Granulomatose mit Polyangiitis (EGPA/Churg-Strauss-Syndrom)	seltene Vaskulitis der kleinen Gefäße bei 30- bis 50-Jährigen. Rhinitiden treten bei etwa 75 % der Patienten auf, zugleich mit nasalen Polypen (ca. 50 % der Patienten) und partieller/totaler Anosmie, Asthma, Blut-Eosinophilie (Erhöhung > 10 %) und Autoantikörpern (p-ANCA/Antineutrophile zytoplasmatische Antikörper). Nasale Schmerzen, Eiterfluss, Verkrustungen und Perforationen können auftreten, sind aber seltener als bei GPA
Sarkoidose	bilaterale hiläre Adenopathie mit pulmonarer Infiltration und nasaler Obstruktion, Epistaxie, Schmerzen, Anosmie und verstärktem Tränenfluss. Die nasale Schleimhaut ist erythematös, ödematös, hypertrophiert und bröckelig mit gelben, knotigen Granulomen in der Submukosa. Nasal-Polypen, Perforationen des Septum und Knollennase oder Sattelnase können auftreten
Rhinitis bei Systemischem Lupus Erythematodes	
Charakteristika	systemische Autoimmunerkrankung (anti-nukleäre Antikörper/ANA oder anti-dsDNA-Antikörper), bei welcher die Haut der Nase und der Naseneingangsbereiche wie auch die Schleimhäute der Nase, der Mundhöhle und des Schlundkopfes in ca. 9–18 % der Fälle betroffen sein können
Rhino-Sinusitis	
akute Form	plötzliche nasale Schleimhautschwellung und Obstruktion, mittlere bis starke Gesichts/Nasennebenhöhlen-Schmerzen, nasaler Eiterausfluss, zeitweise Anosmia/Hyposmia; virale Ursache: Dauer ≤ 10 Tage; bakterielle Ursache: Zunahme der Symptome innerhalb von ca. 5 Tagen, Dauer ≤ 4 Wochen
chronische Form	mindestens 2 der Symptome (nasale Schleimhautschwellung und Obstruktion, mittlere bis starke Gesichts/Nasennebenhöhlen-Schmerzen, nasaler Eiterausfluss, Anosmia/Hyposmia) dauern > 12 Wochen, zusätzlich objektiver Nachweis einer sinonasalen Entzündung durch nasale Endoskopie (Polypen, Ödeme, mucopurulente Rhinorrhoe) oder durch CT-Aufnahmen.

ACE = Angiotensin Converting Enzyme; aR = adrenerger Rezeptor; MCP-1 = macrophage/monocyte chemoattractant protein-1; NSAID = nicht-steroidale antiinflammatorische Drugs; PAR = Persistente Allergische Reaktion; PDEI = Phosphodiesteraseinhibitoren; präsynapt. = präsynaptischer; Rantes = regulated on activation, normal T-cell expressed and secreted

3.1.8 Therapieverfahren

Das therapeutische Vorgehen bei der Allergischen Reaktion vom Soforttyp (Typ I) beinhaltet im Wesentlichen (siehe Tab. 3.18)

- die Vermeidung einer Exposition mit dem Allergen, soweit dem Patienten das Allergen bekannt ist oder dieses durch das diagnostische Verfahren identifiziert werden konnte. Wichtig ist hierbei die Vermeidung oder Beseitigung versteckter Quellen der Allergen-Exposition im Umfeld des Allergikers, wie z. B.
  - Pollen in der Kleidung, am Körper, in den Haaren,
  - Rückzugräume für Kakerlaken in den Wohnräumen,
  - warme, feuchte Bettwäsche für Hausstaubmilben
  - Fertigzubereitungen von Nahrungen, Gewürzmischungen, Getränken,
  - Verunreinigungen mit Haaren und Hautschuppen von Haustieren und Nutztieren;
- eine Pharmakotherapie, welche zum Ziel hat, die Symptome zu lindern und welche umfasst
  - Antihistaminika (H1-Rezeptor-Antagonisten),
  - Mastzellenstabilisatoren,
  - Glucocorticosteroide,
  - Leukotrien-Rezeptor-Antagonisten (LTRA) und/oder Leukotrien-Synthese-Inhibitoren
  - Sympathomimetika (Schleimhaut-abschwellende Wirkstoffe/Dekongestiva),
- die Immuntherapie, deren Wirkung kausal ansetzt und
- die Psychotherapie, welche kausal wie auch symptomatisch wirken kann.

Tab. 3.18: Kanadische Therapie-Empfehlungen für die Typ I-Allergie (Allergische Rhinitis).[818, 819]

Schweregrad	I	II	III	IV
klinische Symptome	**gering**			
	vorübergehend	dauerhaft		
		mittelgradig		**mittel- bis hochgradig**
		vorübergehend	dauerhaft	dauerhaft
Therapie				
Allergen-Vermeidung				
H1-Anti-Histaminika				
intranasale Corticosteroide				

818 May JR, Dolen WK. Management of Allergic Rhinitis: A Review for the Community Pharmacist. Clin Ther. 2017;39(12):2410–2419.

819 Wallace DV, Dykewicz MS, Bernstein DI, Blessing-Moore J, Cox L, Khan DA, Lang DM, Nicklas RA, Oppenheimer J, Portnoy JM, Randolph CC, Schuller D, Spector SL, Tilles SA. The diagnosis and management of rhinitis: an updated practice parameter. J Allergy Clin Immunol. 2008;122(2 Suppl):S1–84.

Schweregrad	I	II	III	IV
Leukotrien-Rezeptor-Antagonisten				
Immuntherapien				
orale Corticosteroide				

gering: keine Beeinträchtigung des Schlafes, der täglichen Aktivitäten, der Schule, der Arbeit, keine belastenden Symptome
mittelgradig bis schwer: Beeinträchtigung des Schlafes, der täglichen Aktivitäten, der Schule, der Arbeit, belastende Symptome
vorübergehend (saisonal): Symptome ≤ 4 Tage/Woche oder ≤ 4 Wochen; dauerhaft: Symptome > 4 Tage/Woche und > 4 Wochen

Die **Pharmakotherapie** beinhaltet im Wesentlichen:

Antihistaminika (H1-Rezeptor-Antagonisten),
bei denen folgende Präparate zu unterscheiden sind (siehe Tab. 3.19)[820, 821]

- **1. Generation**-Antihistaminika, die aufweisen
  - eine mittelmäßige Selektivität der Rezeptor-Bindung,
  - wegen ihrer Lipophilie meist eine gute Durchdringung der Blut-Hirn-schranke,
  - eine Resistenz gegen Zellausschleusung durch die P-Glykoprotein-Membranpumpe,
  - ein erhöhtes Risiko für ZNS-Nebenwirkungen, besonders nach oral-systemischer Verabreichung und bei höheren Dosen,
- **2. Generation**-Antihistaminika, welche
  - deutlich selektiver H1-Rezeptoren inhibieren und zum Teil zusätzlich Mastzellen stabilisieren oder den Arachidonsäurestoffwechsel (Inhibition von PAF und von Leukotrienen) hemmen können,
  - auf Grund ihrer Lipophobie meist nicht oder schlechter die Blut-Hirn-Schranke durchdringen,
  - von der Zell-Membranpumpe (P-Glykoprotein) ausgeschleust werden und
  - kein erhöhtes Risiko für ZNS-Nebenwirkungen aufweisen,
- **3. Generation**-Antihistaminika
  - welche wie Anti-Histaminika der 2. Generation eine hohe Spezifität für H1-Rezeptoren und eine geringe Durchdringung der Blut-Hirn-Schranke aufweisen,
  - bei denen eine zusätzliche antiinflammatorische Wirkung gegeben ist, indem sie auch noch in den Arachidonstoffwechsel durch Hemmung des PAF (Platelet activating Factor) oder der Leukotriensynthese eingreifen.

---

820 Ridolo E, Montagni M, Melli V, Braido F, Incorvaia C, Canonica GW. Pharmacotherapy of allergic rhinitis: current options and future perspectives. Expert Opin Pharmacother. 2014;15(1):73–83.

821 Criado PR, Criado RF, Maruta CW, Reis VM. Chronic urticaria in adults: state-of-the-art in the new millennium. An Bras Dermatol. 2015;90(1):74–89.

Mastzellen-Stabilisatoren

Chromone stabilisieren Mastzellen, indem sie die Chlorid-Kanäle in der Membran von Mastzellen blockieren und hierdurch deren Degranulierung hemmen. Chromone, nasal oder konjunktival verabreicht, dienen somit vorzugsweise der Prophylaxe Allergischer Reaktionen vom Typ I.

Glucocorticosteroide

Für die lokale Anwendung werden bevorzugt Glucocorticoid-Derivate mit hoher Lipophilie und größerer Affinität zum Glucocorticoid-Rezeptor, weil diese Derivate

- eine hohe lokale Schleimhautkonzentration ohne wesentliche systemische Verteilung und damit ohne wesentliche systemische Wirkungen und Nebenwirkungen erreichen und
- bei intranasaler, konjunktivaler und inhalativer Verbreichung sich als eine wirksame Ergänzung wie auch als Alternative zur Applikation von H1-Antihistaminika erwiesen haben, denn
  - an der Nasenschleimhaut konnten alle Entzündungsparameter wie auch die lokale Histaminausschüttung reduziert werden und
  - an der Konjunktiva waren sie in Kombination mit H1-Anti-Histaminika besonders wirksam.

Dennoch sollte auch die Anwendung topischer Glucocorticoide zeitlich begrenzt werden, um lokale Nebenwirkungen (Atrophie der Schleimhaut und des subepithelialen Bindegewebes) zu vermeiden.

Leukotrien-Inhibitoren

Leukotrien-Inhibitoren sind zum einen den Leukotrien-Rezeptor-Inhibitoren, zum anderen den Leukotrien-Synthese-Inhibitoren (Lipoxygenase-Inhibitoren) zuzuordnen. Vertreter beider Klassen (siehe Tab. 3.19) werden als ergänzende Therapie der allergischen Reaktion vom Typ I eingesetzt mit dem Ziel, sekundär durch aktivierte Makrophagen und/oder Granulozyten entstehende Entzündungsreaktionen zu mindern oder zu verhindern.

Sympathomimetika/α-Rezeptor-Agonisten

Sympathomimetika wirken als Decongestiva, indem sie durch Aktivierung von α-adrenergen Rezeptoren auf glatten Muskelzellen zu einer Vasokonstriktion führen, welche die Schleimhaut (Nase, Konjunktiva) abschwellen lässt. Alle anderen Symptome der allergischen Rhinitis bleiben weitgehend unbeeinflusst. Sympathomimetika dienen somit der ergänzenden Behandlung von allergischen Reaktionen vom Typ I.

Tab. 3.19: Möglichkeiten der Pharmakotherapie der allergischen Reaktion vom Soforttyp.[822, 823, 824]

Applikation	Wirkungsweise	Nebenwirkungen/Risiken
Anti-Histaminika[825,]		
1. Generation		
Chlorphenamin, Clemastin, Cyproheptadin, Ketotifen, Diphenhydramin, Cyclizin, Cinnarizin, Buclizin, Promethazin (Applikation vorzugsweise: intranasal/lokal; 3–4×/Tag oral-systemisch: erhöhtes Risiko von Nebenwirkungen)	Inverse H1-Rezeptor-Agonisten, stabilisieren den H1-Rezeptor im inaktiven Stadium; Rezeptor-Spezifität mittelmäßig; Indikationen: Allergien, z. B. allergische Rhinitis und Konjunktivitis, Insekten-Stiche/Bisse, Anaphylaktischer Schock, zusätzlich: Schwindel und Erbrechen, kindliche Migräne (*Cyproheptadin*), psychosomatisch bedingter Pruritus, nicht jedoch Asthma (Mangel an klinischen Placebo-kontrollierten, randomisierten, Doppel-Blind-Studien)	Lipophil, Durchdringung der Blut-Hirn-Schranke, keine Zellausschleusung durch Zell-Membranpumpe (P-Glykoprotein), erhöhtes Risiko für ZNS-Nebenwirkungen, besonders nach oraler/systemischer Anwendung: ZNS (verstärkt durch Alkohol) sedativer, bei Juckreiz auch beruhigender Effekt, vorteilhaft (Behebung der Symptome; Schlafvermögen (↑) gerade bei saisonalen Allergien, problematisch im Alltag, z. B. Schule, Arbeitsplatz, Straßenverkehr, in hoher Dosis bei Kindern und Jugendlichen erhöhtes Risiko für Hyperaktivität, Schlaflosigkeit, Krampfanfälle; anticholinerge Wirkung: trockene Schleimhäute/Mund/Bindehaut, Harnverhaltung, Darm-Verstopfung
2. Generation		
Azelastin, Epinastin Levocabastin, Olopatadin (Applikation: intranasal/lokal; 1–2×/Tag) *Cetirizin, Ebastin, Levocabastin, Loratadin, Montelukast, Mizolastin, Rupatadin, Terfenadin* (Applikation: oral/ systemisch; 1–2×/Tag)	Inverse H1-Rezeptor-Agonisten, stabilisieren den H1-Rezeptor im inaktiven Stadium; Rezeptor-Spezifität hoch zusätzliche Aktivitäten Stabilisierung von Mastzellen (Azelastin, Epinastin, Olopatadin) Indikationen: Allergien, z. B. allergische Rhinitis, Konjunktivitis, Insekten-Stiche/Bisse, Anaphylaktischer Schock, klinische Wirkung durch Placebo-kontrollierte, randomisierte, doppelblind durchgeführte Studien relativ gut belegt;	Lipophobe Substanzen, daher kaum bzw. keine Durchdringung der Blut-Hirn-Schranke, zusätzlich Zellauschleusung durch Zell-Membranpumpe (P-Glykoprotein), Verträglichkeit vergleichsweise recht gut; Kopfschmerzen, ansonsten Wirkung auf ZNS (↓), anticholinerge Wirkung (↓), sedativer Effekt bei gleichzeitigem Alkohol-Genuss oder Einnahme von Antidepressiva, ggfs. Herzrhythmusstörungen (z. B. bei Terfenadin)

822 May JR, Dolen WK. Management of Allergic Rhinitis: A Review for the Community Pharmacist. Clin Ther. 2017;39(12):2410–2419.

823 Small P, Kim H. Allergic rhinitis. Allergy Asthma Clin Immunol. 2011;7 Suppl 1:S3. doi: 10.1186/1710-1492-7-S1-S3.

824 Seidman MD, Gurgel RK, Lin SY, Schwartz SR, Baroody FM, Bonner JR, Dawson DE, Dykewicz MS, Hackell JM, Han JK, Ishman SL, Krouse HJ, Malekzadeh S, Mims JW, Omole FS, Reddy WD, Wallace DV, Walsh SA, Warren BE, Wilson MN, Nnacheta LC. Guideline Otolaryngology Development Group. AAO-HNSF. Clinical practice guideline: Allergic rhinitis. Otolaryngol Head Neck Surg. 2015;152(1 Suppl):S1–43.

825 Leurs R, Church MK, Taglialatela M. H1-antihistamines: inverse agonism, anti-inflammatory actions and cardiac effects. Clin Exp Allergy. 2002;32(4):489–98.

Applikation	Wirkungsweise	Nebenwirkungen/Risiken
3. Generation		
Rupatadin *Mizolastin* (Applikation oral-systemisch, 1–2×/Tag)	zusätzlich zur Inhibition des H1-Rezeptors Inhibition des Arachidonsäurestoffwechsels Rupatidin: PAF; Mizolastin: Leukotriene	Schläfrigkeit, Ermüdung, Kopfschmerzen
Mastzellenstabilisatoren[826, 827, 828]		
Chromoglycinsäure, Nedocromilnatrium (Applikation intranasal, lokal 4–6×/Tag)	Chromone stabilisieren Mastzellen, indem sie die Chlorid-Kanäle in der Membran von Mastzellen und hierdurch deren Degranulierung hemmen Indikation: Prophylaxe Allergischer Reaktionen vom Typ I	Juckreiz, Reizhusten (bei Inhalation); Bronchospasmus, Angioödeme
Glucocorticosteroide[829, 830]		
Beclomethasondipropionat, Budesonid, Flunisolid, Fluocortinbutylester, Fluticasonfuroat, Fluticasonpropionat, Momethasonfuroat, Triamcino-lonacetonid (Applikation (intranasal/lokal; nach Bedarf oder täglich über 2 Wochen) *Betametason, Dexamethason, Hydrokortison, Methylprednisolon, Prednisolon* (Applikation oral-systemisch, Stoßtherapie)	lokal applizierbare Glucocorticoide: Lipophilie/Rezeptorbindung (↑) systemische Verteilung (↓) antiinflammatorisch (durch Transrepression: Zellproliferation/Hämatopoese/Angiogenese, Epithelproliferation, Kollagen-Synthese (↓); Expression von Chemokinen, Zytokinen (IL-1, -2, -3, -4, -5, -6, -7, IFN-γ) und deren Rezeptoren (↓), Apoptose von T-Lymphozyten (↑), Inhibition von B-Lymphozyten (↑), Synthese von PLA2, Cyclooxygenase, Prostaglandinen, Leukotrienen (↓) Synthese von Histamin (↓) proinflammatorisch (durch Transaktivierung): Expression CD40-Ligand (↑), IgE-Synthese (↑)	intranasal/lokal Epitaxie, trockene Nasenschleimhaut, Epidermis/Kutis/Schleimhaut-Atrophie (↑), Septum-Perforation (↑) oral/systemisch adrenale Suppression, Insulin-Resistenz/Diabetes (↑), Adipositas (↑), Immunsuppression (↑), Infektionen (↑), Osteoporose/Knochenfrakturen (↑), Längen-Wachstum (↓), Wundheilung (↓), Glaukom, grauer Star (↑), Gedächtnis, Aufmerksamkeit (↓), Euphorien/Psychosen (↑),

826 Riem L. 25 Jahre Cromoglicinsäure: Mastzellblockade immer noch aktuell. Deutsches Ärzteblatt. 1993, 90,24, A-1768.

827 Heinke S, Szucs G, Norris A, Droogmans G, Nilius B. Inhibition of volume-activated chloride currents in endothelial cells by chromones. Br J Pharmacol. 1995;115(8):1393–8.

828 Castillo M, Scott NW, Mustafa MZ, Mustafa MS, Azuara-Blanco A. Topical antihistamines and mast cell stabilisers for treating seasonal and perennial allergic conjunctivitis. Cochrane Database Syst Rev. 2015;(6):CD009566. doi: 10.1002/14651858.

829 https://en.wikipedia.org/wiki/List_of_corticosteroids.

830 http://dgaki.de/wp-content/uploads/2010/05/Leitlinie_AllergischeRhinitis2003.pdf.

Applikation	Wirkungsweise	Nebenwirkungen/Risiken
Leukotrien-Rezeptor-Antagonisten[831, 832, 833]		
Montelukast, *(Zafirlukast,* *Pranlukast)* (Applikation oral-systemisch)	Entzündungshemmung (besonders bei Makrophagen und Granulozyten) durch Blockade der Aktivierung des Cys-LT1 – Rezeptors durch Leukotriene; Nasenverstopfung (↓)	Kopfschmerzen, Schlafstörungen Ruhelosigkeit, Depressionen, Übelkeit, Erbrechen, Verdauungsstörungen, Durchfall (↑), Thrombozyten (↓) Blutungsneigung (↑)
5-Lipoxygenase-Inhibitoren[834, 835]		
Zileuton (Applikation oral-systemisch)	Entzündungshemmung (besonders bei Makrophagen und Granulozyten) durch Blockade der Synthese von Leukotrienen (LTA_4, LTB_4, LTC_4, LTD_4 LTE_4); Nasenverstopfung (↓)	Kopfschmerzen, Bauchschmerzen, Muskelschmerzen, Kraftlosigkeit, Dyspepsie, Übelkeit
Sympathomimetika/α-Rezeptor-Agonisten[836, 837, 838]		
Tramazolin, *Xylometazolin* *Oxymetazolin* (Applikation nasal, lokal)	Aktivierung von α-Adrenerge-Rezeptoren; Vasokonstriktion, Schleimhautabschwellung (Nase, Konjunktiva); keine Wirkung auf alle anderen Symptome der allergischen Rhinitis	Schleimhautatrophie/Rhinitis sicca (↑), Juckreiz, Trockenheit; reaktive Schleimhautschwellung und Verstopfung (↑), Abhängigkeitsgefühl (↑); Rhinitis medikamentosa
Pseudoephedrin, *Phenylephrin* *Ephedrin* *Phenylpropanolamin* (Applikation oral/ systemisch)	*Oxymetazolin*-zusätzliche Hinweise: antiviral durch Expression von ICAM-1/ Rhinovirus-Adhäsion (↓); antiinflammatorisch durch Expression von TNFα, IL-1ß, IL-6, IL-8, LTB4 (↓)	Schwindel (↑), Hungergefühl (↓), Blutdruck (↑), Tachykardie (↑), Unruhe/Schlaflosigkeit (↑)

831 Wahn U, Dass SB. Review of recent results of montelukast use as a monotherapy in children with mild asthma. Clin Ther. 2008;30 Spec No:1026–35.

832 Chen H, Lou H, Wang Y, Cao F, Zhang L, Wang C. Comparison of the efficacy and mechanisms of intranasal budesonide, montelukast, and their combination in treatment of patients with seasonal allergic rhinitis. Int Forum Allergy Rhinol. 2018;8(11):1242–1252.

833 Cingi C, Muluk NB, Ipci K, Şahin E. Antileukotrienes in upper airway inflammatory diseases. Curr Allergy Asthma Rep. 2015;15(11):64. doi: 10.1007/s11882-015-0564-7.

834 Steinhilber D, Hofmann B. Recent advances in the search for novel 5-lipoxygenase inhibitors., Basic Clin Pharmacol Toxicol. 2014;114(1):70–7.

835 Berger W, De Chandt MT, Cairns CB. Zileuton: clinical implications of 5-Lipoxygenase inhibition in severe airway disease. Int J Clin Pract. 2007;61(4):663–76.

836 Koelsch S, Tschaikin M, Sacher F. Anti-Rhinovirus-specific Activity of the Alpha-sympathomimetic Oxymetazoline. Arzneimittelforschung (Drug Research) 2007, 57(7), 475–482.

837 Tuettenberg A, Koelsch S, Knop J, Jonuleit H. Oxymetazoline modulates proinflammatory cytokines and the T-cell stimulatory capacity of dendritic cells, Experimental Dermatology 2007;16:171–178.

838 Beck-Speier I, Dayal N, Karg E, Maier KL, Schumann G, Semmler M, Koelsch SM. Oxymetazoline inhibits proinflammatory reactions: effect on arachidonic acid-derived metabolites. J Pharmacol Exp Ther. 2006;316(2):843–51.

Immuntherapie

Die Immuntherapie der allergischen Reaktion vom Typ I hat zum Ziel, das Immunsystem passiv oder aktiv derart zu beinflussen (siehe Tab. 3.20), dass das Allergen-spezifische IgE

- gehindert wird, Entzündungsreaktionen auszulösen,
  - mit Hilfe von kleinmolekularen Epitopen/Haptenen des Allergens, welche in der Lage sind, kompetitiv die Quernetzung des Fcε-Rezeptor-gebundenen IgE durch ein Allergen zu blockieren,
  - durch Antikörper, welche mit dem IgE Komplexe bilden, sodass es nicht mehr an Fcε-Rezeptoren binden kann,
- nicht mehr gebildet wird
  - durch rekombinant humanisierte monoklonale Antikörper, welche die Aktivierung, Proliferation und den Isotypenwechsel nach IgE in B-Lymphozyten hemmen, wie z. B.
    - Antikörper gegen Rezeptoren für IL-4 und Il-13,
    - Antikörper, welche IL-5 inaktivieren;
  - durch ein **aktives Impfprogramm** mit Allergen-Zubereitungen, welche die Immunantwort derart beeinflussen, (siehe Tab. 3.21)
    - dass in B-Lymphozyten der Isotyp-Wechsel nach IgE gehemmt und nach IgG und/oder IgA gefördert wird,
    - dass vermehrt tolerogene Immunzellen geprägt werden, welche die Bildung von Antikörpern und/oder von zytotoxischen Lymphozyten hemmen,
    - dass die zelluläre Entzündung und/oder zytotoxische Lymphozyten verstärkt stimuliert werden zu Lasten der Antikörper-vermittelten Entzündungsreaktion.
  - durch **Immunsuppressiva** (Immunophilin-/Cyclophilin-Inhibitoren),
    - welche den T-Lymphozyten-Rezeptor auf TH1, TH2, Treg und CTL und dadurch deren Aktivierung und Zytokin-Synthese blockieren,
    - wobei das Risiko von Nebenwirkungen relativ hoch ist.

Tab. 3.20: Möglichkeiten der Hapten und der Antikörper-Immuntherapie von allergischen Reaktionen Typ I.

Produkt	Zielsetzung	Beispiele
kleinmolekulare Bindestrukturen (Haptene) des Allergens	Allergen-Haptene (Epitope) binden an die Allergen-spezifischen Bindestrukturen (Idiotypen) der Rezeptor-gebundenen IgE, sodass das jeweilige Allergen diese nicht mehr quervernetzen und hierdurch Mastzellen/basophile Granulozyten degranulieren kann	Hemmung der Histaminausschüttung durch *Haptene* von *Serum-Albumin*[839]

839 Honma K, Kohno Y, Saito K, Shimojo N, Horiuchi T, Hayashi H, Suzuki N, Hosoya T, Tsunoo H, Niimi H. Allergenic epitopes of ovalbumin (OVA) in patients with hen's egg allergy: inhibition of basophil histamine release by haptenic ovalbumin peptide. Clin Exp Immunol. 1996;103(3):446–53.

Produkt	Zielsetzung	Beispiele
Antikörper gegen den Fc-Teil von IgE	Antikörper binden an den Fc-Teil von löslichem IgE und blockieren hierdurch dessen Bindung an die Fcε-Rezeptoren auf Mastzellen und Basophilen Granulozyten, wodurch Allergene von löslichen IgE/ Antikörper-Komplexen zwar gebunden werden, aber keine Degranulierung von Mastzellen/ basophilen Granulozyten bewirken können.	*Omalizumab* (rekombinant humanisierter monoklonaler Antikörper gegen die C3-Domäne von IgE), blockiert und reduziert IgE und dessen Bindung an Fcε-Rezeptoren; zur Therapie des schweren allergischen Asthmas und der chronischen allergischen Urtikaria[840, 841]
Antikörper gegen IL-5	Antikörper inaktiviert IL-5; hierdurch wird die Proliferation und Aktivierung von eosinophilen Granulozyten und basophilen gehemmt	*Mepolizumab* (rekombinant humanisierter monoklonaler IgG1κ-Antikörper gegen IL-5); *Reslizumab* (rekombinant humanisierter monoklonaler IgG4κ-Antikörper gegen IL-5);[842, 843] reduzieren die eosinophilen Granulozyten; zur Therapie des (eosinophilen) Asthmas, Therapie der allergischen Rhinitis in Prüfung.[844]
Antikörper gegen die α-Kette des IL-5-Rezeptors	Antikörper bindet an und hemmt den IL-5-Rezeptor; hierdurch werden eosinophile und basophile Granulozyten in ihrer Aktivierung und Proliferation gehemmt wie auch durch eine ADCC zytolytisch zerstört.	*Benralizumab* (rekombinant humanisierter und afucosylierter IgG1κ-Antikörper). Die Defucosylierung in der CH2-Region verstärkt die ADCC und erhöht die Bindungsaffinität; zur Therapie des eosinophilen Asthmas, Therapie der allergischen Rhinitis in Prüfung[845]
Antikörper gegen die α-Kette des IL-4- und IL-13-Rezeptors	Inaktivierung von IL-4 und IL-13 über die Blockade von deren Rezeptoren führt zur Hemmung von TH2-Lymphozyten und reduziert in B-Lymphozyten den Isotyp-Wechsel nach IgE	*Dupilumab* (humaner monoklonaler IgG4 Antikörper gegen die (gemeinsame) α-Kette des IL-4- und IL-13-Rezeptors; zur Therapie der atopischen Dermatitis und des Asthmas, Therapie der allergischen Rhinitis in Prüfung[846, 847]

Bei der **aktiven Impfung** zur Therapie der Allergie ist das Ziel die Verminderung der Bildung von IgE. Dieses Ziel kann erreicht werden durch Beeinflussung des Zytokinmilieus bei der Zusammenarbeit zwischen Antigen-präsentierenden Zellen (APC, siehe Kap. 2.3.2),

840 https://www.g-ba.de/beschluesse/1231/.
841 https://www.accessdata.fda.gov/drugsatfda_docs/label/2003/omalgen062003LB.pdf.
842 https://www.g-ba.de/downloads/40-268-3894/2016-07-21_AM-RL-XII_Mepolizumab_D-211_TrG.pdf.
843 https://www.accessdata.fda.gov/drugsatfda_docs/label/2016/761033lbl.pdf.
844 https://www.g-ba.de/bewertungsverfahren/nutzenbewertung/274/.
845 https://www.accessdata.fda.gov/drugsatfda_docs/label/2017/761070s000lbl.pdf.
846 https://www.g-ba.de/downloads/92-975-2206/2017-12-01_Nutzenbewertung-IQWiG_Dupilumab-D-328.pdf.
847 https://www.accessdata.fda.gov/drugsatfda_docs/label/2017/761055lbl.pdf.

den Zellen der erworbenen Immunabwehr (siehe Kap. 2.3.3) und den Zellen der angeborenen Immunabwehr (siehe Kap. 2.1 und 2.2):

- so wird der Antikörper-Isotypwechsel nach IgE in B-Lymphozyten gehemmt (siehe Tab. 3.21 und 3.22)
  - durch eine Verstärkung der Expression der Zytokine IL-5, IL-7, IL-10, IL-21, IL-26, IL-31, IL-32-β, -γ, IFNα, IFNγ und TGFβ, sodass deren Dominanz den Isotypwechsel vorwiegend nach IgG-3, -1, -2, -4 oder IgA1 bewirkt (Immunreaktion Typ II und III),
    - welche in Konkurrenz zum Allergen-spezifischen IgE an das Allergen binden und zugleich das Allergen durch Komplexbildung neutralisieren und
    - die das Allergen für die Phagozytose opsonieren (IgG-3, -1, -2, IgA1) und die Entzündungsreaktion stimulieren durch die Aktivierung von Komplement (IgG-3, -1, -2),
    - wobei der Isotyp-Wechsel nach IgG-4 (z. B. durch eine dominante Wirksamkeit von IL-21, siehe Kap. 2.5.2) durch die verminderten Sekundärfunktionen von IgG4 (siehe Kap. 2.3.4) eher hemmend auf die Entzündungsreaktionen wirkt;
  - durch eine Unterdrückung der Expression der Zytokine IL-4, IL-9, IL-13, IL-25 und IL-32 α, -θ, -δ und damit des Isotyp-Wechsels nach IgE (und der Immunreaktion vom Typ I),
- des Weiteren führt die Aktivierung und Differenzierung von regulativen bzw. tolerogenen Zellen (siehe Kap. 2.6.2 und 2.6.3), deren Prägung gefördert wird durch die Expression besonders von IL-10, IL-35 und TGFβ,
  - zu einer dominanten Expression von IL-10, IL-35, und TGFβ und einer Verminderung der B-Lymphozyten-Proliferation und Bildung von IgE und IgG und
  - zu einer verstärkten Prägung von CD8 (+) -Treg und -T-suppressor-Lymphozyten mit der Verminderung der Differenzierung und Aktivierung von Zytotoxischen T-Lymphozyten (CTL);
- zusätzlich bewirkt die Förderung der Aktivierung, Differenzierung und Prägung von proinflammatorischen Zellen (M1-Makrophagen, TH1-, TH17-, TH22-Lymphozyten, NKT-1, -17-Lymphozyten und ILC-1, -3),
  - dass die zelluläre und zytotoxische Entzündungsreaktion (Immunreaktion Typ IV) zu Lasten der Antikörperreaktion verstärkt wird,
  - dass Allergene durch die im Rahmen der Entzündung aktivierten Granulozyten und Makrophagen verstärkt phagozytiert und eliminiert werden.

Kann die Menge des Allergen-spezifischen IgE vermindert werden, vermindert sich dadurch auch

- die Zahl derjenigen Mastzellen und basophilen Granulozyten,
  - deren Fcε-Rezeptoren mit diesem Allergenspezifischen IgE besetzt sind,
  - die aktivierbar sind durch Quervernetzung dieser IgE-Moleküle durch das Allergen und
  - welche ihre Mediatoren (im Besonderen Histamin) durch den Degranulationsprozess ausschütten;
- die allergische Immunreaktion vom Typ I, getrieben durch die Mediatoren, ausgeschüttet von aktivierten Mastzellen und basophilen Granulozyten.

Tab. 3.21: Ziel der aktiven Immuntherapie: Verringerung des Isotypwechsels nach IgE in B-Lymphozyten.

Ziel		Zytokine	Rekombination der Gene für Antikörper-Isotypen auf Chromosom 14										
			5′	VDJ	IgM/IgD	IgG3	IgG1	IgA1	IgG2	IgG4	IgE	IgA2	3′
Förderung	►	**IL-7**[848]		▮	▮								
		IL-10[849, 850]		▮	---------	▮							
		IL-26 **IL-32ß, γ**: ►IL-10		▮	---------	------	▮	╟					
				▮	---------	------	-----	▮					
		IFNα[851]		▮	---------	------	-----	▮	╟				
		TGFβ[852]		▮	---------	------	-----	▮	╟				
		IL-5[853]		▮	---------	------	-----	▮	╟				
		IFNγ[854, 855, 856]		▮	---------	▮							
				▮	---------	------	-----	-----	▮	╟			
		IL-6[857]		▮	---------	------	-----	▮					
		IL-31 (über IL-6)[858]		▮	---------	------	-----	-----	▮	╟			
		IL-21[859]		▮	---------	------	------	------	------	▮	╟		

848 Lin J, Zhu Z, Xiao H, Wakefield MR, Ding VA, Bai Q, Fang Y. The role of IL-7 in Immunity and Cancer. Anticancer Res. 201;37(3):963–967.

849 Holt PG, Strickland D, Bosco A, Belgrave D, Hales B, Simpson A, Hollams E, Holt B, Kusel M, Ahlstedt S, Sly PD, Custovic A. Distinguishing benign from pathologic TH2 immunity in atopic children. J Allergy Clin Immunol. 2016;137(2):379–87.

850 Banchereau J, Bazan F, Blanchard D, Brière F, Galizzi JP, van Kooten C, Liu YJ, Rousset F, Saeland S. The CD40 antigen and its ligand. Annu Rev Immunol. 1994;12:881–922.

851 Gauchat JF, Gascan H, Roncarolo MG, Rousset F, Pène J, de Vries JE. Regulation of human IgE synthesis: the role of CD4+ and CD8+ T-cells and the inhibitory effects of interferon-alpha. Eur Respir J Suppl. 1991;13:31s-38s.

852 Dedobbeleer O, Stockis J, van der Woning B, Coulie PG, Lucas S. Cutting Edge: Active TGF-β1 Released from GARP/TGF-β1 Complexes on the Surface of Stimulated Human B Lymphocytes Increases Class-Switch Recombination and Production of IgA. J Immunol. 2017;199(2):391–396.

853 Ip WK, Wong CK, Li ML, Li PW, Cheung PF, Lam CW. Interleukin-31 induces cytokine and chemokine production from human bronchial epithelial cells through activation of mitogen-activated protein kinase signalling pathways: implications for the allergic response. Immunology. 2007;122(4):532–41.

854 Kozuru M, Uike N, Takahira H, Yufu Y, Goto T, Muta K. Immunoglobulin class switch from IgA1 to IgG2 and simultaneous association with Bence Jones proteinuria in the escape phase in a myeloma patient treated with interferon alpha. Br J Haematol. 1997;98(1):114–8.

855 Stavnezer J, Guikema JE, Schrader CE. Mechanism and regulation of class switch recombination. Annu Rev Immunol. 2008;26:261–92.

856 Rubtsova K, Rubtsov AV, Halemano K, Li SX, Kappler JW, Santiago ML, Marrack P. T Cell Production of IFNγ in Response to TLR7/IL-12 Stimulates Optimal B Cell Responses to Viruses. PLoS One. 2016;11(11):e0166322. doi: 10.1371.

857 Mora JR, Iwata M, Eksteen B, Song SY, Junt T, Senman B, Otipoby KL, Yokota A, Takeuchi H, Ricciardi-Castagnoli P, Rajewsky K, Adams DH, von Andrian UH. Generation of gut-homing IgA-secreting B cells by intestinal dendritic cells. Science. 2006;314(5802):1157–60.

858 Rabenhorst A, Hartmann K. Interleukin-31: a novel diagnostic marker of allergic diseases. Curr Allergy Asthma Rep. 2014;14(4):423. doi: 10.1007/s11882-014-0423-y.

859 Wood N, Bourque K, Donaldson DD, Collins M, Vercelli D, Goldman SJ, Kasaian MT. IL-21 effects on human IgE production in response to IL-4 or IL-13. Cell Immunol. 2004;231(1–2):133–45.

Ziel		Zytokine	Rekombination der Gene für Antikörper-Isotypen auf Chromosom 14										
			5′	VDJ	IgM/IgD	IgG3	IgG1	IgA1	IgG2	IgG4	IgE	IgA2	3′
Hemmung	╢	IL-4[860, 861, 862]		▮	---------	------	▮						
				▮	---------	------	------	------	------	▮			
				▮	---------	------	------	------	------	------	▮	╟	
		IL-13[863]		▮	---------	------	------	------	------	▮			
				▮	---------	------	------	------	------	------	▮	╟	
		IL-9[864, 865, 866]		▮	---------	------	------	------	------	------	▮	╟	
		IL-25 (über IL-4/ -5/-13)[867]		▮	---------	------	------	▮					
				▮	---------	------	------	------	------	▮			
				▮	---------	------	------	------	------	------	▮	╟	
		IL32α, -θ, -δ ╢IL-10		▮	---------	------	------	------	------	------	▮		
		BAFF[868]		▮	---------	------	------	------	------	------	-----	▮	

860 Kubo M. T follicular helper and T_H2 cells in allergic responses. Allergol Int. 2017;66(3):377–381.

861 Stavnezer J, Guikema JE, Schrader CE. Mechanism and regulation of class switch recombination. Annu Rev Immunol. 2008;26:261–92.

862 Akiyama M, Yasuoka H, Yoshimoto K, Takeuchi T. Interleukin-4 contributes to the shift of balance of IgG subclasses toward IgG4 in IgG4-related disease. Cytokine. 2018;110:416–419.

863 Punnonen J, Aversa G, Cocks BG, McKenzie AN, Menon S, Zurawski G, de Waal Malefyt R, de Vries JE. Interleukin 13 induces interleukin 4-independent IgG4 and IgE synthesis and CD23 expression by human B cells. Proc Natl Acad Sci U S A. 1993;90(8):3730–4.

864 Jeannin P, Delneste Y, Lecoanet-Henchoz S, Gretener D, Bonnefoy JY. Interleukin-7 (IL-7) enhances class switching to IgE and IgG4 in the presence of T cells via IL-9 and sCD23. Blood. 1998 Feb 15;91(4):1355–61.

865 Stassen M, Schmitt E, Bopp T. From interleukin-9 to T helper 9 cells. Ann N Y Acad Sci. 2012;1247:56–68.

866 Ciccia F, Guggino G, Ferrante A, Cipriani P, Giacomelli R, Triolo G. Interleukin-9 and T helper type 9 cells in rheumatic diseases. Clin Exp Immunol. 2016;185(2):125–32.

867 Fort MM, Cheung J, Yen D, Li J, Zurawski SM, Lo S, Menon S, Clifford T, Hunte B, Lesley R, Muchamuel T, Hurst SD, Zurawski G, Leach MW, Gorman DM, Rennick DM. IL-25 induces IL-4, IL-5, and IL-13 and Th2-associated pathologies in vivo. Immunity. 2001;15(6):985–95.

868 den Hartog G, van Osch TLJ, Vos M, Meijer B, Savelkoul HFJ, van Neerven RJJ, Brugman S. BAFF augments IgA2 and IL-10 production by TLR7/8 stimulated total peripheral blood B cells. Eur J Immunol. 2018;48(2):283–292.

Tab. 3.22: Ziele der Allergen-Vakzinen für die Therapie der Allergie vom Soforttyp (Typ I).

Technik/ Applikation	**Allergen-Vakzine** (wässerige Lösung, gebunden an einen Träger oder als Allergoid)			
	subkutane (SCIT), sublinguale (SLIT), epikutane (EPIT), orale (OIT) Immuntherapie			
	▼			
Phagozytose des Allergens, Präsentation der Epitope	**professionelle APC** (Dendritische Zellen, B-Lymphozyten)			
	nicht-professionelle APC (Makrophagen, Mastzellen, Epithelzellen, Endothelzellen, Fibroblasten)			
Ziele ►	╨	▼▼	▼	▼
	Reaktion Typ I	**regulative/ tolerogene Zellreaktionen**	**Reaktion Typ II/III**	**Reaktion Typ IV**
aktivierte Immunzellen	M2-Makrophagen	M2-Makrophagen	M2-Makrophagen	M1-Makrophagen
	TH2-/TH9-Lymphozyten	*nTreg-, pTreg-, iTreg-, CD8Treg-Lymphozyten*	*TH2-/TH9/TfH-Lymphozyten*	*TH1-, TH17-, TH22-Lymphozyten*
	ILC-2	*Breg-Lymphozyten*	ILC-2	ILC-1, -3
	NKT-2	NKTreg-Lymphozyten	NKT-2	NKT-1, -17
	NK-Zellen (zytotox. ↓)	Myeloide Suppressorzellen (mo-/gr-MDSC) Fibroblasten	NK-Zellen (zytotox. ↑)	Endothelzellen, Epithelzellen, Fibroblasten
	▼	▼	▼	▼
dominante Zytokine	IL-4, IL-13 IL-5, IL-8, IL-9, IL-10, IL-21, IL-25, IL-31, IL-32-α, -θ, -δ, IL-33, TGF-β	IL-10, TGFβ, IL-26, IL-32-β, -γ, IL-35	IL-5, IL-7, IL-10, IL-21, IL-26, IL-31, IL-32-β, -γ, IFNα, IFNγ und TGFβ,	IL-1ß, IL-2, IL-6, IL-8, IL12, IL-17, IL-22, IL23, IFNα, IFNγ, GM-CSF, G-CSF, M-CSF, TNFα, TNFß
	▼	╨	▼	▼
Einfluss auf Effektor-Zellen und Systeme	***B-Lymphozyten (IgE)***	***B-Lymphozyten (IgE, IgG1, 2, 3, IgA) CTL***	***B-Lymphozyten*** ***IgG1, 2, 3, IgA*** | ***IgG4***	**Makrophagen, eosinophile, neutrophile Granulozyten, Endothelzellen, Komplementsystem, Kininsystem, Gerinnung** | ***CTL***
	▼	▼	▼ | (▼)	
	Mastzellen, Basophile Granulozyten	***B-Lymphozyten (IgG4)***	**Granulozyten, Makrophagen, NK-Zellen, Endothelzellen, Komplement**	
	IgE-mediierte Entzündungen		**ADCC; ADCMC; Immunkomplex-mediierte Entzündungen**	**zelluläre Entzündungen** | ***Zytolyse***

Suppression	Stimulation der humoralen Immunabwehr	Stimulation der zellulären Immunabwehr
kursiv: erworbene Immunabwehr		
Breg = regulative B-Lymphozyten: siehe Kap. 2.6.3; CTL = zytotoxische T-Lymphozyten: siehe Kap. 2.4; ILC-1, -2, -3 = angeborene Lymphozytäre Zellen: siehe Kap. 2.2.1; M1-/M2-Makrophagen: siehe Kap. 2.1.1; mo-/gr-MDSC = monozytäre/granulozytäre Myeloische Suppressor-Zellen: siehe Kap. 2.6.2; NK-Zellen: siehe Kap. 2.2.2; NKT-1, -2, -17 = Natürliche T-Lymphozyten = siehe Kap. 2.3.3; TH2-, TH9-/ TH1-, TH17-, TH-22 = THelfer-Lymphozyten: siehe Kap. 2.3.3; Treg = regulative T-Lymphozyten: siehe Kap 2.6.3		
⫫ = Hemmung; ▼ = Aktivierung/Förderung; (▼) = geringradige/keine Aktivierung		

Für die Allergen-Vakzinierung kommen verschiedene Allergenformulierungen, Applikationswege und Immunisierungsschemata zur Anwendung, so z. B. (siehe Tab. 3.23 und Tab. 3.24)

- als Allergenzubereitungen,
  - Allergene, adsorbiert bzw. gemischt mit einem (immunstimulierenden) Adjuvans, wie z. B. Aluminium-Hydroxyd, Calcium-Phosphat oder L-Tyrosin,
    - wobei L-Tyrosin den Vorteil hat, im Körper mit einer Halbwertzeit von 48 Std vollständig abgebaut zu werden,[869]
  - Allergoide, gewonnen z. B. durch Behandlung des Allergens mit Formaldehyd oder Glutaraldehyd, sodass die Anzahl der Epitope/Allergen-Molekül sich verringert und damit die Verträglichkeit sich verbessert,
  - von der staatlichen Behörde zugelassene Zubereitungen mit ansteigenden Dosen von Allergenen oder Allergoiden (siehe Tab. 3.23) und
  - individuell auf den Allergiepatienten zugeschnittene, dem Ergebnis der Allergiediagnostik entsprechende Allergen-Zubereitungen,
- als Applikationswege und Protokolle
  - Subkutane Immuntherapie (SCIT), Sublinguale Immuntherapie (SLIT), Orale Immuntherapie (OIT), Orale Mukosale Immuntherapie (OMIT), epikutane Immuntherapie (EPIT) und Intra-Lymphonodale Immuntherapie (ILIT),
  - Standard/Langzeit-Vakzinierungs-Protokolle oder Kurzzeit-Vakzinierungs-Protokolle (Cluster- bzw. Rush-Immunotherapy).

In der Entwicklung sind synthetisch oder gentechnisch hergestellte Allergen-Vakzinen, welche eigenständig Mastzellen nicht aktivieren können, so z. B.

- das Trimer des rekombinanten Birken-Pollen-Allergens Bet v 1, mit Hilfe dessen Allergen-spezifische IgG Antikörper induziert werden können,[870]

---

869 Baldrick, D. Richardson, A. W. Wheeler. Review of L-tyrosine confirming its safe human use as an adjuvant. J. Appl. Toxicol. 2002;22:333–344.

870 Vrtala S, Hirtenlehner K, Susani M, Akdis M, Kussebi F, Akdis CA, Blaser K, Hufnagl P, Binder BR, Politou A, Pastore A, Vangelista L, Sperr WR, Semper H, Valent P, Ebner C, Kraft D, Valenta R. Genetic engineering of a hypoallergenic trimer of the major birch pollen allergen Bet v 1. FASEB J. 2001;15(11):2045–7.

- eine Faltungs-Variante des rekombinanten Birken-Pollen-Allergens Bet v 1,[871]
- synthetisch hergestellte immunodominante MHC-Bindesequenzen des Katzen-Allergens Fel d 1, welche in einer ersten klinischen Studie[872]
  - bei guter Verträglichkeit die intradermale Reaktion (Prick-Test) auf Fel d 1 bei Katzenallergikern reduzierte,
- eine Graspollen-Allergie Vakzine, bestehend aus nicht-allergenen Peptiden der IgE-Bindestruktur von 4 wesentlichen Graspollen-Allergenen (Phl p 1, Phl p 2, Phl p 5, Phl p 6), gentechnisch fusioniert mit dem Hepatitis B preS Protein, welche in einer ersten randomisiert kontrollierten Studie[873]
  - bei guter Verträglichkeit Allergen-spezifische IgG-Antikörper induzierte und die klinischen Symptome der saisonalen Graspollenallergie verminderte.

Fast alle Immunisierungsschemata beinhalten (siehe Tab. 3.23)
- eine **Initialphase,** in welcher, beginnend mit minimalen Eingangsdosen eine tolerable Startdosis des Allergens für die Steigerungsphase gesucht wird,
- eine **Steigerungsphase** mit der Gabe steigender Dosen des Allergens bis zur maximal tolerablen Dosis über einen Zeitraum von 16 Wochen, wobei dieser Zeitraum bei Kurzzeit-Vakzinierungs-Protokollen durch häufigere Injektionen/Tag verkürzt wird (siehe Tab. 3.23)
  - auf 4–8 Wochen („Cluster"-Immunisierung) oder
  - auf 6 Tage („Rush"-Immunisierung)
- eine **Erhaltungsphase** mit der regelmäßigen Verabreichung der höchsten Dosis aus der Steigerungsphase über einen längeren Zeitraum von 2–4 Jahren,
- eine **Testphase,** bei welcher nach 2–6-wöchigem Abstand zur letzten Immunisierung die Belastungsfähigkeit der Immunisierung geprüft wird, wobei folgende Stufen erreicht werden können:
  - eine **partielle Desensibilisierung** liegt vor, wenn der Schwellenwert der Toleranz für das Allergen zwar erhöht worden ist, aber die Menge, mit welcher er in der Umwelt in natürlicher Weise belastet wird, noch allergische Reaktionen auslösen kann,
  - eine **komplette Desensibilierung** ist erreicht worden, wenn der Patient das Allergen ohne allergische Symptome in einer Menge verträgt, mit welcher er in der Umwelt in natürlicher Weise belastet wird,

---

871 Kahlert H, Suck R, Weber B, Nandy A, Wald M, Keller W, Cromwell O, Fiebig H. Characterization of a hypoallergenic recombinant Bet v 1 variant as a candidate for allergen-specific immunotherapy. Int Arch Allergy Immunol. 2008;145(3):193–206.

872 Worm M, Lee HH, Kleine-Tebbe J, Hafner RP, Laidler P, Healey D, Buhot C, Verhoef A, Maillère B, Kay AB, Larché M. Development and preliminary clinical evaluation of a peptide immunotherapy vaccine for cat allergy. J Allergy Clin Immunol. 2011;127(1):89–97.

873 Niederberger V, Neubauer A, Gevaert P, Zidarn M, Worm M, Aberer W, Malling HJ, Pfaar O, Klimek L, Pfützner W, Ring J, Darsow U, Novak N, Gerth van Wijk R, Eckl-Dorna J, Focke-Tejkl M, Weber M, Müller HH, Klinger J, Stolz F, Breit N, Henning R, Valenta R. Safety and efficacy of immunotherapy with the recombinant B-cell epitope-based grass pollen vaccine BM32. J Allergy Clin Immunol. 2018;142(2):497–509.

- eine **vollständige dauerhafte Desensibilierung** besteht, wenn der Patient dauerhaft mit gleich welcher Dosis Allergen exponiert werden kann, ohne dass allergische Symptome auftreten und ohne dass eine weitere Erhaltungstherapie notwendig ist.

Die **intralymphonodale Immuntherapie (ILIT)** stellt eine besondere Vakzinierung dar, da sie mit nur drei Injektionen über einen Zeitraum von 3 Monaten eine Desensibilisierung erreicht (siehe Tab. 3.23).

Die **therapeutische Wirkung** der aktiven Immuntherapie von Allergischen Erkrankungen vom Typ I, d. h. das Ausmaß der Allergen-Desensibilisierung kann bemessen werden

- an der Toleranz gegenüber der Exposition mit dem jeweiligen Allergen
  - im Zuge der Dosiseskalation in der Steigerungsphase der Immunisierung und/oder
  - beim Allergenbelastungstest 2–6 Wochen nach Beendigung der Erhaltungsphase;
- an der Verminderung von Verschlimmerungen der allergischen Reaktion, wie z. B. bei Kindern und Jugendlichen am Rückgang des Auftretens von allergischem Asthma in Folge einer allergischen Rhinitis.

Gemessen an diesen Parametern wurde bei den verschiedenen Applikationsarten und Protokollen der Allergischen Immuntherapie und in Abhängigkeit von dem Allergen eine Wirkung im Bereich bei ca. 50–80 % der Patienten festgestellt, wobei (siehe Tab. 3.23)

- SCIT und SLIT zu den Standardverfahren gehören,
- SLIT und EPIT vergleichweise die geringsten Nebenwirkungen aufweisen,
- EPIT, OIT, OMIT und ILIT sich noch in der klinischen Erprobungsphase befinden,
- weitere immuntherapeutische Verfahren sich zwar noch in der experimentellen Entwicklung befinden, aber durchaus zur Hoffnung berechtigen. Zu diesen gehören[874, 875]
  - neue Inhibitoren für proallergisch wirkende Zytokine,
  - Aktivatoren für TLR/Toll-like Rezeptoren, um mit denen einen Wechsel von der humoralen Immunreaktion zur zellulären Immunreaktion, besonders der angeborenen Immunabwehr zu erreichen,
  - die Verwendung von chemisch derivatisierten Allergenen, rekombinant hergestellten Allergenen und von Peptiden, welche Epitope für Allergen-spezifische T-Zell-Rezeptoren (TCR) darstellen.[876]

---

874 Carnes J, Gallego MT, Moya R, Iraola V. Allergoids for Allergy Treatment. Recent Pat Inflamm Allergy Drug Discov. 2018;12(2):110–119.

875 Satitsuksanoa P, Głobińska A, Jansen K, van de Veen W, Akdis M. Modified Allergens for Immunotherapy. Curr Allergy Asthma Rep. 2018;18(2):9. doi: 10.1007/s11882-018-0766-x.

876 Ricketti PA, Alandijani S, Lin CH, Casale TB. Investigational new drugs for allergic rhinitis. Expert Opin Investig Drugs. 2017;26(3):279–292.

Tab. 3.23: Allergen-Immunisierungen für die Therapie der Allergischen Reaktionen vom Typ I.[877]

Allergenpräparation*)			**Immunisierungs-schema*)**	**Entwicklungsstand**
subkutane Immuntherapie (SCIT)[878]				
Allergen/ Formulierung	wässrige Lösung		subkutane Injektion Steigerungsphase: meist 1× wöchentlich mit steigender Dosis über ca. 16 Wochen Erhaltungsphase: konstante Dosis 1× monatlich über ca. 3 Jahre	zahlreiche Allergenzubereitungen (Pollen (Gräser-, Getreide-, Kräuter-, Bäume-Pollen, Hausstaubmilben, Insektengifte) für SCIT von den staatlichen Behörden bereits zugelassen.[879] Erfolgsrate > 50 % bis ca. 80 %, abhängig vom Allergen
	absorbiert an Aluminiumhydroxyd, Calciumphosphat oder L-Tyrosin[880]	erhöhte Phagozytose mit verstärkter Aktivierung Antigen-präsentierender Zellen		
Allergoide	Allergene, behandelt mit Formaldehyd oder Glutaraldehyd	Reduktion der Epitope auf den Aminosäuren; hierdurch bessere Verträglichkeit durch geringere Quervernetzung von IgE	Schnellere Steigerungsphasen[881] Schnell-(Rush)-Immuntherapie steigende Dosis im Abstand von 15–60 min am Tag 1, 4, und 6; Cluster-Immuntherapie steigende Dosis Injektionen 2–4×/Tag jeden 2. Tag über 4–8 Wochen	

877 Roberts G, Pfaar O, Akdis CA, Ansotegui IJ, Durham SR, Gerth van Wijk R, Halken S, Larenas-Linnemann D, Pawankar R, Pitsios C, Sheikh A, Worm M, Arasi S, Calderon MA, Cingi C, Dhami S, Fauquert JL, Hamelmann E, Hellings P, Jacobsen L, Knol EF, Lin SY, Maggina P, Mösges R, Oude Elberink JNG, Pajno GB, Pastorello EA, Penagos M, Rotiroti G, Schmidt-Weber CB, Timmermans F, Tsilochristou O, Varga EM, Wilkinson JN, Williams A, Zhang L, Agache I, Angier E, Fernandez-Rivas M, Jutel M, Lau S, van Ree R, Ryan D, Sturm GJ, Muraro A. EAACI Guidelines on Allergen Immunotherapy: Allergic rhinoconjunctivitis. Allergy. 2018;73(4):765–798.

878 Klimek L, Sperl A, Becker S, Mösges R, Tomazic PV. Current therapeutical strategies for allergic rhinitis. Expert Opin Pharmacother. 2019;20(1):83–89.

879 https://www.pei.de/DE/arzneimittel/allergene/therapie-allergene/therapie-allergene-node.html.

880 Chesné J, Schmidt-Weber CB, Esser von-Bieren J. The Use of Adjuvants for Enhancing Allergen Immunotherapy Efficacy. Immunol Allergy Clin North Am. 2016;36(1):125–45.

881 Gomes Dos Reis Pimentel RA, Oliveira G, Ferreira Chaves Loureiro E, Lemos CS. Accelerated subcutaneous immunotherapy in pediatric population – Systematic review. Pulmonology. 2017. pii: S2173-5115(17)30152-5. doi: 10.1016/j.rppnen.2017.07.009.

Allergenpräparation*)			Immunisierungs-schema*)	Entwicklungsstand
sublinguale Immuntherapie (SLIT)				
Allergen/ Formulie- rung	wässrige Lösung		sublinguale Applikation (Tropfen oder Tablette) Steigerungsphase: meist 1× täglich mit steigender Dosis über ca. 2–3 Wochen Erhaltungsphase: konstante Dosis 1× täglich über ca. 3 Jahre	zahlreiche Allergen-zubereitungen (Pollen (Gräser-, Getreide-, Kräuter-, Bäume-Pollen, Hausstaubmilben) für SLIT von den staatlichen Behörden bereits zugelassen.[882] Erfolgsrate > 50 % bis ca. 80 %, abhängig vom Allergen
	Schmelztabletten	verbesserte Galenik für die buccale/sublinguale Resorption		
epikutane Immuntherapie (EPIT)[883]				
Allergen/ Formulie- rung	Allergenzubereitung für Hautpflaster-auftrag (Patches)	wie bei SCIT mit wahrscheinlich geringerem Risiko eine Anaphylaxie	Steigerungsphasen und Erhaltungsphasen; noch in Erprobung	Lebensmittel-Allergene, im Besonderen Erdnuss, noch in der klinischen Erprobungsphase[884]
orale Immuntherapie (OIT)[885]				
Allergen/ Formulie- rung	wässrige Lösungen	Allergen-zubereitungen (z. B. Erdnuss, Kuhmilch, Hühnerei, Walnuss) oder entsprechende Lebensmittel	wie bei SLIT	noch in der klinischen Erprobungsphase;[886] bisherige Daten lassen einen Erfolg > 50 % (Erhöhung des Schwellenwertes für allergische Reaktionen) erwarten
orale mukosale Immuntherapie (OMIT)[887]				
Allergen/ Formulie- rung	wässrige Lösung	wie bei SCIT	Injektion der Allergen-Formulierung in die buccale Schleimhaut	noch in der klinischen Erprobungsphase
	Allergoide (siehe SCIT)			

882 https://www.pei.de/DE/arzneimittel/allergene/therapie-allergene/therapie-allergene-node.html.

883 Parrish CP, Har D, Andrew Bird J. Current Status of Potential Therapies for IgE-Mediated Food Allergy. Curr Allergy Asthma Rep. 2018;18(3):18. doi: 10.1007/s11882-018-0772-z.

884 Langlois A, Graham F, Bégin P. Epicutaneous peanut patch device for the treatment of peanut allergy. Expert Rev Clin Immunol. 2019. doi: 10.1080/1744666X.2019.1593138.

885 https://www.aaaai.org/conditions-and-treatments/library/allergy-library/oit.

886 https://www.allergy.org.au/patients/allergy-treatment/oral-immunotherapy-for-food-allergy.

887 Aricigil M, Muluk NB, Sakarya EU, Sakalar EG, Senturk M, Reisacher WR, Cingi C. New routes of allergen immunotherapy. Am J Rhinol Allergy. 2016;30(6):193–197.

Allergenpräparation*)			Immunisierungs-schema*)	Entwicklungsstand
lokale nasale Immuntherapie (LNIT)[888]				
Allergen/ Formulierung	wässrige Lösung	wie bei SCIT	intranasale Verabreichung (Spray) der Allergen-Formulierung; Steigerungs- und Erhaltungsphasen noch in Erprobung	noch in der klinischen Erprobungsphase
	Allergoide (siehe SCIT)			
intralymphatische Immuntherapie (ILIT)[889]				
Allergen/ Formulierung	wässrige Lösungen	wie bei SCIT	Injektion von geringen Allergenmengen in den inguinalen Lymphknoten (unter Ultraschallkontrolle); 1×/Monat über drei Monate	noch in der klinischen Erprobungsphase; bisherige Daten lassen einen Erfolg > 50 % erwarten
*) Einzelheiten sind den Angaben der staatlichen Zulassungsbehörde für Allergenzubereitungen wie auch der jeweiligen Hersteller zu entnehmen.				

Tab. 3.24: Beispiele für Allergen-Zubereitungen und Allergoid-Zubereitungen für SCIT und SLIT.[890]

Gräser-Pollen		Kräuter-pollen	Baumpollen	Hausstaub-milben	Insekten-gifte
Deutsches Weidelgras	Weißes Straußgras	*Ambrosia*	*Birke*	*Dermatophagoides pteronyssinus*	Bienen
Gemeines Strauchgras	*Weidelgras*	Beifuß	*Erle*	*Dermatophagoides farinae*	Wespen
	Weizen	Glaskraut	*Hasel*		
Gerste	Wiesen-fuchs-schwanz	Wegerich			
Glatthafer					

888 Aricigil M, Muluk NB, Sakarya EU, Sakalar EG, Senturk M, Reisacher WR, Cingi C. New routes of allergen immunotherapy. Am J Rhinol Allergy. 2016;30(6):193–197.

889 Senti G, Freiburghaus AU, Larenas-Linnemann D, Hoffmann HJ, Patterson AM, Klimek L, Di Bona D, Pfaar O, Ahlbeck L, Akdis M, Weinfeld D, Contreras-Verduzco FA, Pedroza-Melendez A, Skaarup SH, Lee SM, Cardell LO, Schmid JM, Westin U, Dollner R, Kündig TM. Intralymphatic Immunotherapy: Update and Unmet Needs. Int Arch Allergy Immunol. 2019;178(2):141–149.

890 https://www.pei.de/DE/arzneimittel/allergene/therapie-allergene/therapie-allergene-node.html.

Gräser-Pollen		Kräuterpollen	Baumpollen	Hausstaubmilben	Insektengifte
Hafer	*Wiesenlieschgras*				
Honiggras					
Roggen	Wiesenkammgras				
Rotschwingel					
Ruchgras	*Wiesenknäulgras*				
Trespe					
Wiesenschwingel	*Wiesenrispengras*				
▼		▼	▼	▼	▼
meist Allergoide		meist Allergoide	Allergene	Allergene	Allergene

kursive Schrift: Allergen verwendet auch für SLIT; SCIT = subkutane Immuntherapie; SLIT: Sublinguale Immuntherapie

Kontraindikationen einer aktiven Immuntherapie Allergischer Erkrankungen beinhalten[891]

- chronisch allergische Erkrankungen (atopische Dermatitis, bronchiales Asthma), solange sie unkontrolliert sind,
- Mastozytose,
- chronisch entzündliche Erkrankungen, soweit sie nicht IgE-mediiert sind wie z. B. eosinophile Oesophagitis, entzündliche Darmerkrankungen,
- aktuelle Behandlungen mit Immunsuppressiva,
- Erkrankungen oder Therapien, welche den Einsatz von Noradrenalin/Adrenalin verbieten,
- mangelnde kognitive Fähigkeiten/Vertrauenswürdigkeit des Patienten bzw. seiner Eltern.

Kognitive Verhaltensänderung

Eine kognitive Verhaltensänderung, welche auf das Allergen und die jeweilige Ausprägung der Allergie bezogen ist, sollte grundsätzlich das Ziel haben (siehe Tab. 3.25),

891 Martorell A, Alonso E, Echeverría L, Escudero C, García-Rodríguez R, Blasco C, Bone J, Borja-Segade J, Bracamonte T, Claver A, Corzo JL, De la Hoz B, Del Olmo R, Dominguez O, Fuentes-Aparicio V, Guallar I, Larramona H, Martín-Muñoz F, Matheu V, Michavila A, Ojeda I, Ojeda P, Piquer M, Poza P, Reche M, Rodríguez Del Río P, Rodríguez M, Ruano F, Sánchez-García S, Terrados S, Valdesoiro L, Vazquez-Ortiz M. Oral Immunotherapy for Food Allergy: A Spanish Guideline. Egg and Milk Immunotherapy Spanish Guide (ITEMS GUIDE). Part II: Maintenance Phase of Cow Milk (CM) and Egg Oral Immunotherapy (OIT), Special Treatment Dosing

- die Heilungskräfte des Körpers zu stärken, indem die Stressfaktoren bewältigt und Phasen der Ruhe und des Glücks bewusst angestrebt und erlebt werden und
- die Selbstfürsorge anzuregen, indem die Erfahrungen zur Minderung des Risikos der Entwicklung einer Typ-I Allergie[892] zur Kenntnis genommen und im persönlichen Leben berücksichtigt werden.

Die bisherigen Ergebnisse zeigen, das eine objektiv messbare Linderung des Leidens bei allergischen Erkrankungen wie atopische Dermatitis und Asthma möglich ist (siehe Tab. 3.25).

Tab. 3.25: Einfluss der Verhaltenstherapie auf Allergische Erkrankungen.

Methoden	Krankheit	Parameter und Ergebnisse
kognitive Verhaltenstherapie	Atopische Dermatitis[893]	Hausstaubmilben-Allergie: Verminderung des Juckreizes
Selbst-Management-Training	Asthma[894, 895, 896, 897]	Reduktion der Stressbelastung; Verminderung der Angst
Atmungstraining		
körperliches Aktivierungsprogramm[898]		
Entspannungsübungen	Asthma[899]	Hausstaubmilben-Allergie: Blutspiegel IgE (↓)

Schedules. Models of Dosing Schedules of OIT With CM and Egg. J Investig Allergol Clin Immunol. 2017;27(5):279–290.

892 http://www.awmf.org/uploads/tx_szleitlinien/061-016l_S3_Allergiepr%C3 %A4vention_2014-07.pdf.

893 Arkwright PD, Stafford JC. Sharma V. Atopic dermatitis in children. J Allergy Clin Immunol Pract. 2014;2(4):388–95.

894 Ritz T, Meuret AE, Trueba AF, Fritzsche A, von Leupoldt A. Psychosocial factors and behavioral medicine interventions in asthma. J Consult Clin Psychol. 2013;81(2):231–50.

895 Pokladnikova J, Selke-Krulichova I. Effectiveness of a comprehensive lifestyle modification program for asthma patients: a randomized controlled pilot trial. J Asthma. 2013;50(3):318–26.

896 Baptist AP, Ross JA, Yang Y, Song PX, Clark NM. A randomized controlled trial of a self-regulation intervention for older adults with asthma. J Am Geriatr Soc. 2013;61(5):747–53.

897 Deshmukh VM, Toelle BG, Usherwood T, O'Grady B, Jenkins CR. Anxiety, panic and adult asthma: a cognitive-behavioral perspective. Respir Med. 2007;101(2):194–202.

898 Field T. Exercise research on children and adolescents. Complement Ther Clin Pract. 2012;18(1):54–9.

899 Lahmann C, Henningsen P, Schulz C, Schuster T, Sauer N, Noll-Hussong M, Ronel J, Tritt K, Loew T. Effects of functional relaxation and guided imagery on IgE in dust-mite allergic adult asthmatics: a randomized, controlled clinical trial. J Nerv Ment Dis. 2010;198(2):125–30.

3.2 Typ II und Typ III: allergische Reaktionen vermittelt durch IgM-, IgG- oder IgA-Antikörper

Im Zuge der Sensibilierungs- und Abwehrreaktionen der erworbenen Immunabwehr gegen Fremdstoffe ergeben sich unterschiedliche Fremdstoff/Antigen-spezifische, Antikörper-vermittelte Abwehrreaktionen. Zu diesen gehören[900]

Typ II-Immunreaktionen, die ausgelöst werden durch die Bildung von Antikörpern gegen fremde oder als fremd erkannte Haptene oder Antigene auf der Membran einer Zielzelle, wobei unterschieden werden

- **Typ IIa-Immunreaktionen,** bei denen die Hapten- oder Antigen-gebundenen Antikörper über ihren Fc-Teil zytotoxische und/oder entzündliche Reaktionen auslösen (siehe Kap. 3.2.1);
- **TypIIb-Immunreaktionen,** bei denen die Hapten-oder Antigen-gebundenen Antikörper durch diese Bindung die Zielzelle zur Expression ihres spezifischen Zellproduktes stimulieren (siehe Kap. 3.2.2).

Typ III-Immunreaktionen,

- welche durch **Immunkomplexe** zwischen löslichen oder kleinpartikulären Antigenen und Antigen-spezifischen Antikörpern ausgelöst werden (siehe Kap. 3.2.3)
- wobei die beteiligten Antikörper über ihr Fc-Teil praktisch gleichzeitig bewirken
  - eine verstärkte Elimination der Immunkomplexe durch das phagozytierende (Retikulo-Endotheliale-) System wie auch
  - Entzündungen durch Aktivierung aller Teile der angeborenen Immunabwehr.

3.2.1 Typ IIa: zytotoxische Antikörper-Reaktionen

Alle Typ IIa-Immunreaktionen werden ausgelöst von der sterischen Veränderung (Aktivierung) des Fc-Teils des Antikörpers in Folge seiner Bindung an ein Antigen oder Hapten auf einer Zielzelle. Diese sterischen Veränderungen (sogenannte Aktivierung) ermöglichen die Bindung des Fc-Teils des Antikörpers an Fc-Rezeptoren der Immunzellen wie auch die Aktivierung von Komplement. Hierdurch ergeben sich (siehe Tab. 3.26 und Tab. 3.27)

- die **ADCC (Antikörper-abhängige zelluläre Zytotoxizität)**, bei welcher
  - die Zielzell-gebundenen Antikörper-Isotypen IgG1 und IgG3 (weniger IgG2 oder IgG4) mit ihrem jeweiligen Fc-Teil an die Fc-Rezeptoren (Typ FcγRIIIA und FcγRIII) von Natürlichen Killerzellen, Makrophagen oder Granulozyten binden und diese zur Zytotoxizität gegen die Zielzelle stimulieren,
  - die Zytolyse oder Apoptose der Zielzelle durch die Ausschüttung von zelltoxischen und Wachstums-hemmenden Substanzen (TNFα, TNFß, Perforine, Granzyme, pro-apoptotische Liganden, siehe Kap. 2.4) erfolgt,
- die **ADCMC (Antikörper-abhängige Komplement-mediierte Zytotoxizität)**, bei welcher

900 Uzzaman A, Cho SH. Chapter 28: Classification of hypersensitivity reactions. Allergy Asthma Proc. 2012;33 Suppl 1:96–99.

- Antikörper gebunden an Antigene auf einer Zielzelle über ihr Fc-Teil das Komplementsystem aktivieren
  - vorwiegend über den klassischen (C1q-) Weg durch die Isotypen IgM, IgG3, IgG1 (weniger wirksam ist IgG2, unwirksam IgG4),
  - aber auch über den alternativen Weg durch die Isotypen IgM, IgG2, IgA1, IgA2 (praktisch unwirksam sind dagegen IgG1, IgG3 und IgG4);
- der Membran attackierende Complex (MAC/Membrane Attacking Complex/C5b678 (nx9)) sich bildet, welcher einen Poren-bildendenen Proteinkomplex darstellt, der bewirkt
  - eine Antikörper-abhängige, Komplement-mediierte Zytotoxität (ADCMC/Antibody Dependent Complement Mediated Cytotoxicity) z. B. bei Hapten/Antigen-beladenen Erythrozyten, bei Bakterien, Parasiten oder bei Virus-infizierten Zellen mit der Freisetzung von DAMPs und PAMPs,
  - eine Aktivierung derjenigen Zellen, welche resistent sind gegen die Wirkung des MAC durch membranständige Inhibitoren oder durch Entfernung der MAC durch einen Membran-Abschnürungsprozess (siehe Kap. 2.1.2);
- die Anaphylatoxine C3a, C4a und C5a freigesetzt werden, welche z. B. Mastzellen, basophile Granulozyten, Endothelzellen, Thrombozyten aktivieren zur Degranulation ihrer proinflammatorischen Mediatoren und zur Expression von proinflammatorischen Chemokinen, Zytokinen und Wachstumsfaktoren (siehe Kap. 2.1.2 und 2.1.1),
- die Opsonine C1q, C3b, iC3b, C3dg, C3d, C4b entstehen, welche durch Vernetzung der aktivierten Fc-Teile mit den zugehörigen Komplementrezeptoren (siehe Kap. 2.1.2) auf phagozytierenden Zellen (besonders neutrophile und eosinophile Granulozyten, Monozyten, Makrophagen und Dendritische Zellen) diese stimulieren
  - zur verstärkten Phagozytose der Zielzellen,
  - zur Exozytose von lysosomalen Enzymen, inklusive der zytotoxischen Cathepsine (siehe Kap. 2.1.1),
  - zur Degranulation und Expression von proinflammatorischen Mediatoren, Zytokinen und Wachstumsfaktoren.

■ die **Phagozytose und Abtötung** der Zielzelle im Phagolysosom, besonders durch neutrophile und eosinophile Granulozyten und Makrophagen
- aktiviert über
  - deren Fc-Rezeptoren (besonders vom Typ Fcε/μR, FcγRI, FcγRIIA, FcγRIIC und FcαRI) durch das jeweilige Fc-Teil der Zielzell-gebundenen Antikörper und zusätzlich über
  - deren Komplementrezeptoren (siehe Kap. 2.1.2 und Tab. 3.26) durch die am Fc-Teil der Zielzell-gebundenen Antikörper haftenden Opsonine (C1q, C3b, iC3b, C3dg, C3d, C4b) des zugleich aktivierten Komplementsystems und
- wobei gleichzeitig mit dem Phagozytose-Prozess die Exozytose von lysosomalen, proinflammatorischen Enzymen und die Expression von proinflammatorischen Mediatoren, Chemokinen und Zytokinen stattfindet, die bewirken
  - die Anlockung und Aktivierung von benachbarten Zellen der angeborenen Immunabwehr,
  - eine Ausweitung der lokalen Aktivierung des Komplement-, des Kinin- und des Gerinnungssystems.

Tab. 3.26: Effektorfunktionen von Antikörper-Isotypen bei allergischen Immunreaktionen vom Typ IIa.[901]

Aktivierung		Zellen	IgM	IgD	IgG1	IgG2	IgG3	IgG4	IgA1/2	IgE
Degranulation	FcεRI	Mastzellen, basophile Granulozyten			+		+			+++
	FcεRII				++		++	+		+
Phagozytose	Fcε/μR	Granulozyten, Makrophagen	+++						++	
	FcγRI				++	+	+++	+	+	
	FcγRIIA/C				+	+	++	+		
	FcαRI								++	
	cC1qR, C1qR CR1, 3, 4		+++		++	+	+++		+	
ADCC	FcγRIIIA FcγRIIIB	Granulozyten, Makrophagen, NK-Zellen			++	+	++	+		
ADCMC	Komplement-System	klassisch	+++		++	+	+++			
		alternativ	++	(+)		+			+	(+)

+ geringe ++ mittlere +++ starke Aktivität; (+) = sehr geringe Aktivität

ADCC = Antikörper Abhängige Zelluläre Zytotoxizität; ADCMC = Antikörper-abhängige Komplement-mediierte Zytotoxizität

Die ADCC, ADCMC wie auch die Phagozytose im Rahmen der Typ IIa Immunreaktion können gerichtet sein

- gegen körpereigene Zellen, welche verfremdet sind durch Anlagerung von exogenen Haptenen (z. B. Arzneimittel), durch Virusinfektionen (z. B. Expression von Virusproteinen auf der Zellmembran der infizierten Zellen) oder durch physikalische und chemische Schädigungen,
- gegen körperfremde allogene Zellen z. B.
  - bei Transfusionen unverträglicher Blutgruppen A, B, O, oder bei Unverträglichkeiten der Blutgruppen zwischen Mutter und Fetus (z. B. bei Rhesus-Faktoren, Kello-Celano-, Duffy-, Kidd-, oder MNS-Antigenen),
  - bei allogenen Zell-, Gewebe- oder Organverpflanzungen,
- gegen Bakterien, Mycoplasmen oder Parasiten.

901 Sedlacek HH. Immunologie. Die Immunabwehr des Menschen. Berlin/Boston: de Gruyter 2014, 605–613.

Diese Immunreaktionen gegen allogene Antigene oder xenogene Haptene bzw. Antigene sind zu unterscheiden von den zahlreichen Antikörper-mediierten Autoimmunreaktionen, wobei

- der Nachweis von Autoantikörpern das wesentliche diagnostische Kriterium für eine Autoimmunerkrankung darstellt,
- andererseits aber auch allergische Reaktionen vom Typ IIa verwoben sein können mit Autoimmunreaktionen, so z. B. im Falle
  - von Kreuzreaktionen zwischen bakteriellen oder viralen Antigenen und körpereigenen Zellmembran-Antigenen,
  - von „innocent bystander"-Reaktionen, wenn xenogene Substanzen auf der Zellmembran zu Autoimmunreaktionen gegen die Zellmembran körpereigener Zellen führen,
  - der Immodulation durch solche Arzneimittel (z. B. α-Methyl-Dopa), welche Autoantikörper gegen körpereigene Zellen, im Besonderen gegen Erythozyten induzieren.

Die zytotoxischen Reaktionen (ADCC, ADCMC) gegen körpereigene, verfremdete Zellen wie auch gegen körperfremde allogene Zellen oder xenogene Infektionserreger

- führen zur Freisetzung von PAMPs (Pathogen Associated Molecular Patterns) und DAMPs (Damage Associated Molecular Patterns), welche ihrerseits die unterschiedlichen PRR (Pathogen-Recognition Receptors) auf den Zellen der Immunabwehr aktivieren,
- können treibende Kräfte eines sich selbst verstärkenden Kreislaufs der Entzündung darstellen, der sich speist
  - aus dem Zufluss der Haptene und Antigene und aus der Bildung von Antikörpern gegen diese Haptene/Antigene,
  - aus den durch die ADCC und ADCMC direkt freigesetzten PAMPs und DAMPs und den indirekt freigesetzten proinflammatorischen Mediatoren, Zytokine und Wachstumsfaktoren,
  - aus der während des Phagozytoseprozesses stattfindenden Exozytose von lysosomalen Enzymen und Expression von proinflammatorischen Mediatoren, Chemokinen und Zytokinen,
- welcher reguliert und lokal beschränkt wird
  - durch Inhibitoren der Komplementaktivierung (siehe Kap. 2.1.2), durch Inhibitoren der freigesetzten proinflammatorischen Mediatoren (siehe Kap. 2.1.2) und durch Enzyminhibitoren,
  - durch antiinflammatorisch wirkende Zytokine und Wachstumsfaktoren (siehe Kap. 2.5.2) und
  - durch regulativ wirkende Makrophagen, NK-Zellen, T-Lymphozyten, NKT-Lymphozyten und B-Lymphozyten (siehe Kap. 2.6.2 und 2.6.3) und
- welcher sein Ende findet, wenn die fremden oder durch Verfremdung entstandenen Haptene und Antigene, PAMPs und DAMPs
  - durch die Phagozytose und den intrazellulären Verdau beseitigt sind und
  - nicht mehr gebildet werden oder wenn deren Zufuhr unterbrochen ist.

Tab. 3.27: Entwicklungsprozess zytolytischer Immunreaktionen vom Typ IIa.

<table>
<tr><td colspan="8">Antikörper
spezifisch für ein exogenes Hapten oder Antigen/Allergen</td></tr>
<tr><td colspan="8">▼</td></tr>
<tr><td colspan="8">exogenes Hapten oder Antigen/Allergen
gebunden an oder exprimiert von Zielzelle
(körperfremde Zielzelle (z. B. Bakterium, Parasit) oder
körpereigene Zielzelle und Hapten/Antigen körperfremd (z. B. Infektions-Antigene, technische Stoffe, molekulares Mimikry)</td></tr>
<tr><td colspan="8">Antigen/Hapten-spezifische Zellbindung des Antikörpers</td></tr>
<tr><td colspan="8">▼</td></tr>
<tr><td colspan="8">Fc-Teil
des zellgebundenen Antikörpers</td></tr>
<tr><td colspan="2"></td><td colspan="2">▼</td><td>▼</td><td colspan="3"></td></tr>
<tr><td>Aktivierung
von
Fc-Rezeptoren
(FcγRIIIA, B)</td><td>◄</td><td>IgG1, IgG3,
(IgG2, IgG4)</td><td>►
◄</td><td>IgM, IgG3,
IgG1,
oder
IgM, IgG2,
IgA1,2</td><td>►</td><td colspan="2">Aktivierung
des Komplementsystems
(klassischer C1q-Weg
oder alternativer Weg)</td></tr>
<tr><td>▼</td><td></td><td colspan="3"></td><td></td><td colspan="2">▼</td></tr>
<tr><td>neutrophile Granulozyten</td><td rowspan="4">►</td><td rowspan="4">ADCC
durch
Perforin-1, -2,
Granulolysin,
Granzym A, B, H,
K, M,
Cathepsin B, C,
Fas-Ligand,
TNFα, ß</td><td rowspan="4"></td><td rowspan="4">ADCMC
durch
C5b678 (nx9)
(Hapten/
Antigen-
beladene Zellen
z. B. Erythro-
zyten,
Bakterien,
Parasiten,
Virus-infizierte
Zellen</td><td>◄</td><td>C5b678
(nx9)</td><td>Anaphyla-
toxine
C3a, C4a, C5a)</td></tr>
<tr><td>eosinophile Granulozyten</td><td></td><td>▼</td><td>▼</td></tr>
<tr><td>Makrophagen</td><td rowspan="2"></td><td rowspan="4">Aktivierung
von
kernhal-
tigen Zellen</td><td rowspan="4">Aktivierung/
Degranulie-
rung
von
Immunzellen
Endothel-
zellen,
Fibroblasten</td></tr>
<tr><td>Natürliche Killer-
zellen</td></tr>
<tr><td>▲</td><td></td><td colspan="3">▼</td><td></td></tr>
<tr><td>Aktivierung</td><td>◄</td><td colspan="3">PAMPs, DAMPs</td><td>►</td></tr>
<tr><td>▼</td><td></td><td colspan="3"></td><td></td><td colspan="2">▼</td></tr>
<tr><td colspan="8">proinflammatorische Mediatoren, Zytokine, Wachstumsfaktoren</td></tr>
<tr><td colspan="8">▼</td></tr>
<tr><td colspan="8">Entzündung
Schmerzen, Funktionseinschränkungen, Rötung, Schwellung</td></tr>
</table>

	entscheidende Reaktionen

ADCC = Antibody Dependent Cellular Cytotoxicity; AMCC = Antibody Dependent Complement Mediated Cytotoxicity,
PAMPs = Pathogen Associated Molecular Patterns; DAMPs = Damage Associated Molekular Patterns

Immunreaktion-Typ IIa-bedingte Krankheiten (siehe Tab. 3.28) treten dann ein,

- wenn die kontrollierenden Mechanismen absolut oder relativ überfordert sind, den Entzündungsprozess auf ein subklinisches Niveau einzudämmen,
  - zu diesen Mechanismen zählen z. B. Inhibitoren der Komplementaktivierung, der lysosomalen Enzyme und Mediatoren, inhibitorisch wirkende Zytokine, regulative Makrophagen, NK-Zellen, T-Lymphozyten und B-Lymphozyten und
- wenn sich individuell eine überschießende Reaktion der Immunabwehr, d. h. eine Überempfindlichkeit (Hypersensitivität) des Patienten gegen das ursächliche Hapten oder Antigen entwickelt.

Tab. 3.28: Krankheiten, bedingt durch allergische Immunreaktionen, welche ganz oder teilweise vom Typ IIa sind.[902]

<table>
<tr><th colspan="2">Ursache</th><th colspan="2">Krankheit</th><th>Schweregrad</th></tr>
<tr><td colspan="5">immun-hämolytische Anämien[903, 904, 905, 906]</td></tr>
<tr><td>vom Wärmetyp
(Antikörper binden an Erythrozyten bei 37 °C)</td><td>bedingt durch IgG
(seltener IgA oder IgM) nach Infektionen (oder bei Autoimmunerkrankungen oder Leukämien)</td><td rowspan="3">Hämolyse bei IgM durch ADCMC (intravaskulär)
bei IgG durch ADCC oder Phagozytose</td><td rowspan="4">klinisch:
gering bis mittel
Müdigkeit, Leistungsschwäche, Fieber, Gelbsucht, ggfs. Schüttelfrost, krampfartige Bauchschmerzen, Durchfall, Erbrechen,</td><td>E/F: gering bis schwer</td></tr>
<tr><td>vom Kältetyp
(Antikörper binden an Erythrozyten bei < 37 °C)</td><td>bedingt durch IgM
nach Infektionen wie Mycoplasma, EBV, Röteln-Virus (oder bei Lymphomen, Plasmazytomen)</td><td>E/F: gering bis schwer</td></tr>
<tr><td>paroxysmale Kälte-Hämoglobinurie
(Donath-Landsteiner)</td><td>bedingt durch IgG, seltener IgM
nach Infektionen, meist bei Kindern</td><td>F: gering bis schwer</td></tr>
<tr><td></td><td>Mycoplasma pneumoniae[907]
Adhäsionsproteine (z. B. P30) zur Haftung an und Invasion in Bronchial-Epithelzellen, Erythrozyten (molekulares Mimikry)</td><td>Hämolyse durch ADCC und ADCMC; häufig nur vorübergehend da intrazelluläre Keimansiedlung</td><td>E/F: gering bis mittel</td></tr>
</table>

902 Sedlacek HH. Immunologie. Die Immunabwehr des Menschen. Schutz, Gefahren, Erkrankungen. Berlin/Boston: de Gruyter 2014, 605–613.

903 Wright MS. Drug-induced hemolytic anemias: increasing complications to therapeutic interventions., Clin Lab Sci. 1999;12(2):115–8.

904 Salama A. Drug-induced immune hemolytic anemia. Expert Opin Drug Saf. 2009;8(1):73–9.

905 Sokol RJ, Hewitt S, Stamps BK. Autoimmune haemolysis: an 18-year study of 865 cases referred to a regional transfusion centre. Br Med J (Clin Res Ed). 1981;282(6281):2023–7.

906 Vaglio S, Arista MC, Perrone MP, Tomei G, Testi AM, Coluzzi S, Girelli G. Autoimmune hemolytic anemia in childhood: serologic features in 100 cases. Transfusion. 2007;47(1):50–4.

Ursache		Krankheit		Schweregrad
Immun-Hämolysen nach Infektionen[908]	Herpes Viren (HHV-6, HHV-7, EBV) und CMV fördern Antikörperbildung gegen Erythrozyten oder Arzneimittel-Erythrozytenkomplexe durch polyklonale Aktivierung von T-Lymphozyten und/oder molekulares Mimikry	Hämolyse durch ADCMC (intravaskulär)	mittel bis schwer Atemnot, Tachykardie, Lungenhochdruck, Mikrothromben Nierenversagen, Schock **Blut/Plasma/Serum**: Erythrozyten (↓), Spherozyten (↑) Retikulozyten (↑), Bilirubin (↑), Haptoglobin (↓), LDH (↑), direkter Coombs Test (bei IgM): + indirekter Coombs Test (bei IgG/IgA) + **Urin** Urobilinogen (↑), Hämosiderin (↑)	
	Malaria Malaria-Antigene auf Erythrozyten	Hämolyse durch Malaria und Antikörper gegen Malaria-Antigene		E/F: gering bis schwer
Arzneimittelunverträglichkeit[909] ca. 130 Arzneimittel (siehe Kap. 7)	vom Penicillin-Typ: Wirkstoff (Hapten) bindet an Ery., Antikörper erkennt Hapten/Ery-Komplex vom Stibophen-Typ: Wirkstoff (Hapten)/Plasmaprotein bildet IC mit Antikörper; Immunkomplex bindet an Ery.	Hämolyse durch ADCMC (intravaskulär); weniger durch ADCC oder Phagozytose (meist extravaskulär)		E/F: gering bis schwer
Blutgruppenunverträglichkeit nach Bluttransfusionen, bei und nach Schwangerschaften, Organtransplantationen	A, B, AB, O Antigen-System A → B oder O; B → A oder O	Hämolyse vorwiegend durch ADCMC (intravaskulär)		E: gering bis schwer F: gering
	RhD, C, c, E, e Antigen-System RhD+ → RhD– (Empfänger)	Morbus hemolyticus neonatorum durch ADCMC		F: mittel bis schwer
	Kelly-Cellano-Antigen-System, ca 25 Antigene, K, k, Ku oder Ksb → Ko (Empfänger)	Hämolyse durch ADCC (Empfänger, Fetus/Neugeborenes) bei Antikörpern gegen K oder Ku		E/F: gering bis schwer
	Duffy-Antigen-System Fya, Fyb, Fya, b oder Fy3 → Fyo (Empfänger)			E/F: gering bis mittel
	Kidd-Antigen-System Jk1, Jk2, Jk3 oder Jk1, 2 → Jko (Empfänger)	Hämolyse durch ADCMC und ADCC (Empfänger, Fetus/Neugeborenes), bei Antikörpern gegen S (F) oder GRANULOZYTEN gegen U, EN,		E/F: gering bis mittel
	MNS-Antigen-System, 42 Antigene, MNs, MNS, MNSs, MSs, Ms, NSs, NS, EN, U, MkMk			E/F: gering bis schwer

907 Romero-Arroyo CE, Jordan J, Peacock SJ, Willby MJ, Farmer MA, Krause DC. Mycoplasma pneumoniae protein P30 is required for cytadherence and associated with proper cell development, J. Bacteriol. 1999;181(4):1079–1087.

908 Chen CB, Abe R, Pan RY, Wang CW, Hung SI, Tsai YG, Chung WH. An Updated Review of the Molecular Mechanisms in Drug Hypersensitivity. J Immunol Res.;2018:6431694. doi: 10.1155/2018/6431694.

909 Chen CB, Abe R, Pan RY, Wang CW, Hung SI, Tsai YG, Chung WH. An Updated Review of the Molecular Mechanisms in Drug Hypersensitivity. J Immunol Res.;2018:6431694. doi: 10.1155/2018/6431694.

Ursache		Krankheit		Schweregrad
Immunzytolytische Thrombozytopenien/immunthrombozytopenische Purpura				
Arzneimittelunverträglichkeit (siehe Kap. 7)	vom Penicillin-Typ: Wirkstoff (Hapten) bindet an Thr., Antikörper erkennt Hapten/Thr.-Komplex vom Stibophen-Typ: Wirkstoff (Hapten)/Plasmaprotein bildet IC mit Antikörper; Immunkomplex bindet an Thrombozyten vom α-Methyldopa Typ: Wirkstoff beeinflusst die Regulation der Antikörperantwort mit der Entstehung von Autoantikörpern und Anti-Thrombozyten-Antikörpern	Thrombozytenaggregation und Thrombozytolyse (ADCMC); Thrombozytopenien	**klinisch:** gering bis mittel: Spontanblutungen/Nase; Petechien/Haut, Schleimhäute; schwer: Blutungen Hirn, Magen Darm; **Blut:** Thrombozytenzahl < 80.000/µl	E/F: gering bis schwer
Infektionen	polyklonale Stimulation der Antikörperbildung			akut: F > E; Spontanheilungen chronisch: E > F: mittel bis schwer
allogene Blutzell- oder Thrombozyten Transfusionen	Allo-Antikörper gegen Fibrinogen-Rezeptor (GpIIbGpIIa) oder gegen vWF-Rezeptor (GpIb)			
Immunzytolytische Neutropenien				
Schwangerschaftsunverträglichkeit	Alloantikörper gegen FcγRIIIb, NB1, CD11b/CR3 oder LFA-1	neonatale Immun-Granulozytopenie durch ADCC	Blut: Granulozyten (↓) Dauer 2–3 Monate	F: gering bis schwer
Blut-Transfusionen	Alloantikörper gegen GP70–95 oder andere Allogene im Spenderblut, seltener beim Empfänger	agglutinierte/aktivierte Granulozyten bleiben in den Kapillaren der Lunge hängen, aktivieren Endothelzellen/Vaskulitis	transfusionsbedingte Lungeninsuffizienz (TRALI)	F > E gering bis schwer
Virusinfektionen	EBV: polyklonale Stimulation der Antikörperbildung;	Granulozytopenie durch ADCC	für alle Neutropenien: sich wiederholende Infekte: Mittelohr, Lunge, Hirnhaut schwer: Sepsis	
Parasiten-Invasionen	Leishmania: Phagozytose durch und reaktive Apoptose von Granulozyten, Makrophagen, Dendritische Zellen	Antikörper gegen Leishmania (ADCC, ADCMC) verstärken die Apoptose/Zytolyse der Granulozyten		
Arzneimittelunverträglichkeit	Arzneimittel (Hapten) bindet an Granulozyten und stimuliert Antikörperbildung	Zytolyse durch ADCC und ADCMC		

Ursache			Krankheit		Schweregrad
Immunreaktionen gegen Binde- und Nervengewebe					
Goodpasture-Syndrom	Antikörper gegen alpha-3 Subeinheit Kollagen Typ IV (Basalmembran)	bedingt durch Schädigung der Lungen-Alveolen/Gefäße durch Kohlenwasserstoffe, Chloroform, Tabak, Metallstäube, Infektionen (Influenza, Sepsis)	Bindung der Antikörper in Alveolen und Glomeruli löst vorwiegend ADCMC aus	Lunge : Husten, Blutauswurf, Brustschmerzen, Urin: Eiweiß, Blut (↑); Blut/Serum: Harnstoff (↑), Antikörper gegen neutrophiles Zytoplasma-Antigen; Blutdruck (↑) Ödeme (↑)	
Guillain-Barré Syndrome	Campylobacter (jejuni, coli)[910, 911] Infektionen führen zu Antikörper gegen Gangliosid-Epitope, die kreuzreagieren mit entsprechenden Epitopen auf Nervenzellmembranen (molekulares Mimikry)		Bindung der Antikörper an das Plasmalemm von Schwanzellen peripherer Nerven führt vorwiegend zu einer ADCMC mit AIDP, AMSAM und AMAN	gering bis mittel: motorische und ggfs. sensorische Lähmungen der Beine ansteigend bis zum Kopf schwer: Atemlähmung, Schlucklähmung Miller-Fisher-Syndrom; Ausfall Reflexe, Ataxien, Augenmuskellähmungen	E gering bis schwer
	Mycoplasma pneumoniae[912] Infektionen führen zu Antikörpern gegen bakterielles Glykolipid, die kreuzreagieren mit Galactocerebrosid des Myelin				
	Influenza-Virus-A- (H1N1) Impfung[913]		minimale Erhöhung des Risikos (6 zusätzliche Fälle auf 1 Mio Impflinge)		

910 Nachamkin I, Allos BM, Ho T. Campylobacter species and Guillain-Barré syndrome. Clin Microbiol Rev. 1998;11(3):555–67.

911 St Charles JL, Bell JA, Gadsden BJ, Malik A, Cooke H, Van de Grift LK, Kim HY, Smith EJ, Mansfield LS. Guillain Barré Syndrome is induced in Non-Obese Diabetic (NOD) mice following Campylobacter jejuni infection and is exacerbated by antibiotics. J Autoimmun. 2017;77:11–38.

912 Meyer Sauteur PM, Huizinga R, Tio-Gillen AP, Roodbol J, Hoogenboezem T, Jacobs E, van Rijn M, van der Eijk AA, Vink C, de Wit MCY, van Rossum AMC, Jacobs BC. Mycoplasma pneumoniae triggering the Guillain-Barré syndrome: A case-control study. Annals of Neurology, 2016, 80/4, 566–580.

913 Prestel J, Volkers P, Mentzer D, Lehmann HC, Hartung HP, Keller-Stanislawski B. Risk of Guillain–Barré syndrome following pandemic influenza A (H1N1) 2009 vaccination in Germany. Pharmacoepidemiology and Drug Safety 2014;23:1192–1204.

Ursache		Krankheit		Schweregrad
Rheumatisches Fieber[914]	Gruppe A Streptococcen/S. pyogenes Antikörper gegen GA-Zellwandantigene wie Anti- (α-helical) M-Protein-AK und Anti-*N*-acetyl-β-D-Glucosamin-AK reagieren kreuz mit Myosin und Laminin im Herzmuskel, mit der vaskulären Basalmembran, mit Keratin in Endothelzellen und Keratozyten und mit D1, 2 – Rezeptoren, Lysogangliosiden und Tubulin in den Basalganglien (molekulares Mimikry)	kreuzreagierende Antikörper verursachen Cardiomyositis, Valvulitis, Vaskulitis, Periarthritis, in der Haut Erythema marginatum, subkutane Knoten und in den Basalganglien Aktivierung der D1/ D2-Dopaminrezeptoren, der Tyrosinhydroxylase und eine erhöhte Dopamin-Ausschüttung	klinisch Carditis, Valvulitis, Mono- oder Polyarthrtis, Polyarthralgia, in der Haut Erythema marginatum, Fieber, Sydenham chorea Blut BSR: > 30 mm/h CRP: > 3,0 mg/dl	F > E gering bis schwer

AIDP = akute inflammatorische demyelinisierende Polyneuropathie, AMAN = akute motorische axonale Neuropathie; AMSAM = Akute motor-sensorische axonale Neuropathie E = Erwachsene; F = Feten/Kleinkinder

Die **Diagnostik** der Immunreaktionen vom Typ IIa beinhaltet

- eine ausführliche Anamnese, aus der Rückschlüsse über zeitnahe Infektionen, Arzneimittelbehandlungen oder Immunerkrankungen gezogen werden können,
- Nachweis von Veränderungen im Blutbild (Erythrozytopenie, verminderter Hämatokrit, Granulozytopenie, Thrombozytopenie),
- Ermittlung der Ursache (Infektionen, Arzneimittel, toxische Stoffe) durch Nachweis spezifischer Antikörper (durch Hämagglutination, Hämolyse, Thrombozytenaggregation, Granulozyten-Bindung/-Aggregation, Bakterien-Bindung/-Aggregation), wobei hierbei zu unterscheiden sind
  - „komplette" Antikörper (im Regelfall von IgM-Isotyp), welche direkt eine sichtbare Agglutination ihrer Zielzelle (z. B. Hapten-beschichtete Erythrozyten) bewirken können und
  - „inkomplette" Antikörper (meist vom IgG-Isotyp), bei denen erst nach Zugabe eines gegen diesen inkompletten Antikörper gerichteten Zweitantikörpers (sogenanntes Coombs-Serum) eine Zell-Agglutination eintritt (Coombs-Reaktion).
- bei Erythrozyten als Zielzelle Nachweis des durch die Hämolyse entstandenen an Haptoglobin gebundenen und freien Hämoglobins im Blut, wobei freies Hämoglobin (entstanden nach Erschöpfung der Bindekapazität von Haptoglobin)

914 Carapetis JR, Beaton A, Cunningham MW, Guilherme L, Karthikeyan G, Mayosi BM, Sable C, Steer A, Wilson N, Wyber R, Zühlke L. Acute rheumatic fever and rheumatic heart disease. Nat Rev Dis Primers. 2016;2:15084. doi: 10.1038/nrdp.2015.84.

- über die Niere im sauren Milieu ausgeschieden wird, dort jedoch die Nierentubuli schädigt wie auch
- die Gerinnungskaskade aktiviert und dadurch zur disseminierten intravaskulären Gerinnung (DIC) mit Mikrothromben in allen größeren Organen führen kann.

Die **Therapie** umfasst[915]

- Beseitigung der Ursache (Wärme, Kälte, Infektionen, Arzneimittel, Toxine) durch gezielte Karenz, durch geeignete Antibiotika-Behandlung oder auch durch Austausch des Blutplasmas,
- Transfusionen von Blutkonserven oder ggfs. von Konzentraten von Erythrozyten oder Thrombozyten,
- Infusionen von größeren Mengen von polyvalenten Immunglobulin-Präparaten (ivIG), um hierdurch
  - den Katabolismus von IgG und damit auch den Abbau der krankmachenden Antikörper zu erhöhen und
  - die Produktion von körpereigenen Antikörpern und damit auch der krankmachenden Antikörper im Sinne einer negativen Rückkopplung zu drosseln,
- Suppression der Bildung von Antikörpern und der Phagozytose durch die Verabreichung von
  - immunsuppressiv wirkenden Glucocorticoiden, Zytostatika (z. B. *Cyclophosphamid, Azathioprim*), monoklonalen Antikörpern (z. B. *Rituximab*) und/oder Immunsuppressiva (z. B. Calcineurin-Inhibitoren wie *Ciclosporin*),[916, 917]
  - durch die Stimulation der Proliferation von regulativen Immunzellen (siehe Kap. 2.6), der vermehrten Bildung von IgG4 oder der zellulären Immunreaktion.

3.2.2 Typ IIb: Zellstimulierende Antikörperreaktionen

Bei Typ IIb-Immunreaktionen stimuliert der Hapten- oder Antigen-gebundene Antikörper die Zielzelle zur Expression ihres spezifischen Zellproduktes (siehe Tab. 3.29), wobei

- der Nachweis dieser Immunreaktion erfolgen kann
  - durch die quantitative Bestimmung des von der Zielzelle durch die Stimulation verstärkt exprimierten Zellproduktes wie auch
  - über den qualitativen oder semiquantitativen immunzytologischen oder immunhistologischen Nachweis der an der Zielzelle gebundenen Antikörper mit Hilfe der Doppelantikörpermethode und
- die Therapie zum Ziel hat,
  - die verstärkte Ausschüttung des Zellproduktes zu vermindern oder dessen Wirkung zu hemmen,

---

915 Sedlacek HH. Immunologie. Die Immunabwehr des Menschen. Schutz, Gefahren, Erkrankungen. Berlin/Boston: de Gruyter 2014, 605–613.

916 Hannam-Harris AC, Taylor DS, Nowell PC. Cyclosporin A directly inhibits human B-cell proliferation by more than a single mechanism. J Leukoc Biol. 1985;38(2):231–9.

917 Hess AD, Colombani PM, Esa AH. Cyclosporine and the immune response: basic aspects. Crit Rev Immunol. 1986;6(2):123–49.

– den Blutspiegel des stimulierenden Antikörpers zu verringern z. B. durch Elimination des ursächlichen Infektionserregers, durch i.v. Verabreichung von polyvalentem IgG (ivIgG), um den Katabolismus von IgG zu erhöhen oder durch Immunsuppressiva, welche die Bildung von Antikörpern vermindern.

Tab. 3.29: Beispiele für Immunreaktionen vom Typ IIb durch zellaktivierende Antikörper.

Krankheit	Spezifität	Art	Ursache	Wirkung
Immunhyperthyreose (Morbus Basedow, Graves Disease)[918, 919]	aktivierende Antikörper gegen den TSH-Rezeptor der Schilddrüse	Autoantikörper	genetische Veranlagung	
		Kreuzreaktive Antikörper	Infektionen mit HCV, HBV, HTLV1, Hantaan-Virus, Cocksackie Virus, Yersinia enterocolitica,[920, 921, 922]	Expression von Thyroxin (↑)
		polyklonal stimulierte Antikörper	Infektionen mit EBV[923, 924]	
chronische idiopathische Urticaria[925, 926]	aktivierende Antikörper gegen den FcεRI-Rezeptor von Mastzellen	kreuzreagierende Antikörper	Reaktivierung latenter Herpersvirus-Infektionen (im Besonderen HHV-6)[927]	andauernde oder schubweise Histaminausschüttung durch Mastzellen (↑)
		kreuzreagierende Antikörper: (bei etwa 50 % der Patienten) gerichtet gegen Lewis X und Y Polysaccharid-Antigene von Helicobakter pylori)	Infektion (überstanden oder aktuell) mit Helicobacter Pylori	

918 Brent GA. Clinical practice. Graves' disease. N Engl J Med. 2008;358(24):2594–605.
919 Desailloud R, Hober D. Viruses and thyroiditis: an update. Virol J. 2009;6:5. doi: 10.1186/1743-422X-6-5.
920 Struja T, Kutz A, Fischli S, Meier C, Mueller B, Recher M, Schuetz P, Is Graves' disease a primary immunodeficiency? New immunological perspectives on an endocrine disease. BMC Med. 2017;15(1):174. doi: 10.1186/s12916-017-0939-9.
921 Jin HY, Kang SM, Kim SY, Park JH, Baek HS, Park TS. A case of Graves' disease combined with hantaan virus infection. J Korean Med Sci. 2009;24(1):158–61.
922 Aleksandrova GF, Efuni SS, Lavrova IK, Savinov AP, Bel'chenko LV. The role of Coxsackie viruses in the pathogenesis of diffuse toxic goiter. Probl Endokrinol (Mosk) 1988;34:18–20.
923 Nagata K, Higaki K, Nakayama Y, Miyauchi H, Kiritani Y, Kanai K, Matsushita M, Iwasaki T, Sugihara H, Kuwamoto S, Kato M, Murakami I, Nanba E, Kimura H, Hayashi K. Presence of Epstein-Barr virus-infected B lymphocytes with thyrotropin receptor antibodies on their surface in Graves' disease patients and in healthy individuals. Autoimmunity. 2014;47(3):193–200.
924 Nagata K, Kumata K, Nakayama Y, Satoh Y, Sugihara H, Hara S, Matsushita M, Kuwamoto S, Kato M, Murakami I, Hayashi K. Epstein-Barr Virus Lytic Reactivation Activates B Cells Polyclonally and Induces Activation-Induced Cytidine Deaminase Expression: A Mechanism Underlying Autoimmunity and Its Contribution to Graves' Disease. Viral Immunol. 2017;30(3):240–249.
925 Greaves MW. Chronic idiopathic urticaria and H pylori: not directly causative but could there be a link? ACI Int. 2001;13:23–26.
926 Criado PR, Criado RF, Maruta CW, Reis VM. Chronic urticaria in adults: state-of-the-art in the new millennium. An Bras Dermatol. 2015;90(1):74–89.
927 Dreyfus DH. Serological evidence that activation of ubiquitous human herpesvirus-6 (HHV-6) plays a role in chronic idiopathic/spontaneous urticaria (CIU). Clin Exp Immunol. 2016;183(2):230–8.

Krankheit	Spezifität	Art	Ursache	Wirkung
Sydenham-Chorea[928]	aktivierende Antikörper gegen D1, 2-Rezeptoren, Lysogangloside und Tubulin	kreuzreagierende Antikörper gerichtet gegen GA Streptokokken-Zellwand-Antigene (α-helicales M-Protein, N-acetyl-β-D-Glucosamin)	Infektionen der Gruppe A Streptococcen/ S. pyogenes	Aktivierung der Tyrosin-hydroxylase in Basalzellen im ZNS (↑); Expression von Dopamin (↑)

3.2.3 Typ III: Immunkomplex-bedingte Entzündungen, Vaskulitiden, Alveolitiden

Durch die spezifische Bindung an ein lösliches oder partikuläres Antigen steigern Antikörper direkt oder indirekt die Phagozytose eines Antigens (sogenannte Opsonierung). Dabei ist der Grad einer derartigen Steigerung der Phagozytose abhängig

- von der Bindungsstärke (Avidität) des Antikörpers an das Antigen, welche wiederum beeinflusst
  - den Vernetzungsgrad der Antigen-Antikörper-Komplexe und deren Stabilität,
  - die sterische Veränderung des Fc-Teils vom Antikörper nach Bindung an das Antigen und damit
  - die Stärke der Bindung an Fc-Rezeptoren und
  - das Ausmaß der Aktivierung von Komplement und damit auch der Bindung an Komplementrezeptoren,
- vom Isotyp der beteiligten Antikörper (siehe Kap. 2.3.4), wobei
  - deren Affinität zum jeweiligen Fc-Rezeptor (Fcε/μR, FcγRI, FcγRIIA, FcγRIIC und FcαRI) auf der phagozytierenden Zelle
    - hoch ist bei IgM, IgG1, IgG3, IgA1, IgA2 und
    - niedrig ist bei IgG2 und IgG4,
  - deren Aktivierung von Komplement durch Antigen-Antikörper-Komplexe erfolgt
    - über den klassischen Weg durch IgM, IgG3, IgG1 (weniger durch IgG2, kaum durch IgG4) und
    - über den alternativen Weg durch IgM, IgG2, IgA1, IgA2 (kaum durch IgG1, IgG3 und IgG4),
    - wobei die opsonierenden Komplementspaltprodukte (C1q, C3b, iC3b, C3dg, C3d, C4b), welche am Fc-Teil der Antigen-gebundenen Antikörper haften, die Bindung an und die Aktivierung von Komplementrezeptoren auf den phagozytierenden Zelle bewirken;
- vom Vernetzungsgrad und der Stabilität der Antigen-Antikörper-Komplexe, welche von den Mengenverhältnissen zwischen Antigenen und spezifischen Antikörpern und von der Avidität des beteiligten Antikörpers bestimmt werden,

---

928 Carapetis JR, Beaton A, Cunningham MW, Guilherme L, Karthikeyan G, Mayosi BM, Sable C, Steer A, Wilson N, Wyber R, Zühlke L. Acute rheumatic fever and rheumatic heart disease. Nat Rev Dis Primers. 2016;2:15084. doi: 10.1038/nrdp.2015.84.

- eine bestmögliche Phagozytose ergibt sich bei größtmöglichem Vernetzungsgrad der Antigen-Antikörper-Komplexe; dieser ist gegeben
  - bei hoher Avidität des Antikörpers und einem ausgeglichenen Verhältnis von Antigen und Antikörper (sogenannter Äquivalenzpunkt),
- die Phagozytose ist deutlich geringer bei einem geringen Vernetzungsgrad der Antigen-Antikörper-Komplexe, welcher gegeben ist
  - bei einem relativen Überschuss des beteiligten Antigens oder Antikörpers und/oder
  - bei geringer Avidität des beteiligten Antikörpers;

- von der Zahl, der Funktionsfähigkeit und Kapazität der phagozytierenden neutrophilen und eosinophilen Granulozyten und Makrophagen.

Mit der **Phagozytose** der Antigen-Antikörper-Komplexe durch Makrophagen und Granulozyten ist verbunden ein **Entzündungsprozess**, welcher verursacht wird durch (siehe Tab. 3.30)

- die verstärkte Exozytose von lysosomalen, zumeist proinflammatorisch wirkenden lysosomalen Enzymen,
- die erhöhte Expression von proinflammatorischen Chemokinen, Zytokinen und Immunmediatoren (z. B. Prostaglandinen, Leukotrienen) mit
  - einer Aktivierung von Mastzellen, Thrombozyten, Endothelzellen, Fibroblasten,
  - einer Rekrutierung und Aktivierung weiterer Makrophagen und Granulozyten,
- eine verstärkte Bildung von Sauerstoff- und Stickstoff-Radikalen,
- eine verstärkte Aktivierung des Komplementsystems mit der Freisetzung von
  - Opsoninen (C1q, C3b, iC3b, C3dg, C3d, C4b, siehe Kap. 2.1.2), welche die Phagozytose von Immunkomplexen verstärken,
  - Hemmfaktoren (C1q, C3b, C4b), welche die Bildung großer Immunkomplexe sterisch behindern,
  - Anaphylatoxinen (C3a, C4a, C5a, siehe Kap. 2.1.2), welche besonders weitere Mastzellen, Granulozyten, Endothelzellen und B-Lymphozyten aktivieren;
- eine verstärkte Aktivierung des Gerinnungs- und Fibrinolysesystems mit der Freisetzung von
  - Thrombin und Fibrin und der Bildung von Mikrothromben,
  - Plasmin zur Auflösung von Fibrin, Spaltung von Antikörpern, Abbau der extrazellulären Matrix, proteolytischer Aktivierung von Zymosanen und Prohormonen,
- eine verstärkte Aktivierung des Kininsystems (siehe Kap. 2.1.2), wobei
  - Kallikrein Plasminogen in Plasmin spaltet und Endothelzellen, neutrophile Granulozyten, das Komplement- und das Gerinnungssystem aktiviert,
  - Bradykinin Makrophagen, Mastzellen, Endothelzellen, Fibroblasten und dendritische Zellen aktiviert,
  - Kinine den Blutdruck senken, zur Kontraktion der glatten Muskulatur (Lunge und Darm) führen und die Schmerzempfindung verstärken.

Im Zuge dieses Entzündungsprozesses werden professionelle (Dendritische Zellen, B-Lymphozyten) wie auch nicht-professionelle (z. B. Makrophagen, Endothelzellen) Antigen-prä-

sentierende Zellen aktiviert, welche nach Phagozytose der Antigen-Antikörper-Komplexe und durch Präsentation von Peptiden das erworbene Immunsystem derart stimulieren, dass gebildet werden
- weitere Antikörper gegen das beteiligte Antigen, sodass sich die Chance erhöht, dass sich ein Antikörper-Überschuss entwickelt mit Bildung von kleinmolekularen Antigen-Antikörper-Komplexen, welche weitaus weniger den Entzündungsprozess stimulieren,
- Antikörper gegen die konstanten Regionen der beteiligten Antikörper, (sogenannte Rheumafaktoren), welche opsonierend wirken, indem sie den Vernetzungsgrad der ursprünglichen Antigen-Antikörper-Komplexe verstärken und hierdurch deren Phagozytose erleichtern.

Das Ausmaß der durch Antigen-Antikörper-Komplexe verursachten Entzündung kann
- so geringfügig sein, dass die Entzündung klinisch kaum bemerkt wirkt oder
- wegen ihrer Stärke das Allgemeinbefinden in deutlichem Maße beeinträchtigen.

Im Regelfall kommt nach etwa 1–2 Wochen der Entzündungsprozess zu einem Ende
- durch die zunehmende Bildung von ausreichend aviden Antikörpern,
- durch die Bildung und wirksame Phagozytose von gut vernetzten Antigen-Antikörper-Komplexen,
- durch den Überschuss von Antikörpern im Vergleich zu der Menge an Antigen,
- durch ein Versiegen der Exposition oder Bildung des Antigens.

Eine **chronische Immunkomplexerkrankung** kann sich entwickeln (siehe Tab. 3.31),
- wenn die Qualität (d. h. Avidität) und/oder die Quantität der Antikörper zu gering ist, sodass die gebildeten Immunkomplexe keinen ausreichend hohen Vernetzungsgrad aufweisen, der eine zügige Elimination durch die Phagozytose ermöglicht,
- wenn im Spektrum der Isotypen der gebildeten Antikörper ein Isotyp vorherrscht (z. B. IgG4), welcher die Fc-Rezeptoren auf den Phagozyten oder das Komplementsystem nicht oder nur unzureichend aktiviert und damit die Phagozytose der entstandenen Immunkomplexe beeinträchtigt ist,
- wenn das ursächliche Antigen dauerhaft in großen Mengen gebildet wird und die Antikörperbildung quantitativ derart unzulänglich bleibt, dass die Antigen-Antikörper-Immunkomplexe im Antigenüberschuss verbleiben, somit nicht in den Äquivalenzpunkt und in den Antikörperüberschuss geführt werden können und/oder
- wenn die Phagozytosekapazität des Körpers relativ oder absolut unzureichend ist, überlastet wird und sich erschöpft.

Der Ort der Entzündungen durch Antigen-Antikörper-Komplexe ist abhängig von ihrer Größe und Lokalisation:
- **kleinere Immunkomplexe**, solche im Antigen- oder Antikörperüberschuss oder bei gering aviden Antikörpern
  - können sich im Blutgefäßsystem breit verteilen,
  - werden wechselnd in die Arteriolen, Blut-Kapillaren und Venolen unterschiedlicher Organe und Gewebe (z. B. in die Skelettmuskulatur) hineingeschwemmt und/oder

  - reichern sich an Filtrationsstellen (z. B. in den Glomeruli der Niere, den serösen Häuten, Blut-Kapillaren der Gelenke) an,
  - führen entsprechend zu Immunkomplex-bedingten Gefäßentzündungen (Vaskulitiden).
- **größere Immunkomplexe** verbleiben häufig am Ort ihrer Entstehung und bewirken dort Entzündungen, so z. B.
  - in den Lungenalveolen bei inhalierten Antigenen (exogen-allergische Alveolitis),
  - am Ort des Eindringens des Antigens durch Haut und Schleimhaut oder
  - am Ort der Injektion eines Antigens (Arthus-Reaktion), z. B. subkutan, intramuskulär oder in ein anderes Gewebe bei einer gegen dieses Antigen sensibilisierten Person (z. B. bei Wiederholungsimpfungen).

Tab. 3.30: Schema der Entwicklung von Immunkomplexerkrankungen.

Antigen-Antikörper-Immunkomplexe
▼
Isotyp des Antikörpers, Größe, Vernetzungsgrad, Stabilität

▼

Aktivierung von Fc-Rezeptoren						
	IgM	IgG1	IgG2	IgG3	IgG4	IgA1,2
Fc-α/μR	+++	+				
(poly-IgR)	+++					
FcγRI		++	(+)	+++	+	
FcγRIIA, C		++	+++	+++	(+)	
FcγRIIIA, B		+++		++		
(FcεRIIB)		++		++	+	
FcαRI						++
(poly-IgR)						+++
(Fc-Rn)		+++	++	++	+	

▼

Aktivierung des Komplementsystems		
Opsonine		Anaphylatoxine
C1q, C3b, iC3b, C3dg, C3d, C4b		C3a, C4a, C5a
Aktivierung der Komplement-Rezeptoren		
cC1qR, C1qRp, α2β1-Integrin, gC1qR, CR1, CR2, CR3, CR4		C3aR, C5aR
Aktivierung des Kininsystems		
Kallikrein	Bradykinin	Kinine
▼		
Aktivierung der Gerinnung und Fibrinolyse		
FXIIa, Thrombin, Fibrin		Plasmin

▼

Phagozytose (↑) über Fc-Rezeptoren, Verstärkung über Komplement-Rezeptoren	**Exozytose (↑) von lysosomalen Enzymen**	**Degranulation (↑) von Entzündungs-Mediatoren**	**Expression (↑) von proinflammatorischen Zytokinen, Leukotrienen, Prostaglandinen**	**Freisetzung von Plasmin, Endo-, Exoproteasen (↑)**
neutroph. Granulozyten, Makrophagen, eosinoph. Granulozyten, Dendritische Zellen	neutroph. Granulozyt. eosinoph. Granulozyt. Makrophagen Mastzellen	Mastzellen, basophil. Granulozyten, eosinoph. Granulozyten, Thrombozyten	Makrophagen, Mastzellen Granulozyten, Endothelzellen, Epithelzellen, Dendritische Zellen, Lymphozyten	Extrazelluläre Matrix, Fibrin, Zytokine, Wachstumsfaktoren, Zymosane
▼		▼		
Elimination des Antigens, der Immunkomplexe	► ◄	**Entzündungen Schmerzen, Funktionseinschränkungen, Schwellung, Rötung, Temperaturerhöhung**		
		Muskeln, Gelenke, Bindegewebe, Nieren, Lunge		

	Phagozytose über Fc-Rezeptoren + Isotypen		Transzytose oder Expression verstärkende Fc-Rezeptoren

Tab. 3.31: Entzündungen durch Immunkomplexe unterschiedlicher Größe abhängig von unterschiedlich aviden Antikörpern.[929]

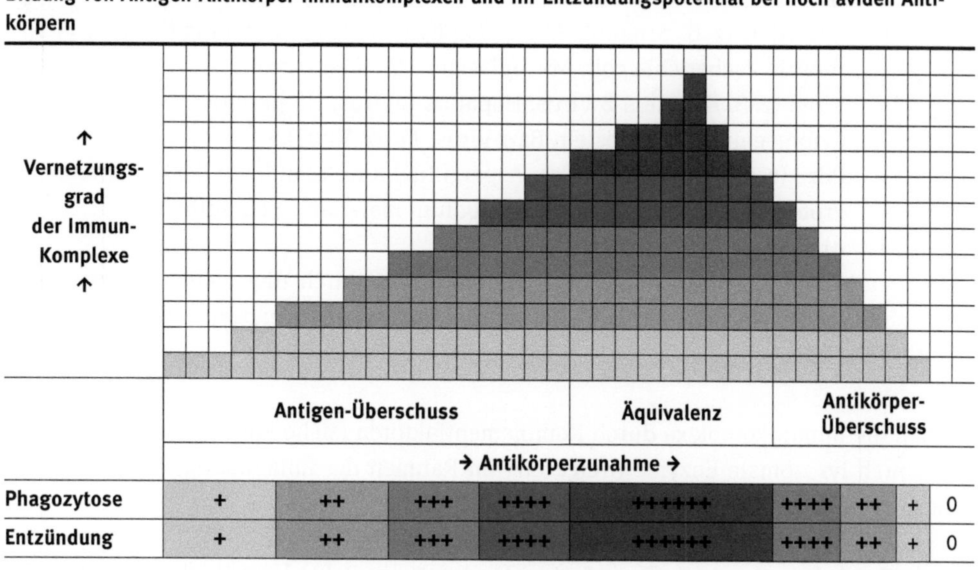

929 Sedlacek HH. Immunologie. Die Immunabwehr des Menschen. Berlin/Boston: de Gruyter 2014, 613–619.

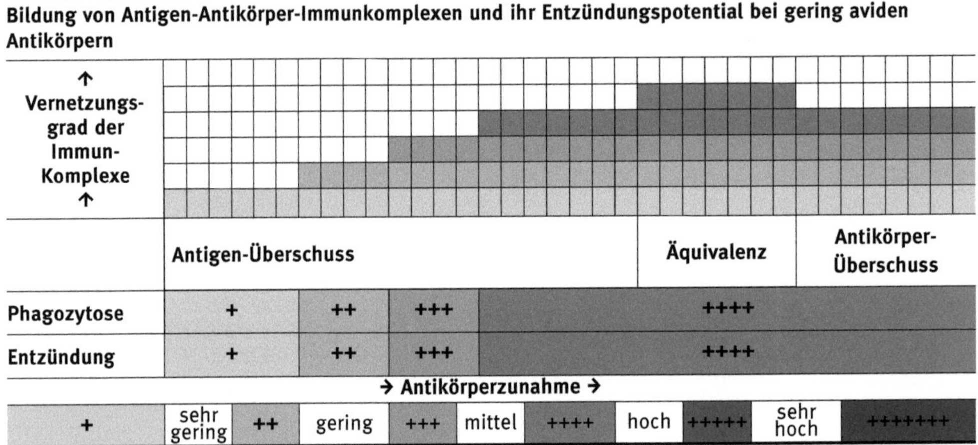

Immunkomplex-Vaskulitiden entstehen durch Aktivierung vorwiegend der angeborenen Immunabwehr und der Endothelzellen am Ort der Immunkomplex-Bildung und Ablagerung, sind mehr oder weniger lokal beschränkt wie auch meist vorübergehend. Durch die Entzündung werden häufig Gefäße verschlossen, was zum Zelltod mit der Freisetzung von DAMPs im Verschlussgebiet führt;

- die Folgen sind je nach Lage der entzündeten Gefäße Hautentzündungen, Muskelentzündungen, Entzündungen der Gelenke, des Magen-Darms, der Lunge, der Nierenkörperchen (Glomerulonephritis), der Herzkranzgefäße,
- als Ursache gelten Antikörperreaktionen gegen (siehe Tab. 3.32)
  - exogene Antigene wie z. B.
    - Bakterien (z. B. Streptokokken, Staphylokokken, N. meningitidis, N. gonorrhoeae, Escherichia coli, Mykoplasmen, M. tuberculosis,
    - Viren (z. B. Hepatitis-B-Virus, Hepatitis-C-Virus, Herpesviren, Influenza-Virus, Cytomegalie Virus, Epstein-Barr-Virus, Parvo-Virus),
    - Pilze (z. B. Candida albicans, Aspergillus), im Besonderen deren Sporen,
    - Protozoen (Trypanosomen, Plasmodium malariae), Helminthen,
    - Arzneimittel (siehe Kap. 7);
  - endogene Autoantigene, wobei Erkrankungen durch diese Autoimmunantikörper verwoben sein können mit Erkrankungen durch exogene Antigene (siehe Tab. 3.33).

Werden die Immunkomplexe durch Komplementfaktoren (siehe Kap. 2.1.2), Plasmin und/oder durch lysosomale Enzyme (freigesetzt im Rahmen der Entzündung) aufgelöst und/oder durch Phagozytose abgeräumt

- ist eine Reperfusion des Verschlussgebietes möglich,
- werden jedoch durch die Reperfusion die durch den Zelltod entstandenen DAMPs für Immunzellen und Antikörper zugänglich,
- besteht die Gefahr, dass sich zumindest vorübergehend die Entzündung verstärkt

– durch die direkte Aktivierung der PRRs (Pathogen Recognition Receptors) der einströmenden Zellen der angeborenen Immunabwehr,[930]
– durch die Bildung von Immunkomplexen mit kreuzreagierenden IgM-Antikörpern, die Zugang zum ehemaligen Verschlussgebiet bekommen.[931]

Zur **Diagnose** der Immunkomplex-Vaskulitis sind notwendig

- eine eingehende Anamnese (zeitnahe Infektionen, bestehende Organleiden, Arzneimittel-Anwendungen, berufliche Expositionen)
- eine Prüfung
  – des Allgemeinbefindens (Schwäche, leicht erhöhte Körpertemperatur, erhöhter Blutdruck),
  – von Schmerzen besonders in den großen Gelenken (Immunkomplex-Arthritis), im Magen-Darm (gastrointestinale Vaskulitis),
  – der Haut (fleckige Rötungen, nekrotische Geschwüre, Acrocyanose),
  – der Nierenfunktion (Hämaturie, Proteinurie, Kreatinin-Clearance),
  – des Nervensystems (Parästhesien),
- ggfs. eine histologische Untersuchung von Gewebeproben auf Zeichen der Vaskulitis,
- der Nachweis/Ausschluss bakterieller, viraler oder parasitärer Infektionen (Nachweis spezifischer Antikörper, mikrobiologischer/molekularbiologischer Nachweis der Erreger, Stuhluntersuchungen/Blutuntersuchungen auf Parasitenbefall).

Tab. 3.32: Beispiele für exogen allergische Immunreaktionen vom Typ IIa (Immunkomplexerkrankungen).[932]

Erkrankung	Allergen/Antigen	klinische Symptome
reaktive Vaskulitis	bakterielle/virale Antigene (z. B. Salmonellen, Mykobakterien, Spirochäten, HBV, HCV, EBV, HIV, Influenza-Viren), Pilzantigene (z. B. Aspergillen) Parasitenantigene (Leishmanien, Filarien)	Myalgien, Arthralgien, Neuropathien, ggf. Glomerulonephritiden; ANCA ggfs. positiv
Panarteritis nodosa	virale Oberflächen-Antigene (HCV, HBV)	nekrotisierende Vaskulitis besonders der viszeralen Arterien, Magen-Darm-Geschwüre, Myalgien, Arthralgien, koronare Herzinsuffizienz, Polyneuropathien

930 Jounai N, Kobiyama K, Takeshita F, Ishii KJ. Recognition of damage-associated molecular patterns related to nucleic acids during inflammation and vaccination. Front Cell Infect Microbiol. 2013;2:168. doi: 10.3389/fcimb.2012.00168.

931 Lee H, Green DJ, Lai L, Hou YJ, Jensenius JC, Liu D, Cheong C, Park CG, Zhang M. Early complement factors in the local tissue immunocomplex generated during intestinal ischemia/reperfusion injury. Mol Immunol. 2010;47(5):972–81.

932 Sedlacek HH. Immunologie. Die Immunabwehr des Menschen. Berlin/Boston: de Gruyter, 2014, 617–621.

Erkrankung	Allergen/Antigen	klinische Symptome
granulomatöse Polyangitis	Inhalationsantigene, Staphylococcus aureus	Sinusitis, Otitis/Hörverlust, herdförmige Pneumonie, Hämoptysen, Pleuritis, Konjunktivitis, Vaskulitis, Arthralgien/ Arthritis, Dermatitis Glomerulonephritis, Neuropathien, Fieber.
leukozytoklastische Vaskulitis (IgM, IgG bedingt)	bakterielle Antigene (Streptokokken, Staphylokokken, Meningokokken)	kutane Vaskulitis, in der Haut Blutungen, papulöse Effloreszenzen mit Zerstörung der postkapillären Venolen und neutrophilen Infiltraten, ANCA negativ
Vaskulitis (IgA-bedingt) Hennoch-Schönlein Purpura	gehäuft nach Infektionen	kutane Vaskulitis, Petechien in der Haut, Blutungen auch in Niere, Magen-Darm, Lunge, Gehirn, ggfs. Glomerulonephritis
Post-infektiöse-Glomerulonephritis	Streptococcen-Antigene: Streptococcen Pyrogenes Exotoxin B/SPEB und Nephritis-assoziierter Plasmin- Rezeptor/NAPR; (seltener Staphylokokken, Mykobakterien, Parasiten, Pilze)	Glomerulonephritis, asymptomatisch bis hin zum nephritischen Syndrom (Makrohämaturie, Proteinurie, Oligurie, Ödeme, Bluthochdruck) und zum akuten Nierenversagen
Reaktive Arthritis Morbus Reiter	bakterielle Antigene (Salmonellen, Yersinien, Clamydien, Shigellen, Campylobacter, Clostridien, Mykoplasmen)	Monarthritis oder Oligoarthritis, meist asymmetrisch (besonders Kniegelenk, Sprunggelenk und mit Gelenkergüssen), Fingergelenke, Wirbelsäulengelenke (Sakroiliitis), Tendinitis (Achillessehne, Plantarfaszie), Dermatitis
Serum-Krankheit	injizierte Fremdproteine/ Glykoproteine (xenogene Antikörper, xenogene Plasma-Proteine, Gewebe, Zellen)	entsteht etwa 10–14 Tage nach Erstverabreichung, Vaskulitis (Haut), Mono- und Poly-Arthritis, Nephritis, bei Zweitverabreichung Sofortreaktion/ ggfs. Schock
Arthus-Reaktion	intradermal/subkutan injizierte Fremdproteine (Zweitinjektion) im spezifisch sensibilisierten (Erstinjektion) Organismus	kutane Vaskulitis/Entzündung am Ort der Zweitinjektion, z. B. bei Wiederholungsimpfungen
exogen Allergische Alveolitis	tierische (Vögel, Insekten, Amöben, Säuger), pflanzliche (Bakterien, Schimmelsporen, Getreide-Mehle) oder technische Stäube und Aerosole (siehe Tab. 3.12, 3.14)	Alveolitis: Expositionsabhängiger Husten, Brustenge, Brustschmerzen, Dyspnoe, Fieber (Latenzperiode einige Stunden), Gewichtsverlust, Allergenspezifische IgG, eingeschränkte Lungenfunktion, auffälliges Röntgenbild (knotige oder flächige Opaleszenzen), Karenztest und Provokationstest mit Allergen; bei chronischer Exposition (ca. > 1 Jahr), Lungenfibrose und Lungenemphysem

Erkrankung		Allergen/Antigen	klinische Symptome
Kryoglobulinämie[933]	(Typ I)	monoklonales IgM (Myelome, Lymphome, Morbus Waldenström)	Durchblutungsstörungen, Zyanosen und Nekrosen (Reynaud-Phänomen) an den Akren (Finger, Zehen), punkt- und fleckenförmige Blutungen an den Extremitäten, Arthralgien, Polyneuropathien, Glomerulonephritiden
	Typ II	Immunkomplexe aus monoklonalem IgM – polyklonalem IgG bei Infektionen (HBV), Mylomen, Lymphom	
	Typ III	Infektionsantigene: EBV, CMV, HCV; Borrelia, Treponema pallidum, Toxoplasma gondii andere Antigene in Immunkomplexen	

ANCA = Anti-Neutrophile cytoplasmatische Antikörper

Typ III-Immunkomplex-Erkrankungen, ausgelöst durch Fremdantigene können überlagert oder vergesellschaftet sein von Gefäßentzündungen durch Autoantikörper, Autoantikörper-Autoantigen-Immunkomplexe und zelluläre Auto-Immunreaktionen besonders gegen Antigene von Granulozyten und Endothelzellen (siehe Tab. 3.33).

Zwischen diesen jeweiligen Erkrankungen bestehen Unterschiede in den Gefäßlokalisationen der Entzündungen, deren Erfassung ggfs. hilfreich sein kann bei der klinischen Differential-Diagnose (siehe Tab. 3.34).

Tab. 3.33: Beispiele für Immunkomplexerkrankungen der Gefäße durch Autoantikörper und/oder Riesenzellen.

Erkrankung	Autoantigen (Autoantikörper)	klinische Symptome
Autoantikörper-Reaktionen		
Wegener Granulomatose	Serinprotease P3 von Granulozyten (PR3-ANCA)	generalisierte nekrotisierende Vaskulitis kleiner und mittlerer Gefäße, Myalgien, Myositis, Arthralgien, Polyneuropathien (besonders Beeinträchtigung der oberen und unteren Luftwege, Nieren); ohne Behandlung oft tödlich
Churg-Strauss-Syndrom	Myeloperoxydase von Granulozyten (p-ANCA)	beginnt meist mit Krankheit des allergischen Formenkreises, vorherrschend Eosinophilie, Myalgien, Arthralgien, Karditis, interstitielle Nephritis, Hautblutungen, Hautnekrosen, Polyneuropathien; Todesursache häufig Kardiomyopathie

933 Muchtar E, Magen H, Gertz MA. How I treat cryoglobulinemia, Blood 2017;129:289–298.

Erkrankung	Autoantigen (Autoantikörper)	klinische Symptome
mikroskopische Polyangitis	Myeloperoxydase von Granulozyten (p-ANCA)	vorherrschend Glomerulonephritis, gefolgt von Hautblutungen, pulmonaler Vaskulitis und Lungenfibrose
Kawasaki Syndrom	Endothelzell-Antigen (AECA)	Fieber, Exanthem an Händen und Füßen, Myokarditis, Perikarditis, Aneurysma-Bildung der Herzkranzgefäße und anderer Arterien
Riesenzellen		
Arteriitis temporalis	Antigen unbekannt (in 10–74 % VZV nachgewiesen)[934, 935, 936]	produktive Entzündung vorwiegend der Kopfarterien, Risiko der Erblindung durch Verschluss der Retinalarterie und/oder der hinteren Ciliararterien mit nachfolgender ischemischer Neuropathie des N. Opticus, häufig assoziiert mit Polymyalgia Rheumatika[937]
Takayasu-Syndrom[938, 939]	Antigen unbekannt (assoziiert mit HLA-B52 und NK-Zellen)[940]	produktive Entzündung besonders der thorakalen Arterie, der Nierenarterie, Abdominalaorta, A. Subclavia und A. carotis; Risiko des Gefäßverschlusses, der Dilatation oder des Aneurysmas (vermehrt bei jugendlichen Frauen)

AECA = Antikörper gegen Endothelzellen; p-ANCA = perinukleäre Anti-Neutrophile cytoplasmatische Antikörper

934 Hope-Simpson RE. The nature of herpes zoster: a long-term study and a new hypothesis. Proc R Soc Med. 1965;58(1):9–20.

935 Richter ER, Dias JK, Gilbert JE 2nd, Atherton SS. Distribution of herpes simplex virus type 1 and varicella zoster virus in ganglia of the human head and neck. J Infect Dis. 2009;200(12):1901–6.

936 Buckingham EM, Foley MA, Grose C, Syed NA, Smith ME, Margolis TP, Thurtell MJ, Kardon R. Identification of Herpes Zoster-Associated Temporal Arteritis Among Cases of Giant Cell Arteritis. Am J Ophthalmol. 2018;187:51–60.

937 Berti A, Dejaco C. Update on the epidemiology, risk factors, and outcomes of systemic vasculitides. Best Pract Res Clin Rheumatol. 2018;32(2):271–294.

938 de Souza AW, de Carvalho JF. Diagnostic and classification criteria of Takayasu arteritis. J Autoimmun. 2014;48–49:79–83.

939 Fan L, Zhang H, Cai J, Yang L, Liu B, Wei D, Yu J, Fan J, Song L, Ma W, Zhou X, Wu H, Lou Y. Clinical course and prognostic factors of childhood Takayasu's arteritis: over 15-year comprehensive analysis of 101 patients. Arthritis Res Ther. 2019;21(1):31. doi: 10.1186/s13075-018-1790-x.

940 Terao C, Yoshifuji H, Matsumura T, Naruse TK, Ishii T, Nakaoka Y, Kirino Y, Matsuo K, Origuchi T, Shimizu M, Maejima Y, Amiya E, Tamura N, Kawaguchi T, Takahashi M, Setoh K, Ohmura K, Watanabe R, Horita T, Atsumi T, Matsukura M, Miyata T, Kochi Y, Suda T, Tanemoto K, Meguro A, Okada Y, Ogimoto A, Yamamoto M, Takahashi H, Nakayamada S, Saito K, Kuwana M, Mizuki N, Tabara Y, Ueda A, Komuro I, Kimura A, Isobe M, Mimori T, Matsuda F. Genetic determinants and an epistasis of *LILRA3* and HLA-B*52 in Takayasu arteritis. Proc Natl Acad Sci U S A. 2018;115(51):13045–13050.

Tab. 3.34: bevorzugte Gefäßlokalisation von Immunkomplex-bedingten und Autoimmun-Erkrankungen.[941]

	Arterien					Kapillare	Venen	
	Aorta	groß	mittel	klein	Arteriole		Venole	Vene
Immunkomplex-Entzündungen								
Panarteriitis nodosa		■	■	■				
Schönlein Hennoch				■	■	■	■	
Kryoglobulinämie				■	■	■	■	
klassische Arthritis				■	■	■	■	
leukoklastische Vaskulitis						■	■	
Autoantikörper-Reaktion								
Kawasaki-Syndrom	■	■	■	■				
mikroskopische Polyangitis		■	■	■	■	■	■	
Wegener Granulomatose		■	■	■	■	■	■	■
Churg-Strauss-Syndrom		■	■	■	■	■	■	■
Riesenzellen								
Takayasu-Syndrom	■	■						
Arteriitis temporalis		■	■					

Immunkomplex-Alveolitiden werden meist verursacht

- durch die Inhalation (exogen allergische Alveolitis) von
  - Antigenen/Allergenen in tierischen, pflanzlichen oder mikrobiellen Stäuben oder Aerosolen und/oder
  - von chemisch-technisch-kleinmolekularen Substanzen, welche sich als Haptene mit körpereigenen Proteinen zu immunogenen Allergenen verbinden,
- durch Bildung von Allergen-Antikörper- (Immun-) Komplexen in den Alveolen, wobei
  - die beteiligten, gegen das Inhalationsantigen bzw. Hapten gerichteten Antikörper meist vom IgG-Isotyp sind und
  - eine breite Vielfalt von Antigenen bzw. Haptenen krankmachende Inhalationsallergene darstellen, wie z. B. (siehe Tab. 3.35)
    - Schimmelpilze (Aktinomyceten) im Heu (Farmerlunge), auf der Käserinde (Käsewäscherlunge), auf Weintrauben (Weinbauerlunge), in Anlagen (Aspergillus) zur Kompostierung (Kompostlunge), in Klimaanlagen (Aktinomyceten) (Klimaanlagenlunge),

941 Sedlacek HH. Immunologie. Die Immunabwehr des Menschen. Berlin/Boston: de Gruyter 2014, 617–621.

    - tierische Proteine bei der Vogelhaltung (Vogelhalterlunge), Haustier- oder Nutztierhaltung,
    - pflanzliche Proteine in Getreidemehlen (Bäckerlunge) oder Sägemehlen,
    - chemisch-technische Substanzen, wie z. B. Isothiocyanate im Polyurethanschaum (Chemiearbeiterlunge);
- bei chronischem Verlauf durch lymphozytäre Infiltrate.

Die klinischen Symptome der exogen alveolären Alveolitis umfassen
- akut mit einer Latenzperiode von 0,5–3 Stunden nach Exposition: Husten, Brustenge, Brustschmerzen, Dyspnoe, Fieber,
- subakut bis chronisch: Gewichtsverlust, eingeschränkte Lungenfunktion, auffälliges Röntgenbild (knotige oder flächige Opaleszenzen),
- bei chronischer Exposition (ca. > 1 Jahr): Lungenfibrose und Lungenemphysem

Zur **Diagnose** der Immunkomplex-Alveolitis sind notwendig
- eine eingehende Anamnese (zeitnahe Infektionen, bestehende Organleiden, Arzneimittel-Anwendungen, berufliche Expositionen),
- eine Prüfung der Lungenfunktion (siehe Kap. 4.2.3)
- die Überprüfung der Lunge mit bildgebenden Verfahren wie
    - Bronchoskopien,
    - Röntgen- und Computertomogramm-Aufnahmen,
- Zell- und Gewebsentnahme aus der Lunge und Suche nach
    - zellulären Infiltraten (neutrophile Granulozyten, bei chronischer Alveolitis auch Lymphozyten) in der Bronchio-Alveolären Spülflüssigkeit
    - Zeichen der Vaskulitis bei der histologischen Untersuchung von Gewebeproben,
- der Nachweis/Ausschluss bakterieller, viraler oder parasitärer Infektionen und
- zur Absicherung der Diagnose
    - der Nachweis von Allergen-spezifischen Antikörpern (im Besonderen IgG) wie auch
    - der Karenztest und der Provokationstest mit dem jeweiligen Allergen.

Tab. 3.35: Risikogruppen und Ursachen der exogen Allergischen Alveolitis (EAA).[942, 943, 944, 945, 946, 947, 948, 949]

Risikogruppe	Allergene		Allergenexpositionen
tierische Proteine			
Vogelhalter, Züchter, Verkäufer, Schlachter, Verpacker, Verkäufer, Museumsmitarbeiter	Vögel-Proteine	Stäube (Federn, Vogelkot), Aerosole (Blut, Serum) kontaminierte Teppiche, Kleidung	Ställe, Volieren, Verschläge für Haltung von Tauben, Kanarienvögeln, Sittichen, andere Ziervögeln, Hühnern, Enten, Gänsen, Truthhähnen, Wildvögelen
			Federbetten, Daunenjacken (Erzeuger, Verkäufer, Nutzer)
		Aerosole (Blut, Serum)	Schlacht- und Verpackungsanlagen
Tierpfleger, Laboranten, Biologen	Maus-, Ratten-Proteine	Aerosole (Blut, Serum, Urin), Stäube (Haare, Kot)	Tierstallungen, Forschungslabore
Naturschützer	Fledermaus-Proteine	Stäube (Haare, Kot)	Haltung in Dachböden, Kellerräumen, Höhlen
Schalentierverarbeiter, Schmuckproduzenten	Schalentier-Proteine	Stäube von Austern-, Muschel-, Schneckenschalen	Schalen-Verarbeitung, Schmuckherstellung/ Schleiferei
Naturseidenhersteller	Seidenraupen-Proteine	Stäube	Seidenraupenzucht
Bauern, Müller, Bäcker	Kornkäfer-Proteine	Proteine in Getreide- und Mehlstäuben	Lagerung und Verarbeitung von Getreide und Getreidemehlen, Müllerbetriebe, Bäckereien
	Weizenkornwurm Sitophilus granarius	Proteine in Stäuben	

942 Sennekamp J, Lehmann E, Joest M. Berufsbedingte exogen-allergische Alveolitis. ASU Arbeitsmed Sozialmed Umweltmed 2015; 50: 38–52.
943 Ismail T, McSharry C, Boyd G. Extrinsic allergic alveolitis. Respirology. 2006;11(3):262–8.
944 C J M Poole, S Basu. Systematic Review: Occupational illness in the waste and recycling sector. Occup Med (Lond). 2017 Dec; 67(8): 626–636.
945 James PL, Cannon J, Barber CM, Crawford L, Hughes H, Jones M, Szram J, Cowman S, Cookson WOC, Moffatt MF, Cullinan P. Metal worker's lung: spatial association with *Mycobacterium avium.*, Thorax. 2018;73(2):151–156.
946 Utsugi H, Usui Y, Nishihara F, Kanazawa M, Nagata M. Mycobacterium gordonae-induced humidifier lung. BMC Pulm Med. 2015;15:108. doi: 10.1186/s12890-015-0107-y.
947 Baur X, Fischer A, Budnik LT. Spotlight on the diagnosis of extrinsic allergic alveolitis (hypersensitivity pneumonitis). J Occup Med Toxicol. 2015;10:15. doi: 10.1186/s12995-015-0057-6.
948 Pearson C, Littlewood E, Douglas P, Robertson S, Gant TW, Hansell AL. Exposures and health outcomes in relation to bioaerosol emissions from composting facilities: a systematic review of occupational and community studies. J Toxicol Environ Health B Crit Rev. 2015;18(1):43–69.
949 Kim EA, Kang SK. Historical review of the List of Occupational Diseases recommended by the International Labour organization (ILO). Ann Occup Environ Med. 2013;25(1):14. doi: 10.1186/2052-4374-25-14.

Risikogruppe	Allergene		Allergenexpositionen
Lebensmittel-Produzenten	Coccus Cactus-Käfer	Lebensmittel-Farbstoff Karminrot	Farbstoffherstellung und Verarbeitung
Fischmehl-Produzenten, -Händler, Bauern	Fisch-Proteine	Aerosole und Stäube von Fischabfällen	Fischmehl-Herstellung, -Verpackung und -Verfütterung
Säuglinge[950]	Kuhmilch-Proteine	Stäube, Aerosole, flüssige Zubereitungen	Herstellung, Verwendung und Fütterung von Kuhmilch-Präparaten
Beschäftigte in klimatisierten Räumen	Protozoen-Proteine (Naegleria gruberi, Acanthamoeben)	Aerosole, Stäube	kontaminierte Klimaanlagen und Luftbefeuchter
Katzen-, Hunde-Züchter, Pfleger, Halter, Tierärzte	Katzen-, Hunde-Proteine	Aerosole, Stäube (Kot, Haare, Urin, Blut)	Tierhaltung in Zwingern, Wohnungen, Tierställen
Meerschweinchen-, Kaninchen-Züchter, Halter	Meerschweinchen-, Kaninchen-Proteine	Aerosole, Stäube (Kot, Haare, Urin, Blut)	Tierhaltung in Zwingern, Wohnungen, Tierställen
Schaf-, Rinder-, Pferde-Züchter, Halter, Tierärzte	Schaf-, Rinder-, Pferde-Proteine	Aerosole, Stäube (Kot, Haare, Urin, Blut)	Tierhaltungen in Ställen
Chemiefacharbeiter	Schweine-Proteine	Aerosole, Stäube	Tierextrakt-Herstellung (z. B. Insulin) in der Pharmaindustrie
pflanzliche, mikrobielle Allergene			
Käsewäscher	Penicillium Casei, Penicillium roqueforti	Käseverarbeitung	Käse-Lagerung, -Reifung, -Bearbeitung, Verpackung
Zuckerrohrarbeiter (Bagassosis)	thermophile Aktinomyceten	Zuckerrohr, Abfälle	Zuckerrohr-Plantagen
Bauern (Farmer's Lung Disease)	Aspergillus, thermophile Actinomyceten, Saccharopolyspora rectivirgula, Micropolyspora faeni, Streptomyces	Aerosole, Stäube	Umgang mit verschimmeltem Heu
Gärtner	Aspergillus	Aerosole, Stäube	Kompostverarbeitung
	Primeln	Primin	Pflanz- und Pflege-Arbeiten
Torfarbeiter, Gärtner	Monocillium, Penicillium citreonigrum	Aerosole, Stäube	Torf-Stechen, Verpacken und Verwenden

950 Moissidis I, Chaidaroon D, Vichyanond P, Bahna SL. Milk-induced pulmonary disease in infants (Heiner syndrome). Pediatr Allergy Immunol. 2005;16(6):545–52.

Risikogruppe	Allergene		Allergenexpositionen
Bierbrauer	Aspergillus clavatus	Aerosole, Stäube	verschimmmelte Gerste bei der Malzherstellung
Ahornsirup-Hersteller	Cryptostroma corticale	Aerosole	verschimmelte Baumrinde bei Gewinnung von Ahornsirup
Speisepilzzüchter	Pleurotus, Shiitake	Sporen	Umgang mit Pilzfrucht und Kompost für Pilzzuchten
	thermophile Actinomyceten	Aerosole, Stäube	
Holzarbeiter, Holzbearbeiter	Aureobasidium, Graphium	Stäube, Aerosole	Verarbeitung von verschimmelter Sequoia/ Mammutbaum-Rinde
	Penicillium glabrum	Aeorosole, Stäube	Verarbeitung von verschimmeltem Kork
	Alternaria, Penicillium	Stäube, Aerosole	Verarbeitung von verschimmeltem Holz
Tabakarbeiter	Aspergillus	Stäube, Aerosole	Verarbeitung von verschimmelten Tabakblättern
Kaffee-Hersteller	Kaffee-Bohnen-Proteine	Stäube	Kaffeerösterei, Kaffeemahlerei
Winzer	Botrytis cinerea	Stäube, Aerosole	Arbeit mit edelfaulen Trauben
Dachdecker	Saccharomonospora viridis	Stäube	Arbeiten mit Stroh und Schilf zur Dachdeckung
Spaziergänger	reife Boviste	Sporen-Staub	Explosion von reifen Bovisten z. B. durch Drauftreten (Lycoperdonosis)
Kanalarbeiter	Cephalosporium	Abwasser	Abwasserkanal-Reinigung
Bademeister, Bewohner in klimatisierten/ befeuchteten Räumen	thermophile Actinomyceten, Bacillus subtilis, Bacillus cereus, Klebsiella oxytoca; Mycobakterien, Aureobasidium pullulans, Candida	Aerosole	Verwendung von kontaminiertem, (abgestandenem) Wasser bei Luftbefeuchtern, Verneblern, in Klimaanlagen
Bewohner in Wohnungen, Büros	Thermoactinomyceten, Aspergillen, Penicillium, Aureobasidium pullulans Cephalosporium acremonium	Stäube, Aerosole	feuchte, verschimmelte Wände
Metallarbeiter	Mycobakterien, Pseudomonas fluorescens, Aureobasidium pullulans, Cephalosporium acremonium	Aerosole	kontaminierte Kühlschmierflüssigkeiten bei der Metallverarbeitung

Risikogruppe	Allergene		Allergenexpositionen
Trompeter/Bläser	Mycobacterium chelonae, Candida albicans	Aerosole	Benutzung kontaminierter Blasinstrumente
Saunabesucher	Aureobasidium, Graphium	Aerosole	Benutzung kontaminierten Saunawassers
Besucher von Badeanstalten	Mycobacterium avium	Aerosole	Benutzung kontaminierter heißer Sprudelbecken
chemisch-technische Haptene, welche mit körpereigenen Proteinen immunogene Allergene bilden			
Chemiearbeiter Lackierer, Bodenleger Möbelarbeiter, Isolierer, Kunsttstoffbearbeiter	Toluen-diisocyanat (TDI), Hexamethylen-diisocyanat (HDI), Methylen-bisphenyl-isocyanat (MDI)	Dämpfe, Aerosole, Stäube	Arbeiten mit Farben, Harze, Polyurethan-Schäume
	Trimellit-Anhydrit		Arbeiten mit Plastikmaterial, Farben, Harze

Abzugrenzen ist die exogen allergische Alveolitis
- von Immunkomplexerkrankungen als Begleitphänomen
  - unterschiedlicher Autoimmunerkrankungen oder
  - von Leukämien (z. B. Haarzellen-Leukämie) und Lymphomen
- von nicht-immunologischen Lungenerkrankungen wie z. B.[951]
  - toxische Lungenkrankheiten (Organic dust toxic Syndrome/CTDS; anorganisch toxische Alveolitis),
  - Pneumokoniosen (Silikose, Asbestose, Berylliose, Hartmetallstaublunge),
  - kardiovaskulären Erkrankungen (rezidivierende Lungenembolie, Linksherzinsuffizienz),
  - Mukoviszidose, tuberöse Sklerose, Speicherkrankheiten, Neurofibromatose, Amyloidose, Urämie,
  - idiopathische pulmonale Fibrose, Bronchitis obliterans, Histiozytose, idiopathische pulmonale Hämosiderose, Lymphangioleiomyomatose, Alveolarproteinose, alveoläre Mikrolithiasis, chronisch eosinophile Pneumonie und von
  - Lungentumoren und Lungenmetastasen.

Letztlich bleibt in bis zu 50 % der Fälle von Immunkomplexerkrankungen die eigentliche Ursache ungeklärt.

3.2.4 Therapieverfahren

Vorrang sollte die kausale Therapie haben. Sie hat die Identifikation des ursächlichen Antigens und (im Falle der Immunkomplex-Vaskulitis) den Nachweis von Immunkomple-

951 Sennekamp J, Lehmann E, Joest M. Berufsbedingte exogen-allergische Alveolitis. ASU Arbeitsmed Sozialmed Umweltmed 2015;50:38–52.

xen im Blut[952] bzw. den Nachweis der Vaskulitis oder Alveolitis in der Gewebeprobe zur Voraussetzung.

Zur kausalen Therapie zählen[953]
- die entschiedene Vermeidung der Exposition mit dem auslösenden Allergen (z. B. Arzneimittel oder aerogene Allergene),
- die Ausheilung einer bestehenden und ursächlichen Infektionserkrankung z. B. durch Behandlung mit Antibiotika (bakterielle Infektionen) oder Virostatika (virale Infektionen),
- die Hemmung der Antikörperbildung und Entzündungsreaktion durch die Verabreichung von immunsuppressiv wirkenden Arzneimitteln wie z. B.[954]
  - Glucocorticoide, *Cyclophosphamid*, *Rituximab* (monoklonaler Antikörper gerichtet gegen CD20) oder
  - möglicherweise in absehbarer Zukunft microRNAs (miRNAs), welche als kleine (ca. 22 Nukleotide) endogene RNAs die Gen-Expression gezielt (durch mRNA Degradierung oder Blockade der Translation) inhibieren, so z. B.[955]
    - miR-24, miR-27 und miR-155 für die Inhibition der Proliferation von TH2-Lymphozyten und/oder
    - miR-155 zur Inhibition der Degranulation von Mastzellen und deren Expression von Zytokinen;
- physikalische Verminderung der Immunkomplexe im Blut durch
  - Austausch des Blutplasmas,
  - extrakorporale Filtration des Blutplasmas,
- Verabreichung von (polyvalenten, vorzugsweise i.v. zu verabreichenden) Antikörperpräparaten (ivIgG)[956, 957, 958], Gesamtdosis bis zu ca. 2 g/kg KG, verteilt auf 2–5 Tage mit dem Ziel, die im Blut vorliegenden Immunkomplexe in einen Antikörperüberschuss zu überführen, welcher weitaus weniger Entzündungsprozesse auslöst.
  - Eine derartige Therapie macht Sinn, wenn in dem Antikörperpräparat spezifische Antikörper gegen das Antigen im Immunkomplex vorliegen,
    - bei Kenntnis des Antigens (z. B. bei chronischen Infektionen mit Hepatitis-B-Virus) können die Antikörperpräparate durch Titerbestimmungen entsprechend ausgewählt werden;

---

952 Wener MH. Tests for circulating immune complexes. Methods Mol Biol. 2014;1134:47–57.

953 https://www.intechopen.com/books/vasculitis-in-practice-an-update-on-special-situations-clinical-and-therapeutic-considerations/immune-complex-small-vessel-vasculitis-with-kidney-involvement.

954 Crayne CB, Eloseily E, Mannion ML, Azerf SP, Weiser P, Beukelman T, Stoll ML, Feig DI, Prescott Atkinson T, Cron RQ. Rituximab treatment for chronic steroid-dependent Henoch-Schonlein purpura: 8 cases and a review of the literature. Pediatr Rheumatol Online J. 2018;16(1):71. doi: 10.1186/s12969-018-0285-2.

955 de Kouchkovsky DA, Ghosh S, Rothlin CV.Negative Regulation of Type 2 Immunity. Trends Immunol. 2017 Mar;38(3):154–167.

956 Bayry J, Misra N, Latry V, Prost F, Delignat S, Lacroix-Desmazes S, Kazatchkine MD, Kaveri SV.Mechanisms of action of intravenous immunoglobulin in autoimmune and inflammatory diseases. Transfus Clin Biol. 2003;10(3):165–9.

957 Galeotti C, Maddur MS, Kazatchkine MD, Mouthon L, Kaveri SV.Intravenous immunoglobulins in autoimmune and inflammatory disorders: beyond a simple substitution. Transfus Clin Biol. 2009;16(2):75–9.

958 Garcia-Lloret M, McGhee S, Chatila TA.Immunoglobulin replacement therapy in children. Immunol Allergy Clin North Am. 2008;28(4):833–49.

    - ist das Antigen unbekannt, lassen sich durch Antigen-spezifische Nachweismethoden gezielt Immunkomplexe nachweisen, welche das gesuchte Antigen enthalten.[959, 960]
  - Sind die Antigene in den Immunkomplexen unbekannt,
    - lässt sich ggfs. indirekt (z. B. über eine Reduktion der Immunkomplex-bedingten Thrombozyten-Agreggation) nachweisen, ob in dem Antikörperpräparat spezifische Antikörper gegen das oder die unbekannten Antigene in den Immunkomplexen vorliegen,
    - kann durch einen Therapieversuch die klinische Wirkung des vorliegenden Antikörperpräparates auf die vorliegende Immunkomplexerkrankung ermittelt werden,
    - kann eine Erhöhung der Katabolismus der endogenen Immunglobuline durch die zugeführten exogenen Immunglobuline zur therapeutischen Wirksamkeit beitragen.[961]
- verstärkte und regelmäßige Ausdauerbewegungen
  - zur Reduktion der proinflammatorischen Adipokine bei Fettleibigkeit und zur Erhöhung der antiinflammatorischen Myokine (siehe Kap. 9.3.6),
  - zur Stimulation der Blutzirkulation, systemischen Verteilung der Immunkomplexe und verstärkten Elimination der Immunkomplexe durch das gesamte Retikuloendotheliale System, im Besonderen durch die Kupfferschen Sternzellen in der Leber.

3.3 Typ IV: T-Lymphozyten-vermittelte Immunreaktionen vom verzögerten Typ

Immunreaktionen vom verzögerten Typ stellen allergische Entzündungsreaktionen dar,
- an denen T-Lymphozyten entscheidend beteiligt sind,
- die in sensibilisierten Personen ihr Maximum verzögert, d. h. je nach Subtyp der Reaktion etwa 48 Stunden bis einige Tage nach dem Zweitkontakt erreichen und
- bei denen topisch-lokale wie auch systemische Allergen-Expositionen die Sensibilisierung durch Erstkontakt wie auch die Entzündungsreaktion beim Zweitkontakt auslösen können.

In Abhängigkeit von den vorherrschenden Differenzierungstypen des T-Lymphozyten und den zusätzlich aktivierten Zellen der angeborenen Immunabwehr werden Typ IV allergische Immun-Reaktionen unterteilt in Typ IVa, -IVb, -IVc und -IVd Immunreaktionen (siehe Tab. 3.36).[962]

---

959 Pernice W, Sedlacek HH. Antigen-specific detection of soluble immunecomplexes by a solid phase specific antibody system. J Immunol. Methods. 1979;28:33–40.
960 Pernice W, Sodomann CP, Lüben G, Seiler FR, Sedlacek HH. Antigen-specific detection of HbsAG-containing immune-complexes in the course of hepatitis B virus infection. Clin exp Immunolog. 1979;37:376–380.
961 https://www.awmf.org/uploads/tx_szleitlinien/030-130l_S2e_Neuropathien_Neuritiden_2019-03.pdf.
962 Uzzaman A, Cho SH. Chapter 28: Classification of hypersensitivity reactions. Allergy Asthma Proc. 2012;33 Suppl 1:96–99.

Ein Großteil der Reaktionen vom Typ IV betreffen die Haut und sind dort als gerötete makuläre und/oder **makulopapuläre Hautveränderungen** mit einem Durchmesser von meistens 2–10 mm erkennbar (MPR/Maculopapular Rash), so z. B.

- nach Infektionen
  - mit Masern-Viren, Rötel-Viren, Echoviren, Parvo-Viren, Zika-Viren, Windpocken, Dengue-Viren oder Ebola-Viren,
  - mit Gruppe-A-Streptokokken, Treponema pallidum (congenital) oder Menigokokken,
- in Folge einer Transplantat-gegen-Wirt- (Graft versus Host Disease/GVHD) Abstoßungsreaktion nach der Transplantation von hämatopoietischen Stammzellen oder
- als Arzneimittelnebenwirkung, wobei diese unter allen Arzneimittelnebenwirkungen[963]
  - bei geschätzt etwa 10–20 % der Krankenhaus-Patienten und bei bis zu 25 % der ambulant behandelten Patienten vorkommen,
  - den größten Anteil ausmachen und klinisch meist einen gutartigen Verlauf nehmen.

Tab. 3.36: Unterteilung der Immunreaktion vom verzögerten Typ (Typ IV).

vorherrschende Immunzellen		**Beispiele**		
primär	**sekundär**			**schwer/ lebensbedrohlich**
Typ IVa				
TH1-Lymphozyten	Makrophagen	allergische Entzündungen der Haut	**Tuberkulin-Reaktion**	
			Kontakt-Dermatitis	
			fotoallergische Reaktion	
Typ IVb				
TH2-Lymphozyten	eosinophile Granulozyten	Spätreaktion IgE- bzw. IgG-medierter allergischer Reaktionen	**chronische-allergische Rhinitis, chronische atopische Dermatitis, chronische spontane Urtikaria, episodisches Angioödem mit Eosinophilie (EAE), Eosinophile Oesophagitis, exogenes allergisches Asthma**	
		allergische Reaktionen besonders gegen Arzneimittel	**isolierte Arzneimittel-Überempfindlichkeitsreaktion**	**Drug Reactions with Eosinophilia and Systemic Symptoms (DRESS)**

963 Garon SL, Pavlos RK, White KD, Brown NJ, Stone CA Jr, Phillips EJ. Pharmacogenomics of off-target adverse drug reactions. Br J Clin Pharmacol. 2017;83(9):1896–1911.

vorherrschende Immunzellen		Beispiele		
primär	**sekundär**			**schwer/ lebensbedrohlich**
Typ IVc				
zytotoxische T-Lympho-zyten (CTL)		zelluläre Entzündungen gegen Infektions-antigene oder chemisch veränderte Proteine auf körpereigenen Zellen[964, 965]	**Exantheme der Haut (Röteln-Virus, Masern-Virus), Herpes-Keratitis**[966] **Erythema exsudativum multiforme minor und major**	**chronische Hepatitis (HBV, HCV, HAV)** **Stevens-Johnson-Syndrom (SJS)**[967] **Toxische Epidermale Nekrolyse/TEN**
		Reaktionen gegen fremde Zellen	**GVHD: Reaktionen von allogenen oder xenogenen Zell- oder Organtransplantaten gegen Empfänger**	**HVGD: Reaktionen des Empfängers gegen allogene oder xenogene Zell- oder Organtransplantate**
Typ IVd				
T-Lympho-zyten	neutrophile Granulozyten	allergische Reaktionen besonders gegen Arzneimittel oder Infektions-antigene auf körpereigenen Zellen		**Akute generalisierte exanthematöse Pustulose (AGEP)**

GVHD = Graft versus Host Disease; HVGD = Host versus Graft Disease

Alle allergisch bedingten Hautveränderungen vom Typ IV können sich zu schweren, kutanen Immunreaktionen (SCARs/Severe cutaneous adverse reactions) entwickeln (siehe Kap. 3.4).

SCAR sind mit einer Häufigkeit im Bereich von wenigen (ca. 1–6) Erkrankungen/Million Personen recht selten.[968] Bei Arzneimittelnebenwirkungen wird der Anteil von SCAR auf etwa 2% aller Nebenwirkungen geschätzt.[969]

---

964 Chen CB, Abe R, Pan RY, Wang CW, Hung SI, Tsai YG, Chung WH. An Updated Review of the Molecular Mechanisms in Drug Hypersensitivity. J Immunol Res. 2018;2018:6431694. doi: 10.1155/2018/6431694.

965 Wang CW, Yang LY, Chen CB, Ho HC, Hung SI, Yang CH, Chang CJ, Su SC, Hui RC, Chin SW, Huang LF, Lin YY, Chang WY, Fan WL, Yang CY, Ho JC, Chang YC, Lu CW, Chung WH. Randomized, controlled trial of TNF-α antagonist in CTL-mediated severe cutaneous adverse reactions. J Clin Invest. 2018;128(3):985–996.

966 Jaggi U, Wang S, Tormanen K, Matundan H, Ljubimov AV, Ghiasi H. Role of Herpes Simplex Virus Type 1 (HSV-1) Glycoprotein K (gK) Pathogenic $CD8^+$ T Cells in Exacerbation of Eye Disease. Front Immunol. 2018;9:2895. doi: 10.3389/fimmu.2018.02895.

967 Harris V, Jackson C, Cooper A. Review of Toxic Epidermal Necrolysis. Int J Mol Sci. 2016;17(12). pii: E2135. doi: 10.3390/ijms17122135.

968 Mockenhaupt M. Epidemiology of cutaneous adverse drug reactions. Allergol Select. 2017;1(1):96–108.

969 Garon SL, Pavlos RK, White KD, Brown NJ, Stone CA Jr, Phillips EJ. Pharmacogenomics of off-target adverse drug reactions. Br J Clin Pharmacol. 2017;83(9):1896–1911.

3.3.1 Typ IVa: geprägt von TH1 und Makrophagen (Kontaktdermatitis, Fotoallergie)

Diese verzögerten Immunreaktionen umfassen Tuberkulin-Reaktionen, Kontaktdermatiden und fotoallergische Reaktionen (siehe Tab. 3.37). Ihnen ist gemeinsam, dass sie Entzündungen darstellen, welche gekennzeichnet sind

- durch die primäre Infiltration und Anhäufung vorwiegend von Allergen-spezifischen TH1-Lymphozyten, weniger von TH17- und TH22-Lymphozyten und
- durch die Beteilung hauptsächlich von Makrophagen, angelockt durch die Chemokine und Zytokine, ausgeschüttet besonders von den TH1-Lymphozyten.

Tuberkulin-Reaktionen dienen zur Testung, ob Probanden eine Infektion mit Tuberkelbakterien (Mycobakterium tuberculosis) oder eine Impfung mit BCG hinter sich haben. In diesen Personen entsteht eine lokal begrenzte entzündliche Hautverdickung nach intradermaler Injektion von antigenem Material von Tuberkelbakterien.

Kontaktdermatitiden entstehen, indem

- ein exogener kleinmolekularer Stoff (siehe Tab. 3.38) sich als Hapten mit einem Protein zu einem immunogenen Allergen verbindet,
- das so entstandene Allergen die erworbene Immunabwehr über den Weg der Antigenpräsentation[970] auf MHC-II und/oder CD1 durch Dendritische Zellen und B-Lymphozyten (siehe Kap. 2.3) sensibilisiert mit Bildung von Allergen-spezifischen TH1- Lymphozyten (weniger von TH17-/TH22-Lymphozyten und CTL),
- nach Zweitkontakt mit dem Hapten und erneuter Bildung des immunogenen Allergens das Hapten präsentiert wird
  - auf MHC-II oder CD1 von nichtprofessionellen (wie Epithelzellen, Endothelzellen, Fibroblasten, Makrophagen) Antigen-präsentierenden Zellen und hierdurch vorwiegend Hapten-spezifisch TH1-Lymphozyten (siehe Kap. 2.3.3) und durch deren Zytokine auch Makrophagen (siehe Kap. 2.1.1), ILC (siehe Kap. 2.2.1) und NKT-Zellen (siehe Kap. 2.3.3) aktiviert werden,
  - dagegen kaum auf MHC-I oder CD1 und dann nur von solchen Gewebezellen, die das Allergen aufgenommen haben und hierdurch Hapten-spezifisch zytotoxische T-Lymphozyten (CTL) stimulieren können zur Expression ihrer zytotoxischen Mediatoren;
- diese Immunreaktion zu einer Hautentzündung führt
  - akut mit Rötung, Schwellung, Bläschenbildung, Knötchen- (Papel-) Bildung, nässenden Erythemen und trockener Schuppung,
  - bei anhaltendem oder wiederholtem Allergenkontakt mit chronischen Ekzemen, Vergröberung des Hautreliefs (Lichenifikation), übermäßiger Verhornung (Hyperkeratose) und Schrunden (Rhagaden).

Die **Diagnostik** des Allergens, welches eine definierte Kontaktallergie verursacht,

- kann relativ einfach und risikoarm über Testproben enthaltende Pflaster (Patches), vorzugsweise auf dem oberen Rücken erfolgen[971] und

---

970 Meng X, Yerly D, Naisbitt DJ. Mechanisms leading to T-cell activation in drug hypersensitivity. Curr Opin Allergy Clin Immunol. 2018;18(4):317–324.

971 Johansen JD, Aalto-Korte K, Agner T, Andersen KE, Bircher A, Bruze M, Cannavó A, Giménez-Arnau A, Gonçalo M, Goossens A, John SM, Lidén C, Lindberg M, Mahler V, Matura M, Rustemeyer T, Serup J, Spiewak

- wird erleichtert über das Portal http://www.alles-zur-allergologie.de/Allergologie-Index-,-.html, in welchem alle bisher als Kontaktallergen identifizierten Substanzen aufgelistet sind.

Fotoallergische Reaktionen besitzen die Besonderheit, dass sie in folgenden Stufen ablaufen:

- exogene, potentiell fotoallergische Substanzen (Prohaptene, siehe Tab. 3.39) werden vom Körper dermal, subdermal oder systemisch aufgenommen,
- durch äußeres Licht, vorwiegend durch UV-A (320 bis 400 nm), weniger durch UV-B-Strahlen (280 bis 320 nm) oder durch sichtbares Licht (400 bis 780 nm) wird ein Photon an das Chromophor dieser potentiell fotoallergischen Substanz gebunden,
  - dieser Prozess kann auch hinter Glas (Fensterscheiben oder Autoscheiben) oder trotz dünner Bekleidung ablaufen, da UV-A Strahlen (im Gegensatz zu UV-B-Strahlen) diese Barrieren durchdringen,
- durch Absorption dieses Photons[972, 973]
  - gerät die Substanz in einen kurzlebigen energiereichen Zustand, in welchem sie direkt mit Partnermolekülen reagiert und ggfs. Elektronen oder Wasserstoffatome transferieren kann oder
  - wechselt die Substanz vom energiereichem Singlet-Stadium in ein Triplet-Stadium und reagiert mit molekularem Sauerstoff unter Bildung von freien Radikalen (ROS/Reactive Oxygen Substances) und
  - kann die Substanz durch ihren energiereichen Zustand
    - an biologische Materialien wie Zellen, Zellbestandteile wie auch an lösliche Proteine binden,
    - als Hapten gebunden an ein körpereigenes Protein zu einem immunogenen Allergen werden,
- durch Erstkontakt mit dem immunogenen Allergen wird die erworbene Immunabwehr über Antigen-präsentierende Dendritische Zellen sensibilisiert (siehe Kap. 2.3.2)
- bei Zweitkontakt (potentiell fotoallergischer Stoff + Licht = immunogenes Allergen) löst die Präsentation des immmunogenen Allergens hauptsächlich durch nichtprofessionelle Antigen-präsentierende Zellen (Epithelzellen, Fibroblasten, Endothelzellen, Makrophagen) eine Entzündungsreaktion aus durch Aktivierung vorwiegend von TH1-Lymphozyten und durch deren Zytokine nachfolgend auch von Makrophagen, ILC und NKT-Zellen, wobei sich diese Entzündungsreaktion äußert[974]
  - als photoallergische Kontaktdermatitis, welche beschränkt ist auf denjenigen Bereich (z. B. der Haut), der dem UV-Licht ausgesetzt ist oder
  - als systemische Photoallergie.

R, Thyssen JP, Vigan M, White IR, Wilkinson M, Uter W. European Society of Contact Dermatitis guideline for diagnostic patch testing – recommendations on best practice Contact dermatitis 2015;73(4):195–221, https://onlinelibrary.wiley.com/doi/full/10.1111/cod.12432.

972 Schauder S. Phototoxische Reaktionen der Haut durch Medikamente. Deutsches Ärzteblatt. 2005;102/34–35:2314–2320.

973 Ibuki Y, Toyooka T. Evaluation of chemical phototoxicity, focusing on phosphorylated histone H2AX. J Radiat Res. 2015;56(2):220–8.

974 Schauder S. Phototoxische Reaktionen der Haut durch Medikamente. Deutsches Ärzteblatt. 2005;102(34–35):2314–2320.

Fototoxische Reaktionen erfolgen dagegen ohne eine primäre Beteiligung der Immunabwehr, indem

- auf eine potentiell fototoxische Substanz (siehe Tab. 3.40) durch UV-A-Strahlen (weniger durch UV-B-Strahlen) ein Photon übertragen wird und
- diese so aktivierte (energiereiche) Substanz z. B. durch Dissoziation von Radikalen direkt zytotoxisch auf Zellen und Gewebe reagiert.

Andererseits können einige fototoxische Substanzen zugleich auch fotoallergische Reaktionen auslösen.

Die klinischen Symptome sowohl der photoallergischen wie auch der fototoxischen Reaktion

- reichen von geringen Rötungen, Schwellungen, Abschuppungen und nässenden Entzündungen der Haut bis hin zu Ablösungen der Epidermis, subepidermaler Blasenbildung, subkorneale Pustelbildungen und geschwürigen Läsionen und
- sind beschränkt auf die Fläche der Haut,
  - in welcher das Hapten, ggfs. gebunden an ein körpereigenes Protein sich befindet,
  - welche dem (UV-A-/UV-B-) Licht ausgesetzt war (fotoallergische und fototoxische Reaktion),
- heilen ab bei Allergen- bzw. Toxin-Karenz und Lichtschutz, häufig auch unter Narbenbildung und
- können erneut provoziert werden durch erneute Hapten-, Allergen-, und/oder Toxin-Exposition und Lichtexposition.

Tab. 3.37: Immunreaktionen vom Typ IVa.

<table>
<tr><th colspan="2">Antigen/Allergen</th><th>Immunpathophysiologie</th><th>Wirkung</th></tr>
<tr><td colspan="4">Tuberkulin-Reaktion</td></tr>
<tr><td colspan="2">Tuberkulin:
Antigene von Mycobacterium tuberculosis</td><td>Sensibilisierung in Folge einer überstandenen Tuberkulose oder einer Impfung mit BCG
Auslösung durch intradermale Injektion des Tuberkulins</td><td>Entzündung (lokale, harte, gerötete, erwärmte Verdickung) im Bereich der Injektionsstelle (nach 48 Std Maximum)</td></tr>
<tr><td colspan="4">Kontakt-Dermatitis</td></tr>
<tr><td rowspan="2">kleinmolekulare exogene Substanzen, (welche als Haptene an körpereigene Proteine binden und hierdurch zum Immunogen/ Allergen werden)</td><td rowspan="2">Metallionen, Haarfärbemittel, Antibiotika, Duftstoffe, Konservierungsmittel, Harze, Steroide</td><td>Sensibilisierung erfolgt primär durch Aktivierung der Epithelzellen, Chemotaxie und Aktivierung von Dendritischen Zellen, Antigen-Präsentation und durch Aktivierung von und Differenzierung zu Hapten-spezifischen TH1-Lymphozyten</td><td>geringe bis starke akute oder kumulative toxische Dermatitis</td></tr>
<tr><td>Auslösung durch Zweitkontakt mit dem Hapten, Bildung des Immunogens, Antigenpräsentation durch Epithelzellen, Dendritische Zellen, Makrophagen, Aktivierung der geprägten TH1-Lymphozyten und Chemotaxie und Aktivierung von Makrophagen</td><td>Entzündung (gerötete, schuppende, nässende, erwärmte Verdickung der Haut), weitgehend beschränkt auf die Kontaktfläche mit der auslösenden Substanz</td></tr>
</table>

Foto-Allergien			
exogene Substanzen, (Prohaptene) welche im Körper durch äußeres Licht (UVA > UVB) derart verändert werden, sodass ein Hapten entsteht, welches an körpereigene Proteine bindet und hierdurch zum Immunogen/ Allergen wird	pharmazeutische Wirkstoffe, antimikrobielle Wirkstoffe, Duftstoffe, Lichtschutzsubstanzen	Sensibilisierung erfolgt primär durch Aktivierung der Epithelzellen, Chemotaxie und Aktivierung von Antigen-präsentierenden Dendritische Zellen und durch Aktivierung von und Differenzierung zu Hapten-spezifischen TH1-Lymphozyten Auslösung durch Zweitkontakt mit dem Hapten, Bildung des Immunogens, Chemotaxie und Aktivierung von und Antigen-Präsentation durch Epithelzellen, Dendritische Zellen und Makrophagen; Aktivierung der geprägten TH1-Lymphozyten und Chemotaxie und Aktivierung von weiteren Makrophagen	Entzündung (gerötete, schuppende, nässende, erwärmte Verdickung der Haut), weitgehend beschränkt auf die Kontaktfläche mit der auslösenden Substanz

Tab. 3.38: Beispiele für Substanzen, welche eine Kontaktdermatitis auslösen können.[975, 976]

Metallionen	
Gold	Schmuck
Nickel	Schmuck, Brillen, Knöpfe, Klammern, Schnallen
Quecksilber	Desinfektionsmittel, Impfstoffe
Chrom	Gerbemittel für Leder, Farben
Kobalt	Medizinprodukte, Farben, Haarfärbemittel, Schweißhemmer
Färbemittel	
para-Phenylendiamin	Haarfärbemittel
Antibiotika	
Neomycin	Arzneimittel, Deodorantien, Kosmetika, Seifen, Tierfutter

Konservierungsmittel	
Formaldehyd	Arzneimittel, Papierprodukte, Holzprodukte, Farben, Reinigungsmittel, Kosmetika
Quartenium 15	Kosmetika (Bräunungsmittel, Haarwaschmittel, Nagellack, Sonnenschutzmittel), Industrieprodukte (Polituren, Farben, Wachse)
Harze	
Kolophonium (Fichte, Tannen, Kiefer)	Geigenharz, Klebestoff für Heftpflaster, Kaugummi, Bindemittel für Farbpigmente, Retsina-Weine, Sägemehle
Latex	Gummihandschuhe; Gummikleidung

975 Sedlacek HH. Immunologie. Die Immunabwehr des Menschen. Berlin/Boston: de Gruyter 2014, 621–629.
976 Johansen JD, Aalto-Korte K, Agner T, Andersen KE, Bircher A, Bruze M, Cannavó A, Giménez-Arnau A, Gonçalo M, Goossens A, John SM, Lidén C, Lindberg M, Mahler V, Matura M, Rustemeyer T, Serup J, Spiewak R, Thyssen JP, Vigan M, White IR, Wilkinson M, Uter W. European Society of Contact Dermatitis guideline for

Bacitracin	Arzneimittel
Duftstoffe	
Perubalsam	Parfüme, Hautlotionen, Seifen, Kosmetika
Isoeugenol	Fragrance-Mischungen in Lebensmitteln, Insektiziden, Antiseptika, Seifen, Parfümen, Zahnpasta
Cinnamyl alcohol	
Cinnamal	
Hydroxycitronellal	
Amyl cinnamal	
Geraniol	
Eichenmoosextrakt	
Hydroxyisohexyl 3-cyclohexen carboxaldehyd	
Citral	
Farnesol	
Eugenol Citronellol	
Coumarin	
Alantolacton	Zusatz zu Parfümen und Duftstoffen
Dehydrocostus lacton und Costunolid	
Hydroxyisohexyl 3-cyclohexen carboxaldehyd	
Arzneimittel/Medizinprodukte	
Budenosid	Glycocorticoide
Tixocortol pivalat	
Clioquinol	Antiseptikum (äußerliche Anwendung)
Benzocain	Lokal-Anästhetikum
Lanolin	Salbengrundlage
mikrobizide Stabilisatoren	
Methyldibromglutaronitril	Salben, Kosmetika
Methylisothiazolinon	

Epoxidharze	Kunststoffe
Phenolharze	
technische Hilfsstoffe	
Mercaptobenzothiazol	Mercapto-Mischung für die Gummiherstellung und Gummi-Verarbeitung
Dibenzothiazyl disulfit	
Morpholinyl mercaptobenzothiazol	
N-cyclohexylbenzothiazyl sulfenamid	
Methylparaben	Paraben-Mischung als antimykotische Desinfektionsmittel in Kosmetika, Lebensmittel etc.
Ethylparaben	
Propylparaben	
Butylparaben	
Tetramethylthiurammonosulfit (TMTM)	Thiuram Mischung in Gummiartikeln (Vulkanisationsbeschleuniger), als Konservierungsstoff in Arzneimitteln, Desinfektionsprays, Holzschutzmitteln, als Antidot gegen Nickelvergiftungen
Tetramethylthiuramdisulfit (TMTD)	
Tetraethylthiuramdisulfit (TETD)	
Dipentamethylenethiuram disulfide (PTD)	
Blue -35, -106, -124	Textilfarbstoffe
Yellow -3	
Orange -1, -3	
Red-1, -17	
Kaliumdichromat	Gerbe- und Oxydationsmittel
Mercaptobenzothiazol	mikrobizide Stabilisatoren (Gummi, Schmiermittel)
Methylchloroisothiazolinon	
N-isopropyl-*N'*-phenyl-*p*-phenylenediamin	
p-tert-Butylphenol	Ausgangsstoff für Kunstharze

diagnostic patch testing – recommendations on best practice. Contact dermatitis. 2015;73(4):195–221, https://onlinelibrary.wiley.com/doi/full/10.1111/cod.12432.

Tab. 3.39: Beispiele für Substanzen, welche eine Fotoallergie erzeugen können.[977, 978, 979]

pharmazeutische Wirkstoffe	
antibakterielle Chemotherapeutika	*Sulfonamide, Sulfanilamid Sulfamethoxazol*
Antiphlogistika, Antirheumatika Analgetika	*Ketoprofen Tiaprofensäure Carprofen Naproxen*
Antidepressiva	*Amitriptylin Clomipramin*
Antiepileptika	*Carbamazepin*
Neuroleptika Sedativa	*Chlorpromazin Promethazin*
Antiarrhythmikum	*Chinidin*
Herz-Kreislauf-Mittel	*Captopril Enalapril*
Diuretika	*Hydrochlorothiazid Triamteren Xipamid*
Zytostatikum	*Dacarbazin*
Psoriasis-Therapeutikum	*Methoxsalen (8-Metoxypsoralen)*
Anti-Malaria-Mittel	*Chinin*

antimikrobielle Stoffe	
Halogenierte Salizylanilide Tetrachlorsalizylamid, Tribromsalizylamid	Kosmetika, Seifen (wegen photoallergischer Wirkung weitgehend vermieden)
Duftstoffe	
Moschus-Ambrette	Kosmetika, Lebensmittel, Süßigkeiten
Methylcumarin (Kokosnussaroma)	Kosmetika, Lebensmittel, Süßigkeiten
Lichtschutz-Substanzen	
Paraaminobenzoesäureester	Kosmetika, Lacke, Farben, Textilien, Plastik
3-(4-Methylbenzyliden)-Campher	Kosmetika
p-Methoxyzimtsäure-Isoamylester	
2-Phenylbenzimidazol-5-Sulfonsäure	

977 Wasserman GA, Haberman HF. Photosensitivity: results of investigation in 250 patients. Can Med Assoc J. 1975;113(11–12):1055–60.
978 Schauder S. Phototoxische Reaktionen der Haut durch Medikamente. Deutsches Ärzteblatt. 2005;102/34–35:2314–2320.
979 Sedlacek HH. Immunologie. Die Immunabwehr des Menschen. Berlin/Boston: de Gruyter 2014, 621–629.

Tab. 3.40: Substanzen, welche fototoxische Reaktionen ausüben können.

pflanzliche Produkte[980, 981, 982]	
Riesenbärenklau, Wiesenbärenklau, Schierling, Engelwurz, (Bergamotte, Zitrone, Limette, Grapefruit, Bitterorange)	Furokumarine/ Psoralene
Schalen von Buchweizen	Fagopyrine
Johanniskraut	Hypericin
Schalen von Bergamotte, Zitrone, Limette, Grapefruit, Bitterorange	Bergapten, Isopimpinellin, Xanthotoxin, Limettin
technische Produkte[985, 986, 987]	
Farbstoffe	Thiazide, Methylenblau, Toluidinblau, Eosin Bengalrot, Akridin
	Naphthalen, Anthracen, Benzanthracen,

pharmazeutische Wirkstoffe[983, 984]	
Diuretika	***Hydrochlorothiazid***, *Furosemid, Bendroflumethiazid Amilorid, Etacrynsäure*, ***Triamteren,*** *Spironolacton,* ***Xipamid***
Antiphlogistika (NSAID)	***Naproxen***, *Ketoprofen, Tiaprofensäure, Piroxicam, Diclofenac, Phenylbutazon, Mefenaminsäure Indometacin, Ibuprofen*
Antinfektiva	***Sulfamethoxazol***, *Sulfasalazin, Ciprofloxacin, Enoxacin, Lomefloxacin, Ofloxacin, Norfloxacin, Oxytetracyclin, Tetracyclin, Doxycyclin, Minocyclin, Isoniazid Gentamicin, Griseofulvin, Nitrofurantoin*
Anti-Malaria-Mittel	*Chloroquin*, ***Chinin***, *Pyrimethamin, Mefloquin Hydroxychloroquin*
Anti-Psychotika	***Chlorpromazin***, *Thioridazin*, ***Promethazin,*** *Perazin, Chlorprothixen, Fluphenazin, Promazin, Haloperidol*
Anti-Depressiva	***Amitriptylin***, *Trimipramin, Nortriptylin, Desipramin Imipramin, Doxepin*, ***Clomipramin***
Anti-Epileptika	***Carbamazepin***, *Lamotrigin, Phenobarbital, Phenytoin, Topiramat, Valproinsäure*
Herz-Kreislauf-Mittel	*Amiodaron, Nifedipin*, ***Chinidin, Captopril, Enalapril***, *Fosinopril, Ramipril, Disopyramid Hydralazin, Simvastatin*

980 Roth l, Daunderer M, Kormann K. Giftpflanzen Pflanzengifte. Ecomed-Verlag 1984, IV/3A-X.
981 Nigg HN, Nordby HE, Beier RC, Dillman A, Macias C, Hansen RC. Phototoxic coumarins in limes. Food Chem Toxicol. 1993;31(5):331–5.
982 Kavli G, Midelfart K, Volden G, Krokan H. Photochemical reactions of Heracleum laciniatum. Influence of dimethyl sulphoxide and corticosteroids. Br J Dermatol. 1983;109 Suppl 25:137–40.
983 Schauder S. Phototoxische Reaktionen der Haut durch Medikamente. Deutsches Ärzteblatt. 2005;102/34–35:2314–2320.
984 Schauder S. Photosensibilität: Wenn Arzneimittel und Licht unverträglich sind, Pharmazeutische Zeitung 2009;19. https://www.pharmazeutische-zeitung.de/ausgabe-192009/photosensitivitaet-wenn-arzneimittel-und-licht-unvertraeglich-sind/.
985 Wasserman GA, Haberman HF. Photosensitivity: results of investigation in 250 patients. Can Med Assoc J. 1975;113(11–12):1055–60.
986 Mathias CG, Maibach HI. Perspectives in occupational dermatology. West J Med. 1982;137(6):486–92.
987 Yu H. Environmental carcinogenic polycyclic aromatic hydrocarbons: photochemistry and phototoxicity. J Environ Sci Health C Environ Carcinog Ecotoxicol Rev. 2002;20(2):149–83.

pflanzliche Produkte[980, 981, 982]		pharmazeutische Wirkstoffe[983, 984]	
polyzyklische Kohlenwasserstoffe	Chrysen, Pyren, Fluoranthen, Benzfluoranthen; 7,12-Dimethylbenzanthracen, 1-Hydroxypyren, 1-Nitropyren, Benzopyren, Dibenzopyren	Antihistaminika	*Cyproheptadin, Diphenhydramin, Loratad*
		Zytostatika	*Fluorouracil, Vinblastin,* ***Dacarbazin,*** *Procarbazin Methotrexat, Azathiopril*
		Hormone	*Corticosteroide, Östrogene, Progesterone, Spironolacton*
		Anti-Psoriasis	*Isotretinoin,* ***Methoxsalen, 5-Methoxypsoralen, 8-Methoxypsoralen***
		Varia	*Goldsalze, Hämtoporphyrin*

Fettschrift: Substanzen, von denen bekannt ist, dass sie auch fotoallergische Reaktionen auslösen können[988]

3.3.2 Typ IVb: geprägt von TH2 und eosinophilen Granulozyten

An diesen verzögerten Immunreaktionen sind maßgeblich Allergen-spezifische TH2-Lymphozyten beteiligt, welche

- in der Sensibilisierungsphase geprägt wurden durch das Allergen auf MHC-II bzw. CD1-präsentierende Dendritische Zellen, (siehe Kap. 2.3.2),
- in der Auslösungsphase aktiviert wurden durch nichtprofessionelle auf MHC-II bzw. CD1-Allergen-präsentierende Zellen (Epithelzellen, Endothelzellen, Fibroblasten etc.) und welche
- mit ihren Zytokinen (im Besonderen IL-4 und IL-5) bevorzugt eosinophile Granulozyten aktivieren.

Zu den Typ IVb-Allergien gehören (siehe Tab. 3.41)

- Spätphasen der Immunreaktion vom Soforttyp (Typ I), wie z. B. bei der chronisch allergischen Rhinitis (siehe Kap. 3.1.5),
- chronische Atopische Dermatitiden (siehe Kap. 4.1), deren Ursache weitgehend unbekannt ist,
- chronische spontane Urtikaria, die zumindest asoziiert ist mit, wahrscheinlich sogar verursacht wird durch Spulwurm- oder Fadenwurm-Invasionen (siehe Kap. 4.1),
- episodisches Angioödem mit Eosinophilie, dessen Ursache weitgehend unbekannt ist,
- eosinophile Oesophagitis, welche ihre Ursache wahrscheinlich in Lebensmittelallergenen hat (siehe Kap. 6),
- exogenes allergisches Asthma (siehe Kap. 4.2.2) als Ergebnis einer dauerhaften Exposition mit einem Allergen, wobei die hierdurch ausgelöste chronisch-allergische Entzündung

988 Schauder S. Phototoxische Reaktionen der Haut durch Medikamente. Deutsches Ärzteblatt. 2005;102/34–35:2314–2320.

  - primär den Nasenrachenraum betrifft und
  - sekundär (sogenannter **Etagenwechsel**) in die Bronchien hinein ausweitet (siehe Kap. 4.2.2),
- isolierte Arzneimittelüberempfindlichkeits-Reaktionen und
- Drug Reaction with Eosinophilia and Systemic Symptoms/DRESS, welche zu den schweren Kutanen Immunreaktionen (SCARs/Severe Cutaneous Adverse Reactions) zählt (siehe Kap. 3.4.2).

Tab. 3.41: Allergische Reaktionen mit entscheidender Beteiligung eosinophiler Granulozyten.[989]

Symptome/ Pathophysiologie	Immunologie		Rolle der Eosinophilen
chronische Atopische Dermatitis[990]			
Epithel-Dysfunktion (↑) Parakeratose, Urtikaria (↑) Barrierefunktion (↓), Antigen-Penetration (↑) Ursache: weitgehend unbekannt	TH22-Ly. (↑), Dendritische Zellen (↑) IL-4, IL13 (↑)	TH2-Typ: IgE (↑) extrinsisch: allergisch bedingt intrinsisch: nicht allergisch bedingt	Blut: Eosinophilie Anzahl ~ Erkrankungsschwere Haut: eosinophile Infiltration, Anzahl ≠ Erkrankungsschwere
		TH1/TH17 -Typ	
Chronische Spontane Urtikaria[991, 992, 993, 994]			
rezidivierende Quaddeln, Angioödeme > 6 Wochen vermehrtes Kapillarnetz Ursache: Parasiten (?)	Mastzellen (↑↑) Neutroph.G. (↑)	Komplement, Kinin, Gerinnung: Aktivierung (↑), TF (↑), Thrombin (↑)	Blut/Haut: Eosinophilie/eosinophile Infiltration (↑), Aktivierung (↑)
		Toxocara/Spulwurm: Serum-AK (↑)	
		Anisakiasis/Fadenwurm: Serum-AK (↑)	

989 Ramirez GA, Yacoub MR, Ripa M, Mannina D, Cariddi A, Saporiti N, Ciceri F, Castagna A, Colombo G, Dagna L. Eosinophils from Physiology to Disease: A Comprehensive Review. Biomed Res Int. 2018;2018:9095275. doi: 10.1155/2018/9095275.

990 Werfel T, Allam JP, Biedermann T, Eyerich K, Gilles S, Guttman-Yassky E, Hoetzenecker W, Knol E, Simon HU, Wollenberg A, Bieber T, Lauener R, Schmid-Grendelmeier P, Traidl-Hoffmann C, Akdis CA. Cellular and molecular immunologic mechanisms in patients with atopic dermatitis. J Allergy Clin Immunol. 2016;138(2):336–49.

991 Kay AB, Ying S, Ardelean E, Mlynek A, Kita H, Clark P, Maurer M. Elevations in vascular markers and eosinophils in chronic spontaneous urticarial weals with low-level persistence in uninvolved skin. Br J Dermatol. 2014;171(3):505–11.

992 Tedeschi A, Kolkhir P, Asero R, Pogorelov D, Olisova O, Kochergin N, Cugno M. Chronic urticaria and coagulation: pathophysiological and clinical aspects. Allergy. 2014;69(6):683–91.

993 Kolkhir P, Balakirski G, Merk HF, Olisova O, Maurer M. Chronic spontaneous urticaria and internal parasites – a systematic review., European Journal of Allergy and Clinical Immunology. 2016;71(3):308–322.

994 Minciullo PL, Cascio A, Gangemi S. Association between urticaria and nematode infections. Allergy Asthma Proc. 2018;39(2):86–95.

Symptome/ Pathophysiologie	Immunologie		Rolle der Eosinophilen
Episodisches Angiooedem mit Eosinophilie (EAE)/Gleich-Syndrom[995]			
rezidivierend Angioödeme, Urtikaria, Fieber, Gewichtzunahme (↑) Dauer/Episode: 25–30 Tage Ursache: weitgehend unbekannt	klonale T-Lymphozyten Proliferation (?) Mastzellen (↑) Neutroph. G. (↑)	IgM (↑) IL-5 (↑), IL-8/CCL8 (↑)	Blut/Haut: zyklische Eosinophilie (↑); Aktivierung (↑)
Eosinophile Oesophagitis[996]			
Epithelbarriere (↓), Lebensmittel-Allergene: Penetration (↑) Basalmembran: Hyperplasie (↑); Lamina Propria: Fibrose (↑) Strikturen/Verengungen (↑) Dysphagie, Erbrechen Ursache wahrscheinlich Lebensmittel-Allergene	Dendritische Zellen (↑) TH2-Lymph. (↑)	Immunreaktion gegen Lebensmittel-Allergene	Epithel: Eosinophile Infiltration (↑), Eosinophile Mikroabszesse (↑)
	Mastzellen: Aktivierung (↑), Degranulation (↑)	TSLP (↑), MBP (↑), ECP (↑)	
	Fibroblasten: Aktivierung (↑)	TGFβ (↑)	
exogenes allergisches Asthma			
Bronchitis: Allergenbedingt anfallsweise Schleimhaut-Ödeme, erhöhte Schleimsekretion, Husten, Bronchospasmus, Giemen Atemnot, Hyperreagibilität: auf andere Allergene, chemische und physikalische (Kälte) Reize in der Atemluft	TH2-Lymphozyten und ILC2: Zustrom; Aktivierung (↑), Expression z. B. von IL-4, IL-6, IL-13 (↑) Mastzellen: Zustrom; Aktivierung (↑), Degranulation (↑) Glatte Muskelzellen: Aktivierung, Kontraktion (↑) Fibroblasten: Aktivierung, Expression von ECM-Komponenten, Verdickung und Veränderung der subepithelialen Matrixstrukturen		Brochialepithel/ Subepithelial: Eosinophile Infiltration (↑),

995 Khoury P, Herold J, Alpaugh A, Dinerman E, Holland-Thomas N, Stoddard J, Gurprasad S, Maric I, Simakova O, Schwartz LB, Fong J, Lee CC, Xi L, Wang Z, Raffeld M, Klion AD. Episodic angioedema with eosinophilia (Gleich syndrome) is a multilineage cell cycling disorder. Haematologica. 2015;100(3):300–7.

996 Ramirez GA, Yacoub MR, Ripa M, Mannina D, Cariddi A, Saporiti N, Ciceri F, Castagna A, Colombo G, Dagna L. Eosinophils from Physiology to Disease: A Comprehensive Review. Biomed Res Int. 2018;2018:9095275. doi: 10.1155/2018/9095275.

Symptome/ Pathophysiologie	Immunologie	Rolle der Eosinophilen
isolierte Arzneimittel-Überempfindlichkeitsreaktion[997, 998, 999]		
Haut: transientes Maculopapuläres Exanthem Auftreten ca. 1–3 Tage nach Arzneimittel-Exposition	potentielle Allergene: z. B. *IL-2, GM-CSF, Penicilline, Sulfonamide, Phenobarbital, Carbamazepine, Heparin, TNF-Antagonisten* T-Lymphozyten: Aktivierung zur Expression besonders von IL-5	Blut/Haut: Eosinophilie/eosinophile Infiltration, Aktivierung, Expression proinflammatorischer und zytotoxischer Mediatoren (↑)
Drug Reaction with Eosinophilia and Systemic Symptoms/DRESS		
siehe Kap. 3.3.2		

AK = Antikörper; ECP = Eosinophilic cationic Protein; Neutroph. G. = Neutrophile Granulozyten; MBP = Major Basic Protein; TSLP = Thymic stromal lymphopoietin

3.3.3 Typ IVc: geprägt von zytotoxischen T-Lymphozyten/CTL

Typ IVc-Immunreaktionen werden bewirkt durch Allergen (fremde oder verfremdete körpereigene Proteine, Lipopeptide oder Lipide) spezifische zytotoxische T-Lymphozyten, welche (siehe Kap. 2.3.2)

- in der Sensibilisierungsphase durch Bildung einer immunologischen Synapse mit Allergen-präsentierenden Dendritischen Zellen über MHC-I allergenspezifisch geprägt wurden und
- in der Auslösungsphase von denjenigen körpereigenen Zellen, welche auf ihren MHC-I- oder CD1-Molekülen das Allergen präsentieren, zur Expression zytotoxischer Moleküle stimuliert werden, wobei diese umfassen
  - zytotoxisch wirkende Perforine, Granzyme, Granulolysine und lysosomale Enzyme,
  - proapoptotisch wirkende Proteine wie Fas-Ligand, TNFα, TNFß, TNF-related apoptosis-inducing ligand (TRAIL) und
  - proinflammatorisch wirkende Zytokine (siehe Kap. 2.5)

Typische Typ IVc-Immunreaktionen werden ausgelöst beispielsweise durch

- Viruspeptide; bekannt sind die
  - spezifischen Haut-Exantheme, ausgelöst durch Infektion von Epithelzellen mit Rötel-Viren oder Masern-Viren,

997 Yawalkar N, Shrikhande M, Hari Y, Nievergelt H, Braathen LR, Pichler WJ. Evidence for a role for IL-5 and eotaxin in activating and recruiting eosinophils in drug-induced cutaneous eruptions. The Journal of Allergy and Clinical Immunology. 2000;106(6):1171–1176.

998 Tefferi A, Patnaik MM, Pardanani A. Eosinophilia: secondary, clonal and idiopathic. Br J Haematol. 2006;133(5):468–92.

999 Ramirez GA, Yacoub MR, Ripa M, Mannina D, Cariddi A, Saporiti N, Ciceri F, Castagna A, Colombo G, Dagna L. Eosinophils from Physiology to Disease: A Comprehensive Review. Biomed Res Int. 2018;2018:9095275. doi: 10.1155/2018/9095275.

- chronischen Hepatitiden durch Infektion von Leberzellen mit Hepatitis-Viren (HBV, HCV, HAV) oder
- die Herpes-Keratitis nach Infektion der Cornea-Epithelzellen mit Herpesviren (HSV-1, HSV-2)[1000]

- Mykoplasma-Proteine in Folge einer Mykoplasma-Infektion,[1001]
- chemische Substanzen, die als Haptene an körpereigene Proteine binden und damit verfremden, wie z. B. bei einer Reihe von Arzneimitteln (siehe Kap. 7),
- physikalisch (Bestrahlung) bedingte Veränderungen und Verfremdung von körpereigenen Strukturen,
- Transplantationsantigene von einem anderen Menschen (allogen) oder von Tieren (xenogen), welche von körpereigenen Dendritischen Zellen präsentiert werden zur Stimulierung der Proliferationen von allogenspezifischen oder xenogenspezifischen CTL.

Typ IVc-Immunreaktionen betreffen vorzugsweise und meistens die Haut. Häufig stellen sie sich primär als **Erythema exsudativum multiforme** dar,[1002] welches etwa 1–2 Wochen nach dem auslösenden Ereignis auftreten kann

- als **Erythema exsudativum multiforme minor**, charakterisiert durch
  - kleinfleckige, rote doppelringförmige Ekzeme mit zentralen Papeln meist beschränkt auf Handrücken oder Unterarm,
  - fehlende und nur geringe Blasenbildung und
  - keine oder nur geringe Läsionen auf den Schleimhäuten
- als **Erythema exsudativum multiforme major**, gekennzeichnet durch
  - kleinfleckige, rote doppelringförmige Läsionen über den gesamten Körper einschließlich Handinnenflächen und Füße, häufig auch auf der Schleimhaut der Mundhöhle,
  - zentral in den Läsionen Papeln oder häufiger Blasenbildungen (Schießscheibenläsionen),
- wobei die auslösenden Ereignisse
  - häufig Infektionen sind (z. B. mit HSV, EBV, Coxsackie-Virus, HCV oder Mycoplasma pneumonia) und
  - seltener Arzneimittel darstellen (z. B. *Allopurinol*, *Phenobarbital*, *Phenytoin*, *Valproinsäure*, Sulfonamide, Penicilline, *Erythromycin*, *Nitrofurantoin*, Tetracycline, *Chlormezanon*, *Acetylsalicylsäure*, Statine, wie auch TNF-α-Inhibitoren wie *Adalimumab*, *Infliximab* und *Etanercept*)[1003, 1004, 1005]

1000 Jaggi U, Wang S, Tormanen K, Matundan H, Ljubimov AV, Ghiasi H. Role of Herpes Simplex Virus Type 1 (HSV-1) Glycoprotein K (gK) Pathogenic CD8+ T Cells in Exacerbation of Eye Disease. Front Immunol. 2018;9:2895. doi: 10.3389/fimmu.2018.02895.

1001 Fournier S, Bastuji-Garin S, Mentec H. Toxic epidermal necrolysis associated with Mycoplasma pneumoniae infection. Eur. J. Clin. Microbiol. Infect. Dis. 1995;14:558–559.

1002 Paulino L, Hamblin DJ, Osondu N, Amini R. Variants of Erythema Multiforme: A Case Report and Literature Review. Cureus. 2018;10(10):e3459. doi: 10.7759/cureus.3459.

1003 Paulino L, Hamblin DJ, Osondu N, Amini R. Variants of Erythema Multiforme: A Case Report and Literature Review. Cureus. 2018;10(10):e3459. doi: 10.7759/cureus.3459.

1004 Hashemi DA, Carlos C, Rosenbach M. Herpes-Associated Erythema Multiforme. JAMA Dermatol. 2019;155(1):108. doi: 10.1001/jamadermatol.2018.3973.

1005 Lerch M, Mainetti C, Terziroli Beretta-Piccoli B, Harr T. Current Perspectives on Erythema Multiforme. Clin Rev Allergy Immunol. 2018 Feb;54(1):177–184.

Das Erythema exsudativum multiforme major kann fließend in schwere kutane adverse Immunreaktionen (SCAR) vom Typ IVc übergehen, welche den gesamten Organismus lebensgefährlich in Mitleidenschaft ziehen. Zu diesen Immunreaktionen gehören (siehe Kap. 3.4).

- das **Steven Johnson Syndrom**, welches sich weiterentwickeln kann in
- eine **Toxische epidermale Nekrolyse** (TEN).

3.3.4 Typ IVd: geprägt von T-Lymphozyten und neutrophilen Granulozyten

Typ IVd-Immunreaktionen werden bewirkt durch T-Lymphozyten und neutrophile Granulozyten;

- als Beispiel gilt die **akute generalisierte exanthematöse Pustulose (AGEP)**, welche zu den schweren kutanen Immunreaktionen zählt (siehe Kap. 3.4.1);
- hiervon abzugrenzen ist die **Psoriasis pustulosa,**[1006, 1007] bei welcher
  - IL-1 und IL-36 die beherrschenden Zytokine sind und
  - die lokal infiltrierten autoimmunen T-Lymphozyten verstärkt Chemokine (im Besonderen CXCL8/IL-8) exprimieren mit der Folge einer vermehrten Einwanderung von neutrophilen Granulozyten.

3.4 Schwere vorwiegend kutane adverse Reaktionen (SCARs)

Gemeinsam sind den schweren kutanen Typ IV-Immunreaktionen (SCARs/Severe Cutaneous Adverse Reactions) die erheblichen entzündlichen Veränderungen, die je nach Typ der Erkrankung,[1008]

- vorwiegend in der Haut oder auch in den Schleimhäuten auftreten, im Besonderen an den Körperöffnungen (Lippen, Mundhöhle, Nase, Rachen, Urogenital- und Analregion) und am Auge,
- lebensbedrohlich auf die inneren Organe (im Besonderen Leber, Niere, Lunge) übergreifen können und
- mit dem beträchtlichen Risiko einer Sepsis und des isolierten oder multiplen Organversagens belastet sind.

So liegt innerhalb eines Zeitraumes von 6 Monaten nach Erstdiagnose einer SCAR die Todesrate im Durchschnitt bei etwa 30 %, wobei[1009]

1006 https://www.awmf.org/uploads/tx_szleitlinien/013-001l_S3_Therapie_Psoriasis-vulgaris_2017-12.pdf.

1007 Johnston A, Xing X, Wolterink L, Barnes DH, Yin Z, Reingold L, Kahlenberg JM, Harms PW, Gudjonsson JE. IL-1 and IL-36 are dominant cytokines in generalized pustular psoriasis. J Allergy Clin Immunol. 2017;140(1):109–120.

1008 Garon SL, Pavlos RK, White KD, Brown NJ, Stone CA Jr, Phillips EJ. Pharmacogenomics of off-target adverse drug reactions. Br J Clin Pharmacol. 2017;83(9):1896–1911.

1009 Mori S, Hickey A, Dusza SW, Lacouture ME, Markova A. Markers of systemic involvement and death in hospitalized cancer patients with severe cutaneous adverse reactions. J Am Acad Dermatol. 2019;80(3):608–616.

- die frühen klinischen Symptome keine verlässlichen Parameter für die Prognose darstellen und
- prädiktiv für die Mortalität der Anstieg von IL-6, TNFα und des Elastase-spezifischen Protease-Inhibitors Elafin im Blut zu sein scheint.

3.4.1 Akute generalisierte exanthematöse Pustulose (AGEP)

Die AGEP stellt eine (häufig Arzneimittel-bedingte) allergische Erkrankung vom Typ IVd dar (siehe Kap. 3.3.4), bei welcher die Allergen-spezifisch aktivierten TH-Lymphozyten und neutrophile Granulozyten eine besondere Rolle spielen (siehe Tab. 3.42). Zu den typischen Symptomen der AGEP zählen:

- akutes Auftreten (innerhalb von durchschnittlich 5 Tagen nach Eintritt der Ursache),
- systemische Ausbreitung in etwa 20 % der Fälle und
- ein meist gutartiger Verlauf mit Abheilung meist innnerhalb von etwa 2 Wochen nach Absetzen der Ursache, selten jedoch Entwicklung zu einem lebensbedrohlichen Stadium (Mortalität < 5 %).[1010]

AGEP stellt daher die gutartigste der schweren kutanen Typ IV-Reaktionen dar.

Die Pathophysiologie der AGEP ist noch nicht vollkommen aufgeklärt; eine besondere Rolle scheint jedoch zu spielen

- die Aktivierung von Immunzellen (T-Lymphozyten und Zellen der angeborenen Immunabwehr) und von Keratinozyten,
- die Expression besonders der Zytokine IL-17, IL-36, Granulocyte-Macrophage Colony-Stimulating Factor (GM-CSF) und Tumor Necrosis Factor alpha (TNFα) und
- die Expression des Chemokins CXCL8/IL-8 für die Invasion von neutrophilen Granulozyten.

1010 Duong TA, Valeyrie-Allanore L, Wolkenstein P, Chosidow O. Severe cutaneous adverse reactions to drugs. Lancet. 2017;390(10106):1996–2011.

Tab. 3.42: Akute generalisierte exanthematöse Pustulose/AGEP[1011, 1012, 1013, 1014, 1015] (Typ IVd: T-Lymphozyten + Neutrophile).

<table>
<tr><th>Klinik</th><th>potentielle Ursachen/Auslöser</th><th>Anteil</th></tr>
<tr><td rowspan="9">Haut: große gerötete und geschwollene Areale mit zahlreichen kleinen, nicht-follikulären sterilen intrakornealen, subkornealen und/oder intraepidermalen Pusteln und mit papillären dermalen Ödemen infiltriert mit Neutrophilen und Eosinophilen Granulozyten; Juckreiz (↑)
Allgemeinbefinden: Fieber (↑), Kopfschmerzen (↑)
Blutbefunde: Neutrophilie, Eosinophilie, BSG (↑), akute Phasenproteine/ C-reaktives Protein (↑)
schwere Verlaufsform in etwa 20 % der Patienten mit Infektionen der Haut, Hepatitis, Nephritis, Pneumonie
Abheilung: ca 2–3 Wochen nach Absetzen der Ursache</td><td>Arzneimittel</td><td>ca 95 %</td></tr>
<tr><td>Antibiotika (Ampicillin, Amoxicillin, Clindamycin, Cephalexin, Cefepime, Cefoxitin, Cefazolin, Imipenem, Levofloxacin, Meropenem, Penicilline, Pristinamycin, Quinolone, Vancomycin); Sulfonamide</td><td>ca 75 %</td></tr>
<tr><td>Antimykotika (Fluconazol, Ketoconazol, Terbinafin)</td><td rowspan="6">ca. 20 %</td></tr>
<tr><td>Antimalaria (Hydroxychloroquin)</td></tr>
<tr><td>NSAID (Aspirin, Celocoxib)</td></tr>
<tr><td>Protonen-Pumpen-Inhibitoren (Omeprazol)</td></tr>
<tr><td>Ca-Kanal-Blocker (Diltiazem)</td></tr>
<tr><td>Bronchodilatoren (Clenbuterol)</td></tr>
<tr><td>CMV, Cocksackie B4 Virus, Parvovirus B19, Chlamydophila pneumoniae, Escherichia Coli</td><td>ca. 5 %</td></tr>
</table>

NSAID = Non Steroidal Antiinflammatory Drugs;

3.4.2 Drug Reaction with Eosinophilia and Systemic Symptoms/DRESS

DRESS stellt eine Typ IVb-Immunreaktion dar, somit sind an ihr TH2-Lymphozyten und Eosinophile Granulozyten maßgeblich beteiligt (siehe Kap. 3.3.2).

Als Auslöser gelten besonders Arzneimittel-Strukturen und virale Antigene (siehe Tab. 3.43),

- welche über Antigen-präsentierende Zellen T-Lymphozyten aktivieren zur Expression besonders der Chemokine CCL11, CCL 17 und des Zytokins IL-5 wie auch proinflammatorischer Zytokine (z. B. TNF-α, IL-2, IL-17, IFN-γ),

1011 Thienvibul C, Vachiramon V, Chanprapaph K. Five-Year Retrospective Review of Acute Generalized Exanthematous Pustulosis. Dermatol Res Pract. 2015:260928. doi: 10.1155/2015/260928.

1012 Szatkowski J, Schwartz RA. Acute generalized exanthematous pustulosis (AGEP): A review and update. J Am Acad Dermatol. 2015;73(5):843–8.

1013 Feldmeyer L, Heidemeyer K, Yawalkar N. Acute Generalized Exanthematous Pustulosis: Pathogenesis, Genetic Background, Clinical Variants and Therapy. Int J Mol Sci. 2016;17(8). pii: E1214. doi: 10.3390/ijms17081214.

1014 Croy C, Buehrle K, Austin Szwak J. Clindamycin-associated acute generalized exanthematous pustulosis. J Clin Pharm Ther. 2017;42(4):499–501.

1015 Alniemi DT, Wetter DA, Bridges AG, El-Azhary RA, Davis MD, Camilleri MJ, McEvoy MT. Acute generalized exanthematous pustulosis: clinical characteristics, etiologic associations, treatments, and outcomes in a series of 28 patients at Mayo Clinic, 1996–2013. Int J Dermatol. 2017;56(4):405–414.

- sodass vermehrt Eosinophile Granulozyten aktiviert werden zur Proliferation, Invasion in die Bereiche (z. B. Lymphknoten) der T-Lymphozyten-Aktivierung und zur Expression von proinflammatorischen und zytotoxischen Mediatoren (siehe Kap. 2.1.1 und 3.1.5),
- wobei die Krankheit begünstigt wird
  - durch genetische (z. B. HLA1502, HLA1508, HLB1502) Konstitutionen und
  - durch die Reaktivierung von Viren (HHV-6, HHV-7, EBV),[1016]
- andererseits in etwa 10–20 % der Fälle jedoch kein Auslöser identifiziert werden kann.[1017,]

Die klinischen Symptome (siehe Tab. 3.43 und 3.44)
- treten auf nach einer Latenzzeit von im Mittel 3 Wochen (3 Tage bis 15 Wochen) und
- überdauern deutlich das Ende der Exposition mit dem auslösenden Agens (z. B. der Arzneimittelbehandlung).

Die Mortalität ist bedingt durch Hepatitis, Nephritis und/oder Pneumonitis mit Sepsis und multiplem Organversagen und liegt im Bereich von 5–10 %.

1016 Picard D, Janela B, Descamps V, D'Incan M, Courville P, Jacquot S, Rogez S, Mardivirin L, Moins-Teisserenc H, Toubert A, Benichou J, Joly P, Musette P. Drug reaction with eosinophilia and systemic symptoms (DRESS): a multiorgan antiviral T cell response. Sci Transl Med. 2010;2(46):46ra62. doi: 10.1126/scitranslmed.3001116.

1017 Kardaun SH, Sekula P, Valeyrie-Allanore L, Liss Y, Chu CY, Creamer D, Sidoroff A, Naldi L, Mockenhaupt M, Roujeau JC; RegiSCAR study group., Drug reaction with eosinophilia and systemic symptoms (DRESS): an original multisystem adverse drug reaction. Results from the prospective RegiSCAR study. Br J Dermatol. 2013;169(5):1071–80.

Tab. 3.43: Drug Reaction with Eosinophilia and Systemic Symptoms/DRESS[1018, 1019, 1020] (Typ IVb: TH2-Lymphozyten + Eosinophile).

Klinik	potentielle Ursache/Auslöser[1021]		Anteil*
Haut: breitflächige Rötungen, maculopapuläre Exantheme, Pusteln, straffe kleinen Blasen, Juckreiz, Ödeme, besonders im Gesicht, exfoliative, perivaskuläre und interstitielle Dermatitis, mit fokalen Infiltraten von Lymphozyten und eosinophilen Granulozyten, Vakuolisierung und Spongiose der basalen Epithelien; hohes Fieber; Lymphknoten: geschwollen schmerzhaft; Kopfschmerzen; Blutbild: Eosinophilie, Lymphozytose oder -penie, Thrombozytopenie, BSG (↑), Akute Phasenproteine/ C-Reaktives Protein (↑); Komplikationen durch Gewebenekrosen und eosinophile Infiltrate in den Organen mit meist Hepatitis (Leberzellen, Gallengänge), weniger Nephritis (interstitiell, tubuläre Nekrosen, Vaskulitis), interstitieller Pneumonie, Pleuritis, Colitis, ARDS, eosinophiler Myocarditis, Pericarditis, Meningitis und/oder Encephalitis, seltener Pankreatitis; Lethalität durch Leber- oder multiples Organversagen (ca 5–10 %)	Arzneimittel[1022, 1023]		
		Antikonvulsiva: (*Phenytoin, Carbamazepin, Minocyclin, Lamotrigin*); Antibiotika: (*Penicilline, Vancomycin, Minocyclin*); Tuberkulostatika: (*Isoniazid, Pyrazinamid, Rifampin, Ethambutol*) Sulfonamide: (*Dapson, Cotrimoxazol, Sulfasalazine*); Virostatika: (*Abacavir, Nevirapin, Telaprevir*); NSAIDs (*Indomethacin, Diclofenac, Ibuprofen, Celecoxib, Phenylbutazon*); Gichtmittel: (*Allopurinol, Febuxostat*); Antirheumatika (*Leflunomid, Hydroxychloroquin*); Tumortherapeutika: (*Imatinib, Sorafenib, Vemurafenib, Vismodegib*); Andere (z. B. *Di-Strontiumranelat, Bosentan, Mexiletin, Omeprazol, Solcitinib*)	80–90 %
	Unbekannt		10–20 %
	Infektionserreger		?
		EBV, CMV, HHV-6, -7	

*) bezogen auf DRESS-Patienten; ARDS = Akutes Respiratorisches Distress Syndrom

1018 Picard D, Janela B, Descamps V, D'Incan M, Courville P, Jacquot S, Rogez S, Mardivirin L, Moins-Teisserenc H, Toubert A, Benichou J, Joly P, Musette P. Drug reaction with eosinophilia and systemic symptoms (DRESS): a multiorgan antiviral T cell response. Sci Transl Med. 2010;2(46):46ra62. doi: 10.1126/scitranslmed.3001116.

1019 Kardaun SH, Sekula P, Valeyrie-Allanore L, Liss Y, Chu CY, Creamer D, Sidoroff A, Naldi L, Mockenhaupt M, Roujeau JC; RegiSCAR study group. Drug reaction with eosinophilia and systemic symptoms (DRESS): an original multisystem adverse drug reaction. Results from the prospective RegiSCAR study. Br J Dermatol. 2013;169(5):1071–80.

1020 Cacoub P, Musette P, Descamps V, Meyer O, Speirs C, Finzi L, Roujeau JC. The DRESS syndrome: a literature review. Am J Med. 2011;124(7):588–97.

1021 Martínez-Cabriales SA, Rodríguez-Bolaños F, Shear NH. Drug Reaction with Eosinophilia and Systemic Symptoms (DReSS): How Far Have We Come? Am J Clin Dermatol. 2019. doi: 10.1007/s40257-018-00416-4.

1022 Choudhary S, McLeod M, Torchia D, Romanelli P. Drug Reaction with Eosinophilia and Systemic Symptoms (DRESS) Syndrome. J Clin Aesthet Dermatol. 2013;6(6):31–7.

1023 Adwan MH. Drug Reaction with Eosinophilia and Systemic Symptoms (DRESS) Syndrome and the Rheumatologist. Curr Rheumatol Rep. 2017;19(1):3. doi: 10.1007/s11926-017-0626-z.

Tab. 3.44: Diagnoseschemata des Drug Reaction with Eosinophilia and Systemic Symptomes/DRESS.[1024, 1025]

Kriterien der RegiSCAR-Gruppe[1026]	Japanische Kriterien[1027]	Bocquet et al.[1028]
Hospitalisierung	**Symptome**	**Symptome**
Anamnese: Symptome könnten Arzneimittel-bedingt sein	maculopapulöser Haut-auschlag > 3 Wochen nach Arzneimittelverabreichung	akuter Hautauschlag nach Arzneimittel-verabreichung
		Fieber
Symptome	Symptome auch 2 Wochen nach Absetzen des Arzneimittels noch vorhanden	Hepatitis (ALT und/ oder AST 2× > Normal-wert)
akuter Hautausschlag		interstitielle Nephritis
Körpertemperatur > 38°C	Körpertemperatur > 38°C	Myocarditis
vergrößerte Lymphknoten (in minimal 2 Regionen)	Hepatitis (Alanin-Aminotrans-ferase > 100U/L)	Lymphknoten-vergrößerung (Ø > 2 cm)
	Lymphadenopathie	
Erkrankung mindestens eines inneren Organes	**Blutwerte**	**Blutwerte**
Blutwerte	abnorme Leukozytenbefunde	Eosinophilie (> 1,5× 10^9/L)
abnorme Zellzahlen	Leukozytenzahlen > 11×10^9 /L	
Lymphozyten-Zahlen höher oder niedriger als normal	atypische Lymphozytose (> 5 %)	atypische Lymphozyten
	Eosinophilie (> 1,5× 10^9/L)	
Eosinophilen-Zahlen höher als normal	**viraler Status**	
Thrombozyten-Zahlen niedriger als normal	Reaktivierung von Humanem Herpes Simplex Virus/HSV-6	
mindestens **3** der *kursiv markierten* Kriterien müssen erfüllt sein	mindestens **7** Kriterien müssen erfüllt sein	alle Kriterien müssen erfüllt sein

ALT = Alanin-Amino-Transferase; AST = Aspartat-Transaminase

1024 Choudhary S, McLeod M, Torchia D, Romanelli P. Drug Reaction with Eosinophilia and Systemic Symptoms (DRESS) Syndrome. J Clin Aesthet Dermatol. 2013;6(6):31–7.
1025 De A, Rajagopalan M, Sarda A, Das S, Biswas P. Drug Reaction with Eosinophilia and Systemic Symptoms: An Update and Review of Recent Literature. Indian J Dermatol. 2018;63(1):30–40.
1026 Eshki M, Allanore L, Musette P, Milpied B, Grange A, Guillaume JC, Chosidow O, Guillot I, Paradis V, Joly P, Crickx B, Ranger-Rogez S, Descamps V. Twelve-year analysis of severe cases of drug reaction with eosinophilia and systemic symptoms: a cause of unpredictable multiorgan failure. Arch Dermatol. 2009;145(1):67–72.
1027 Shiohara T, Iijima M, Ikezawa Z, Hashimoto K. The diagnosis of a DRESS syndrome has been sufficiently established on the basis of typical clinical features and viral reactivations. Br J Dermatol. 2007;156:1083–1084.
1028 Bocquet H, Bagot M, Roujeau JC. Drug-induced pseudolymphoma and drug hypersensitivity syndrome (Drug rash with eosinophilia and systemic symptoms: DRESS) Semin Cutan Med Surg. 1996;15:250–7.

3.4.3 Steven Johnson Syndrom (SJS) und Toxische Epidermale Nekrolyse (TEN)

SJS/TEN sind lebensbedrohliche, entzündliche Immunerkrankungen vom Typ IVc, an welcher zytotoxische T-Lymphozyten (CTL) maßgeblich beteiligt sind (siehe Tab. 3.45), wobei

- SJS die etwas mildere, TEN die schwere Form einer als einheitlich angesehenen Erkrankung darstellten, wobei der Unterschied beurteilt wird an Hand der Ausdehnung der Hautschäden:
  - SJS < 10 % der Haut betroffen,
  - SJS/TEN: ~ 10 % –30 % der Haut betroffen,
  - TEN: > 30 % der Haut betroffen,
- die Häufigkeit von SJS/TEN im Europäischen Raum zwischen 0,9/Million und 1,9/Million Personen/pro Jahr liegt[1029, 1030]
  - SJS etwas häufiger auftritt als TEN,
  - SJS und TEN mehr bei Frauen denn bei Männern diagnostiziert werden und
  - HIV-positive Personen deutlich häufiger betroffen sind (1–2/1000 Personen/Jahr);
- die Mortalität von SJS/TEN in einer Größenordnung von 30–40 % liegt,[1031] relativ gut klinisch prognostiziert werden kann (siehe Tab. 3.46) und bedingt ist durch
  - das Ausmaß der Haut-Infektionen und dem Auftreten einer Hepatitis, Nephritis und/oder Pneumonie,
  - dem Auftreten einer Sepsis mit schlussendlich multiplem Organversagen.

Ursache des SJS, der TEN ist die Apoptose und Zytolyse von Keratinozyten[1032, 1033]

- durch CTL, welche spezifisch zur Zytotoxizität aktiviert werden durch Haptene (Arzneimitteln) oder Proteine (Antigene von Infektionserregern), präsentiert von Keratinozyten auf MHC-I im Rahmen einer immunologischen Synapse,
- durch die zytolytische Wirkung von aktivierten NK-Zellen,

1029 Harris V, Jackson C, Cooper A. Review of Toxic Epidermal Necrolysis. Int J Mol Sci. 2016;17(12). pii: E2135. doi: 10.3390/ijms17122135.

1030 Rodríguez-Martín S, Martín-Merino E, Lerma V, Rodríguez-Miguel A, González O, González-Herrada C, Ramírez E, Bellón T, de Abajo FJ. Incidence of Stevens-Johnson syndrome/toxic epidermal necrolysis among new users of different individual drugs in a European population: a case-population study. Eur J Clin Pharmacol. 2019;75(2):237–246.

1031 Sekula P, Dunant A, Mockenhaupt M, Naldi L, Bouwes Bavinck JN, Halevy S, Kardaun S, Sidoroff A, Liss Y, Schumacher M, Roujeau JC; RegiSCAR study group. Comprehensive survival analysis of a cohort of patients with Stevens-Johnson syndrome and toxic epidermal necrolysis. J Invest Dermatol. 2013;133(5):1197–204.

1032 Schneider JA, Cohen PR. Stevens-Johnson Syndrome and Toxic Epidermal Necrolysis: A Concise Review with a Comprehensive Summary of Therapeutic Interventions Emphasizing Supportive Measures. Adv Ther. 2017;34(6):1235–1244.

1033 Lerch M, Mainetti C, Terziroli Beretta-Piccoli B, Harr T. Current Perspectives on Stevens-Johnson Syndrome and Toxic Epidermal Necrolysis. Clin Rev Allergy Immunol. 2018;54(1):147–176.

- durch lösliche Fasliganden (FASL) exprimiert von Keratinozyten und aktivierten Makrophagen, sodass ein sich selbst verstärkender Apoptose-Kreislauf der Keratinozyten entsteht[1034, 1035, 1036]
- zusätzlich beeinflusst durch auslösende Faktoren wie
  - eine mangelhafte Verstoffwechselung verschiedener Arzneimittel, sodass das Immunsystem gegen deren Bestandteile oder Metabolite (die als Haptene an Proteine binden) sensibilisiert wird,
  - virale und bakterielle Infektionen,
  - Bestrahlungen in Ergänzung zur Behandlung mit Antiepileptika bei Tumorpatienten, wobei das hierbei entstehende Krankheitsbild
    - gesondert als **EMPACT** (Erythema exsudativum Multiforme durch Phenytoin und Craniale Strahlentherapie) bezeichnet wird,[1037, 1038]
    - gemäß einer größeren Studie durch Antiepileptika (im Besonderen *Phenytoin*) ausgelöst, nicht jedoch durch eine Radiotherapie verstärkt wird;[1039]
- einen genetischen Hintergrund wie z. B. HLAB502, HLAA3101 und HLAB5801 (siehe Kap. 10)
- wobei in etwa 30 % der Fälle die auslösenden Faktoren unbekannt bleiben.

Als Substanzen mit einem hohen Risiko, SJS/TEN auszulösen, gelten *Phenytoin*, gefolgt von *Allopurinol* und *Cotrimoxazol*[1040] (siehe Tab. 3.45).

1034 Abe R, Shimizu T, Shibaki A, Nakamura H, Watanabe H, Shimizu H. Toxic epidermal necrolysis and Stevens-Johnson syndrome are induced by soluble Fas ligand. Am J Pathol. 2003;162(5):1515–20.

1035 Murata J, Abe R, Shimizu H. Increased soluble Fas ligand levels in patients with Stevens-Johnson syndrome and toxic epidermal necrolysis preceding skin detachment. J Allergy Clin Immunol. 2008;122(5):992–1000.

1036 Abe R. Toxic epidermal necrolysis and Stevens-Johnson syndrome: soluble Fas ligand involvement in the pathomechanisms of these diseases. J Dermatol Sci. 2008;52(3):151–9.

1037 Micali G, Linthicum K, Han N, West DP. Increased risk of erythema multiforme major with combination anticonvulsant and radiation therapies. Pharmacotherapy. 1999;19(2):223–7.

1038 Ahmed I, Reichenberg J, Lucas A, Shehan JM. Erythema multiforme associated with phenytoin and cranial radiation therapy: a report of three patients and review of the literature. Int J Dermatol. 2004;43(1):67–73.

1039 Bishop AJ, Chang M, Lacouture ME, Barker CA. EMPACT syndrome: limited evidence despite a high-risk cohort. J Neurooncol. 2014;119(1):129–34.

1040 Rodríguez-Martín S, Martín-Merino E, Lerma V, Rodríguez-Miguel A, González O, González-Herrada C, Ramírez E, Bellón T, de Abajo FJ. Incidence of Stevens-Johnson syndrome/toxic epidermal necrolysis among new users of different individual drugs in a European population: a case-population study. Eur J Clin Pharmacol. 2019;75(2):237–246.

Tab. 3.45: Toxische Epidermale Nekrolyse/TEN; Steven Johnson Syndrom/SJS[1041, 1042, 1043, 1044, 1045, 1046, 1047] (Typ IVc: CTL).

Klinik	potentielle Ursache/Auslöser		Risiko
Frühe Anzeichen: Fieber, Influenza-ähnliche Symptome, zahlreiche rote Flecken auf der Haut Haut/Schleimhäute/Mundhöhle/Speiseröhre, Urogenitalbereich/Analbereich, Konjunktiva/Kornea, Rachen/Bronchien: großflächige, schmerzhafte Ablösungen der Epidermis/Epithelien durch CTL-bedingte Apoptose der Keratinozyten, zahlreiche schlaffe Blasenbildungen, durch leichten Druck verschiebbare und ablösbare Epidermis (Nikolsky Zeichen), großflächige Entzündungen, starker Flüssigkeits-, Elektrolyt- und Protein-Verlust durch Wundflächen, mangelnde Thermoregulation, Infektionen, Ulzerationen, Verlust der Hautbarriere Blutbild: Anämie, Lymphopenie, Neutropenie Komplikationen Pneumonie, Hepatitis, Nephritis, Sepsis, Multiples Organversagen Spätfolgen, Hautnarben, Kontrakturen, Korneatrübungen, Erblindung, Verwachsungen/Strikturen der Konjunktiva, Bronchialschleimhaut, Vagina, Speiseröhre	Arzneimittel		
		Antiepileptika (*Carbamazepin, Lamotrigin, Phenytoin, Phenobarbital, Valproat*), Antiinfektiva (*Sulfametoxazole, Sulfadiazine, Sulfapyridine, z. B. Cotrimoxazol, Nevirapin*), Anxiolytika (*Chlormezanon*), Antimetabolite (*Metotrexat*), Corticosteroide; Diuretika (*Furosemid*), NSAIDs (vom Oxicam-Typ, z. B. *Meloxicam, Valdecoxib*), Purinanaloga: (*Allopurinol*),	hoch/ mittel
		Antibiotika: (Cephalosporine, z. B. *Macrolide, Quinolone, Tetracycline*), NSAIDs (Diclofenac)	mittel/ gering
		Tumortherapeutika (Alkylantien, Antimetabolite, Antibiotika, PTK-Inhibitoren)[1048]	
	Infektionen[1049, 1050]		
		CMV, HIV, HSV, EBV, Coxsackie-Virus, Influenza-Virus, HBV, Mumps-Virus, Enteroviren	
		Mycoplasma pneumoniae, Streptococcen Gruppe A, Brucella, Mycobacterien, Rikettsien, Samonella Typhi	
	Impfungen[1051]		sehr gering
		Masern-Röteln-Mumps-Vakzinierung	

NSAID = Nonsteroidal antiinflammatory Drug; PTK-Inhibitoren = Protein-Tyrosin-Kinase-Inhibitoren

1041 Roujeau JC, Chosidow O, Saiag P, Guillaume JC. Toxic epidermal necrolysis (Lyell syndrome). J Am Acad Dermatol. 1990;23(6 Pt 1):1039–58.

1042 Schwartz RA, McDonough PH, Lee BW. Toxic epidermal necrolysis: Part I. Introduction, history, classification, clinical features, systemic manifestations, etiology, and immunopathogenesis. J Am Acad Dermatol. 2013;69(2):173.e1–13; quiz 185–6. doi: 10.1016/j.jaad.2013.05.003.

1043 Harris V, Jackson C, Cooper A. Review of Toxic Epidermal Necrolysis. Int J Mol Sci. 2016;17(12). pii: E2135. doi: 10.3390/ijms17122135.

1044 Abe J, Umetsu R, Mataki K, Kato Y, Ueda N, Nakayama Y, Hane Y, Matsui T, Hatahira H, Sasaoka S, Motooka Y, Hara H, Kato Z, Kinosada Y, Inagaki N, Nakamura M. Analysis of Stevens-Johnson syndrome and toxic epidermal necrolysis using the Japanese Adverse Drug Event Report database. J Pharm Health Care Sci. 2016;2:14. doi: 10.1186/s40780-016-0048-5.

1045 Mockenhaupt M, Viboud C, Dunant A, Naldi L, Halevy S, Bouwes Bavinck JN, Sidoroff A, Schneck J, Roujeau JC, Flahault A. Stevens-Johnson syndrome and toxic epidermal necrolysis: assessment of medication risks with emphasis on recently marketed drugs. The EuroSCAR-study. J Invest Dermatol. 2008;128(1):35–44.

1046 Lerch M, Mainetti C, Terziroli Beretta-Piccoli B, Harr T. Current Perspectives on Stevens-Johnson Syndrome and Toxic Epidermal Necrolysis. Clin Rev Allergy Immunol. 2018;54(1):147–176.

Tab. 3.46: Klinische Erfassung des Mortalitätsrisikos der Toxischen Epidermalen Nekrolyse (SCOR-TEN).[1052]

Risikofaktoren	Anzahl der Risikofaktoren	Mortalitätsrate (%)
Alter > 40 Jahre	0–1	3
Krebsleiden	2	12
> 10 % der Körperoberfläche betroffen	3	35
Herzfrequenz > 120 Schläge/min	4	58
Blutharnstoff > 10 mmol/Liter (> 28 mg/dl)	≥ 5	90
Glukose/Serum > 14 mmol/Liter (> 250 mg/dl)		
Bicarbonat/Serum < 20 mmol/Liter (< 20 mEq/l)		

3.4.4 Abgrenzung untereinander und zu nicht allergisch bedingten schweren Hautreaktionen

Die Unterschiede zwischen AGEP, DRESS und SJS/TEN sind in Tab. 3.47 zusammengefasst.

Tab. 3.47: Vergleich der klinischen Parameter bei SCAR und Erythroderma.[1053, 1054, 1055]

	AGEP	DRESS	SJS/TEN
Auftreten nach Allergen-Exposition	≤ 2 Wochen	3 Tage–15 Wochen	1–4 Wochen
Dauer der Erkrankung nach Absetzen des Allergens	~ 2 Wochen	Wochen–Monate	3–4 Wochen, auch bis zu Monate

1047 Maverakis E, Wang EA, Shinkai K, Mahasirimongkol S, Margolis DJ, Avigan M, Chung WH, Goldman J, La Grenade L, Pirmohamed M, Shear NH, Tassaeeyakul W, Hoetzenecker W, Klaewsongkram J, Rerkpattanapipat T, Manuyakorn W, Yasuda SU, Sharon VR, Sukhov A, Micheletti R, Struewing J, French LE, Cheng MY. Stevens-Johnson Syndrome and Toxic Epidermal Necrolysis Standard Reporting and Evaluation Guidelines: Results of a National Institutes of Health Working Group. JAMA Dermatol. 2017;153(6):587–592.

1048 Ng CY, Chen CB, Wu MY, Wu J, Yang CH, Hui RC, Chang YC, Lu CW. Anticancer Drugs Induced Severe Adverse Cutaneous Drug Reactions: An Updated Review on the Risks Associated with Anticancer Targeted Therapy or Immunotherapies. J Immunol Res. 2018;2018:5376476. doi: 10.1155/2018/5376476.

1049 Fournier S, Bastuji-Garin S, Mentec H. Toxic epidermal necrolysis associated with Mycoplasma pneumoniae infection. Eur. J. Clin. Microbiol. Infect. Dis. 1995;14:558–559.

1050 Forster CS, Ba-Abbad R, Parillo SJ, Steven Johnson Syndrome, Medscape 2013, https://web.archive.org/web/20130122091022/http://emedicine.medscape.com/article/1197450-overview#aw2aab6b2b3.

1051 Ball R, Ball LK, Wise RP, Braun MM, Beeler JA, Salive ME. Stevens-Johnson syndrome and toxic epidermal necrolysis after vaccination: reports to the vaccine adverse event reporting system. Pediatr Infect Dis J. 2001;20(2):219–23.

1052 Bastuji-Garin S, Fouchard N, Bertocchi M, Roujeau JC, Revuz J, Wolkenstein P. SCORTEN: a severity-of-illness score for toxic epidermal necrolysis. J Invest Dermatol. 2000;115(2):149–53.

1053 De A, Rajagopalan M, Sarda A, Das S, Biswas P. Drug Reaction with Eosinophilia and Systemic Symptoms: An Update and Review of Recent Literature. Indian J Dermatol. 2018;63(1):30–40.

1054 Alniemi DT, Wetter DA, Bridges AG, El-Azhary RA, Davis MD, Camilleri MJ, McEvoy MT. Acute generalized exanthematous pustulosis: clinical characteristics, etiologic associations, treatments, and outcomes in a series of 28 patients at Mayo Clinic, 1996–2013., Int J Dermatol. 2017;56(4):405–414.

1055 Adwan MH. Drug Reaction with Eosinophilia and Systemic Symptoms (DRESS) Syndrome and the Rheumatologist. Curr Rheumatol Rep. 2017;19(1):3. doi: 10.1007/s11926-017-0626-z.

<table>
<tr><th colspan="2"></th><th>AGEP</th><th>DRESS</th><th>SJS/TEN</th></tr>
<tr><td colspan="2">Ödeme, besonders Gesicht</td><td>++</td><td>+++</td><td>+/–</td></tr>
<tr><td colspan="2">Pusteln</td><td>++ + (subcorneal)</td><td>–</td><td>–</td></tr>
<tr><td colspan="2">Erythem</td><td>++</td><td></td><td>+++</td></tr>
<tr><td colspan="2">Schuppung</td><td>+</td><td>++</td><td>–</td></tr>
<tr><td colspan="2">Juckreiz/Schmerzen</td><td>++</td><td></td><td>+++</td></tr>
<tr><td colspan="2">Blasen</td><td>+</td><td>(+)</td><td>+++</td></tr>
<tr><td colspan="2">Nekrosen</td><td>–</td><td></td><td>+++</td></tr>
<tr><td colspan="2">Schleimhaut-Affektionen</td><td>+ (~10 %)</td><td>(+)</td><td>+++</td></tr>
<tr><td colspan="2">Fieber</td><td>+++</td><td>+++</td><td>++</td></tr>
<tr><td colspan="2">Hepatitis</td><td>+/–</td><td>+++</td><td>+</td></tr>
<tr><td colspan="2">Nephritis</td><td>+/–</td><td>+++ (interstitiell)</td><td>++ (tubulär)</td></tr>
<tr><td colspan="2">Bronchitis</td><td rowspan="4">+/–</td><td>(+)</td><td>+++ (Nekrosen)</td></tr>
<tr><td colspan="2">Pneumonie</td><td>+++</td><td>++</td></tr>
<tr><td colspan="2">Myocarditis</td><td rowspan="2">++</td><td rowspan="2">+/–</td></tr>
<tr><td colspan="2">Pericarditis</td></tr>
<tr><td colspan="2">Lymphadenitis</td><td>+/–</td><td>++</td><td>–</td></tr>
<tr><td rowspan="4">Blut-Bild</td><td>Eosinophilie</td><td>+</td><td>+++</td><td>–</td></tr>
<tr><td>Neutrophilie</td><td>++</td><td>++</td><td></td></tr>
<tr><td>Lymphozytose</td><td></td><td>+</td><td></td></tr>
<tr><td>atypische Lymphz.</td><td>–</td><td>+</td><td>–</td></tr>
<tr><td colspan="2">Mortalität</td><td>< 5 %</td><td>5–10 %</td><td>SJS ~ 10 %,
TEN 30–40 %</td></tr>
</table>

+++	++	+	(+)	+/–	–	Schwere der Symptome/Erkrankung

Differentialdiagnostisch zu AGEP, DRESS, SJS oder TEN sind besonders folgende schwere Hautreaktionen abzugrenzen (s. Tab. 3.48)

- das **Erythema exsudativum multiforme major**, gekennzeichnet durch (siehe Kap. 3.3.3)
  - kleinfleckige, rote doppelringförmige Läsionen über den gesamten Körper einschließlich Handinnenflächen und Füße, häufig auch auf der Schleimhaut der Mundhöhle, mit zentral in den Läsionen Bildung von Papeln oder häufiger Blasen (Schießscheibenläsionen),
  - wobei die auslösenden Ereignisse häufig (meist virale) Infektionen sind, seltener Arzneimittel darstellen und
  - welche meist spontan innerhalb von 2–3 Wochen folgenlos abheilen;
- das **Staphylogene Lyell-Syndrom** (Dermatitis exfoliativa neonatorum/Morbus Ritter),
  - bedingt durch die Toxine Exfoliatine A, B, D von Staphylococcus aureus,

  - wenn die Toxin-Neutralisation durch Antikörper und Metabolisierung mangelhaft ist;
- **bullöse Dermatitiden** (wie bullöses Pemphigoid, Pemphigus vulgaris, Pemphigus foliaceus)
  - verursacht durch Autoantikörper gegen Desmosomen, welche besonders durch Apoptose und Aktivierung von Komplement zu einer Akantholyse der basalen Epidermisschicht führen,
  - die gehäuft auftreten im Zuge anderer Autoimmunerkrankungen, im Gefolge von Tumorerkrankungen, nach UV-Bestrahlung der Haut oder als Nebenwirkung von Arzneimitteln;
- die **Febrile neutrophile Dermatose** (Sweet-Syndrom),
  - deren Ursache noch weitgehend unbekannt ist,
  - deren Vorkommen assoziiert wird (siehe Tab. 3.48)
    - idiopathisch (Classical Sweet Syndrom/CSS),
    - mit Tumorerkrankungen (Malignancy associated Sweet Syndrom/MASS) und/oder
    - mit Arzneimittelnebenwirkungen (Drug induced Sweet Syndrome/DISS).

Tab. 3.48: Nicht allergisch bedingte schwere Hautreaktionen.

Klinik		Ursache/Auslöser	Risiko
Staphylogenes Lyell-Syndrom/Dermatitis exfoliativa neonatorum/Morbus Ritter[1056, 1057, 1058] (staphylococcal scalded skin syndrome/SSSS)			
Vorlauf: durch Staphylokokken bedingte Rhinitis, Tonsilitis, Otitis, Konjunktivitis; Fieber; kleinfleckige rote Haut-Ekzeme; Haut: initial rote schmerzhafte Flächen im Gesicht (Mund, Nase, Augen-Region), nachfolgend am Hals, in den Gelenkbeugen, über den gesamten Körper; schlaffe Blasen, Ablösung der oberen Schicht der Epidermis bei leichter Berührung (Nikolski-Zeichen) starker Flüssigkeits-, Elektrolyt- und Protein-Verlust durch Wundflächen, mangelnde Thermoregulation, Verlust der Hautbarriere; Schleimhäute: nicht oder kaum betroffen (im Gegensatz zu SJS/TEN) Komplikationen: Infektionen/Ulzerationen, hypovolämischer Schock, Pneumonie, Sepsis, multiples Organversagen Prevalenz: 0.01 Erkrankungen/1 Million Personen und Jahr		Staphylococcus aureus: Toxine (Exfoliatin A, B, D), werden wegen mangelnden Abbaus (Neutralisation) hämatogen verbreitet. Mangelnder Abbau kommt vor bei Neugeborenen/Kindern bis zum Schulalter, bei Erwachsenen meist nur bei Immunschwächen (HIV, Immunsuppression bei Organtransplantation, Alkohol, Tumoren) und Nephritis: Exfoliatine (Serinproteasen) zerstören das Desmoglein der Desmosomen und dadurch die Zell-zu-Zell-Haftung im Stratum granulosum der Epidermis	Mortalität bei Kindern + Antibiotika-Behandlung ca 3 %, bei Erwachsenen ca. 40 %

1056 Melish ME, Glasgow LA. Staphylococcal scalded skin syndrome: The expanded clinical syndrome. The Journal of Pediatrics. 1971, 78, 6, 958–967.

1057 Mockenhaupt M, Idzko M, Grosber M, Schöpf E, Norgauer J. Epidemiology of staphylococcal scalded skin syndrome in Germany. J Invest Dermatol. 2005;124(4):700–3.

1058 Nishifuji K, Sugai M, Amagai M. Staphylococcal exfoliative toxins: "molecular scissors" of bacteria that attack the cutaneous defense barrier in mammals. J Dermatol Sci. 2008;49(1):21–31.

Klinik	Ursache/Auslöser	Risiko
bullöses Pemphigoid[1059, 1060, 1061, 1062]		
Vorlauf: Juckreiz mit oder ohne Nesselsucht (Urtikaria) Haut: spontane, schubweise und rezidivierend auftretende Erytheme mit prall gefüllten, unterschiedlich großen, festen, seitlich verschiebbaren (Nikolski II) Blasen der Epidermis, besonders an den Beugeseiten der Extremitäten und in den Intertrigines. Bei Platzen der Blasen entstehen Erosionen mit grundsätzlich guter, Narben-freier Heilungstendenz. Mundschleimhaut: kann in etwa 20–30 % der Fälle betroffen sein, zeigt geringere Heilungstendenz als die Hautveränderungen. Allgemeinbefinden: im Regelfall wenig beeinträchtigt, Histologie: Nachweis von Autoantikörpern, C3, Infiltration von eosinophilen Granulozyten, Makrophagen Komplikationen: Infektionen (Staphylococcen, Streptococcen), Pyodermien Inzidenz: 1–2 Neuerkrankungen/100.000 Personen/Jahr; im Alter: bis zu 40 Neuerkrankungen/100.000 Personen/Jahr; gehäuft bei anderen Autoimmunerkrankungen, bei Tumorerkrankungen, nach UV-Exposition, Arzneimitteln	Autoantikörper (IgG, IgE) gegen Proteine der Hemidesmosomen (Bullöse-Pemphigoid-Antigene BP180, BP230), welche die Basalschicht der Epidermis mit der Basalmembran verbinden. Folgen: Aktivierung (Typ II-Immunreaktion, siehe Kap. 3.2) von Komplement, T-Lymphozyten; Chemotaxie und Aktivierung von eosinophilen Granulozyten und Makrophagen; Exozytose lysosomaler Enzyme und proinflammatorischer Mediatoren; Proteolyse der Bullöse-Pemphigoid-Antigene und Zerstörung der Hemidesmosomen, Einlagerung von Flüssigkeit und Blasenbildung	Pyodermien
Pemphigus vulgaris[1063, 1064, 1065, 1066, 1067, 1068]		
Mundschleimhaut: häufig primär (mucous membrane pemphigoid/MMP) Bildung epidermaler Blasen, nach Platzen der Blasen schmerzhafte blutende Erosionen Haut: meist sekundär Bildung von schlaffen Blasen über die gesamte Haut verteilt inklusive Kopfhaut, besonders an mechanisch belasteten Stellen; Blasen weiten sich aus, platzen; hinterlassen Erosionen und Schorf parallel zur Bildung weiterer Blasen; Ausdehnung der Blasenbildung auf andere Schleimhäute. Blasen können durch Scherdruck erzeugt oder verschoben werden (Nikolski Zeichen), daher Glutealregion bevorzugt betroffen. Narbenlose Abheilung aus der Mitte der Blase. Allgemeinbefinden: abhängig von der Ausdehnung Fieber, Abgeschlagenheit, Appetitlosigkeit Komplikationen: durch Verlust von Flüssigkeit, Elektrolyten, der Hautbarriere und Infektionen der Hauterosionen, Inzidenz: selten, im höheren Alter zunehmend, im Zuge anderer Autoimmunerkrankungen, nach viralen Infektionen, UV-Bestrahlungen, Arzneimitteln*), bei Schwangerschaften	Autoantikörper (IgG) gegen das Zelladhäsionsmolekül/Cadherin Pemphigus-Antigen/Desmoglein-3 des Desmosoms; führen zur Akantholyse (durch Beeinträchtigung der Desmosomen und/oder Zytolyse/Apoptose) der unteren Schichten der Epidermis; basale Keratozytenschicht bleibt intakt. Infiltrationen von Leukozyten, in den Blasen Pemphigus-Zellen/abgrundete Keratozyten Variationen: Anti-p200/Lamininγ1: bevorzugter Befall der Akren Anti-TypVII-Kollagen: Befall der Haut und Schleimhaut	ohne Behandlung meist tödlich; mit Behandlung (z. B. Corticosteroide, Immunsuppressiva, Immunadsorption) wird Überlebenszeit deutlich verlängert

Klinik		Ursache/Auslöser	Risiko
Pemphigus foliaceus[1069, 1070]			
Haut: Befall der oberflächlichen Epidermisschichten, besonders Gesicht und Hals, kaum der Schleimhaut. Blasen können durch Scherdruck erzeugt oder verschoben werden (Nikolski Zeichen), schnell zerstörbar, Schorf, Schuppung, Erytheme, Juckreiz, schmerzhaftes Brennen		Autoantikörper (IgG4) gegen Desmoglein1; Akantholyse des Stratum spinosum durch Apoptose	Mortalität durch generalisierten Befall
Febrile neutrophile Dermatose/Sweet-Syndrom[1071, 1072, 1073]			
Haut: akute weiche, kreisförmige oder bogenförmige Rötungen, Knoten, Vesikel, Bläschen der Epidermis am Kopf, Nacken, Beinen, Armen, Handrücken und Fingerrücken, selten am Rumpf, meist perivaskulär und ödematös kutan und subkutan (Fettgewebe) infiltriert mit neutrophilen Granulozyten; Schleimhäute: häufig Konjunktivitis, Iridocyclitis, seltener Stomatitis (Aphthen); Allgemeinbefinden: häufig Fieber, Arthralgien, Arthritiden; Blutbild: Leukozytose/Neutrophilie, BSG (↑), Alkalische Phospatase (↑); akute Phasenproteine/α1-Antitrypsin (↑) Komplikationen: aseptische Encephalitis, Meningitis, Polyneuropathie (Neuro-Sweet-Disease), Glomerulonephritis, Hepatitis, Hepatomegalie, Pancolitis, Bronchitis, Pneumonitis, Myositis, Fasciitis, Myalgia; Infektionen der Läsionen,		idiopathisch (CSS): gehäuft bei Frauen bei Pneumonien (Strepto-cocccen), Darminfektionen (Salmo-nellen, Yersinien), Crohnsche-Erkrankung, Schwangerschaften Tumor-assoziiert (MASS): im Vorlauf, während oder nach Tumorerkrankung (AML, Darm-, Mamma-, Urogenital- Tumore und Rezidive) Arzneimittelbedingt (DISS): überwie-gend nach Behandlung mit GM-CSF oder G-CSF, aber auch nach anderen Arzneimitteln**)	häufig Spontanheilungen, bei Infektionen der Läsionen Sepsis und mutiples Organversagen

1059 Ganapathineedi B, Mehta A, Dande S, Shinde A, Barsky G, Sebro N. Bullous Pemphigoid with Atypical Skin Lesions and Acute Interstitial Nephritis: A Case Report and Focused Literature Review. Am J Case Rep. 2019;20:212–218.

1060 Fudge JG, Crawford RI. Bullous Pemphigoid: A 10-Year Study of Discordant Results on Direct Immunofluorescence. J Cutan Med Surg. 2018;22(5):472–475.

1061 de Graauw E, Sitaru C, Horn M, Borradori L, Yousefi S, Simon HU, Simon D. Evidence for a role of eosinophils in blister formation in bullous pemphigoid. Allergy. 2017;72(7):1105–1113.

1062 Maglie R, Hertl M. Pharmacological advances in pemphigoid. Curr Opin Pharmacol. 2019;46:34–43.

1063 Buonavoglia A, Leone P, Dammacco R, Di Lernia G, Petruzzi M, Bonamonte D, Vacca A, Racanelli V, Dammacco F. Pemphigus and mucous membrane pemphigoid: An update from diagnosis to therapy. Autoimmun Rev. 2019. pii: S1568-9972(19)30031-X. doi: 10.1016/j.autrev.2019.02.005.

1064 Günther C. Involvement of mucous membranes in autoimmune bullous diseases. Hautarzt. 2016;67(10):774–779.

1065 Banerjee I, Bhowmik B, Maji A, Sinha R. Pemphigus vulgaris – A report of three cases and review of literature. J Family Med Prim Care. 2018;7(5):1109–1112.

1066 Amber KT, Murrell DF, Schmidt E, Joly P, Borradori L. Autoimmune Subepidermal Bullous Diseases of the Skin and Mucosae: Clinical Features, Diagnosis, and Management. Clin Rev Allergy Immunol. 2018;54(1):26–51.

1067 Dainichi T, Koga H, Tsuji T, Ishii N, Ohyama B, Ueda A, Natsuaki Y, Karashima T, Nakama T, Yasumoto S, Zillikens D, Hashimoto T. From anti-p200 pemphigoid to anti-laminin gamma1 pemphigoid. J Dermatol. 2010;37(3):231–8.

1068 Patsatsi A, Kyriakou A, Werth VP. Bullous pemphigoid in adolescence. Pediatr Dermatol. 2018 Dec 19. doi: 10.1111/pde.13717.

AML = Akute Myeloische Leukämie; CSS = Classical Sweet Syndrome; DISS = Drug induced Sweet Syndrome; MASS = Malignancy Associated Sweet Syndrome,

*) z. B.[1074]Antibiotika (*Minocyclin, Nitrofurantoin, Norfloxacin, Ofloxacin, Quinupristin/Dalfopristin, Trimethoprim-Sulfamethoxazol*), Antikonvulsiva (*Carbemazepin, Diazepam*), Anti-HIV (*Abacavir*), Antihypertensiva (*Hydralazin*), Antipsychotika (*Clozapin*), Diuretika (*Furosemid*), Kontrazeptiva (*Levonorgestrel*), NSAIDs (*Celecoxib, Diclofenac*), Tumortherapeutika (Bortezomib, Imatinib-Mesylat, Lenalidomid),

3.4.5 Therapieverfahren

Für die schweren kutanen allergischen/adversen Reaktionen (SCAR) wird folgendes therapeutisches Vorgehen empfohlen:[1075, 1076]

- Identifikation des ursächlichen Allergens (Arzneimittel, Infektionserreger) und
  - strikte Allergenkarenz und/oder
  - Vernichtung des Infektionserregers (Antibiotika, Virostatika),
- Versorgung der entzündeten und verwundeten Haut und Schleimhaut, Thermoregulation, Energie-/Nahrungszufuhr,
- Kompensation des Elektrolyt- und Proteinverlustes durch Infusion von physiologischer Elektrolytlösung (0,7ml/kg und % der betroffenen Hautfläche) und 5 % Albumin-Lösung (1ml/kg und % der betroffenen Hautfläche),
- bei relativ leichter Verlaufsform: Verabreichung topischer Glucocorticosteroide und Anti-Histaminika,
- bei schwerer Verlaufsform: Verabreichung von
  - systemischen Glucocorticoiden,
  - Infusionen von hohen Dosen (> 2g/kg KGW) von polyvalenten Immunglobulinen (ivIG), welche natürlicherweise anti-FAS-Antikörper enthalten, zur Blockade des

1069 James KA, Culton DA, Diaz LA. Diagnosis and clinical features of pemphigus foliaceus. Dermatol Clin. 2011;29(3):405–12.

1070 Evans MS, Culton DA, Diaz LA, Googe PB, Morrell DS. Childhood pemphigus foliaceus presenting as a polycyclic eruption: Case report and review of the literature. Pediatr Dermatol. 2019. doi: 10.1111/pde.13750.

1071 Cohen PR. Sweet's syndrome – a comprehensive review of an acute febrile neutrophilic dermatosis. Orphanet J Rare Dis. 2007;2:34.

1072 Wipf A, Wipf H, Miller D. Sweet syndrome with pseudocarcinomatous hyperplasia: A case report and review of the literature. J Cutan Pathol. 2019. doi: 10.1111/cup.13436.

1073 Wallach AI, Magro CM, Franks AG Jr, Shapiro L, Kister I. Protean Neurologic Manifestations of Two Rare Dermatologic Disorders: Sweet Disease and Localized Craniofacial Scleroderma. Curr Neurol Neurosci Rep. 2019;19(3):11. doi: 10.1007/s11910-019-0929-8.

1074 Cohen PR. Sweet's syndrome – a comprehensive review of an acute febrile neutrophilic dermatosis. Orphanet J Rare Dis. 2007;2:34.

1075 Schneider JA, Cohen PR. Stevens-Johnson Syndrome and Toxic Epidermal Necrolysis: A Concise Review with a Comprehensive Summary of Therapeutic Interventions Emphasizing Supportive Measures. Adv Ther. 2017;34(6):1235–1244.

1076 De A, Rajagopalan M, Sarda A, Das S, Biswas P. Drug Reaction with Eosinophilia and Systemic Symptoms: An Update and Review of Recent Literature. Indian J Dermatol. 2018;63(1):30–40.

FAS-Rezeptors auf Keratinozyten und zur Unterbrechung der „autokrinen“ und „parakrinen“ Apoptoseprozesse der Keratinozyten,[1077, 1078]

- ggfs. TNF-Inhibitoren wie z. B. *Infliximab* (chimärer, human-muriner monoklonaler IgG1κ-Antikörper gegen TNFα).

1077 Viard I, Wehrli P, Bullani R, Schneider P, Holler N, Salomon D, Hunziker T, Saurat J-H, Tschopp J, French LE. Inhibition of toxic epidermal necrolysis by blockade of CD95 with human intravenous immunoglobulin. Science 1998, 282, 490–493.

1078 French LE, Trent JT, Kerdel FA. Use of intravenous immunoglobulin in toxic epidermal necrolysis and Stevens-Johnson syndrome: our current understanding. Int Immunopharmacol. 2006;6(4):543–9.

4 chronisch-allergische Erkrankungen

Chronische-allergische Erkrankungen können als Ausdrucksformen einer systemischen Immundysregulation betrachtet werden. Sie ähneln damit Autoimmunerkrankungen. Vor diesem Hintergrund können chronisch-allergische Erkrankungen auftreten

- im Sinne eines „entweder-oder“ antagonistisch zu einer Autoimmunerkrankung[1079] oder
- gleichzeitig mit einer Autoimmunerkrankung.[1080]

Für beide Möglichkeiten liegen Hinweise vor. So ist beispielsweise das allergische Asthma assoziiert

- mit der Rheumatoiden arthritis.[1081, 1082, 1083] Entsprechend
  - kann das aktive und passive Einatmen von Tabakrauch das Risiko nicht nur für bronchiales Asthma (siehe Kap. 4.2) sondern auch für Rheumatoide Arthritis erhöhen,[1084] wobei für die passive Exposition jedoch auch widersprechende Ergebnisse vorliegen,[1085]
  - ist die Schwere der Rheumaerkrankung abhängig von der Jahreszeit und im Frühjahr am größten,[1086] gleichermaßen wie die saisonale allergische Rhinitis, Bronchitis und das saisonale allergische Asthma (siehe Kap. 3.1 und 4.2),
  - zeigen Patienten, welche in ihrer Jugend an einem bronchialem Asthma gelitten haben, ein höheres Risiko, im Alter an einer Rheumatoiden Arthritis zu erkranken als Patienten mit einer allergischen Rhinitis,[1087]

1079 Hartung AD. Bohnert A, Hackstein H, Ohly A, Schmidt KL, Bein G. Th2-mediated atopic disease protection in Th1-mediated rheumatoid arthritis. *Clinical and Experimental Rheumatology.* 2003;21(4):481–484.

1080 Rolfes MC, Juhn YJ, Wi CI, Sheen YH. Asthma and the Risk of Rheumatoid Arthritis: An Insight into the Heterogeneity and Phenotypes of Asthma. Tuberc Respir Dis (Seoul). 2017;80(2):113–135.

1081 Lai NS, Tsai TY, Koo M, Lu MC. Association of rheumatoid arthritis with allergic diseases: A nationwide population-based cohort study. Allergy Asthma Proc. 2015;36(5):99–103.

1082 Kronzer VL, Crowson CS, Sparks JA, Vassallo R, Davis JM III., Investigating asthma, allergic disease, passive smoke exposure, and risk of rheumatoid arthritis. Arthritis Rheumatol. 2019. doi: 10.1002/art.40858.

1083 Jeong HE, Jung SM, Cho SI. Association between Rheumatoid Arthritis and Respiratory Allergic Diseases in Korean Adults: A Propensity Score Matched Case-Control Study. Int J Rheumatol. 2018;2018:3798124. doi: 10.1155/2018/3798124.

1084 Seror R, Henry J, Gusto G, Aubin HJ, Boutron-Ruault MC, Mariette X. Passive smoking in childhood increases the risk of developing rheumatoid arthritis. Rheumatology (Oxford). 2018. doi: 10.1093/rheumatology/key219.

1085 Hedström AK, Klareskog L, Alfredsson L. Exposure to passive smoking and rheumatoid arthritis risk: results from the Swedish EIRA study. Ann Rheum Dis. 2018;77(7):970–972.

1086 Mori H, Sawada T, Nishiyama S, Shimada K, Tahara K, Hayashi H, Kato E, Tago M, Matsui T, Tohma S. Influence of seasonal changes on disease activity and distribution of affected joints in rheumatoid arthritis. BMC Musculoskelet Disord. 2019;20(1):30. doi: 10.1186/s12891-019-2418-2.

1087 Jeong HE, Jung SM, Cho SI. Association between Rheumatoid Arthritis and Respiratory Allergic Diseases in Korean Adults: A Propensity Score Matched Case-Control Study. Int J Rheumatol. 2018;2018:3798124. doi: 10.1155/2018/3798124.

https://doi.org/10.1515/9783110620986-004

- mit weiteren Autoimmunerkrankungen wie dem Diabetes mellitus I und chronischen Dickdarm-Entzündungen wie auch mit Kreislauferkrankungen (koronare Herzerkrankungen, Myokardinfarkte, chronische Nierenerkrankungen)[1088] und
- mit mangelnder Immunresistenz gegen bakterielle (Pneumococcen, Streptococcus pyogenes, Bordetella pertussis, Escherichia coli) und virale (Herpes-zoster-Virus, Masern-Virus, Mumps-Virus, Röteln-Virus) Infektionserreger.[1089]

Andererseits sind psychische Erkrankungen wie z. B. Depressionen, Angst- und Panik-Erkrankungen oder postraumatische Stress-Erkrankungen,
- welche allein schon durch die Ausschüttung von Glucocorticoiden zur Immundysregulation führen (siehe Kap. 9.1),
- assoziiert mit atopischer Dermatitis,[1090] saisonalen allergischen Erkrankungen[1091] oder bronchialem Asthma.[1092]

Ein weiterer Hinweis auf die Vernetzung von chronisch-allergischen Erkrankungen mit Immundysregulationen und Autoimmunerkrankungen ergibt sich aus den bisherigen Erfahrungen mit Inhibitoren der unterschiedlichen Rezeptor-assoziierten Janus-Kinasen (JAK) und Tyrosinkinasen (TYK).
- Aktivierung dieser Kinasen durch die Rezeptorbindung von Interleukinen, Interferonen und Wachstumsfaktoren führt zur Phosphorylierung von Transkriptionsfaktoren der STAT-Familie (Signal Transducer and Activation of Transcription).
- Für JAK/TYK-Inhibitoren wie z. B. *Tofacitinib, Baricitinib, Oclacitinib* und *Ruxolitinib*, wurde gezeigt,[1093, 1094, 1095] dass sie eine klinische Wirkung aufweisen
  - nicht nur bei Autoimmunerkrankungen wie der Rheumatoiden Arthritis,
  - sondern auch bei der atopischen Dermatitis.

1088 Rolfes MC, Juhn YJ, Wi CI, Sheen YH. Asthma and the Risk of Rheumatoid Arthritis: An Insight into the Heterogeneity and Phenotypes of Asthma. Tuberc Respir Dis (Seoul). 2017;80(2):113–135.

1089 Rolfes MC, Juhn YJ, Wi CI, Sheen YH. Asthma and the Risk of Rheumatoid Arthritis: An Insight into the Heterogeneity and Phenotypes of Asthma. Tuberc Respir Dis (Seoul). 2017;80(2):113–135.

1090 Slattery MJ, Klein DF, Mannuzza S, Moulton JL 3rd, Pine DS, Klein RG. Relationship between separation anxiety disorder, parental panic disorder, and atopic disorders in children: a controlled high-risk study. J Am Acad Child Adolesc Psychiatry. 2002;41(8):947–54.

1091 Kelly K, Ratliff S, Mezuk B. Allergies, asthma, and psychopathology in a nationally-representative US sample. J Affect Disord. 2019;251:130–135.

1092 Paine NJ, Joseph MF, Bacon SL, Julien CA, Cartier A, Ditto B, Favreau H, Lavoie KL. Association Between Depression, Lung Function and Inflammatory Markers in Patients with Asthma and Occupational Asthma. J Occup Environ Med. 2019. doi: 10.1097/JOM.0000000000001562.

1093 Fragoulis GE, McInnes IB, Siebert S. JAK-inhibitors. New players in the field of immune-mediated diseases, beyond rheumatoid arthritis. Rheumatology (Oxford). 2019;58(Supplement_1):i43-i54. doi: 10.1093/rheumatology/key276.

1094 Cinats A, Heck E, Robertson L. Janus Kinase Inhibitors: A Review of Their Emerging Applications in Dermatology, Skin Therapy Lett. 2018;23(3):5–9.

1095 Haugh IM, Watson IT, Alan Menter M. Successful treatment of atopic dermatitis with the JAK1 inhibitor oclacitinib. Proc (Bayl Univ Med Cent). 2018;31(4):524–525.

4.1 Atopische Dermatitis (atopisches Ekzem, Neurodermitis)

Die atopische Dermatitis (auch Neurodermitis oder atopisches Ekzem genannt) stellt eine chronische oder chronisch rezidivierende nicht ansteckende Hauterkrankung unbekannter Ursache dar,[1096] deren derzeitige Prävalenz bei Kindern zwischen 10–15 % liegt (das bedeutet eine 4- bis 6-fache Zunahme in den letzten 50 Jahren) und bei Erwachsenen bei 2–3 %, wobei erhebliche territoriale Unterschiede vorliegen. Schätzungen (1999) ergaben eine Prävalenz, welche reichte[1097, 1098]

- bei 6–7-Jährigen von 1,3 % (Iran) bis zu 17 % (Japan) bzw. 18 % (Schweden),
- bei 13–14-Jährigen von 1 % (Albanien) bis zu 17 % (Nigeria).

Die atopische Dermatitis weist folgende Eigenschaften auf:[1099, 1100]

- ein **Barriere-Defekt** der Hautschichten, vergesellschaftet mit
  - ausgeprägter Trockenheit der Haut und abnormaler Zusammensetzung der Hautlipide,
  - teilweise genetischen Veränderungen in den Keratozyten (Mutationen des Filaggrin-Gens, Polymorphismus des Stratum corneum chymotryptischen Enzyms (SCCE),
- ein **Juckreiz**, welcher klinisch dominant ist, die Lebensqualität deutlich mindern und zu Schlaflosigkeit, Leistungsabfall, sozialen Konflikten und Depressionen führen kann,
- eine deutliche **Altersabhängigkeit** in den Unterschieden der Ausprägung der klassischen Morphologie und Lokalisation und
- **unterschiedliche Schweregrade**, wobei die Mehrheit der Patienten unter einer leichteren Form der Neurodermitis leidet.[1101]

1096 https://www.awmf.org/uploads/tx_szleitlinien/013-027l_S2k_Neurodermitis_2016-06-verlaengert.pdf.

1097 Williams H, Robertson C, Stewart A, Aït-Khaled N, Anabwani G, Anderson R, Asher I, Beasley R, Björkstén B, Burr M, Clayton T, Crane J, Ellwood P, Keil U, Lai C, Mallol J, Martinez F, Mitchell E, Montefort S, Pearce N, Shah J, Sibbald, Strachan D, von Mutius E, Weiland SK. Worldwide variations in the prevalence of symptoms of atopic eczema in the international study of asthma and allergies in childhood, Journal of Allergy and Clinical Immunology, 1999;103(1):125–138.

1098 Werfel T, Aberer W, Ahrens F, Augustin M, Biedermann T, Diepgen T, Fölster-Holst R, Gieler U, Heratizadeh A, Kahle J, Kapp A, Nast A, Nemat K, Ott H, Przybilla B, Roecken M, Schlaeger M, Schmid-Grendelmeier P, Schmitt J, Schwennesen T, Staab D, Worm M. Leitlinie Neurodermitis [atopisches Ekzem; atopische Dermatitis]. AWMF-Registernummer: 013–027. Gültigkeitsdauer bis 05/2018 https://www.awmf.org/uploads/tx_szleitlinien/013-027l_S2k_Neurodermitis_2016-06-verlaengert.pdf.

1099 https://www.awmf.org/uploads/tx_szleitlinien/013-027l_S2k_Neurodermitis_2016-06-verlaengert.pdf.

1100 Werfel T, Schwerk N, Hansen G, Kapp A. Diagnostik und Stufentherapie der Neurodermitis. Deutsches Ärzteblatt. 2014;111(29–30):509–519.

1101 https://www.awmf.org/uploads/tx_szleitlinien/013-027l_S2k_Neurodermitis_2016-06-verlaengert.pdf.

Tab. 4.1: Funktionelle Veränderungen in der Epidermis bei der atopischen Dermatitis.[1102]

Schutzproteine	Filaggrin, Keratin, Loricrin, Involucrin, Trans-glutaminasen	Expression (↓)	Expression von IL-4, IL-13, IL-31, IL33 (↑); Chemotaxie/Aktivierung von T-Lymphozyten/B-Lymphozyten (↑); Entzündung (↑)
			Bildung von Urocanin-Säure und Pyrrolidon-Carbonsäure (↓); pH-Wert der Haut (↑); Hydration (↓); Abwehr von Infektionserregern (↓)
Haftkomplexe	Claudine	Expression (↓)	Zell-Zell-Kontakt (↓); transepidermaler Wasserverlust (↑); Penetration von Allergenen (↑); Invasion von Infektionserregern (↑)
Anti-mikrobielle Proteine	Cathelicidin β-Defensine	Expression (↓)	Abwehr von Infektionserregern (↓)
epidermale Lipide	Langkettige Fettsäuren	Expression (↓)	Invasion von Infektionserregern/Staph. aureus (↑); Penetration von Allergenen (↑); transepidermaler Wasserverlust (↑)
	Ceramide		
Bakterielle Besiedlung (Mikrobiom)	bakterielle Diversität (↓)		Expression von Schutzproteinen (↓)
	Besiedlung Staphylococcus aureus (↑)		Infektionsgefahr (↑); Expression proinflammatorischer Zytokine (↑)

4.1.1 Klinische Erscheinungsformen

Grundsätzlich sind zu unterscheiden

- **die extrinsische Form**, welche etwa 50–80 % der Fälle einnimmt, und bei welcher vorliegen
  - eine IgE-vermittelte Sensibilisierung gegen Allergene der Umwelt und/oder in den Nahrungsmitteln und
  - (häufig aber nicht immer) eine allergische Rhinokonjunktivitis, ein allergisches Asthma bronchiale oder eine klinisch relevante Nahrungsmittelallergie,
- **die intrinsische Form,** welche im Gegensatz zur extrinsischen Form
  - nicht assoziiert ist mit IgE-Antikörpern gegen ein Allergen,
  - häufig (in ca 90 % der Fälle) Infektionen oder Besiedlungen der Hautveränderungen aufweist
    - bakteriell meist mit Staphylococcus aureus oder
    - viral meist mit Herpes- oder Papillomviren oder
    - mit Pilzen (z. B. Trichophyton, Malassezia),
    - wobei ermutet wird, dass die bakterielle Besiedlung eine treibende Kraft für dieses atopische Ekzem darstellt;

1102 Kim J, Kim BE, Leung DYM. Pathophysiology of atopic dermatitis: Clinical implications. Allergy Asthma Proc. 2019;40(2):84–92.

- **die autoimmune Form,** bei welcher[1103, 1104, 1105]
  - IgE- und IgG-Antikörper und TH1-Lymphozyten gegen epidermale Proteine in bis zu ca. 90 % der Patienten nachgewiesen wurden,
  - es jedoch unklar ist, ob dieser Befund einen kausalen Zusammenhang belegt oder ein Epiphänomen darstellt.
- wobei **Mischformen** vorliegen können, z. B.
  - die extrinsische Form auch mit Infektionserregern besiedelt sein kann und
  - Auto-Immunreaktionen bei der extrinsischen und intrinsischen Form nachzuweisen sind.

Die atopische Dermatitis entwickelt sich[1106]
- in den ersten sechs Lebensmonaten in etwa 50 % der Fälle,
- im ersten Lebensjahr in etwa 60 % der Fälle und
- vor dem fünften Lebensjahr in über 70 bis 85 % der Fälle.

Bis zum frühen Erwachsenenalter sind etwa 60 % der erkrankten Kinder wieder symptomfrei. Die Wahrscheinlichkeit, dass die atopische Dermatitis auch bis ins Ewachsenenalter bestehen bleibt, ist bei solchen Kindern deutlich erhöht, welche aufweisen
- einen frühen Erkrankungsbeginn und schweren Krankheitsverlauf,
- eine Komorbidität mit anderen Erkrankungen des atopischen Formenkreises (siehe Kap. 3.1) und
- eine positive Familienanamnese für atopische Erkrankungen.

Die **Hauterscheinungen** der atopischen Dermatitis sind abhängig vom Stadium (akut oder chronisch) wie auch vom Lebensalter:[1107]
- im Alter von 0–2 Jahren dominieren die Ekzeme im Bereich des Gesichtes, des behaarten Kopfes und auf der Streckseite der Gelenke,
- bei Kindern, Jugendlichen und Erwachsenen finden sich häufig Ekzeme auf der Beugeseite der Gelenke, bei Erwachsenen in Abhängigkeit von der mechanischen Hautbelastung auch Handekzeme,
- minimal kann die atopische Dermatitis ausgebildet sein in Form von Ekzemen an den Lippen, den Brustwarzen, den Ohrläppchen (mit Bildung von Rhagaden), von schuppenden Rötungen und Einrissen an den Kuppen der Finger und/oder der Zehen (Pulpitis sicca),

---

1103 Tang TS, Bieber T, Williams HC. Does "autoreactivity" play a role in atopic dermatitis? J Allergy Clin Immunol. 2012;129(5):1209–1215.

1104 Cipriani F, Ricci G, Leoni MC, Capra L, Baviera G, Longo G, Maiello N, Galli E. Autoimmunity in atopic dermatitis: biomarker or simply epiphenomenon? J Dermatol. 2014;41(7):569–76.

1105 Kim J, Kim BE, Leung DYM. Pathophysiology of atopic dermatitis: Clinical implications. Allergy Asthma Proc. 2019;40(2):84–92.

1106 https://www.awmf.org/uploads/tx_szleitlinien/013-027l_S2k_Neurodermitis_2016-06-verlaengert.pdf.

1107 Criado PR, Criado RF, Maruta CW, Reis VM. Chronic urticaria in adults: state-of-the-art in the new millennium. An Bras Dermatol. 2015;90(1):74–89.

- in allen Altersgruppen tritt meist ein quälender, lokalisierter Juckreiz (Prurigo) auf,[1108, 1109]
  - im Bereich der Ekzeme und hier besonders in 0,2–0,5 cm großen, roten Papeln, aber auch bereits im Bereich noch gesund erscheinender Hautbezirke,
  - vergesellschaftet mit
    - ca 0,3–0,5 cm großen, zentral zerkratzten, mit einer Kruste oder einem frischen Granulationsgewebe bedeckten, mäßig erhabenen, roten oder rotbraunen Papeln und
    - unterschiedlich alten, weißen oder noch geröteten Narben in der Größe der (ehemaligen) juckenden Papeln, welche durch Kratzreaktion ausgeschabt wurden und deutlich weniger jucken
  - welcher seine Ursache zu haben scheint[1110, 1111, 1112, 1113, 1114]
    - in der Ausschüttung von Histamin durch die lokal ansässigen Mastzellen wie auch
    - in der neural regulierten erhöhten Ausschüttung von Serotonin und
    - in der verstärkten Expression von Serotonin-Rezeptoren in den Zellen der entzündeten Epidermis und
  - welcher zu erheblichen Schlafstörungen und Störungen in der Aufmerksamkeit und im Verhalten führen kann.

Komplikationen der atopischen Dermatitis werden verursacht durch Sekundärinfektionen mit

- Bakterien; bei ca. 90 % der Patienten ist eine Besiedlung der Ekzeme mit Staphylococcus aureus nachweisbar, die jedoch meist keinen Infektionscharakter besitzt,
- Viren (z. B. HSV, HPV, Cocksackie-Virus),
- Pilzen (z. B. Tinea/Trichophyton rubrum, Malassezia).

Die atopische Dermatitis ist häufig vergesellschaftet mit[1115]

- anderen allergischen Erkrankungen (z. B. allergische Rhinokonjunktivitis, allergisches Asthma, Lebensmittelallergien, allergische Gastroenteritis),

1108 Mettang T, Vonend A, Raap U. Prurigo nodularis: its association with dermatoses and systemic disorders. Hautarzt. 2014;65(8):697–703.

1109 Hashimoto T, Satoh T, Yokozeki H. Protective Role of STAT6 in Basophil-Dependent Prurigo-like Allergic Skin Inflammation. J Immunol. 2015;194(10):4631–40.

1110 Kim K. Neuroimmunological mechanism of pruritus in atopic dermatitis focused on the role of serotonin. Biomol Ther (Seoul). 2012;20(6):506–12.

1111 Rasul A, Nordlind K, Wahlgren CF. Pruritic and vascular responses induced by serotonin in patients with atopic dermatitis and in healthy controls. Acta Derm Venereol. 2013;93:277–280.

1112 Huang J, Li G, Xiang J, Yin D, Chi R. Immunohistochemical study of serotonin in lesions of chronic eczema. Int J Dermatol. 2004;43:723–726.

1113 Kritas SK, Saggini A, Cerulli G, Caraffa A, Antinolfi P, Pantalone A, Rosati M, Tei M, Speziali A, Saggini R, Conti P. Relationship between serotonin and mast cells: inhibitory effect of anti-serotonin. J Biol Regul Homeost Agents. 2014;28(3):377–80.

1114 Rasul A, El-Nour H, Lonne-Rahm SB, Fransson O, Johansson C, Johansson B, Zubeidi M, Seeberg E, Djurfeldt DR, Azmitia EC, Nordlind K. Serotonergic Markers in Atopic Dermatitis. Acta Derm Venereol. 2016;96(6):732–6.

1115 https://www.awmf.org/uploads/tx_szleitlinien/013-027l_S2k_Neurodermitis_2016-06-verlaengert.pdf.

- der erblichen Verhornungsstörung Ichthyosis vulgaris, welche entsteht
  - autosomal-dominant durch Mutation des Gens für Filagrin,
  - x-chromosomal-rezessiv durch Mutation des Gens für Steroidsulfatase.

Erkrankungsschübe der atopischen Dermatitis werden provoziert durch[1116]
- Reizung der Haut z. B. durch Textilien (z. B. Wolle, Kunstfasern), Schwitzen, Duschgele, feuchtwarme Luft, Tabakrauch,
- allergische Reaktionen auf Hausstaubmilben, Tierepithelien, Pollen, Nahrungsmittel (bei Kindern vor allem Milch, Ei, Soja, Weizen, Haselnuss, Erdnuss und Fisch; bei Erwachsenen u. a. Nahrungsmittelallergene wie Obst, Gemüse, Nüsse),
- klimatische Faktoren wie extreme Kälte und/oder Trockenheit, hohe Luftfeuchtigkeit,
- psychischer Stress bzw. emotionale Faktoren und
- hormonelle Faktoren (Schwangerschaft, Menstruation).

4.1.2 Diagnostik

Die Diagnostik der atopischen Dermatitis erfolgt vorwiegend klinisch (siehe Tab. 4.2).

Tab. 4.2: Diagnostik der atopischen Dermatitis.[1117]

Typische Morphologie und Ausbreitung		
Läsionen	Juckreiz	
	akut	Erytheme, Exsudation, Papeln, Vesikulopapeln, Schuppen, Krusten
	chronisch	Infiltrierte Erytheme, Verdickungen/Verhärtungen (Lichenifikationen), Juckreiz, Schuppen, Krusten
	chronisch/ Rückfall	sowohl akute wie auch chronische Läsionen
Ausbreitung	Körper-Verteilung	Weitgehend symmetrisch
		Stirnfläche, Lippen, periorale, perorbitale, periaurikuläre Regionen, Gelenkregionen der Gliedmaßen, Rumpf, Nacken
	Kleinkind	Behaarter Kopf, Gesicht, Rumpf, Gliedmaßen
	Kind	Nacken, Beugeseiten von Arm und Beinen
	Jugendlicher	Gesicht, Nacken, Oberkörper (Brust und Rücken)
Dauer	Kleinkind	> 2 Monate
	Kind	> 6 Monate
	Jugendlicher	
	Erwachsener	

1116 https://www.awmf.org/uploads/tx_szleitlinien/013-027l_S2k_Neurodermitis_2016-06-verlaengert.pdf.
1117 Tada J, Diagnostic Standard for Atopic DermatitisJMAJ 2002, 45(11): 460–465.

Ergänzende Untersuchungen	
in vitro, in vivo	Serum-IgE-Bestimmung, ggfs. Biopsie/Histologie, Epikutantest für verdächtiges Allergen
Anamnese/Diagnostik zusätzlicher Allergien	allergisches Asthma, Allergische Rhinitis/Konjunktivitis, atopische Dermatitis, Lebensmittelallergien,
Familiäre Belastungen	
bei zusätzlichen Risiken	bei Patienten mit schweren Gesichtsläsionen: Katarakt, Retinaablösung
	Infektionen (Molluscum contagiosum Virus), Kaposi varicelliformis (HSV-8), Impetigo contagiosa (Staphylococcus aureus)
Differentialdiagnose	Kontakt-Dermatitis, seborrheische Dermatitis, Scabies, Ichthyosis, Miliaria (Schwitzbläschen), einfacher Juckreiz, Austrocknungsekzem

4.1.3 Therapieverfahren

Die **Arzneimittel- Therapie** der atopischen Dermatitis umfasst (siehe Tab. 4.3)

- eine lokale/topische Basistherapie mit einer geeigneten Salbe, welche die Barrierefunktion der meist trockenen und/oder fettarmen Haut unterstützen sollte,
- eine lokale Entzündungshemmung,
- eine spezifische Desensibilisierung durch oral/sublinguale oder intradermale Verabreichung des Allergens, falls die atopische Dermatitis die Begleiterkrankung einer allergischen Erkrankung gegen dieses Allergen darstellt,
- die Gabe ausgewählter Antimetaboliten zur Immunsuppression,
- eine lokale/topische antiseptische oder antimykotische und/oder die systemische antibiotische Therapie, falls Anzeichen einer Infektion vorliegen und
- die Hemmung des Juckreizes.

Tab. 4.3: Verfahren zur Behandlung der atopischen Dermatitis.[1118, 1119]

Art der Therapie	Wirkungsweise	Anwendung	Beispiele	Risiken/ Nebenwirkungen	potentielle Empfehlung	
Basistherapie						
fette Salbengrundlage	Rückfettung	trockene Haut	Mandelöl		+	
			Wollwachsalkohole, Cetylstearylalkohole	Sensibilisierung		(+)
Öl-in-Wasser-Emulsionen	Hydratisierung	weniger trockene Haut	Lotio alba; Glycerin		+	
			Harnstoff (4 %–10 %)	Hautbrennen (vorübergehend)	+	

1118 https://www.awmf.org/uploads/tx_szleitlinien/013-027l_S2k_Neurodermitis_2016-06-verlaengert.pdf.
1119 Sedlacek HH. Selbstheilungskräfte und Arzneimittelwirkungen. Synergien und Grenzen. Berlin/Boston: de Gruyter 2016, 203–208.

Art der Therapie	Wirkungsweise	Anwendung	Beispiele	Risiken/ Nebenwirkungen	potentielle Empfehlung		
Entzündungshemmung							
Glucocorticosteroide	Signalübertragung NFkB (↓), Zytokin-Expression (↓)	topisch: zeitlich begrenzt	*Hydrokortisonbutyrat, Mometasonfuroat, Methylprednisolonaceponat, Prednicarbat*	Hautatrophie, Infektionen, periorale Infektionen	+		
		oral: Stoßbehandlung	Prednison		+		
Calcineurin-Inhibitoren	Immunophilinaktivität (↓); T-Lymphozyten (↓)	topisch: falls Glucocorticoide nicht möglich (ab 3. Lebensjahr)	*Pimecrolimus, Tacrolimus*	Hautbrennen / lokales Wärmegefühl; virale Infektionen/ HSV, Karzinogenität (?)	+		
		oral: bei schwerer Erkrankung	*Cyclosporin A*	Nierentoxizität	+		
Zink-Salben	antientzündlich, kühlend, adstringierend	topisch: als Ergänzung in Basistherapeutika	in hydrophilen oder lipophilen Salben		+		
Cyclooxygenase-Inhibitor	Prostacyclin-Synthese (↓)	topisch	*Bufexamac*	Sensibilisierung gegen den Wirkstoff			-
Schieferöl	Bituminosulfonate	topisch		lockt Granulozyten an (Zugsalbe)		(+)	
Steinkohlen-Teer		topisch		Karzinogenität (?) Phototoxizität (?)		(+)	-
Mastzellstabilisatoren	Hemmung der Degranulation	oral	*Cromoglycinsäure, Nedocromil, Ketotifen*				-
Immuntherapie							
Desensibilisierung mit Allergen	Induktion von Treg und IgG	intradermal oder sublingual	Hausstaubmilben-Allergen		+		
Interferone	Entwicklung TH1+TH2 (↓)		IFNα	Kopf- und Muskelschmerzen, Fieberschübe			-
			IFNγ				-

Art der Therapie	Wirkungsweise	Anwendung	Beispiele	Risiken/ Nebenwirkungen	potentielle Empfehlung		
Anti-IgE-MAK	Hemmung von IgE	parenteral/ subkutan	*Omalizumab*	Anaphylaktische Reaktionen			–
Anti-IL-4/ IL-13-Rezeptor	Produktion IgE (↓)		*Dupilumab*[1120]		+		
Lactobakterien	Immunstimulierung	oral	Bifidobakterium Lactis BB-12, Lactobacillus GG				–
Antimetaboliten							
Purin-Analoga	RNA/DNA-Synthese (↓)	bei schwerer Neurodermitis (wenn Cyclosporin unwirksam oder kontraindiziert ist)	*Azathioprin* (Metabolit: 6-*Mercaptopurin*)	Knochenmark-, Leber- und Magen-Darm-Toxizitäten; Infektionen	+		
Folsäure-Analoga	Dihydrofolatreduktase (↓)		*Methotrexat*			(+)	
Guanin-Synthese Hemmer	Inosinmonophosphat-Dehydrogenase (↓)		*Mycophenolat Mofetil*			(+)	
Fototherapie							
UV-Bestrahlung	Immunsuppression	bei mittelgradiger Dermatitis	UVB (280–320 nm)	vorzeitige Hautalterung, Herpes/HSV-Rezidiv, Hautkarzinome (?) Melanome (?)	+		
		bei schwerer Dermatitis	UVA1 (320–380 nm)		+		
			UVA > 380 nm				–
Antimikrobielle Behandlung							
Antiseptica	Bakterizidie	topisch	*Triclosan,* Gentianaviolett (0,25 %) Lösung		+		
Antibiotika	bei infizierten Ekzemen	topisch	*Mupuricin, Retapamulin*	Sensibilisierung und Resistenzentwicklung		(+)	
		oral	*Cephalosporine*		+		
Antimykotika	bei Verdacht auf Pilz-Infektionen	topisch	*Ciclopiroxolamin*		+		
		oral	*Ketokonazol*		+		

1120 Hamilton JD, Ungar B, Guttman-Yassky E. Drug evaluation review: dupilumab in atopic dermatitis. Immunotherapy. 2015;7(10):1043–58.

Art der Therapie	Wirkungsweise	Anwendung	Beispiele	Risiken/ Nebenwirkungen	potentielle Empfehlung
Hemmung des Juckreizes					
Histamin-Inhibitoren	H1-Rezeptor-Inhibitoren	oral:	*Cetirizin*	Sedierung, ggfs. Unruhe (paradoxe Reaktionen)	+
		topisch			–
	H2-Rezeptor-Inhibitoren	oral			–
Anästhetika		topisch	*Polidocanol*	Kontaktallergie (selten)	(+)
Gerbstoffe	Adstringens	topisch	*Tamol*	Hautbrennen, Rötung	(+)
Psychotherapie					
kognitive Verhaltens-Therapie		Verhaltensstörungen (Kratzen-Juckreiz-Kratzen-Kreislauf; Störungen des Selbstbewusstseins, Angst vor sozialen Kontakten)			+
autogenes Training					+
Entspannungstherapie					+

+ : Empfehlung, **(+)** : Empfehlung für Einzelfälle oder unter Einschränkungen; – : derzeit keine Empfehlung

Alternativ zur Arzneimittel-Therapie oder in Kombination mit der topischen Glucocorticoid-Therapie wird die **Fototherapie** mit Ultraviolettem Licht (UVB oder UVA1) als eine wirksame Behandlung angesehen.

Die Arzneimittel- und Fototherapie der atopischen Dermatitis wird wiederum wirksam ergänzt[1121]

- durch die Schulung der Patienten, im Besonderen von Kindern und Jugendlichen und deren Angehörigen im Umgang mit der atopischen Dermatitis und ihrer Behandlung,[1122, 1123]
- durch die Vermeidung der Exposition mit solchen Allergenen, gegen welche beim Dermatitis-Patienten eine Sensibilisierung nachgewiesen werden kann und welche eine evtl. gleichzeitig bestehende Typ-I-Allergie verursachen. Zu diesen Allergenen gehören im Besonderen

1121 Werfel T, Aberer W, Ahrens F, Augustin M, Biedermann T, Diepgen T, Fölster-Holst R, Gieler U, Heratizadeh A, Kahle J, Kapp A, Nast A, Nemat K, Ott H, Przybilla B, Roecken M, Schlaeger M, Schmid-Grendelmeier P, Schmitt J, Schwennesen T, Staab D, Worm M. Leitlinie Neurodermitis [atopisches Ekzem; atopische Dermatitis]. AWMF-Registernummer: 013–027. Gültigkeitsdauer bis 05/2018. https://www.awmf.org/uploads/tx_szleitlinien/013-027l_S2k_Neurodermitis_2016-06-verlaengert.pdf.

1122 Ersser SJ, Cowdell F, Latter S, Gardiner E, Flohr C, Thompson AR, Jackson K, Farasat H, Ware F, Drury A. Psychological and educational interventions for atopic eczema in children. Cochrane Database Syst Rev. 2014;1:CD004054. PMID: 24399641.

1123 Thompson DL, Thompson MJ. Knowledge, instruction and behavioural change: building a framework for effective eczema education in clinical practice. J Adv Nurs. 2014;70(11):2483–94.

  - Hausstaubmilben-Antigene, die ggfs. mit Haushygiene und Milben-dichten Umhüllungen der Bett- und Möbelwäsche etwas zu vermindern sind (siehe Kap. 3.1)
  - Nahrungsmittelbestandteile wie z. B. (in seltenen Fällen) Inhaltsstoffe der Kuhmilch oder des Hühnereis (siehe Kap. 6.2), welche durch entsprechende Diäten vermieden werden können;
- durch eine **Psychotherapie** – z. B. in Form von Lernprogrammen,[1124] der kognitiven Verhaltenstherapie[1125] oder unterschiedlicher Formen des Entspannungstrainings,[1126] auch durch Musik[1127] –, um
  - auslösende Faktoren der Hauterkrankung wie z. B. unbewältigter Stress[1128, 1129] weitestgehend zu beseitigen und
  - Verhaltensstörungen zu vermindern,[1130] welche Ursache einer Verschlimmerung der Erkrankung sein können, wie z. B.
    - ein eskalierender Kratzen-Juckreiz-Kratzen-Kreislauf,
    - dauerhafte und unbewältigte Stresssituationen zwischen dem Patienten und den Angehörigen bei der Bewältigung der Erkrankung,
    - Selbstvorwürfe, Einschränkungen des Selbstbewusstseins und/oder Angst vor sozialen Kontakten.

Ob eine spezifische Immuntherapie (SIT) mit unterschiedlichen Allergenen, subkutan, sublingual, intradermal oder oral verabreicht, wirksam ist, kann noch nicht mit Sicherheit beantwortet werden. Die hierzu vorliegenden klinischen Daten weisen auf eine solche Wirksamkeit hin, deren Evidenz ist jedoch gering.[1131]

1124 Heratizadeh A, Werfel T, Wollenberg A, Abraham S, Plank-Habibi S, Schnopp C, Sticherling M, Apfelbacher C, Biedermann T, Breuer K, Fell I, Fölster-Holst R, Heine G, Grimm J, Hennighausen L, Kugler C, Reese I, Ring J, Schäkel K, Schmitt J, Seikowski K, von Stebut E, Wagner N, Waßmann-Otto A, Wienke-Graul U, Weisshaar E, Worm M, Gieler U, Kupfer J. Effects of structured patient education in adults with atopic dermatitis: Multicenter randomized controlled trial. J Allergy Clin Immunol. 2017;140(3):845–853.

1125 Shenefelt PD. Biofeedback, cognitive-behavioral methods, and hypnosis in dermatology: is it all in your mind? Dermatol Ther. 2003;16(2):114–22.

1126 Bae BG, Oh SH, Park CO, Noh S, Noh JY, Kim KR, Lee KH. Progressive muscle relaxation therapy for atopic dermatitis: objective assessment of efficacy. Acta Derm Venereol. 2012;92(1):57–61.

1127 Lazaroff I, Shimshoni R. Effects of Medical Resonance Therapy Music on patients with psoriasis and neurodermatitis – a pilot study. Integr Physiol Behav Sci. 2000;35(3):189–98.

1128 Peters EM, Michenko A, Kupfer J, Kummer W, Wiegand S, Niemeier V, Potekaev N, Lvov A, Gieler U. Mental stress in atopic dermatitis –neuronal plasticity and the cholinergic system are affected in atopic dermatitis and in response to acute experimental mental stress in a randomized controlled pilot study. PLoS One. 2014 Dec 2;9(12):e113552. PMID: 25464511.

1129 Schut C, Weik U, Tews N, Gieler U, Deinzer R, Kupfer J. Psychophysiological effects of stress management in patients with atopic dermatitis: a randomized controlled trial. Acta Derm Venereol. 2013;93(1):57–61.

1130 Senra MS, Wollenberg A. Psychodermatological aspects of atopic dermatitis. Br J Dermatol. 2014;170 Suppl 1:38–43.

1131 Tam H, Calderon MA, Manikam L, Nankervis H, García Núñez I, Williams HC, Durham S, Boyle RJ. Specific allergen immunotherapy for the treatment of atopic eczema. Cochrane Database Syst Rev. 2016;2:CD008774. doi: 10.1002/14651858.

Neben den verschiedenen weitgehend wirksamen Behandlungen der Atopischen Dermatitis gibt es eine Reihe von Behandlungsmethoden ohne wissenschaftlichen Beleg, mit zweifelhafter oder unbestätigter Wirkung (siehe Tab. 4.4). Allein auf sich gestellt dürften viele Patienten überfordert sein, Wirksames von Unwirksamen unterscheiden zu können. Hier ist eine verantwortungsvolle, fachkompetente und erfahrene ärztliche Beratung notwendig.

Tab. 4.4: Präparate und Verfahren mit fraglicher Wirksamkeit bei atopischer Dermatitis.[1132, 1133, 1134, 1135, 1136, 1137, 1138]

lokale Salben-Behandlungen		
Lithium-Succinat		
Johanniskraut extrakte	*Hypericin*	fototoxisch
	Hyperforin	bakterizid (Staphylococcus aureus)
Schwarzkümmel		
Seekreuzdornextrakt		
PAF-Antagonisten		Inhibition des PAF/Plättchen-aktivierenden Faktors
systemische Immuntherapie		
polyvalentes Immunglobulin	i.m. Präparat	Anti-infektiv; Immunmodulatorisch (Stimulation des Antikörperabbaus)
	i.v. Präparat	
Anti-IL-5-Antikörper		Hemmung der Proliferation eosinophiler Granulozyten
Montelukast		Leukotrien-Rezeptor-Antagonist
Thymus-präparate	*Thymusmodulin*	Peptid-Fraktionen aus dem Thymusextrakt (Rind) zur Stimulation von T-Lymphozyten
	Thymusstimulin	
	Thymuspentin	synthetisch hergestelltes Pentapeptid des Thymus

1132 http://www.awmf.org/uploads/tx_szleitlinien/013-027l_S2e_Neurodermitis_abgelaufen.pdf.

1133 Patel KR, Immaneni S, Singam V, Rastogi S, Silverberg JI. Association between atopic dermatitis, depression, and suicidal ideation: A systematic review and meta-analysis. J Am Acad Dermatol. 2019;80(2):402–410.

1134 Rønnstad ATM, Halling-Overgaard AS, Hamann CR, Skov L, Egeberg A, Thyssen JP. Association of atopic dermatitis with depression, anxiety, and suicidal ideation in children and adults: A systematic review and meta-analysis. J Am Acad Dermatol. 2018;79(3):448–456.

1135 Seger EW, Wechter T, Strowd L, Feldman SR. Relative efficacy of systemic treatments for atopic dermatitis. J Am Acad Dermatol. 2019;80(2):411–416.

1136 Alexander H, Patton T, Jabbar-Lopez ZK, Manca A, Flohr C. Novel systemic therapies in atopic dermatitis: what do we need to fulfil the promise of a treatment revolution? F1000Res. 2019;8. pii: F1000 Faculty Rev-132. doi: 10.12688/f1000research.17039.1.

1137 Suto A, Suto Y, Onohara N, Tomizawa Y, Yamamoto-Sugawara Y, Okayama T, Masuda KFood allergens inducing a lymphocyte-mediated immunological reaction in canine atopic-like dermatitis. J Vet Med Sci. 2015;77(2):251–4.

1138 Popple A, Williams J, Maxwell G, Gellatly N, Dearman RJ, Kimber I. The lymphocyte transformation test in allergic contact dermatitis: New opportunities. J Immunotoxicol. 2016;13(1):84–91.

Transfer-Faktor	Extrakt aus humanen Leukozyten
Eigenblut-Präparate	(orientierende klinische Studie zeigt Anhaltspunkte für Wirksamkeit)
Vitamine und Spurenelemente (Nahrungsergänzung)	
Vitamin B6	Pyridoxin
Vitamin E	(klinische Studie zeigt Anhaltspunkte für Wirksamkeit, hat jedoch formale Mängel)
Zink	
weitere Verfahren	
Enzym-freie Waschmittel	
Bioresonanztherapie	
Homöopathie	
Chinesische Kräutermischungen	

4.2 Chronische Bronchitiden und bronchiales Asthma

Asthma stellt eine häufige Erkrankung mit einer weltweit sehr unterschiedlichen Prävalenz dar. Diese liegt

- in den Industrieländern deutlich höher als in den Entwicklungs- und Schwellenländern, so z. B. in Vietnam bei 1,8 % und in Australien bei 32,8 %
- in Deutschland im Bereich von ca. 10 % bei Kindern und ca. 5 % bei Erwachsenen, wobei der Anstieg in den letzten Jahrzehnten sich mittlerweile abgeflacht hat.

Asthma hat seinen Ausgangspunkt meist in einer chronischen Bronchitis. Mundatmung begünstigt deren Entstehung.[1139] Denn die Nase arbeitet sowohl als Luftfilter für größere Partikel wie Pollen und Sporen wie auch als Luftbefeuchter;

- daher betreffen Pollen- und Sporen-Allergien vorwiegend die oberen Luftwege,
  - wobei das Schleimhautepithel durch die Expression von Chemokinen (z. B. CCL5, CCCL10) und Zytokinen (z. B. IFNα, IFNβ, GM-CSF) eine maßgebliche Rolle spielt bei der Sensibilierung der erworbenen Immunabwehr und bei der allergischen Reaktion;
- sind jedoch die nasalen Filter-Funktionen beeinträchtigt und/oder herrscht die Mundatmung vor,
  - werden Trachea und Bronchien verstärkt den Allergenen ausgesetzt,
  - besteht wegen mangelnder Filter- und Befeuchter-Funktion bei der Atmung ein erhöhtes Risiko für eine chronische Bronchitis und für Asthma.

1139 Abramson MJ, Puy RM, Weiner JM. Allergen immunotherapy for asthma. Cochrane Database Syst Rev. 2003;(4):CD001186., Update in: Injection allergen immunotherapy for asthma. Cochrane Database Syst Rev. 2010.

Die Bronchialschleimhaut gilt somit als Eintritts- und Reaktionsort

- für große Allergene (z. B. in Pollen und Sporen), soweit diese mit der Atemluft die oberen Luftwege wegen mangelnder Filterfunktion der Nase passieren konnten und
- stets für kleinere Allergene.

Die in die Bronchien über einen längeren Zeitraum hineinströmenden Fremdstoffe und Allergene (enthalten z. B. in Pollen, Sporen oder Hausstaubmilben) bzw. die in ihnen enthaltenen PAMPs können mehrere Formen der Entzündung entwickeln.

4.2.1 Chronische und chronisch-allergische Bronchitiden

Bei der **chronischen Bronchitis** aktivieren die Fremdstoffe über die Bindung an PRR (z. B. TLR-3, -4 oder PAR-1/-2, siehe Kap. 2.1.1) die Bronchialepithelzellen zur verstärkten Synthese und Expression von proinflammatorischen Zytokinen, sodass (siehe Tab. 4.5)

- die Zellen der angeborenen Immunabwehr (Mastzellen, neutrophile, eosinophile, basophile Granulozyten, Makrophagen, angeborene lymphoide Zellen/ILC), Endothelzellen und Fibroblasten stimuliert werden und
- eine Entzündung der Bronchialschleimhaut entsteht mit Ödemen, Beschädigungen des Bronchialepithels und Infiltrationen von Granulozyten und Makrophagen, verstärkter Bildung des Bronchialschleimes und vermehrtem Sputum;

Bei der **allergischen Bronchitis** sind mehrere Entwicklungswege möglich, welche meist ineinander greifen

- allergene Fremdstoffe aktivieren Bronchialepithelzellen, können dadurch in die Bronchialschleimhaut eindringen und dort direkt (d. h. IgE-unabhängig) die Epithelzellen, Mastzellen, basophile Granulozyten und/oder Dendritische Zellen und Makrophagen stimulieren.[1140, 1141] Die Folge ist (siehe Tab. 4.6)
  - eine Ausschüttung von Histamin und Serotonin, welche das Eindringen weiterer allergener Fremdstoffe und die Invasion weiterer Dendritischer Zellen in die Bronchialschleimhaut erleichtern,
  - die Expression einer Dominanz der Zytokine IL-4 und IL-13, welche die Prägung von TH2-Lymphozyten und damit eine Verstärkung der Antikörperantwort und in B-Lymphozyten den verstärkten Isotyp-Wechsel nach IgE bewirken,
  - die Entwicklung einer IgE-vermittelten erworbenen Immunantwort gegen das Allergen (siehe Kap. 3.1),
- durch die verstärkte Expression von IL-4 und IL-13 in der Bronchialschleimhaut
  - kann sich gegen weitere in die Bronchialschleimhaut eindringende Allergene eine IgE-geprägte Immunantwort entwickeln, sodass

---

1140 Kondo Y, Kondo Y, Yoshimoto T, Yasuda K, Futatsugi-Yumikura S, Morimoto M, Hayashi N, Hoshino T, Fujimoto J, Nakanishi K. Administration of IL-33 induces airway hyperresponsiveness and goblet cell hyperplasia in the lungs in the absence of adaptive immune system. Int. Immunol. 2008. 20*:* 791–800.

1141 Ishikawa Y, Yoshimoto T, Nakanishi K. Contribution of IL-18-induced innate T cell activation to airway inflammation with mucus hypersecretion and airway hyperresponsiveness. Int. Immunol. 2006. 18*:* 847–855..

- sich hierdurch das Spektrum an Allergenen, welche die Bronchitis auslösen, deutlich verbreitert, was deren Bestimmung und Eingrenzung z. B. für eine Desensibilisierung deutlich erschwert,
- durch Kreuzreaktionen der vermehrt gebildeten IgE-Antikörper die unterschiedlichsten Fremdstoffe eine allergische Reaktion auslösen können;

– kann der Schwellenwert für Mastzellen und basophile Granulozyten zur Degranulation durch Allergene wie auch durch nichtallergische mechanische, chemische, oder thermische Reize sinken und sich hierdurch eine Hyperreagibilität der Bronchialschleimhaut entwickeln;

- im Zuge einer andauernden Allergen-Stimulation kann sich die Dominanz der ausgeschütteten Zytokine IL-4 und IL-13 vermindern
  - zugunsten einer zunehmenden Expression von proinflammatorischen Zytokinen, welche die bestehende Immunreaktion vom Typ I ergänzen oder ablösen durch Immunreaktionen vom Typ II (siehe Kap. 3.2.1) und/oder (siehe Kap. 3.3) vom Typ IVa (TH1 + Makrophagen), Typ IVb (TH2 + eosinophile Granulozyten), TypIVc (zytotoxische T-Lymphozyten) oder vom Typ IVd (TH-Lymphozyten + neutrophile Granulozyten),
  - sodass die zytotoxische und zell-mediierte Entzündungsreaktionen zunehmen,
  - mit der Folge eines verstärkten strukturellen Umbaus der Bronchialschleimhaut im Rahmen einer chronischen produktiven Entzündung.

Ein „**Etagenwechsel**" beinhaltet, dass eine allergische Bronchitis in der Nachfolge entsteht

- von einer (IgE-verursachten) allergischen Rhinitis, diese somit nicht lokal auf die oberen Luftwege beschränkt bleibt, sondern sich durch Einatmung des Allergens in die Bronchien und Alveolen und durch die Migration und Invasion von Immunzellen auf die unteren Atemwege ausbreitet, und/oder
- von einer atopischen Dermatitis.

Bei der **chronischen produktiven Bronchitis** erfolgt ein Umbau der Bronchialschleimhaut. An diesem Umbau sind eine Reihe von Mechanismen beteiligt (siehe Tab. 4.7). Zu diesen gehören

- Aktivierung, Apoptose wie auch Proliferation des Bronchialepithels, Verlust der Epithelschranke und eine epitheliale-mesenchymale Transition,
- Aktivierung von Mastzellen, Invasion von eosinophilen Granulozyten und Degranulation, Exozytose und Expression von (siehe Kap. 2.1.1)
  - Histamin, Heparin, Serotonin, Dopamin, Chondroitinsulfat,
  - zytotoxischen kationischen Proteinen (MBP, ECP, EDN, EPO),
  - Chemokinen (CCL2 bis CCL9, -11, -13; CXCL1, -12, -13)
  - proinflammatorischen Zytokinen (IL-1, IL-2, IL-3, IL-5, IL-6, IL-16, IL-18, IL-25, GM-CSF, SCF, IFNγ, TNFα)
  - proallergischen Zytokinen (IL-4, IL-13, IL-10)
  - Zytokinen, die Epithelzellen und Fibroblasten aktivieren (TGFα, TGFβ)
  - Wachstumsfaktoren für Endothelzellen (VEGF-A, -B, -C, -D; PDGF-A, -B, -C und -AB)

   - Wachstumsfaktoren für Mastzellen und basophile Granulozyten (TSLP, NGF)
   - Wachstumsfaktoren für B-Lymphozyten (BAFF)
   - Bronchokonstriktorisch wirkende Leukotriene (LTC4/LTD4) und Prostaglandine (PGF2, PGD2)
   - Chemotaktisch auf neutrophile, eosinophile und neutrophile Granulozyten wirkende Leukotriene (LTB4, PGD2)
- Schwellung und Ödematisierung der Bronchialschleimhaut,
- Aktivierung und Proliferation von Fibroblasten,
   - erhöhte Expression von Chemokinen und Zytokinen,
   - vermehrte Bildung von extrazellulärer Matrix (ECM) wie auch verstärkter Umbau der bestehenden ECM durch Ausschüttung von Matrix-Metalloproteasen (MMP) und von TIMP (Tissue Inhibitor for Metallo-Proteases) und
   - Neubau, Umbau und Vernarbung des subepithelialen Bindegewebes,
- Differenzierung von Fibroblasten zu Myofibroblasten,
- Aktivierung von Endothelzellen, Abbau der Haftkomplexe (tight junctions), Expression proinflammatorischer Mediatoren, Proliferation und Angiogenese,
- Invasion von Makrophagen, Polarisierung zum M1-Typ, Expression von proinflammatorischen Chemokinen, Zytokinen, Leukotrienen, Prostaglandinen und lysosomalen Enzymen,
- Invasion von proinflammatorischen TH1- und TH17-Lymphozyten, Expression von proinflammatorischen Zytokinen,
- Vermehrung der glatten Muskelzellen mit Veränderung und Erhöhung ihrer Sensibilität und Reaktivität,
- erhöhter Neigung zu Bronchokonstriktionen, ausgelöst durch Allergene, Fremdstoffe, Leukotriene und Prostaglandine und/oder mechanische, thermische und chemische Reize.

4.2.2 Bronchiales Asthma, Formen, immunologische Einflüsse

Asthma stellt eine klinische Ausprägung der chronischen und chronisch-produktiven Entzündung der unteren Atemwege dar, gekennzeichnet durch[1142, 1143]

- spontane, vorübergehende und rezidivierende Anfälle von Atemnot, Engegefühl in der Brust und/oder Husten, besonders nachts und in den frühen Morgenstunden mit
   - typischen Atemnebengeräuschen, im Besonderen Giemen, welche in Intensität und Häufigkeit variieren,
   - bronchialer Hyperreagibilität,
- reversible Bronchialobstruktionen unterschiedlicher Ausprägung mit vermehrter Sputum-Produktion, die bedingt sein können
   - durch eine Verlegung der Atemwege durch einen hochviskösen Bronchialschleim,
   - durch die Ödeme und den strukturellen Gewebeumbau

1142 https://www.awmf.org/uploads/tx_szleitlinien/020-009l_S2k_Asthma_Diagnostik_Therapie_2017-11_1.pdf.

1143 https://www.awmf.org/uploads/tx_szleitlinien/nvl-002l_S3_Asthma_2018-09.pdf.

    - mit der bindegewebigen Verdickung der Bronchialschleimhaut und der epithelial-mesenchymalen Transition von alveolar- epithelialen Zellen,
    - mit der Proliferation von glatten Muskelzellen und der Proliferation und Transformation von Fibroblasten zu Myofibroblasten,
  - durch verstärkte neuromuskuläre Aktivierung der glatten Muskelzellen und Myofibroblasten in Folge einer Dominanz (siehe Kap. 9.1.1)
    - des Parasympathicus, welcher über Acetylcholin besonders M3-Rezeptoren aktiviert,
    - der Aktivierung exzitatorischer Rezeptoren auf den sensiblen Neuronen (hierzu gehören z. B. der Transiente Rezeptor-Potential-Kationenkanal Vanilloid/TRPV1, der Histamin-1-Rezeptor, der Bradykinin-B2-Rezeptor),
    - der Auschüttung und Wirkung bronchokonstriktorisch wirkender Tachykinine und des CGRP und
  - durch die vermehrte Expression bronchokonstriktorisch wirkender Leukotriene und Prostaglandine durch aktivierte Mastzellen und Makrophagen (siehe Tab. 4.5),
- pathophysiologisch-immunologische Veränderungen, im Wesentlichen im Bezug auf (siehe Tab. 4.5 und 4.6)
  - **Bronchialepithelzellen**: Aktivierung zur Expression proinflammatorischer Chemokine (CXCL-5, -8, CCL-28) und Zytokine (IL-1α, IL-1ß, IL-6, IL-13, IL-18, IL-3,IL-36, GM-CSF TNFα) wie auch verstärkte Synthese eines veränderten Bronchialschleims,
  - **Mastzellen**, **eosinophilen Granulozyten** und **neutrophilen Granulozyten**: Aktivierung, Invasion wie auch Vermehrung mit Expression von proinflammatorischen Zytokinen und Mediatoren (siehe Kap. 2.1.1).
  - **Fibroblasten**: eine Veränderung der subepithelialen extrazellulären Matrix (ECM) und ihrer Kollagen- und Proteoglycan-Strukturen,
  - **Endothelzellen**: Aktivierung, Auflösung der Haftkomplexe, Proliferation und Stimulation der Angiogenese (siehe Kap. 2.1.4),
  - **glatte Muskelzellen**: Hypertrophie, Hyperplasie und Aktivierung mit erhöhter Expression von Zytokinen und Wachstumsfaktoren und erhöhter Reagibilität,
  - **Thrombozyten**: Aktivierung zur Expression von Zytokinen und Wachstumsfaktoren (siehe Kap. 2.1.3), im Besonderen des Brain Derived Neurotrophic Factors (BDNF),
  - **Innate Lymphoid Cells** vom Typ 2 (ILC2): Aktivierung und verstärkte Expression von IL-5 und IL-13 (siehe Kap. 2.2.1)
  - **Dendritische Zellen**: Invasion und Aktivierung zur Stimulation der (TH2-Lymphozyten-geprägten) Antikörperantwort (siehe Kap. 2.3.2),
  - **TH2-Lymphozyten**: verstärkte Expression von IL-4, IL-5, IL-9 und IL-13 zur Stimulation der B-Lymphozyten und des Isotyp-Wechsels nach IgE (siehe Kap. 2.3.3)
  - **Sensorische Neuronen und Parasympathicus:** Aktivierung und Expression proinflammatorischer und bronchokonstriktorischer Neuromediatoren, Stimulation neurogener Entzündungen (siehe Kap. 9.1.1).

Asthmaanfälle können in Intensität und Häufigkeit variieren wie auch zunehmen (akutes Asthma) und sich bei fehlender, unzureichender oder unsachgemäßer Behandlung zu einem schweren und tödlichen Leiden entwickeln.

Zu unterteilen ist

- das **allergische (extrinsische) Asthma** als Folge von allergischen, IgE-mediierten Reaktionen gegen aerogene Allergene, im Besonderen einer allergischen Bronchitis und häufig gekennzeichnet
  - durch gleichzeitiges Auftreten anderer allergischer Erkrankungen des atopischen Formenkreises,
  - durch eosinophile Granulozyten im Sputum und Auswurf,
  - durch saisonale (z. B. durch Pollen bedingte) oder persistente (z. B. durch Hausstaubmilben oder Tierallergene bedingte) Verlaufsformen,
  - durch einen positiven Befund beim immunologischen Nachweis der Allergenspezifität
    - erhöhte IgE-Serumspiegel spezifisch für das auslösende Allergen,
    - Hautteste, positiv für das auslösende Allergen und/oder
    - positiver Provokationstest mit dem auslösenden Allergen;
- das **nicht-allergische (intrinsische) Asthma** als Folge einer nicht-allergischen Bronchitis
  - mit einem Anteil von etwa 30–50 %,
  - ausgelöst durch Infektionen der Atemwege,
  - verursacht durch pseudoallergische Reaktionen, ausgelöst durch Fremdstoffe verschiedener Art, wie z. B. auch durch Acetylsalicylsäure (ASS) oder nicht-steroidale Antirheumatika (NSAR) oder
  - als ein verstecktes allergisches Asthma, dessen Allergen jedoch noch nicht identifiziert wurde,
- **Mischformen** des allergischen und nicht-allergischen Asthmas
- das **konstitutive Asthma** in Folge (besonders bei Kindern) einer primär vorhandenen Obstruktion der Luftwege und einer bronchialen Hyperreaktivität,[1144]
- das **transiente Asthma,** welches
  - besonders bei Kindern auftritt, denn mehr als 50 % der Kinder mit Asthma zeigen als Erwachsene keine Asthma-typischen Symptome mehr,
  - häufig die Folge einer wirksamen Therapie, besonders mit inhalativen Glucocorticoiden darstellt,
    - welche die Asthma-Mortalität in allen Altersgruppen deutlich gesenkt hat,
    - denn bei fehlender oder unzureichender Therapie kann sich eine anhaltende Obstriktion der Atemwege mit nicht mehr oder nur gering reversiblen Beschwerden und einer beschleunigten Verringerung der Lungenfunktion entwickeln.

Je nach immunologischem und klinischem Befund wird des Weiteren unterschieden

- das **TH2-Asthma** mit vorherrschend TH2-Lymphozyten,
  - welches bestimmt wird durch die Dominanz der Zytokine IL-4, IL-13 und des IgE und

---

1144 Hallas HW, Chawes BL, Rasmussen MA, Arianto L, Stokholm J, Bønnelykke K, Bisgaard H. Airway obstruction and bronchial reactivity from age 1 month until 13 years in children with asthma: A prospective birth cohort study. PLoS Med. 2019;16(1):e1002722. doi: 10.1371/journal.pmed.1002722.

- das einer Therapie zugänglich ist[1145]
  - mit Antikörpern gegen CD124, d. h. gegen die (dem IL-4-Rezeptor und IL-13-Rezeptor gemeinsame) α-Kette, wie z. B. *Dupilumab*, und/oder
  - mit Antikörpern gegen IL-13 (z. B. *Lebrikizumab*) wie auch
  - mit inhalativen Glucocorticoiden,

- das **eosinophile Asthma** mit erhöhten eosinophilen Granulozyten im Blut (≥ 150 Zellen/µl) und im Sputum, welches anspricht auf die Behandlung
  - mit inhalativen Glucocorticoiden, da diese die eosinophile Granulopoese hemmen und zur Apoptose dieser Granulozyten führen,
  - mit Antikörpern gegen die α-Kette des IL-4- und IL-13-Rezeptors (z. B. *Dupilumab*), gegen IgE (wie *Omalizumab*) oder IL-5 (wie *Mepolizumab, Reslizumab*) oder gegen die α-Kette des IL-5-Rezeptors (*Benralizumab*);
- das **nicht-eosinophile Asthma,** wobei an Hand des Sputum-Befundes differenziert wird zwischen dem Asthma mit vermehrt neutrophilen Granulozyten und dem Asthma ohne eine solche Erhöhung,
- das **Aspirin-verstärkte Asthma** (Aspirin-exacerbated airway disease/AERD),[1146]
  - welches einhergeht mit der Triade (Samter's Triade)
    - 1. Asthma und
    - 2. Rhinosinusitis mit rezidivierenden nasalen Polypen und
    - 3. Sensibilität bzw. Intoleranz für Nichtsteroidale Antiinflammatorische Pharmaka (NSAID) der Klasse Cycloxygenase-1-Inhibitoren (wie z. B. *Acetylsalicylsäure/ASS, Ibuprofen, Diclofenac, Indometacin*),
  - das bei etwa 9 % der Erwachsenen mit Asthma und bei ca. 30 % der Patienten mit Asthma und nasalen Polypen zu finden ist und sich mehrheitlich bei Frauen im Alter von 20 bis 50 Jahren aus bislang noch unbekannten Gründen entwickelt,
  - bei welchem zusätzlich auftreten können
    - Hautrötungen, abdominale Schmerzen bis hin zum Erbrechen und
    - Verstärkungen der respiratorischen Symptome durch den Genuss bereits von geringen Mengen an Alkohol,
  - dessen Therapie beinhaltet
    - Glucocorticosteroide (inhalativ oder systemisch verabreicht),
    - Leukotrien-Inhibitoren (wie z. B. wie *Zileuton, Montelukast* oder *Zafirlukast*),
    - die Vermeidung von Cyclooxygenase-Inhibitoren oder
    - die Desensibilisierung bzw. Adaptation durch Verabreichung ansteigender Dosen von ASS, was zusätzlich das Wachstum von Polypen und die Dosis der Glucocorticoidtherapie vermindern kann;
- das **Belastungs-Asthma (**Exercise-induced Bronchoconstriction/EIB) besonders bei Ausdauersportlern,
  - welches nur bei Anstrengung oder auch unabhängig hiervon auftreten kann und

---

1145 Bagnasco D, Ferrando M, Varricchi G, Passalacqua G, Canonica GW. A Critical Evaluation of Anti-IL-13 and Anti-IL-4 Strategies in Severe Asthma., Int Arch Allergy Immunol. 2016;170(2):122–31.

1146 https://www.aaaai.org/conditions-and-treatments/library/asthma-library/aspirin-exacerbated-respiratory-disease

  - welches sich wahrscheinlich durch die wiederholte Austrocknung der Schleimhäute mit der Folge eines Umbaus der Atemwege und einer bronchialen Hyperreagibilität entwickelt;
- das **Pilz-Asthma**
  - Ausgangspunkt des Pilz-Asthmas ist die allergische bronchopulmonale Aspergillose (ABPA), gekennzeichnet durch
    - eine Sensibilisierung gegen Aspergillus fumigatus,
    - einen hohen Gesamt-IgE-Spiegel (> 1000 IU/ml),
    - pulmonale Infiltrate und zentrale Bronchiektasien und
    - ein gutes Ansprechen auf eine hochdosierte Glucocorticoidtherapie;
  - schweres Asthma mit alleiniger Sensibilisierung ohne hohe IgE-Spiegel im Blut (Severe asthma with Fungal Sensitization/SAFS) könnte eine Sonderform darstellen;
- das **schwere Asthma,** welches definiert wird[1147, 1148, 1149]
  - als ein Therapie-refraktäres Asthma, d. h. die Krankheit kann nicht ausreichend beherrscht werden, es treten wiederholt Exazerbationen auf und/oder es persistiert eine erhebliche Bronchokonstriktion trotz Leitlinien-gerechter Arzneimitteltherapie mit
    - mit hochdosierten inhalativen Glucocorticoiden in Kombination mit einer zweiten Therapieform (z. B. langwirksame Beta-2-Sympathomimetika) oder
    - mit systemisch verabreichten Glucocorticoiden;
  - als ein schwierig zu behandelndes Asthma, bedingt durch mangelnde Mitwirkung (Incompliance) des Patienten, Komorbiditäten oder unzureichende Entfernung der jeweiligen Asthma-Auslöser, aber auch
  - als ein unbehandeltes schweres Asthma, bei dem eine Arzneimitteltherapie bislang nicht erfolgt ist.

Neurogene Entzündungen entstehen durch die lokale Freisetzung von proinflammatorischen Neuromediatoren. Dieser Prozess kann beteiligt sein an der Auslösung wie auch an der Verstärkung von bronchialem Asthma (siehe Kap. 9.1.1).[1150]

1147 Chung KF, Wenzel SE, Brozek JL, Bush A, Castro M, Sterk PJ, Adcock IM, Bateman ED, Bel EH, Bleecker ER, Boulet LP, Brightling C, Chanez P, Dahlen SE, Djukanovic R, Frey U, Gaga M, Gibson P, Hamid Q, Jajour NN, Mauad T, Sorkness RL, Teague WG. International ERS/ATS guidelines on definition, evaluation and treatment of severe asthma., Eur Respir J. 2014;43(2):343–73.

1148 Lommatzsch M, Virchow JC. Severe asthma: definition, diagnosis and treatment. Dtsch Arztebl Int 2014;111:847–855.

1149 https://www.awmf.org/uploads/tx_szleitlinien/020-009l_S2k_Asthma_Diagnostik_Therapie_2017-11_1.pdf

1150 Dinh QT, Suhling H, Fischer A, Braun A, Welte T. Neuronale Kontrolle bei chronisch entzündlichen und obstruktiven Lungenerkrankungen wie Asthma bronchiale und COPD. Pneumologie. 2011;65(5):283–92.

Tab. 4.5: Chronische Bronchitis induziert durch Aktivierung des Bronchialepithels.[1151, 1152, 1153, 1154, 1155, 1156, 1157]

Zytokine des Bronchialepithels	direkte und indirekte Wirkung der Zytokine des Bronchialepithels			
	Zielzellen, deren Expressionsprodukte und deren Zielzellen			Wirkungen
IL-13, IL-18, IL-33	►	Mastzellen; basophile Granulozyten		Aktivierung/Degranulation (↑) Ausschüttung Histamin/Serotonin (↑), Zytokine, Leukotriene, Prostaglandine (↑)
		IL-3	Mastzellen, Monozyten, Granulozyten	Proliferation (↑)
		IL-4	Makrophagen	Prägung zu M2 (↑)
		IL-5	eosinophile Granulozyten	Proliferation/Aktivierung (↑)
		LTB4	neutrophile/eosinophile Granulozyten, Makrophagen	Aktivierung (↑), Chemotaxie (↑)
			Dendritische Zellen, TH1/ TH17-Lymphozyten	Aktivierung (↑), Chemotaxie (↑)
		LTC4/ LTD4	Epithelzellen	Schleimsekretion (↑)
			glatte Muskelzellen	Bronchokonstriktion (↑),
			eosinophile Granulozyten	Chemotaxie (↑)
		PGD2	glatte Muskelzellen	Bronchokonstriktion (↑)
			eosinophile/basophile Granulozyten, Dendritische Zellen	Aktivierung, Chemotaxie (↑)

1151 Aghasafari P, George U, Pidaparti R. A review of inflammatory mechanism in airway diseases. Inflamm Res. 2019;68(1):59–74.

1152 Øya E, Becher R, Ekeren L, Afanou AKJ, Øvrevik J, Holme JA. Pro-Inflammatory Responses in Human Bronchial Epithelial Cells Induced by Spores and Hyphal Fragments of Common Damp Indoor Molds. Int J Environ Res Public Health. 2019;16(6). pii: E1085. doi: 10.3390/ijerph16061085.

1153 Li B, Zou Z, Meng F, Raz E, Huang Y, Tao A, Ai Y. Dust mite-derived Der f 3 activates a pro-inflammatory program in airway epithelial cells via PAR-1 and PAR-2. Mol Immunol. 2019;109:1–11.

1154 Aghasafari P, George U, Pidaparti R. A review of inflammatory mechanism in airway diseases. Inflamm Res. 2019;68(1):59–74.

1155 Evasovic JM, Singer CA. Regulation of IL-17A and Implications for TGF-β1 Co-modulation of Airway Smooth Muscle Remodeling in Severe Asthma. Am J Physiol Lung Cell Mol Physiol. 2019. doi: 10.1152/ajplung.00416.2018.

1156 Elieh Ali Komi D, Bjermer L. Mast Cell-Mediated Orchestration of the Immune Responses in Human Allergic Asthma: Current Insights. Clin Rev Allergy Immunol. 2018. doi: 10.1007/s12016-018-8720-1.

1157 Sedlacek HH, Karges HE. Multiples Organversagen. Ursachen, Diagnostik, Behandlungsstrategien, Prävention. Berlin/Boston: de Gruyter 2018, 149–216.

Zytokine des Bronchialepithels		direkte und indirekte Wirkung der Zytokine des Bronchialepithels		
		Zielzellen, deren Expressionsprodukte und deren Zielzellen		**Wirkungen**
IL-18	►	**Innate Lymphoid Cells/ILC1**		Expression von Zytotoxinen wie IFNγ, IL-2, TNFα, Perforin, Granzym
CXCL-5, -8	►	**neutrophile Granulozyten**		Chemotaxie (↑)
CCL28	►	**eosinophile Granulozyten**		Chemotaxie (↑)
IL-1α, IL-1ß, IL-6, GM-CSF	►	**Makrophagen, Granulozyten**		Proliferation (↑), Aktivierung (↑)
		Makrophagen		Prägung zu M1 (↑), Chemokin/Zytokin-Expression (↑)
		CCL6	Neutrophile Granulozyten	Chemotaxie (↑)
		CCL7	TH2-Lymphozyten	Chemotaxie (↑)
		CCL12, -13	Mastzellen, basophile/eosinophile Granulozyten:	Chemotaxie (↑)
			TH1-Lymphozyten	Chemotaxie (↑)
		IL-6	Granulozyten	Proliferation (↑)
			Treg	Prägung/Proliferation (↓)
		IL-12	TH1-Lymphozyten	Prägung und Proliferation (↑)
		IL-23	TH17-Lymphozyten	Prägung und Proliferation (↑)
		IL-36	Epithelzellen, Fibroblasten	Aktivierung (↑)
		IL-38	TH1-Lymphozyten	Aktivierung (↑)
		TNFα	Makrophagen	Leukotriene/Prostaglandine (↑); IL-1 (↑)
		GM-CSF	Granulozyten, Makrophagen	Aktivierung/Proliferation (↑)
		LTB4	neutrophile/eosinophile Granulozyten, Makrophagen, Dendritische Zellen	Aktivierung (↑), Chemotaxie (↑)
			TH1/TH17-Lymphozyten:	Aktivierung (↑), Chemotaxie (↑)
		LTC4/LTD4	Epithelzellen	Schleimsekretion (↑)
			glatte Muskelzellen	Bronchokonstriktion (↑)
			eosinophile Granulozyten	Chemotaxie (↑)
		PGD2	glatte Muskelzellen:	Bronchokonstriktion (↑)
			eosinophile/basophile Granulozyten, Dendritische Zellen	Aktivierung, Chemotaxie (↑)
	►	**Endothelzellen**		Aktivierung; Auflösung der Haftkomplexe, Proliferation, Expression von Zytokinen (↑)

Zytokine des Bronchialepithels		direkte und indirekte Wirkung der Zytokine des Bronchialepithels		
		Zielzellen, deren Expressionsprodukte und deren Zielzellen		**Wirkungen**
		IL-1β, IL-6, GM-CSF, G-CSF, M-CSF	Endothelzellen:	Aktivierung; Auflösung der Haftkomplexe, Proliferation; Migration (↑)
			Makrophagen, Granulozyten:	Aktivierung (↑)
		PAF	Endothelzellen:	Aktivierung; Auflösung der Haftkomplexe, Proliferation; Migration (↑)
			Thrombozyten:	Aktivierung, Aggregation, Degranulation (↑)
			TH17-Lymphozyten:	Differenzierung (↑)
			T-Lymphozyten:	Expression IL-10 (↓)
			Monozyten:	Expression CXCL8, IL-1ß, IL-6, TNFα (↑)
IL-36	►	**Epithelzellen, Fibroblasten**		Aktivierung (↑)
TNFα		**Epithelzellen**		Apoptose (↑)

▼

Entzündung der Bronchialschleimhaut

Epithel:
Hyperreagibilität (↑), Durchlässigkeit (↑), Apoptose (↑), Nekrose (↑), Proliferation (↑), Schleimsekretion (↑), Mediator-Expression (↑),

Gefäßendothelien:
Auflösung der Haftkomplexe, E (↑), Ödeme (↑), Proliferation (↑), Neoangiogenese (↑),

Fibroblasten:
Aktivierung, Expression wie auch Abbau extrazellulärer Matrix (↑),

Mastzellen, Makrophagen, Granulozyten:
Aktivierung (↑), Invasion (↑), Expression von proinflammatorischen Mediatoren/Chemokinen/Zytokinen (↑),

ILC1, TH1-, TH17-Lymphozyten:
Aktivierung (↑), zelluläre (Typ IV-) Immunreaktionen vom verzögerten Typ (↑),

TH2-Lymphozyten:
Aktivierung (↑), Zytokinexpression (↑), Proliferation Mastzellen/basophile/eosinophile Granulozyten (↑) Stimulation Antikörperantwort (↑),

Tab. 4.6: Allergische Bronchitis unter dem proinflammatorischen Einfluss des Bronchialepithels.[1158,1159,1160,1161,1162,1163,1164]

Zytokine des Bronchialepithels	direkte und indirekte Wirkung der Zytokine, exprimiert vom Bronchialepithel			
		Zielzellen, deren Expressionsprodukte und deren Zielzellen		Wirkungen
IL-13, IL-18	►	**Mastzellen; basophile Granulozyten**		Expression von IL-4, IL-5, IL-13 (↑)
		IL-3	Mastzellen, Monozyten, Granulozyten	Proliferation (↑)
		IL-4	TH2-Lymphozyten	Prägung
			B-Lymphozyten	Isotyp-Wechsel nach IgE (↑)
		IL-5	eosinophile Granulozyten	Proliferation (↑)
			B-Lymphozyten	Isotyp-Wechsel nach IgA (↑)
TGFβ	►	**Makrophagen**		Polarisierung zu M2 (↑), Expression von IL-4, IL-10, IL-13, TGFβ
		IL-4, IL-13	B-Lymphozyten	Isotyp-Wechsel nach IgE (↑)
		IL-10	B-Lymphozyten	Isotyp-Wechsel nach IgG/IgA (↑)
		TGFβ		
		LTC4/LT4	Epithelzellen	Schleimsekretion (↑),
			glatte Muskelzellen	Bronchokonstriktion (↑),
			eosinophile Granulozyten	Chemotaxie (↑)
		PDF2/ PGD2	glatte Muskelzellen	Bronchokonstriktion (↑)
			eosinophile/basophile Granulozyten, Dendritische Zellen	Aktivierung, Chemotaxie (↑)
			TH2-Lymphozyten	Aktivierung, Chemotaxie (↑)
		PDE2	TH2-Lymphozyten	Aktivierung, Chemotaxie (↑)
			glatte Muskelzellen	Aktivierung, Bronchokonstriktion (↓),

1158 Aghasafari P, George U, Pidaparti R. A review of inflammatory mechanism in airway diseases. Inflamm Res. 2019;68(1):59–74.

1159 Øya E, Becher R, Ekeren L, Afanou AKJ, Øvrevik J, Holme JA. Pro-Inflammatory Responses in Human Bronchial Epithelial Cells Induced by Spores and Hyphal Fragments of Common Damp Indoor Molds. Int J Environ Res Public Health. 2019;16(6). pii: E1085. doi: 10.3390/ijerph16061085.

1160 Li B, Zou Z, Meng F, Raz E, Huang Y, Tao A, Ai Y. Dust mite-derived Der f 3 activates a pro-inflammatory program in airway epithelial cells via PAR-1 and PAR-2. Mol Immunol. 2019;109:1–11.

1161 Aghasafari P, George U, Pidaparti R. A review of inflammatory mechanism in airway diseases. Inflamm Res. 2019;68(1):59–74.

1162 Evasovic JM, Singer CA. Regulation of IL-17A and Implications for TGF-β1 Co-modulation of Airway Smooth Muscle Remodeling in Severe Asthma. Am J Physiol Lung Cell Mol Physiol. 2019. doi: 10.1152/ajplung.00416.2018.

1163 Elieh Ali Komi D, Bjermer L.Mast Cell-Mediated Orchestration of the Immune Responses in Human Allergic Asthma: Current Insights. Clin Rev Allergy Immunol. 2018. doi: 10.1007/s12016-018-8720-1.

1164 Sedlacek HH, Karges HE. Multiples Organversagen. Ursachen, Diagnostik, Behandlungsstrategien, Prävention. Berlin/Boston: de Gruyter 2018, 149–216.

Zytokine des Bronchialepithels	direkte und indirekte Wirkung der Zytokine, exprimiert vom Bronchialepithel			
	Zielzellen, deren Expressionsprodukte und deren Zielzellen			Wirkungen
IL-18, IL-33	►	**Mastzellen, eosinophile Granulozyten, Dentrtische Zellen**		Aktivierung (↓), Migration (↓)
	►	**Innate Lymphoid Cells/ILC2**		Aktivierung, Chemokin/ Zytokin-Expression (↑)
		IL-8	B-Lymphozyten	Aktivierung, Optimierung Antikörper (↑), Isotyp-Wechsel nach IgE (↑);
			Mastzellen/eosinophile/ basophile Granulozyten	Aktivierung (↑), Degranulation (↑)
		IL-4, IL-13	B-Lymphozyten	Isotyp-Wechsel nach IgE (↑)
		IL-5	B-Lymphozyten	Proliferation, Isotyp-Wechsel nach IgG/IgA (↑)
			Eosinophile Granulozyten	Aktivierung/Proliferation (↑)
		IL-3, IL-9	Mastzellen	Aktivierung/Proliferation (↑)
		IL-21	Makrophagen, NK-Zellen	Aktivierung (↑)
			TH1-Lymphozyten	
			B-Lymphozyten	
		Amphire-gulin, BAFF		B-Lymphozyten: Aktivierung (↑)
TGFβ	►	**TH1-Lymphozyten**		Proliferation/Differenzierung (↓);
		CTL		Aktivierung (↓), zelluläre Entzündung (↓)
		TH2-Lymphozyten		Proliferation/Differenzierung (↓)
		Treg-Lymphozyten		Proliferation/Prägung (↑)
		B-Lymphozyten		Proliferation (↓), Isotyp-Wechsel nach IgG/IgA (↑), nach IgE (↓)
IL-1α, IL-1β, IL-6, GM-CSF	►	**Endothelzellen**		Aktivierung (↑), Degranulierung (↑)
		BDNF	glatte Muskelzellen	bronchiale Hyperreagibilität (↑); Proliferation (↑)
		FGFa, b; PDGF	glatte Muskelzellen	Aktivierung, Proliferation, Expression VEGFa, b, c, d,
			Fibroblasten, Endothelzellen	Aktivierung, Proliferation (↑), Angiogenese (↑)

Zytokine*) = Expressionsprodukte des Bronchialepithels; FADD = Fas-associated death domain; GRα = Glucocorticoid-Rezeptor-α (Mucin-1 verstärkt die Translokalisation des Glucocorticoid/GR-Komplexes in den Nukleus)

Tab. 4.7: Struktureller Umbau der Bronchialschleimhaut durch deren Expressionsprodukte.[1165, 1166, 1167, 1168, 1169]

<table>
<tr><th colspan="2">Produkte</th><th colspan="2">direkte und indirekte Wirkung von Produkten der Bronchialschleimhaut</th></tr>
<tr><td colspan="4">Schleim[1170]</td></tr>
<tr><td colspan="2">Zusammen-setzung</td><td>Mucin-Gehalt (↑)</td><td>Viskosität (↑); Bronchialobstruktionen (↑)</td></tr>
<tr><td colspan="2" rowspan="2">Anteil an Mucin-1 (↓)</td><td>Epithelzellen</td><td>Apoptose durch TNFα (↑); (Mucin-1 hemmt IκB-Kinase und FADD);</td></tr>
<tr><td>Immunzellen</td><td>antiinflammatorische Wirkung von Glucocorticoiden (↓), (Mucin-1 fördert Translokation von Glucocorticoid/GRα-Komplexen in den Nukleus)</td></tr>
<tr><td colspan="4">TGFβ</td></tr>
<tr><td colspan="3">Epithelzellen</td><td>Adhäsionsproteine (↓), Interzelluläre Verbindungen/tight junctions (↓), apikale-basale Polarität (↓), Motilität (↑);</td></tr>
<tr><td colspan="3">alveolare epitheliale Zellen</td><td>Proliferation (↑), epitheliale-mesenchymale Transition (↑)</td></tr>
<tr><td colspan="3" rowspan="2">Fibroblasten</td><td>Proliferation (↑); Differenzierung zu Myofibroblasten; Kontraktion (↑); ECM-Produktion (↑), aber auch Expression von Matrix-Metallo-Proteasen (↑), Abbau der ECM (↑)</td></tr>
<tr><td>Chemokin/Zytokin-Expression (↑)</td></tr>
<tr><td rowspan="5">►</td><td>CXCL12</td><td>Lymphozyten:</td><td rowspan="3">Chemotaxie (↑)</td></tr>
<tr><td>CCL8, CCL-26</td><td>Mastzellen, basophile/eosinophile Granulozyten, Monozyten</td></tr>
<tr><td>IL-6, GM-CSF, TNFα</td><td>Fibroblasten, Endothelial Progenitor Cells/EPC</td></tr>
<tr><td>FGF, TGFβ</td><td>Fibroblasten</td><td>autokrine Aktivierung und Proliferation (↑), Expression von Matrix-Metallo-Proteasen/Abbau der ECM (↑)</td></tr>
<tr><td>KGF</td><td>Epithelzellen</td><td>Proliferation (↑)</td></tr>
</table>

1165 Li B, Zou Z, Meng F, Raz E, Huang Y, Tao A, Ai Y. Dust mite-derived Der f 3 activates a pro-inflammatory program in airway epithelial cells via PAR-1 and PAR-2. Mol Immunol. 2019;109:1–11.

1166 Aghasafari P, George U, Pidaparti R. A review of inflammatory mechanism in airway diseases. Inflamm Res. 2019;68(1):59–74.

1167 Evasovic JM, Singer CA. Regulation of IL-17A and Implications for TGF-β1 Co-modulation of Airway Smooth Muscle Remodeling in Severe Asthma. Am J Physiol Lung Cell Mol Physiol. 2019. doi: 10.1152/ajplung.00416.2018.

1168 Elieh Ali Komi D, Bjermer L. Mast Cell-Mediated Orchestration of the Immune Responses in Human Allergic Asthma: Current Insights. Clin Rev Allergy Immunol. 2018. doi: 10.1007/s12016-018-8720-1.

1169 Sedlacek HH, Karges HE. Multiples Organversagen. Ursachen, Diagnostik, Behandlungsstrategien, Prävention. Berlin/Boston: de Gruyter 2018, 149–216.

1170 Zhang H, Liu Q, Kong L, Xu S. Mucin 1 downregulation impairs the anti-necroptotic effects of glucocorticoids in human bronchial epithelial cells. Life Sci. 2019; 221:168–177.

Produkte			**direkte und indirekte Wirkung von Produkten der Bronchialschleimhaut**
TH17-Lymphozyten			Proliferation/Differenzierung (↑), Expression von IL-17 (↑)
►	IL-17	**Epithelzellen, Fibroblasten, Endothelzellen, Makrophagen**	Aktivierung (↑); Expression von IL-8, IL-1ß. IL-6, TNFα, TGFβ
		glatte Muskelzellen	Proliferation (↑)
IL-1α, IL-1ß, IL-6, GM-CSF			
Makrophagen			Polarisierung zu M1 (↑); Expression Wachstumsfaktoren, Leukotrienen, Prostaglandinen (↑)
►	VEGFa, b, c, d PDGFa bis c, ab; FGFa, -b	**Endothelzellen, Fibroblasten**	Proliferation, Migration (↑), Angiogenese (↑),
		Fibroblasten	Bildung neuer extrazellulärer Matrix, Narbengewebe (↑)
	TGFβ	**Endothelzellen, Fibroblasten**	Differenzierung (↑)
		Fibroblasten	Expression von MMP (↓), TIMP (↑), ECM (↑)
	TGFα	**Epithelzellen**	Proliferation (↑)
		Endothelzellen	Differenzierung (↑)
	LTB4	**neutrophile/ eosinophile Granulozyten, Makrophagen**	Aktivierung, Chemotaxie, Exozytose lysosomaler Enzyme (↑)
		Dendritische Zellen, TH1/TH17-Lymphozyten:	Aktivierung (↑), Chemotaxie (↑)
	LTC4/ LTD4	**Epithelzellen**	Schleimsekretion (↑)
		glatte Muskelzellen	Bronchokonstriktion (↑),
		eosinophile Granulozyten	Chemotaxie (↑), Exozytose lysosomaler Enzyme (↑)
	PGD2	**glatte Muskelzellen:**	Bronchokonstriktion (↑)
		eosinophile/basophile Granulozyten, Dendritische Zellen	Aktivierung, Chemotaxie (↑)
Endothelzellen			Aktivierung; Auflösung der Haftkomplexe, Proliferation; Migration, Angiogenese (↑)
►	FGFa, b; PDGF	glatte Muskelzellen	Aktivierung, Proliferation, Expression VEGFa, b, c, d, Angiogenese (↑)
		Fibroblasten, Endothelzellen	Aktivierung, Proliferation (↑)
	PAF	Endothelzellen	Aktivierung; Auflösung der Haftkomplexe, Proliferation; Migration (↑)

4.2.3 Diagnose und Differentialdiagnose

Die Diagnose und Differentialdiagnose des Asthmas erfolgt an Hand der Anamnese, der klinischen Symptome und der Ergebnisse der Lungenfunktionsprüfung (siehe Tab. 4.8).

Die **Anamnese** sollte erfassen

- bisherige Krankheiten des atopischen Formenkreises (Neurodermitis, allergische Rhinitis, allergische Bronchitis) beim Patienten und/oder in seiner Familie,
- bisherige asthmatische Anfälle bzw. deren klinische Symptome beim Patienten und/oder bei seinen Familienangehörigen;
  - gegen Asthma sprechen
    - chronischer Husten und Auswurf ohne weitere respiratorische Symptome,
    - eine nur inspiratorisch empfundene Luftnot.

Die **klinischen Symptome**

- umfassen Husten, Giemen, Luftnot und Brustenge, welche
  - bei forcierter Atmung stärker und häufiger sind als bei Ruheatmung,
  - jeweils alleine oder gemeinsam und wiederholt auftreten,
  - sich während der Nacht und/oder in den frühen Morgenstunden verstärken,
  - in Zeit und Intensität variieren und ggf. auch nur episodenhaft auftreten können,
  - bei schwerem Asthma kaum noch erfasst werden können wegen mangelhafter Strömung in den Atemwegen (silent chest),
  - über längere Zeit fehlen können, beispielsweise bei saisonal oder intermittierend auftretenden Allergenen oder Noxen,
  - durch virale Infekte der Atemwege, körperliche Belastung, Allergen-Exposition, Witterungsänderungen oder neurogen (z. B. durch psychische, familiäre, soziale und/oder berufliche Einflüsse) ausgelöst werden können,
- werden ergänzt durch den Klopfschall, welcher meist hypersonor ist aufgrund der Lungenüberblähung.

Für die Diagnose des bronchialen Asthmas dienen verschiedene Methoden zur Erfassung der Lungenfunktion (siehe Tab. 4.8).

Tab. 4.8: Methoden zur Untersuchung der Lungenfunktion.[1171]

statische Atemvolumina	
Atemzugvolumen	Atemvolumen, das bei Ruheatmung ein- und ausgeatmet wird
exspiratorisches Reservevolumen	Luftvolumen, das nach einer normalen Ruheausatmung noch zusätzlich ausgeatmet werden kann
inspiratorisches Reservevolumen	Luftvolumen, das nach einer normalen Ruheausatmung noch zusätzlich ausgeatmet werden kann
Residualvolumen	die in der Lunge verbleibende Luftmenge, die nicht ausgeatmet werden kann

1171 https://www.awmf.org/uploads/tx_szleitlinien/020-009l_S2k_Asthma_Diagnostik_Therapie_2017-11_1.pdf.

dynamische Atemvolumina		
Vitalkapazität (VC)		Luftvolumen, das nach maximaler Ausatmung (ohne zeitliche Begrenzung der Einatmung) eingeatmet werden kann
Atemminutenvolumen		Atemvolumen multipliziert mit der Anzahl Atemzüge in einer Minute (Atemfrequenz)
Stoffwechsel-/immunologische Testsysteme		
Sauerstoff-Aufnahme der Lunge/ Diffusionskapazität (DLCO)		Testluft mit einer definierten geringen (gesundheitlich unbedenklichen) Menge an CO wird vom Patienten eingeatmet; durch Messung der CO-Konzentration in der ausgeatmeten Luft lässt sich Kohlenmonoxid-Aufnahme durch die Lunge bestimmen und kann auf die entsprechende Sauerstoff-Aufnahme geschlossen werden; beim gesunden, ruhenden Erwachsenen beträgt die Diffusionskapazität für Sauerstoff 15–20 ml/mmHg/min, die DCO ist beispielsweise beim Lungenemphysem vermindert.
Sputum	Zytologie	Nachweis von ≥ 3 % eosinophile Granulozyten kann als Indikator verwendet werden für die Therapie des allergischen Asthmas mit inhalativen Glucocorticoiden und Long acting β-Sympathomimetika (LABA)
	Mikrobiologie	zur Differentialdiagnose anderer oder zusätzlicher Erkrankungen (Bronchoektasien, Infektionen)
Blutbild	Leukozytenzahl	Leukozytose gibt Hinweis auf Infektionserkrankungen.
	Differentialblutbild	Erhöhung der Zahl der eosinophilen Granulozyten im Blut korreliert mit der Anzahl der Eosinophilen im Sputum und weist auf eosinophiles Asthma hin
fraktioniertes exhaliertes NO (feNO)		NO wird gebildet besonders von den Epithelzellen in den oberen, weniger in den unteren Luftwegen, des Weiteren von aktivierten Makrophagen und Endothelzellen. Bei der allergischen Bronchitis/dem allergischen (Typ2) Asthma sind eosinophile Granulozyten lokal angereichert und aktiviert, verstärken die Entzündung und die Expression von NO. Dieses diffundiert aus dem Entzündungsbereich in die Alveolen und in die Atemluft und wird in dieser per Chemolumineszens oder elektrochemisch gemessen. Seine Konzentration (Normalwert ≤ 25 ppm, pathologische Werte Kinder ≥35 ppm, Erwachsene ≥ 50 ppm) korreliert mit der Eosinophilie, der Entzündung/bronchialem Asthma und ist umgekehrt proportional der Wirkung von inhalativen Glucocorticoiden.[1172, 1173]
arterielle Blutgasanalyse (pCO_2)		bei schweren Asthmaanfällen (FEV1 < 50 % vom Soll; Peak flow-Werte < 50 % der Bestwerte, Verschlechterung der Symptome trotz Therapie) um die Indikation einer Sauerstofftherapie bei Anstieg des pCO_2 objektivieren zu können

1172 Deutsche Atemwegsliga: file:///C:/Users/HHS/AppData/Local/Temp/36 %20FeNO-Messung-6.pdf.
1173 Amin K, Janson C, Bystrom J. Role of Eosinophil Granulocytes in Allergic Airway Inflammation Endotypes. Scand J Immunol. 2016;84(2):75–85.

bildgebende Verfahren	
Röntgen-Aufnahmen des Thorax	in zwei Ebenen zum Ausschluss anderer pulmonaler Erkrankungen
ggfs. Computertomographie	bei Verdacht auf andere oder zusätzliche Erkrankungen der oberen und/oder der unteren Luftwege

Besondere Bedeutung besitzen folgende **spezielle Lungenfunktionsteste**:

- die **Spirometrie** (Lungenfunktionsprüfung im Ruhezustand) und die **Ergo-Spirometrie** (Lungenfunktionsprüfung unter körperlicher Belastung) und
- die **Ganzkörperplethysmographie** zur Bestimmung besonders des Atemwegswiderstandes und des thorakalen Gasvolumens.

Mit der **Spirometrie** bzw. der **Ergospirometrie** werden erfasst (empfohlen werden mindestens 3 Messungen):[1174, 1175]

- die **forcierte Vitalkapazität (FVC)**, d. h., das Gesamtvolumen der ein- und ausgeatmeten Luft pro Atemzug,
  - welche deutliche Unterschiede zwischen den einzelnen Ethnien (Kaukasier, Afrikaner, Nord-Asiaten, Südost-Asiaten) aufweist,[1176]
- das **forcierte Expirationsvolumen (FEV1)**, d. h., das bei angestrengter (forcierter) Ausatmung in einer Sekunde ausgeatmete Volumen (Einsekundenkapazität),
  - welches ähnliche Unterschiede zwischen den einzelnen Ethnien (Kaukasier, Afrikaner, Nord-Asiaten, Südost-Asiaten) wie die FVC aufweist[1177]
  - wobei der LLN (Lower Limit of Normal)-Wert für das FEV1 bei Personen gleicher Länge altersabhängig unterschiedlich ist (höher bei 25 Jahren und geringer bei 65 Jahren),[1178]
- die **relative Einsekundenkapazität** (Tiffeneau Index), d. h. das Verhältniss von FEV1 zu FVC (FEV1/FVC),
  - welche sich zwischen den einzelnen Ethnien nur relativ gering unterscheidet,

1174 https://www.atemwegsliga.de/flip/2015-Leitlinie-zur-Spirometrie/mobile/index.html#p = 13.

1175 https://www.awmf.org/uploads/tx_szleitlinien/020-009l_S2k_Asthma_Diagnostik_Therapie_2017-11_1.pdf.

1176 Quanjer PH, Stanojevic S, Cole TJ, Baur X, Hall GL, Culver BH, Enright PL, Hankinson JL, Ip MS, Zheng J, Stocks J. ERS Global Lung Function Initiative., Multi-ethnic reference values for spirometry for the 3–95-yr age range: the global lung function 2012 equations. Eur Respir J. 2012;40(6):1324–43.

1177 Quanjer PH, Stanojevic S, Cole TJ, Baur X, Hall GL, Culver BH, Enright PL, Hankinson JL, Ip MS, Zheng J, Stocks J. ERS Global Lung Function Initiative., Multi-ethnic reference values for spirometry for the 3–95-yr age range: the global lung function 2012 equations. Eur Respir J. 2012;40(6):1324–43.

1178 Cooper BG, Stocks J, Hall GL, Culver B, Steenbruggen I, Carter KW, Thompson BR, Graham BL, Miller MR, Ruppel G, Henderson J, Vaz Fragoso CA, Stanojevic S. The Global Lung Function Initiative (GLI) Network: bringing the world's respiratory reference values together. Breathe (Sheff). 2017;13(3):e56-e64. doi: 10.1183/20734735.012717.

  - die bei Südost-Asiaten jedoch am höchsten ist,[1179]
  - wobei der Gebrauch des FEV_1/FVC-Quotienten die Gefahr in sich birgt, dass die Diagnose „Bronchokonstriktion" sowohl beim Erwachsenen als auch beim Älteren (> 70 Jahre) überschätzt wird,[1180]
- der **Spitzenfluss der Ausatmung**, d. h. die höchstmögliche Strömungsgeschwindigkeit der Atemluft beim forcierten Ausatmen (**Peak expiration flow/PEF**),
  - die PEF-Prüfung kann der Patient routinemäßig selbst als Verlaufskontrolle durchführen
  - wenn die prozentuale Veränderung zwischen dem höchsten und dem niedrigsten PEF-Wert innerhalb eines Tages oder einer Woche (sogenannte PRF-Variabilität) ≥ 10 % liegt, ist ein Asthma-Schub wahrscheinlich.

Eine **Bronchialobstruktion** liegt vor, wenn FEV1/FVC < LLN (Lower Limit of Normal) ist. Der Schweregrad der Obstruktion bei Erwachsenen wird wie folgt bewertet[1181, 1182, 1183]

- leicht bei Einsekundenkapazitäten (FEV1) ≥ 85 % LLN
  (> 60 % < 95 %, vom Soll),
- mittelschwer bei Einsekundenkapazitäten (FEV1) ≥55 % und ≤ 84 % LLN
  (40–60 % vom Soll) und
- schwer bei Einsekundenkapazitäten (FEV1) < 55 % LLN
  (< 40 % vom Soll).

Kontraindikationen für die Durchführung der Spirometrie und Ergospirometrie stellen dar[1184]

- absolut: alle akuten lebensbedrohlichen Erkrankungen, im Besonderen
  - akuter Myokardinfarkt,
  - akute Lungenembolie,
  - großes aszendierendes Aorten-Aneurysma,
  - Spannungs-Pneumothorax (Ventil-Pneumothorax) nach Verletzungen;

1179 Quanjer PH, Stanojevic S, Cole TJ, Baur X, Hall GL, Culver BH, Enright PL, Hankinson JL, Ip MS, Zheng J, Stocks J. ERS Global Lung Function Initiative. Multi-ethnic reference values for spirometry for the 3–95-yr age range: the global lung function 2012 equations. Eur Respir J. 2012;40(6):1324–43.

1180 Cooper BG, Stocks J, Hall GL, Culver B, Steenbruggen I, Carter KW, Thompson BR, Graham BL, Miller MR, Ruppel G, Henderson J, Vaz Fragoso CA, Stanojevic S. The Global Lung Function Initiative (GLI) Network: bringing the world's respiratory reference values together. Breathe (Sheff). 2017;13(3):e56-e64. doi: 10.1183/20734735.012717.

1181 Quanjer PH, Stanojevic S, Cole TJ, Baur X, Hall GL, Culver BH, Enright PL, Hankinson JL, Ip MS, Zheng J, Stocks J. ERS Global Lung Function Initiative. Multi-ethnic reference values for spirometry for the 3–95-yr age range: the global lung function 2012 equations. Eur Respir J. 2012;40(6):1324–43.

1182 https://www.awmf.org/uploads/tx_szleitlinien/020-009l_S2k_Asthma_Diagnostik_Therapie_2017-11_1.pdf.

1183 Cooper BG, Stocks J, Hall GL, Culver B, Steenbruggen I, Carter KW, Thompson BR, Graham BL, Miller MR, Ruppel G, Henderson J, Vaz Fragoso CA, Stanojevic S. The Global Lung Function Initiative (GLI) Network: bringing the world's respiratory reference values together. Breathe (Sheff). 2017;13(3):e56-e64. doi: 10.1183/20734735.012717.

1184 https://www.atemwegsliga.de/flip/2015-Leitlinie-zur-Spirometrie/mobile/index.html#p = 13.

- relativ:
  - ausgedehnter Pneumothorax (innerhalb der 2.–3. Woche),
  - Abdomen-, Thorax-, Augen-, Hirn- OP (innerhalb der 1.–4. Woche),
  - Hämoptysen unklarer Genese.

Bei der **Ganzkörperplethysmographie**[1185] atmet der Patient in einer weitgehend luftdichten Kabine. Dort ermöglicht es die weitgehend belastungsfreie Bestimmung

- der **totalen Lungenkapazität** und der **funktionellen Rest-Kapazität (FRC),**
- des **spezifischen Atemwegswiderstandes (sRAW)**
  - durch Messung des Luftdrucks in der Kabine
    - bei maximaler Einatmung (höchster Luftdruck durch maximale Ausdehnung des Brustkorbes und maximale Verkleinerung des Luftvolumens in der Kabine),
    - bei maximaler Ausatmung (geringster Luftdruck durch minimale Ausdehnung des Brustkorbes und maximale Vergrößerung des Luftvolumens in der Kabine) und
    - bei Ruheatmung
  - durch Ermittlung der Druckänderungen (d. h. der Atemschleife), die notwendig sind, um den jeweiligen Atemfluss zu erzeugen, wobei
    - die Steilheit dieser Atemschleife Rückschlüsse auf den spezifischen Atemwegswiderstand erlaubt und hierdurch z. B.
    - eine einfache Obstruktion (flachere Atemschleife) unterschieden werden kann von einer chronischen obstruktiven Lungenerkrankung (**Chronic Obstructive Pulmonary Disease**/COPD) mit einer dreiecksförmigen Ausstülpung im exspiratorischen Teil der Atemschleife,
  - wobei bei Patienten ohne akute Bronchialobstruktion die Sensitivität und Spezifität für die Diagnose bzw. für den Ausschluss von bronchialem Asthma erhöht wird durch die Messung von sRAW nach Provokation der bronchialen Hyperreagibilität durch Inhalation von Methacholin,[1186]
- des **thorakalen Gasvolumens (TGV)** mit Hilfe des Gesetzes von Boyle und Mariotte, welches besagt, dass bei konstanter Temperatur das Produkt aus Druck und Volumen konstant bleibt;
  - Bezugsgröße ist die Atemruhelage am Ende einer Ausatmung, bei welcher der Luftdruck in der Lunge dem Außendruck innerhalb der Kabine entspricht;
  - das Gasvolumen der Lunge lässt sich errechnen, weil das Produkt des Luftdrucks in der Lunge nach forcierter Ausatmung (gemessen durch ein Manometer im Mund) mit dem unbekannten Gasvolumen der Lunge gleichzusetzen ist mit dem Produkt aus dem initialen Luftdruck in der Kabine und deren Volumen.

Zur sicheren Diagnose von Bronchialobstruktionen, Lungenemphysemen und Lungenfibrosen bedarf es der Ganzkörperplethysmographie.

1185 file:///C:/Users/HHS/AppData/Local/Temp/Empfehlungen%20Ganzkoerperplethysmografie.pdf.
1186 Schneider A, Schwarzbach J, Faderl B, Hautmann H, Jörres RA. Whole-Body Plethysmography in Suspected Asthma: A Prospective Study of Its Added Diagnostic Value in 302 Patients. Dtsch Arztebl Int. 2015;112(24):405–11.

Bei **Kindern** ist die Lungenfunktionsprüfung und damit die Diagnose erschwert. Parameter sind hier

- anamnestische Hinweise
  - familiäres Auftreten von Asthma,
  - ≥ 3 asthmatische Anfälle beim Patienten im vergangen Jahr,
  - Krankenhausaufenthalte wegen Atemwegobstruktionen,
- klinische Symptome
  - giemende Atemgeräusche,
  - trockener Husten ohne Anhaltspunkte für eine Infektion, besonders nach körperlicher Anstrengung,
  - Verschwinden der Symptome bei Gabe eines antiasthmatisch wirkenden Arzneimittels.

Auch im **fortgeschrittenen Alter** ist die Erstdiagnose von Asthma erschwert, da[1187]

- die Lungenfunktion (z. B. FEV1) abnimmt,
- die Beschwerden weniger genau empfunden werden,
- die Mitarbeit bei Lungenfunktionsprüfungen nachlässt,
- die Differentialdiagnose zur Chronisch obstruktiven Lungenerkrankung (chronic obstructive pulmonary disease/COPD) relativ schwierig wird, besonders bei Nie-Rauchern. Diese nehmen etwa 10 % aller COPD-Patienten über 70 Jahren ein.[1188]

Als Parameter, um Asthma gerade auch im Alter von COPD abzugrenzen, dienen

- ein erhöhter gesamt-IgE-Spiegel im Blut,
- eine Vermehrung der eosinophilen Granulozyten im Blutbild und
- die nächtliche Zunahme der Beschwerden.

Die **Diagnose Asthma** darf als gesichert gelten bei Nachweis der charakteristischen Symptome und

- einer eindeutigen Bronchialobstruktion im Lungenfunktionstest (FEV1, Peak Flow),
- einer Reversibilität der Bronchialobstruktion, welche spontan erfolgen kann oder geprüft wird[1189]
  - durch Inhalation eines kurzwirksamen Bronchodilatators wie z. B.
    - des β-2-Sympathomimetikums *Salbutamol* (bis zu 400 μg in 4 separaten Dosen),
    - des Anticholinergikums *Ipratropiumbromid* (bis zu 160 μg) oder
    - einer Kombination von beiden oder
  - durch Inhalation oder systemische Gabe eines Glucocorticosteroids (täglich über mindestens 4 Wochen bei Inhalation oder über 1–2 Wochen bei oraler Gabe)

1187 https://www.awmf.org/uploads/tx_szleitlinien/020-009l_S2k_Asthma_Diagnostik_Therapie_2017-11_1.pdf.

1188 Lamprecht B, McBurnie MA, Vollmer WM, Gudmundsson G, Welte T, Nizankowska-Mogilnicka E, Studnicka M, Bateman E, Anto JM, Burney P, Mannino DM, Buist SA. COPD in never smokers: results from the population-based burden of obstructive lung disease study. Chest. 2011;139(4):752–763.

1189 https://www.awmf.org/uploads/tx_szleitlinien/020-009l_S2k_Asthma_Diagnostik_Therapie_2017-11_1.pdf.

  - wobei ein Anstieg des FEV1 um > 12 % (bei Kindern) bzw. um 200 ml (bei Erwachsenen) des Ausgangswertes als positive Reversibilität gewertet wird;
- einer initial reversiblen, im Verlaufe der Erkrankung jedoch beständigen Bronchialobstruktion,
- einer zwischenzeitlich normalen Lungenfunktion, welche unterbrochen wird durch Phasen der Bronchialobstruktionen,
- einer unter der Therapie ganz oder teilweise reversiblen Bronchialobstruktion bei gleichzeitigem Nachweis einer **bronchialen Hyperreagibilität**, welche ermittelt wird
  - direkt durch Inhalation von *Methacholin* oder Histamin,
  - indirekt durch
    - körperliche Belastung (Lauf-Belastungstest besonders bei Kindern), Kaltluftprovokation oder
    - Inhalation von Mannitol, hyper- und hypotoner Kochsalzlösung oder Adenosin,
  - wobei ein Abfall des FEV1 um ≥ 20 % als positiv angesehen wird,
- einem Nachweis einer immunologischen Sensibilisierung, ermittelt z. B. durch
  - Hautteste (z. B. Prick-Test) gegen ein auslösendes Allergen,
  - Bestimmung der Konzentration des Allergen-spezifischen und des gesamten IgE im Blut,
  - Nachweis einer Erhöhung der eosinophilen Granulozyten im Blut,
  - nasale oder bronchiale Provokationsteste mit dem fraglichen Allergen,
  - Allergen-Karenz-Test z. B. bei Verdacht auf Allergene von Tieren oder im beruflichen Umfeld als Auslöser.

Differentialdiagnostisch ist bronchiales Asthma zu unterscheiden von einer Reihe von Erkrankungen
- mit Obstruktionen der Atemwege; hierzu gehören[1190]
  - die **Chronische Obstruktive Pulmonären Erkrankung (COPD**, siehe Tab. 4.9), die sich entwickelt aus einer chronischen und obstruktiven Bronchitis im Rahmen einer entzündungsbedingten Multisystemerkrankung und welche
    - vorwiegend eine Atemwegsobstruktion darstellt mit Erhöhung des Atemwegswiderstandes, Einschränkung der Atemstromstärke, Husten, Auswurf und Atemnot, bronchialer Hyperreagibilität und einem $FEV_1/VC < 70\,\%$,
    - gepaart ist mit einem Entzündungs-bedingten Lungenemphysem, das durch eine Dominanz der Elastasen und Matrix-Metallo-Proteasen gegenüber den Inhibitoren (z. B. α1-Antitrypsin) verursacht sein kann,[1191]
    - gleichzeitig mit einem bronchiale Asthma vorkommen kann (Asthma-COPD-Overlap/ACO), z. B. bei Patienten, welche an einem allergischen Asthma seit ihrer Kindheit leiden und Dank ihres Tabakkonsums eine nicht reversible Bronchialobstruktion und eine Lungenemphysem entwickelt haben,
  - weitere obstruktive pulmonäre Erkrankungen (sie Tab. 4.10);

1190 https://www.awmf.org/uploads/tx_szleitlinien/020-009l_S2k_Asthma_Diagnostik_Therapie_2017-11_1.pdf.
1191 Biedermann A, Köhnlein T, Alpha-1-Antitrypsin-Mangel – eine versteckte Ursache der COPD: Überblick über Pathogenese, Diagnostik, Klinik und Therapie. Dtsch Arztebl. 2006;103(26): A-1828 / B-1569 / C-1518.

- ohne Obstruktionen der Atemwege, wozu gehören
  - eosinophile Bronchitis-Bronchiolitis,
  - vorübergehende postinfektiöse bronchiale Hyperreagibilität verbunden mit Husten,
  - rezidivierende Lungenembolie,
  - Pneumothorax,
  - Lungenstauung,
  - Sarkoidose,
  - diffuse Lungenparenchymerkrankungen,
  - Hyperventilationssyndrom.

Tab. 4.9: Die wesentlichen Unterschiede zwischen Asthma und COPD.[1192]

<table>
<tr><th colspan="3">Parameter</th><th>bronchiales Asthma</th><th>COPD</th></tr>
<tr><td rowspan="2">Auftreten</td><td colspan="2">besonders häufig</td><td>Kindheit, Jugend</td><td>ab 60 Jahren</td></tr>
<tr><td colspan="2">Prävalenz (Deutschland)</td><td>7–10 % der Kinder
5 % der Erwachsenen</td><td>ca. 4–5 % der Bevölkerung</td></tr>
<tr><td rowspan="5">exogene Ursachen</td><td colspan="2">Allergene</td><td rowspan="2">kausaler Zusammenhang</td><td rowspan="2">kein direkter Zusammenhang</td></tr>
<tr><td colspan="2">Pseudoallergene</td></tr>
<tr><td colspan="2">Tabakrauch</td><td rowspan="3">Verstärkung</td><td rowspan="3">kausaler Zusammenhang</td></tr>
<tr><td colspan="2">Silikatstäube, technische Stäube</td></tr>
<tr><td colspan="2">Umwelt-Noxen</td></tr>
<tr><td rowspan="9">Symptome</td><td colspan="2">Atemnot</td><td>anfallsartig</td><td>bei körperlicher Belastung</td></tr>
<tr><td rowspan="3">bronchiale Obstruktion</td><td>Vorkommen</td><td>variabel, oft zum Zeitpunkt der Untersuchung nicht ausgeprägt</td><td>immer nachweisbar</td></tr>
<tr><td>Reversibilität</td><td>meist voll reversibel (diagnostisches Kriterium)</td><td>nie voll reversibel</td></tr>
<tr><td>Wirkung von Glucocorticoiden</td><td>meist therapeutisch wirksam</td><td>selten wirksam</td></tr>
<tr><td colspan="2">Hyperreagibilität der Atemwege</td><td>meist vorhanden</td><td>selten</td></tr>
<tr><td colspan="2">Diffusionskapazität (DCO)</td><td>normal</td><td>erniedrigt</td></tr>
<tr><td colspan="2">fraktioniertes exhaliertes NO (feNO)</td><td>meist erhöht</td><td>normal oder erniedrigt</td></tr>
<tr><td colspan="2">eosinophile Granulozyten im Blut</td><td>meist erhöht</td><td>meist normal</td></tr>
<tr><td colspan="2">klinischer Verlauf</td><td>variabel, episodisch</td><td>meist progredient</td></tr>
</table>

1192 https://www.awmf.org/uploads/tx_szleitlinien/020-009l_S2k_Asthma_Diagnostik_Therapie_2017-11_1.pdf.

Tab. 4.10: Differentialdiagnosen von Erkrankungen mit Obstruktionen der Atemwege (zusätzlich zu COPD).[1193, 1194]

Erkrankungen	Befund	
		Unterschiede in den Symptomen zum Asthma
chronischer trockener Husten (Cough Type Asthma/CTA, Husten als Asthma-Äquivalent)	unspezifische bronchiale Hyperreagibilität	
		normale Lungenfunktion, kein Giemen, keine Atemnot, normales Röntgenbild der Thoraxorgane (jedoch in ca. 30 % der Fälle Entwicklung zu Asthma)
chronisch idiopathischer Husten	bedingt durch Erhöhung des Hustenreflexes, Ursache unbekannt	
		normale Lungenfunktion, kein Giemen, keine Atemnot, normales Röntgenbild der Thoraxorgane
ACE-Husten (Behandlung mit Inhibitoren des Angiotensin Converting Enzymes/ACE)	trockener Hustenreiz bedingt durch Bronchospasmen, ausgelöst durch Hemmung des ACE, welches das bronchokonstriktiv wirkende Bradykinin inaktiviert	
		Husten verschwindet nach Absetzen des ACE-Inhibitors
GERD-Husten (Husten bei gastroösophagealem Reflux/GERD)	Husten bedingt durch Bronchitis, ausgelöst durch Aspiration von Mageninhalt	
Bronchiektasen	Aussackungen der Bronchien mit obstruktiver Störung der Atmung, Atemnot, Bronchospasmus, Brustkorbschmerzen	
		Husten, großvolumiger schaumig- eitriger teils auch blutiger Auswurf, meist bakteriell infiziert; zystische Hohlräume im Röntgenbild und im CT
Mukoviszidose (zystische Fibrose)	Multisystemerkrankung mit Fehlfunktion der Chloridkanäle (CFTR-Proteine) und Erhöhung der Viskosität des Schleimes, auch in den Bronchien; bronchiale Hyperreagibilität, ständiges Husten	
		Bildung von Bronchiektasen (s. o.), bakterielle Infektionen; Lungenentzündungen, Lungenfibrosen, Lungeninsuffiziens
VCD (Vocal Cord Dysfunction)[1195]	akute Atemnot durch intermittierende, paradoxe Schließungsbewegungen der Stimmlippen, Ursachen unklar; kann Begleitsymptom des bronchialen Asthmas sein	
		kann auch unabhängig vom bronchialen Asthma auftreten; Auslöser inhalative Irritantien (Parfüm, Reinigungsmittel, Verschlucken), körperliche Anstrengung, psychische Erregung; Asthma-Therapeutika sind ohne Einfluss auf die VCD
Asthma cardiale (Lungenstauung mit Obstruktion)	Atemnot, Bronchialobstruktion mit Giemen, im Besonderen in der Nacht und im Liegen	
		Ursache: Blut-Stauung im kleinen Kreislauf durch Linksherz-Insuffiziens; kann zum Lungenoedem führen

1193 Schreiber J. Asthma bronchiale: Fallstricke der Diagnostik, Dtsch Arztebl. 2017;50:114–16, DOI: 10.3238.
1194 https://www.awmf.org/uploads/tx_szleitlinien/020-009l_S2k_Asthma_Diagnostik_Therapie_2017-11_1.pdf.
1195 Kenn K, Hess M. Vocal Cord Dysfunction: An Important Differential Diagnosis of Bronchial Asthma, Dtsch Arztebl. 2008;105(41):699; DOI: 10.3238/arztebl.2008.0699; https://www.aerzteblatt.de/archiv/61788/Vocal-Cord-Dysfunction.

Erkrankungen	Befund Unterschiede in den Symptomen zum Asthma
Zentrale Atemwegsstenose	Atemnot meist durch Verengungen der Luftröhre und deren Übergang zum Kehlkopf (subglottische Stenosen) durch Narbenbildungen (z. B. nach Intubation), durch Fehlbildungen, durch Erschlaffung der Luftröhre (Tracheomalazie) oder durch gut- und bösartige Tumore. Atemnot ist mechanisch verursacht und nicht bedingt durch Entzündungen

4.2.4 Therapieverfahren

Für die Therapie des bronchialen Asthmas liegen Arzneimittel mit unterschiedlichen Wirksubstanzen vor (siehe Tab. 4.11). Ihre Anwendung erfolgt stufenweise gemäß dem Schweregrad des Asthmas (gemessen am Ausmaß der Kontrolle des Asthmas, siehe Tab. 4.8) und seiner therapeutischen Beeinflussbarkeit. Grundsätzlich gilt hierbei:

- das therapeutische Ziel ist eine bestmögliche und dauerhafte Kontrolle des bronchialen Asthmas
  - durch Suppression der bronchialen-asthmatischen Entzündung,
  - mit Verminderung der bronchialen Hyperreagibilität und der Frequenz und dem Schweregrad der Atemwegsobstruktionen, der Exazerbationen und
    - mit so wenigen Medikamenten wie möglich in jeweils optimaler Dosierung und so wenigen Nebenwirkungen wie möglich,
- die Arzneimitteltherapie ist strukturiert in
  - eine **Bedarfs-orientierte Akut-Therapie** mit „Relievern", d. h. primär mit inhalativen kurzwirksamen β-Sympathomimetika (Shot Acting beta-Antagonists/SABA) und/oder mit niedrigen Dosen eines inhalativen Glucocorticoids (Inhalative Corticosteroide/ICS),
  - eine **Langzeit/Erhaltungs-Therapie** mit „Controllern", welche stufenweise eingesetzt werden sollten je nach Schweregrad der Asthmaerkrankung, (siehe Tab. 4.11),
    - **leichte** Asthmaerkrankungen sollten gut kontrollierbar sein mit Therapeutika der Stufe 1 oder 2,
    - **mittelgradige** Asthmaerkrankungen (nicht ausreichend beherrschbar mit Therapeutika der Stufe 1 oder 2) sollten gut beherrschbar sein mit Therapeutika der Stufe 3 oder 4 und
    - **schwere** Asthmaerkrankungen (nicht gut oder nur labil beherrschbar mit Therapeutika der Stufe 4) sollten zusätzlich mit Therapeutika der Stufe 5 behandelt werden.

Die Applikation der Therapeutika erfolgt durch

- bevorzugt lokal-bronchial durch Inhalation von Aerosolen
  - mit Inhalierhilfen entweder bedarfsorientiert oder auch als Dauerinhalation; bei Kindern hat sich Dauer-Feucht-Inhalation mit Verneblermaske und Sauerstoff (oder auch Helium) als Treibgas besonders wirkungsvoll erwiesen,

  - nicht-invasiv über Atemmasken,
  - invasiv nach Intubation bevorzugt unter *Ketamin*-Sedation bei ausgeprägter Hypoxie (SaO_2 erniedrigt), Hyperkapnie ($paCO_2$ erhöht) und konsekutiver Azidose,
- systemisch durch orale oder rektale Gabe, Injektion oder Infusion.

Bei der Wahl der Arzneimitteltherapie sollte berücksichtigt werden
- dass langzeitwirksame β2-Sympathomimetika nicht als Monotherapie, sondern in Kombination mit inhalativen Glucocorticoiden verabreicht werden,
- dass systemische/orale Glucocorticosteroide wegen der Gefahr schwerer Nebenwirkungen intermittierend oder dauerhaft nur verabreicht werden
  - in der niedrigsten noch effektiven Dosis,
  - wenn Biologika nicht indiziert sind oder nicht ausreichend wirken oder
  - wenn trotz des kombinierten Einsatzes der verschiedenen Therapieoptionen in der Therapiestufe 4 und 5 das Asthma unkontrolliert ist.

Der **Einstieg** in die Arzneimitteltherapie sollte wirkungsorientiert sein,
- bei Kindern beginnend bei der geringstmöglichen Dosis (in Bezug auf Wirkungen und Nebenwirkungen) eines inhalativen Glucocorticoids (ICS), bei unzureichender Wirkung nachfolgend mit Dosissteigerungen bis hin zum Wirkungsoptimum,
- bei Erwachsenen beginnend
  - mit der geringstmöglichen und dann ansteigenden Therapiestufe oder
  - mit einer voraussichtlich wirkungsstarken und dann ggfs. absteigenden Therapiestufe bzw. Dosis.

Tab. 4.11: Möglichkeiten der Arzneimitteltherapie des bronchialen Asthmas.[1196]

Wirkgruppe	Substanztyp	Wirkungsart	Anwendung
Histamin-Blockade	H1-Rezeptor-Blocker (siehe Kap. 3.1.8)	Hemmung der Bindung von Histamin an den Histamin-1-Rezeptor	Allerg. Rhinitis/ Konjunktivitis (nur selten Asthma)
Mastzellen-Blockade	Chromone (*Chromoglycinsäure, Nedocromil*) (siehe Kap. 3.1.8)	Hemmung der Degranulation	
Glucocorticoide (siehe Kap. 3.1.8)	inhalative Glucocorticoide, z. B. *Beclomethasondipropionat, Budesonid, Fluticasonfuroat, Fluticasonpropionat, Momethasonfuroat, Triamcinolonacetonid*	Hemmung der Entzündungsmediatoren / der Synthese proinflammatorischer Zytokine	bei allen allergischen Erkrankungen der oberen und unteren Luftwege
	orale Glucocorticoide, z. B. *Betametason, Dexamethason, Hydrokortison, Methylprednisolon, Prednisolon*		

1196 https://www.awmf.org/uploads/tx_szleitlinien/020-009l_S2k_Asthma_Diagnostik_Therapie_2017-11_1.pdf.

Wirkgruppe	Substanztyp	Wirkungsart	Anwendung
Antileukotriene	Arachidonat-5-Lipoxygenase-Inhibitoren *Meclofenamat, Zileuton*	Hemmung der Synthese bzw. der Wirkung von LTD4 auf die Chemotaxie von Granulozyten (eosinophil, neutrophil)	leichtes bis mittelschweres Asthma (besonders bei Unverträglichkeit von Glucocorticoiden)
	Leukotrien (LTD4)-Rezeptor-Antagonisten *Montekulast*		
Sympathomimetika	α-Sympathomimetika (siehe Kap. 3.1.8)	Aktivierung α-adrenerger Rezeptoren (↑), Vasokonstriktion (↑)	Allergische Rhinitis (selten Asthma)
	inhalative short acting β-Sympathomimetika, z. B. *Sabutamol, Fenoterol, Reprotanol*	Aktivierung β-adrenerger Rezeptoren (↑) Bronchospasmolyse (↑)	Asthma (Bedarfstherapie)
	inhalative long acting β-Sympathomimetika, z. B. *Salmeterol, Formeterol, Indacaterol*		Asthma (Langgzeit/ Erhaltungs-Therapie)
Anticholinergika	*Ipratropiumbromid, Tiotropiumbromid*	Hemmung der M3-Acetylcholin-Rezeptoren (↑), Bronchodilatation (↑)	schweres Asthma
Xanthin-Derivate	*Theophyllin*	Inhibition der Phosphodiesterase (↑) Bronchospasmolyse (↑)	Asthma (nur relativ schwach wirksam)
Immuntherapeutika Antikörper	Antikörper gegen den Fc-Teil von IgE *Omalizumab*	rekombinant humanisierter monoklonaler Antikörper gegen die C3-Domäne von IgE, blockiert und reduziert IgE und dessen Bindung an Fcε-Rezeptoren;	schweres allergisches Asthma[1197, 1198]
	monoklonale Antikörper gegen IL-5 *Mepolizumab* (rekombinant humanisiert IgG1κ); *Reslizumab* (rekombinant humanisiert IgG4κ)	Antikörper inaktiviert IL-5; hierdurch wird die Proliferation und Aktivierung von eosinophilen und basophilen Granulozyten gehemmt	eosinophiles Asthma[1199, 1200, 1201]
	monoklonaler Antikörper gegen die α-Kette des IL-5-Rezeptors *Benralizumab* (rekombinant humanisiert und afucosylierter IgG1κ).	Die Defucosylierung in der CH2-Region verstärkt die ADCC und erhöht die Bindungsaffinität	eosinophiles Asthma[1202]
	Antikörper gegen die α-Kette des IL-4- und IL-13-Rezeptors *Dupilumab* (human monoklonal IgG4)	Inaktivierung von IL-4 und IL-13 über die Blockade von deren Rezeptoren führt zur Hemmung von TH2-Lymphozyten und reduziert in B-Lymphozyten den Isotyp-Wechsel nach IgE	Asthma[1203, 1204]

1197 https://www.g-ba.de/beschluesse/1231/.
1198 https://www.accessdata.fda.gov/drugsatfda_docs/label/2003/omalgen062003LB.pdf.

Tab. 4.12: Grundzüge der Arzneimitteltherapie des bronchialen Asthmas.[1205]

Wahl der Therapeutika		Therapie-Stufen				
		1	2	3	4	5
Anti-IgE oder Anti-IL-5- Antikörper						
Anticholinergika						
inhalative, lang wirksame β-Sympathomimetika (LABA)	mittlere/hohe Dosis					
	niedrige Dosis					
Leukotrien-Rezeptor-Antagonist (LTRA)						
orale Glucocorticoide	minimal effektive Dosis					
inhalative Glucocorticoide (ICS)	mittlere/hohe Dosis					
	geringe Dosis					
	geringe Dosis					
inhalative, kurz wirksame β-Sympathomimetika (SABA)						
Schweregrad des Asthmas		**leicht**	**leicht-mittel**	**mittel**	**mittel-schwer**	**schwer**

Bedarfstherapie	Langzeittherapie 1. Wahl	zusätzliche/andere Therapie-Optionen

Tab. 4.13: Therapieoptionen des Bronchialen Asthmas in Abhängigkeit vom Schweregrad der Erkrankung.[1206]

Klinischer Schweregrad	Bedarfs-therapie	Erhaltungstherapie (Empfehlungen/Optionen)	
leichtes Asthma	**Therapie-Stufe 1**		
gelegentliche (z. B. seltener als 2× pro Monat) oder kurzdauernde (z. B. wenige Stunden) Asthma-Beschwerden ohne nächtliches Erwachen wegen Asthma und mit normaler Lungenfunktion	SABA		

1199 https://www.g-ba.de/downloads/40-268-3894/2016-07-21_AM-RL-XII_Mepolizumab_D-211_TrG.pdf.
1200 https://www.accessdata.fda.gov/drugsatfda_docs/label/2016/761033lbl.pdf.
1201 https://www.g-ba.de/bewertungsverfahren/nutzenbewertung/274/.
1202 https://www.accessdata.fda.gov/drugsatfda_docs/label/2017/761070s000lbl.pdf.
1203 https://www.g-ba.de/downloads/92-975-2206/2017-12-01_Nutzenbewertung-IQWiG_Dupilumab-D-328.pdf.
1204 https://www.accessdata.fda.gov/drugsatfda_docs/label/2017/761055lbl.pdf.
1205 https://www.awmf.org/uploads/tx_szleitlinien/020-009l_S2k_Asthma_Diagnostik_Therapie_2017-11_1.pdf.
1206 https://www.awmf.org/uploads/tx_szleitlinien/020-009l_S2k_Asthma_Diagnostik_Therapie_2017-11_1.pdf.

Klinischer Schweregrad	Bedarfs-therapie	Erhaltungstherapie (Empfehlungen/Optionen)	
häufigere Symptome oder zusätzliche Risikofaktoren einer künftigen Exazerbation (z. B. FEV1 < LLN) oder eine Exazerbation im zurückliegenden Jahr	SABA	ICS (n Dosis)	
leichtes bis mittleres Asthma		**Therapiestufe 2**	
	SABA	ICS (n Dosis) +	LABA
		ICS (n/m Dosis)	
			LTRA
mittleres Asthma		**Therapiestufe 3**	
Trotz Therapie unter Therapiestufe 2 weiterhin Asthma-Symptome, Atemwegsobstruktionen, häufige Exazerbationen	SABA	ICS (n/m Dosis) +	LABA
		ICS (n/m Dosis) +	LABA
		ICS (m Dosis)	
mittleres bis schweres Asthma		**Therapiestufe 4**	
Trotz Therapie unter Therapiestufe 2 weiterhin Asthma-Symptome, Atemwegsobstruktionen, häufige Exazerbationen		ICS (m Dosis) +	LABA
	SABA	ICS (m/h Dosis) +	LABA
		ICS (m/h Dosis) +	LTRA
		ICS (m/h Dosis) +	Theophyllin
schweres Asthma		**Therapiestufe 5**	
Trotz Therapie unter Therapiestufe 4 weiterhin Asthma-Symptome, Atemwegsobstruktionen, häufige Exazerbationen (z. B. ≥ 2 Glucocorticoid-pflichtige Exazerbationen in den letzten 12 Monaten), schwere Exazerbationen (z. B. ≥ 1 Exazerbation mit stationärer Behandlung oder Beatmung in den letzten 12 Monaten)	SABA	ICS (h Dosis) +	LABA
		ICS (h Dosis) +	LTRA
		ICS (h Dosis) +	Theophyllin
		ICS (h Dosis) +	Anticholinergikum
		orales CS (minimal effektive Dosis > 6 Monate)	
- bei schwerem allergischen Asthma		+ Anti-IgE-Mab (≥ 4 Monate)	
- bei schwerem eosinophilen Asthma		+ Anti-IL-5-Mab (1×/Monat)	
Zusätzlich, Fall-bezogen und bei Bedarf			
zur Symptomkontrolle, falls Therapiestufen nicht ausreichend wirksam	orales LABA		
	Theophyllin		
	Anticholinergikum		
	LTRA		
	Methotrexat		
	Chromon		

CS = Glucocorticosteroid; ICS = inhalative Gluco-Corticosteroide; LABA = long actingβ2-Agonists (langwirksame β2-Sympathomimetika); LTRA = Leukotrien-Rezeptor-Antagonisten; Mab = monoklonale Antikörper; m Dosis = mittlere Dosis; n Dosis = niedrige Dosis; h Dosis = hohe Dosis; SABA = short acting β2-Agonists (kurzwirksame β2-Sympathomimetika)

Bei **allergischem Asthma** sollte eine **Desensibilisierung** mit Hilfe der subkutanen Immuntherapie (SCIT) und sublingualen Immuntherapie (SLIT) nur zusätzlich zu einer wirksamen Arzneimitteltherapie durchgeführt werden. Eine derartige Densibilisierung

- hat zur Voraussetzung,
  - dass das auslösende Allergen bekannt ist durch Allergen-Hautteste, Nachweis spezifischer IgE und eindeutige Hinweise auf einen kausalen Zusammenhang mit den Asthmasymptomen (siehe Kap. 3.1.8),
  - dass die Allergen-Karenz die Asthmasymptome nicht vermindert oder dass sie nicht möglich ist,
  - dass das allergische Asthma (FEV1 > 70 % bei Erwachsenen) stabil ist, dass kein unkontrolliertes bzw. schwergradiges Asthma oder bei Erwachsenen kein FEV1 ≤ 70 % des Sollwertes vorliegt,
- wird empfohlen,[1207]
  - bei der allergischen Rhinitis, um das Risiko eines Etagenwechsels zu einer allergischen Bronchitis und Asthma zu vermindern,
  - beim allergischem Asthma der Therapiestufe 1 und 2, da hier Anhaltspunkte vorliegen, dass durch die Desensibilisierung eine Verminderung der Asthma-Symptome, der unspezifischen bronchialen Hyperreaktivität und des Medikamentenverbrauchs zu erzielen ist und
  - beim allergischen Asthma der Therapiestufen 3 und 4 dann, wenn es ausgelöst wird durch Hausstaubmilben, da hier eine Hochdosis-SLIT zu einer Abnahme der Asthma-Exazerbationen geführt hat ohne respiratorische Nebenwirkungen zu bewirken.

Zudem sollten **Komorbiditäten**, welche das Risiko und/oder die Schwere von Asthmaerkrankungen erhöhen könnten, identifiziert und therapiert werden. Hierzu gehören[1208]

- chronische Rhinosinusitis,
- allergische Erkrankungen mit exogenen Allergenen, z. B. atopische Dermatitiden[1209]
- obstruktives Schlafapnoe-Syndrom (OSAS),
- dysfunktionale Atmung (z. B. Vocal cord dysfunction, VCD)
- gastrooesophagale Refluxerkrankungen,
- Adipositas,
- psychische Erkrankungen, im Besonderen Angststörungen und Depressionen.

Der **Erfolg der Asthmatherapie** ist ablesbar an der Kontrolle über das Asthma, gemessen am Auftreten, der Häufigkeit und der Steigerung von Asthmasymptomen, dem Ergebnis der Lungenfunktionsprüfung, dem Vorkommen von Aktivitätseinschränkungen und der Notwendigkeit von Bedarfsbehandlungen (s. Tab. 4.14).

1207 https://www.awmf.org/uploads/tx_szleitlinien/020-009l_S2k_Asthma_Diagnostik_Therapie_2017-11_1.pdf.
1208 https://www.awmf.org/uploads/tx_szleitlinien/020-009l_S2k_Asthma_Diagnostik_Therapie_2017-11_1.pdf.
1209 Tran MM, Lefebvre DL, Dharma C, Dai D, Lou WYW, Subbarao P, Becker AB, Mandhane PJ, Turvey SE, Sears MR. Predicting the atopic march: Results from the Canadian Healthy Infant Longitudinal Development Study. J Allergy Clin Immunol. 2018;141(2):601–607.

Tab. 4.14: Ergebnis der Arzneimitteltherapie, ablesbar am Grad der Asthmakontrolle.[1210]

Bewertungskriterien		**kontrolliertes Asthma**		**teilweise kontrolliertes Asthma**	**unkontrolliertes Asthma**
		bei Kindern	**bei Erwachsenen**	**≤ 2 Kriterien erfüllt**	**≥ 3 Kriterien erfüllt**
Asthma-Symptome	am Tage	keine	≤ 2×/Woche	> 2×/Woche	
	in der Nacht	keine	keine	jedes Symptom (z. B. Husten, Atemnebengeräusche, Atemnot)	
Aktivitäts-Einschränkungen		keine	keine	jede Einschränkung	
Lungenfunktion (FEV1)		normal	normal	vermindert	
Steigerung der Symptome		keine	keine	≥ 1×/Jahr	in der aktuellen Woche
Bedarfsbehandlungen		keine	≤ 2×/Woche	> 2×/Woche	

Als **Beispiel einer unzureichenden Asthmatherapie** mag gelten das durch Anstrengung induzierte bronchiale Asthma,

- bei welchem unzureichend sein kann
  - die Asthma-Prophylaxe bei einer bevorstehenden Anstrengung oder
  - die Behandlung einer Hyperreagibilität bei chronischem Asthma,
- das aber auch als Begleiterscheinung auftritt von Adipositas, mangelnder körperlicher Kondition oder Asthma-unabhängiger Komorbiditäten und
- welches beherrscht werden kann durch
  - Erhöhung der Dosis des kurzwirksamen β-Sympathomimetikums (SABA) oder
  - durch Kombination des SABA mit einem inhalativen Glucocorticoid (ICS) und/oder
  - durch die zusätzliche oder alternative Verabreichung weitere Asthmatherapeutika wie z. B. eines Leukotrien-Rezeptor-Antagonisten (LTRA).

Durch **Schulung** zur **kognitiven Verhaltensänderung** des Patienten lässt sich der Erfolg der medikamentösen Asthmatherapie (Verringerung der Zahl von Asthma-Anfällen, Notfallsituationen, Krankenhaustagen, Arbeits- und Schulfehltagen) steigern. Zur Verhaltensänderung gehören

- eine konsequente Tabakentwöhnung des Patienten und bei den Personen seines Umfeldes,
- die Vermeidung exogener Allergene, Pseudoallergene, Schadstoffe, Trigger- und Risikofaktoren, soweit diese im individuellen Fall nachgewiesene Auslöser darstellen und daher Karenzempfehlungen gegeben werden können,

1210 https://www.awmf.org/uploads/tx_szleitlinien/020-009l_S2k_Asthma_Diagnostik_Therapie_2017-11_1.pdf.

- ein regelmäßiges körperliches Training (Physiotherapie und Ergotherapie) zur Stärkung der gesamten Muskulatur, der Selbständigkeit, der Leistungsfähigkeit und des Selbstwertgefühls,
- das Erlernen einer selbständig und dauerhaft durchzuführenden Atemphysiotherapie mit
  - der Einübung der Kontrolle des Atemminutenvolumens und der chronischen Hyperventilation durch Umstellung auf nasale und abdominale Atmung statt einer vorwiegend Mund- und thorakalen Atmung und
  - die Kräftigung der muskulo-skelettalen Anteile der Atembewegungen,
- die Umstellung der Ernährung zur Gewichtsreduktion bei adipösen Patienten zur Verbesserung
  - der Wirksamkeit der medikamentösen Asthmatherapie, im Besonderen mit Glucocorticosteroiden und
  - der Asthmakontrolle, der Lungenfunktion sowie des Allgemeinzustandes.

Von den **alternativen Behandlungsmethoden** des bronchialen Asthmas sind von klinischer Bedeutung (siehe Tab. 4.15)
- die Allergen-Luft-Filtration,
- die Einübung von Atemtechniken (Yoga und Buteyko-Atemtechniken) und
- die Ernährung mit Lebensmitteln, welche einen erhöhten Vitamin D-Gehalt aufweisen.

Ob angesichts der genetischen Komplexizität des Asthmas (siehe Kap. 10.3) MicroRNAs (miRNAs), d. h. kleine (18–22 Nucleotide lange) nicht-kodierende RNA-Moleküle, welche die Gen-Expression regulieren, erfolgreich als Zielstrukturen zur Therapie des Asthmas dienen können, bleibt abzuwarten.[1211, 1212]

Tab. 4.15: Alternative Behandlungsverfahren des bronchialen Asthmas.[1213]

Verfahren	Wirksamkeit			
	unwirksam	fragwürdig	wahrscheinlich wirksam	wirksam
Ionisierung der Atemluft				
Luftfeuchtigkeitskontrolle				
Heil- und Klimahöhlen (Speläotherapie)				
Airsonett-Luftreinigungsgerät (Allergen-Luft-Filtration)				

1211 Specjalski K, Jassem E. MicroRNAs: Potential Biomarkers and Targets of Therapy in Allergic Diseases? Arch Immunol Ther Exp (Warsz). 2019;67(4):213–223.

1212 Shefler I, Salamon P, Mekori YA. MicroRNA Involvement in Allergic and Non-Allergic Mast Cell Activation. Int J Mol Sci. 2019;20(9). pii: E2145. doi: 10.3390/ijms20092145.

1213 https://www.awmf.org/uploads/tx_szleitlinien/020-009l_S2k_Asthma_Diagnostik_Therapie_2017-11_1.pdf.

Verfahren		Wirksamkeit			
		unwirksam	fragwürdig	wahrscheinlich wirksam	wirksam
Yoga und Buteyko-Atemtechniken					
Hypnose und Relaxationstechniken					
Akupunktur					
Massagen, Spinalmanipulationen					
physisches Belastungstraining					
Chiropraxis					
Homöopathie					
traditionelle chinesische Medizin					
Radiofrequenz-Puls-Behandlung der Bronchien (Thermoplastie)					
Ernährung	Fischöl-, Fettsäuren-Gabe				
	Mineralstoff-Gabe/-Entzug				
	Vitamin C-Gabe				
	Vitamin-D-Gabe				

Die **Prüfung des Erfolges der Asthmatherapie**[1214] sollte engmaschig erfolgen. Ziel ist ein bestmöglicher Grad der Asthma-Kontrolle (siehe Tab. 4.14 und 4.16) mit der geringstmöglichen Zahl antiasthmatischer Wirkstoffe in niedrigstmöglicher Dosis.

- Besteht eine Asthma-Kontrolle über einen Zeitraum von ≥ 3 Monaten, sollte eine Reduktion der Therapie in Erwägung gezogen werden,
  - durch Wechsel in die niedrigere Therapiestufe,
  - z. B. beginnend bei der ICS/LABA Therapie mit der Halbierung der ICS-Dosis.
- Andererseits ist eine unzureichende Therapie zu beenden
  - durch Wechsel in die nächsthöhere Therapiestufe bzw.
  - durch die Verabreichung zusätzlicher Therapeutika gemäß Therapiestufe 5.

Asthma-Anfälle (-Exazerbationen) gelten als drohende Gefahr, da sie nicht nur leicht bis mittelschwer, sonderen auch schwer und lebensbedrohlich sein können, im Besonderen durch eine zunehmende respiratorische Erschöpfung, klinisch erkennbar

- an paradoxen Atemexkursionen (Einziehung des Abdomens bei Inspiration, Vorwölbung bei Exspiration),
- an Einziehungen über dem Jugulum, supraklavikulär und interkostal und
- an raschem Abwechseln von Brust- und Bauchatmung (respiratorisches Alternans).

1214 https://www.awmf.org/uploads/tx_szleitlinien/020-009l_S2k_Asthma_Diagnostik_Therapie_2017-11_1.pdf.

Entsprechend ist die akute ggfs. stationäre Notfalltherapie auszurichten (siehe Tab. 4.16). Hierbei sind folgende Punkte zu beachten[1215]

- zusätzlich verabreichtes Theophyllin weist kaum eine zusätzliche bronchodilatorische Wirkung auf,
- bei schweren Asthmaanfällen kann die Kombination aus einem Anticholinergikum und einem Beta-2-Sympathomimetikum wirksamer sein als die alleinige Therapie mit einem Anticholinergikum,
- Sedativa und Anxiolytika sollten möglichst vermieden werden, da sie atemdepressiv wirken und das Dyspnoe-Empfinden vermindern, ohne einen offensichtlichen therapeutischen Gewinn zu bringen,
- Mukopharmaka sind nicht indiziert,
- die Verabreichung großer Flüssigvolumina führt zu einer zusätzlichen kardialen Belastung,
- Antibiotika sollten nur eingesetzt werden, wenn eine bakterielle Infektion im Verdacht steht, den Asthma-Anfall ausgelöst zu haben.

Tab. 4.16: Akut -Behandlung von Asthma-Anfällen bei Erwachsenen.[1216]

		Asthma-Anfall		
Symptome		**leicht/mittelschwer**	**schwer**	**lebensbedrohlich**
PEF (% des persönlichen Bestwertes)		≥ 50 %	< 50 %	< 33 %
Sprechen		normal	Sprech-Dyspnoe	Sprech-Dyspnoe
Atmung/ Atemfrequenz		< 25/min	≥ 25/min	≥ 25/min, flach (frustrane Atemarbeit)
Atemgeräusche		Giemen	Giemen	keine (stille Lunge)
Herzfrequenz		< 110/min	≥ 110/min	Bradykardie
Blutdruck		Anstieg	Anstieg	Abfall
Zyanose				ja
Blutgas-analyse	$paCO_2$			> 45 mmHg
	SaO_2		< 92 %	< 92 %
Bewusstsein		normal	normal	Konfusion
Therapie		**initial**	**initial**	**falls initial unwirksam**
Sauerstoff	Nasen-sonde		2–4l O_2/min (Ziel: 92–95 % SaO_2)	2–4l O_2/min (Ziel: 92–95 % SaO_2)
inhalatives SABA	inhalativ	2–4 Hübe	2–4 Hübe	2–4 Hübe (max. alle 10 min)
Glucocorticosteroid (z. B. Prednisolon)	oral	20–25 mg	50–100 mg oder	
	i.v.		50–100 mg	50–100 mg

1215 https://www.awmf.org/uploads/tx_szleitlinien/020-009l_S2k_Asthma_Diagnostik_Therapie_2017-11_1.pdf.
1216 https://www.awmf.org/uploads/tx_szleitlinien/020-009l_S2k_Asthma_Diagnostik_Therapie_2017-11_1.pdf.

Symptome		Asthma-Anfall leicht/mittelschwer	schwer	lebensbedrohlich
Anticholin-ergikum	inhalativ		0,5 mg/Vernebler oder 4 Hübe/80mg	0,5 mg/Vernebler oder 4 Hübe/80 mg (alle ≥ 30 min)
	parenteral			0,25–0,5 mg s.c. (alle 10min)
Magnesiumsulfat	i.v.			2g/20 min
Bicarbonat (HCO_3^-)	i.v.			bei pH < 7,2
Atemerleichterung		durch Selbsthilfetechnik	durch Selbsthilfetechnik	durch Lagerung
Anxiolytika, Sedativa, Morphin				nur falls zwingend erforderlich und nur unter Intubations-bereitschaft

SABA = kurzwirksamer β2-Agonist/β2-Sympathomimetikum; SaO_2 = Sauerstoffsättigung im arteriellen Blut

Eine intensivmedizinische Überwachung eines akuten Asthmaanfalls ist angezeigt, wenn trotz der Initialtherapie nach ca. 30–60 min[1217]

- die PEF- (Peak Expiratory Flow) Werte sich verschlechtern,
- die Hypoxämie persistiert oder zunimmt,
- der arterielle CO_2-Druck ($paCO_2$) ansteigt,
- die arterielle Sauerstoffsättigung (paO_2) abnimmt,
- der arterielle pH-Wert eine Azidose anzeigt
- Bewusstseinsstörungen und Verwirrtheit auftreten und
- Koma und Atemstillstand eintreten.

Die intensivmedizinische Behandlung kann beendet werden, wenn die Asthmatherapie derart angesprochen hat, dass

- das FEV1 (Forced Expiratory Volume in 1 second) ≥ 70 % des Sollwertes oder der PEF ≥ 70 % des persönlichen Bestwertes über den Zeitraum von mindestens 60 Minuten beträgt,
- keine angestrengte Atmung und ein normaler klinischer Befund zu verzeichnen sind.

Ein erhöhtes Mortalitätsrisiko bei einem akuten Asthmaanfall besteht für solche Patienten,[1218]

- in deren Krankheitsgeschichte bereits einmal ein beinahe letal verlaufener Asthma-Anfall oder eine Intubation und mechanische Beatmung wegen Asthma oder im vergangenen Jahr eine notfallmäßige und stationäre Asthma-Behandlung vorkam,
- die entweder unter einer laufenden systemischen Glucocorticosteroid-Medikation stehen oder bei denen diese kürzlich abgesetzt worden ist,

1217 https://www.awmf.org/uploads/tx_szleitlinien/020-009l_S2k_Asthma_Diagnostik_Therapie_2017-11_1.pdf.
1218 https://www.awmf.org/uploads/tx_szleitlinien/020-009l_S2k_Asthma_Diagnostik_Therapie_2017-11_1.pdf.

- die mit übermäßig hohen Dosen β2-Sympathomimetika zur Symptomlinderung behandelt worden sind,
- die ihrer Asthmaerkrankung und deren Gefahren nicht bewusst sein wollen, mangelnde Therapietreue zeigen oder/oder mit anderweitigen psychosozialen Problemen belastet sind.

4.2.5 Risiken und Prävention

Zahlreiche pränatale, perinatale und postnatale **Risiko-Faktoren** beeinflussen die Entwicklung von Allergien und des Asthma-Leidens.[1219]

Zu den **pränatalen Faktoren** gehören
- **genetische Dispositionen** (siehe Tab. 4.17 und Kap. 10)
- **Ernährungsgewohnheiten** der Mutter in der Schwangerschaft, wobei eine Verminderung des Allergie- und Asthma-Risikos des Kindes beobachtet wurde (siehe Tab. 4.17)
  - bei ausreichend hohen Vitamin E und Vitamin D-Spiegeln im Blut der Schwangeren. Entsprechend gehaltvolle Nahrung und ausreichendes Tageslicht dürften somit empfehlenswert sein,
  - durch den häufigen Verzehr von Allergenen (z. B. Erdnüssen, Kuhmilch, Weizen-Produkte) besonders im 1. und 2. Trimester der Schwangerschaft, d. h. in der Zeit, in welcher das Immunsystem des Fetus sich entwickelt und eine erste Prägung seiner Immun-Toleranz stattfindet.
- **Arzneimittel- und Umwelteinflüsse;** eine Erhöhung des Allergie- und Asthma-Risikos des Kindes scheint gegeben zu sein, wenn die Schwangere (siehe Tab. 4.17)
  - bestimmte Arzneimittel (Antibiotika, Antacida wie H2-Antagonisten oder Protonen-Pumpen-Inhibitoren, möglicherweise auch *Paracetamol*) einnimmt und/oder
  - dem Tabakrauch aktiv oder passiv ausgesetzt ist.

Tab. 4.17: Maternale Faktoren, welche das Risiko von Asthma bei Kindern beeinflussen.[1220, 1221]

Mutter	leibliches Kind ≤ 8 Jahre
atopische Erkrankungen	
atopische Erkrankung	IgE-Spiegel im Nabelschnurblut (↑) Prävalenz von Asthma und allergischer Rhinitis (↑);

1219 Bobolea I, Arismendi E, Valero A, Agustí A. Early Life Origins of Asthma: A Review of Potential Effectors. J Investig Allergol Clin Immunol. 2018:0. doi: 10.18176/jiaci.0361.

1220 Bobolea I, Arismendi E, Valero A, Agustí A. Early Life Origins of Asthma: A Review of Potential Effectors. J Investig Allergol Clin Immunol. 2018:0. doi: 10.18176/jiaci.0361.

1221 Heinrich J, Brüske I, Cramer C, Hoffmann U, Schnappinger M, Schaaf B, von Berg A, Berdel D, Krämer U, Lehmann I, Herbarth O, Borte M, Grübl A, Bauer CP, Beckmann C, Behrendt H, Ring J, Koletzko S. GINIplus and LISAplus – Design and selected results of two German birth cohorts about natural course of atopic diseases and their determinants. Allergol Select. 2017;1(1):85–95.

Mutter	leibliches Kind ≤ 8 Jahre
mütterliche atopische Erkrankung, Geburt mehrerer Zwillinge	Risiko Atopische Erkrankung bei späten Zwillingen (↓) möglicherweise bedingt durch Mikrochimerismus zwischen den Schwangerschaften im Blut der Mutter
Polymorphismus der IgE-Rezeptor-β-Kette (FceRI-β)	Allergen-positiver Haut-Prick-Test (↑) Allergen-spezifische IgE-Spiegel im Blut (↑)
allergische Rhinitis, erhöhte IgE-Spiegel im Blutserum; nasale Eosinophilie	Risiko für Allergien (↑)
Asthma	Risiko für Asthma erhöht um den Faktor 3
Exposition mit Volatil Organic Compounds (VOC), z. B. im Zuge von Wohnungsrenovierungen	Risiko atopische Ekzeme (↑), TH1-Lymphozyten (↓), TH2-Lymphozyten (↑)
Ernährung in der Schwangerschaft	
Vitamin-E-Blut-Spiegel, Größe des Fetus[1222]	maternale Werte sind umgekehrt korreliert mit dem Asthma-Risiko
Vitamin-D-Gabe (Blutwerte ≥ 30 ng/ml)[1223]	Verminderung des Asthma-Risikos um ca. 50 %
Verzehr von Allergenen (≥ 1x pro Woche)[1224, 1225]	Verminderung des Risikos der Allergie
► Erdnüsse im 1. Trimester	► gegen Erdnüsse um 20–47 %
► Kuhmilch im 1. Trimester	► gegen Kuhmilch (Rhinitis/Asthma) um ca. 15–17 %
► Weizenprodukte im 2. Trimester	► bei atopischer Dermatitis um ca. 36 %
Infektionen in der Schwangerschaft	
Infektiöses Fieber, Infektionen der Luftwege, Harnwegsinfektionen, infektiöse Vaginitis	Asthma-Risiko (↑)
Chorioamnionitis	Risiken für Lungenerkrankungen, akutes respiratorisches Distress Syndrom, bronchopulmonäre Dysplasie (BPD) und/oder bronchiales Asthma bei Frühgeborenen (↑)

1222 Turner SW, Campbell D, Smith N, Craig LC, McNeill G, Forbes SH, Harbour PJ, Seaton A, Helms PJ, Devereux GS. Associations between fetal size, maternal {alpha}-tocopherol and childhood asthma. Thorax. 2010;65(5):391–7.

1223 Wolsk HM, Chawes BL, Litonjua AA, Hollis BW, Waage J, Stokholm J, Bønnelykke K, Bisgaard H, Weiss ST. Prenatal vitamin D supplementation reduces risk of asthma/recurrent wheeze in early childhood: A combined analysis of two randomized controlled trials. PLoS One. 2017;12(10):e0186657. doi: 10.1371/journal.pone.0186657.

1224 Maslova E, Granström C, Hansen S, Petersen SB, Strøm M, Willett WC, Olsen SF. Peanut and tree nut consumption during pregnancy and allergic disease in children-should mothers decrease their intake? Longitudinal evidence from the Danish National Birth Cohort. J Allergy Clin Immunol. 2012;130(3):724–32.

1225 Bunyavanich S, Rifas-Shiman SL, Platts-Mills TA, Workman L, Sordillo JE, Camargo CA Jr, Gillman MW, Gold DR, Litonjua AA. Peanut, milk, and wheat intake during pregnancy is associated with reduced allergy and asthma in children. J Allergy Clin Immunol. 2014;133(5):1373–82.

Mutter	leibliches Kind ≤ 8 Jahre
Arzneimittel-Einnahmen	
Antibiotika (Penicillin, Sulfonamide, Macrolide) besonders im 3. Trimester	Anstieg des Risikos von Asthma[1226] um (OR) ca. 30–50 %[1227, 1228]
Antihistaminika (H2-Antagonisten)	Anstieg des Risiko (OR) von Asthma um ca. 70 %, allergischer Rhinitis um ca. 140 % und atopischer Dermatitis um ca. 30–40 %[1229]
Protonen-Pumpen-Inhibitoren	
Paracetamol	Verdacht auf Anstieg des Risikos (OR) von Asthma um ≥ 20 %[1230, 1231]
Suchtverhalten	
aktives Tabakrauchen	Anstieg des Risikos (OR) von Atmungsbeschwerden/ Asthma um ca. 20–85 %[1232, 1233]

Peri- und postnatale Risikofaktoren für das Auftreten von Asthma im Schulalter schließen ein (siehe Tab. 4.18)

- Frühgeburt, eine bronchopulmonale Dysplasie, zu geringes Geburtsgewicht, Sauerstofftherapie, eine zu geringe oder eine zu starke Gewichtszunahme, in dem Zeitraum von < 3 Jahren
  - Übergewicht,
  - unzureichende Ernährung wie z. B.
    - Mangel an Muttermilch,[1234] wobei jedoch die Datenlage hierzu nicht eindeutig ist,[1235]

1226 Stensballe LG, Simonsen J, Jensen SM, Bønnelykke K, Bisgaard H. Use of antibiotics during pregnancy increases the risk of asthma in early childhood. J Pediatr. 2013;162(4):832–838.

1227 Mulder B, Medication use during pregnancy and atopic diseases in childhood. Thesis University of Groningen. 2016 https://www.rug.nl/research/portal/files/30319039/Complete_thesis.pdf.

1228 Zhao D, Su H, Cheng J, Wang X, Xie M, Li K, Wen L, Yang H. Prenatal antibiotic use and risk of childhood wheeze/asthma: A meta-analysis. Pediatr Allergy Immunol. 2015;26(8):756–64.

1229 Mulder B. Medication use during pregnancy and atopic diseases in childhood, Thesis University of Groningen, 2016 https://www.rug.nl/research/portal/files/30319039/Complete_thesis.pdf.

1230 Eyers S, Weatherall M, Jefferies S, Beasley R. Paracetamol in pregnancy and the risk of wheezing in offspring: a systematic review and meta-analysis. Clin Exp Allergy. 2011;41(4):482–9.

1231 Cheelo M, Lodge CJ, Dharmage SC, Simpson JA, Matheson M, Heinrich J, Lowe AJ. Paracetamol exposure in pregnancy and early childhood and development of childhood asthma: a systematic review and meta-analysis. Arch Dis Child. 2015;100(1):81–9.

1232 Burke H, Leonardi-Bee J, Hashim A, Pine-Abata H, Chen Y, Cook DG, Britton JR, McKeever TM. Prenatal and passive smoke exposure and incidence of asthma and wheeze: systematic review and meta-analysis. Pediatrics. 2012;129(4):735–44.

1233 Silvestri M, Franchi S, Pistorio A, Petecchia L, Rusconi F. Smoke exposure, wheezing, and asthma development: a systematic review and meta-analysis in unselected birth cohorts. Pediatr Pulmonol. 2015;50(4):353–62.

1234 Lodge CJ, Tan DJ, Lau MX, Dai X, Tham R, Lowe AJ, Bowatte G, Allen KJ, Dharmage SC. Breastfeeding and asthma and allergies: a systematic review and meta-analysis. Acta Paediatr. 2015;104(467):38–53.

1235 Bion V, Lockett GA, Soto-Ramírez N, Zhang H, Venter C, Karmaus W, Holloway JW, Arshad SH. Evaluating the efficacy of breastfeeding guidelines on long-term outcomes for allergic disease. Allergy. 2016;71(5):661–70.

  - fehlender Fisch in der Beikost, wobei auch hier die Datenlage nicht eindeutig ist,[1236]
- passives Tabakrauchen wie auch Atemluft, die mit erhöhten Werten von NO_2 und Feinstaubpartikeln belastet ist (siehe Kap. 9.3.5)
- mangelnde Exposition und Schulung des Immunsystems durch Endotoxine und bakterielle und virale Infektionserreger, wobei (siehe Kap. 9.2.1)
  - die **Hygiene-Hypothese** annimmt, dass das Immunsystem wegen einer übertriebenen Hygiene sich nicht ausreichend mit Pathogenen auseinandersetzen kann,[1237] während
  - die **Biodiversitäts-Hypothese** als Ursache eine durch die Zivilisation bedingte mangelnde Breite an unterschiedlichen Infektionserregern annimmt,[1238]
  - andererseits häufige virale Bronchitiden (HRV, RSV) das spätere Asthma-Risiko erhöhen;[1239]
- allergische Rhinitis und/oder atopische Dermatitis.

Im **Kindes- und Erwachsenenalter** entstehen weitere Risikofaktoren für Asthma. Zu diesen gehören[1240, 1241, 1242]
- ähnlich wie bei Kleinkindern (s. o.) eine mangelnde Diversität von Mikroorganismen in der Umwelt; so ist die Asthma-Prävalenz verringert (wahrscheinlich durch Exposition mit verschiedenartigen bakteriellen Lipopolysacchariden und Endotoxinen) beim Aufwachsen
  - auf dem Bauernhof mit seinen Tierkontakten[1243, 1244, 1245] und der Möglichkeit der Rohmilch-Ernährung[1246] oder

---

1236 https://www.awmf.org/uploads/tx_szleitlinien/020-009l_S2k_Asthma_Diagnostik_Therapie_2017-11_1.pdf.
1237 Schaub B. Lauener R. von Mutius E. The many faces of the hygiene hypothesis.J Allergy Clin Immunol 2006; 117:969–977.
1238 Ege MJ, Mayer M, Normand AC, Genuneit J, Cookson WO, Braun-Fahrländer C, Heederik D, Piarroux R, von Mutius E; GABRIELA Transregio 22 Study Group. Exposure to environmental microorganisms and childhood asthma. N Engl J Med. 2011;364(8):701–9.
1239 Bønnelykke K, Vissing NH, Sevelsted A, Johnston SL, Bisgaard H. Association between respiratory infections in early life and later asthma is independent of virus type., J Allergy Clin Immunol. 2015;136(1):81–86.
1240 Bobolea I, Arismendi E, Valero A, Agustí A. Early Life Origins of Asthma: A Review of Potential Effectors. J Investig Allergol Clin Immunol. 2018:0. doi: 10.18176/jiaci.0361.
1241 https://www.awmf.org/uploads/tx_szleitlinien/020-009l_S2k_Asthma_Diagnostik_Therapie_2017-11_1.pdf.
1242 Chatila TA. Innate Immunity in Asthma.N Engl J Med 2016; 375:477–479.
1243 Stein MM, Hrusch CL, Gozdz J, Igartua C, Pivniouk V, Murray SE, Ledford JG, Marques Dos Santos M, Anderson RL, Metwali N, Neilson JW, Maier RM, Gilbert JA, Holbreich M, Thorne PS, Martinez FD, von Mutius E, Vercelli D, Ober C, Sperling AI. Innate Immunity and Asthma Risk in Amish and Hutterite Farm Children. N Engl J Med. 2016;375(5):411–421.
1244 Ober C, Sperling AI, von Mutius E, Vercelli D. Immune development and environment: lessons from Amish and Hutterite children. Curr Opin Immunol. 2017;48:51–60.
1245 Ege MJ, Mayer M, Normand AC, Genuneit J, Cookson WO, Braun-Fahrländer C, Heederik D, Piarroux R, von Mutius E; GABRIELA Transregio 22 Study Group. Exposure to environmental microorganisms and childhood asthma. N Engl J Med. 2011;364(8):701–9.
1246 Lluis A, Depner M, Gaugler B, Saas P, Casaca VI, Raedler D, Michel S, Tost J, Liu J, Genuneit J, Pfefferle P, Roponen M, Weber J, Braun-Fahrländer C, Riedler J, Lauener R, Vuitton DA, Dalphin JC, Pekkanen J, von Mutius E, Schaub B. Increased regulatory T-cell numbers are associated with farm milk exposure and lower atopic sensitization and asthma in childhood. J Allergy Clin Immunol. 2014;133(2):551–9.

  - gemeinsam mit älteren Geschwistern und/oder mit anderen Kindern im Kindergarten oder in der Schule,[1247]
- bei Mädchen und Frauen
  - eine frühe Menarche, im Besonderen, wenn sie gepaart ist mit präpubertären Atembeschwerden, Übergewicht und/oder allergischer Rhinitis bzw. Sinusitis,
  - die Zeit nach der Pubertät, da dann die Prävalenz des Asthmas größer ist als bei Jungen, deren Asthma-Prävalenz vor der Pubertät dagegen größer ist als bei Mädchen,
- eine bestehenden Allergie und eine beständige Allergenexposition,
- das aktive Tabakrauchen, im Besonderen dann, wenn frühkindlich ein virale Bronchitis vorlag, wobei durch das Rauchen
  - eine bestehendes Asthma verstärkt wird und
  - die therapeutische Wirksamkeit von Glucocorticoiden bei Asthmaerkrankungen sich verringert,
- eine Fettsucht (Adipositas), in deren Folge verstärkt sein können
  - die proinflammatorischen Adipokine (siehe Kap. 9.3.6),
  - ein Abfall des FEV1 (siehe Kap. 4.2.3),
  - eine Resistenz gegen die antiinflammatorische Wirkung von Glukocorticosteroiden,
  - aber auch Asthma-Fehldiagnosen auf Grund falsch-positiver Messwerte für die bronchiale Hyperreagibilität,
- bei Patienten mit Aspirin-Intoleranz die Einnahme von Cyclooxygenase-1-Hemmern (z. B. Aspirin), da diese Asthmaanfälle drastisch verstärken können.

Tab. 4.18: Peri- und postnatale (< 3 Jahre) Einflüsse auf das Asthma-Risiko im Schulalter.[1248, 1249]

perinatale Faktoren	Asthma-Risiko im Schulalter	
	Erhöhung	Verminderung
Frühgeburten (< 28 Wochen)	+	
Bronchopulmonäre Dysplasie (BPD) bei Frühgeburten	+++	
zu geringes Geburtsgewicht (< 1500 g)	+	
Sauerstoff-Therapie	++	
zu geringe Gewichtszunahme in den ersten 3 Monaten pp	++	
verstärkte Gewichtszunahme in den ersten 3 Monaten pp bei Frühgeburten	+++	

1247 Ball TM, Castro-Rodriguez JA, Griffith KA, Holberg CJ, Martinez FD, Wright AL. Siblings, day-care attendance, and the risk of asthma and wheezing during childhood. N Engl J Med. 2000;343(8):538–43.

1248 Bobolea I, Arismendi E, Valero A, Agustí A. Early Life Origins of Asthma: A Review of Potential Effectors. J Investig Allergol Clin Immunol. 2018:0. doi: 10.18176/jiaci.0361.

1249 https://www.awmf.org/uploads/tx_szleitlinien/020-009l_S2k_Asthma_Diagnostik_Therapie_2017-11_1.pdf.

perinatale Faktoren	Asthma-Risiko im Schulalter	
	Erhöhung	Verminderung
Ernährung		
Muttermilch (Stillen) als Säugling		+ (?)
Gemüse und Obst als dominante Faktoren der Ernährung		++
Fisch in alltäglicher Beikost		++ (?)
Übergewicht		
Umweltfaktoren		
Tabakrauch in der Umwelt	++	
Endotoxin-Belastung (↑)		++ FEV1/FVC (↑)
Verringerung von NO_2 und Feinpartikeln in der Atemluft (< 2.5 μm bzw. < 10 μm)		
Erkrankungen		
Atembeschwerden + Allergie der Eltern oder + Eosinophilie/ allergische Rhinitis	+++	
allergische/nichtallergische Rhinitis und/oder atopische Dermatitis	++	
Rhinovirus- (HRV) Bronchitis oder Respiratory Syncytial Virus- (RSV) Bronchitis	++++	

Erhöhung des Risikos (Schätzungen)	< 50 %	≥ 50 % – ≤ 100 %	> 100 % – ≤ 200 %	> 200 % – ≤ 300 %	> 300 %
Verminderung des Risikos	< 10 %	≥ 10 % – ≤ 20 %	> 20 % – ≤ 30 %	> 30 % – ≤ 40 %	> 40 %

Die **Prävention** des Asthmas hat zum Ziel, die Asthma-Risiken soweit wie möglich zu vermindern. Besondere Bedeutung haben hierbei (siehe Tab. 4.19)

- die Ernährung der Schwangeren und Stillenden mit Nahrungsmitteln, die einen hohen Gehalt an ω-3-Fettsäuren, Vitamin D und Vitamin E aufweisen,
- die Kontrolle des Körpergewichtes, die Vermeidung von Überernährung und die Verminderung einer Adipositas,
- die Tierhaltung,
- die Luftqualität und
- die Vermeidung der aerogenen Exposition mit Schadstoffen und Allergenen.

Tab. 4.19: Maßmahmen zur Prävention des Asthmas.[1250, 1251]

Parameter			Verminderung des Asthma-Risikos			
			nein	fraglich	möglich	ja
Allergengehalt (↓)	Veränderung des Risiko für das Kind bei entsprechender Ernährung der Schwangeren/Stillenden					
ω-3-Fettsäuren (↑) im 3. Trimenon						
Vitamin D und E (↑)						
Säuglinge (1–5 Monate)	ausschließliche Ernährung mit Muttermilch/Stillen					
Säuglinge (ab 1. Monat)	partiell oder extensiv hydrolysierte Kuhmilch/Molke/Kasein					
Säuglinge (ab 5. Monat)	Verabreichung von Beikost					
Säuglinge (> 6. Monat)	zeitliche Verzögerung der Beikost					
	Verminderung der Allergene in der Beikost					
Kontrolle des Körpergewichts; Reduktion der Adipositas						
vaginale Geburt im Vergleich zur Sektio-Geburt						
Impfungen gemäß Stiko	bei normalem Allergie-Risiko					
	bei erhöhtem Allergie-Risiko					
Tierhaltung (Fell/Federtiere)	Haltung bei normalem Risiko					
	Verzicht bei erhöhtem Allergie-Risiko					
unspezifische Stimulierung	Erhöhung der mikrobiologischen Diversität/Stimulation von regulatorischen Zellen (Bauernhof, Kindergarten, Geschwister)					
Hausstaubmilben	Vermeidung der Exposition als Kind					
Luftqualität	Vermeidung von	feuchten, verschimmelten Räumen				
		Formaldehyd				
		organischen Lösungsmitteln				
		KFZ-Abgasen				
Tabakrauch	Karenz des aktiven Rauchens					
	Karenz des passiven Rauchens					
Aerogene Allergene/Noxen am Arbeitsplatz	konsequente Expositions-Karenz bei erhöhtem Allergen-Risiko bzw. bei Allergikern					

1250 Bobolea I, Arismendi E, Valero A, Agustí A. Early Life Origins of Asthma: A Review of Potential Effectors. J Investig Allergol Clin Immunol. 2018:0. doi: 10.18176/jiaci.0361.

1251 Heinrich J, Brüske I, Cramer C, Hoffmann U, Schnappinger M, Schaaf B, von Berg A, Berdel D, Krämer U, Lehmann I, Herbarth O, Borte M, Grübl A, Bauer CP, Beckmann C, Behrendt H, Ring J, Koletzko S. GINIplus and LISAplus – Design and selected results of two German birth cohorts about natural course of atopic diseases and their determinants. Allergol Select. 2017;1(1):85–95.

5 Pseudoallergische Reaktionen

Pseudoallergische Reaktionen stellen Allergie-ähnliche Reaktionen meist vom Soforttyp dar,

- welche nicht durch IgE vermittelt sind, sondern
- welche auf einer IgE-unabhängigen Degranulation von Mastzellen und basophilen Granulozyten beruhen und die
  - klinische Symptome wie die IgE-vermittelten Allergischen Reaktionen aufweisen,
  - klinisch von IgE-vermittelten Reaktionen durch Nachweis des Allergen-spezifischen IgE im Blut und durch Kontrolle des klinischen Verlaufes zu unterscheiden sind (siehe Tab. 5.1) und darüber hinaus,
  - mit IgE-abhängigen allergischen Reaktionen vermischt sein können,
- welche ausgelöst werden durch endogene oder exogene Pseudoallergene.

Für den Nachweis einer Pseudoallergischen Reaktion, ausgelöst durch ein exogenes Pseudoallergen ist bedeutsam

- das Fehlen von spezifischen IgE-Antikörpern im Blut und
- Aktivierung von Basophilen Granulozyten von Patienten und Normalpersonen nach Zugabe eines Pseudoallergens oder eines Allergens (siehe Kap. 6), wobei als Hinweis gilt
  - auf eine allergische Reaktion die Degranulation nur der Basophilen des Patienten und nur durch das vermeintliche Allergen und
  - auf eine Pseudoallergie die Degranulation der Basophilen des Patienten und der Normalpersonen nur durch das vermeintliche Pseudoallergen;
- der Provokationstest, wobei[1252]
  - mit einer geringen Dosis begonnen wird und
  - bei Erhöhung der Dosis die Symptome sich nicht linear oder exponentiell verstärken (wie bei der Allergie) sondern nach einem Anstieg eher konstant bleiben oder glockenförmig abfallen.

Tab. 5.1: Unterscheidung der Pseudoallergien von Lebensmittelintoleranzen und Allergischen Reaktionen.

Parameter		IgE-vermittelte Allergische Reaktionen	Pseudoallergien	Lebensmittel-Intoleranzen
Nachweis von Allergen-spezifischem IgE im Blut		ja	nein	nein
Sensibilisierung durch Auslöser	Reaktion nach Erstkontakt	nein	ja	ja
	wiederholter Kontakt notwendig	ja	nein	nein

1252 Reese I, Zuberbier T, Bunselmeyer B, Erdmann S, Henzgen M, Fuchs T, Jäger L, Kleine-Tebbe J, Lepp U, Niggemann B, Raithel M, Saloga J, Vieths S, Werfel T. Diagnostic approach for suspected pseudoallergic reaction to food ingredients. J Dtsch Dermatol Ges. 2009;7(1):70–7.

https://doi.org/10.1515/9783110620986-005

Parameter		IgE-vermittelte Allergische Reaktionen	Pseudoallergien	Lebensmittel-Intoleranzen
Reaktion bei wiederholter Auslösergabe	Verstärkung	ja	nein	ja
	gleichbleibend	nein	ja	nein
	Verminderung	nein	ja	nein
Zielzellen des Auslösers	Mastzellen basophile Granulozyten	ja	ja	nein
	andere Gewebezellen	nein	nein	ja
Histamin-Freisetzung durch Auslöser	Basophiler Granulozyt vom Patienten	ja	ja	nein
	Basophiler Granulozyt von Normalperson	nein	ja	nein

Pseudoallergene umfassen (siehe Tab. 5.2)

- Histamin-liberierende Faktoren wie
  - Chemokine CXCL1, -2, CCL3, -8, -12, -13, -26, welche neben ihrer chemotaktischen Wirkung die Degranulation auslösen wie auch die Allergen-induzierte IgE-mediierte Degranulation verstärken können (siehe Kap. 2.5.1),
  - Anaphylatoxine C3a, C4a, C5a (entstanden durch Aktivierung der Komplementkaskade) durch Aktivierung des C3a-Rezeptors (für C3a, C4a) bzw. des C5a-Rezeptors (siehe Kap. 2.1.2),
  - kationische Proteine wie MBP (Major Basic Protein), welche an Heparansulfate bzw. Proteoglykane binden (siehe Kap. 2.1.1)
  - Neurotransmitter und Neuropeptide, wie im Besonderen Adrenalin, Acetylcholin, Tachykinin, ANP, Oxytocin, Corticoliberin und ACTH, indem diese die zugehörigen Rezeptoren auf Mastzellen aktivieren (siehe Kap. 9.1.1),
- Defensine und Cathelicidine (siehe Kap. 2.4),[1253, 1254]
- PAMPs, welche PRR (Pathogen Recognition Receptors) auf Mastzellen und basophilen Granulozyten aktivieren, wie z. B.
  - LPS (Lipopolysaccharid) von Gram(–)-Bakterien,
  - Flagellen-Proteine,
- DAMPs, die ähnlich wie PAMPs die PRR oder direkt ihre zugehörigen Rezeptoren aktivieren, wie
  - Pro-IL-1α
  - Interleukine wie IL-33, IL-4, IL-9, IL-21;

1253 Niyonsaba F, Kiatsurayanon C, Ogawa H. The role of human β-defensins in allergic diseases. Clin Exp Allergy. 2016;46(12):1522–1530.

1254 Agier J, Efenberger M, Brzezińska-Błaszczyk E. Cathelicidin impact on inflammatory cells. Cent Eur J Immunol. 2015;40(2):225–35.

- Toxine wie z. B.
  - Toxin A und Toxin B von Clostridium diffizile (mit Aktivierung der Kinase MAPK),
  - Streptolysin von Streptococcus pyogenes (durch Zytolyse der Mastzellen),
  - Toxine von Insekten wie Bienen, Wespen, Hornissen, Hummeln;
- Lebensmittel-Inhaltsstoffe, wie z. B. Gewürze (Capsacain) oder Geschmacksverstärker (Glutamat, siehe Kap. 6.5)
- Arzneimittel, welche (siehe Kap. 7)
  - direkt degranulieren können wie z. B. Morphin, Codein, ACTH, Salizylate oder
  - über die Aktivierung von Komplement Anaphylatoxine (C3a, C4a, C5a) erzeugen
    - direkt wie z. B. Jod-haltige Kontrastmittel, galenische Hilfsmittel (amphophile Lipide, amphophile Polymere) oder
    - indirekt erst nach Bildung von Arzneimittel-Antikörper-Immunkomplexen wie Dextran, Penicillin, tierische Immunglobuline.

Tab. 5.2: Beispiele für die pseudoallergische (Fcε-Rezeptor-unabhängige) Degranulierung von Mastzellen.[1255, 1256]

Pseudoallergene				Degranulierung von Mastzellen über/durch
endogen entstanden im Immunsystem				
Aktivierung von Makrophagen, Granulozyten, Mastzellen, T-Lymphozyten; Thrombozyten	Chemokine (CATP-III, CXCL1, CXCL2, CXCL7, CCL-2, -3, -4, -5, -8, -12)			korrespondierende Chemokin-Rezeptoren
	Zytokine (IL-1α/ß; IL-3, IL-9, IL-18, IL-33,			korrespondierende Zytokin-Rezeptoren
Aktivierung der Komplementkaskade (Entzündung)	Komplement-spaltprodukte (Anaphylatoxine)	C3a, C4a		C3a-Rezeptor
		C5a	►	C5a-Rezeptor
Aktivierung der Gerinnungskaskade	Thrombozyten-Faktoren	PF4		PF4-Rezeptor
		BHRS		BHRS-Rezeptor
		PAF		PAF-Rezeptor
		PF		PF-Rezeptor
Aktivierung von Mastzellen	MBP/Major Basic Protein			Heparan-Sulfat-Proteoglykan
endogen entstanden durch Aktivierung des ZNS, des PNS oder des autonomen Nervensystems				
sympathisches Nervensystem (z. B. durch Stress)	Noradrenalin/Adrenalin			α-adrenerge Rezeptoren (Hemmung über Aktivierung der ß-adrenergen Rezeptoren)
parasympathisches Nervensystem	Acetylcholin			nikotinische Acetylcholin-Rezeptoren

1255 Sedlacek HH. Immunologie. Die Immunabwehr des Menschen. Berlin/Boston: de Gruyter 2014, 573–604.

1256 Gao ZG, Jacobson KA. Purinergic Signaling in Mast Cell Degranulation and Asthma. Front Pharmacol. 2017;8:947. doi: 10.3389/fphar.2017.00947.

Pseudoallergene			Degranulierung von Mastzellen über/durch	
primäre sensorische Neuronen/periphere Dentriten	Tachykinine/Substanz P		Neurokinin-Rezeptor 1/NKR1	
Neuronen, Epithel-/ Endothelzellen, Tubuluszellen	ANP/atriales natriuretisches Peptid	►	Natriuretisches Peptid-Rezeptor/NPR-A, -B, -C	
präsynaptische sensorische Ganglien	CGRP/Calcitonin Gene-related Peptide		CGRP-Rezeptor	
Hypothalmus/ Neurohypophyse	Oxytocin		Oxytocin-Rezeptor/OXTR	
Hypothalamus/ Adenohypophyse	Corticoliberin/CRH/Corticotropin-releasing Hormone		CRH-R-1; -2	
	Adrenocorticotropin/ACTH		ACTH-Rezeptor/ACTH-R	
periphere Dentriten/ Mastzellen[1257, 1258]	NGF/Nerve Growth Factor		TrkA	Tropomyosin-related Kinases
	BDNF/Brain-Derived Neurotrophic Factor + NT-4	►	TrkB	
	NT-3/Neurotrophic Factor-3		TrkC	
endogen im Zellstoffwechsel/bei Zellschädigung entstanden				
Mastzellen; DAMPs	Adenosin (ATP verstärkt den Effekt)		A3-Adenosin-Rezeptoren (IL-4 erhöht Expression)	
	ATP		P2X7-/14- Rezeptoren (P2X4-Rezeptoren wirken verstärkend)	
	ADP		P2Y13-Rezeptor	
exogen entstanden durch physikochemisch-toxische Einwirkungen				
Infektionserreger	pathogene molekulare Strukturmuster (PAMPs/pathogen associated molecular patterns)		Rezeptoren für PAMPs (TLR; C-Typ-Lektine; Scavenger-Rezeptoren; NODLR)	
	Toxin-A, -B von Clostridium difficile, Streptolysin O von Streptococcus pyogenes, Endotoxine (Lipopolysaccharid/LPS) von Gram(–)-Bakterien, bakterielle Flagellen-Proteine,			

1257 Tam SY, Tsai M, Yamaguchi M, Yano K, Butterfield JH, Galli SJ. Expression of functional TrkA receptor tyrosine kinase in the HMC-1 human mast cell line and in human mast cells. Blood. 1997;90(5):1807–20.
1258 Peng WM, Maintz L, Allam JP, Raap U, Gütgemann I, Kirfel J, Wardelmann E, Perner S, Zhao W, Fimmers R, Walgenbach K, Oldenburg J, Schwartz LB, Novak N.Increased circulating levels of neurotrophins and elevated expression of their high-affinity receptors on skin and gut mast cells in mastocytosis. Blood. 2013;122(10):1779–88.

Pseudoallergene		Degranulierung von Mastzellen über/durch
Toxine	Gifte von Bienen, Wespen, Hornissen, Hummeln	direkt: toxische Schädigung der Zellmembran
	Thaumetopoein in den Haaren der Eichen-Prozessions-Spinner-Raupen[1259, 1260]	
Inhaltsstoffe von Lebensmitteln	Gewürze (Capsaicin), Geschmacksverstärker (Glutamat?), Lebensmittelzusatzstoffe	
Arzneimittel	Morphin, Codein, Schmerzmittel (Salizylate)	indirekt: Freisetzung von DAMPS, welche PRR (Pathogen Associated Molecular Patterns) aktivieren
galenische Hilfsmittel	Liposomen, amphiphile Lipide/ amphiphile Polymere	
physikalisch	Druck, Wärme, Kälte, Licht, Röntgenstrahlung	

BHRS = basophil Histamin releasing Substance; PAF = Plättchen aktivierender Faktor; PF = Permeabilitätsfaktor; PF4 = Plättchen-Faktor4

1259 Rahlenbeck S, Utikal J. The oak processionary moth: a new health hazard? Br J Gen Pract. 2015;65(637):435–6.

1260 Rodriguez-Mahillo AI, Gonzalez-Muñoz M, Vega JM, López JA, Yart A, Kerdelhué C, Camafeita E, Garcia Ortiz JC, Vogel H, Petrucco Toffolo E, Zovi D, Battisti A, Roques A, Moneo I. Setae from the pine processionary moth (Thaumetopoea pityocampa) contain several relevant allergens. Contact Dermatitis. 2012;67(6):367–74.

6 Lebensmittel-Allergien und Unverträglichkeiten

6.1 Übersicht

Bei Lebensmittelunverträglichkeiten sind als Ursache zu unterscheiden

- allergische Immunreaktionen gegen einen Bestandteil des Lebensmittels (siehe Tab. 6.1), wobei diese
  - nur einen geringen Anteil (ca. 2–5 %) an allen bekannten Lebensmittelunverträglichkeiten einnehmen,[1261, 1262] und
  - meist den Immunreaktionen vom Typ I (siehe Tab. 6.1 und Kap. 3.1.6) seltener dem Typ IV und noch seltener dem Typ III oder II zuzuordnen sind,
- pseudoallergische Reaktionen, weil ein Bestandteil des Lebensmittels Mastzellen und/oder basophile Granulozyten direkt stimuliert zur Degranulation von Histamin, Serotonin und weiteren Mediatoren,
- Intoleranzen durch Lebensmittel-Bestandteile, weil diese
  - Mediatoren darstellen, wie z. B. Biogene Amine,
  - zu einer Dysregulation eines oder mehrerer Organsysteme führen wie z. B. des Magen-Darm-Traktes durch Saccharide und/oder
  - als Toxin Zellen des Körpers direkt oder indirekt schädigen (siehe Tab. 6.1 und 6.2).

Tab. 6.1: Beispiele für allergische Reaktionen vom Typ I gegen Bestandteile von Lebensmitteln (siehe auch Kap. 3.1.6).

Getreide	Weizen, Roggen, Gerste, Reis
Nüsse	Walnüsse, Haselnüsse, Erdnüsse
Gemüse	Kartoffeln, Tomaten, Sellerie, Linsen, Erbsen, Bohnen, Sojabohnen
Obst	Apfel, Banane, Kirsche, Erdbeeren
Schimmelpilze	Schimmel-Käse
Tierprodukte	Fische, Muscheln, Krustentiere (Rogen, Fleisch)
	Vögel und Säuger (Eier, Milch, Fleisch, Gelatine)
Süßstoffe, Geschmackstoffe, Geschmacksverstärker, Farbstoffe, Antioxidantien, Konservierungsmittel	verdächtigt werden: Tartrazine, Benzoate, Glutamate (MSG), Sulfite, Aspartame, Nitrite, Salicylate und einige Farbstoffe.[1263]

1261 Zopf Y, Baenkler HW, Silbermann A, Hahn EG, Raithel M. The differential diagnosis of food intolerance. Dtsch Ärztebl. 2009;106/21:359–369.

1262 Skypala I. Adverse food reactions-emerging issues for adults. J Am Diet Ass 2011;111:1877–1892.

1263 Simon RA. Adverse reactions to food additives. Curr Allergy Asthma Rep. 2003;3(1):62–6.

https://doi.org/10.1515/9783110620986-006

Allergene in Lebensmitteln können sein
- Bestandteile der Nährstoffe, im Besonderen Peptide, Proteine, Glykopeptide, und Lipopeptide oder
- Lebensmittelzusatzstoffe (z. B. Süßstoffe, Geschmackstoffe, Geschmacksverstärker, Farbstoffe, Antioxidantien und Konservierungsmittel), wobei den Allergen-verdächtigen Lebensmittelzusatzstoffen,
  - zu denen Tartrazine, Benzoate, Glutamate (MSG), Sulfite, Aspartame, Nitrite, Salicylate und einige Farbstoffe gerechnet werden,[1264]
  - es jedoch an wissenschaftlichen Belegen einer Ursachen-Wirkungs-Beziehung mangelt, weil
    - Placebo-kontrollierte, doppel verblindete Expositionsstudien mit ihrer bekannten hohen Aussagekraft[1265] wegen methodischer Probleme auf diesem Gebiet meist nur schwierig durchzuführen sind,
    - Fallstudien über subjektive Empfindungen des Patienten dagegen kaum beweisträchtig sind und
    - Hautteste sich als wenig aussagefähig für den Beleg einer klinisch nachgewiesenen Unverträglichkeitsreaktion gegen Lebensmittelzusatzstoffe erwiesen haben.[1266, 1267]

Anhaltspunkte bestehen, dass die Aktivierung von Basophilen Granulozyten des Patienten nach Zugabe eines verdächtigen Allergens (z. B. zytometrisch im Durchfluss ermittelt) in Zukunft ein geeignetes Hilfsmittel sein könnte,[1268, 1269, 1270, 1271] auch bei Lebensmittelunverträglichkeiten
- IgE-vermittelte allergische Reaktionen zu erfassen oder
- pseudoallergische Reaktionen zu diagnostizieren.

Die meisten Lebensmittel-Unverträglichkeitsreaktionen sind auf toxische Komponenten in den Lebensmitteln (siehe Tab. 6.2) oder in den Gewürzen (siehe Tab. 6.3) zurückzuführen. Zu den toxischen Komponenten zählen

---

1264 Simon RA. Adverse reactions to food additives. Curr Allergy Asthma Rep. 2003;3(1):62–6.

1265 Di Lorenzo G, Pacor ML, Mansueto P, Martinelli N, Esposito-Pellitteri M, Lo Bianco C, Ditta V, Leto-Barone MS, Napoli N, Di Fede G, Rini G, Corrocher R. Food-additive-induced urticaria: a survey of 838 patients with recurrent chronic idiopathic urticaria. Int Arch Allergy Immunol. 2005;138(3):235–42.

1266 Park HW, Park CH, Park SH, Park JY, Park HS, Yang HJ, Ahn KM, Kim KH, Oh JW, Kim KE, Pyun BY, Lee HB, Min KU. Dermatologic adverse reactions to 7 common food additives in patients with allergic diseases: a double-blind, placebo-controlled study. J Allergy Clin Immunol. 2008;121(4):1059–61.

1267 Kang MG, Song WJ, Park HK, Lim KH, Kim SJ, Lee SY, Kim SH, Cho SH, Min KU, Chang YS. Basophil activation test with food additives in chronic urticaria patients. Clin Nutr Res. 2014;3(1):9–16.

1268 Kang MG, Song WJ, Park HK, Lim KH, Kim SJ, Lee SY, Kim SH, Cho SH, Min KU, Chang YS. Basophil activation test with food additives in chronic urticaria patients. Clin Nutr Res. 2014;3(1):9–16.

1269 Frezzolini A, Cadoni S, De Pità O. Usefulness of the CD63 basophil activation test in detecting Anisakis hypersensitivity in patients with chronic urticaria: diagnosis and follow-up. Clin Exp Dermatol. 2010;35(7):765–70.

1270 Gonzalez-Muñoz M, Luque R, Nauwelaers F, Moneo I. Detection of Anisakis simplex-induced basophil activation by flow cytometry. Cytometry B Clin Cytom. 2005;68(1):31–6.

1271 González-Muñoz M, Villota J, Moneo I. Analysis of basophil activation by flow cytometry in pediatric house dust mite allergy. Pediatr Allergy Immunol. 2008;19(4):342–7.

- biogene Amine wie Histamin (entstanden durch Decarboxylierung von Histidin), Serotonin, Putrescin oder Tyramin,
  - entstanden im Zuge der Herstellung des jeweiligen Nahrungsmittels (z. B. von Rohwürsten, Käse, Sauerkraut, Rotwein, Maggi, Thunfischkonserven) oder
  - als Inhaltstoffe von Früchten (Ananas, Banane, Walnüsse),
- Kontaminationen mit pathogenen Bakterien, wie z. B.
  - Salmonellen, thermophile Campylobacter, Listeria monocytogenes oder Staphylococcus aureus in Fleisch und Milch-Produkten,[1272]
  - Escherichia coli-Stämme (EHEC), die Shiga-Toxin 2/Veratoxin und/oder Hämolysin bilden,[1273, 1274]
  - Clostridium botulinum, welches anaerob Botulismus-Toxin bildet,
- Monosacharide, Disaccharide und Zuckeralkohole, soweit diese im Dünndarm nicht oder nicht ausreichend resorbiert worden sind und im Dickdarm vergoren werden zu Fettsäuren, Methan und CO_2 (FODMAPs),
- Toxine in der Nahrung, gespeichert von den als Lebensmittel verwendeten Fischen, Tintenfischen, Muscheln oder Krustentieren; hierzu gehören (siehe Tab. 6.2)
  - bakterielle Toxine (z. B. von Vibrionen, Bacillus Pseudomonas, Alteromonas) und
  - Toxine von Geißelalgen, Blaualgen und Kieselalgen.

Gleich welche Ursache die Lebensmittelunverträglichkeit hat, durch eine konsequente Karenz aller fraglichen Stoffe in der Ernährung über 1–2 Wochen, gefolgt von einer schrittweisen und vorsichtigen Exposition mit jedem einzelnen Stoff lässt sich an Hand der Abnahme und dem Wiederaufleben der Symptome meist die Ursache der Unverträglichkeit finden.

1272 Jansen W, Müller A, Grabowski NT, Kehrenberg C, Muylkens B, Al Dahouk S. Foodborne diseases do not respect borders: Zoonotic pathogens and antimicrobial resistant bacteria in food products of animal origin illegally imported into the European Union. Vet J. 2019;244:75–82.

1273 Pennington H. Review: Escherichia coli O157, Lancet, 2010, 376/9750, 1428–1435.

1274 Mir RA, Kudva IT. Antibiotic-resistant Shiga toxin-producing Escherichia coli: An overview of prevalence and intervention strategies. Zoonoses Public Health. 2019;66(1):1–13.

Tab. 6.2: Beispiele für unverträgliche Lebensmittel-Inhaltsstoffe.

Lebensmittel	unverträgliche Inhaltsstoffe		Krankheiten
Wurst, Gemüse, Käse, Weine, Konserven			
Wurst (getrocknet, geräuchert, gepökelt)	Histamin	mittlere bis sehr hohe Histaminkonzentrationen (durch Decarboxylierung von Histidin, besonders durch Milchsäurebakterien im Herstellungsprozess bzw. für den Säureabbau beim Wein)	**Histamin-Unverträglichkeiten** besonders wenn in Kombination mit Wein (zusätzliches Histamin), Alkohol + Acetaldehyd und/oder Histaminase/Diaminooxydase/DOA-Hemmern (Alkohol + Acetaldehyd hemmen DOA und damit den Abbau von Histamin; Alkohol wirkt zusätzlich als Histaminliberator mit Hautrötungen, Urtikaria, Kopfschmerzen, Übelkeit, Erbrechen, Durchfall, Sehstörungen, Schwindel, Tachykardie)
Gemüse, besonders wenn mikrobiell vergoren (z. B. Sauerkraut)	Histamin		
Käse lang gereift oder Rohmilch-Käse	Histamin		
Weine (rot, weniger weiß)	Histamin, Tyramin		**Wein-Unverträglichkeit**[1275] Histamin: Hautrötungen, Urtikaria, Kopfschmerzen, Übelkeit, Erbrechen, Durchfall, Sehstörungen, Schwindel, Tachykardie; Tyramin: Stimulus des Sympathicus
	Lipid-Transfer-Protein (LTP); Thaumatin, Endochitinase, Glukanase		**Allergene**[1276] können Typ I-Reaktionen bis hin zum anaphylaktischen Schock bewirken
Konserven Fleisch, Fisch, Gemüse, Früchte	Botulismus-Toxin	Clostridium Botulinum et al. Toxin-Bildung unter anaeroben Bedingungen bei neutralem oder schwach saurem pH. Toxin ist hitzelabil und säurelabil	**Botulismus**[1277, 1278, 1279] orale Aufnahme von Sporen bzw. Toxinen (Säuglingen); Endoproteolyse des Synaptobrevins und dadurch Hemmung der Ausschüttung des Acetylcholins in neurologischen Synapsen; Kopfschmerzen, Übelkeit, Erbrechen, Schluck-, Sprech- und Sehstörungen, Lähmungen Augen-, Nacken-, Skelett-, Atmungsmuskulatur; DL_{50}-Werte 0,03 ng/kg (i.v. Gabe), 4 ng/kg (s.c.Gabe), 3 ng/kg (Inhalation)

1275 http://www.deutscheweinakademie.de/themen/histamin/.

1276 Wiegand P, Blettner M, Saloga J, Decker H. Prävalenz der Weinunverträglichkeit. Deutsches Ärzteblatt. 2012;109/25:437–444.

1277 Van Horn NL, Street M. Infantile Botulism., StatPearls [Internet]. Treasure Island (FL): StatPearls Publishing; 2018 Mar 31.

1278 Fleck-Derderian S, Shankar M, Rao AK, Chatham-Stephens K, Adjei S, Sobel J, Meltzer MI, Meaney-Delman D, Pillai SK. The Epidemiology of Foodborne Botulism Outbreaks: A Systematic Review. Clin Infect Dis. 2017;66(suppl_1):73-S81.

1279 Chatham-Stephens K, Fleck-Derderian S, Johnson SD, Sobel J, Rao AK, Meaney-Delman D. Clinical Features of Foodborne and Wound Botulism: A Systematic Review of the Literature, 1932–2015. Clin Infect Dis. 2017;66(suppl_1):11–16.

Lebensmittel	unverträgliche Inhaltsstoffe		Krankheiten
Fische, Krustentiere, Weichtiere, Muscheln			
Hering, Sprotten Sardinen, Makrelen (gelagert, gesalzen, geräuchert, mariniert)	Histamin	hohe Histamin-Konzentrationen durch bakterielle Decarboxylierung von Histidin bei falscher Lagerung oder Verarbeitung. Histamin ist hitze- und kältestabil.	**Scombrotoxin-Vergiftung**[1280] (Hautrötungen, Urtikaria, Kopfschmerzen, Übelkeit, Erbrechen, Durchfall, Sehstörungen, Schwindel, Tachykardie)
Kugelfisch, Igelfisch, Krebse, Kraken	Tetrodotoxine	Toxine von Vibrionen, Bacillus Pseudomonas, Alteromonas etc., werden von Wirtstieren gespeichert, beim Kugelfisch in Haut, Leber, Eierstöcken, nicht in der Muskulatur; Toxin ist hitzestabil	**Kugu-Vergiftung**[1281, 1282, 1283] (orale Aufnahme; Hemmung der Natrium-Kanäle, Parästhesien, Wahrnehmungsstörungen, Übelkeit, Erbrechen, Krämpfe, Muskel-Lähmungen, Atemlähmung; DL50 < 10µg/kg)
Barracuda (Pfeilhecht), Barsch, Moräne, Stör und andere Fische der Tropen und Subtropen	Ciguatoxin, Maiatoxin, Gambierol	Toxine von Geißelalgen (z. B. Gambierdiscus toxicus), welche in den Tropen/Subtropen meist auf Korallenbänken wachsen und sich in der marinen Nahrungskette anreichern. Toxine sind äußerst stabil (Hitze, Kälte, Säure, Lagerung) wie auch geschmacklos	**Ciguatera**[1284] Ciguatera Shellfish Poisoning/CSP (Erbrechen, Durchfall; Kopfschmerzen, Schwindel, Lähmungen, Ataxien, Parästhesien; Juckreiz, Tachy-/Brachykardie, Rythmusstörungen; Blut-Hochdruck/-Unterdruck) Häufigkeit: ~ 50.000/Jahr; Dauer: Tage bis Monate; Letalitätsrisiko: > 0,1 % Übertragung: Muttermilch, Sperma, Vaginalsekret

1280 Feng C, Teuber S, Gershwin ME. Histamine (Scombroid) Fish Poisoning: a Comprehensive Review. Clin Rev Allergy Immunol. 2016;50(1):64–9.

1281 Williams BL, Hanifin CT, Brodie ED, Caldwell RL. Ontogeny of Tetrodotoxin Levels in Blue-ringed Octopuses: Maternal Investment and Apparent Independent Production in Offspring of Hapalochlaena lunulata, Journal of Chemical Ecology, 2011, 37/1, 10–17.

1282 Magarlamov TY, Melnikova DI, Chernyshev AV. Tetrodotoxin-Producing Bacteria: Detection, Distribution and Migration of the Toxin in Aquatic Systems. Toxins (Basel). 2017;9(5). pii: E166. doi: 10.3390/toxins9050166.

1283 Lago J, Rodríguez LP, Blanco L, Vieites JM, Cabado AG. Tetrodotoxin, an Extremely Potent Marine Neurotoxin: Distribution, Toxicity, Origin and Therapeutical Uses. Mar Drugs. 2015;13(10):6384–406.

1284 Friedman MA, Fernandez M, Backer LC, Dickey RW, Bernstein J, Schrank K, Kibler S, Stephan W, Gribble MO, Bienfang P, Bowen RE, Degrasse S, Flores Quintana HA, Loeffler CR, Weisman R, Blythe D, Berdalet E, Ayyar R, Clarkson-Townsend D, Swajian K, Benner R, Brewer T, Fleming LE. An Updated Review of Ciguatera Fish Poisoning: Clinical, Epidemiological, Environmental, and Public Health Management. Mar Drugs. 2017;15(3). pii: E72. doi: 10.3390/md15030072.

Lebensmittel	unverträgliche Inhaltsstoffe		Krankheiten
Muscheln, Mies-muscheln, Venus-muscheln Austern[1285, 1286]	Saxitoxin Neosaxi-toxin, Gonyautoxin	Toxine von Geißelalgen, Blaualgen, im Besondern der Spezies Alexandrium und Cyanobakterien; Toxine sind hitzestabil	**paralytische Muschelvergiftung,**[1287, 1288] Paralytic Shellfish Poisoning/PSP; (Aufnahme durch: Inhalation/Aerosole, Hautverletzungen, oral; Hemmung der Natrium-Kanäle, Parästhesien, Übelkeit, Erbrechen, Krämpfe, Sehstörungen, Atemlähmung; DL_{50} ~ 5,7 µg/kg); Letalitätsrisiko ~ 25 %
	Domoinsäure	Toxine von Rot- und Kieselalgen	**Amnesie verursachende Muschelvergiftung**[1289] Amnestic Shellfish Poisoning/ASP (Agonist des Glutamatrezeptors, Exzitationen, Hemmung der Atmung, Erbrechen, Krämpfe, Kopfschmerzen)
	Okadasäure, Dinophysis-toxine, Pecteno-toxine, Azaspiro-säure	Toxine von Dinophysis-Geißelalgen	**Diarrhöische Muschelvergiftung**[1290, 1291] Diarrhoeal Shellfish Poisoning/DSP (inhibieren Protein-Phosphatasen; bewirken leichte bis schwere Diarrhöen, Erbrechen, Bauchschmerzen, Schwindel)
	Brevetoxin	Toxin der Geißelalgen besonders der Spezies Karenia; Toxin ist geschmacklos und hitze- und säurestabil	**Neurotoxische Muschelvergiftung**[1292] Neurotoxic Shellfish Poisoning/NSP (Aktivierung der Natriumkanäle, Depolarisation von Nerven und Muskelzellen, Parästhesien, Schwindel, Koordinationssstörungen, Atmungsstörungen)

1285 http://www.sdn-web.de:80/Themen1/giftalgen.htm.

1286 https://web.archive.org/web/20070209234604/http://www.gesundes-reisen.de/redaktion/reiseabc/Algenbluete.htm.

1287 Llewellyn LE. Saxitoxin, a toxic marine natural product that targets a multitude of receptors, Nat. Prod. Rep. 2006;23:200–222.

1288 Wang DZ, Zhang SF, Zhang Y, Lin L. Paralytic shellfish toxin biosynthesis in cyanobacteria and dinoflagellates: A molecular overview. J Proteomics. 2016;135:132–140.

1289 Lefebvre KA, Robertson A. Domoic acid and human exposure risks: a review. Toxicon. 2010;56(2):218–30.

1290 Reguera B, Riobó P, Rodríguez F, Díaz PA, Pizarro G, Paz B, Franco JM, Blanco J. Dinophysis Toxins: Causative Organisms, Distribution and Fate in Shellfish. Mar. Drugs. 2014;12(1):394–461.

1291 http://toxinology.nilu.no/Researchareas/Algaltoxins/Factsheets/Okadaicacid.aspx.

1292 Pierce RH, Henry MS. Harmful algal toxins of the Florida red tide (Karenia brevis): natural chemical stressors in South Florida coastal ecosystems, Ecotoxicology, 2008;17(7):623–631.

Tab. 6.3: Beispiele für unverträgliche Inhaltsstoffe in Gewürz- Obst- und Gemüsepflanzen.[1293, 1294]

unverträgliche Stoffe	Gewürz- oder Obstpflanzen	Bemerkungen
für das zentrale Nervensystem		
Pelletierin-Derivate	Granatapfel (Schale und Rinde)	≤ 2g NTD
Myristicin, Elemicin	Muskat (Samenmantel)	
Opium-Alkaloide	Mohn	
Crocin, Picrococin	Safran (Narben)	besonders gefährdet: Kinder
Campher	Rosmarin	≤ 1,5 g NTD
Methylketone, Rutin, Bergapten, Kokusagenein	Weinraute	≤ 0,5 g NTD
Thujon, Absinthin	Wermut	≤ 1g NTD
Kavalactone/Methysticin	Rauschpfeffer	
α-Solanin; α-Chaconin	Kartoffeln (grüne Schalen, Keime), grüne Tomaten	≤ 100 mg/kg NTD;[1295] Toxin entweicht ins Kochwasser
Ergotamin, Ergometrin, α-Ergokryptin	Mutterkornpilz in Getreidekörnern (besonders Roggen)	≤ 100 mg/kg NTD; DL Mensch:5–10g Mutterkorn (Kontraktion der glatten Muskulatur, Gefäße, Uterus)
für die zelluläre Atmungskette durch Bildung von Blausäure		
Amygdalin	Apfelkerne, Aprikosenkerne, Bittermandeln	> 3 Mandeln toxisch
Sambunigrin	Holunderbeeren (grün/unreif)	≥ 100 °C zerstört das Toxin
für das Herz		
digitaloide Glykoside	Rauke	
für die Leber		
Cumarin	Waldmeister, Zimt (Cassia)	≤ 1,0 g NTD (Waldmeister)
Pyrrolicidin-Alkaloide	Borretsch (Blüten sind weniger betroffen)	Genuss sollte vermieden/eingeschränkt werden[1296]
Kavalactone/Methysticin	Rauschpfeffer	
für Nieren und Harnblase		
Oxalsäure	Rhabarber (Stengel enthalten 0,3–0,7 % Oxalsäure), Sauerampher; Pastinaken	toxische Dosis Oxalsäure 1–5 g, bei Kindern < 1g

1293 Roth L, Daunderer M, Kormann K. Giftpflanzen Pflanzengifte Landsberg/München: ecomed 1984.
1294 Sedlacek HH. Selbstheilungskräfte und Arzeneimittelwirkungen. Berlin/Boston: de Gruyter 2016, 222–283.
1295 http://www.lci-koeln.de/deutsch/veroeffentlichungen/lci-focus/alkaloide-der-kartoffel.
1296 http://www.bfr.bund.de/cm/343/fragen-und-antworten-zu-pyrrolizidinalkaloiden-in-lebensmitteln.pdf.

unverträgliche Stoffe	Gewürz- oder Obstpflanzen	Bemerkungen
α-Pinen, Terpineol, Myrcen	Wacholder (Beeren)	≤ 2,0g NTD
für Magen-Darm, Leber und Nieren		
Capsaicin	Cayennepfeffer/Chili/Paprika	≤ 0,05g NTD
Phasin/Toxalbumin	Gartenbohne (Bohnenfrüchte/grüne Bohnen)	≥ 100 °C zerstört das Toxin
Cubebin	Kubebenpfeffer	≤ 2g NTD
Apiol; Myrestin	Petersilie (Wurzeln/Blätter)	≤ 1g NTD
Anthracen-Derivate	Rhabarber, Sauerampher	Durchfall
für Haut und Schleimhäute		
Furocumarine	Liebstöckel; Pastinaken	fototoxischeToxine; Furocumarine sind nicht wasserlöslich
Psoralen	Weinrauke	
Hypericin	Johanniskraut	
Senföl-Glykoside	Kapern, Kapuzinerkresse (Knospen und Blätter), Meerrettich, Rauke, Senf	≤ 1g NTD
Erucasäure	Kapuzinerkresse	
Monoterpene, Phellandrene, α-Pinene, Cardol, Anacard	roter/rosa Pfeffer	Genuss sollte vermieden/ eingeschränkt werden[1297]
Piperin	schwarzer Pfeffer	zusätzlich Leber-toxisch
Borneol, Cineole,	Rosmarin; Salbei	
Thujon	Salbei	
mit Hormon-ähnlichen Wirkungen		
Glycyrrhizin	Süßholz (Lakritz), Pampelmuse/Grapefruit, (Hemmung der 11-β-Hydroxysteroid-Dehydrogenase 2: Cortisol (↑), Cortison (↓), Mineralocorticoid-Rezeptor (↑) mit der Folge Hyperaldosteronismus (u. a. Bluthochdruck, Ödeme)	≤ 100 mg NTD[1298]
Isoflavone Genistein, Biochanin A	Sojabohne und Sojaprodukte; Kichererbsen	Östrogene Wirkung;[1299] Auswirkung noch unklar[1300]
Lignane	Leinsamen; Sesamsamen	Östrogene Wirkung

1297 http://www.bfr.bund.de/cm/343/pflanzliche_stoffe_mit_toxischem_potential_in_lebensmitteln_und_futtermitteln.pdf.

1298 http://ec.europa.eu/food/fs/sc/scf/out186_en.pdf.

1299 http://www.bfr.bund.de/cm/343/isolierte_isoflavone_sind_nicht_ohne_risiko.pdf.

1300 Trock BJ, Hilakivi-Clarke L, Clarke R. Meta-analysis of soy intake and breast cancer risk. J Natl Cancer Inst. 2006 Apr 5;98(7):459–71.

unverträgliche Stoffe	Gewürz- oder Obstpflanzen	Bemerkungen
die genotoxisch und karzinogen sind		
Estragol Methyl-EugenolSafrol	Anis, Sternanis, Basilikum, Estragon, Fenchel, Gewürznelken, Kalmus, Muskat (Nuss und Samenmantel), Piment, Zitronengras	Genuss sollte vermieden/ eingeschränkt werden; z. B. Fencheltee für Kinder[1301, 1302]
Safrol	Zimt (Cassia-Zimt; Ceylon-Zimt ist weniger betroffen), schwarzer Pfeffer, Anis, Basilikum Muskat (Nuss und Samenmantel)	
Pyrrolicidin-Alkaloide	Borretsch (Blüten sind weniger betroffen)	Pyrrolicidin-Alkaloide sollten vermieden werden[1303]
Aristolochia-Säure	Osterluzeigewächse (Verunreinigungen im Getreide)	zusätzlich hoch nierentoxisch

NTD = maximale nicht toxische Dosis;[1304] DL = letale Dosis

6.2 Allergien gegen Kuhmilch, Erdnuss, Hühnerei

Zu den häufigsten Lebensmittelallergien zählen diejenigen gegen Kuhmilch, Erdnuss, und Hühnerei

Kuhmilch-Allergie[1305, 1306]

Kuhmilch gehört zu den geläufigen Nahrungsmitteln in vielen Teilen der Welt als Ergänzung oder Ersatz der Muttermilch beim Säugling wie auch als Alltagsgetränk bei Jugendlichen und Erwachsenen.

Kindliche Unverträglichkeitsreaktionen gegen Kuhmilch kommen bei Mädchen und Jungen etwa gleichhäufig vor (Prävalenzrate bis zu 20 %).[1307] Hierbei leiden etwa 2–3 % der Kinder an einer Kuhmilchallergie. Diese[1308]

1301 http://www.bfr.bund.de/de/presseinformation/2002/16/estragol__und_methyleugenolgehalte_in_lebensmitteln_verringern-1066.html.

1302 http://www.bfr.bund.de/cm/343/ S.1470.

1303 http://www.bfr.bund.de/de/presseinformation/2013/18/gehalte_an_pyrrolizidinalkaloiden_in_kraeutertees_und_tees_sind_zu_hoch-187296.html.

1304 Roth L, Daunderer M, Kormann K. Giftpflanzen Pflanzengifte Landsberg/München: ecomed 1984.

1305 Protudjer JLP, Olén O, Vetander M, Kull I, Melén E, van Hage M, Wickman M, Bergström A. Milk-Related Symptoms and Immunoglobulin E Reactivity in Swedish Children from Early Life to Adolescence. Nutrients. 2018;10(5). pii: E651. doi: 10.3390/nu10050651.

1306 Taniuchi S, Takahashi M, Soejima K, Hatano Y, Minami H. Immunotherapy for cow's milk allergy. Hum Vaccin Immunother. 2017;13(10):2443–2451.

1307 Protudjer JLP, Olén O, Vetander M, Kull I, Melén E, van Hage M, Wickman M, Bergström A. Milk-Related Symptoms and Immunoglobulin E Reactivity in Swedish Children from Early Life to Adolescence. Nutrients. 2018;10(5). pii: E651. doi: 10.3390/nu10050651.

1308 Martorell A, Alonso E, Echeverría L, Escudero C, García-Rodríguez R, Blasco C, Bone J, Borja-Segade J, Bracamonte T, Claver A, Corzo JL, De la Hoz B, Del Olmo R, Dominguez O, Fuentes-Aparicio V, Guallar I, Larramona H, Martín-Muñoz F, Matheu V, Michavila A, Ojeda I, Ojeda P, Piquer M, Poza P, Reche M, Rodríguez

- ist in etwa 60 % der Fälle IgE-mediiert, wobei
  - αS1-Casein, α-Lactalbumin und β-Lactoglobulin die immundominanten und häufigsten Allergene der mehr als 25 Kuhmilchproteine darstellen,
  - Allergie gegen Kuhmilch auch mit Allergie gegen Rindfleisch assoziiert sein kann,
  - Kreuzreaktionen bestehen zu den entsprechenden Proteinen in der Milch von Schafen, Ziegen, Pferden oder Büffeln,
- kann jedoch auch als nicht IgE-vermittelte Allergie auftreten,
- verursacht klinische Symptome hauptsächlich im Magen-Darm-Trakt (Erbrechen, Magenschmerzen, Durchfall und/oder Verstopfung), auf der Haut (Ekzeme, Urtikaria, Ödeme besonders im Gesicht) und/oder im Atmungstrakt (allergische Rhinitis, Larynxödem, bronchiale Obstruktion, bronchiales Asthma), welche
  - meist milde, seltener vom höheren Schweregrad sind,
  - zu einer Anaphylaxie in etwa 5 % der Fälle führen,
- verschwindet durch eine spontane Toleranzentwicklung in ca. 80–90 % der Fälle innerhalb von drei Jahren, wobei jedoch auch vermehrt (bis zu 36 %) langfristig bestehende Kuhmilchallergien beobachtet werden;
  - in Schweden zeigen von den betroffenen Jugendlichen im Alter von 16 Jahren[1309]
    - ca. 2 % anhaltende, IgE-assoziierte Unverträglichkeitsreaktionen,
    - ca. 94 % geringe und vorübergehende Symptome bei niedrigem IgE-Spiegel,
  - andererseits kann die Kuhmilchallergie bei 16-Jährigen auch erstmalig auftreten, wobei
    - etwa 6 % der Mädchen und 3 % der Jungen betroffen sind,
    - gastrointestinale Symptome im Vordergrund stehen und
    - Kuhmilch-spezifisches IgE nicht oder seltener nachweisbar ist.

Differentialdiagnostisch ist die Lactose-Intoleranz (siehe Kap. 6.6) durch die Anamnese, Hautteste (z. B. Prick-Test) und Nachweis von spezifischem IgE abzugrenzen.

Eine Allergen-Karenz ist bei Patienten mit Kuhmilchallergie nur schwer durchzuführen, da Kuhmilchallergene sich in vielen Nahrungsmittelzubereitungen verstecken und Expositionen damit nicht vollkommen zu vermeiden sind. Somit gibt es einen hohen Bedarf an alternativen Therapie- und Präventionsstrategien.

Del Río P, Rodríguez M, Ruano F, Sánchez-García S, Terrados S, Valdesoiro L, Vazquez-Ortiz M. Oral Immunotherapy for Food Allergy: A Spanish Guideline. Egg and Milk Immunotherapy Spanish Guide (ITEMS GUIDE). Part II: Maintenance Phase of Cow Milk (CM) and Egg Oral Immunotherapy (OIT), Special Treatment Dosing Schedules. Models of Dosing Schedules of OIT With CM and Egg. J Investig Allergol Clin Immunol. 2017;27(5):279–290.

1309 Protudjer JLP, Olén O, Vetander M, Kull I, Melén E, van Hage M, Wickman M, Bergström A. Milk-Related Symptoms and Immunoglobulin E Reactivity in Swedish Children from Early Life to Adolescence. Nutrients. 2018;10(5). pii: E651. doi: 10.3390/nu10050651.

Als Alternative wurde die **orale Desensibilierung** (OIT/Orale Immuntherapie) mit steigender Dosis von Kuhmilch geprüft. Die bisherigen Ergebnisse zeigen, dass durch die OIT[1310, 1311]

- das Immunsystem „antiallergisch" moduliert wird mit[1312]
  - Anstieg des Allergen-spezifischen IgG4 und Abfall des allergenspezifischen IgE-Titers,
  - Anstieg von regulatorischen T-Lymphozyten,
  - Verminderung der Aktivierung von Mastzellen und basophilen Granulozyten,
- in der Mehrheit der Fälle (70–80 %) eine Desensibilisierung von Patienten mit IgE-vermittelter Kuhmilch-Allergie möglich ist, wobei
  - mit der Immunisierung begonnen werden sollte bei Patienten, welche seit etwa 2 Jahren auf Kuhmilch allergisch reagieren,
  - die Immunisierungsverfahren unterschiedlich und nicht standardisiert sind,
  - die Evidenz für die klinische Wirkung niedrig ist,
  - eine Langzeit-Toleranz (andauernde vollständige Desensibilisierung) bislang noch nicht ausreichend belegt werden konnte,
- häufig Nebenwirkungen allergischer Art auftreten, die meist gering sind, jedoch
  - unvorhersehbar sind und auch in der Erhaltungsphase geschehen,
  - vereinzelt auch die Verabreichung von Nor-Adrenalin oder Glucocorticoiden notwendig machen.

Zur Prävention der Kuhmilchallergie wird versucht, das Allergen-Potential durch die Verabreichung von extensiv hydrolysierten Kuhmilch-Präparaten zu verringern. Diese Versuche sind jedoch bislang nur eingeschränkt erfolgreich gewesen (siehe Tab. 6.4), denn es konnte in Bezug auf die Entstehung einer Allergie gegen Kuhmilch kein eindeutiger Vorteil gezeigt werden[1313]

- im Vergleich zur ausschließlichen Gabe von Muttermilch wie auch
- im Vergleich zur Ernährung mit nicht hydrolysierten Kuhmilch-Präparaten.

1310 Martorell Calatayud C, Muriel García A, Martorell Aragonés A, De La Hoz Caballer B. Safety and efficacy profile and immunological changes associated with oral immunotherapy for IgE-mediated cow's milk allergy in children: systematic review and meta-analysis. J Investig Allergol Clin Immunol. 2014;24(5):298–307.

1311 Taniuchi S, Takahashi M, Soejima K, Hatano Y, Minami H. Immunotherapy for cow's milk allergy. Hum Vaccin Immunother. 2017;13(10):2443–2451.

1312 Martorell A, Alonso E, Echeverría L, Escudero C, García-Rodríguez R, Blasco C, Bone J, Borja-Segade J, Bracamonte T, Claver A, Corzo JL, De la Hoz B, Del Olmo R, Dominguez O, Fuentes-Aparicio V, Guallar I, Larramona H, Martín-Muñoz F, Matheu V, Michavila A, Ojeda I, Ojeda P, Piquer M, Poza P, Reche M, Rodríguez Del Río P, Rodríguez M, Ruano F, Sánchez-García S, Terrados S, Valdesoiro L, Vazquez-Ortiz M. Oral Immunotherapy for Food Allergy: A Spanish Guideline. Egg and Milk Immunotherapy Spanish Guide (ITEMS GUIDE). Part II: Maintenance Phase of Cow Milk (CM) and Egg Oral Immunotherapy (OIT), Special Treatment Dosing Schedules. Models of Dosing Schedules of OIT With CM and Egg. J Investig Allergol Clin Immunol. 2017;27(5):279–290.

1313 Osborn DA, Sinn JK, Jones LJ. Infant formulas containing hydrolysed protein for prevention of allergic disease. Cochrane Database Syst Rev. 2018;10:CD003664. doi: 10.1002/14651858.CD003664.pub6.

Tab. 6.4: Einfluss von Muttermilchersatzprodukten auf allergische Reaktionen.[1314]

Prüf-Produkt	Vergleichs-produkte	Prüflinge	Studien	Ergebnis
hydrolysierte Kuhmilch[1315]	Standard Kuh-Milch-Produkt	Hochrisiko-Kinder	1×RKS n = 91	Kuhmilchallergie (↓) RR 0,50 (0,04–5,72)
partiell hydrolysierte Kuhmilch[1316]		Hochrisiko-Kinder (Mütter/Verwandte 1. Grades mit Allergie, keine Muttermilch-Ernährung)	1×RKS n = 67	Kuhmilchallergie (↓) RR 0,36 (0,15–0,89)
partiell oder komplett hydrolysierte Kuhmilch[1317]	Muttermilch	Hochrisiko-Kinder (Mütter/Väter mit Allergie)	3×RKS n = 90	Kuhmilchallergie (↑) RR 7,11 (0,35–143,84)
	Standard Kuh-Milch-Produkt			
extensiv hydrolysierte Kuhmilch[1318]	Muttermilch	Metaanalyse Milchprodukte wurden über längere Zeit verabreicht	8×RKS n = 2852	keine Unterschiede in Bezug auf allergische Reaktionen*) RR 0,88 (0,76–1,01)
	Standard Kuh-Milch-Produkt			
Soja-Milch[1319]	Standard Kuh-Milch Produkt	Hochrisiko-Kinder (Mütter/Väter mit Allergie)	1×RKS n = 50	Sojamilchallergie (↑) RR 3,26 (0,36–29,17)

RKS: Randomisiert kontrollierte Studie; *) Asthma, Ekzeme, Lebensmittelallergie, Kuhmilchallergie; RR = Relatives Risiko

1314 Lodge CL, Allen KJ, Lowe AJ, Dharmage SC. Overview of Evidence in Prevention and Aetiology of Food Allergy: A Review of Systematic Reviews. Int J Environ Res Public Health. 2013, 11, 5781–5806.

1315 Schoetzau A, Gehring U, Wichmann HE. Prospective cohort studies using hydrolysed formulas for allergy prevention in atopy-prone newborns: a systematic review. Eur J Pediatr. 2001;160:323–32.

1316 Szajewska H. Horvath A. Meta-analysis of the evidence for a partially hydrolyzed 100 % whey formula for the prevention of allergic diseases. Curr. Med. Res. Opin. 2010;26:423–437.

1317 Osborn DA, Sinn J. Formulas containing hydrolysed protein for prevention of allergy and food intolerance in infants. Cochrane Database Syst Rev. 2006;4:CD003664.

1318 Osborn DA, Sinn JK, Jones LJ. Infant formulas containing hydrolysed protein for prevention of allergic disease. Cochrane Database Syst Rev. 2018;10:CD003664. doi: 10.1002/14651858.CD003664.pub6.

1319 Osborn DA, Sinn J. Soy formula for prevention of allergy and food intolerance in infants. Cochrane Database Syst Rev. 2006;4:CD003741.

Hühnereiweiß-Allergie

Die Hühnereiweiß-Allergie wird vorwiegend durch IgE vermittelt. Ihre Prävalenz liegt im Bereich von ca. 1–4 % und weist folgende Charakteristika auf:[1320]

- betroffen sind im Wesentlichen Kinder, aber auch Erwachsene, besonders solche, welche beruflich mit Hühnereiweiß in Kontakt kommen,
- immundominante Allergene stellen Ovomukoid, Ovalbumin, Ovotransferrin und Lysozyme dar, wobei zu unterscheiden sind
  - Allergien gegen gekochte/hitzedenaturierte Hühnereiweiß-Bestandteile,
  - Allergien gegen rohe Hühnereiweiß-Bestandteile
- die klinischen Symptome umfassen Urtikaria, Bauchschmerzen, Diarrhoe, Erbrechen, Rhinitis, Asthma bis hin zur Anaphylaxie,
  - anaphylaktische Reaktionen treten bei etwa 4–5 % der Patienten auf,
  - wobei etwa 2 Todesfälle pro 1 Million Patienten und Jahr zu verzeichnen sind;
- eine spontane Toleranzentwicklung gegen Hühnereiweiß bei Kindern mit Hühnereiweiß-Allergie
  - entwickelt sich in etwa 60–70 % der Fälle innerhalb der ersten 5–7 Lebensjahre,
  - in ca. 30 % der Fälle und mit steigender Tendenz bleibt jedoch die Allergie über das Alter von 16 Jahren erhalten.
- eine orale Immuntherapie (OIT) mit rohem Eiweiß, pasteurisiertem Eiweiß, dehydriertem Eiweiß-Pulver und/oder gefriergetrocknetem Eiweiß
  - sollte begonnen werden, wenn die Hühnereiweiß-Allergie etwa 5 Jahre besteht und
  - ist in etwa 70 %–80 % der Patienten wirksam,
- die Wirksamkeit der OIT
  - wird gemessen an der Verminderung der klinischen Reaktivität nach Exposition fortschreitend ansteigender Dosen von Hühnereiweiß,
  - ist assoziiert mit einem Anstieg von tolerogenen T-Lymphozyten, einem Abfall des Allergen-spezifischen IgE und einem Anstieg des Allergenspezifischen IgG4,
  - kann innerhalb von Tagen oder Wochen nach Beendigung der Allergenaufnahme verloren gehen oder dauerhaft auch ohne regelmäßige Einnahme des Allergens anhalten,

---

1320 Martorell A, Alonso E, Echeverría L, Escudero C, García-Rodríguez R, Blasco C, Bone J, Borja-Segade J, Bracamonte T, Claver A, Corzo JL, De la Hoz B, Del Olmo R, Dominguez O, Fuentes-Aparicio V, Guallar I, Larramona H, Martín-Muñoz F, Matheu V, Michavila A, Ojeda I, Ojeda P, Piquer M, Poza P, Reche M, Rodríguez Del Río P, Rodríguez M, Ruano F, Sánchez-García S, Terrados S, Valdesoiro L, Vazquez-Ortiz M. Oral Immunotherapy for Food Allergy: A Spanish Guideline. Egg and Milk Immunotherapy Spanish Guide (ITEMS GUIDE). Part II: Maintenance Phase of Cow Milk (CM) and Egg Oral Immunotherapy (OIT), Special Treatment Dosing Schedules. Models of Dosing Schedules of OIT With CM and Egg. J Investig Allergol Clin Immunol. 2017;27(5):279–290.

- ist belastet mit dem Risiko einer allergischen Reaktion,[1321, 1322, 1323] welche in mindestens 20 % der Fälle zu einer Beendigung der Therapie führt;
- kann durch Gabe von Anti-IgE-Antikörpern Nebenwirkungs-ärmer gestaltet werden.[1324]

Erdnussallergie

Die Erdnussallergie gehört zu den häufigsten und schwerwiegendsten Lebensmittelallergien und ist ein wachsendes Problem. In der westlichen Welt sind etwa 1–3 % der Kinder betroffen. In den letzten 10–15 Jahren hat sich die Prävalenz mindestens verdreifacht, so z. B. in den USA, in Großbritannien und in Australien. Ein ähnlicher großer Anstieg ist auch in den Entwicklungsländern zu verzeichnen.[1325, 1326]
Die Erdnussallergie wird häufig im Kindesalter (meist in den ersten zwei Jahren) erworben und bleibt meist ein Leben lang bestehen,

- bei nur etwa 20 % der Kinder entwickelt sich im späteren Leben eine Toleranz, welche jedoch nicht immer beständig ist und durchbrochen werden kann,
- die Symptome treten innerhalb von Sekunden bis etwa 2 Stunden nach der Einnahme auf, betreffen die Haut (Urtikaria, Angioödeme, Ekzeme), den Magen-Darm-Trakt (Schmerzen, Krämpfe, Erbrechen, Durchfall) und die Atemwege (Husten, Pfeifen, Luftnot) und können in eine Anaphylaxie enden, wobei
- die Erdnussallergie gilt als führende Ursache eines tödlichen anaphylaktischen Schocks bei Lebensmittelallergien.[1327]

Erdnussallergien sind zwar im Wesentlichen IgE-vermittelt, werden jedoch durch folgende Besonderheiten der Erdnussallergene (z. B. Vicilin, Conglutin, Glycinin, Profilin, Oleosin, im besonderen Ara h1) verstärkt:[1328]

- sie sind resistent gegen Verdauungsenzyme und weisen somit eine nachhaltige Wirkung auf,

---

1321 Machinena A, Lozano J, Piquer M, Gereda D, Mauledoux J, Riggioni C, Plaza AM, Alvaro M. Oral Immunotherapy Protocol for hen's egg allergic children: improving safety. Pediatr Allergy Immunol. 2019. doi: 10.1111/pai.13087.

1322 Wood RA. Oral Immunotherapy for Food Allergy. J Investig Allergol Clin Immunol. 2017;27(3):151–159.

1323 Arasi S, Caminiti L, Crisafulli G, Panasiti I, Barbalace A, Passalacqua G, Pajno GB. The safety of oral immunotherapy for food allergy during maintenance phase: Effect of counselling on adverse reactions. World Allergy Organ J. 2019;12(1):100010. doi: 10.1016/j.waojou.2018.11.008.

1324 Martorell-Calatayud C, Michavila-Gómez A, Martorell-Aragonés A, Molini-Menchón N, Cerdá-Mir JC, Félix-Toledo R, De Las Marinas-Álvarez MD. Anti-IgE-assisted desensitization to egg and cow's milk in patients refractory to conventional oral immunotherapy. Pediatr Allergy Immunol. 2016;27(5):544–6.

1325 Fleischer DM, Sicherer S, Greenhawt M, Campbell D, Chan ES, Muraro A, Halken S, Katz Y, Ebisawa M, Eichenfield L, Sampson H. Consensus communication on early peanut introduction and the prevention of peanut allergy in high-risk infants. World Allergy Organ J. 2015;8(1):27. doi: 10.1186/s40413-015-0076-x.

1326 Patel R, Koterba AP. Peanut Allergy. StatPearls [Internet]. Treasure Island (FL): StatPearls Publishing; 2019 Feb 12. https://www.ncbi.nlm.nih.gov/books/NBK538526/.

1327 Finkelman FD. Peanut allergy and anaphylaxis. Curr Opin Immunol. 2010;22(6):783–8.

1328 Finkelman FD. Peanut allergy and anaphylaxis. Curr Opin Immunol. 2010;22(6):783–8.

- sie aktivieren direkt Antigen-präsentierende Dendritische Zellen für die Prägung von TH2-Lymphozyten und
- sie lösen zudem pseudoallergische Reaktionen aus, da sie Komplement aktivieren können und hierdurch die Entstehung von Anaphylatoxinen provozieren.[1329]

Als eine der Ursachen der zunehmenden Prävalenz wird der zunehmende Verbrauch von Erdnussprodukten gesehen,

- deren Stäube und Fette dermal und/oder auch aerogen sensibilieren,[1330, 1331]
- da Kleinkinder (von nichtallergischen Müttern) vor jeglicher oraler Einnahme von Erdnussprodukten bereits eine Erdnussallergie aufweisen können.[1332, 1333]

Wenn eine klinisch wirksame Sensibilisierung (nachgewiesen durch Auslösung einer Allergie bei oraler Zweitexposition) bereits stattgefunden hat, ist eine Erdnussallergie bislang nur wirksam zu verhüten durch eine rigorose Allergenkarenz.

Bei Kindern, welche gegen Erdnussallergene noch nicht wirksam sensibilisiert worden sind, scheint eine frühkindliche orale Einnahme von Erdnussallergenen eine präventive Wirkung aufzuweisen. Dieses ergibt sich aus folgenden Befunden:

- jüdische Kinder in Israel werden bereits im ersten Lebensjahr mit Erdnuss-haltigen Nahrungsmitteln (z. B. Erdnussbutter) ernährt; bei diesen Kindern liegt der Prozentanteil mit Erdnussallergie um ca. 90 % niedriger als bei jüdischen Kindern in Großbritannien, welche praktisch keine Erdnussallergen-haltige Nahrung erhalten,[1334]
- Kinder, in deren Beikost beginnend mit 4–11 Monaten bis zum 5. Lebensjahr regelmäßig Erdnussallergene (Erdnussbutter oder fein zerkleinerte Erdnüsse) enthalten war, entwickelten deutlich weniger (bis zu ca. 3 %) Erdnussallergien als Kinder, bei denen eine Erdnussexposition komplett vermieden wurde (Erdnussallergie-Rate ca. 17 %).[1335]

1329 Khodoun M, Strait R, Orekov T, Hogan S, Karasuyama H, Herbert DR, Köhl J, Finkelman FD. Peanuts can contribute to anaphylactic shock by activating complement. J Allergy Clin Immunol. 2009;123(2):342–51.

1330 Fox AT, Sasieni P, du Toit G, Syed H, Lack G. Household peanut consumption as a risk factor for the development of peanut allergy. J Allergy Clin Immunol. 2009;123(2):417–23.

1331 Foong RX, Brough H. The role of environmental exposure to peanut in the development of clinical allergy to peanut. Clin Exp Allergy. 2017;47(10):1232–1238.

1332 Fox AT, Sasieni P, du Toit G, Syed H, Lack G. Household peanut consumption as a risk factor for the development of peanut allergy. J Allergy Clin Immunol. 2009;123(2):417–23.

1333 Stiefel G, Anagnostou K, Boyle RJ, Brathwaite N, Ewan P, Fox AT, Huber P, Luyt D, Till SJ, Venter C, Clark AT. BSACI guideline for the diagnosis and management of peanut and tree nut allergy. Clin Exp Allergy. 2017;47(6):719–739.

1334 Du Toit G, Katz Y, Sasieni P, Mesher D, Maleki SJ, Fisher HR, Fox AT, Turcanu V, Amir T, Zadik-Mnuhin G, Cohen A, Livne I, Lack G. Early consumption of peanuts in infancy is associated with a low prevalence of peanut allergy. J Allergy Clin Immunol. 2008;122(5):984–91.

1335 Young MC. Taking the leap earlier: the timing of tolerance. Curr Opin Pediatr. 2015;27(6):736–40.

Daher wird der regelmäßige frühkindliche Konsum von Erdnussprodukten zur Prävention der Erdnussallergie empfohlen.[1336, 1337]

6.3 Gluten-Unverträglichkeit

Getreidekörner enthalten als Proteine neben Albuminen im Besonderen

- Globuline unterteilt in α- und β-Amylasen und deren Inhibitoren und Lipid-Transfer-Proteine (LTP),
- Gliadine unterteilt in α/β-Gliadine, γ-Gliadine und ω-Gliadine,
- Glutenine (Prolamine oder Gluten) unterteilt in hochmolekulare (HMW-) und niedrigmolekulare (LMW-) Glutenine.

Gluten (Klebereiweiß) ist ein Bestandteil von Weizen, Gerste, Roggen, Dinkel, Kamut, Emmer, Einkorn, Grünkern und von daraus hergestellten Produkten.

Der Verzehr von Gluten gilt als Auslöser der Zöliakie. Diese weist klinisch unterschiedliche Formen auf (siehe Tab. 6.5) und besitzt charakteristische genetische, allergische und autoimmune Komponenten.[1338, 1339, 1340]

1336 Fleischer DM, Sicherer S, Greenhawt M, Campbell D, Chan ES, Muraro A, Halken S, Katz Y, Ebisawa M, Eichenfield L, Sampson H. Consensus communication on early peanut introduction and the prevention of peanut allergy in high-risk infants. World Allergy Organ J. 2015;8(1):27. doi: 10.1186/s40413-015-0076-x.

1337 Fleischer DM, Sicherer S, Greenhawt M, Campbell D, Chan E, Muraro A, Halken S, Katz Y, Ebisawa M, Eichenfield L, Sampson H, Lack G, Du Toit G, Roberts G, Bahnson H, Feeney M, Hourihane J, Spergel J, Young M, As'aad A, Allen K, Prescott S, Kapur S, Saito H, Agache I, Akdis CA, Arshad H, Beyer K, Dubois A, Eigenmann P, Fernandez-Rivas M, Grimshaw K, Hoffman-Sommergruber K, Host A, Lau S, O'Mahony L, Mills C, Papadopoulos N, Venter C, Agmon-Levin N, Kessel A, Antaya R, Drolet B, Rosenwasser L. Consensus Communication on Early Peanut Introduction and Prevention of Peanut Allergy in High-Risk Infants. Pediatr Dermatol. 2016;33(1):103–6.

1338 Schuppan D, Zimmer KP. Diagnostik und Therapie der Zöliakie. Dtsch Arztebl Int. 2013;110(49):835–846.

1339 https://www.dgvs.de/wp-content/uploads/2016/11/DGVS_Empfehlung_fuer_Zoeliakie.pdf.

1340 https://www.uniklinik-ulm.de/fileadmin/default/09_Sonstige/Klinische-Chemie/Seiteninhalte/Seiteninhalte_H/HLA-DQ8__Zoeliakie_.pdf.

Tab. 6.5: Unterschiedliche Formen der Zöliakie.[1341]

Formen der Zöliakie		dominante klinische Symptome	Histologie Duodenum	HLADQ2/ DQ8	Isotyp und Spezifität/ Antigen des Serum-Antikörpers		Symptom-minderung bei Gluten-karenz
sympto-matisch	klassisch	chronisch-entzündliche Darm-erkrankung	Entzündung, Zotten-atrophie	+	**IgA oder IgG:** Gewebetrans-glutaminase (TG2), Endomysium (EMA) **IgG:** deamidierte Gliadinpeptide (dGP)	+	ja
	atypisch	chronisch-entzündliche Haut-erkrankung	Entzündung, Zotten-atrophie	+		+	ja
subklinisch		keine	Entzündung, Zotten-atrophie	+		+	(nein)
refraktär		chronisch-entzündliche Darm-erkrankung	Entzündung, Zotten-atrophie	+		+	nein
		chronisch-entzündliche Haut-erkrankung		+		+	nein
potentiell		keine	normal	+		+	(nein)

Als **Risikofaktoren** für die Entwicklung einer Zöliakie gelten

- eine genetische Disposition (siehe Kap. 10),
- Autoimmunerkrankungen wie Diabetes mellitus Typ 1, Autoimmunthyreoiditis, Autoimmunhepatitis,
- Trisomie,
- vorzeitige oder zu hohe Fütterung von Gluten im Säuglingssalter und
- Mangel an IgA.

Immunpathologisch entwickelt sich die Zöliakie in folgenden Stufen:

- Im Duodenum dringen solche Glutenpeptide (im Besonderen Gliadin), die resistent sind gegenüber Verdauungsenzymen, transepithelial in die Lamina propria des Darmepithels ein und werden dort durch die Gewebetransglutaminase (TG2) deamidiert (Überführung eines neutralen Glutaminrestes in einen sauren Glutaminsäurerest),
- Deamidiertes Gliadin wird von Dendritischen Zellen aufgenommen und besser als das ursprüngliche Gliadin auf HLA-DQ2 oder HLA-DQ8 präsentiert zur Aktivierung von

1341 https://www.dgvs.de/wp-content/uploads/2016/11/DGVS_Empfehlung_fuer_Zoeliakie.pdf.

Gliadin-spezifischen TH1-Lymphozyten und zytotoxischen T-Lymphozyten (CTL). Diese
  - exprimieren proinflammatorische Zytokine (im Besonderen IL-8, IL-15, IL-18, IL-21, IFNγ, TNFα, siehe Kap. 2.5.2) und zytotoxische und proapoptotische Substanzen (siehe Kap. 2.4),
  - aktivieren gemeinsam mit Glutenpeptiden Makrophagen und prägen diese zum M1 Typ (siehe Kap. 2.1.1), der proinflammatorische Zytokine, Mediatoren und Matrix-Metalloproteasen freisetzt und
  - führen in der Duodenalschleimhaut zu entzündlichen Infiltraten, zur Apoptose der Darmepithelzellen, zum Umbau mit Zottenatrophie und Kryptenhyperplasie und zur Malabsorption.
- Zugleich werden B-Lymphozyten, spezifisch für das deamidierte Gliadin oder für die Autoantigene Gewebetransglutaminase (TG2) oder Endomysium (EMA) durch das jeweilige Allergen bzw. Autoantigen stimuliert zur Bildung von vorzugsweise IgA- (oder IgG-) Antikörpern. Diagnostisch charakteristisch für die Zöliakie sind daher
  - erhöhte Serum-Auto-Antikörper (vorrangig IgA, bei IgA-Mangel von IgG) gegen Gewebetransglutaminase (TG2) bzw. gegen Endomysium (EMA, wobei TG2 das wesentliche Autoantigen von EMA darstellt) und
  - erhöhte Antikörper (vorrangig IgG) gegen deamidierte Gliadinpeptide (dGP), im Besonderen bei IgA-Mangel.

Bei der **klassischen Zöliakie** dominieren folgende **klinische Symptome:**
- gering- bis schwergradige Diarrhöen und Obstipationen, Übelkeit und Erbrechen, Flatulenz, chronische Bauchschmerzen, Steatorrhö,
- Malabsorption von Nahrungsstoffen inklusive Vitaminen mit Gewichtsverlust, Wachstumsstörungen, Eiweißmangelödemen, Anämie, Hämatomen, Osteoporose/Osteomalazie, Zahnschmelzveränderungen,
- Poly-Neuropathien, Muskelschwäche, Nachtblindheit.

Die **dermale (atypische) Form der Zöliakie** (Dermatitis herpetiformis Duhring / Morbus Duhring) zeichnet sich aus durch
- herpesähnlich gruppierte subepidermale Bläschen, Rötungen, Ekzeme und Quaddeln und starkem brennenden Juckreiz,
- Lokalisationen an Ellbogen und Knie, aber auch Kopfhaut, Stirn, Schultern, Gesäß und im oberen Brustbereich.

Weitere **extraintestinale Formen der Zöliakie** umfassen Hepatopathien, IgA-Nephropathie, Temporallappen-Epilepsie, zerebelläre Ataxie, periphere Neuropathie, Lungenhämosiderose oder „unspezifische" Symptome wie Gelenkbeschwerden, Erschöpfung, Kopfschmerzen, Stimmungsschwankungen (Depression) und Obstipation.[1342]

1342 Schuppan D, Zimmer KP. Diagnostik und Therapie der Zöliakie. Dtsch Arztebl Int 2013;110(49):835–846.

Die **Diagnostik der Zöliakie** sollte an Patienten mit aktueller Gluten-Ernährung durchgeführt werden und umfasst den Nachweis[1343]

- von intestinalen und ggfs. extraintestinalen klinischen Symptomen,
- erhöhter Serum-Antikörper-Spiegel (IgA, bei IgA-Mangel von IgG)
  - bevorzugt gegen Gewebetransglutaminase/TG2 (≥ 1 : 10) bzw.gegen Endomysium/EMA (> 1.5) und
  - bei IgA-Mangel auch gegen deamidiertes Gliadin,
- von HLADQ2 oder HLADQ8 (siehe Kap. 10),
- von entzündlichen Infiltraten, Zottenatrophie und Kryptenhyperplasie in der Duodenalschleimhaut.

Eine **Remission** der klinischen und serologischen Befunde ist bei einer beharrlich eingehaltenen Antigen/Allergen-Karenz, d. h. einer Gluten-freien Ernährung, meist innerhalb 3–12 Monaten möglich.

Eine **Gluten-freie Ernährung** beinhaltet im Wesentlichen

- Mais, Reis, Hirse, Buchweizen, Fuchsschwanz, Reismelde, Manioka,
- Hafer, da er nur geringe Mengen an Gluten enthält und falls diese sich bei einer Vorprüfung als verträglich erweisen,
- Kartoffeln, Bohnen, Sojabohnen, Milch und Milchprodukte, Fleisch, Fisch,
- eine Aufnahme von ≤ 10 mg Gluten/Tag, da
  - diese Menge nicht oder nur selten Schleimhautbeschwerden bewirkt und
  - größere Mengen an Gluten das Risiko von allergischen Reaktionen bzw. eines Rezidivs in sich bergen.

Ist eine Remission durch eine Gluten-freie Diät nicht zu erzielen, liegt bei etwa 30 % der Fälle eine refraktäre Zöliakie mit Ausbildung einer Zottenatrophie vor. Von diesen

- zeigt Typ 1 im Darmepithel eine entzündliche Infiltration von typischen normalen Lymphozyten, ist mit Immunsuppressiva (Steroide, *Azathioprin*) behandelbar und besitzt eine gute Prognose,
- sind beim Typ 2 in der Darmschleimhaut vermehrt atypische, monoklonale Lymphozyten anzutreffen, wobei
  - die Behandlung dieses Typs weitaus schwieriger ist und
  - rund die Hälfte dieser Patienten innerhalb von drei bis fünf Jahren ein intestinales T-Zell-Lymphom entwickelt, dessen Prognose äußerst schlecht ist.

Eine **Prävention** der Zöliakie kann bereits im Säuglingsalter in folgender Weise durchgeführt werden:

- Gluten-Zugabe in die Beikost oder Zufütterung Gluten-haltiger Nahrungsmittel
  - Beginn nach der 17. Woche (nicht vorher) und vor der 26. Woche (nicht später),

---

1343 https://www.uniklinik-ulm.de/fileadmin/default/09_Sonstige/Klinische-Chemie/Seiteninhalte/Seiteninhalte_H/HLA-DQ8__Zoeliakie_.pdf.

  - anfangs in geringen Mengen, die langsam (über 10–12 Wochen) etwas erhöht werden,
  - früherer oder späterer Beginn der Glutenbeifütterung oder höhere Mengen an Gluten erhöhen das Risiko der Zöliakie,
- Muttermilch (Stillen) als Hauptnahrung über den gesamten Zeitraum der ansteigenden Gluten-Zuführung.

6.4 Weizenallergie und Nichtzöliakie-Nichtweizenallergie-Weizensensitivität

Die **Weizenallergie** ist von der Zöliakie zu unterscheiden durch

- IgE-Antikörper und/oder T-Lymphozyten im Blut spezifisch für Weizen-Allergene, im Besonderen
  - ω-5-Gliadin, γ-Gliadin, Amylase-Trypsin-Inhibitoren (ATIs),
  - Thioredoxin und/oder Lipid-Transfer-Protein,
- positive Hautteste (Prick-Test) auf Weizen-Allergene,
- allergische Symptome nach Aufnahme von Weizenprodukten in
  - Mund, Nase, Augen und Rachen (Schwellung, Jucken oder Kratzgefühl),
  - der Haut (atopisches Ekzem, Urticaria),
  - der Lunge (Atemnot, Asthma, Bäckerasthma) und/oder
  - dem Gastrointestinaltrakt (Krämpfe, Übelkeit, Erbrechen, Blähungen, Diarrhö),
- wobei die gastrointestinalen Formen der Weizenallergie klinisch nicht eindeutig von einer Zöliakie zu unterscheiden sind.

Durch eine konsequente Weizenkarenz in der Ernährung und über einige Wochen, gefolgt von einer Weizenexposition, lässt sich an Hand der Abnahme und dem Wiederaufleben der Symptome die Weizenallergie belegen oder bestätigen.

Die **Weizen-abhängige Sport-induzierte Anaphylaxie (WDEIA**/wheat-dependent exercise-induced anaphylaxis) ist eine seltene Sonderform der Weizenallergie, charakterisiert durch[1344]

- IgE-Antikörper spezifisch für immundominante Epitope auf ω5-Gliadin und/oder auf hochmolekularen (HMW-) Gluteninen,
- Kofaktoren wie Konsum von Weizenprodukten (aber auch Alkohol, Infektionen, und/oder Einnahme von Schmerzmitteln wie Acetylsalizylsäure oder Nichtsteroidale antiinflammatorische Arzneimittel/NSAID) vor Sportbeginn und
- systemische allergische Reaktionen, die mit Urticaria beginnen und über Angioedeme, Dyspnoe, Blutunterdruck und Kollaps häufig mit dem anaphylaktischen Schock enden.

1344 Scherf KA, Brockow K, Biedermann T, Koehler P, Wieser H. Wheat-dependent exercise-induced anaphylaxis. Clin Exp Allergy. 2016;46(1):10–20.

Vermutet wird, dass durch die Kofaktoren die gastrointestinale Permeabilität für Allergene erhöht und der Schwellenwert für die IgE-mediierte Degranulation von Mastzellen erniedrigt wird.

Als wesentliche Präventionsmaßmaßnahme gilt eine Karenz der relevanten Kofaktoren vor Sportbeginn.

Für die **Nichtzöliakie-Nichtweizenallergie-Weizensensitivität** ist die Qualität der Evidenz ihrer Existenz relativ gering. Im Besonderen fehlen klare international akzeptierte Definitionen.[1345] Möglicherweise sind es Symptome bedingt durch Weizenbestandteile wie

- Amylase-Trypsin-Inhibitoren (ATIs), welche Zellen des angeborenen Immunsystem über Toll-like-4-Rezeptoren aktivieren und/oder
- nicht resorbierbare FODMAPs (Fermentierbare Oligo-, Di- und Monosaccharide und Polyole), welche die Darmschleimhaut reizen könnten (siehe Kap. 6.6).

Zu prüfen ist dieses durch eine konsequente Weizenkarenz in der Ernährung und über einige Wochen, gefolgt von einer Weizenexposition.

Grundsätzlich ist jedoch zu bedenken, dass Patienten ohne Zöliakie,

- welche glauben, an sich selbst eine Nichtzöliakie-Gluten-Sensitivität festgestellt zu haben oder
- deren Ziel es ist, ihre körperliche Kondition oder ihre Krankheiten wie Autismus und Rheumatoide Arthritis oder ihre psychiatrischen Probleme über eine Gluten-freie Diät zu verbessern,
- möglichst von einer Gluten-freien Diät abgeraten wird,[1346] weil die Wahrscheinlichkeit hoch ist
  - dass die Gluten-freie Diät ihrerseits physische und psychische Probleme auslöst und
  - dass sich hinter den meist selbstdiagnostizierten Symptomen häufig andere Krankheiten verbergen.

6.5 Glutamat-Unverträglichkeit

Glutamat ist ein wesentlicher Inhaltsstoff aller Protein-haltigen Lebensmittel und wird eingenommen[1347, 1348]

1345 https://www.dgvs.de/wp-content/uploads/2016/11/DGVS_Empfehlung_fuer_Zoeliakie.pdf.

1346 Biesiekierski JR, Iven J. Non-coeliac gluten sensitivity: piecing the puzzle together (2015). United European Gastroenterol J. 3: 160–165.

1347 https://www.ars.usda.gov/northeast-area/beltsville-md-bhnrc/beltsville-human-nutrition-research-center/nutrient-data-laboratory/.

1348 Beyreuther K, Biesalski HK, Fernstrom JD, Grimm P, Hammes WP, Heinemann U, Kempski O, Stehle P, Steinhart H, Walker R. Consensus meeting: monosodium glutamate – an update. Eur J Clin Nutr. 2007;61(3):304–13.

- als natürlicher Bestandteil einer europäischen Mischkost in Mengen von etwa 5–12 g/Tag (als freie Substanz: ca. 1 g, Protein-gebunden: ca. 10 g),
  - besonders über Milchprodukte und fermentierte bzw. hydrolysierte Lebensmittel,
- als zugesetzter Geschmacksverstärker (ca. 0,4 g/Tag), in Form von L-Glutaminsäure (E 620) und/oder als deren Salze (Mono-Natrium-Glutamat: E 621, Mono-Kalium- Glutamat: E 622, Kalzium-Diglutamat: E 623, Mono-Ammonium-Glutamat: E 624 und Magnesium-Diglutamat: E 625).

Über **akute Unverträglichkeitsreaktionen** (im Besonderen Kopfschmerzen, Juckreiz und Übelkeiten) auf Glutamate wurde als **„Chinarestaurant-Syndrom“** berichtet.[1349, 1350]

- Dieser „Glutamat-Symptom-Komplex“ soll auftreten
  - bei ansonsten gesunden Personen nach Verabreichung großer Mengen Natriumglutamat (3 g oder mehr) auf nüchternen Magen. Bestätigt wurden solcher Art Nebenwirkungen in einer Placebo-kontrollierten, doppelt verblindeten Expositionsstudie nach 5 g/Glutamat/Tag bei Patienten mit subjektiv empfundener Unverträglich gegenüber Glutamat,[1351]
  - bei Personen mit schwerem Asthma auf Grund einer besonderen Empfindlichkeit;[1352]
- Im Widerspruch hierzu konnte in einer Reihe anderer Placebo-kontrollierter, doppelt verblindeter Expositionsstudien
  - weder nach 1,5, 3,0 oder 3,15 g,[1353, 1354] noch nach 8 g oder 12 g Natrium-Glutamat/Tag[1355] ein Unterschied zur Placebogabe festgestellt werden.
- Direkt durch Glutamate erzeugte Nebenwirkungen sind somit zweifelhaft.

Durch **Förderung der IgE-Synthese** scheinen Glutamate jedoch die Allergie zu beeinflussen:

- B-Lymphozyten exprimieren
  - KAR (Kainat-Säure-Rezeptoren), welche zu den drei Typen von Glutamat- Rezeptoren gehören, die benannt werden nach ihren bevorzugten Liganden AMPA (α-amino-

---

1349 Kwok RHM, “Chinese restaurant syndrome”, N. Engl. J. Med. 1968, 18 (178): 796.

1350 Schaumburg HH, Byck R, Gerstl R, Mashman JH. Monosodium L-glutamate: its pharmacology and role in the Chinese restaurant syndrome. Science. 1969;163(3869):826–8.

1351 Yang WH, Drouin MA, Herbert M, Mao Y, Karsh J. The monosodium glutamate symptom complex: assessment in a double-blind, placebo-controlled, randomized study. J Allergy Clin Immunol. 1997;99(6 Pt 1):757–62.

1352 https://www.bfr.bund.de/cm/343/ueberempfindlichkeitsreaktionen_durch_glutamat_in_lebensmitteln.pdf.

1353 Tarasoff L, Kelly MF. Monosodium L-glutamate: a double-blind study and review. Food Chem Toxicol. 1993;31(12):1019–35.

1354 Prawirohardjono W, Dwiprahasto I, Astuti I, Hadiwandowo S, Kristin E, Muhammad M, Kelly MF. The administration to Indonesians of monosodium L-glutamate in Indonesian foods: an assessment of adverse reactions in a randomized double-blind, crossover, placebo-controlled study. J Nutr. 2000;130(4S Suppl):1074–6.

1355 Rosenblum I, Bradley J, Coulston F. Single and double blind studies with oral monosodium glutamate in man., Toxicology and Applied Pharmacology. 1971, **18** (2): 367–373.

3-hydroxy-5-methyl-4-isoxazole Propion-Säure) und NMDA (N-methyl-D-aspartic Säure) und
  - den geringaffinen IgE-Fc-Rezeptor FcεRII/CD23, welcher als hemmender Rezeptor für die IgE-Synthese gilt und der (siehe Kap. 3.1)
    - durch Matrix-Metallo-Proteasen (im Besonderen ADAM10) gespalten wird in den löslichen sCD23,
    - welcher als sCD23 die IgE-Synthese durch Bindung an IgE kompetitiv zum membranständigen CD23 fördert;
- Glutamate aktivieren den KAR der B-Lymphozyten und bewirken hierdurch[1356]
  - eine erhöhte Expression der Matrix-Metallo-Protease ADAM10 und damit eine verstärkte Freisetzung von sCD23,
  - durch das freigesetzte sCD23 eine Verstärkung der Proliferation und der Immunoglobulin-Produktion, im Besonderen von IgE,
    - ADAM10 Inhibitoren vermindern dagegen die IgE-Synthese.

Glutamate könnten somit durch Förderung der IgE-Synthese allergische Reaktionen gegen solche Allergene unterstützen, welche gleichzeitig zur Glutamataufnahme in den Körper eindringen.

6.6 Unverträglichkeiten von Lactose, Fructose, Fructane, Galactane, Sorbit (FODMAPs)

Differentialdiagnostisch von allergischen Lebensmittel-Reaktionen oder intestinalen Autoimmunerkrankungen sind abzugrenzen intestinale Unverträglichkeitsreaktionen durch vergärbare Zucker und mehrwehrtige Alkohole (Fermentable Oligo-, Di- and Monosaccharides and Polyols/FODMAPs). Zu diesen gehören im Besonderen Lactose, Fructose, Fructane, Galactane und Sorbit (siehe Tab. 6.6). Falls deren Resorption im Dünndarm unzureichend ist (Malabsorption), werden sie durch die bakterielle Mikroflora des Dickdarms vergoren zu kurzen Fettsäuren, Methan, Wasserstoff und CO_2. In einem Teil dieser Fälle (z. B. bei Lactose-Malsorption in etwa 30 %) erzeugen diese Gärprodukte klinische Probleme (eine Lactose-, Fructose-, Fructan-, Galactan- oder Sorbit-Intoleranz) mit Blähungen, Bauchkrämpfen, Übelkeit, Erbrechen, Durchfällen, Verstopfungen und Beeinträchtigungen des Allgemeinbefindens.

1356 Sturgill JL, Mathews J, Scherle P, Conrad DH. Glutamate signaling through the kainate receptor enhances human immunoglobulin production. J Neuroimmunol. 2011;233(1–2):80–9.

Tab. 6.6: Lebenmittelunverträglichkeiten durch Saccharide/FODMAPs.[1357]

Sacharide		mangelhafte Absorption im Dünndarm durch	relative Häufigkeit	
Fructose	Monosaccharide	relativ oder absolut unzureichende Expression/ Funktion von GLUT-5 und/oder GLUT-2-Transportes		häufig 5–25 %
Glucose **Galactose**		Defektmutationen des Na/Glucose-Kotransporters (Glucose-Galactose-Malabsorption/ GGM)[1358, 1359]	selten	
Lactose	Disaccharid Glucose/ Galactose	Defekt-Mutation (autosomal/rezessiv) des Lactase-Gens		
		erworbener (Alter: > 5–10-Jährige, entzündliche Darmerkrankung) Laktase-Mangel		häufig 7–20 %
Saccharose	Disaccharid Glucose/ Fructose	Defektmutationen des Gens für die Sucrase-Isomaltase (Congenital Sucrase-Maltase Deficiency/CSID)[1360, 1361]	selten	häufig (Eskimos)
		entzündliche Darmerkrankungen mit Verminderung der Expression des Sucrase-Isomaltase-Gens[1362]		
Trehalose	Disaccharid Glucoes/ Fructose	erworbener (chronische Dünndarmentzündung) Trehalase-Mangel[1363]		
Fructane	Fructose-Polymere	relativ oder absolut unzureichende Expression/ Funktion des GLUT-5-Transportes		häufig
Galactane	Galactose-Polymere	Defektmutationen des Na/Glucose-Kotransporters (Glucose-Galactose Malabsorption/GGM)	selten	
		Defekt-Mutation des Lactase-Gens		
		erworbener Lactasemangel		häufig (8–12 %)
Sorbit (Sorbitol)	Zuckeralkohol (Polyol)	mangelhafte Absorption (Diffusion) im Dünndarm[1364]		

1357 Raithel M, Weidenhiller M, Hagel AFK, Hetterich U, Neurath MF, Konturek PC. Kohlenhydratmalassimilation häufig vorkommender Mono- und Disaccharide. Dtsch Ärztebl. 2013;110(46):775–782.

1358 Berni Canani R, Pezzella V, Amoroso A, Cozzolino T, Di Scala C, Passariello A. Diagnosing and Treating Intolerance to Carbohydrates in Children. Nutrients. 2016;8(3):157. doi: 10.3390/nu8030157.

1359 Anderson S, Koniaris S, Xin B, Brooks SS. Congenital Glucose-Galactose Malabsorption: A Case Report. J Pediatr Health Care. 2017;31(4):506–510.

1360 Berni Canani R, Pezzella V, Amoroso A, Cozzolino T, Di Scala C, Passariello A. Diagnosing and Treating Intolerance to Carbohydrates in Children. Nutrients. 2016;8(3):157. doi: 10.3390/nu8030157.

1361 Anderson S, Koniaris S, Xin B, Brooks SS. Congenital Glucose-Galactose Malabsorption: A Case Report. J Pediatr Health Care. 2017;31(4):506–510.

1362 Goda T, Honma K.· Molecular Regulations of Mucosal Maltase Expressions. J Pediatr Gastroenterol Nutr. 2018;66 Suppl 3:14–17.

1363 https://omim.org/entry/612119.

1364 Montalto M, Gallo A, Ojetti V, Gasbarrini A. Fructose, trehalose and sorbitol malabsorption. Eur Rev Med Pharmacol Sci. 2013;17 Suppl 2:26–9.

▼
Mikroflora im Dickdarm
▼
Vergärung der Saccharide in kurze Fettsäuren, Methan, Wasserstoff, CO_2.
▼
Blähungen, Bauchkrämpfe, Übelkeit, Erbrechen, Durchfälle, Beeinträchtigung des Allgemeinbefindens

FODMAPs = Fermentable Oligo-, Di- and Monosaccharides and Polyols

Die intestinale Lactose-Unverträglichkeit entsteht durch einen Mangel an enteraler Lactase, welche im Dünndarm Lactose in die resorbierbare Galactose und Glucose spaltet. Das Ergebnis ist eine Lactose-Malabsorption im Dünndarm, die zu einer Lactose-Vergärung im Dickdarm führt, welche die Symptome der Lactose-Unverträglichkeit bewirkt. Es gibt mehrere Ursachen des Lactase-Mangels:[1365, 1366, 1367]

- der genetisch (Defekt-Mutation im Chr. 2q21) bedingte Lactase-Mangel; die hierdurch bedingte genetische Lactose-Unverträglichkeit ist extrem selten ist (nur ca. 40 Fälle sind bislang beschrieben worden),[1368]
- der erworbene Lactase-Mangel bzw. die erworbene Lactose-Unverträglichkeit; diese tritt häufig auf, jedoch regional sehr unterschiedlich
  - in Nord- und Mitteleuropa bei etwa 2 % (Schweden), 15 % (Deutschland) bis 18 % (Finnland) der Bevölkerung
  - in Asien bei ≥ 80 % der Bevölkerung

Der erworbene Lactasemangel kann entstehen durch[1369]

- Entwöhnung vom Milchkonsum als Säugling, Jugendlicher oder Erwachsener,
- Verminderung der Expression der Lactase im Dünndarmepithel mit zunehmendem Alter,
- Schäden am Dünndarmepithel z. B. durch bakterielle, virale oder parasitäre Infektionen; Antibiotika, Chemotherapeutika oder durch eine Strahlentherapie; durch Auto-

1365 Flom JD, Sicherer SH. Epidemiology of Cow's Milk Allergy. Nutrients. 2019;11(5). pii: E1051. doi: 10.3390/nu11051051.

1366 Varjú P, Gede N, Szakács Z, Hegyi P, Cazacu IM, Pécsi D, Fábián A, Szepes Z, Vincze Á, Tenk J, Balaskó M, Rumbus Z, Garami A, Csupor D, Czimmer J. Lactose intolerance but not lactose maldigestion is more frequent in patients with irritable bowel syndrome than in healthy controls: A meta-analysis. Neurogastroenterol Motil. 2019;31(5):e13527. doi: 10.1111/nmo.13527.

1367 Yang J, Deng Y, Chu H, Cong Y, Zhao J, Pohl D, Misselwitz B, Fried M, Dai N, Fox M. Prevalence and presentation of lactose intolerance and effects on dairy product intake in healthy subjects and patients with irritable bowel syndrome. Clin Gastroenterol Hepatol. 2013;11(3):262–268.

1368 Raithel M, Weidenhiller M, Hagel AFK, Hetterich U, Neurath MF, Konturek PC. Kohlenhydratmalassimilation häufig vorkommender Mono- und Disaccharide. Deutsches Ärzteblatt. 2013;110(46):775–782.

1369 Deng Y, Misselwitz B, Dai N, Fox M. Lactose Intolerance in Adults: Biological Mechanism and Dietary Management. Nutrients. 2015;7(9):8020–35.

immun- oder allergische Magen-Darmentzündungen oder durch Mangelernährungen und/oder Alkoholmissbrauch.

Die Symptome der Lactoseunverträglichkeit
- sind bedingt durch bakterielle Vergärung der Lactose im Dickdarm mit der Bildung von Milchsäure, Methan und Wasserstoff und
- umfassen Blähungen, Bauchkrämpfe, Übelkeit, Erbrechen, Durchfälle und Beeinträchtigung des Allgemeinbefindens.

Die **Diagnose** erfolgt
- durch eine konsequente Lactosekarenz in der Ernährung und über einige Tage, gefolgt von einer Lactose-Exposition, sodass sich an Hand der Abnahme und dem Wiederaufleben der Symptome die Lactoseintoleranz belegen lässt,
- durch den Lactose-Wasserstoff-Atemtest, bei welchem nach Einnahme von Lactose der im Dickdarm durch bakterielle Vergärung der Lactose entstehende Wasserstoff in der Atemluft gemessen wird,
- durch Messung der Glucose-Konzentration im Blut nach Einnahme von Lactose. Bei einem Lactase-Mangel im Dünndarm erfolgt keine enzymatische Aufspaltung der Lactose in Glucose und Galactose im Dünndarm und somit auch kein Anstieg der Blut-Glucose.

Die **Therapiemöglichkeiten** beinhalten[1370, 1371]
- Karenz von Lactose-haltigen Nahrungsmitteln (frische Milch und unvergorene Milchprodukte, Kondensmilch, viele Fertigprodukte, Milchschokolade) oder Konsum von Milchprodukten mit einem Lactosegehalt von < 0,1–1,0 %, d. h. nur solcher Milchprodukte (z. B. Joghurt, Sauermilch, Quark, Hartkäse), in denen die Lactose durch bakterielle Laktase (z. B. von Milchsäurebakterien) weitgehend gespalten wurde,[1372]
- Konsum einer regelrecht zusammengesetzten Kost (c. 50 % Kohlenhydrate, 15–20 % Eiweiß, 25–30 % Fett), sodass die Magenentleerungszeit verlängert und die intestinale Anflutung von Lactose gestreckt wird und/oder
- Substitution der Laktase in Tablettenform.

Die **intestinale Fructose-Unverträglichkeit** ist ähnlich wie bei der Lactose-Unverträglichkeit die Folge einer Fructose-Malabsorption im Dünndarm.[1373] Die Absorption von Fructose aus dem Lumen des Dünndarmes erfolgt über zwei Transportproteine der dortigen Epithelzellen:

1370 https://www.dge.de/index.php?id = 197&tx_ttnews%5Btt_news%5D = 114&cHash = 929087849897c28e656d6b098c0f82e0.

1371 Raithel M, Weidenhiller M, Hagel AFK, Hetterich U, Neurath MF, Konturek PC. Kohlenhydratmalassimilation häufig vorkommender Mono- und Disaccharide. Deutsches Ärzteblatt. 2013;110(46).775–782.

1372 Silanikove N, Leitner G, Merin U. The Interrelationships between Lactose Intolerance and the Modern Dairy Industry: Global Perspectives in Evolutional and Historical Backgrounds. Nutrients. 2015;7(9):7312–31.

1373 Chumpitazi BP, Shulman RJ. Dietary Carbohydrates and Childhood Functional Abdominal Pain. Ann Nutr Metab. 2016;68 Suppl 1:8–17.

- GLUT-5 ist spezifisch für Fructose; seine Expression wird durch Fructose gesteigert, seine Funktion durch Sorbit direkt gehemmt,[1374]
- GLUT-2 ist das Transportprotein für Glucose, Galactose und Fructose. Seine Expression wird gesteigert durch den Natrium/Glucose-Cotransporter 1 (SGLT1), welcher Glucose und Galactose transportiert.

Eine Fructose-Malabsorption
- ist ein relativ häufiges Ereignis (Prävalenz: 30–40 %) und kann entstehen
  - primär durch unzureichende Expression oder Funktion von GLUT-5, durch zu hohe Fruktosemengen (≥ 30–50 g/Stunde) oder Sorbitmengen (Sorbit kann intestinal in Fructose umgewandelt werden) oder zu geringe Glucose-Mengen (zu geringe Funktion des GLUT2-Transporters) in der Nahrung und/oder durch zu schnellen Transport des Darminhaltes,
  - sekundär durch Schädigung der Dünndarmschleimhaut (Zöliakie, Infektionen, Arzneimittel, Mangelernährung, Alkoholmissbrauch),
- führt in etwa 30 % der Fälle durch bakterielle Vergärung und Bildung von CO_2, Methan und Wasserstoff oder durch Osmose zu einer Fructose-Unverträglichkeit,
  - deren Symptome Blähungen, Bauchkrämpfe, Übelkeit, Erbrechen, Durchfälle, Verstopfungen und Beeinträchtigung des Allgemeinbefindens umfassen.

Die **Diagnose** der Fructose-Unverträglichkeit kann abgesichert werden
- durch den Fructose-Wasserstoffatemtest (siehe oben) nach oraler Aufnahme von ca. 25g Fructose, ggfs. kontrolliert über einen nachfolgenden Lactose-Wasserstoff-Atemtest,
- wobei jedoch vorher eine hereditäre Fruktose-Intoleranz auszuschließen ist, bei welcher
  - durch Defekt-Mutationen des Gens für Aldolase B das Fructose-1-phosphat in der Leberzelle sich anreichert, welches die Enzyme des Glukose-Stoffwechsels (Aldolase A für die Glycolyse, Fructose-1,6-biphosphatase für die Gluconeogenese und Glycogenphosphorylase für den Glykogenstoffwechsel) hemmt und somit
  - durch die orale Gabe von großen Mengen an Fructose eine Hypoglykämie bis hin zum hypoglykämischen Schock entstehen kann.

Die **Therapie** beinhaltet im Wesentlichen eine Ernährung, bei welcher[1375, 1376, 1377]
- Nahrungsmittel mit hohem Fructosegehalt deutlich vermindert werden wie z. B.
  - Äpfel, Birnen, Fruchtsäfte, Mais, Rosinen, Honig, Mango, Orangen, rote Johannisbeeren, Preisselbeeren, Quitten, Wassermelonen,

1374 Raithel M, Weidenhiller M, Hagel AFK, Hetterich U, Neurath MF, Konturek PC. Kohlenhydratmalassimilation häufig vorkommender Mono- und Disaccharide. Deutsches Ärzteblatt. 2013;110(46):775–782.

1375 https://www.dge.de/index.php?id = 197&tx_ttnews%5Btt_news%5D = 118&cHash = 935cd0c8041db540f98087142fca0fe6.

1376 Shepherd SJ, Gibson PR. Fructose malabsorption and symptoms of irritable bowel syndrome: guidelines for effective dietary management. J Am Diet Assoc. 2006;106(10):1631–9.

1377 https://www.lebensmittelunvertraeglichkeiten.de/wp-content/uploads/fructose-tabelle.pdf.

  - Gemüsesorten wie Mais, rote Paprika, Artischocken, Schwarzwurzeln,
  - Fertigprodukte und Getränke, denen Fructose und/oder Sorbit (E 420) zugesetzt worden ist, da Sorbit als Fructosealkohol die Resorption von Fructose im Dünndarm kompetitiv hemmt.[1378, 1379]
- der Fructose-Anteil aber doch noch so hoch bleibt, dass die Expression des GLUT-5-Transporters nicht beeinträchtigt wird und
- der Glucose-Anteil erhöht wird, um die Expression des GLUT-2-Transportproteins zu verstärken,[1380] wobei ein Verhältnis von Glucose zu Fructose von insgesamt mindestens 1 : 1 (gleich dem in der Saccharose) angestrebt werden sollte,
  - durch Erhöhung des Anteils von Obst, Obstsäften oder Gemüsesorten mit relativ hohem Glucose-Gehalt; hierzu gehören[1381] Aprikosen, Kaktusfeigen, Litchi, Pflaumen, Süß- und Sauerkirschen, Papaya, Chicoree, Mangold, Radieschen,
  - durch Einnahme von Glucose (Traubenzucker), wobei jedoch dessen Wirkung auf die Fructose-Resorption bei Fructose-Malabsortion fraglich ist,[1382]
- alle Nahrungsmittel im optimalen Verhältnis zueinander stehen mit[1383]
  - Brot, Getreideflocken, Nudeln, Reis, Kartoffeln etwa 30 %,
  - Gemüse etwa 26 %, Obst etwa 17 %,
  - Milch und Milchprodukten etwa 18 %,
  - Fisch, Fleisch, Geflügel, Eiern etwa 7 %,
  - Fetten und Ölen etwa 2 % oder 60–80 g/Tag und
  - Ballaststoffen von insgesamt etwa 30g/Tag.

In mindestens 50 % der Patienten mit **Reizdarm** (Irritable Bowel Syndrome/IBS) werden über Lactose und Fructose hinaus weitere Fermentierbare Oligo-, Di-, Monosaccharide und Polyole (FODMAPs) als Ursache verdächtigt.[1384, 1385, 1386] Zur Therapie wurde daher empfohlen

---

1378 Rumessen JJ, Gudmand-Høyer E. Malabsorption of fructose-sorbitol mixtures. Interactions causing abdominal distress. Scand J Gastroenterol. 1987;22(4):431–6.

1379 Gibson PR, Newnham E, Barrett JS, Shepherd SJ, Muir JG. Review article: fructose malabsorption and the bigger picture. Aliment Pharmacol Ther. 2007;25(4):349–63.

1380 Latulippe ME, Skoog SM. Fructose malabsorption and intolerance: effects of fructose with and without simultaneous glucose ingestion. Crit Rev Food Sci Nutr. 2011;51(7):583–92.

1381 https://www.lebensmittelunvertraeglichkeiten.de/wp-content/uploads/fructose-tabelle.pdf.

1382 Tuck CJ, Ross LA, Gibson PR, Barrett JS, Muir JG. Adding glucose to food and solutions to enhance fructose absorption is not effective in preventing fructose-induced functional gastrointestinal symptoms: randomised controlled trials in patients with fructose malabsorption. J Hum Nutr Diet. 2017;30(1):73–82.

1383 Sedlacek HH. Selbstheilungskräfte und Arzneimittelwirkungen. Berlin/Boston: de Gruyter 2016, 222–244.

1384 Deng Y, Misselwitz B, Dai N, Fox M. Lactose Intolerance in Adults: Biological Mechanism and Dietary Management. Nutrients. 2015;7(9):8020–35.

1385 Varjú P, Farkas N, Hegyi P, Garami A, Szabó I, Illés A, Solymár M, Vincze Á, Balaskó M, Pár G, Bajor J, Szűcs Á, Huszár O, Pécsi D, Czimmer J. Low fermentable oligosaccharides, disaccharides, monosaccharides and polyols (FODMAP) diet improves symptoms in adults suffering from irritable bowel syndrome (IBS) compared to standard IBS diet: A meta-analysis of clinical studies. PLoS One. 2017;12(8):e0182942. doi: 10.1371/journal.pone.0182942.

1386 Gibson PR, Shepherd SJ. Evidence-based dietary management of functional gastrointestinal symptoms: The FODMAP approach. J Gastroenterol Hepatol. 2010;25(2):252–8.

- eine Karenz Lactose-haltiger Nahrungsmittel und Reduktion der Fructose in der Nahrung,[1387]
- Bevorzugung von durchgegorenen Lebensmitteln, z. B. Joghurt ohne Zuckerzusatz, Backwaren aus durchgegorenem Sauerteig,
- eine Diät mit niedrigen FODMAPs weiterer Art,[1388, 1389] wobei die bisherigen klinischen Daten jedoch noch keine eindeutige Schlussfolgerung erlauben.[1390] Zu diesen verdächtigten **FODMAPs** gehören:
  - **Fructane/Fructose-Polymere** (wie z. B. Inulin und Levane) in Obst und Gemüsen und (wegen ihrer mangelnden Verdaulichkeit) als Süßstoff. Durch bakterielle Zersetzung im Dickdarm können Fruktane Symptome der Fruktose-Unverträglichkeit erzeugen,[1391, 1392]
  - **Galactane/Galactose-Polymere** besonders in Bohnen, Gemüse, Spargel und als Gelier- und Verdickungsmittel in der Lebensmittelindustrie (Agar/E 406, Carrageen/E 407, Traganth/E 413),[1393]
  - **Sorbit/Sorbitol,** ein Zuckeralkohol, besonders in Weintrauben, Pflaumen, Aprikosen, Pfirsichen, Datteln wie auch als Süßstoff (E420); Sorbit wird durch Diffusion im Dünndarm aufgenommen. Bei mangelnder Resorbierbarkeit entsteht die **Sorbit-Unverträglichkeit**, welche[1394, 1395, 1396, 1397]

1387 Mansueto P, Seidita A, D'Alcamo A, Carroccio A. Role of FODMAPs in Patients With Irritable Bowel Syndrome. Nutr Clin Pract. 2015;30(5):665–82.

1388 Varjú P, Farkas N, Hegyi P, Garami A, Szabó I, Illés A, Solymár M, Vincze Á, Balaskó M, Pár G, Bajor J, Szűcs Á, Huszár O, Pécsi D, Czimmer J. Low fermentable oligosaccharides, disaccharides, monosaccharides and polyols (FODMAP) diet improves symptoms in adults suffering from irritable bowel syndrome (IBS) compared to standard IBS diet: A meta-analysis of clinical studies. PLoS One. 2017;12(8):e0182942. doi: 10.1371/journal.pone.0182942.

1389 Berni Canani R, Pezzella V, Amoroso A, Cozzolino T, Di Scala C, Passariello A. Diagnosing and Treating Intolerance to Carbohydrates in Children., Nutrients. 2016;8(3):157. doi: 10.3390/nu8030157.

1390 Pensabene L, Salvatore S, Turco R, Tarsitano F, Concolino D, Baldassarre ME, Borrelli O, Thapar N, Vandenplas Y, Staiano A, Saps M. Low FODMAPs diet for functional abdominal pain disorders in children: critical review of current knowledge. J Pediatr (Rio J). 2019. pii: S0021-7557(19)30110-X. doi: 10.1016/j.jped.2019.03.004.

1391 Skodje GI, Sarna VK, Minelle IH, Rolfsen KL, Muir JG, Gibson PR, Veierød MB, Henriksen C, Lundin KEA. Fructan, Rather Than Gluten, Induces Symptoms in Patients With Self-Reported Non-Celiac Gluten Sensitivity. Gastroenterology. 2018;154(3):529–539.

1392 Altobelli E, Del Negro V, Angeletti PM, Latella G. Low-FODMAP Diet Improves Irritable Bowel Syndrome Symptoms: A Meta-Analysis. Nutrients. 2017;9(9). pii: E940. doi: 10.3390/nu9090940.

1393 Mansueto P, Seidita A, D'Alcamo A, Carroccio A. Role of FODMAPs in Patients With Irritable Bowel Syndrome. Nutr Clin Pract. 2015;30(5):665–82.

1394 Berni Canani R, Pezzella V, Amoroso A, Cozzolino T, Di Scala C, Passariello A. Diagnosing and Treating Intolerance to Carbohydrates in Children. Nutrients. 2016;8(3):157. doi: 10.3390/nu8030157.

1395 Rumessen JJ, Gudmand-Høyer E. Malabsorption of fructose-sorbitol mixtures. Interactions causing abdominal distress. Scand J Gastroenterol. 1987;22(4):431–6.

1396 Gibson PR, Newnham E, Barrett JS, Shepherd SJ, Muir JG. Review article: fructose malabsorption and the bigger picture. Aliment Pharmacol Ther. 2007;25(4):349–63.

1397 Raithel M, Weidenhiller M, Hagel AFK, Hetterich U, Neurath MF, Konturek PC. Kohlenhydratmalassimilation häufig vorkommender Mono- und Disaccharide. Deutsches Ärzteblatt. 2013;110(46):775–782.

- der Fructose-Intoleranz ähnelt, da Sorbit direkt den GLUT-5-Transporter hemmt,
- durch den H_2-Atemtest nach Aufnahme von 10 g Sorbit erfasst wird und
- unter den Zuckeraustauschstoffen am häufigsten vorkommt (Malabsorptionsraten Sorbit 84 %, Fructose 36 %, Xylit 12 %).

7 Arzneimittel-bedingte allergische und pseudoallergische Reaktionen

Die Zahl der meist ärztlichen Spontanberichte über Nebenwirkungen von im Markt befindlichen Arzneimitteln an die Registrierungsbehörde hat in den letzten Jahrzehnten deutlich zugenommen, wobei

- am häufigsten als verdächtige Arzneimittel gemeldet wurden[1398]
  - Arzneimittel zur Behandlung von Erkrankungen des Nervensystems mit einem Anteil von 23 %, des Weiteren
  - Antithrombotika, systemische Antibiotika und dämpfend wirkende Psychopharmaka,
- als Nebenwirkungen beobachtet wurden:
  - am häufigsten Thrombozytopenie, Durchfall und Arzneimittelabhängigkeit,
  - im Vergleich hierzu weitaus seltener eine Beeinflussung des Immunsystems, wobei diese sein kann[1399, 1400, 1401]
    - Teil einer pluridimensionalen Wirkung über das eigentliche Indikationsgebiet hinaus (siehe Tab. 7.1) und/oder
    - eine proallergische, allergische oder pseudoallergische Nebenwirkung (siehe Tab. 7.2).

Zu den Mechanismen, welche proallergische, allergische oder pseudoallergische Arzneimittel-Nebenwirkungen bewirken können, gehören

- Inhibition der Histaminase (Diaminooxydase/DAO; siehe Tab. 7.2 und 7.3)
  - sodass die Wirkung von oral aufgenommenem (Nahrungsmittel, siehe Kap. 6.1) oder von endogen freigesetztem Histamin sich verstärkt und verlängert,
- direkte Interaktionen mit dem Komplementsystem (siehe Tab. 7.2)
  - mit Freisetzung von Anaphylatoxinen (C3a, C4a, C5a, siehe Kap. 2.1.2), welche u. a. Mastzellen und basophile Granulozyten aktivieren und degranulieren mit Freisetzung von Histamin, Serotonin und weiteren Entzündungsmediatoren (s. Kap. 2.1.1),
  - durch Bindung an C4 und Hemmung der Komplementaktivierung, sodass Immunkomplexe nicht in ausreichendem Maße eliminiert werden können,

---

1398 Dubrall, D, Schmid M, Alesik E, Paeschke N, Stingl J, Sachs B. Häufige Nebenwirkungen und als ursächlich verdächtigte Arzneimittelgruppen. Dtsch Ärztebl. 2018;115(23):393–400.

1399 Sedlacek HH. Immunologie. Die Immunabwehr des Menschen. Berlin/Boston: de Gruyter 2014, 629–631.

1400 Montañez MI, Mayorga C, Bogas G, Barrionuevo E, Fernandez-Santamaria R, Martin-Serrano A, Laguna JJ, Torres MJ, Fernandez TD, Doña I. Epidemiology, Mechanisms, and Diagnosis of Drug-Induced Anaphylaxis. Front Immunol. 2017;8:614. doi: 10.3389/fimmu.2017.00614.

1401 Böhm R, Proksch E, Schwarz T, Cascorbi I. Arzneimittelüberempfindlichkeit, Diagnostik, Genetik und Vermeidung. Deutsches Ärzteblatt 2018;115(29/30):501–511.

https://doi.org/10.1515/9783110620986-007

- pseudoallergene Wirkungen (siehe Tab. 7.2 und 7.4)
  - indem Mastzellen und basophilen Granulozyten direkt (IgE-unabhängig) aktiviert und degranuliert werden mit Freisetzung von Histamin, Serotonin und weiteren Entzündungsmediatoren (siehe Kap. 2.1.1),
- allergene Wirkungen, entweder alleine oder als Teil (Hapten) eines allergenen Hapten-Träger-Komplexes mit Immunreaktionen vom Typ I (siehe Tab. 7.4), Typ II, Typ III (siehe Tab. 7.1) oder Typ IVa, b, c oder d (siehe Tab. 7.2, 7.4, 7.5),
- proallergene Wirkungen, indem die immunogene Wirkung von Allergenen durch verstärkte Prägung von TH2-Lymphozyten und einen Antikörperwechsel nach IgE gesteigert wird (siehe Tab. 7.1).

Tab. 7.1: Beispiele für Arzneimittel mit pluridimensionalen immunologischen Nebenwirkungen.[1402, 1403]

<table>
<tr><th colspan="2">Substanz-Gruppen</th><th>Art der Arzneimittel-Nebenwirkung</th><th>Beispiele mit potentiellem Risiko</th></tr>
<tr><td colspan="2">Antipsychotika</td><td>Immunmodulation: Stärkung Antikörperantwort (↑) durch Differenzierung TH1 (↓), TH2 (↑);
neutrophile Granulozyten: Phagozytose (↑);
Makrophagen: Phagozytose; ROS; IL6, IL-8, IL-12 (↓) IL-10 (↑);</td><td>Haloperidol, Risperidon, Clozapin[1404, 1405]</td></tr>
<tr><td rowspan="5">Tumor-Therapeutika

Protein-Kinase-Inhibitoren
[1406, 1407]</td><td>EGF-Rezeptor</td><td>papulopustulöses Exanthem, Follikulitis, Fissuren, Rhagaden, Pruritus, Nagelbettentzündungen, Hypertrichose, Mukositis)[1408, 1409, 1410]</td><td>Cetuximab, Panitumumab; Afatinib, Erlotinib, Gefitinib, Lapatinib</td></tr>
<tr><td>Multikinase</td><td>makulopapulöses Exanthem, Hand-Fuß-Syndrom,
Pruritus, Erytheme, Alopezie, subunguale Blutungen, epitheliale Hauttumore</td><td>Sorafenib, Sunitinib, Pazopanib</td></tr>
<tr><td>BCR/Abl, c-kit</td><td>makulopapulöses Exanthem, Pruritus, Pusteln, Follikulitiden, periorbitale Ödeme, Alopezie, Pigmentierungsstörungen, Lichtempfindlichkeit</td><td>Imatinib, Nilotinib, Dasatinib</td></tr>
<tr><td>V600E-mutiertes-BRAF</td><td>makulopapulöses Exanthem, Hand-Fuß-Syndrom, Lichtempfindlichkeit, epitheliale Hauttumore</td><td>Vemurafenib</td></tr>
<tr><td>MEK</td><td>makulopapulöses Exanthem, Pruritus, Fissuren, Rhagaden, Nagelbettentzündungen[1411]</td><td>Selumetinib</td></tr>
</table>

1402 Sedlacek HH. Immunologie. Die Immunabwehr des Menschen. Berlin/Boston: de Gruyter 2014, 629–631.

1403 Böhm R, Proksch E, Schwarz T, Cascorbi I. Drug hypersensitivity-diagnosis, genetics, and prevention, Dtsch Ärztebl. 2018;115:501–511.

1404 Chen ML, Wu S, Tsai TC, Wang LK, Tsai FM. Regulation of macrophage immune responses by antipsychotic drugs. Immunopharmacol Immunotoxicol. 2013;35(5):573–80.

1405 Chen ML, Wu S, Tsai TC, Wang LK, Tsai FM. Regulation of neutrophil phagocytosis of Escherichia coli by antipsychotic drugs. Int Immunopharmacol. 2014;23(2):550–7.

Substanz-Gruppen		Art der Arzneimittel-Nebenwirkung	Beispiele mit potentiellem Risiko
Analgetika	**Cox-1/-2 Inhibitoren**	Hemmung der Immunreaktion (Dendritische Zellen (↓) T-Lymphozyten (↓))	*Acetylsalicylsäure,*[1412, 1413, 1414], *Ibuprofen*[1415]
		Hemmung der Immunreaktion (TH1-Lymphozyten (↓), Treg-Lymphozyten (↓)	*Indomethacin*[1416]
		Verstärkung des bronchialen Asthmas, allergische Urtikaria, Pruritus, Dermatitis	*Diclofenac*[1417]
	Opioide	Immunsuppression: B- und T-Lymphozyten: Anzahl (↓) durch Glucocorticoid-Ausschüttung (↑) Infektionen (↑)	*Morphin*[1418, 1419]

1406 Cosgarea I, Ritter C, Becker JC, Schadendorf D, Ugurel S. Update zum klinischen Einsatz von Inhibitoren mutierter Phosphokinasen beim Melanom. J Dtsch Dermatol Ges. 2017;15(9):887–894.

1407 Gutzmer R, Wollenberg A, Ugurel S, Homey B, Ganser A, Kapp A. Kutane Nebenwirkungen von neuen medikamentösen Tumortherapien. Dtsch Ärztebl. 2012;109(8):133–140.

1408 Baas J, Krens L, Bohringer S, Mol L, Punt C, Guchelaar HJ, Gelderblom H. Genome wide association study to identify predictors for severe skin toxicity in colorectal cancer patients treated with cetuximab. PLoS One. 2018;13(12):e0208080. doi: 10.1371/journal.pone.0208080.

1409 Peng Y, Li Q, Zhang J, Shen W, Zhang X, Sun C, Cui H. Update review of skin adverse events during treatment of lung cancer and colorectal carcinoma with epidermal growth receptor factor inhibitors. Biosci Trends. 2019;12(6):537–552.

1410 Hofheinz RD, Deplanque G, Komatsu Y, Kobayashi Y, Ocvirk J, Racca P, Guenther S, Zhang J, Lacouture ME, Jatoi A. Recommendations for the Prophylactic Management of Skin Reactions Induced by Epidermal Growth Factor Receptor Inhibitors in Patients With Solid Tumors. The Oncologist. 2016;21:1483–1491;.

1411 Cosgarea I, Ritter C, Becker JC, Schadendorf D, Ugurel S. Update zum klinischen Einsatz von Inhibitoren mutierter Phosphokinasen beim Melanom. J Dtsch Dermatol Ges. 2017;15(9):887–894.

1412 Hussain M, Javeed A, Ashraf M, Zhao Y, Mukhtar MM, Rehman MU. Aspirin and immune system. Int Immunopharmacol. 2012;12(1):10–20.

1413 Buckland M, Lombardi G. Aspirin and the induction of tolerance by dendritic cells. Handb Exp Pharmacol. 2009;(188):197–213.

1414 Buckland M, Jago CB, Fazekasova H, Scott K, Tan PH, George AJ, Lechler R, Lombardi G. Aspirin-treated human DCs up-regulate ILT-3 and induce hyporesponsiveness and regulatory activity in responder T cells. Am J Transplant. 2006;6(9):2046–59.

1415 Rainsford KD. Ibuprofen: from invention to an OTC therapeutic mainstay. Int J Clin Pract Suppl. 2013;(178):9–20.

1416 Tonby K, Wergeland I, Lieske NV, Kvale D, Tasken K, Dyrhol-Riise AM. The COX- inhibitor indomethacin reduces Th1 effector and T regulatory cells in vitro in Mycobacterium tuberculosis infection. BMC Infect Dis. 2016;16(1):599.

1417 http://www.bfarm.de/SharedDocs/Downloads/EN/Drugs/vigilance/PSURs/csp/c-d/diclofenac.pdf?__blob = publicationFile&v = 3.

1418 Sacerdote P. Opioids and the immune system. Palliat Med. 2006;20 Suppl 1:s9–15.

1419 Zhang EY, Xiong J, Parker BL, Chen AY, Fields PE, Ma X, Qiu J, Yankee TM. Depletion and recovery of lymphoid subsets following morphine administration. Br J Pharmacol. 2011;164(7):1829–44.

Tab. 7.2: Beispiele für Arzneimittel mit proallergenen, pseudoallergenen und allergenen Nebenwirkungen.[1420, 1421]

Substanz-Gruppen		Art der Arzneimittel-Nebenwirkung	Beispiele mit potentiellem Risiko
Anti-Histaminika H1-Rezeptor-Inhibitoren		Immunsuppression in Bezug auf[1422, 1423, 1424] eosinophile Granulozyten und Makrophagen: Aktivierung(↓), Chemokine (↓); Zytokine (↓); Mastzellen/basophile Granulozyten: Degranulierung (↓) (*Cetirizin* wirkt nicht immunsuppressiv[1425])	*Azatadin, Chlorpherniramin, Mepyramin, Promethazin Azelastin, Desloratadin, Ebastin, Fexofenadin, Levocetirizin, Loratadin, Mizolastin, Rupatadin*
Inhibitoren der Histaminase		Verstärkung und Verlängerung der Wirkung von exogenem und endogenem Histamin	siehe Tab. 7.3
Komple-ment-	**Aktivatoren**	Freisetzung von Anaphylatoxinen (C3a, C4a, C5a)	*IgG-Aggregate in IgG-Präparaten; galenische Hilfsmittel (Liposomen, amphophile Lipide/Polymere) Jod-haltige Kontrastmittel*
	C4-Hemmer [1426, 1427]	Hemmung der Complement-Kaskade, SLE-ähnliche Immunkomplexerkrankungen	*Hydralazin, Isoniazid, Procainamid, Penicillamin*
Pseudoallergene		direkte (IgE-unabhängige) Aktivierung/Degranulation von Mastzellen/basophilen Granulozyten; Freisetzung von Histamin, Serotonin, Mediatoren	siehe Tab. 7.4 und Kap. 5
Allergene bzw. Haptene			
	Typ I	IgE-abhängige Degranulation von Mastzellen, basophilen Granulozyten	siehe Tab. 7.4 und Kap. 3.1.6
		Steigerung der Immunogenität peroral aufgenommener Allergene, der Prägung von TH2-Lymphozyten und des Antikörperwechsels nach IgE	Protonen-Pumpen-Inhibitoren[1428]

1420 Sedlacek HH. Immunologie. Die Immunabwehr des Menschen. Berlin/Boston: de Gruyter 2014, 629–631.

1421 Böhm R, Proksch E, Schwarz T, Cascorbi I, Drug hypersensitivity-diagnosis, genetics, and prevention, Dtsch Ärztebl. 2018;115:501–511.

1422 Vena GA, Cassano N, Buquicchio R, Ventura MT. Antiinflammatory effects of H1-antihistamines: clinical and immunological relevance. Curr Pharm Des. 2008;14(27):2902–11.

1423 Assanasen P, Naclerio RM. Antiallergic anti-inflammatory effects of H1-antihistamines in humans. Clin Allergy Immunol. 2002;17:101–39.

1424 Leurs R, Church MK, Taglialatela M. H1-antihistamines: inverse agonism, anti-inflammatory actions and cardiac effects. Clin Exp Allergy. 2002;32(4):489–98.

1425 Canonica GW, Pesce G, Ruffoni S, Buscaglia S, Boero F, Jing G, Rihoux JP, Ciprandi G. Cetirizine does not influence the immune response. Ann Allergy. 1992;68(3):251–4.

1426 Sim E, Wood M, Parker KE, Jones A. Interaction of nucleophilic compounds with complement component C4. Comp Immunol Microbiol Infect Dis. 1988;11(3–4):163–70.

1427 Sim E. Drug-induced immune-complex disease. Complement Inflamm. 1989;6(2):119–26.

1428 Jordakieva G, Kundi M, Untersmayr E, Pali-Schöll I, Reichardt B, Jensen-Jarolim E. Country-wide medical records infer increased allergy risk of gastric acid inhibition. Nature Communications, 2019;10:Article-Nr. 3298, https://www.nature.com/articles/s41467-019-10914-6.

Substanz-Gruppen		Art der Arzneimittel-Nebenwirkung		Beispiele mit potentiellem Risiko
Immunreaktion vom Typ	Typ II	hämolytische Anämie oder Thrombozytopenie durch IgM- und IgG-Antikörper	vom Penicillin-Typ siehe Kap. 3.2.1	*Penicilline, Cephalosporine, Cabromal*
			vom Stibophen-Typ siehe Kap. 3.2.1	*Stibophen, Phenacetin, Chinin, Chinidin, Paraaminosalicylsäure, Amidopyrine, Rifampicin, Chlorpromazin, Diclofenac, Cyanidol, Nomifensin, Sulfonamide*
		Antikörper-mediierte Agranulozytosen (DIA/Drug-induced Agranulozytosis)		*Penicilline, Clozapin, Metamizol, Thyreostatika*; siehe Kap. 3.2.1
		Antikörper-mediierte (anti Cytochrom p450 CYP2E1) Hepatitis[1429] (DILI/Drug-induced Liver injury)		*Halothan*
	Typ III	durch Arzneimittel-Antikörper-Immunkomplexe bedingte Entzündungen, Vaskulitiden wie z. B. Arzneimittel-bedingte Nephritiden		*Gold, D-Penicillamin, Kontrastmittel, Dextran, Kalium-Jodid, Busulfan, Sulfonamide, xenogene Immunglobuline,* siehe Kap. 3.2.2
	Typ IVa	Aktivierung von TH1-Lymphozyten und Makrophagen	Kontaktdermatitiden und fotoallergische Reaktionen	siehe Tab. 7.5 und Kap. 3.3.1
	Typ IVb	Aktivierung von TH2-Lymphozyten und eosinophilen Granulozyten	isolierte Arzneimittel-Überempfindlichkeitsreaktion	*IL-2, GM-CSF, Penicilline, Sulfonamide, Phenobarbital, Carbamazepine, Heparin, TNF-Antagonisten* (siehe Kap 3.3.2)
			DRESS/Drug Reaction with Eosinophilia and systemic Symptoms +/– DILI/Drug-induced Liver injury[1430]	*Antikonvulsiva, Antibiotika, Tuberkulostatika, Sulfonamide, Virostatika, NSAIDs, Gichtmittel, Antirheumatika, Tumortherapeutika* (siehe unten *) und Kap. 3.3.2 und 3.4.2)

1429 David S, Hamilton JP. Drug-induced Liver Injury. US Gastroenterol Hepatol Rev. 2010;6:73–80.
1430 Martinez-Cabriales SA, Shear NH, Gonzalez-Moreno EI. Liver involvement in the drug reaction, eosinophilia, and systemic symptoms syndrome. World J Clin Cases. 2019;7(6):705–716.

Substanz-Gruppen		Art der Arzneimittel-Nebenwirkung		Beispiele mit potentiellem Risiko
	Typ IVc	Aktivierung von zytotoxischen T-Lymphozyten CTL	Erythema exsudativum multiforme minor (und ggfs. major)	*Allopurinol, Phenobarbital, Phenytoin, Valproinsäure, Sulfonamide, Penicilline, Erythromycin, Nitrofurantoin, Tetracycline, Chlormezanon, Acetylsalicylsäure, Statine, TNF-α-Inhibitoren (Adalimumab, Infliximab, Etanercept)*[1431, 1432, 1433]
			SJS/Stevens-Johnson Syndrom	*Antiepileptika, Antiinfectiva, Anxiolytika, Antimetaboliten, Corticosteroide, Diuretika, NSAIDs, Purinanaloga, Antibiotika, Alkylantien, PTK-Inhibitoren* (siehe unten **) und Kap. 3.3.3 und 3.4.3
			TEN/toxische epidermale Nekrose	
			Arzneimittel-bedingte Hepatitis/DILI[1434, 1435]	*Flucloxacillin, Amoxicillin, Isoniazid*
	Typ IVd	Aktivierung von T-Ly und Neutrophilen Granulozyten	AGEP/Akute generalisierte exanthemische Pustulose	*Antibiotika, Sulfonamide, Antimykotika, Antimalaria, Protonen-Pumpen-Inhibitor, Ca-Kanal-Blocker, Bronchodilator* (siehe unten ***) und Kap. 3.3.4 und 3.4.1

*) DRESS-auslösend: Antikonvulsiva: *Phenytoin, Carbamazepin, Minocyclin, Lamotrigin*); Antibiotika: *Penicilline, Vancomycin, Minocyclin*; Tuberkulostatika: *Isoniazid, Pyrazinamid, Rifampin, Ethambutol*, Sulfonamide: *Dapson, Cotrimoxazol, Sulfasalazine*; Virostatika: *Abacavir, Nevirapin, Telaprevir*; NSAIDs *Indomethacin, Diclofenac, Ibuprofen, Celecoxib, Phenylbutazon*; Gichtmittel: *Allopurinol, Febuxostat*; Antirheumatika: *Leflunomid, Hydroxychloroquin*; Tumortherapeutika: *Imatinib, Sorafenib, Vemurafenib, Vismodegib*; Andere, z. B. *Di-Strontiumranelat, Bosentan, Mexiletin, Omeprazol, Solcitinib*

**) SJS/TEN-auslösend: Antiepileptika: *Carbamazepin, Lamotrigin, Phenytoin, Phenobarbital, Valproat*, Antiinfektiva: *Sulfametoxazole, Sulfadiazine, Sulfapyridine, z. B. Cotrimoxazol, Nevirapin*; Anxiolytika: *Chlormezanon*; Antimetabolit: *Metotrexat*; Corticosteroide; Diuretika: *Furosemid*; NSAIDs: Diclofenac, vom Oxicam-Typ, z. B. *Meloxicam, Valdecoxib*; Purinanaloga: *Allopurinol*; Antibiotika: Cephalosporine, z. B. *Macrolide, Quinolone, Tetracycline*; Tumortherapeutika: Alkylantien, Antimetabolite, Antibiotika, PTK-Inhibitoren[1436]

***) AGEP-auslösend: Antibiotika: *Ampicillin, Amoxicillin, Clindamycin, Cephalexin, Cefepime, Cefoxitin, Cefazolin, Imipenem, Levofloxacin, Meropenem, Penicilline, Pristinamycin, Quinolone, Vancomycin;* Sulfonamide; Antimykotika: *Fluconazol, Ketoconazol, Terbinafin;* Antimalaria: *Hydroxychloroquin*; NSAID: *Aspirin, Celocoxib*; Protonen-Pumpen-Inhibitor: *Omeprazol;* Ca-Kanal-Blocker: *Diltiazem;* Bronchodilator: *Clenbuterol*

Tab. 7.3: Arzneimittel, welche Histaminase/DAO inhibieren und allergische Reaktionen verstärken können.[1437]

Arzneimittelgruppe	**Arzneimittel mit potentiellem Risiko der Verstärkung der Allergie**			
Antibiotika	*Clavulansäure*	*D-Cycloserin*	*Framycetin*	*Isoniazid*
Antidepressiva	*Amitriptylin*			
Antiemetika	*Metoclopramid*			
Antihistaminika (H2-A)	*Cimetidin*			
Antirheumatika	*Acemitacin*	*Chloroquin*		
Bronchospasmolytika	*Theophyllin*			
Diuretika	*Furosemid*			
Herz-Kreislauf-Mittel	*Dihydralazin*	*Chinidin*	*Verapamil*	
Muskelrelaxantien	*Pancuronium*			
Neuroleptika	*Haloperidol*			
Schleimlöser	*Acetylcystein*	*Ambroxol*		
Schmerzmittel	*Metamizol*			
Tranquilizer	*Diazepam*			
Antiseptika	*Acriflavin*	Alkohol/Acetaldehyd		

DAO = Diaminooxydase/Histaminase

1431 Paulino L, Hamblin DJ, Osondu N, Amini R. Variants of Erythema Multiforme: A Case Report and Literature Review. Cureus. 2018;10(10):e3459. doi: 10.7759/cureus.3459.

1432 Hashemi DA, Carlos C, Rosenbach M. Herpes-Associated Erythema Multiforme. JAMA Dermatol. 2019;155(1):108. doi: 10.1001/jamadermatol.2018.3973.

1433 Lerch M, Mainetti C, Terziroli Beretta-Piccoli B, Harr T. Current Perspectives on Erythema Multiforme. Clin Rev Allergy Immunol. 2018 Feb;54(1):177–184.

1434 Ogese MO, Faulkner L, Jenkins RE, French NS, Copple IM, Antoine DJ, Elmasry M, Malik H, Goldring CE, Park BK, Betts CJ, Naisbitt DJ. Characterization of Drug-Specific Signaling Between Primary Human Hepatocytes and Immune Cells. Toxicol Sci. 2017;158(1):76–89.

1435 Wuillemin N, Terracciano L, Beltraminelli H, Schlapbach C, Fontana S, Krähenbühl S, Pichler WJ, Yerly D. T cells infiltrate the liver and kill hepatocytes in HLA-B(∗)57:01-associated floxacillin-induced liver injury. Am J Pathol. 2014;184(6):1677–82.

1436 Ng CY, Chen CB, Wu MY, Wu J, Yang CH, Hui RC, Chang YC, Lu CW. Anticancer Drugs Induced Severe Adverse Cutaneous Drug Reactions: An Updated Review on the Risks Associated with Anticancer Targeted Therapy or Immunotherapies. J Immunol Res. 2018;2018:5376476. doi: 10.1155/2018/5376476.

1437 Steneberg A. Biogene Amine – Ernährung bei Histamin-Intoleranz. Umwelt & Ernährung. 2007;2:47–56.

Tab. 7.4: Arzneimittel, die Allergien Typ I und/oder Pseudoallergien **auslösen können.**[1438]

Arzneimittel			Typ I Allergie	pseudoallergische Aktivierung von
Gruppe		**mit potentiellem Risiko**		
NMBA: neuromuskulär blockierende Agentien (Inhibition nikotinischer Acetylcholin-Rezeptoren).		*Morphin, Codein, Pholcodin*	IgE-mediiert, Spezifität teils fraglich	Mastzellen, basophilen Granulozyten
		p-Aminophenyl Phosphoryl Cholin		
		Atracurium, Rocuronium,		
		Succinylcholin, Suxamethonium		
Hypnotika (Modulation von $GABA_A$-Rezeptoren und nikotinischen Acetylcholin-Rezeptoren).		*Propofol, Etomidat, Midazolam,*		basophilen Granulozyten, Mastzellen
Analgetika		*Ketamin*		basophilen Granulozyten, Mastzellen (über Inhibition der Cyclooxygenase-1/-2)
NSAID Non Steroidal Antiinflammatoric drugs		*Metamizol*	IgE-mediiert	
		Pyrazolone	IgE-mediiert	
		Diclofenac		
		Acetylsalicylsäure		
Antibiotika	β-Lactame	*Ampicillin, Amoxicillin*	IgE-mediiert/ Spezifität teils fraglich	basophilen Granulozyten, Mastzellen
	Penicilline	*Penicillin G,*	IgE-mediiert	
	Cephalosporine	*Cefazolin*	Spezifität teils fraglich	
	Quinolone	*Quinolone*		
	Fluorchinolone	*Moxifloxazin, Quinofloxazin*		
Röntgenkontrastmittel				basophilen Granulozyten, Mastzellen (über Komplement- und Kinin-Aktivierung)
Desinfektionsmittel		*Chlorhexidin*	IgE-mediiert	

1438 Decuyper II, Mangodt EA, Van Gasse AL, Claesen K, Uyttebroek A, Faber M, Sabato V, Bridts CH, Mertens C, Hagendorens MM, De Clerck LS, Ebo DG. In Vitro Diagnosis of Immediate Drug Hypersensitivity Anno 2017: Potentials and Limitations. Drugs R D. 2017;17(2):265–278.

Die pseudoallergischen und allergischen Reaktionen gegen Arzneimittel können sehr unterschiedliche klinische Bilder und Verlaufsformen mit unterschiedlichem Schweregrad einnehmen, wie z. B. [1439]

- relativ milde Hautreaktionen (makulopapuläre Exantheme und Urtikaria) oder auch
- Kontaktdermatitiden und fotoallergische Reaktionen (siehe Tab. 7.4)
  - von denen fototoxische Reaktionen durch Arzneimittel zu unterscheiden sind (siehe Tab. 7.5 und Kap. 3.3.1)
- schwere vorwiegend kutane adverse Reaktionen (SCAR, siehe Kap. 3.4) wie sie insbesondere bei Immunreaktionen vom Typ IV vorkommen. Hierzu zählen
  - AGEP (Akute generalisierte exanthematische Pustulose, siehe Tab. 7.1 und Kap. 3.4.1),
  - DRESS (Drug Reaction with Eosinophilia and Systemic Symptoms, siehe Tab. 7.1 und Kap. 3.4.2)
  - SJS (Stevens-Johnson Syndrom) und TEN (Toxische Epidermale Nekrolyse, siehe Tab. 7.1 und Kap. 3.4.3) und
- schwere Arzneimittel-bedingte Hypersensitivitäts-Reaktionen (DIHS/severe Drug-Induced Hypersensitivity Syndrome), bei welchen hervorstechen
  - eine Arzneimittel-bedingter Hepatitis (DILI/Drug-induced Liver injury) und/oder Pankreatitis (DIPI/Drug-induced Pancreas injury) und/oder
  - eine Arzneimittel-bedingte Agranulozytose (DIA/Drug-induced Agranulozytosis) wie auch
- Arzneimittel-bedingte Anaphylaxien (siehe Kap. 8).

Tab. 7.5: Arzneimittel, die allergische Reaktionen vom Typ IVa bewirken können.[1440, 1441, 1442]

Kontaktdermatitis		fotoallergische Reaktion	
Arzneimittel-Gruppe	**mit potentiellem Risiko**	**Arzneimittel-Gruppe**	**mit potentiellem Risiko**
Antibiotika	*Bacitracin*	**antibakterielle Chemotherapeutika**	*Sulfonamide, Sulfanilamid Sulfamethoxazol*
Antibiotika (Arzneimittel, Deodorantien, Kosmetika, Seifen, Tierfutter)	*Neomycin*	**Antiphlogistika, Antirheumatika Analgetika**	*Ketoprofen, Tiaprofensäure Carprofen, Naproxen, Diclophenac*
		Antidepressiva	*Amitriptylin, Clomipramin*
Glycocorticoide	*Budenosid Tixocortol pivalat*	**Antiepileptika**	*Carbamazepin*

1439 Chen CB, Abe R, Pan RY, Wang CW, Hung SI, Tsai YG, Chung WH. An Updated Review of the Molecular Mechanisms in Drug Hypersensitivity. J Immunol Res.; 2018:1–22. doi: 10.1155/2018/6431694.

1440 Wasserman GA, Haberman HF. Photosensitivity: results of investigation in 250 patients. Can Med Assoc J. 1975;113(11–12):1055–60.

1441 Schauder S, Phototoxische Reaktionen der Haut durch Medikamente, Deutsches Ärzteblatt, 2005;102(34–35):2314–2320.

1442 Sedlacek HH. Immunologie. Die Immunabwehr des Menschen. Berlin/Boston: de Gruyter 2014, 621–629.

Kontaktdermatitis		fotoallergische Reaktion	
Arzneimittel-Gruppe	**mit potentiellem Risiko**	**Arzneimittel-Gruppe**	**mit potentiellem Risiko**
Antiseptikum (äußerliche Anwendung)	*Clioquinol*	**Neuroleptika Sedativa**	*Chlorpromazin Promethazin*
mikrobizide Stabilisatoren (Salben, Kosmetika)	*Methyldibrom-glutaronitril*	**Antiarrhythmikum**	*Chinidin*
Salbengrundlage	*Lanolin*	**Herz-Kreislauf-Mittel**	*Captopril, Enalapril, Chinidin*
Analgetika	*Ibuprofen, Paracetamol, Acetylsalicylsäure*	**Diuretika**	*Hydrochlorothiazid, Triamteren Xipamid*
		Zytostatikum	*Dacarbazin*
Lokal-Anästhetikum	*Benzocain*	**Psoriasis-Therapeutikum**	*Methoxsalen (8-Metoxypsoralen) 5-Methoxypsoralen*
		Anti-Malaria-Mittel	*Chinin*

Tab. 7.6: Arzneimittel, welche fototoxische Reaktionen auslösen können.[1443, 1444]

Arzneimittel-gruppe	nur fototoxische Reaktionen	fototoxische und fotoallergische Reaktionen
	Arzneimittel mit potentiellem Risiko	**Arzneimittel mit potentiellem Risiko**
Diuretika	*Furosemid, Bendroflumethiazid, Amilorid, Etacrynsäure, Spironolacton*	*Hydrochlorothiazid, Triamteren, Xipamid*
Antiphlogistika (NSAID)	*Ketoprofen, Tiaprofensäure, Piroxicam, Diclofenac, Phenylbutazon, Mefenamin-säure, Indometacin, Ibuprofen*	*Naproxen*
Antinfektiva	*Sulfasalazin, Ciprofloxacin, Enoxacin, Lomefloxacin, Ofloxacin, Norfloxacin, Oxytetracyclin, Tetracyclin, Doxycyclin, Minocyclin, Isoniazid, Gentamicin, Griseofulvin, Nitrofurantoin*	*Sulfamethoxazol*
Anti-Malaria-Mittel	*Chloroquin, Pyrimethamin, Mefloquin, Hydroxychloroquin*	*Chinin*

1443 Schauder S. Phototoxische Reaktionen der Haut durch Medikamente. Deutsches Ärzteblatt. 2005;102(34–35):2314–2320.

1444 Schauder S. Photosensibilität: Wenn Arzneimittel und Licht unverträglich sind. Pharmazeutische Zeitung 2009;19. https://www.pharmazeutische-zeitung.de/ausgabe-192009/photosensitivitaet-wenn-arzneimittel-und-licht-unvertraeglich-sind/.

Arzneimittel-gruppe	nur fototoxische Reaktionen	fototoxische und fotoallergische Reaktionen
	Arzneimittel mit potentiellem Risiko	Arzneimittel mit potentiellem Risiko
Anti-Psychotika	*Thioridazin, Perazin, Chlorprothixen, Fluphenazin, Promazin, Haloperidol*	*Chlorpromazin, Promethazin*
Anti-Depressiva	*Trimipramin, Nortriptylin, Desipramin, Imipramin, Doxepin, Hypericin/ Johanniskraut*	*Amitriptylin, Clomipramin*
Anti-Epileptika	*Lamotrigin, Phenobarbital, Phenytoin, Topiramat, Valproinsäure*	*Carbamazepin*
Herz-Kreislauf-Mittel	*Amiodaron, Nifedipin, Fosinopril, Ramipril, Disopyramid Hydralazin, Simvastatin*	*Chinidin, Captopril, Enalapril*
Antihistaminika	*Cyproheptadin, Diphenhydramin, Loratad*	
Zytostatika	*Fluorouracil, Vinblastin, Procarbazin, Methotrexat, Azathiopril*	*Dacarbazin*
Hormone	*Corticosteroide, Östrogene, Progesterone, Spironolacton*	
Anti-Psoriasis	*Isotretinoin*	*Methoxsalen, 5-Methoxypsoralen, 8-Methoxypsoralen*
Varia	*Goldsalze, Hämtoporphyrin*	

Vakzinen stellen nur sehr selten Auslöser für allergische Reaktionen dar (von denen die meisten dem Typ I zuzuordnen sind), obwohl mit ihnen das Immunsystem spezifisch immunisiert wird, sie somit hoch immunogen sein müssen. Schätzungen bemessen[1445]

- die allergische Reaktionen im Bereich von 1:50.000 bis 1:1.000.000 verabreichten Impfdosen,
- die anaphylaktischen Reaktionen bei etwa 1:100.000 bis 1:1.000.000 Impfdosen der am häufigsten verabreichten Vakzinen,
- die tatsächliche Rate aller allergischen Reaktionen jedoch nur ungenau, da über die meisten Reaktionen wohl wegen ihrer Geringfügigkeit nicht berichtet wird.

Auch wenn die allergische Reaktionen gegen Vakzinen relativ selten sind, so hat sich doch herausgeschält,[1446]

1445 Dreskin SC, Halsey NA, Kelso JM, Wood RA, Hummell DS, Edwards KM, Caubet JC, Engler RJ, Gold MS, Ponvert C, Demoly P, Sanchez-Borges M, Muraro A, Li JT, Rottem M, Rosenwasser LJ. International Consensus (ICON): allergic reactions to vaccines. World Allergy Organ J. 2016;9(1):32. doi: 10.1186/s40413-016-0120-5.

1446 Dreskin SC, Halsey NA, Kelso JM, Wood RA, Hummell DS, Edwards KM, Caubet JC, Engler RJ, Gold MS, Ponvert C, Demoly P, Sanchez-Borges M, Muraro A, Li JT, Rottem M, Rosenwasser LJ. International Consensus (ICON): allergic reactions to vaccines. World Allergy Organ J. 2016;9(1):32. doi: 10.1186/s40413-016-0120-5.

- dass Stabilisatoren (meist Gelatine) in den Vakzinepräparaten die häufigste Ursache für allergische Reaktionen darstellen,
- dass eine Verminderung des Gelatine-Gehaltes zu einer Verminderung der Zahl von allergischen Reaktionen beigetragen hat.

Ziel ist es somit, den Gehalt dieser allergenen Stabilisatoren in den Vakzinen noch weiter zu reduzieren oder sie gegen niedrig-allergene Stabilisatoren auszutauschen.[1447]

Die **Diagnose** einer allergischen Reaktion gegen ein Arzneimittel erfolgt
- mit Hilfe von ex-vivo/in-vitro-Testverfahren mit Proben des Patienten
  - durch Nachweis von spezifischen Antikörpern IgE und/oder IgG und IgM gegen das Arzneimittel,
  - durch vergleichende Prüfung der Aktivierung und Degranulation von basophilen Granulozyten von Patienten und Normalpersonen nach Beigabe des Arzneimittels
  - durch vergleichende Prüfung der Aktivierung und Proliferation von Lymphozyten von Patienten und Normalpersonen nach Beigabe des Arzneimittels (Lymphozyten-Proliferationstest)
- durch intradermale Verabreichung einer Verdünnung des Arzneimittels und Prüfung, ob eine akute oder verzögerte Entzündung am Ort der Injektion entsteht (z. B. Prick-Test, siehe Kap. 3.17),
- durch konsequentes Absetzen des fraglichen Arzneimittels über 1–2 Wochen, gefolgt von einer erneuten Einnahme des Arzneimittels, sodass sich an Hand der Abnahme und dem Wiederaufleben der Symptome die Sensibilisierung belegen lässt.

Die **Therapie** beinhaltet
- konsequentes und dauerhaftes Absetzen des betroffenen Arzneimittels und aller strukturverwandten Präparate und
- symptomatische Behandlung der allergischen Entzündungsreaktionen (siehe Kap. 3.1–3.4).

1447 Dreskin SC, Halsey NA, Kelso JM, Wood RA, Hummell DS, Edwards KM, Caubet JC, Engler RJ, Gold MS, Ponvert C, Demoly P, Sanchez-Borges M, Muraro A, Li JT, Rottem M, Rosenwasser LJ. International Consensus (ICON): allergic reactions to vaccines. World Allergy Organ J. 2016;9(1):32. doi: 10.1186/s40413-016-0120-5.

8 Allergen- und Pseudoallergen-bedingte Schockreaktionen

Die durch Allergene oder Pseudoallergene bewirkten Anaphylaktischen bzw. Anaphylaktoiden Schockreaktionen gelten als die schwersten Formen der Überempfindlichkeitsreaktion. Beide (zusammenfassend Anaphylaxie genannt) umfassen

- eine akut sich entwickelnde, lebensbedrohliche, systemische Reaktion mit den Symptomen einer allergischen Sofortreaktion und
- eine lebensbedrohliche Erkrankung
  - einzelner oder mehrerer Organsysteme oder des gesamten Körpers,
  - die zu bleibenden Schäden führen oder mit einem multiplem Organversagen[1448] tödlich verlaufen kann.

Maßgebliche Ursache der Anaphylaxie ist die überschießende Degranulation von Mastzellen und basophilen Granulozyten, ausgelöst durch[1449, 1450, 1451]

- eine Allergen-Exposition bei Sensibilisierten, sodass diese Allergene membranständige IgE-FcεRI-Komplexe auf Mastzellen und basophilen Granulozyten vernetzen können,
- endogene Peudoallergene, welche (siehe Kap. 5) im Zuge einer Immunreaktion freigesetzt werden, wie z. B.
  - Anaphylatoxine C3a, C4a, C5a, entstanden bei der Aktivierung des Komplementsystems
    - durch Allergen-IgG-Immunkomplexe,
    - durch lysosomale Proteasen, exozytiert von aktivierten Makrophagen, basophilen und neutrophilen Granulozyten,
  - Chemokine, Zytokine, Basische Proteine (MBP),
  - Thrombozytenfaktoren,
  - Neuromediatoren, Neurotransmitter und neurotrophe Wachstumsfaktoren, ausgeschüttet
    - vom aktivierten vegetativen (sympathischen und/oder parasympathischen) Nervensystem und/oder
    - vom peripheren Nervensystem, ggfs. gesteuert vom zentralen Nervensystem, aktiviert durch kognitive oder psychische Prozesse,

1448 Sedlacek HH, Karges HE. Multiples Organversagen. Ursachen, Diagnostik, Behandlungsstrategien und Prävention. Berlin/Boston: de Gruyter, 2018, 259–300.

1449 Finkelman FD, Khodoun MV, Strait R. Human IgE-independent systemic anaphylaxis. J Allergy Clin Immunol. 2016;137(6):1674–1680.

1450 Escribese MM, Rosace D, Chivato T, Fernández TD, Corbí AL, Barber D. Alternative Anaphylactic Routes: The Potential Role of Macrophages. Front Immunol. 2017;8:515. doi: 10.3389/fimmu.2017.00515.

1451 Jönsson F, Mancardi DA, Zhao W, Kita Y, Iannascoli B, Khun H, van Rooijen N, Shimizu T, Schwartz LB, Daëron M, Bruhns P. Human FcγRIIA induces anaphylactic and allergic reactions. Blood. 2012;119(11): 2533–44.

https://doi.org/10.1515/9783110620986-008

  - DAMPs (Detritus-associated molecular patterns), freigesetzt bei Zellzerstörungen, so z. B. Adenosin, ATP und ADP,
- exogene Pseudoallergene, wie z. B.
  - Strukturbestandteile und Toxine von Infektionserregern (PAMPs/Pathogen-Associated Molecular Patterns),
  - Gifte von stechenden oder beißenden Tieren wie Insekten oder in Haaren von Raupen,
  - Inhaltsstoffe von Lebensmitteln wie z. B. Gewürze,
  - Arzneimittel und galenische Hilfsmittel,
  - Chemisch-physikalischen Einwirkungen.

Die Inzidenz der Anaphylaxie liegt (bezogen auf 100.000 Personen)[1452, 1453]
- überregional bei etwa 2–50 Fällen/Jahr mit erheblichen regionalen Unterschieden, so
- in den USA bei etwa 40–50 Fällen/Jahr, in England bei 6–8, in Deutschland bei 2–3 Fällen/Jahr.

Zu den häufigsten Ursachen für Anaphylaxien zählen (siehe Tab. 8.1)[1454, 1455]
- Wespen- und Bienengifte besonders bei Erwachsenen,
- Nahrungsmittelbestandteile
  - bei Kindern und Jugendlichen besonders Hülsenfrüchte (Erdnüsse), Walnüsse, Haselnüsse, Kuhmilch und Hühnerei,
  - bei Erwachsenen Weizen, Sellerie, Soja, Krusten- und Schalentiere,
- Arzneimittel (vorwiegend Schmerzmittel) besonders bei Erwachsenen,[1456] wobei
  - die Häufigkeit im Bereich von 0,04 bis 3,1 % und die Todesrate bei etwa 0,65 % liegt,
  - allein im Zeitraum von 1997–2005[1457] die Prävalenz um ca. 150 % und die Todesrate um 300 % zugenommen haben und

1452 Techapornroong M, Akrawinthawong K, Cheungpasitporn W, Ruxrungtham K. Anaphylaxis: a ten years inpatient retrospective study. Asian Pac J Allergy Immunol. 2010;28(4):262–9.

1453 Worm M, Eckermann O, Dölle S, Aberer W, Beyer K, Hawranek T, Hompes S, Koehli A, Mahler V, Nemat K, Niggemann B, Pföhler C, Rabe U, Reissig A, Rietschel E, Scherer K, Treudler R, Rueff F. Triggers and Treatment of anaphylaxis: an analysis of 4000 cases from Germany, Austria, and Switzerland, Dtsch Ärzteblatt Int. 2014;111:367–375.

1454 Chen CB, Abe R, Pan RY, Wang CW, Hung SI, Tsai YG, Chung WH. An Updated Review of the Molecular Mechanisms in Drug Hypersensitivity. J Immunol Res.;2018:6431694. doi: 10.1155/2018/6431694.

1455 Worm M, Eckermann O, Dölle S, Aberer W, Beyer K, Hawranek T, Hompes S, Koehli A, Mahler V, Nemat K, Niggemann B, Pföhler C, Rabe U, Reissig A, Rietschel E, Scherer K, Treudler R, Rueff F. Triggers and Treatment of anaphylaxis: an analysis of 4000 cases from Germany, Austria, and Switzerland. Dtsch Ärzteblatt Int. 2014;111:367–375.

1456 Montañez MI, Mayorga C, Bogas G, Barrionuevo E, Fernandez-Santamaria R, Martin-Serrano A, Laguna JJ, Torres MJ, Fernandez TD, Doña I. Epidemiology, Mechanisms, and Diagnosis of Drug-Induced Anaphylaxis. Front Immunol. 2017;8:614. doi: 10.3389/fimmu.2017.00614.

1457 Liew WK, Williamson E, Tang ML. Anaphylaxis fatalities and admissions in Australia. J Allergy Clin Immunol. 2009;123(2):434–42.

– bei etwa 10 % der ambulant behandelten, 27–60 % der stationär behandelten Patienten mit Anaphylaxien und bei etwa 58 % der Anaphylaxien mit tödlichem Ausgang Arzneimittel ursächlich beteiligt sind.[1458]

Tab. 8.1: Relative Häufigkeiten der Anaphylaxie bezogen auf Patientenalter und auslösende Substanzen*).

Insektengifte		**Nahrungsmittel**		**Arzneimittel**			
Anaphylaxie-Rate, bezogen auf das Patientenalter							
	%		%		%		
Kinder/ Jugendliche	20–30	Kinder/ Jugendliche	50–60	Kinder/ Jugendliche	5		
Erwachsene > 18J	50–60	Erwachsene	10–20	Erwachsene	15–20		
Anaphylaxierate, bezogen auf auslösende Substanzen innerhalb der jeweiligen Gruppe							
	%		%	**Wirkgruppen**	%	**Schmerzmittel**	%
Wespe	70	Hülsenfrüchte	23	Schmerzmittel	44	*Diclofenac*	30
Biene	20	Milch, Eier, Fisch Fleisch, Krusten	22	Antibiotika	22	*Acetylsalizylsäure*	17
Hornisse	5	Nüsse	19	Lokalanästhetika	10	*Ibuprofen*	16
Hummel	< 1	Getreide	10	Röntgenkontrastmittel	4	*Metamizol*	13
Bremse		Obst	6	Protonenpumpenhemmer	3	*Mefenaminsäure*	3
Mücke		Gemüse	6	Muskelrelaxantien	3	*Paracetamol*	2
sonstige Insekten	< 5	Gewürze	5	Narkotika	2	*Propyphenazon*	1
		Zusatzstoffe	1	Glucocorticoide	1	Sonstige Schmerzmittel	17
		Sonstige Nahrungsmittel	7	Herz-Kreislauf	1		
				Sonstige **)	10		

*) abgeleitet von den Ergebnissen der Studie Worm et al. für die deutschsprachigen Länder [1459]

**) Biologika 0,8 %, Volumenersatzmittel 0,8 %, Chemotherapeutika 0,6 %, Impfstoffe 0,5 %, generelle Anästhetika 0,2 %, sonstige Medikamente 7 %

1458 Montañez MI, Mayorga C, Bogas G, Barrionuevo E, Fernandez-Santamaria R, Martin-Serrano A, Laguna JJ, Torres MJ, Fernandez TD, Doña I. Epidemiology, Mechanisms, and Diagnosis of Drug-Induced Anaphylaxis. Front Immunol. 2017;8:614. doi: 10.3389/fimmu.2017.00614.

1459 Worm M, Eckermann O, Dölle S, Aberer W, Beyer K, Hawranek T, Hompes S, Koehli A, Mahler V, Nemat K, Niggemann B, Pföhler C, Rabe U, Reissig A, Rietschel E, Scherer K, Treudler R, Rueff F. Triggers and Treatment of anaphylaxis: an analysis of 4000 cases from Germany, Austria, and Switzerland. Dtsch Ärzteblatt Int. 2014;111:367–375.

Anaphylaxien können je nach Schweregrad und betroffenem Organ (z. B. Haut, Luftwege, Herz-Kreislauf und Magen-Darm) unterschiedliche Symptome einnehmen (siehe Tab. 8.2), wobei u. a. auffallend sind[1460]

- bereits im Anfangsstadium
  - Parästhesien und Juckreiz besonders an den Handflächen, den Fußsohlen oder im Anogenitalbereich,
  - Unruhegefühle oder bei Kindern auffällige Müdigkeit,
- metallischer oder fischiger Geschmack im Mund,
- umschriebene Angioödeme besonders
  - im Gesicht, z. B. an den Augenlidern und den Lippen,
  - im Kehlkopf mit Glottisödem und Larynxödem, Heiserkeit und Atemnot, je nach Ausmaß des Verschlusses.

Verstärkt wird die Entwicklung der Anaphylaxie besonders durch

- körperlichern und/oder psychischern Stress,
- Arzneimittel, welche als Pseudoallergene wirken können und/oder
- erhöhten Alkohol-Konsum.

Die Ursachen für einen letalen Ausgang einer Anaphylaxie sind meist[1461]

- Kreislaufversagen (Kreislaufschock),
- Herzversagen (kardiogener Schock, Arrhythmie, Myocardinfarkt) und/oder
- Obstruktion der oberen Luftwege (Larynxödem, Bronchialobstruktion, besonders beim zeitgleich schweren Asthmaanfall).

1460 Ring J, Klimek, L, Worm M. Adrenalin in der Akutbehandlung der Anaphylaxie. Dtsch Ärztebl. 2018;115:528–534.

1461 Ring J, Klimek, L, Worm M. Adrenalin in der Akutbehandlung der Anaphylaxie. Dtsch Ärztebl. 2018;115:528–534.

Tab. 8.2: Einteilung der klinischen Schweregrade der Anaphylaxie.

<table>
<tr><th colspan="4">nach Brown et al. 2001 [1462]</th><th colspan="5">nach Worm et al. 2014, ergänzt um Ring et al.[1463, 1464]</th></tr>
<tr><th>Grad</th><th colspan="3"></th><th>Grad</th><th>Haut</th><th>Magen-Darm</th><th>Luftwege</th><th>Herz-Kreislauf</th></tr>
<tr><td rowspan="2">1</td><td colspan="3">akute allergische Reaktion mit Beteiligung der Haut</td><td rowspan="3">I</td><td rowspan="3">Juckreiz Parästhesien Urtikaria Erythem Angioödem</td><td rowspan="3">–</td><td rowspan="3">–</td><td rowspan="3">–</td></tr>
<tr><td colspan="3">Urticaria, Angioödem, plötzlich auftretendes Erythem, Rhinitis und/oder Konjunktivitis</td></tr>
<tr><td rowspan="2">2</td><td colspan="3">milde bis mittlere Form der Anaphylaxie:</td></tr>
<tr><td>Atemfrequenz < 25 Atemzüge/ Minute;</td><td>systolischer Blutdruck > 90 mm Hg</td><td>ZNS: normale Bewertung entsprechend der Glasgow Coma Skalierung</td><td>II</td><td>Juckreiz Parästhesien Urtikaria Erythem Angioödem Sehstörung Angstgefühl</td><td>Schwindel Übelkeit Krämpfe Erbrechen Koliken</td><td>Rhinorrhö, Glottisödem Heiserkeit Giemen Dyspnoe</td><td>Tachykardie (Anstieg > 20/min) Hypotension (Abfall systol. > 20 mm Hg) Arrhythmie</td></tr>
<tr><td rowspan="3">3</td><td colspan="3">schwere Form der Anaphylaxie</td><td rowspan="2">III</td><td rowspan="2">Juckreiz Urtikaria Parästhesien Erythem Angioödem Sehstörung Angstgefühl</td><td rowspan="2">Erbrechen Defäkation</td><td rowspan="2">Larynxödem, Bronchospasmus Zyanose</td><td rowspan="2">Herzrhythmusstörungen Schock</td></tr>
<tr><td colspan="3">kutane und/oder gastrointestinale Symptome und potentiell lebensbedrohliche respiratorische und kardiovaskuläre Symptome; zusätzlich mindestens eines der Symptome</td></tr>
<tr><td>Atemfrequenz ≥ 25/Minute, Atemnot, Keuchen, Heiserkeit oder Bronchospasmus, Stridor, Larynxödem, Zyanose</td><td>systolischer Blutdruck < 90 mm Hg</td><td>ZNS: Bewusstlosigkeit, Schwindel, Benommenheit, Bewertung entsprechend der Glasgow Coma Scalierung < 15</td><td>IV</td><td>Juckreiz Urtikaria Parästhesien Erythem Angioödem Sehstörung Angstgefühl</td><td>Erbrechen Defäkation</td><td>Atemstillstand</td><td>Keislaufstillstand Kollaps</td></tr>
</table>

1462 Brown AF, McKinnon D, Chu K. Emergency department anaphylaxis: a review of 142 patients in a single year. J Allergy Clin Immunol 2001;108:861–866.

1463 Worm M, Eckermann O, Dölle S, Aberer W, Beyer K, Hawranek T, Hompes S, Koehli A, Mahler V, Nemat K, Niggemann B, Pföhler C, Rabe U, Reissig A, Rietschel E, Scherer K, Treudler R, Rueff F. Triggers and Treatment of anaphylaxis: an analysis of 4000 cases from Germany, Austria, and Switzerland. Dtsch Ärztebl Int. 2014;111:367–375.

1464 Ring J, Klimek, L, Worm M. Adrenalin in der Akutbehandlung der Anaphylaxie. Dtsch Ärztebl. 2018;115:528–534.

Tab. 8.3: Klinische Prüfung der Hirnfunktion entsprechend der Glasgow Koma Skala.[1465, 1466, 1467]

Öffnung der Augen		Verbale Kommunikation		Motorische Reaktion		Punktsummen
Punkte		Punkte		Punkte		
				5	Aufforderungen werden befolgt	max. 15
		5	orientierte Konversation	5	örtliche Schmerzzufügung wird lokalisiert	
4	spontan	4	verwirrte Sprache	5	Rückzugreflex auf lokalen Schmerzreiz z. B. am Arm	
3	nur auf Aufforderung	3	unpassende Worte	3	Rückzugreflex beider Arme auf Schmerzreiz z. B. am Arm (Beugesynergismen)	
2	nur auf Schmerzreiz	2	unverständliche Laute	2	Streckreflex beider Arme auf lokalen Schmerzreiz am Arm (Strecksynergismen)	
1	keine Reaktion	1	keine verbale Reaktion	1	keine Reaktion auf Schmerzreiz	min. 3

Punktsumme 15: keine Beeinträchtigung (volles Bewusstsein)
Punktsumme 3: tiefes Koma

Primärer Auslöser des anaphylaktischen Schocks sind die proinflammatorischen Mediatoren, allen voran das Histamin, ausgeschüttet besonders von Mastzellen und basophilen Granulozyten welche die Endothelzellen der Blutgefäße, besonders im Kapillarbett aktivieren (siehe Kap. 2.1.1) und hierdurch zu einem Flüssigkeitsverlust aus dem Blutkreislauf in das Insterstitium führen, was zur Folge hat

- eine Ausschüttung von Adrenalin und Noradrenalin, um durch Anstieg der Herzfrequenz und Konstriktion der Arteriolen und Venolen den Blutdruck zu stabilisieren und den Blutkreislauf zu zentralisieren und hierdurch bedingt,
- eine abnehmende Blutversorgung in der Peripherie, sodass durch die periphere Hypoxie
  - der anaerobe Stoffwechsel und die Bildung von Laktat zunehmen und eine metabolische Azidose sich entwickelt,

1465 Teasdale G, Jennett B. Assessment of coma and impaired consciousness. A practical scale. Lancet. 1974;2(7872):81–4.

1466 http://www.coma.ulg.ac.be/images/gcs_comments.pdf.

1467 Matis G, Birbilis T, The Glasgow Coma Scale – a brief review, past, present, future, Acta neurol. belg., 2008;108:75–89.

- weitere Endothelzellen aktiviert werden, die Schädigung der Integrität der Kapillaren sich ausweitet und der Flüssigkeitsverlust aus dem kapillären Blut in das Interstitium zunimmt, sodass
- die Hypoxie sich verstärkt und eine sich selbst verstärkende sogenannte **„Schockspirale“** entsteht und
- die Arteriolen erschlaffen und ein Erythrozyten- und Blutstau in den Venolen sich entwickelt, welcher die Risiken erhöht der Bildung von Mikrothromben, einer disseminierten vaskulären Gerinnung und des Organversagens.

Das Ausmaß der Lebensbedrohung durch eine Organfunktionseinschränkung kann erfasst werden durch das **„Sequential (Sepsis-related) Organ Failure Assessment/SOFA“**, bei welchem eine Einschränkung der Hirnfunktion (siehe Tab. 8.4), der Lungen- und Atmungsfunktion, der Herz- und Kreislauffunktion, der Leber- und Nierenfunktionen und der Blutgerinnung mit Punkten bewertet wird (siehe Tab. 8.4).[1468, 1469, 1470, 1471]

Tab. 8.4: Einstufung der Organfunktionseinschränkung (Sequential Organ Failure Assessment/SOFA).

Organfunktion	Einschränkung der Funktion		gering	leicht	mittel	schwer
	SOFA-Score (Punkte)		1	2	3	4
Gehirn	Funktion (Glasgow Coma Scale; siehe Tab. 8.3)		13–14	10–12	6–9	< 6
Lunge/ Atmung	PaO2/FiO2 * (Oxygenierungsindex)		< 400 mmHg	< 300 mmHg	< 200 mmHg + mV**	< 100 mmHg + mV**
Herz-Kreislauf	mittlerer arterieller Blutdruck***)		< 70 mmHg			
	Katecholaminbedarf (µg/kg/min) (entweder/oder)	*Dopamin*		≤ 5	≤ 5	≤ 15
		Dobutamin		jegliche Dosis		
		Epinephrin		≤ 0,1	≤ 0,1	≤ 0,1
		Norepinephrin		≤ 0,1	≤ 0,1	≤ 0,1

1468 Vincent JL, Moreno R, Takala J, Willatts S, De Mendonça A, Bruining H, Reinhart CK, Suter PM, Thijs LG. The SOFA (Sepsis-related Organ Failure Assessment) score to describe organ dysfunction/failure. On behalf of the Working Group on Sepsis-Related Problems of the European Society of Intensive Care Medicine. Intensive Care Med. 1996;22(7):707–10.

1469 Vincent JL, de Mendonça A, Cantraine F, Moreno R, Takala J, Suter PM, Sprung CL, Colardyn F, Blecher S. Use of the SOFA score to assess the incidence of organ dysfunction/failure in intensive care units: results of a multicenter, prospective study. Working group on “sepsis-related problems” of the European Society of Intensive Care Medicine. Crit Care Med. 1998;26(11):1793–800.

1470 Moreno R, Vincent JL, Matos R, Mendonça A, Cantraine F, Thijs L, Takala J, Sprung C, Antonelli M, Bruining H, Willatts S. The use of maximum SOFA score to quantify organ dysfunction/failure in intensive care. Results of a prospective, multicentre study. Working Group on Sepsis related Problems of the ESICM. Intensive Care Med. 1999;25(7):686–96.

1471 Ferreira FL, Bota DP, Bross A, Mélot C, Vincent JL. Serial evaluation of the SOFA score to predict outcome in critically ill patients. JAMA. 2001;286(14):1754–8.

Organ-funktion	Einschränkung der Funktion	gering	leicht	mittel	schwer
	SOFA-Score (Punkte)	1	2	3	4
Leber	Bilirubin im Blut	1,2–1,9 mg/dl > 20–32 µmol/L	2,0–5,9 mg/dl 33–101 µmol/L	6,0–11,9 mg/dl 102–204 µmol/L	> 12,0 mg/dl > 204 µmol/L
Niere	Kreatinin im Blut	1,2–1,9 mg/dl 110–170 µmol/L	2,0–3,4 mg/dl 171–299 µmol/L	3,5–4,9 mg/dl 300–440 µmol/L	> 5,0 mg/dl > 440 µmol/L
	Urinmenge			< 500 ml/Tag	< 200 ml/Tag
Gerin-nung	Thrombozyten	< 150 x10³/µl	< 100 x10³/µl	< 50 x10³/µl	< 20 x10³/µl

*) PaO2/FiO2: Quotient aus arteriellem Sauerstoffpartialdruck (PaO_2) und der Sauerstoffkonzentration in der Atmungsluft (inspiratorische Sauerstoffkonzentration FiO_2),
**) mV = mechanisch ventiliert/beatmet
***) mittlerer arterieller Blutdruck/MAD = Herzzeitvolumen/HZV (L/min) × Totaler peripherer Widerstand/TPR (mmHg × min/L) + Zentraler Venendruck/ZVD (mmHg)

Die Einstufung der Organfunktionseinschränkung durch das Sequential Organ Failure Assessment/SOFA erwies sich zwar als hoch spezifisch, aber auch als recht aufwendig und zeitraubend bei der fortlaufenden Überprüfung von Patienten z. B. auf der Intensivstation.[1472, 1473]

Eine Alternative bietet das **quick Sequential Organ Failure Assessment/qSOFA**[1474, 1475, 1476] für die schnelle Diagnose und Verlaufskontrolle eines Organversagens (siehe Tab. 8.5). qSOFA beschränkt sich auf die Erfassung

1472 Singer M, Deutschman CS, Seymour CW, Shankar-Hari M, Annane D, Bauer M, Bellomo R, Bernard GR, Chiche JD, Coopersmith CM, Hotchkiss RS, Levy MM, Marshall JC, Martin GS, Opal SM, Rubenfeld GD, van der Poll T, Vincent JL, Angus DC. The Third International Consensus Definitions for Sepsis and Septic Shock (Sepsis-3). JAMA. 2016;315(8):801–10.

1473 Henning DJ, Puskarich MA, Self WH, Howell MD, Donnino MW, Yealy DM, Jones AE, Shapiro NI. An Emergency Department Validation of the SEP-3 Sepsis and Septic Shock Definitions and Comparison With 1992 Consensus Definitions. Ann Emerg Med. 2017. pii: S0196–0644(17)30023–9. doi: 10.1016/j.annemergmed.2017.01.008.

1474 Shankar-Hari M, Phillips GS, Levy ML, Seymour CW, Liu VX, Deutschman CS, Angus DC, Rubenfeld GD, Singer M; Sepsis Definitions Task Force: Collaborators (19). Developing a New Definition and Assessing New Clinical Criteria for Septic Shock: For the Third International Consensus Definitions for Sepsis and Septic Shock (Sepsis-3). JAMA. 2016;315(8):775–87.

1475 Seymour CW, Liu VX, Iwashyna TJ, Brunkhorst FM, Rea TD, Scherag A, Rubenfeld G, Kahn JM, Shankar-Hari M, Singer M, Deutschman CS, Escobar GJ, Angus DC. Assessment of Clinical Criteria for Sepsis: For the Third International Consensus Definitions for Sepsis and Septic Shock (Sepsis-3). JAMA. 2016;315(8):762–74.

1476 Henning DJ, Puskarich MA, Self WH, Howell MD, Donnino MW, Yealy DM, Jones AE, Shapiro NI. An Emergency Department Validation of the SEP-3 Sepsis and Septic Shock Definitions and Comparison With 1992 Consensus Definitions. Ann Emerg Med. 2017. pii: S0196–0644(17)30023–9. doi: 10.1016/j.annemergmed.2017.01.008.

- des systolischen Blutdrucks (pathologisch ≤ 100 mm Hg),
- der Atemfrequenz (pathologisch ≥ 22/Minute) und
- des Bewusstseins (eingeschränkt gemäß GCS, siehe Tab. 8.3).

Eine entsprechende Veränderung bereits von zwei dieser drei Parameter weist auf eine Gefährdung hin. Vergleichende Untersuchungen ergaben,[1477] dass das quick Sequential Organ Failure Assessment/qSOFA die Entwicklung zu einem Schock bzw. die Mortalität mit einer Sensitivität von 53 % und einer Spezifität von 86 % recht gut vorhersagen kann.[1478, 1479, 1480, 1481, 1482]

Differentialdiagnostisch sind Anaphylaxien abzugrenzen von[1483]
- anderen Schockformen (hypovolämischer, kardiogener, obstruktiver, septischer Schock) und dem Capillary Leak Syndrom,
- Angioödemen, bedingt durch Arzneimittel, welche als Nebenwirkung den Abbau und die Inaktivierung von Bradykinin (siehe Kap. 7) direkt oder indirekt hemmen;[1484]
  - hierzu zählen
    - Angiotensin-converting-Enzyme/ACE-Inhibitoren,
    - Angiotensin-II-Rezeptor-Subtyp-1 Antagonisten, z. B. Sartane.

1477 Henning DJ, Puskarich MA, Self WH, Howell MD, Donnino MW, Yealy DM, Jones AE, Shapiro NI. An Emergency Department Validation of the SEP-3 Sepsis and Septic Shock Definitions and Comparison With 1992 Consensus Definitions. Ann Emerg Med. 2017. pii: S0196–0644(17)30023–9. doi: 10.1016/j.annemergmed.2017.01.008.

1478 Levy MM, Fink MP, Marshall JC, Abraham E, Angus D, Cook D, Cohen J, Opal SM, Vincent JL, Ramsay G; International Sepsis Definitions Conference. 2001 SCCM/ESICM/ACCP/ATS/SIS International Sepsis Definitions Conference. Intensive Care Med. 2003;29(4):530–8.

1479 Bellani G, Laffey JG, Pham T, Fan E, Brochard L, Esteban A, Gattinoni L, van Haren F, Larsson A, McAuley DF, Ranieri M, Rubenfeld G, Thompson BT, Wrigge H, Slutsky AS, Pesenti A; LUNG SAFE Investigators; ESICM Trials Group: Collaborators (843). Epidemiology, Patterns of Care, and Mortality for Patients With Acute Respiratory Distress Syndrome in Intensive Care Units in 50 Countries. JAMA. 2016;315(8):788–800.

1480 Shankar-Hari M, Phillips GS, Levy ML, Seymour CW, Liu VX, Deutschman CS, Angus DC, Rubenfeld GD, Singer M; Sepsis Definitions Task Force: Collaborators (19). Developing a New Definition and Assessing New Clinical Criteria for Septic Shock: For the Third International Consensus Definitions for Sepsis and Septic Shock (Sepsis-3). JAMA. 2016;315(8):775–87.

1481 Seymour CW, Liu VX, Iwashyna TJ, Brunkhorst FM, Rea TD, Scherag A, Rubenfeld G, Kahn JM, Shankar-Hari M, Singer M, Deutschman CS, Escobar GJ, Angus DC. Assessment of Clinical Criteria for Sepsis: For the Third International Consensus Definitions for Sepsis and Septic Shock (Sepsis-3). JAMA. 2016;315(8):762–74.

1482 Henning DJ, Puskarich MA, Self WH, Howell MD, Donnino MW, Yealy DM, Jones AE, Shapiro NI. An Emergency Department Validation of the SEP-3 Sepsis and Septic Shock Definitions and Comparison With 1992 Consensus Definitions. Ann Emerg Med. 2017. pii: S0196–0644(17)30023–9. doi: 10.1016/j.annemergmed.2017.01.008.

1483 Worm M, Eckermann O, Dölle S, Aberer W, Beyer K, Hawranek T, Hompes S, Koehli A, Mahler V, Nemat K, Niggemann B, Pföhler C, Rabe U, Reissig A, Rietschel E, Scherer K, Treudler R, Rueff F. Triggers and Treatment of anaphylaxis: an analysis of 4000 cases from Germany, Austria, and Switzerland. Dtsch Ärzteblatt Int. 2014;111:367–375.

1484 Hahn J, Hoffmann TK, Bock B, Nordmann-Kleiner M, Trainotti S, Greve J. Angiooedema – an interdisciplinary emergency. Dtsch Ärztebl. 2017;114:489–496.

  - wobei die Therapieoptionen weniger Antihistaminika als vielmehr Bradykinin-Rezeptor/BR2-Antagonisten (z. B. *Icatibant*), den C1-Inhibitor (C1-INH-Konzentrat) und Glucocorticoide umfasst,
- Epilepsien, Apoplexien, metabolisch oder traumatisch bedingtem Koma,
- Herzrhythmusstörungen, hypertone Krisen, Lungenembolien,
- thyreotoxische Krisen, Hypoglykämien, endokrinologische Erkrankungen durch Karzinoide,
- Obstruktionen der Luftwege, Asthma-Anfällen, psychogener Atemnot, Münchhausen-Syndrom (Anaphylaxie als Artefakt),
- Alkohol, besonders in Kombination mit Wirkstoffen, welche die Alkoholdehydrogenase hemmen (z. B. *Desulfiram*-haltige Arzneimittel oder Coprin-haltige Pilze wie z. B. Tintling).

Die **Therapie der Anaphylaxie** beinhaltet (siehe Tab. 8.5)
- die sofortige und dauerhafte Karenz von den auslösenden Allergenen und Pseudoallergenen,
- Erzielung einer Vasokonstriktion und Blutdruckerhöhung
  - durch die Gabe von Adrenalin oder Noradrenalin, wobei[1485]
    - deren intramuskuläre Injektion in der Initialphase der Anaphylaxie die Methode der Wahl darstellt
    - deren inhalative Verabreichung beim Larynxödem indiziert ist,
    - deren perorale Verabreichung wegen der schnellen Inaktivierung durch Katechol-O-Methyltransferase und Monoaminooxydase unsichere Wirkung aufweist,
  - falls Katecholamine nicht ausreichend wirksam sind durch Vasopressin,
- die Blockade der Histaminwirkung durch ein Antihistaminikum und
- die Dämpfung des Entzündungsprozesses durch die Verabreichung von Glucocorticoiden.

Im Falle dass Anzeichen einer Disseminierten Intravaskulären Gerinnung (DIC) und/oder Fibrinolyse (DIF) oder eines Organversagens auftreten, sei in Bezug auf deren Diagnostik und Therapie auf die einschlägigen Leitlinien und Publikationen[1486] hingewiesen.

1485 Ring J, Klimek, L, Worm M. Adrenalin in der Akutbehandlung der Anaphylaxie. Dtsch Ärztebl. 2018;115:528–534.

1486 Sedlacek HH, Karges HE. Multiples Organversagen. Ursachen, Diagnostik, Behandlungsstrategien und Prävention. Berlin/Boston: de Gruyter 2018, 259–329.

Tab. 8.5: Medikamentelle Therapie der Anaphylaxie.[1487, 1488, 1489]

obligatorisch				
Adrenalin	α1-Rezeptor → Vasokonstriktion → Blutdruckerhöhung → Gewebeödem (↓)	β1-Rezeptor → Herz/Inotropie (↑) und Chronotropie (↑) → Vasokonstriktion Haut und Schleimhaut	β2-Rezeptor → Bronchodilatation → periphere Vasodilatation/ Blutdrucksenkung	03–0,6 mg i.m.; 5–10 µg/kg, min, i.v. Bolus inhalativ bei Obstruktion der Atemwege
Noradrenalin	α1-Rezeptor → Vasokonstriktion → Blutdruckerhöhung → Gewebeödem (↓)	β1-Rezeptor → Herz/Inotropie (↑) und Chronotropie (↑) → Vasokonstriktion Haut und Schleimhaut		0,1–1,0 µg/kg, min, i.v.; 5–10 µg i.v. Bolus
Vasopressin)*	V1-Rezeptor → Vasokonstriktion			0,01–max. 0,03 U/ min, i.v.
Dimetindenmaleat	H1-Rezeptor → Blockade			4–8 mg über 30s/24 h, i.v.
Methylprednisolon	Glucocorticoid-Rezeptor → Aktivierung; antiinflammatorische Wirkung			0,5–1 g/24 h, i.v.
fakultativ				
Salbutamol	β2-Sympathomimetikum		bei Asthma bronchiale	
isotone, balancierte Elektrolytlösung	Volumen- und Elektrolytersatz		10–20 mL/kg, i.v.; ggfs. Wiederholung	
Erythrozyten-Konzentrate	falls Anzeichen einer anämischen Hypoxie			
Fresh-Frozen Plasma	bei erworbener Gerinnungsstörung und Blutung			
Gerinnungsfaktoren (Fibrinogen, FII, VII, IX, X)	bei erworbener Gerinnungsstörung und Blutung			

*) falls *Noradrenalin/Adrenalin* nicht ausreichend wirksam

1487 Worm M, Eckermann O, Dölle S, Aberer W, Beyer K, Hawranek T, Hompes S, Koehli A, Mahler V, Nemat K, Niggemann B, Pföhler C, Rabe U, Reissig A, Rietschel E, Scherer K, Treudler R, Rueff F. Triggers and Treatment of anaphylaxis: an analysis of 4000 cases from Germany, Austria, and Switzerland. Dtsch Ärzteblatt Int. 2014;111:367–375.

1488 Standl T, Annecke T, Cascorbi I, Heller AR, Sabashnikov A, Teske W. Nomenklatur, Definition und Differenzierung der Schockformen. Dtsch Ärtebl. 2018;115(45):757–767.

1489 Ring J, Klimek, L, Worm M. Adrenalin in der Akutbehandlung der Anaphylaxie. Dtsch Ärztebl. 2018;115:528–534.

9 Prävention allergischer und pseudoallergischer Reaktionen

Die bisherigen Erfahrungen weisen darauf hin,

- dass die Karenz eines Allergie-auslösenden Allergens
  - zwar eine wirksame Methode zur Vermeidung allergischer und pseudoallergischer Reaktionen ist,
  - auf Grund der Verbreitung des Allergens jedoch nicht immer möglich ist und
  - ständig das Risiko einer ungewollten Kontaktnahme mit dem Allergen und damit einer allergischen Erkrankung in sich birgt;
- dass eine Allergische Reaktion meist bedingt ist
  - durch die mangelnde Entwicklung einer Toleranz gegenüber Fremdstoffen,
- dass Toleranz induziert wird im Zusammenspiel zwischen endogenen (neurogenen Faktoren, Immunfaktoren) und exogenen Faktoren. Zu diesen exogenen Faktoren gehören gerade auch Faktoren unserer Umwelt.

Allergien werden offensichtlich nicht oder nicht alleine erzeugt durch den frühkindlichen Kontakt mit Allergenen wie z. B. von Hunden, Katzen oder Hausstaubmilben.[1490] So erwiesen sich Kinder mit Katzen im Haushalt gleichhäufig allergisch gegen Katze wie Kinder ohne Haustiere.[1491]

Hinweise auf zusätzliche Faktoren ergaben sich durch Beobachtungen, dass die Zunahme von Allergien bei Kindern und damit auch bei Erwachsenen assoziiert ist oder sein könnte[1492, 1493]

- mit der Zunahme von Kaiserschnitten und dadurch der Abnahme des frühkindlichen Kontaktes mit dem Mikrobiom der Mutter,
- mit keinem, mit zu geringem oder mit zu kurzer Zeit des Stillens,
- mit dem zu frühen oder dem ausschließlichen Konsum von Fertignahrungen,
- mit dem fehlenden oder zu geringem Aufenthalt „an der frischen Luft" in der natürlichen Umwelt,
- mit mangelnder Bewegung und mangelnden Bewegungsmöglichkeiten der Kinder,
- mit dem Wohnen, Spielen und Arbeiten in Räumen mit durch Klimaanlagen gefilterter Luft,
- mit andauernden grenzüberschreitenden körperlichen und/oder psychischen Belastungen, d. h. Stress.

1490 Schoos AM, Chawes BL, Jelding-Dannemand E, Elfman LB, Bisgaard H. Early indoor aeroallergen exposure is not associated with development of sensitization or allergic rhinitis in high-risk children. Allergy. 2016;71(5):684–91.

1491 Arshad SH, Tariq SM, Matthews S, Hakim E. Sensitization to common allergens and its association with allergic disorders at age 4 years: a whole population birth cohort study. Pediatrics. 2001;108(2):E33.

1492 Halken S. Prevention of allergic disease in childhood: clinical and epidemiological aspects of primary and secondary allergy prevention. Pediatr Allergy Immunol. 2004;15 Suppl 16:4–5, 9–32.

1493 Cingi C, Bayar Muluk N, Scadding GK. Will every child have allergic rhinitis soon? Int J Pediatr Otorhinolaryngol. 2019;118:53–58.

https://doi.org/10.1515/9783110620986-009

9.1 Einfluss des Nervensystems

9.1.1 Neurogene Steuerung der Immunabwehr und neurogene Entzündungen

Kognitive, psychische und/oder somatische Prozesse können allergische Reaktionen auslösen oder verstärken. Hintergrund ist die enge Wechselbeziehung zwischen dem Nervensystem und dem Immunsystem (siehe Tab. 9.1), da zahlreiche Neuromediatoren, Nerven-Wachstumsfaktoren wie auch Immunmediatoren[1494]

- gebildet werden sowohl von Nervenzellen wie auch von Immunzellen und
- die Aktivität von Nervenzellen wie auch von Immunzellen beeinflussen.

Der für die Wechselbeziehung notwendige Austausch von Neuromediatoren und Immunmediatoren erfolgt sowohl im zentralen (ZNS) als auch über das periphere Nervensystem (PNS).[1495]

Im **ZNS** muss hierzu die **Bluthirnschranke** überwunden werden:

- unter normalen Bedingungen ist die Durchgängigkeit auf die wenigen Gehirnregionen beschränkt, in denen das Endothel der Bluthirnschranke gefenstert ist,
- durch Aktivierung ihrer Endothelzellen und Auflösung der Haftkomplexe (Tight junctions) wird jedoch der Austausch über alle anderen Bereiche des ZNS ermöglicht.

Beispiele für diese Art von Wechselbeziehung sind

- **Schizophrenie**, welche mit einem deutlich erhöhten Blutspiegel von proinflammatorischen Zytokinen (IL-1α, IL-1β, IL-6, IL-8 und TNF-α) einhergeht,[1496, 1497]
- **Depressionen,** welche assoziiert sind mit einer Vermehrung von proinflammatorischen Zytokinen (TNFα, IL-1, IL-6, IFNγ) und Chemokinen (IL-8, CCL2/MCP-1/Monocyte chemoattractant Protein) im Blut[1498, 1499, 1500] und welche

---

1494 Sedlacek HH. Immunologie. Die Immunantwort des Menschen. Berlin/Boston: de Gruyter 2014, 359–456.

1495 Sedlacek HH. Immunologie. Die Immunantwort des Menschen. Berlin/Boston: de Gruyter 2014, 372–376.

1496 Upthegrove R, Manzanares-Teson N, Barnes NM. Cytokine function in medication-naive first episode psychosis: a systematic review and meta-analysis. Schizophr Res. 2014;155(1–3):101–8.

1497 Di Nicola M, Cattaneo A, Hepgul N, Di Forti M, Aitchison KJ, Janiri L, Murray RM, Dazzan P, Pariante CM, Mondelli V. Serum and gene expression profile of cytokines in first-episode psychosis. Brain Behav Immun. 2013;31:90–5.

1498 Young JJ, Bruno D, Pomara N. A review of the relationship between proinflammatory cytokines and major depressive disorder. J Affect Disord. 2014;169:15–20.

1499 Duggal NA, Upton J, Phillips AC, Hampson P, Lord JM. Depressive symptoms post hip fracture in older adults are associated with phenotypic and functional alterations in T cells. Immun Ageing. 2014;11(1):25. PMID: 25628751.

1500 Pae. CU The potential role of monocyte chemoattractant protein-1 for major depressive disorder. Psychiatry Investig. 2014;11(3):217–22.

- vermehrt auftreten während oder unmittelbar im Anschluss an chronische Infektionen wie z. B. Tuberkulose,[1501, 1502] Herpes Zoster,[1503] HIV,[1504] oder chronische Entzündungen wie z. B. Osteomyelitis,[1505] Rheuma,[1506] Akne[1507]
- ausgelöst werden können durch die Verabreichung von Zytokinen,[1508, 1509, 1510] wobei Zytokine die Synthese von Nikotinsäure stimulieren, hierdurch Tryptophan verbrauchen und damit die Synthese des antidepressiven Serotonins vermindern.[1511, 1512]

Im **peripheren Nervensystem (PNS)** ist ein Austausch über zwei Wege möglich

- über die **Blutnervenschranke** nach Aktivierung und Auflösung der Haftkomplexe
  - zwischen den Endothelzellen in den versorgenden Kapillaren,
  - in der Pars epithelialis des Perineuriums und
  - zwischen den Schwann-Zellen im Endoneurium,
- durch **Inkretion** der gebildeten Neuropeptide und Neuromediatoren durch neurale Zellen und/oder an den Endfasern oder Synapsen ihrer Nervenbahnen.[1513]Dabei sind
  - sensorische Fasern die Hauptquelle für CGRP, SP, NKA und GRP (siehe Tab. 9.1),
  - die parasympathischen Nerven für Acetylcholin, VIP/vasoaktives intestinales Peptid und PHM und die sympathischen Nerven für Nor-/Adrenalin und NPY/Neuropeptid Y

1501 Yen YF, Chung MS, Hu HY, Lai YJ, Huang LY, Lin YS, Chou P, Deng CY. Association of pulmonary tuberculosis and ethambutol with incident depressive disorder: a nationwide, population-based cohort study. J Clin Psychiatry. 2015;76(4):e505–11.

1502 Shen TC, Wang CY, Lin CL, Liao WC, Chen CH, Tu CY, Hsia TC, Shih CM, Hsu WH, Chung CJ. People with tuberculosis are associated with a subsequent risk of depression. Eur J Intern Med. 2014;25(10):936–40.

1503 Chen MH, Wei HT, Su TP, Li CT, Lin WC, Chang WH, Chen TJ, Bai YM. Risk of depressive disorder among patients with herpes zoster: a nationwide population-based prospective study. Psychosom Med. 2014;76(4):285–91.

1504 Arseniou S, Arvaniti A, Samakouri M. HIV infection and depression. Psychiatry Clin Neurosci. 2014;68(2):96–109.

1505 Tseng CH, Huang WS, Muo CH, Chang YJ, Kao CH. Increased depression risk among patients with chronic osteomyelitis. J Psychosom Res. 2014;77(6):535–40.

1506 Iaquinta M, McCrone S. An Integrative Review of Correlates and Predictors of Depression in Patients with Rheumatoid Arthritis. Arch Psychiatr Nurs. 2015;29(5):265–78.

1507 Kurek A, Johanne Peters EM, Sabat R, Sterry W, Schneider-Burrus S. Depression is a frequent comorbidity in patients with acne inversa. J Dtsch Dermatol Ges. 2013;11(8):743–9, 743–50.

1508 Dunn AJ, Swiergiel AH, de Beaurepaire R. Cytokines as mediators of depression: what can we learn from animal studies? Neurosci Biobehav Rev. 2005;29(4–5):891–909.

1509 Schiepers OJ, Wichers MC, Maes M. Cytokines and major depression. Prog Neuropsychopharmacol Biol Psychiatry. 2005;29(2):201–17.

1510 Hoyo-Becerra C, Schlaak JF, Hermann DM. Insights from interferon-α-related depression for the pathogenesis of depression associated with inflammation. Brain Behav Immun. 2014;42:222–31.

1511 Miller AH, Haroon E, Raison CL, Felger JC. Cytokine targets in the brain: impact on neurotransmitters and neurocircuits. Depress Anxiety. 2013;30(4):297–306.

1512 Müller N, Immunology of major depression. Neuroimmunomodulation. 2014;21(2–3):123–30.

1513 Benque IJ, Xia P, Shannon R, Ng TF, Taylor AW. The Neuropeptides of Ocular Immune Privilege, α-MSH and NPY, Suppress Phagosome Maturation in Macrophages. Immunohorizons. 2018;2(10):314–323.

Die Öffnung der Nervenschranken wird beispielsweise bewirkt

- durch die Freisetzung von Immunmediatoren wie Histamin, Serotonin, Bradykinin, Anaphylatoxinen (C4a, C3a, C5a), Zytokinen (IL-1, IL-2, IL-4, GM-CSF, M-CSF, TNFα), Platelet Activating Factor (PAF) Prostaglandinen und/oder Leukotrienen im Rahmen von Immunreaktionen,
- durch physikochemische Einflüsse auf die Endothelzellen z. B. durch Erhöhung der Osmolarität (z. B. entgleister Diabetes mellitus) oder Erniedrigung der Osmolarität (z. B. Hyponatriämie, Wasserintoxikation) des Blutes, bei Hypoxien mit Ausfall der Na-Ionen/K-Ionen-ATP-ase, bei einer hypertensiven Krise, nach Hirninfarkten oder toxischen Schädigungen.

Tab. 9.1: Einfluss von Neuromediatoren und Hormonen auf die Immunantwort.

Nervensystem	endokrines Gewebe/ Organ	Neuromediator/ Hormon	Einfluss auf das Immunsystem: angeborene Abwehr (Makrophagen Granulozyten, Mastzellen, NK-Zellen		erworbene Abwehr: Antikörper		erworbene Abwehr: zelluläre Zytotoxizität		Produktion des Neuromediators durch Immunzellen
			(+)	(–)	(+)	(–)	(+)	(–)	
Sympathicus	+/– Nebennierenmark	Noradrenalin Adrenalin		–	+			–	●
		Neuropeptid Y	+	–			+	–	
Parasympathicus.		Acetylcholin		–	+			–	●
		VIP		–	+			–	●
		PHM							
zentrales und peripheres Nervensystem (Neurotrophin-Neuropeptid-Achse)		Neuropeptid Y	+	–	+		+	–	●
		Tachykinine	+		+		+		●
		Endorphine[G)]	+			–		–	●
		CGRP		–		–		–	●
		VIP		–	+			–	●
		ANP		–	+			–	●
		NGF	+						
		BDNF	+						●
		Serotonin[G)]	+	–	+	–	+	–	●

Nervensystem	endokrines Gewebe/Organ	Neuromediator/Hormon	Einfluss auf das Immunsystem						Produktion des Neuromediators durch Immunzellen
			angeborene Abwehr (Makrophagen Granulozyten, Mastzellen, NK-Zellen		erworbene Abwehr				
					Antikörper		zelluläre Zytotoxizität		
zentrales Nervensystem	**Hypothalamus**	CRH	+		+		+		●
	Hypophysenhinterlappen (HHL)	Oxytocin [G)]		–	+		+		●
		Vasopressin	+		+*	–	+	–	●
	Hypophysenvorderlappen (HVL)	ACTH		–	+*	–		–	●
	Nebennierenrinde	Cortisol		–	+*	–		–	
		Mineralocorticoide	+		+		+		
	Hypothalamus	TRH	+			–			
	HVL	TSH	+		+		+		●
	Schilddrüse	Trijodthyronin		–	+			–	
	Hypothalamus	Somatoliberin	+		+		+		●
		Somatostatin/Cortistatin/Ghrelin		–		–		–	●
	HVL	Wachstumshormon/GH	+		+		+		●
	Hypothalamus	Melanoliberin							
		Melanostatin							
	HVL-Zwischenlappen	Melanocortin		–		–		–	●
	Hypothalamus	Gonadoliberin1	+		+		+		●
		Gonadoliberin2		–		–		–	●
	HVL	FSH/Follitropin	+		(+)		(+)		●
	Gonaden	Östrogene		–	+			–	
	HVL	LH/Lutropin	(+)		+		+		●
	Gonaden	Testosteron		–		–		–	
		Progesteron		–	+			–	

Nervensystem	endokrines Gewebe/Organ	Neuromediator/Hormon	Einfluss auf das Immunsystem						Produktion des Neuromediators durch Immunzellen
			angeborene Abwehr (Makrophagen Granulozyten, Mastzellen, NK-Zellen		erworbene Abwehr				
					Antikörper		zelluläre Zytotoxizität		
	Hypothalamus	Prolaktoliberin	+		+		+		●
		Dopamin [G)]		–		–		–	●
HVL	Prolaktin[G)]	+		+		+		●	

+ : Förderung; – : Hemmung; ● : ja/trifft zu;
ACTH = adrenocorticotropes Hormon/Corticotropin; ANP = atriales natriuretisches Peptid; BDNF = Brain-Derived Neurotrophic Factor; CGRP = Calcitonin-Gene-related Peptide; CRH = Corticotropin-Releasing Hormon/Corticoliberin; FSH = Follikel stimulierendes Hormon; GH = Growth Hormon; HVL = Hypophysenvorderlappen; LH = Luteinisierendes Hormon; NGF = Nerve Growth Factor; PHM = Peptid Histidin Methionin; TRH = Thyreotropin-Releasing Hormone/Thyreoliberin; TSH = Thyreoidea-stimulierendes Hormon; VIP = vasoaktives intestinales Peptid;
*) Allergische Reaktionen; [G)] = Glückshormone

Neurogene Entzündungen resultieren aus der verstärkten lokalen Inkretion von proinflammatorischen Neuromediatoren, welche durch Aktivierung der Zellen der angeborenen Immunabwehr (siehe Kap. 2.2) eine gesteigerte Gefäßpermeabilität, Plasmaextravasation, Schwellungen, Rötungen, Schmerzen, Funktionsstörungen, erhöhte Schleimsekretion und Gefäßneubildung verursachen können (siehe Tab. 9.2).[1514]

Die lokale Freisetzung von Neuromediatoren erfolgt
- primär von afferenten Neuronen und nervenverwandten Zellen wie Gliazellen und Schwannzellen,
  - über die Enden C-sensibler Nervenfasern, über Synapsen, über die Hypophyse oder vom Nebennierenmark,
  - wobei die Freisetzung blockiert werden kann beispielsweise durch Denervierung oder durch (Vor-) Behandlung mit Capsaicin;
- sekundär auch von den durch die Neuromediatoren oder Immunmediatoren aktivierten
  - Mastzellen, Eosinophilen Granulozyten, Makrophagen, T-Zellen und B-Zellen und
  - Epithelzellen der Haut, der Atemwege, des Magen-Darm-Traktes.

Das Ergebnis ist ein lokales Milieu von vorwiegend proinflammatorisch wirkenden Neuromediatoren und Immunmediatoren, die ihrerseits weitere Zellen der Immunabwehr anlocken und aktivieren, die mit ihren Mediatoren und Zytokinen wiederum neurale Zellen und Immunzellen aktivieren, sodass ein sich selbst verstärkender Aktivierungs-Kreislauf

1514 Dinh QT, Suhling H, Fischer A, Braun A, Welte T. Neuronale Kontrolle bei chronisch entzündlichen und obstruktiven Lungenerkrankungen wie Asthma bronchiale und COPD. Pneumologie. 2011;65(5):283–92.

zwischen Nervenzellen, Immunzellen und Epithelzellen entsteht, in dessen Zentrum sich befinden

- Mastzellen, basophile Granulozyten, eosinophile Granulozyten,
- Makrophagen, T-Lymphozyten und B-Lymphozyten.

Zu den proinflammatorischen Neuromediatoren gehören im Besonderen (siehe Tab. 9.2)[1515, 1516]

- die Katecholamine wie Noradrenalin und Adrenalin des Sympathikus,
- Acetylcholin des Parasympathikus,
- Nicht-adrenerge nicht-cholinerge Neuromediatoren (NANC), unterteilt in exitatorische/eNANC und inhibitorische/iNANC (siehe Tab. 9.2), wie z. B.
  - die Tachykinine Substanz P/SP; Neurokinin-A, -B, -K; Neuropeptidγ/NPγ, Virokinin und Hemokinin,
    - deren Synthese in sensiblen Neuronen durch den Nervenwachstumsfaktor (NGF) und über die Aktivierung von Neurotrophinrezeptoren wie trkA, trkB und den p75-Neurotrophin-Rezeptor stimuliert wird,
    - welche über NK-1-, NK-2- oder NK-3-Rezeptoren wirken,
    - deren Wirkung gegenreguliert wird durch den enzymatischen Abbau durch Neutrale Endopeptidase (NEP) und Angiotensin-umwandelndes Enzym (ACE) und
  - das Calcitonin-Gen-verwandte Peptid (CGRP), Vasoaktives Intestinales Polypeptid (VIP), Pituitary Adenylate Cyclase-activating Polypeptid (PACAP), Neuropeptid Tyrosin (NPY) und Peptid YY (PYY).

Tab. 9.2: Neurogene Entzündung und bronchiales Asthma.[1517, 1518]

sympathische Innervation	Mediatoren	Wirkung
Neurone (besonders Ganglion stellatum, Ganglion cervicale superius) postganglionäre Axone vorwiegend an bronchialen Blutgefäßen, weniger an Bronchialmuskulatur; Erregung vorwiegend über β-Rezeptoren, weniger über α-Rezeptoren;	**Noradrenalin:** (postganglionär) Synthese: aus Tyrosin mit Hilfe von Tyrosin-Hydroxylase und β-Hydroxylase; Speicherung in Sekretgranula	β-Rezeptoren: Broncho- und Vasodilatation (↑) Sekretsteigerung (↑), Ziliarschlagfrequenz (↑)
		α-Rezeptoren: Vasokonstriktion (↑)
	Neuropeptid Y/NPY	Makrophagen: IL-1β (↑); Phagozytose (↑)
		Makrophagen: Phagosom-Reifung (↓), Antigenpräsentation/CTL-Proliferation (↓), TGFβ (↑)
	NO	Vasodialatation (↑)

1515 Dinh QT, Suhling H, Fischer A, Braun A, Welte T. Neuronale Kontrolle bei chronisch entzündlichen und obstruktiven Lungenerkrankungen wie Asthma bronchiale und COPD, Pneumologie. 2011;65(5):283–92.

1516 Chen Y, Lyga J. Brain-Skin Connection: Stress, Inflammation and Skin Aging. Inflamm Allergy Drug Targets. 2014 Jun; 13(3):177–190.

1517 Dinh QT, Suhling H, Fischer A, Braun A, Welte T. Neuronale Kontrolle bei chronisch entzündlichen und obstruktiven Lungenerkrankungen wie Asthma bronchiale und COPD. Pneumologie. 2011;65(5):283–92.

1518 Benque IJ, Xia P, Shannon R, Ng TF, Taylor AW. The Neuropeptides of Ocular Immune Privilege, α-MSH and NPY, Suppress Phagosome Maturation in Macrophages. Immunohorizons. 2018;2(10):314–323.

besondere Rolle bei bronchialem Asthma

β2-Rezeptor-Agonisten

Sabutamol, Fenoterol, Reprotanol, Terbutalin, bewirken Bronchodilatation und sind Bestandteil der Behandlung von bronchialer Obstruktion

thorakale Sympathektomie: bewirkt bronchiale Hyperreagibilität (↑)

parasympathische Innervation	Mediatoren	Wirkung
Nervus vagus; postganglionäre Neurone und deren Axone in der Trachea, an den Bronchien, den Bronchioli, an Drüsen, sekretorischen Zellen und an Blutgefäßen; Erregung über muscarinische M1-, M2-, M3-, M4-, M5-Acetylcholin-Rezeptoren	**Acetylcholin** (prä- und postganglionär): Synthese: durch ChAT; Abbau durch AchE;	Aktivierung von Acetylcholin-Rezeptoren: über M1: Erregungsleitung des Nervus vagus (↑), cholinerge Reflexe (↑) über M3: Bronchokonstriktion (↑) Schleimsekretion (↑)
	(des Weiteren VIP, PHM, s. u.)	
	NO	Vasodialatation (↑)

besondere Rolle bei bronchialem Asthma

Anticholinergika (*Ipratropiumbromid, Tiotropiumbromid*) hemmen die muskarinischen M3-ACh-Rezeptoren und bewirken über Erschlaffung der glatten Muskulatur der Bronchien eine Bronchodilatation (↑)

Vagatomie: Bronchokonstriktion (↓)

Stress: bewirkt Bronchokonstriktion (↑) durch Aktivierung vagaler C-Fasern über TRPV1-Rezeptoren,

sensible Innervation	
Nervus Vagus mit sensiblen Neuronen, langsam adaptierenden und schnell adaptierenden Dehnungs- und Berührungs-Rezeptoren und langsam leitenden C-Faser-Rezeptoren an Trachea, Bronchien, Bronchioli und Pleura; Neuropeptide werden in den sensiblen Neuronen produziert und in den synaptischen Vesikeln der Dendriten gespeichert	Aktivierung der Rezeptoren durch thermische, chemische, mechanische Reize (z. B. Pfeffer, Zigarettenrauch, Allergene, Ozon, proinflammatorische Mediatoren, kalte Luft) führt zur Aktivierung besonders der C-Faser-Rezeptoren mit Schmerzempfindung (Schmerzrezeptoren/Nozizeptoren) und/oder Ausschüttung von proinflammatorischen Neuropeptiden (**Tachykinine**, des Weiteren **CGRP**), gebildet in den sensiblen Neuronen; Neuropeptide können schon bei unterschwelligen Reizen (d. h. ohne Depolarisation) freigesetzt werden.
sensible Neuronen besitzen exzitatorische und inhibitorische Rezeptoren für Mediatoren des (nicht-adrenergen nicht-cholinergen) NANC-Systems	**exzitatorische Rezeptoren**: TRPV1, Histamin1-Rezeptor, Bradykinin-B2-Rezeptor
	inhibitorische Rezeptoren: Cannabinoid 2-Rezeptor/CB2, Histamin H3-Rezeptor/H3R, Dopamin D2-Rezeptor/D2R, Adrenalin α2-Rezeptor/aα2/R, Opioid-Rezeptor/OP3

NANC-System	
Tachykinine Substance P (SP); Neurokinin-A, -B, -K; Neuropeptid γ (NPγ(); Virokinin; Hemokinin	Synthese: Neurone der vagalen Ganglien und der thorakalen Spinalganglien Rezeptoren: Neurokinin-1(NK-1)-, Neurokinin-2(NK-2)-, Neurokinin-3(NK 3)-Rezeptoren, lokalisiert an Gefäßen, Drüsen, Epithel und (NK-2) glatte Muskulatur der Atemwege (NK-A hat höchste Affinität zu NK-2-R).
	Wirkung: proinflammatorisch, verstärken allergische Atemwegsentzündung (↑), beeinflussen den Parasympathikus wie auch den Sympathikus (peripherer sensibler Reflex)
Calcitonin-Gen-verwandtes Peptid (CGRP)	Lokalisation: häufig gemeinsam mit Tachykininen (Gefäße, Epithel, Muskulatur) und in neuroendokrinen Zellen der Lunge,
	Wirkung: bei Epithelschaden oder bei hoher Konzentration Depolarisierung der parasympathischen Nerven mit Bronchokonstriktion (↑), bei geringer Konzentration: Hyperpolarisierung (↑); Entzündungen der Bronchien (↑)

Vasoaktives Intestinales Polypeptid (VIP)	Lokalisation: sympathische und parasympathische Nervenfasern der tracheobronchialen Muskeln, Drüsen und kleinen Gefäßen
	Wirkung: Dilatation der Bronchien und Gefäße (↑); Acetylcholin-Ausschüttung (↓)
Pituitary Adenylate Cyclase-activating Polypeptid (PACAP)	Lokalisation: ähnlich VIP
	Wirkung: Dilatation der Bronchien (↑); Expression von IL-2 (↓); Expression von Caspasen und Matrix-Metalloproteasen (↓)
Neuropeptid Tyrosin (NPY), Peptid YY (PYY)	Lokalisation: sympathische Nervenfasern der Blutgefäße und der tracheo-bronchialen Wand (seromuköse Drüsen, Tunica mucosa, glatte Muskulatur)
	Wirkung: Aktivierung des NPY-Rezeptors (↑); Dilatation der Bronchien (↑), Konstriktion der Blutgefäße (↑); Niesen, Juckreiz und Hypersekretion bei Rhinitis (↓); Freisetzung von Tachykininen (↓); Aktivierung durch Parasympathicus/Acetylcholin (↓)

exzitatorische NANC/eNANC	inhibitorische NANC/iNANC

AchE = Acetylcholinesterase; CGRP = Calcitonin-Gene related Peptide; CHAT = Cholin Acetyltransferase; NO = Stickstoffmonoxyd; NANC = Nicht-adrenerge nichtcholinerge Neuromediatoren; NPY = Neuropeptid Tyrosin; PHM = Peptid-Histidin-Methionin; TRPV1 = Transient Receptor Potential Vanilloid 1; VIP = Vasoaktives Intestinales Polypeptid

Neurogene Entzündungen sind mehr oder weniger an allen akuten und chronischen allergischen Entzündungen beteiligt. Beispiel hierfür sind

- **bronchiales Asthma,** bei dessen Entstehung und Verlauf Neuropeptide einen entscheidenden Anteil haben (siehe Kap. 4.2 und Tab. 9.2), indem sie auf die glatten Muskelzellen der Bronchien, auf die Sekretion der Bronchialepithelzellen, auf die Blutgefäße sowie auch auf die Zellen der angeborenen und der erworbenen Immunabwehr einwirken,
- **allergische Rhino-Konjunktivitiden**, bei welchen durch Allergene, Infektion und/oder unspezifische Reize in der Nasenmucosa (siehe Tab. 9.3)[1519, 1520, 1521, 1522]
  - Neuropeptide freigesetzt werden wie z. B. Tachykinine (Substance P/SP, Neurokinin A/NKA, Neuropeptid K/NPK, Calcitonin-Gene related Peptide/CGRP, Gastrin Releasing Peptide/GRP) sowie Peptid Histidin Methionin (PHM), Neuropeptid Tyrosin (NPY) und Vasointestinal Peptide (VIP)

1519 Cook EB. Tear cytokines in acute and chronic ocular allergic inflammation. Curr Opin Allergy Clin Immunol. 2004 Oct;4(5):441–5.

1520 Bresciani M, Lalibertè F, Lalibertè MF, Gramiccioni C, Bonini S. Nerve growth factor localization in the nasal mucosa of patients with persistent allergic rhinitis. Allergy. 2009;64(1):112–7.

1521 Sacchetti M, Bruscolini A, Lambiase A. Neurotrophic factors and nerve growth factor in ocular allergy. Curr Opin Allergy Clin Immunol. 2019. doi: 10.1097/ACI.0000000000000555.

1522 Raap U, Braunstahl GJ. The role of neurotrophins in the pathophysiology of allergic rhinitis. Curr Opin Allergy Clin Immunol. 2010;10(1):8–13.

- die Neurokinine Mastzellen, basophile und eosinophile Granulozyten, Makrophagen und TH1 und TH2-Lymphozyten aktivieren mit der Folge von
  - Vasodilatationen, Ödemen mit Proteinaustritt, Hypersekretionen, Kontraktionen der glatten Muskulatur sowie weiterer Infiltration mit Entzündungszellen,
  - in der Tränenflüssigkeit nachweisbaren Neuromediatoren (NGF/Nerve Growth Factor, BDNF/Brain-Derived Neurotrophic Factor), Neuropeptiden, Chemokinen und Zytokinen;

- **atopische Dermatitiden,** bei welchen Neuropeptide
  - vorwiegend über die nichtmyelinisierten C-Fasern, aber auch durch die gering myelinisierten Aδ-Fasern und im Verbund mit den Epithelzellen und den Endothelzellen ausgeschüttet werden und
  - unter maßgeblicher Beteiligung der Epithelzellen und der Endothelzellen einen entscheidenden Anteil haben an der Entzündung wie auch an dem Heilprozess (siehe Tab. 9.4 und Kap. 4.1).

Tab. 9.3: Einfluss von Neuromediatoren auf die Allergische Reaktion vom Soforttyp/Typ I.[1523, 1524]

Neurogene-Mediatoren	Allergie-fördernd	Allergie-hemmend
Funktion von B-Lymphozyten		
vegetatives Nervensystem		
Noradrenalin/Adrenalin	Entwicklung von TH1- und Treg (↓); Freisetzung von IL-12, -23, IFNγ (↓), IL-10 (↑);	
Acetylcholin	IL-6, IL-12, IFNγ (↓)	Synthese von IgG (↑) und von IgE (↓)
Neurotrophes-Neuropeptid-System		
Endorphine (β-Endorphin) G		Differenzierung von TH1 + TH2 (↓); Antikörper-Synthese (↓)
Serotonin G)	Proliferation von B-Lymphozyten (↑)	Proliferation von TH2 (↓)
Neuropeptid Y		Ausschüttung von IL12 + IFNγ (↑), Differenzierung von TH1 (↑)
VIP/Vasoaktives intestinales Peptid	Expression von IL-4, -10, -13 (↑); Differenzierung zu TH2 (↑)	Expression von TGFβ (↑)
ANP/atriales natiuretisches Peptid	Expression von IL-10 (↑)	
CGRP/Calcitonin-Gen verwandtes Peptid		Differenzierung von B-Lymphozyten (↓)

1523 Sedlacek HH. Immunologie die Immunabwehr des Menschen. Berlin/Boston: de Gruyter 2014, 571–596.
1524 Sedlacek HH. Selbstheilungskräfte und Arzneimittelwirkungen, Synergien und Grenzen. Berlin/Boston: de Gruyter 2016, 186–208.

Neurogene-Mediatoren	Allergie-fördernd	Allergie-hemmend
Hypothalamus-Hypophysen-System		
Oxytocin G)	Ausschüttung von ACTH (↓)	
Vasopressin G)		Ausschüttung von ACTH (↑)
Somatoliberin		Synthese von IgM, IgG, IgA (↑),
Somatostatin, Cortistatin, Ghrelin	Ausschüttung von ACTH (↓)	regulatorische T-Lymphozyten (↑)
GH/Wachstumshormon	Expression von IL-10 (↑)	Expression von TGFβ (↑) Synthese von IgG und IgA (↑)
Prolaktin G)	Proliferation/ Differenzierung von B-Lymphozyten (↑)	
Dopamin G)		Inhibition von Prolaktin
Cortisol	Expression des CD40-Liganden (↑)	
Funktion von Mastzellen/basophilen Granulozyten		
vegetatives Nervensystem		
Noradrenalin/Adrenalin	(α-Rezeptor): Degranulierung (↑)	(β-Rezeptor): Degranulierung (↓)
Acetylcholin	Degranulierung (↑)	Degranulierung nach Vernetzung von IgE (↓)
Serotonin G)	Migration (↑)	
Neurotrophin-Neuropeptid-System		
NGF	Proliferation, Reifung, Degranulation (↑)[1525]	
BDNF		
Tachykinin/Substanz P	Degranulierung (↑), Expression von Chemokinen und Zytokinen/IL-3, TNF, GM-CSF (↑)[1526]	
VIP		
ANP	Degranulierung (↑)	
CGRP	Degranulierung (↑)	
Hypothalamus-Hypophysen-System		
Oxytocin G)	Degranulierung (↑) immunsuppressives Cortisol (↓) über verminderte Freisetzung von ACTH (↓)	
Corticoliberin	Degranulierung (↑)	
ACTH		Mastzellenproliferation (↓) immunsuppressives Cortisol (↑)

1525 Kritas SK, Caraffa A, Antinolfi P, Saggini A, Pantalone A, Rosati M, Tei M, Speziali A, Saggini R, Pandolfi F, Cerulli G, Conti P. Nerve growth factor interactions with mast cells. Int J Immunopathol Pharmacol. 2014;27(1):15–9.

1526 Kulka M, Sheen CH, Tancowny BP, Grammer LC, Schleimer RP. Neuropeptides activate human mast cell degranulation and chemokine production. Immunology. 2008;123(3):398–410.

Neurogene-Mediatoren	Allergie-fördernd	Allergie-hemmend
Vasopressin		immunsuppressives Cortisol (↑) über erhöhte Freisetzung von ACTH (↑)
Oxytocin[G)]	immunsuppressives Cortisol (↓) über verminderte Freisetzung von ACTH (↓)	
Somatostatin, Cortistatin, Ghrelin		
Cortisol		Allergie/Entzündung (↓)
Funktion von eosinophilen Granulozyten		
vegetatives Nervensystem		
Noradrenalin/ Adrenalin		Degranulierung (↓)
Acetylcholin		Aktivierung (↓) Synthese von Leukotrienen (↓)
Serotonin[G)]	Proliferation (↑); Chemotaxie (↑)	
Hypothalamus-Hypophysen-System		
Oxytocin[G)]	immunsuppressives Cortisol (↓) über verminderte Freisetzung von ACTH (↓)	
Vasopressin		immunsuppressives Cortisol (↑) über erhöhte Freisetzung von ACTH (↑)
Somatostatin	immunsuppressives Cortisol (↓) über verminderte Freisetzung von ACTH (↓)	
Neurotrophin-Neuropeptid-System		
NGF	Proliferation (↑)[1527]	
Funktion von Makrophagen, Epithelzellen		
NGF	Freisetzung proinflammatorischer Zytokine/IL-1 (↑)[1528]	
	Aktivierung (↑), Expression von Chemokinen/Eotaxin-3 (↑)[1529] und von VEGF (↑)[1530]	
Serotonin[G)]	Expression IL-1β, IL-6, IL-8, IL-12, TNFα (↑), Phagozytose (↑)	Antigenpräsentation (↓)
(↑) : Anstieg/Vermehrung; (↓) : Abfall/Verminderung; [G)] = Glückshormon		

1527 Hahn C, Islamian AP, Renz H, Nockher WA. Airway epithelial cells produce neurotrophins and promote the survival of eosinophils during allergic airway inflammation. J Allergy Clin Immunol. 2006;117(4):787–94.

1528 Datta-Mitra A, Kundu-Raychaudhuri S, Mitra A, Raychaudhuri SP. Cross talk between neuroregulatory molecule and monocyte: nerve growth factor activates the inflammasome. PLoS One. 2015;10(4):e0121626. PMID: 25876154.

1529 Rochman M, Kartashov AV, Caldwell JM, Collins MH, Stucke EM, Kc K, Sherrill JD, Herren J, Barski A, Rothenberg ME. Neurotrophic tyrosine kinase receptor 1 is a direct transcriptional and epigenetic target of IL-13 involved in allergic inflammation. Mucosal Immunol. 2015;8(4):785–98.

1530 Zhang J, Ma WY. Nerve growth factor regulates the expression of vascular endothelial growth factor in human HaCaT keratinocytes via PI3K/mTOR pathway. Genet Mol Res. 2014;13(4):9324–35.

Tab. 9.4: Direkter und indirekter Einfluss von Neuropeptiden auf Endothelzellen z. B. in Hautgefäßen.[1531]

Funktionen	Parameter	Aktivierung durch	Hemmung durch
Gefäßpermeabilität	Endothelin-1-Kontraktionen (↑)	NGF	
	Zellaktivierung/Proliferation	CGRP, NGF, Substanz P	
Zelladhäsion	Expression von E-Selectin, P-Selectin, ICAM-1, ICAM-2, VCAM-1	NGF, Substanz P	α-MSH
	Adhäsion von Monozyten		Somatostatin
Gefäßerweiterung	Expression von NO	CGRP, PACAP, Substanz P	Somatostatin
Gefäßpermeabilität	Endothelin-1-Kontraktionen	NGF	
Angiogenese	VEGF/VEGF-Rezeptor-/ Akt-Signalübertragung		α-MSH
	MAPK- Aktivierung		Somatostatin
	Expression von VEGF	VIP	
	Proliferation	NGF, PACAP	
Prägung, Aktivierung und Antigenpräsentation von Langerhanszellen, sekundär von Endothelzellen	Expression von IL-6		
	Differenzierung von TH17	CGRP, PACAP, VIP	
	Differenzierung von TH2/ B-Lymphozyten-Proliferation	PACAP, VIP	CGRP
	Differenzierung von TH1		CGRP, PACAP, VIP

α-MSH = Melanozyten-stimulierendes Hormon; CGRP = Calcitonin Gen reguliertes Peptid; NGF = Nerve Growth Factor; PACAP = Pituitary Adenylate Cyclase Activating Peptide, VIP = Vasoaktives Intestinales Peptid

Einfluss allergischer Reaktionen auf die mentale Gesundheit

Zusätzlich zum Einfluss des Nervensystems auf allergische Reaktionen bestehen auch Anhaltspunkte, dass allergische Reaktionen in früher Kindheit die mentale Gesundheit in späteren Jahren beeinflussen. Beispielweise sind allergische Erkrankungen, im Besonderen Ekzeme bei Kleinkindern (≤ 2 Jahre) mit einem hohen Risiko behaftet, dass in der Jugend (~ 10 Jahren) diese Kinder Verhaltensstörungen, Gefühlsstörungen und Schlafstörungen entwickeln.[1532]

1531 Mehta D, Granstein RD. Immunoregulatory Effects of Neuropeptides on Endothelial Cells: Relevance to Dermatological Disorders. Dermatology. 2019;235(3):175–186.

1532 Heinrich J, Brüske I, Cramer C, Hoffmann U, Schnappinger M, Schaaf B, von Berg A, Berdel D, Krämer U, Lehmann I, Herbarth O, Borte M, Grübl A, Bauer CP, Beckmann C, Behrendt H, Ring J, Koletzko S. GINIplus and LISAplus – Design and selected results of two German birth cohorts about natural course of atopic diseases and their determinants. Allergol Select. 2017;1(1):85–95.

9.1.2 Einfluss von Stress, Ängsten und Glücksempfindungen

Neuromediatoren sind des Weiteren maßgeblich beteiligt an der Regulation von Stress, Ängsten und Glücksgefühlen und deren Auswirkungen auf allergische Erkrankungen.

Starke Stressreize setzen zentral und in der Peripherie Stresshormone (siehe Tab. 9.5) frei, entweder nur vorübergehend (falls der Stress bewältigt wird und die Erholungsphase gelingt) oder langfristig (falls die Stressbelastung in eine Erschöpfungsphase mündet).
- akut werden Nordrenalin und Adrenalin freigesetzt,
- nachfolgend und bei chronischer Belastung Glucocorticoide.

Beide Arten von Stresshormonen beeinflussen die Immunabwehr und die allergischen Reaktionen. Dieser Einfluss kann durch Neuropeptide und Neurohormone weitgehend ausgeglichen werden. Dominieren die Stresshormone (im Besonderen die Glucocorticoide) jedoch über eine lange Zeit, so werden durch sie sowohl die angeborene als auch die erworbene Immunantwort dereguliert,[1533] mit dem Ergebnis
- einer Hemmung der angeborenen und der erworbenen zelluläre Immunabwehr, aber auch
- einer verstärkten Antikörper-vermittelten allergischen Reaktion im Besonderen vom Typ I.

Denn **Adrenalin und Noradrenalin**
- verstärken in Monozyten/Makrophagen und Dendritischen Zellen die Expression z. B. von IL-10, welches
  - in B-Lymphozyten den Isotypwechsel nach IgG und IgA stimuliert, dagegen nach IgE hemmt, andererseits die Differenzierung zu Plasmazellen fördert,
  - die Differenzierung von TH2-Lymphozyten unterstützt,
  - Makrophagen polarisiert zum antiinflammatorischen M2-Typ, welcher seinerseits vermehrt IL-10, aber auch IL-4 und IL-13 exprimiert, welche in B-Lymphozyten den Isotypwechsel nach IgE stimulieren,
  - dagegen in Granulozyten, Makrophagen und NK-Zellen die Expression von proinflammatorischen Zytokinen (z. B. IL-1, IL-2, IL-6 und TNFα) hemmt und die Differenzierung von TH-Lymphozyten zu TH1-Lymphozyten und die Proliferation von zytotoxischen T-Lymphozyten inhibiert,
- können eine pseudoallergische (über α-adrenerge Rezeptoren vermittelte) Degranulation von Mastzellen und basophilen Granulozyten bewirken.

Glucocorticoide hemmen zwar weitgehend alle Zellen des Immunsystems und deren Funktionen, inhibieren somit auch die Wirkung von Adrenalin und Noradrenalin, wirken aber auch proallergisch, indem sie
- in B-Lymphozyten die Expression des CD40-Liganden der immunologischen Synapse stimulieren und hierdurch
- den Antikörper-Isotyp-Wechsel nach IgE fördern.

1533 Sedlacek HH. Immunologie. Die Immunabwehr des Menschen. Berlin/Boston: de Gruyter 2014, 516–519.

Ängste im Allgemeinen, aber auch vor einer allergischen Reaktion und/oder auch Ekelgefühle können IgE-vermittelte allergische wie auch pseudoallergische Reaktionen auslösen oder verstärken, wie z. B. eine allergische Rhinitis/Konjunktivitis, Asthma, Urtikaria, Dermatitis oder Magen-Darm-Reaktion mit Erbrechen oder Durchfall. So sind direkt assoziiert

- saisonale Allergien mit Ängsten, Depressionen[1534] und Selbstmordvorstellungen[1535] und
- akute Asthmaanfälle mit Selbstmordvorstellungen und Selbstmordversuchen[1536] und
- Lebensmittelallergien mit Ängsten und Depressionen, nicht nur für die jeweiligen Patienten, sondern sekundär/reaktiv auch für die betroffenen Eltern, in Besonderen für die Mütter.[1537]

Bei durch Ängste provozierte Pseudoallergien werden unter Beteiligung des limbischen Systems und über das vegetative Nervensystem Noradrenalin und Acetylcholin und über das sensible System Neuropeptide freigesetzt, welche aktivieren

- Mastzellen (Noradrenalin; Acetylcholin) und basophile Granulozyten (Acetylcholin) zur Freisetzung von Histamin und Serotonin und
- Makrophagen und Endothelzellen (Acetylcholin) zur Ausschüttung von Chemokinen (CXCL-1, -5, -7, -8, -14, CX3CL-1, CCL-1, -2, -3, -4, -5, -11), welche wiederum Mastzellen und basophile Granulozyten aktivieren zu Freisetzung von Histamin und Serotonin.

Glücksempfindungen können das Immunsystem vor Deregulierung durch Stressereignisse und Ängste schützen. Verantwortlich hierfür sind die Glückshormone, die jeweils ein unterschiedliches Spektrum an Eigenschaften aufweisen, und insgesamt dann stabilisierend wirken, wenn sie die Wirkung der Stresshormone dominieren. Zu den Glückshormonen zählen

- **Oxytocin,** welches [1538, 1539, 1540, 1541, 1542]
  - Vertrauen, Einfühlungsvermögen, soziale Bindung stärkt und Furcht und Angst mindert,

---

1534 Harter K, Hammel G, Krabiell L, Linkohr B, Peters A, Schwettmann L, Ring J, Johar H, Ladwig KH, Traidl-Hoffmann C. Different Psychosocial Factors Are Associated with Seasonal and Perennial Allergies in Adults: Cross-Sectional Results of the KORA FF4 Study. Int Arch Allergy Immunol. 2019:1–11. doi: 10.1159/000499042.

1535 Messias E, Clarke DE, Goodwin RD. Seasonal allergies and suicidality: results from the National Comorbidity Survey Replication. Acta Psychiatr Scand. 2010;122(2):139–42.

1536 Goodwin RD, Demmer RT, Galea S, Lemeshow AR, Ortega AN, Beautrais A. Asthma and suicide behaviors: results from the Third National Health and Nutrition Examination Survey (NHANES III). J Psychiatr Res. 2012;46(8):1002–7.

1537 Feng C, Kim JH. Beyond Avoidance: the Psychosocial Impact of Food Allergies. Clin Rev Allergy Immunol. 2018. doi: 10.1007/s12016-018-8708-x.

1538 Li T, Wang P, Wang SC, Wang YF. Approaches Mediating Oxytocin Regulation of the Immune System, Front Immunol. 2016;7:693. doi: 10.3389/fimmu.2016.00693.

1539 Denda S, Takei K, Kumamoto J, Goto M, Tsutsumi M, Denda M. Oxytocin is expressed in epidermal keratinocytes and released upon stimulation with adenosine 5′-[γ-thio]triphosphate in vitro. Exp Dermatol. 2012;21(7):535–7.

1540 Cattaneo MG, Lucci G, Vicentini LM. Oxytocin stimulates in vitro angiogenesis via a Pyk-2/Src-dependent mechanism. Exp Cell Res. 2009;315(18):3210–9.

1541 Işeri SO, Sener G, Saglam B, Gedik N, Ercan F, Yegen BC. Oxytocin protects against sepsis-induced multiple organ damage: role of neutrophils. J Surg Res. 2005;126(1):73–81.

1542 Kumamoto K, Matsuura T, Amagai T, Kawata M. Oxytocin-producing and vasopressin-producing eosinophils in the mouse spleen: immunohistochemical, immuno-electron-microscopic and in situ hybridization studies. Cell Tissue Res. 1995;281(1):1–10.

  - die Ausschüttung von Stresshormonen (ACTH, Cortisol) hemmt und
  - die Bildung von Prolaktin fördert;
- **Vasopressin,** welches [1543]
  - Gedächtnis, Aufmerksamkeit, Wahrnehmung steigert, dagegen Gefühlsempfindungen mindert und
  - die Ausschüttung von Stresshormonen (ACTH, Cortisol) fördert;
- **Dopamin/PIF,** das[1544, 1545, 1546, 1547]
  - Motivation, Glücksgefühle, Lustverlangen, Belohnung, Appetit fördert und Schläfrigkeit und Müdigkeit hemmt,
- **PRH/Prolaktoliberin**[1548, 1549] bzw. **Prolaktin,** welches[1550]
  - Befriedigung, Müdigkeit und Muttergefühle vermittelt und die Libido senkt und
  - die Ausschüttung von Nor/Adrenalin und von Dopamin hemmt,
- **β-Endorphin,** das [1551, 1552]
  - zur Analgesie und zu Euphorien führt und Angst und Furcht mindert,
  - die Ausschüttung von Stresshormonen (Cortisol) hemmt und
  - die Prolaktin-Ausschüttung fördert;
- **Serotonin,** welches [1553, 1554]
  - Euphorien, Wachzustand, Wahrnehmung, Entscheidungsfindung, Schmerzempfindung steigert und Ängste, Hunger, Aggressionen und Depressionen hemmt.

1543 Baker C, Richards LJ, Dayan CM, Jessop DS. Corticotropin-releasing hormone immunoreactivity in human T and B cells and macrophages: colocalization with arginine vasopressin. J Neuroendocrinol. 2003;15(11):1070–4.

1544 Gaskill PJ, Calderon TM, Coley JS, Berman JW. Drug induced increases in CNS dopamine alter monocyte, macrophage and T cell functions: implications for HAND. J Neuroimmune Pharmacol. 2013;8(3):621–642.

1545 Sinclair D, Purves-Tyson TD, Allen KM, Weickert CS. Impacts of stress and sex hormones on dopamine neurotransmission in the adolescent brain. Psychopharmacology (Berl). 2014;231(8):1581–1599.

1546 Peters MA, Walenkamp AM, Kema IP, Meijer C, de Vries EG, Oosting SF. Dopamine and serotonin regulate tumor behavior by affecting angiogenesis. Drug Resist Updat. 2014;17(4–6):96–104.

1547 Beck GCh, Brinkkoetter P, Hanusch C, Schulte J, van Ackern K, van der Woude FJ, Yard BA. Clinical review: immunomodulatory effects of dopamine in general inflammation. Crit Care. 2004;8(6):485–91.

1548 Bodnar I, Mravec B, Kubovcakova L, Fekete MI, Nagy GM, Kvetnansky R. Immobilization stress-induced increase in plasma catecholamine levels is inhibited by a prolactoliberin (salsolinol) administration. Ann N Y Acad Sci. 2004;1018:124–30.

1549 Wąsik A, Romańska I, Michaluk J, Antkiewicz-Michaluk L. Chronic salsolinol administration prevents the behavioral and neurochemical effects of L-DOPA in rats. Neurotox Res. 2015;27(4):399–410.

1550 Ubuka T, Son YL, Bentley GE, Millar RP, Tsutsui K. Gonadotropin-inhibitory hormone (GnIH), GnIH receptor and cell signaling. Gen Comp Endocrinol. 2013;190:10–7.

1551 Blom JMC, Ottaviani E. Immune-Neuroendocrine Interactions: Evolution, Ecology, and Susceptibility to Illness. Med Sci Monit Basic Res. 2017;23:362–367.

1552 Ninković J, Sabita Roy S. Role of the mu opioid receptor in opioid modulation of immune function. Amino Acids. 2013;45(1):9–24.

1553 Herr N, Bode C, Duerschmied D. The Effects of Serotonin in Immune Cells. Front Cardiovasc Med. 2017;4:48., doi: 10.3389/fcvm.2017.00048.

1554 Robson MJ, Quinlan MA, Blakely RD. Immune System Activation and Depression: Roles of Serotonin in the Central Nervous System and Periphery. ACS Chem Neurosci. 2017;8(5):932–942.

Die Glückshormone modellieren das Immunsystem direkt und indirekt derart (siehe Tab. 9.5), dass neben einer ausgleichenden Förderung wie auch Hemmung der Ausschüttung der immunsuppressiven Stresshormone,

- die Stimulierungen und Suppressionen der angeborenen wie auch der erworbenen Immunabwehr ausgewogen sind,
- die Gefahr einer Immunparalyse oder überschießenden Immunreaktion gebannt wird, da sich die unterschiedlichen direkt und indirekt immunstimulierenden oder immunhemmenden Einflüsse der Glückshormone wechselseitig kontrollieren und
- dass funktionelle Schmerzen zentral und peripher gehemmt werden.

Tab. 9.5: Wirkung der Stresshormone und Glückskormone auf Immunzellen und Entzündung.

Stresshormone[1555]		Glückshormone[1556, 1557]
CRH/Corticoliberin (Expression: Hypothalamus, Epithelzellen, Makrophagen, Mastzellen, Fibroblasten, T-Lymphozyten)		**PRH/Prolactoliberin**[1558, 1559] (Expression: HVL, Plazenta, T-, B-Lymphozyten)
▼		▼
ACTH/Cortisol-Ausschüttung (↑); Sympathicus/Nor-/Adrenalin-Ausschüttung (↑)		***Prolaktin Ausschüttung (↑) Nor/Adrenalin Auschüttung (↓) Dopamin Ausschüttung (↓)***
Makrophagen/proinflammat. Zytokine (↑), Mastzellen/Degranulation (↑), Fibroblasten/Proliferation (↑), NK-Lymphozyten/Zytotoxizität (↑) TH-Lymphozyten: Proliferation (↑), Zytokinexpression/IL-2 (↑)		**Prolaktin**[1560] Expression: HVL, Mamma, Plazenta, Epithelzellen, Makrophagen, T-Lymphozyten ▼
B-/TH2-Lymphozyten/Proliferation (↑)/Zytokine (↑)		
NK-Lymphozyten/Zytotoxizität (↓)		Makrophagen: Proliferation (↑), Expression Zytokine/IL-1/IL-12/IFNγ (↑), Chemokine (↑), Wachstumsfaktoren/VEGF (↑), NO-Synthase/NO (↑); NK-Lymphozyten: Proliferation (↑), Expression aktivierender Rezeptoren (↑), Zytotoxizität (↑) Dendritische Zellen: Expression MHC-II (↑), Kostimulatoren/CD40 (↑), Kooperation T-Lymphozyten (↑) B-Lymphozyten: Proliferation (↑), somatische Mutation (↑), Antikörperbildung (↑)

1555 Sedlacek HH. Immunologie. Die Immunabwehr des Menschen. Berlin/Boston: de Gruyter 2014, 359–462.

1556 Sedlacek HH. Immunologie. Die Immunabwehr des Menschen. Berlin/Boston: de Gruyter 2014, 359–462.

1557 Sedlacek HH. Glaube, Liebe, Glück und Leben. Verlag Traugott Bautz, 2013, 34–59.

1558 Bodnar I, Mravec B, Kubovcakova L, Fekete MI, Nagy GM, Kvetnansky R. Immobilization stress-induced increase in plasma catecholamine levels is inhibited by a prolactoliberin (salsolinol) administration. Ann N Y Acad Sci. 2004;1018:124–30.

1559 Wąsik A, Romańska I, Michaluk J, Antkiewicz-Michaluk L. Chronic salsolinol administration prevents the behavioral and neurochemical effects of L-DOPA in rats. Neurotox Res. 2015;27(4):399–410.

1560 Ubuka T, Son YL, Bentley GE, Millar RP, Tsutsui K. Gonadotropin-inhibitory hormone (GnIH), GnIH receptor and cell signaling. Gen Comp Endocrinol. 2013;190:10–7.

Stresshormone	Glückshormone
ACTH Expression: HVL, Makrophagen, T-, B-Lymphozyten	**Oxytocin**[1561, 1562, 1563, 1564, 1565] Expression: HHL, eosinophile Granulozyten, Keratinozyten, Thymuszellen)
▼	▼
Cortisol-Synthese (↑)	***ACTH/Cortisol-Synthese (↓)*** ***Endorphin-Ausschüttung (↑)***
Mastzellen/Degranulation (↑) Makrophagen/Expression IL-4 (↑), B-Lymphozyten/Antikörper-Isotyp-Wechsel IgG → IgE (↑)	Endothelzellen Aktivierung (↑); Mastzellen Degranulation (↑), Thymus/T-Lymphozyten Differenzierung (↑); B-Lymphozyten: Proliferation (↑)
Makrophagen/NO-Synthase/NO (↓), MHC-II/ Antigenpräsentation (↓) Mastzellen/Proliferation (↓) T-mem (↑)	Osteoblasten: Proliferation (↑), Makrophagen: Expression proinflammatorische Zytokine IL-1β, IL-4, IL-6, TNFα (↓); Chemokine MIP-1α/1β, MCP-1, IFP-10 (↓); Chemotaxie (↓); VEGF (↓); ROS (↓); neutr. Granulozyten: Chemotaxie (↓); ROS (↓); Wundheilung (↑); Thymus/ autoimmune T-Lymphozyten Proliferation (↓);
Cortisol, Corticosteron Expression: Nebennierenrinde	**β-Endorphin**[1566, 1567] Expression: Hypothalamus, HVL, Monozyten/ Makrophagen, Granulozyten, Mastzellen, Endothelzellen, Fibroblasten, Epithelzellen
▼	
Thrombozyten: Anzahl (↑)	***Glucocorticosteroid-Ausschüttung (↓),*** ***Prolaktin-Ausschüttung (↑)***
B-Lymphozyten: Expression von CD40Ligand (↑); Antikörper-Isotyp-Wechsel IgG → IGE (↑);	Natürliche Killerzellen: Zytotoxizität (↑)
Makrophagen, Endothelzellen: Aktivierung (↓), Freisetzung von proinflammatorischen Zytokinen (↓); neutr. Granulozyten: Phagozytose (↓), Exozytose (↓) Mikrogliazellen: Aktivierung (↓) Th1- und TH2-Lymphozyten: Funktion, Freisetzung von Zytokinen (↓) B-Lymphozyten: Differenzierung (↓), Synthese von Antikörpern (↓)	**Vasopressin**[1568] Expression: HHL, Makrophagen, Granulozyten; Thymuszellen, T- und B-Lymphozyten ▼ ***ACTH/Cortisol-Ausschüttung (↑)***
Aldosteron Expression: Nebenierenrinde 	Makrophagen: Phagozytose, NK-Zellen: Zytotoxizität (↑) T-Lymphozyten: /Proliferation (↑) CTL Proliferation (↑), Treg Prägung (↓); B-Lymphozyten: Antikörperantwort (↑)
Makrophagen Aktivierung (↑), ROS (↑), Expression proinflammatorischer Zytokine (↑), Diapedese/Migration/Chemotaxie (↑)	
B-Lymphozyten: Aktivierung (↑); Expression von Adhäsionsmolekülen /z. B. ICAM-1 (↑); von Chemokinen/Chemokin-Rezeptoren (↑); Antikörperbildung (↑)	Makrophagen: Zytokinexpression (↓), Osteoblasten: Proliferation (↑), Zytokin-Expression (↓); TH1-Lymphozyten Prägung (↓); TH2-Lymphozyten Prägung (↓), B-Lymphozyten Antikörperantwort (↓)
Hypophysenhinterlappen: Freisetzung von Vasopressin (↑)	

Stresshormone		Glückshormone
Nor-/Adrenalin Expression: Sympatikus, Nebenniere, Makrophagen, Granulozyten, Mastzellen, Thymozyten, Lymphozyten		**Dopamin/PIF**[1569,1570, 1571, 1572] Expression: Mittel-, Zwischen-, Endhirn, limbisches System, Frontallappen; Sympathicus, Makrophagen; Dendritische Zellen, T-Lymphozyten
▼		▼
Mastzellen/α-adrenerge Rezeptoren: Degranulation, Histamin (↑) TH2-Lymphozyten Funktionen (↑), B-Lymphozyten Funktionen (↑), Antikörperbildung (↑)		TH-Lymphozyten: Expression IL-6, IFNγ, TNFα (↑); TH1-Lymphozyten Prägung (↑), TH17-Ly: Prägung (↑); CTL: Expression IFNγ (↑), Chemotaxie/Migration (↑); Treg: IL-10, TGFβ (↓), Chemotaxie (↓), Dendritische Zellen: Aktivierung (↑)
Mastzellen/β-adrenerge Rezeptoren: Stabilisierung der Zellmembran (↑), Degranulation (↓); neutr. Granulozyten Funkionen (↓), NK-Zellen Funktionen (↓); Makrophagen Expression proinflammatorischer Zytokine IL-1β, IL-2, IL-6, IL-12, IL-23, IFNγ, TNFα (↓), IL-1Ra (↑), IL10 (↑), Adhäsionsmoleküle (↓) TH1-Lymphozyten Funktionen (↓), CTL Proliferation (↓),		neutr. Granulozyten: ROS (↓), Apoptose (↓); Monozyten/Makrophagen: Expression IL-10 (↑), TNFα, IL-1, IL-6, IL-12 (↓); PAF (↓), NO (↑); Endothelzellen: VEGF-Rezeptor (↓), Angiogenese (↓), PAF (↓) T-Lymphozyten: Expression IL-2, IL-4, IFNγ (↓), Apoptose (↑), TH-Ly: Proliferation(↓); TH2-Lymphozyten Prägung (↓), CTL: Proliferation (↓); Treg: Proliferation (↑);
Acetylcholin Expression: ZNS, PNS, Parasympathicus, Granulozyten, Mastzellen, Makrophagen, Dendritische Zellen, Lymphozyten, Epithelzellen, Fibroblasten, Muskelzellen		

1561 Li T, Wang P, Wang SC, Wang YF. Approaches Mediating Oxytocin Regulation of the Immune System. Front Immunol. 2016;7:693. doi: 10.3389/fimmu.2016.00693.

1562 Denda S, Takei K, Kumamoto J, Goto M, Tsutsumi M, Denda M. Oxytocin is expressed in epidermal keratinocytes and released upon stimulation with adenosine 5'-[γ-thio]triphosphate in vitro. Exp Dermatol. 2012;21(7):535–7.

1563 Cattaneo MG, Lucci G, Vicentini LM. Oxytocin stimulates in vitro angiogenesis via a Pyk-2/Src-dependent mechanism. Exp Cell Res. 2009;315(18):3210–9.

1564 Işeri SO, Sener G, Saglam B, Gedik N, Ercan F, Yegen BC. Oxytocin protects against sepsis-induced multiple organ damage: role of neutrophils. J Surg Res. 2005;126(1):73–81.

1565 Kumamoto K, Matsuura T, Amagai T, Kawata M. Oxytocin-producing and vasopressin-producing eosinophils in the mouse spleen: immunohistochemical, immuno-electron-microscopic and in situ hybridization studies. Cell Tissue Res. 1995;281(1):1–10.

1566 Blom JMC, Ottaviani E, Immune-Neuroendocrine Interactions: Evolution, Ecology, and Susceptibility to Illness, Med Sci Monit Basic Res. 2017; 23: 362–367.

1567 Ninković J, Sabita Roy S, Role of the mu opioid receptor in opioid modulation of immune function, Amino Acids. 2013;45(1):9–24.

1568 Baker C, Richards LJ, Dayan CM, Jessop DS. Corticotropin-releasing hormone immunoreactivity in human T and B cells and macrophages: colocalization with arginine vasopressin. J Neuroendocrinol. 2003;15(11):1070–4.

1569 Gaskill PJ, Calderon TM, Coley JS, Berman JW. Drug induced increases in CNS dopamine alter monocyte, macrophage and T cell functions: implications for HAND. J Neuroimmune Pharmacol. 2013;8(3):621–642.

1570 Sinclair D, Purves-Tyson TD, Allen KM, Weickert CS. Impacts of stress and sex hormones on dopamine neurotransmission in the adolescent brain. Psychopharmacology (Berl). 2014;231(8):1581–1599.

1571 Peters MA, Walenkamp AM, Kema IP, Meijer C, de Vries EG, Oosting SF. Dopamine and serotonin regulate tumor behavior by affecting angiogenesis. Drug Resist Updat. 2014;17(4–6):96–104.

1572 Beck GCh, Brinkkoetter P, Hanusch C, Schulte J, van Ackern K, van der Woude FJ, Yard BA. Clinical review: immunomodulatory effects of dopamine in general inflammation. Crit Care. 2004;8(6):485–91.

Stresshormone		Glückshormone
▼		
		Serotonin[1573, 1574] Expression: ZNS/PNS, Leber, Milz, Darm, Mastzellen
		▼
Makrophagen: Expression von Leukotrienen und PGE2 / Induktion von IL-6 (↑); neutro. Granulozyten: Phagozytose (↑); bas. Granulozyten/ Mastzellen: Degranulation (↑); Endothelzellen: Proliferation (↑); Fibroblasten: Proliferation (↑); Bildung von ECM (↑); Epithelzellen/Haut: Aktivierung (↑), Expression von Zytokinen/GM-CSF (↑), Chemokinen/ IL-8 (↑), Leukotrienen (↑); TH1-Lymphozyten Funktionen (↑), CTL Zytotoxizität (↑), TH2-Lymphozyten Funktionen (↑); Prägung TH2-Lymphozyten (↑)		Thrombozyten: Aggregation (↑), Degranulation (↑), neutr.Granulozyten: Chemotaxie (↑), Phagozytose (↑); eosin. Granulozyten: Proliferation (↑), Chemotaxie (↑); basoph. Granulozyten/ Mastzellen: Migration (↑), Serotonin (↑); Makrophagen: Expression IL-1β, IL-6, IL-8, IL-12, TNFα (↑), ROS (↑); Phagozytose (↑); NK-Zellen: IFNγ (↑), Zytotoxizität (↑); Endothelzellen: NO-Synthase/NO (↑); E-Selectin, ICAM-1 (↑); Dendritische Zellen: Expression IL-1β, IL-8 (↑), Migration (↑); T-Lymphozyten: Expression IL-2, IL-1, IFNγ (↑), Proliferation (↑); B-Lymphozyten: Proliferation (↑)
TH1-/TH2-Lymphozyten: Expression von Noradrenalin (↑), Granulozyten (neutr., eosin.): Migration (↓); Makrophagen: Expression von PGE2 / Induktion von IL-1β, IL-2, IFNγ, TNFα (↓)		Monozyten/Makrophagen: Antigen-Präsentation (↓); neutr. Granulozyten : ROS (↓), Phagozytose (?); glatte Muskelzellen: Expression IL-6, TNFα (↓), ICAM-1, VCAM-1 (↓), NO-Synthase/NO (↓) Dendritische Zellen: Antigen-Präsentation (↓); TH2-Ly (↓)

Stimulation der Immunantwort	antiinflammatorische Wirkung

ACTH = Adreno-Corticotropes-Hormon; ANP = atriales natriuretisches Peptid; CRH = Corticotropin-Releasing Hormone; HHV = Hypophysen-Hinterlappen, HVL = Hypophysen-Vorderlappen; ROS = Radikale Sauerstoff-Spezies; u-PA = Urokinase-Plasminogen-Aktivator; t-PA = Tissue-Plasminogen-Aktivator

In Kenntnis des Wechselspiels zwischen Neuromediatoren, Stresshormonen und Glückshormonen können Stress und dessen Auswirkungen im Besonderen auch auf allergische Reaktionen durch eine kognitive Verhaltenssteuerung gemildert werden, d. h. durch eine intensive Wahrnehmung

- von glücklichen Erlebnissen und/oder des Guten trotz eines stressigen Umfeldes,
- von Chancen,
  - die Stress und Ängste bewirkenden Einflüsse zu beherrschen, abzubauen oder zu vermeiden und zugleich

1573 Herr N, Bode C, Duerschmied D. The Effects of Serotonin in Immune Cells, Front Cardiovasc Med. 2017;4:48., doi: 10.3389/fcvm.2017.00048.

1574 Robson MJ, Quinlan MA, Blakely RD. Immune System Activation and Depression: Roles of Serotonin in the Central Nervous System and Periphery. ACS Chem Neurosci. 2017;8(5):932–942.

- den Kontakt mit Allergien-auslösenden Substanzen bewusst und unaufgeregt entsprechend der eigenen Körperreaktion zu steuern oder zu meiden und
- die jeweilige allergische Erkrankung gemäß dem ärztlichen Rat medikamentös zu beherrschen.

Eine derartige kognitive Verhaltenssteuerung sollte Ziel einer kognitiven Verhaltenstherapie sein. Diese könnte die Möglichkeit bieten,[1575, 1576, 1577, 1578, 1579, 1580]

- den Eltern zu helfen, mit der Allergieerkrankung ihrer Kinder stressfrei und gelassen umzugehen und
- den an Allergie erkrankten Kindern und Erwachsenen Selbstvertrauen und Zuversicht zu vermitteln, um die allergische Erkrankung und damit verbundene Ängste zu bewältigen und die Entwicklung von Verhaltensstörungen zu vermeiden.

9.2 Einflüsse der Umwelt und des eigenen Verhaltens

Es bestehen zahlreiche Einflussmöglichkeiten auf das Risiko der Entstehung, auf die Entwicklung und auf den Verlauf einer Allergie (siehe Tab. 9.6). Diese Einflussmöglichkeiten gilt es zu nutzen.

1575 Augustin M, Zschocke I, Koch A, Schöpf E, Czech W. Psychological status and motivation for psychosocial intervention in patients with allergic disorders. Hautarzt. 1999;50(6):422–7.

1576 Bahmer JA, Kuhl J, Bahmer FA. How do personality systems interact in patients with psoriasis, atopic dermatitis and urticaria? Acta Derm Venereol. 2007;87(4):317–24.

1577 Oland AA, Booster GD, Bender BG. Integrated behavioral health care for management of stress in allergic diseases. Ann Allergy Asthma Immunol. 2018;121(1):31–36.

1578 Pateraki E, Morris PG. Effectiveness of cognitive behavioural therapy in reducing anxiety in adults and children with asthma: A systematic review. J Asthma. 2018;55(5):532–554.

1579 Nanda A, Baptist AP, Divekar R, Parikh N, Seggev JS, Yusin JS, Nyenhuis SM. Asthma in the older adult. J Asthma. 2019:1–12. doi: 10.1080/02770903.2019.1565828.

1580 Olthuis JV, Watt MC, Bailey K, Hayden JA, Stewart SH. Therapist-supported Internet cognitive behavioural therapy for anxiety disorders in adults. Cochrane Database Syst Rev. 2016;3:CD011565. doi: 10.1002/14651858.

Tab. 9.6: Beeinflussung des Risikos der Entwicklung einer Typ I-Allergie.[1581]

Einflüsse		Wirkmechanismus	Risiko
Einfluss von Umwelt und persönlichem Verhalten			
Allergen-Exposition	Exposition während der Schwangerschaft mit Stalltieren, Haustieren oder Heu; Folgen fürs Kind	TH1 + Treg > TH2; B-Lymphozyten: IgE-Synthese (↓),	–
	Allergen-Karenz (bei Allergikern)	B-Lymphozyten: IgE-Synthese (↓); Mastzellen: Degranulierung (↓)	–
	dermale Allergen-Exposition	TH1 + Treg < TH2; IL-4, -25 und IL-33 (↑), Differenzierungen TH2 (↑), TH1 + Treg (↓); B-Lymphozyten: IgE-Synthese (↑) Mastzellen: Degranulierung (↑)	+
	intermittierende Allergen-Expositionen		
	oral steigende Allergen-Konzentrationen, dauerhafte orale Allergen-Exposition	TH1 + Treg > TH2; TH1 und Treg-Differenzierung (↑), IL-12, -23, -27, IFNγ (↑) B-Lymphozyten: IgE-Synthese (↓)	–
Stimulation und Prägung des Immunsystems im Kindesalter	erhöhte bes. orale Keimbelastung durch mehrere Geschwister, in Kinderhorten, Kindergarten, Bauernhöfen		–
	Rohmilchverzehr		
	häufige Infektionen (Stimulation durch CpG und LPS)		
	übertriebene Hygiene	TH1 + Treg < TH2; B-Lymphozyten: IgE-Synthese (↑)	+
Parasitenbelastung	als Kind (z. B. Ascariden vom Hund)	IL-4 (↑), TH2 (↑), Treg (↓), B-Lymphozyten: IgE-Synthese (↑); IgE gegen viele Antigene, hierdurch „Verdünnung" des Allergen-spez. IgE	–
	als Erwachsener	Il-4 (↑), TH2 (↑), B-Lymphozyten: IgE-Synthese (↑) gegen zeitgleich exponiertes Allergen	+

1581 Sedlacek HH. Immunologie. Die Immunabwehr des Menschen. Berlin/Boston: de Gruyter 2014, 571–596.

Einflüsse			Wirkmechanismus	Risiko	
Stressbelastung	Sympathicus	Noradrenalin/Adrenalin (↑)	TH1 + Treg < TH2; TH1- und Treg (↓); TH2 (↑) durch IL-12, -23, IFNγ (↓), und IL-10 (↑); B-Lymphozyten: IgE-Synthese (↑) Mastzellen: Degranulierung über α-Rezeptoren (↑)	+	
			Mastzellen: Degranulierung über β-Rezeptoren (↓) Eosinophile Granulozyten: Degranulierung (↓)		–
	Hypothalamus-Hypophyse-Nebennieren-Achse	CRH (↑)	Mastzellen: Degranulierung (↑)	+	
		ACTH (↑)	Mastzellen: Degranulierung (↑)	+	
			Mastzellen: Proliferation (↓)		–
		Cortisol (↑)	B-Lymphozyten: Proliferation (↓) Mastzellen: Proliferation (↓); Entzündung (↓)		–
			TH2: Expression des CD40-Liganden (↑); B-Lymphozyten: IgE-Synthese (↑)	+	
	Neurotrophin-Neuropeptid-Achse	NGF (↑)	Makrophagen: IL-1 (↑); Entzündung[1582]	+	
		BDNF (↑)	Mastzellen: Proliferation (↑)[1583]		
		CGRP (↑)	Mastzellen: Degranulierung (↑)[1584]		
		Substanz P (↑)	Mastzellen: Degranulierung (↑)[1585]		
Muße und Ruhephasen	Para-Sympathikus	Acetylcholin (↑)	Mastzellen: Degranulierung ohne Allergen (↑); – mit Allergen (↓) Eosinophile Granulozyten: Aktivierung (↓) Leukotriene (↓)		–
Glücksempfindungen	Oxytocin (↑)		ACTH-Freisetzung (↓); Cortisol (↓); Mastzellen: Degranulierung (↑)	+	
	Prolaktin (↑)		B-Lymphozyten: Differenzierung (↑)		
	Dopamin (↑)		Inhibition von Prolaktin		–
	Vasopressin (↑)		ACTH-Freisetzung (↓); Cortisol (↓); Mastzellen: Degranulierung (↑)		

1582 Datta-Mitra A, Kundu-Raychaudhuri S, Mitra A, Raychaudhuri SP. Cross talk between neuroregulatory molecule and monocyte: nerve growth factor activates the inflammasome. PLoS One. 2015;10(4):e0121626. PMID: 25876154.

1583 Renz H, Kiliç A. Neurotrophins in chronic allergic airway inflammation and remodeling. Chem Immunol Allergy. 2012;98:100–17.

1584 Järvikallio A, Harvima IT, Naukkarinen A. Mast cells, nerves and neuropeptides in atopic dermatitis and nummular eczema. Arch Dermatol Res. 2003;295(1):2–7.

1585 Liezmann C, Klapp B, Peters EM. Stress, atopy and allergy: A re-evaluation from a psychoneuroimmunologic persepective. Dermatoendocrinol. 2011;3(1):37–40.

Einflüsse		**Wirkmechanismus**	**Risiko**	
Einfluss von Arzneimitteln				
Impfungen	gegen Bakterien und Viren	IL-5, -6; TGFβ, IFNγ (↑), B-Lymphozyten: IgG/IgA-Synthese (↑), IgE-Synthese (↓)		–
häufige Antibiotika-Therapie	mangelhafte Prägung des Immunsystems durch unzureichende Keimbelastung	TH1 + Treg < TH2; TH1, Treg (↓) B-Lymphozyten: IgE-Synthese (↑), IgG/IgA-Synthese (↓)	+	
Glucocorticoide	Therapie von chronischen Entzündungen,	Makrophagen: Aktivierung (↓); Dendritische Zellen: Aktivierung (↓), B-Lymphozyten: Proliferation (↓); Mastzellen: Proliferation (↓), Entzündung (↓)		–
		TH2: Expression des CD40-Liganden (↑); B-Lymphozyten: IgE-Synthese (↑)	+	
(↑) : Anstieg/Vermehrung; (↓) : Abfall/Verminderung; +: Förderung, – : Hemmung der Entwicklung einer Allergie				

9.2.1 Individuelle Mikrobiome, die Hygiene- und die Diversitäts-Hypothese

Das **individuelle Mikrobiom** stellt die Vielfalt, Qualität und Quantität der Besiedlung mit Bakterien, Pilze, Viren und Kleinst-Eukaryonten der Haut und der Schleimhäute (Lunge, Darm) eines Menschen durch dessen natürliches Umfeld (Erde, Wasser, Pflanzen, Tiere, Menschen, Wohnort, Arbeitswelt) dar. Dieses Mikrobiom ist individualspezifisch einer fortwährenden Veränderung als Reaktion auf Einflüsse des Umfeldes unterworfen. Es wird als wesentlicher Faktor angesehen[1586]

- für das Gleichgewicht im Immunsystem bei Reaktionen der angeborenen und erworbenen Immunabwehr,
- für den Schutz vor allergischen Erkrankungen und überschießenden Entzündungsreaktionen.

Dieses Umfeld des Menschen hat sich in den letzten Jahrzehnten deutlich geändert. Die Zunahme der Weltbevölkerung und die Industrialisierung, die erhöhte Mobilität und die massenhafte Verbreitung elektronischer Kontaktnahmen, Arbeitsweisen und Zahlungsweisen brachten mit sich

- eine massive Konzentration der Bevölkerung auf urbane Räume mit allen Folgen für die Veränderung des urbanen Microbioms,[1587]
- eine Ausweitung der großtechnischen Herstellung und des Konsums möglichst keimarmer Lebensmittel,

---

1586 Haahtela T. A biodiversity hypothesis. Allergy. 2019. doi: 10.1111/all.13763.

1587 Zolfo M, Asnicar F, Manghi P, Pasolli E, Tett A, Segata N. Profiling microbial strains in urban environments using metagenomic sequencing data. Biol Direct. 2018;13(1):9. doi: 10.1186/s13062-018-0211-z.

- die Entwicklung intensiver Hygieneprogramme im täglichen Leben und der Versorgung und Entsorgung von Siedlungsgebieten,
- eine Abnahme von gesellschaftlichen und körperlichen Kontakten bereits von Kindesbeinen an mit Zunahme der Vereinzelung und Einsamkeit und
- eine zunehmende Belastung der Atemluft mit Feinstäuben und Schwefel- und Stickstoff-Oxyden.

Diese Einflüsse haben den Lebenstil eines Großteils der Bevölkerung verändert, die biologische Vielfalt, d. h. die Biodiversität im menschlichen Umfeld gemindert und damit auch das individuelle Mikrobiom geschmälert. Gleichzeitig war eine deutliche Zunahme von überschießenden Immunreaktionen wie z. B. Allergien zu verzeichnen.

Um diese Zunahme zu erklären wurden mehrere Hypothesen (Fett-Diät-Hypothese, Vitamin-D-Hypothese, Antioxydantien-Hypothese, Hygiene-Hypothese, Dermale Allergisierungs-Hypothese, Diversitäts-Hypothese) entwickelt.[1588]

Der **Hygiene-Hypothese** wurde eine besondere Bedeutung zugemessen. Diese Hypothese fußt auf der Beobachtung, dass der Lebensstil maßgeblich die Entwicklung von Allergien beeinflusst. So zeigte sich,[1589]
- dass Kinder, welche als Säugling, durch mehrere Geschwister, im Kindergarten oder auf dem Bauernhof belastet worden waren mit einer breiten mikrobiellen Umwelt, weniger an allergischen Erkrankungen litten als andere Kinder,
- dass Einzelkinder, aufgewachsen mit einer geringeren Vielfalt an sozialen Kontakten, in einem behüteten sauberen Umfeld bei bestmöglicher Hygiene und ernährt vorwiegend mit als besonders keimfrei geltenden technisch hergestellten Fertigprodukten und Fertignahrungen, besonders häufig mit allergischen Erkrankungen belastet sind und
- dass ein Lebensstil, der eine stärkere mikrobielle Belastung gewährt, zu einer stärkeren Prägung der zellulären erworbenen Immunabwehr und der tolerogenen Lymphozyten führt, was vor Allergien schützen kann (siehe Tab. 9.6).

Mehrere vergleichende Studien zur Allergie-Prävalenz scheinen die Hygiene-Hypothese zu bestätigen:
- zum Zeitpunkt der Wiedervereinigung von West- und Ostdeutschland lag die Prävalenz allergischer Reaktionen in Ostdeutschland deutlich unterhalb derjenigen in Westdeutschland,

---

1588 Lack G. Epidemiologic risks for food allergy. J Allergy Clin Immunol. 2008;121(6):1331–6.
1589 Jatzlauk G, Bartel S, Heine H, Schloter M, Krauss-Etschmann S. Influences of environmental bacteria and their metabolites on allergies, asthma, and host microbiota. Allergy. 2017;72(12):1859–1867.

   - mit Anpassung an den westdeutschen Lebensstil erfolgte auch eine Zunahme der Prävalenz in Ostdeutschland bis hin zur weitgehenden Angleichung zwischen Ost und West;[1590, 1591, 1592, 1593]
- in einer Kopenhagener Studie zeigte sich, dass eine verminderte Vielfalt des intestinalen Mikrobioms im Kleinkindalter assoziiert war mit einem erhöhten Risiko einer allergischen Erkrankung im Schulalter,[1594]
- in der Bevölkerung Süddeutschlands, Österreichs und der Schweiz erwiesen sich Kinder, welche dem landwirtschaftlichen Mikrobiom ausgesetzt waren, weitgehend geschützt vor Asthma und atopischen Erkrankungen[1595] und
- in einer aktuellen vergleichenden Studie an Schulkindern konnte eine Allergierate von 27 % im finnischen Karelien und eine Allergierate von 2 % im russischen Karelien festgestellt werden, wobei[1596]
   - sich beide Territorien im Wesentlichen im jeweiligen Lebensstil unterscheiden,
   - Luftverschmutzung oder Chemische Einflüsse als Ursache für die erhöhte Allergierate im finnischen Karelien jedoch weitgehend ausgeschlossen werden können.

1590 von Mutius E, Martinez FD, Fritzsch C, Nicolai T, Roell G, Thiemann HH. Prevalence of asthma and atopy in two areas of West and East Germany. Am J Respir Crit Care Med. 1994;149:358–64.

1591 Nowak D, Heinrich J, Jörres R, Wassmer G, Berger J, Beck E, Boczor S, Claussen M, Wichmann HE, Magnussen H. Prevalence of respiratory symptoms, bronchial hyperresponsiveness and atopy among adults: west and east Germany. Eur Respir J. 1996;9(12):2541–52.

1592 Nicolai T, von Mutius E. Pollution and the development of allergy: the East and West Germany story. Arch Toxicol Suppl. 1997;19:201–6.

1593 Krämer U, Link E, Oppermann H, Ranft U, Schäfer T, Thriene B, Behrendt H, Ring J. Studying school beginners in western and eastern Germany: allergy trends and sensitisations 1991–2000. Gesundheitswesen. 2002;64(12):657–63.

1594 Bisgaard H, Li N, Bonnelykke K, Chawes BL, Skov T, Paludan-Müller G, Stokholm J, Smith B, Krogfelt KA. Reduced diversity of the intestinal microbiota during infancy is associated with increased risk of allergic disease at school age. J Allergy Clin Immunol. 2011;128:646-652.

1595 Ege MJ, Mayer M, Normand AC, Genuneit J, Cookson WO, Braun-Fahrländer C, Heederik D, Piarroux R, von Mutius E. Exposure to environmental microorganisms and childhood asthma. N Engl J Med. 2011;364(8):701–9.

1596 Haahtela T, Laatikainen T, Alenius H, Auvinen P, Fyhrquist N, Hanski I, von Hertzen L, Jousilahti P, Kosunen TU, Markelova O, Mäkelä MJ, Pantelejev V, Uhanov M, Zilber E, Vartiainen E. Hunt for the origin of allergy – comparing the Finnish and Russian Karelia. Clin Exp Allergy. 2015;45(5):891–901.

Tab. 9.7: Risiko einer allergischen Reaktion in Abhängigkeit von der Menge/Aktivität der regulatorischen T-Lymphozyten.

Relation Treg: TH1: TH2	►	**Treg + TH1 > TH2**	**Treg + TH1 > TH2**	**Treg + TH1 ~ TH2**	**Treg + TH1 < TH2**
		▼	▼	▼	▼
TH1 (T-Helfer(1)-Lymphozyten)					
TH2 (T-Helfer(2)-Lymphozyten)					
Treg (regulatorische T-Lymphozyten)					
		▼	▼	▼	▼
Risiko für Typ I		**gering**	**gering**	**mittel**	**hoch**
Risiko für Typ II/III	►	**gering**	**gering**	**mittel**	**hoch**
Risiko für Typ IV		**hoch**	**mittel**	**gering**	**gering**

Als Ursache wird angenommen, dass Lebensstil und Hygiene einen erheblichen Einfluss haben auf die Entwicklung regulativer Immunzellen, im Besonderen Treg-Lymphozyten, und der zellulären Immunantwort (siehe Tab. 9.7).

Die **Diversitäts-Hypothese**[1597] stellt nun eine Weiterentwicklung der Hygiene-Hypothese dar. Sie ist begründet durch die zunehmende Anzahl von Befunden, dass **Dysbiosen** des Mikrobioms (d. h. der komplexen Einheit von Bakterien, Pilzen, Viren und kleinst-Eukaryonten) auf Schleimhäuten das Risiko der Entwicklung von Allergien erhöhen. Dys-

1597 Daley D. The evolution of the hygiene hypothesis: the role of early-life exposures to viruses and microbes and their relationship to asthma and allergic diseases. Curr Opin Allergy Clin Immunol. 2014;14(5):390–6.

biosen im Darm können beispielsweise durch Einnahme von Antibiotika, Glucocorticoiden und/oder durch Fehlernährungen entstehen und zeichnen sich aus[1598, 1599]

- durch eine qualitative und quantitative Verarmung der intestinalen Besiedlung mit der (eubiotischen) mikrobiellen Normalfauna (z. B. Ruminococcaceae, Proteobacteria, Enterobacteriaceae, Bacteroidetes, Actinobacteria, Lachnospira, Veillonella, Faecalibacterium, Rothia, Bifidobacterium, Akkermansia),
  - so besitzen Kinder ohne Anzeichen einer Kuhmilchallergie ein intestinales Mikrobiom, welches übertragen auf keimfreie Mäuse, diese vor Allergien schützt, während dagegen das intestinale Mikrobiom von Kindern mit Kuhmilchallergie keimfreie Mäuse nicht derartig schützen kann;[1600]
  - Kinder mit Kuhmilchallergie zeigen ein quantitativ und qualitativ verarmtes enterales Mikrobiom, welches sich bei einer spontanen Toleranzentwicklung (in Bezug auf Clostridia und Firmicutes) wieder normalisiert,[1601, 1602]
  - bei erwachsenen Allergikern (z. B. gegen Pollen, Erdnüsse, Walnüsse, Muscheln Arzneimitteln, Insektengift), Asthmatikern und Patienten mit atopischer Dermatitis war die Anzahl unterschiedlicher mikrobieller Organismen und ihre Zusammensetzung im Vergleich zu Nicht-Allergikern deutlich vermindert;[1603]
- durch eine Verminderung des fäkalen Acetates und
- durch eine relative Vermehrung von Fäulnisbakterien (z. B. Escherichia coli, Proteus, Klebsiellen, Pseudomonaden, Clostridien) und/oder Pilzen (z. B. Candida, Aspergilla),
- durch eine Veränderung der gesamten mikrobiellen Stoffwechselleistung (**Metabolom**),[1604] die z. B. in einer steril-filtrierten Faeces-Flüssigkeit enthalten ist und welche
  - Immun- und Neuro-Mediatoren (z. B. GABA/γ-Aminobuttersäure und DOPAC/3,4-Dihydroxyphenylessigsäure, ein Metabolit des Dopamins) enthält,
  - TH-Lymphozyten stimuliert zur Expression von IL-4[1605] und/oder

1598 West CE, Rydén P, Lundin D, Engstrand L, Tulic MK, Prescott SL.Gut microbiome and innate immune response patterns in IgE-associated eczema. Clin Exp Allergy. 2015;45(9):1419–29.

1599 Arrieta MC, Stiemsma LT, Dimitriu PA, Thorson L, Russell S, Yurist-Doutsch S, Kuzeljevic B, Gold MJ, Britton HM, Lefebvre DL, Subbarao P, Mandhane P, Becker A, McNagny KM, Sears MR, Kollmann T, Mohn WW, Turvey SE, Finlay BB. Early infancy microbial and metabolic alterations affect risk of childhood asthma. Sci Transl Med. 2015;7(307):307ra152. doi: 10.1126/scitranslmed.aab2271.

1600 Feehley T, Plunkett CH, Bao R, Choi Hong SM, Culleen E, Belda-Ferre P, Campbell E, Aitoro R, Nocerino R, Paparo L, Andrade J, Antonopoulos DA, Berni Canani R, Nagler CR. Healthy infants harbor intestinal bacteria that protect against food allergy. Nat Med. 2019;25(3):448–453.

1601 Bunyavanich S, Shen N, Grishin A, Wood R, Burks W, Dawson P, Jones SM, Leung DYM, Sampson H, Sicherer S, Clemente JC. Early-life gut microbiome composition and milk allergy resolution. J Allergy Clin Immunol. 2016;138(4):1122–1130.

1602 Marrs T, Sim K. Demystifying Dysbiosis: Can the Gut Microbiome Promote Oral Tolerance Over IgE-mediated Food Allergy? Curr Pediatr Rev. 2018;14(3):156–163.

1603 Hua X, Goedert JJ, Pu A, Yu G, Shi J. Allergy associations with the adult fecal microbiota: Analysis of the American Gut Project. EBioMedicine. 2015;3:172–179.

1604 Peisl BYL, Schymanski EL, Wilmes P. Dark matter in host-microbiome metabolomics: Tackling the unknowns-A review. Anal Chim Acta. 2018;1037:13–27.

1605 Fujimura KE, Sitarik AR, Havstad S, Lin DL, Levan S, Fadrosh D, Panzer AR, LaMere B, Rackaityte E, Lukacs NW, Wegienka G, Boushey HA, Ownby DR, Zoratti EM, Levin AM, Johnson CC, Lynch SV. Neonatal gut microbiota associates with childhood multisensitized atopy and T cell differentiation. Nat Med. 2016;22(10):1187–1191.

- über die Aktivierung von Toll-like-Rezeptoren (TLR2 bzw. TLR4) zur Expression von proinflammatorischen Zytokinen (z. B. IL-6 und TNF) führt.[1606]

Da das eubiotische Microbiom bislang nur ansatzweise verstanden ist, können derartige Dysbiosen bzw. ein quantitativer und/oder qualitativer Mangel des eubiotischen Mikrobioms auch nur punktuell durch Testung einiger weniger Leitorganismen nachgewiesen werden. Dennoch gibt es bereits Anhaltspunkte, dass Dysbiosen assoziiert sind

- bei Schwangeren mit dem erhöhten Risiko der Entwicklung einer allergischen Erkrankung (Atopie, Asthma) beim Neugeborenen,[1607]
- bei Neugeborenen mit einem erhöhten Risiko der Entwicklung
  - eines IgE-assoziierten Ekzems in den ersten 2,5 Lebensjahren,[1608]
  - einer Atopie,[1609] und/oder
  - eines allergischen Asthmas,[1610]
- bei Erwachsenen mit allergischen Erkrankungen, z. B. der atopischen Dermatitis.[1611]

Diese Assoziationen belegen zwar noch keine Kausalität, erlauben jedoch die Annahme, dass das intestinale Microbiom das Immunsystem im Darmepithel bzw. im intestinalen lymphatischen Gewebe moduliert und hierdurch die Allergen-Sensibilierung und die allergischen Reaktionen nicht nur im Darm, sondern auch in der Haut und in den Luftwegen beeinflusst werden.

Alternativ wurde vermutet, dass die Haut der wesentliche Ort für die Sensibilisierung gegen ein Allergen in unserer Umwelt darstellt und dass Allergene, über die Nahrung eingenommen, eine Toleranz induzieren könnten. Anhaltspunkte hierfür sind[1612]

- die therapeutische Wirksamkeit der oralen Desensibilisierung (Orale Immuntherapie/OIT) mit ansteigenden Mengen des jeweiligen Allergens über einen Zeitraum von 2–

1606 West CE, Rydén P, Lundin D, Engstrand L, Tulic MK, Prescott SL. Gut microbiome and innate immune response patterns in IgE-associated eczema. Clin Exp Allergy. 2015;45(9):1419–29.

1607 Milliken S, Allen RM, Lamont RF. The role of antimicrobial treatment during pregnancy on the neonatal gut microbiome and the development of atopy, asthma, allergy and obesity in childhood. Expert Opin Drug Saf. 2019;18(3):173–185.

1608 West CE, Rydén P, Lundin D, Engstrand L, Tulic MK, Prescott SL. Gut microbiome and innate immune response patterns in IgE-associated eczema. Clin Exp Allergy. 2015;45(9):1419–29.

1609 Obiakor CV, Tun HM, Bridgman SL, Arrieta MC, Kozyrskyj AL. The association between early life antibiotic use and allergic disease in young children: recent insights and their implications. Expert Rev Clin Immunol. 2018;14(10):841–855.

1610 Arrieta MC, Stiemsma LT, Dimitriu PA, Thorson L, Russell S, Yurist-Doutsch S, Kuzeljevic B, Gold MJ, Britton HM, Lefebvre DL, Subbarao P, Mandhane P, Becker A, McNagny KM, Sears MR, Kollmann T, Mohn WW, Turvey SE, Finlay BB. Early infancy microbial and metabolic alterations affect risk of childhood asthma. Sci Transl Med. 2015;7(307):307ra152. doi: 10.1126/scitranslmed.aab2271.

1611 Haahtela T. A biodiversity hypothesis. Allergy. 2019. doi: 10.1111/all.13763.

1612 Lack G. Epidemiologic risks for food allergy. J Allergy Clin Immunol. 2008;121(6):1331–6.

4 Jahren bei Allergien gegen Erdnüsse, Hühnerei oder Kuhmilch,[1613, 1614, 1615] (siehe Kap. 9.2.2) und
- der Nachweis des Anstiegs von tolerogenen T-Lymphozyten parallel zur therapeutischen Wirksamkeit der OIT.[1616]

In Konsequenz wird versucht, Allergien zu verhindern, nicht durch das Vermeiden von potentiellen Allergenen, sondern auch z. B.
- durch eine gezielte Toleranzinduktion mit Hilfe der alltäglichen Exposition mit einer breiten Vielfalt von Umwelt-Allergenen, wobei die ersten Ergebnisse in einer aktuellen finnischen Studie nach 10 Jahren Studiendauer auf eine Verminderung der Prävalenz von Allergien hinweisen,[1617]
- durch die orale Desensibilisierung mit einer Kombination aus einem probiotischen Keim (Lactobacillus rhamnosus) und Erdnuss-Allergen über 18 Monate, wobei 4 Jahre nach Beendigung der Desensibilierung eine belastbare (oraler Belastungstest) Desensibilisierung bei etwa 67 % der Patienten mit Erdnussallergie erreicht werden konnte,[1618, 1619, 1620]
- durch die mikrobielle Anreicherung technisch hergestellter Lebensmittel, wie z. B. eine mikrobiell angereicherte Ersatzmilch bei Kindern mit einer Dysbiose als Folge

1613 Vickery BP, Scurlock AM, Kulis M, Steele PH, Kamilaris J, Berglund JP, Burk C, Hiegel A, Carlisle S, Christie L, Perry TT, Pesek RD, Sheikh S, Virkud Y, Smith PB, Shamji MH, Durham SR, Jones SM, Burks AW. Sustained unresponsiveness to peanut in subjects who have completed peanut oral immunotherapy. J Allergy Clin Immunol. 2014;133(2):468–75.

1614 Jones SM, Burks AW, Keet C, Vickery BP, Scurlock AM, Wood RA, Liu AH, Sicherer SH, Henning AK, Lindblad RW, Dawson P, Berin C, Fleischer DM, Leung DYM, Plaut M, Sampson HA. Long-term treatment with egg oral immunotherapy enhances sustained unresponsiveness that persists after cessation of therapy. J Allergy Clin Immunol. 2016;137(4):1117–1127.

1615 Yeung JP, Kloda LA, McDevitt J, Ben-Shoshan M, Alizadehfar R. Oral immunotherapy for milk allergy. Cochrane Database Syst Rev. 2012;11:CD009542. doi: 10.1002/14651858.

1616 Syed A, Garcia MA, Lyu SC, Bucayu R, Kohli A, Ishida S, Berglund JP, Tsai M, Maecker H, O'Riordan G, Galli SJ, Nadeau KC. Peanut oral immunotherapy results in increased antigen-induced regulatory T-cell function and hypomethylation of forkhead box protein 3 (FOXP3). J Allergy Clin Immunol. 2014;133(2):500–10.

1617 Haahtela T. A biodiversity hypothesis. Allergy. 2019. doi: 10.1111/all.13763.

1618 Tang ML, Ponsonby AL, Orsini F, Tey D, Robinson M, Su EL, Licciardi P, Burks W, Donath S. Administration of a probiotic with peanut oral immunotherapy: A randomized trial. J Allergy Clin Immunol. 2015;135(3):737–44.

1619 Hsiao KC, Ponsonby AL, Axelrad C, Pitkin S, Tang MLK. Long-term clinical and immunological effects of probiotic and peanut oral immuno-therapy after treatment cessation: 4-year follow-up of a randomised, double-blind, placebo-controlled trial. The Lancet Child & Adolescent Health 2017; 1 (2): 97–105.

1620 Dunn Galvin A, McMahon S, Ponsonby AL, Hsiao KC, Tang MLK. The longitudinal impact of probiotic and peanut oral immunotherapy on health-rela-ted quality of life. Allergy. 2018;73(3):560–568.

einer Kuhmilch-Allergie, wobei jedoch neben positiven Befunden[1621, 1622] auch Studien mit negativen Ergebnissen[1623] vorliegen.

Bekannt ist, dass das Mikrobiom z. B. des Darmes sich fortlaufend den enteralen Bedingungen anpasst,[1624] wie auch, dass die Komplexität des enteralen Microbioms erst in Ansätzen verstanden ist.[1625] Vor diesem Hintergrund

- darf angenommen werden, dass folgende Maßnahmen das Risiko allergischer Erkrankungen vermindern:
  - Antibiotika oder Glucocorticoiden während der Schwangerschaft oder in der Kindheit nur nach strenger Indikationsstellung und nur so lang wie notwendig zu verabreichen,
  - Essgewohnheiten derart zu verändern, dass sich durch Erhöhung der Anteile an Fasern und Erniedrigung des Fett- und Kohlenhydratanteils ein eher eubiotisches Mikrobiom entwickeln kann,
  - im Lebensalltag, bei der Ernährung, bei der Wahl des Wohnortes, bei allen gesellschaftlichen Aktivitäten naturbelassenen Produkten und naturbelassenen Regionen den Vorzug zu geben und den zwischenmenschlichen Haut-Kontakt (soweit keine Infektionskrankheiten drohen oder vorliegen) nicht zu scheuen und
  - Allergene nicht zu meiden, sondern unter Kontrolle des Wohlbefindens in geringer und ggfs. ansteigender Dosis dauerhaft zu konsumieren;
- ist anderseits derzeit die labortechnisch-mikrobielle Diagnose einer Dysbiose des enteralen Microbioms über Stuhltests äußerst fragwürdig (im Gegensatz zum Nachweis einer definierten z. B. bakteriellen Darminfektion) und
- sind Maßnahmen zur Behebung einer Dysbiose durch die Transplantation von vermeintlich eubiotischen Darmkeimen kritisch zu sehen, weil
  - der wissenschaftliche Hintergrund dieses Therapieansatzes nicht ausreichend geklärt ist und
  - die Gefahr der Transplantation eines für den Empfänger pathogenen, wenn nicht sogar tödlich wirkenden Keimes besteht.[1626]

1621 Wopereis H, van Ampting MTJ, Cetinyurek-Yavuz A, Slump R, Candy DCA, Butt AM, Peroni DG, Vandenplas Y, Fox AT, Shah N, Roeselers G, Harthoorn LF, Michaelis LJ, Knol J, West CE. A specific synbiotic-containing amino acid-based formula restores gut microbiota in non-IgE mediated cow's milk allergic infants: a randomized controlled trial. Clin Transl Allergy. 2019;9:27. doi: 10.1186/s13601-019-0267-6.

1622 Kuitunen M. Probiotics and prebiotics in preventing food allergy and eczema. Curr Opin Allergy Clin Immunol. 2013;13(3):280–6.

1623 Loo EX, Llanora GV, Lu Q, Aw MM, Lee BW, Shek LP. Supplementation with probiotics in the first 6 months of life did not protect against eczema and allergy in at-risk Asian infants: a 5-year follow-up. Int Arch Allergy Immunol. 2014;163(1):25–8.

1624 Zhao S, Lieberman TD, Poyet M, Kauffman KM, Gibbons SM, Groussin M, Xavier RJ, Alm EJ. Adaptive Evolution within Gut Microbiomes of Healthy People. Cell Host Microbe. 2019;25(5):656–667.

1625 https://www.dgvs.de/wp-content/uploads/2018/09/PM_2018_09_Stuhltests-Mikrobiom.pdf.

1626 https://www.fda.gov/vaccines-blood-biologics/safety-availability-biologics/important-safety-alert-regarding-use-fecal-microbiota-transplantation-and-risk-serious-adverse.

Ob die Einnahme von Probiotika wie Lactobazillen und Bifidobakterien zur Modulation des intestinalen Mikrobioms

- in ausreichendem Maße regulatorische T-Lymphozyten und TH1-Lymphozyten stimuliert, sodass sich die Anzahl von TH2-Lymphozyten und die IgE-Bildung vermindert, wie auch
- das Risiko von allergischen Nebenwirkungen gerade bei der Oralen Immuntherapie (OIT) vermindert und daher
- eine klinisch nutzbare therapeutische Wirkung bei Lebensmittelallergien,[1627] Ekzeme,[1628] oder allergischer Rhinitis[1629] zeigt, ist auf Grund der bisherigen klinischen Daten noch fraglich.

Die Ergebnisse der ersten randomisierten prospektiven kontrollierten Studien lassen jedoch für die Zukunft hoffen:

- durch die orale Immuntherapie mit einer Kombination aus einem probiotischem Keim (Lactobacillus rhamnosus) und Erdnuss-Allergen über 18 Monate konnte 4 Jahre nach Beendigung der Therapie eine belastbare (oraler Belastungstest) Desensibilisierung bei etwa 67 % der Patienten mit Erdnussallergie erreicht werden,[1630, 1631, 1632]
- durch Verabreichung einer mikrobiell mit Bifidobacterium breve + Fructo-Oligosacchariden[1633] oder mit Lactobacillus rhamnosus angereicherte Ersatzmilch in den ersten zwei Lebensjahren konnte bei Kindern die Dysbiose bei einer Kuhmilch-Allergie beherrscht werden,[1634]
- wobei jedoch auch noch Studien mit negativen Ergebnissen (Bifidobacterium longum + Lactobacillus rhamnosus) vorliegen.[1635]

1627 Lanser BJ, Wright BL, Orgel KA, Vickery BP, Fleischer DM. Current Options for the Treatment of Food Allergy. Pediatr Clin North Am. 2015;62(6):1531–49.

1628 Cuello-Garcia CA, Brożek JL, Fiocchi A, Pawankar R, Yepes-Nuñez JJ, Terracciano L, Gandhi S, Agarwal A, Zhang Y, Schünemann HJ. Probiotics for the prevention of allergy: A systematic review and meta-analysis of randomized controlled trials. J Allergy Clin Immunol. 2015;136(4):952–61.

1629 Peng Y, Li A, Yu L, Qin G. The role of probiotics in prevention and treatment for patients with allergic rhinitis: A systematic review. Am J Rhinol Allergy. 2015;29(4):292–8.

1630 Tang ML, Ponsonby AL, Orsini F, Tey D, Robinson M, Su EL, Licciardi P, Burks W, Donath S. Administration of a probiotic with peanut oral immunotherapy: A randomized trial. J Allergy Clin Immunol. 2015;135(3):737–44.

1631 Hsiao KC, Ponsonby AL, Axelrad C, Pitkin S, Tang MLK. Long-term clinical and immunological effects of probiotic and peanut oral immuno-therapy after treatment cessation: 4-year follow-up of a randomised, double-blind, placebo-controlled trial. The Lancet Child & Adolescent Health 2017; 1 (2): 97–105.

1632 Dunn Galvin A, McMahon S, Ponsonby AL, Hsiao KC, Tang MLK. The longitudinal impact of probiotic and peanut oral immunotherapy on health-rela-ted quality of life. Allergy. 2018;73(3):560–568.

1633 Wopereis H, van Ampting MTJ, Cetinyurek-Yavuz A, Slump R, Candy DCA, Butt AM, Peroni DG, Vandenplas Y, Fox AT, Shah N, Roeselers G, Harthoorn LF, Michaelis LJ, Knol J, West CE. A specific synbiotic-containing amino acid-based formula restores gut microbiota in non-IgE mediated cow's milk allergic infants: a randomized controlled trial. Clin Transl Allergy. 2019;9:27. doi: 10.1186/s13601-019-0267-6.

1634 Kuitunen M. Probiotics and prebiotics in preventing food allergy and eczema. Curr Opin Allergy Clin Immunol. 2013;13(3):280–6.

1635 Loo EX, Llanora GV, Lu Q, Aw MM, Lee BW, Shek LP. Supplementation with probiotics in the first 6 months of life did not protect against eczema and allergy in at-risk Asian infants: a 5-year follow-up. Int Arch Allergy Immunol. 2014;163(1):25–8.

9.2.2 Allergen-Exposition statt Vermeidung

Das Konzept Allergen-Exposition statt Vermeidung fußt auf der Hypothese,[1636, 1637, 1638] dass

- niedrige Dosen eines Allergens sensibilisieren, wenn sie z. B. die Epithelbarriere in der Haut und den Atemwegen penetrieren, von Dendritischen Zellen aufgenommen und TH2-Lymphozyten präsentiert werden, die wiederum B-Lymphozyten zur IgE-Produktion stimulieren und
- dass die Aufnahme auch hoher Dosen eines Allergens über die Nahrung in dem Schleimhaut-assoziierten Lymphgewebe über Dendritische Zellen regulatorische T-Lymphozyten stimulieren und dadurch Toleranz induzieren kann,[1639, 1640, 1641]
- dass das Gleichgewicht zwischen einer dermalen/epithelialen Sensibilisierung und einer oralen Toleranz-Induktion über das Auftreten einer Lebensmittelallergie entscheidet.

Entsprechend wurden orale Immuntherapie-Protokolle zur Prävention und Therapie von Lebensmittelallergien entwickelt, die sich in Bezug auf Vorbehandlung (z. B. Erhitzung) des Allergens, dessen Dosierung und den Zeitintervallen unterscheiden.

Allen **Immuntherapie-Protokollen** von Lebensmittelallergien ist gemeinsam

- dass sie das hohe Risiko einer allergischen Reaktion aufweisen und daher
- dass sie mit stufenweise ansteigender Dosis durchgeführt werden[1642, 1643, 1644]
- dass sie sich wegen des hohen Risikos an Nebenwirkungen noch in der klinischen Erprobung befinden.

Anders ist die **Prävention** zu beurteilen. Sowohl das Risiko der Entstehung einer Kuhmilchallergie, als auch einer Erdnussallergie oder einer Allergie gegen Hühnereiweiß lässt sich durch orale Einnahme des jeweiligen Allergens deutlich vermindern (siehe Kap. 6.2). Jedoch auch hier ist gemäß der Erfahrung mit der OIT empfehlenswert,

---

1636 Wells HG, Osborne TB. The biological reactions of the vegetable proteins. I. Anaphylaxis. J Infect Dis. 1911;8:66–124.

1637 Husby S, Mestecky J, Moldoveanu Z, Holland S, Elson CO. Oral tolerance in humans. T cell but not B cell tolerance after antigen feeding. J Immunol. 1994;152:4663–4670.

1638 Lack G. Epidemiologic risks for food allergy. J Allergy Clin Immunol. 2008;121(6):1331–6.

1639 Wells HG, Osborne TB. The biological reactions of the vegetable proteins. I. Anaphylaxis. J Infect Dis. 1911;8:66–124.

1640 Worbs T, Bode U, Yan S, Hoffmann MW, Hintzen G, Bernhardt G, Forster R, Pabst O. Oral tolerance originates in the intestinal immune system and relies on antigen carriage by dendritic cells. J Exp Med. 2006;203:519–527.

1641 Berin MC, Sampson HA. Mucosal immunology of food allergy. Curr Biol. 2013;23(9):R389–400.

1642 Feuille E, Nowak-Węgrzyn A. Oral Immunotherapy for Food Allergies. Ann Nutr Metab. 2016;68 Suppl 1:19–31.

1643 Taniuchi S, Takahashi M, Soejima K, Hatano Y, Minami H. Immunotherapy for cow's milk allergy. Hum Vaccin Immunother. 2017;13(10):2443–2451.

1644 Berin MC. Future Therapies for IgE-Mediated Food Allergy. Curr Pediatr Rep. 2014;2(2):119–126.

- in einer **Eskalationsphase** zu prüfen, ob und welche Dosen pro Tag keinerlei allergische Reaktionen provozieren,
- in einer **Aufbauphase** die maximal tolerierte wie auch geschmacklich noch angenehme Dosis mit halbwöchentlichen oder wöchentlichen Dosissteigerungen zu finden und
- in einer **Erhaltungsphase** die maximal tolerierte Dosis täglich über einige Monate bis Jahre einzunehmen.

9.2.3 Prävention von Pollenallergien und Pollen-assoziierten Lebensmittelallergien (Honig, Äpfel, Gemüse, Senf, Nüsse)

Das Wissen um die Stimulation der Entwicklung tolerogener T-Lymphozyten durch orale Aufnahme von Allergenen ermöglicht es, bestimmte Erfahrungen über den Einfluss von Nahrungsmitteln bei Pollenallergien und Pollen-assoziierten Lebensmittelallergien zu verstehen und zu nutzen.

Der Anteil an Personen, die gegen Pollen sensibilisiert sind, liegt bei etwa 24 %.[1645] Zwischen 5 % (Kinder), 8 % (Erwachsene) und ca 50 % dieser Personen reagieren auf den Konsum der zugehörigen Früchte oder Pflanzenteile mit einer Pollen-assoziierten Lebensmittelallergie (Pollen related Food-Allergy/PRFA),[1646] welche charakterisiert ist durch[1647]

- schnell eintretende allergische Symptome im Mund-Rachen-Raum,
  - im Besonderen Pruritus an den Lippen, auf der Zunge, im Mund- und Rachenraum und
  - Heiserkeit und Husten,
- spontane Abheilung innerhalb von 30–40 min und
- nur selten auftretende systemische Reaktionen.

Die bisherigen Erfahrungen weisen darauf hin,[1648] dass Pollen-Allergien wie auch Pollen-assoziierte Lebensmittelallergien sich verhüten lassen

- nicht nur durch eine spezifische Allergen-Karenz, welche in Anbetracht der Verbreitung der Pollenallergene in der Luft und in Nahrungsmitteln – wenn überhaupt – nur mit Mühe konsequent durchführbar ist, aber in etwa 50 % der Fälle medizinisch angeraten wird,[1649]
- sondern weitaus besser durch eine orale Allergenexposition, welche sich anlehnt an das Programm einer oralen Immuntherapie und[1650]

1645 Osterballe M, Hansen TK, Mortz CG, Bindslev-Jensen C. The clinical relevance of sensitization to pollen-related fruits and vegetables in unselected pollen-sensitized adults. Allergy. 2005;60(2):218–25.

1646 Ma S, Sicherer SH, Nowak-Wegrzyn A. A survey on the management of pollen-food allergy syndrome in allergy practices. J Allergy Clin Immunol. 2003;112(4):784–8.

1647 Lyons SA, Dijk AMV, Knulst AC, Alquati E, Le TM, Os-Medendorp HV. Dietary Interventions in Pollen-Related Food Allergy. Nutrients. 2018;10(10). pii: E1520. doi: 10.3390/nu10101520.

1648 Lyons SA, Dijk AMV, Knulst AC, Alquati E, Le TM, Os-Medendorp HV. Dietary Interventions in Pollen-Related Food Allergy. Nutrients. 2018;10(10). pii: E1520. doi: 10.3390/nu10101520.

1649 Ma S, Sicherer SH, Nowak-Wegrzyn A. A survey on the management of pollen-food allergy syndrome in allergy practices. J Allergy Clin Immunol. 2003;112(4):784–8.

1650 Gernez Y, Nowak-Węgrzyn A. Immunotherapy for Food Allergy: Are We There Yet? J Allergy Clin Immunol Pract. 2017;5(2):250–272.

- wie diese eine Dosisfindungsphase, eine Dosissteigerungsphase, eine Erhaltungsphase und eine Test-/Belastungsphase umfasst,
- wobei hierbei in der Erhaltungsphase Proteinmengen von 200 mg–4 g regelmäßig verabreicht werden (bei der Sublingualen Immuntherapie/SLIT dagegen 2,5–7,5 mg und bei der Epidermalen Immuntherapie/EPIT 250–500 µg) und die
- einen höheren Wirkungsgrad, aber auch eine höhere Nebenwirkungsrate als z. B. SLIT aufweist.

Honig

Bereits Mitte des 20. Jahrhunderts wurde beschrieben, dass der Genuss von naturbelassenem Honig einen therapeutischen Einfluss auf die Pollenallergie haben könnte.[1651] Des Weiteren ist bekannt, dass

- die orale Aufnahme von Honig die angeborene und die erworbene Immunabwehr stimuliert[1652, 1653, 1654] und
- die lokale Applikation bei der allergischen Rhinosinusitis die klinischen Symptome verbessern kann.[1655]

Naturbelassener (nicht erhitzter und nicht gefilterter) Honig enthält zu etwa 0,1 %–0,5 % (g/g) Pollen der jeweiligen Pollenflugsaison.

Bei Patienten mit Pollenallergie lässt sich aus der klinischen Prüfung von naturbelassenem Honig im Vergleich zu dem gleichen Honig, dem Birkenpollen zugesetzt worden war,[1656] schlussfolgern, dass für eine erfolgreiche sublinguale Immunprophylaxe oder Immuntherapie (SLIT)

- der verwendete Honig in ausreichender Menge solche Pollen enthalten muss, gegen welche geschützt werden soll bzw. der Patient allergisch ist,
  - da der Birkenpollenhonig bei der Birkenpollenallergie stärker wirksam war als ein Honig mit breiter Verteilung der Pollenarten und
- eine Honigportion täglich und über einen längeren Zeitraum, beispielsweise über mindestens 6 Monate einzunehmen ist.

1651 von Arx K. Resultant therapeutic method variations in pollen allergy with special consideration of oral desensitizing of pollen allergic children with honey. Praxis. 1957;46(33):717–21.

1652 Al-Waili NS, Haq A. Effect of honey on antibody production against thymus-dependent and thymus-independent antigens in primary and secondary immune responses. J Med Food. 2004;7(4):491–4.

1653 Manji J, Thamboo A, Sunkaraneni V, Singh A, Tebbutt S, Garnis C, Javer A. The association of Leptospermum honey with cytokine expression in the sinonasal epithelium of chronic rhinosinusitis patients. World J Otorhinolaryngol Head Neck Surg. 2018;5(1):19–25.

1654 Ramsay EI, Rao S, Madathil L, Hegde SK, Baliga-Rao MP, George T, Baliga MS. Honey in oral health and care: A mini review. J Oral Biosci. 2019;61(1):32–36.

1655 Thamboo A, Thamboo A, Philpott C, Javer A, Clark A. Single-blind study of manuka honey in allergic fungal rhinosinusitis. J Otolaryngol Head Neck Surg. 2011;40(3):238–43.

1656 Saarinen K, Jantunen J, Haahtela T. Birch pollen honey for birch pollen allergy – a randomized controlled pilot study. Int Arch Allergy Immunol. 2011;155(2):160–6.

Es liegen jedoch auch klinische Studien vor, in denen keine Wirksamkeit der SLIT mit Honig auf allergische Reaktionen nachgewiesen werden konnte.[1657] Dabei ist unklar, ob der verwendete Honig ausreichende Mengen an der allergenen Pollenart enthielt. Mangelnde Wirksamkeit könnte somit auf eine mangelnde Pollenspezifität bei dem ausgewählten Honig hinweisen. Wenn also versucht wird, mit Honig eine Pollenallergie zu beeinflussen, sollte wir folgt vorgegangen werden:

- Verwendung von naturbelassenem, nicht erhitzten/nicht pasteurisierten, nicht filtrierten Honig, gewonnen aus der jeweiligen Region (lokaler Imkerhonig) zu Zeiten des maximalen Pollenfluges,
- präsaisonaler Beginn einer täglichen Einnahme über mindestestens 6 (vorzugsweise 9–12) Monate
  - in einer Menge von mindestens einem gut gefüllten Teelöffel,
  - wobei der Honig für eine längere Zeit (mindestens 2 min lang) sublingual im Mund gehalten werden sollte.
- Falls die Symptome der Pollenallergie sich hierdurch vermindern lassen, regelmäßige und dauerhafte Einnahme von Honig über das gesamte Jahr hinweg (präsaisonal und postsaisonal).

Äpfel und andere Früchte von Rosengewächsen (Birken-Apfel-Syndrom)

Es ist bekannt, dass Patienten mit einer Allergie gegen Birkenpollen (dominantes Allergen Bet v1, des Weiteren Bet v2) gleichzeitig reagieren mit einer oralen Allergie

- auf Äpfel (dominantes Allergen Mal d1), Sellerie (dominantes Allergen Api g1) und/oder Möhren (Dau c) und/oder
- auf Pfirsiche (Pru p2/Profilin) und Früchte anderer Rosaceae wie z. B. Kirschen (Pru av 1).

Diese Kreuzreaktionen (Birken-Apfel-Syndrom) sind bedingt durch eine hohe Homologie der Aminosäuren

- innerhalb der Bet-v1-Familie, zu welcher Mal 1d, Api g1, Dau c und Pru av 1 gehören,[1658, 1659, 1660, 1661] und
- zwischen Bet v2 und Pru p2/Profilin[1662]

1657 Rajan TV, Tennen H, Lindquist RL, Cohen L, Clive J. Effect of ingestion of honey on symptoms of rhinoconjunctivitis. Ann Allergy Asthma Immunol. 2002;88(2):198–203.

1658 Incorvaia C, Ridolo E, Mauro M, Russello M, Pastorello E. Allergen immunotherapy for birch-apple syndrome: what do we know? Immunotherapy. 2017;9(15):1271–1278.

1659 Kopac P, Rudin M, Gentinetta T, Gerber R, Pichler Ch, Hausmann O, Schnyder B, Pichler WJ. Continuous apple consumption induces oral tolerance in birch-pollen-associated apple allergy. Allergy. 2012; 67(2):280–5.

1660 http://www.allergen.org/viewallergen.php?aid = 271.

1661 Neudecker P, Lehmann K, Nerkamp J, Haase T, Wangorsch A, Fötisch K, Hoffmann S, Rösch P, Vieths S, Scheurer S. Mutational epitope analysis of Pru av 1 and Api g 1, the major allergens of cherry (Prunus avium) and celery (Apium graveolens): correlating IgE reactivity with three-dimensional structure. Biochem J. 2003 Nov 15;376(Pt 1):97–107.

1662 Rodríguez-Perez R, Fernández-Rivas M, González-Mancebo E, Sánchez-Monge R, Díaz-Perales A, Salcedo G. Peach profilin: cloning, heterologous expression and cross-reactivity with Bet v 2. Allergy. 2003;58(7):635–40.

Trotz dieser Kreuzreaktion erwies sich die subkutane (SCIT) oder sublinguale (SLIT) Verabreichung von Bet v1 zur Induktion einer Toleranz für Bet v1

- bei Verwendung von Birkenpollenextrakten bei der Birkenpollenallergie von fraglicher[1663] oder nur von teilweiser Wirksamkeit[1664] und bei der Apfelallergie als unwirksam,[1665, 1666]
- bei Verabreichung (SCIT) von gentechnisch hergestellten Bet v1-Peptiden bei der Birkenpollenallergie dagegen als wirksam.[1667]

Dagegen konnte die Apfelallergie beeinflusst werden

- durch die sublinguale Verabreichung von Mal 1d (Reduktion der klinischen Symptome, Reduktion der Hautreaktion/Prick-Test; Anstieg des Verhältnisses von spezifischen IgG4/IgE),[1668]
- durch die ansteigende orale Aufnahme von Äpfeln,[1669, 1670]
  - mit einer Startdosis von 0,1 g–1 g gesteigert bis zu einer Erhaltungsdosis von 64–200 g 3×/Woche über insgesamt mindestens 8 Monate,
  - wobei der Verzehr der hochallergenen Golden-Delicious-Apfelsorte das orale allergische Syndrom in 61–83 % der Patienten mit einer Apfelallergie verminderte,
  - jedoch bei einer Unterbrechung des Konsums das Risiko bestand, dass die allergische Reaktion wieder auflebte.

1663 Hansen KS, Khinchi MS, Skov PS, Bindslev-Jensen C, Poulsen LK, Malling HJ. Food allergy to apple and specific immunotherapy with birch pollen. Mol Nutr Food Res. 2004;48(6):441–8.

1664 Mauro M, Russello M, Incorvaia C, Gazzola G, Frati F, Moingeon P, Passalacqua G. Birch-apple syndrome treated with birch pollen immunotherapy. Int Arch Allergy Immunol. 2011;156(4):416–22.

1665 Kinaciyan T, Jahn-Schmid B, Radakovics A, Zwölfer B, Schreiber C, Francis JN, Ebner C, Bohle B. Successful sublingual immunotherapy with birch pollen has limited effects on concomitant food allergy to apple and the immune response to the Bet v 1 homolog Mal d 1. J Allergy Clin Immunol. 2007;119(4):937–43.

1666 Kinaciyan T, Nagl B, Faustmann S, Frommlet F, Kopp S, Wolkersdorfer M, Wöhrl S, Bastl K, Huber H, Berger U, Bohle B. Efficacy and safety of 4 months of sublingual immunotherapy with recombinant Mal d 1 and Bet v 1 in patients with birch pollen-related apple allergy. J Allergy Clin Immunol. 2018;141(3):1002–1008.

1667 Spertini F, DellaCorte G, Kettner A, de Blay F, Jacobsen L, Jutel M, Worm M, Charlon V, Reymond C. Efficacy of 2 months of allergen-specific immunotherapy with Bet v 1-derived contiguous overlapping peptides in patients with allergic rhinoconjunctivitis: Results of a phase IIb study. J Allergy Clin Immunol. 2016;138(1):162–8.

1668 Kinaciyan T, Nagl B, Faustmann S, Frommlet F, Kopp S, Wolkersdorfer M, Wöhrl S, Bastl K, Huber H, Berger U, Bohle B. Efficacy and safety of 4 months of sublingual immunotherapy with recombinant Mal d 1 and Bet v 1 in patients with birch pollen-related apple allergy. J Allergy Clin Immunol. 2018;141(3):1002–1008.

1669 Kopac P, Rudin M, Gentinetta T, Gerber R, Pichler Ch, Hausmann O, Schnyder B, Pichler WJ. Continuous apple consumption induces oral tolerance in birch-pollen-associated apple allergy. Allergy. 2012;67(2):280–5. http://www.allergen.org/viewallergen.php?aid = 271.

1670 Bouvier M, Van Der Brempt X, Nosbaum A, Codier JM, Cherih C, Frappaz A, Berion C, Grande S, Pralong P, Nicolas JF, Berard F, Induction of oral tolerance in allergy to Rosaceae, Revue Française d'Allergologie. 2014;54:127–133.

Als Alternative wurde der Konsum von „niedrigallergenen" Apfelsorten mit einem geringeren Gehalt an Mal 1d (wie z. B. Elise, Santana, Granny Smith, Modi, Mcintosh, Orim, G198, Vienna) im Vergleich zu „hochallergenen Apfelsorten" (die einen höheren Gehalt an Mal 1d aufweisen wie z. B. Golden Delicious, Kanzi, Topaz) geprüft:

- eine deutliche Mehrheit der Studien ergab eine deutliche Minderung der allergischen Reaktionen (dermale Reaktion/Prick-Test und/oder Auslösung einer oralen allergischen Reaktion gegen Äpfel) bei Konsum von niedrigallergenen im Vergleich zu hochallergenen Apfelsorten,[1671, 1672, 1673, 1674]
- nur in einer einzelnen Studie konnte kein wesentlicher Unterschied gefunden werden.[1675]

Erhitzte oder fermentierte Lebensmittel (tierisches Eiweiß, Obst, Gemüse, Milch, Nüsse)

Im Zuge der großtechnischen Herstellung von Lebensmitteln wird versucht, die in diesen enthaltene Allergene durch verschiedene Methoden zu entfernen oder zu zerstören, um das Risiko eines oralen allergischen Syndromes zu mindern,[1676]

- durch spezifische Absorptions- und Trennmethoden,
- durch Entfernung hochallergener Bestandteile, wie z. B. die Haut von Pfirsichen durch heiße Laugen (Lye-Peeling),
- durch Denaturierung (Hitze, Bestrahlung, Hochdruck) und/oder durch enzymatische Behandlung.

Auch bei der alltäglichen Essenszubereitung besteht die Möglichkeit, zumindest durch Erhitzen in der Mikrowelle, im Hochdrucktopf, durch Kochen, Backen, Rösten, Braten oder auch Schälen[1677] Allergene in manchen Früchten und Gemüsearten im beträchtlichen Maße zu zerstören bzw. zu entfernen[1678,]

1671 Bolhaar ST, van de Weg WE, van Ree R, Gonzalez-Mancebo E, Zuidmeer L, Bruijnzeel-Koomen CA, Fernandez-Rivas M, Jansen J, Hoffmann-Sommergruber K, Knulst AC, Gilissen LJ. In vivo assessment with prick-to-prick testing and double-blind, placebo-controlled food challenge of allergenicity of apple cultivars. J Allergy Clin Immunol. 2005;116(5):1080–6.

1672 Kootstra HS, Vlieg-Boerstra BJ, Dubois AE. Assessment of the reduced allergenic properties of the Santana apple. Ann Allergy Asthma Immunol. 2007 Dec;99(6):522–5.

1673 Vlieg-Boerstra BJ, van de Weg WE, van der Heide S, Kerkhof M, Arens P, Heijerman-Peppelman G, Dubois AE. Identification of low allergenic apple cultivars using skin prick tests and oral food challenges. Allergy. 2011;66(4):491–8.

1674 Wagner A, Szwed A, Buczyłko K, Wagner W. Allergy to apple cultivars among patients with birch pollinosis and oral allergy syndrome. Ann Allergy Asthma Immunol. 2016;117(4):399–404.

1675 Asero R, Marzban G, Martinelli A, Zaccarini M, Machado ML. Search for low-allergenic apple cultivars for birch-pollen-allergic patients: is there a correlation between in vitro assays and patient response? Eur Ann Allergy Clin Immunol. 2006;38(3):94–8.

1676 Sathe SK, Sharma GM. Effects of food processing on food allergens. Mol Nutr Food Res. 2009;53(8):970–8.

1677 Fernandez-Rivas M. Cuevas M. Peels of rosaceae fruits have a higher allergenicity than pulps. Clin. Exp. Allergy. 1999;29:1239–1247.

1678 Cabanillas B, Novak N. Effects of daily food processing on allergenicity. Crit Rev Food Sci Nutr. 2019;59(1):31–42.

So kann beispielsweise das allergene Potential vermindert werden[1679, 1680, 1681, 1682, 1683]

- von **Hühnereiweiß** durch die Kombination von Hitzeeinwirkung und enzymatischer Behandlung mit dem Ergebnis
  - einer etwa 100 %igen Inaktivierung von Ovalbumin,
  - einer partiellen Inaktivierung von α-Livetin (Gal d5) und Lipoprotein (Gal d6) des Eigelbs,
  - dagegen einer fast vollständigen Resistenz von Ovomucoid;
- von **Milch** durch Hitzedenaturierung und/oder enzymatische Hydrolyse
  - wobei jedoch die Pasteurisierung beim α- und β-Lactalbumin zu einer Erhöhung der Bindung von spezifischem IgE führt,
- von **Apfelsaft** (Mal d1) durch Pasteurisierung (fast vollständige Inaktivierung),
- vom **Birkenpollen-Allergen** Bet v1 (thermostabil) durch Komplexierung mit Lipiden (Teilinaktivierung) oder durch Protease/Pepsin (fast vollständige Inaktivierung),
- der **Kirschen-Allergene** (thermostabil) Pru av 1 (Bet v1-Homolog) und Pru av 4 (Profilin) durch Protease/Pepsin (fast vollständige Inaktivierung), während das nichtspezifische Lipid Transfer Protein (nsLTPs) Pru av 3 sich als weitgehend resistent gegen Protease erwies.

Nichtspezifische Lipid Transfer Proteine (nsLTPs) stellen als Allergene in pflanzlichen Lebensmitteln eine besonderes Problem dar, da sie[1684, 1685]

- als Cystein-reiche Lipid-bindende Proteine im Pflanzenreich weit verbreitet sind und eine Schlüsselrolle spielen bei der Bewältigung von Stress,
- gehäuft in Lebensmitteln besonders mediterraner Herkunft vorkommen und
- nicht nur thermostabil, sondern auch Protease-resistent sind und daher auch unabhängig von einer Pollensensibilisierung gastrointestinal, aerogen oder dermal Allergien hervorrufen können.

1679 Mills EN, Mackie AR. The impact of processing on allergenicity of food. Curr Opin Allergy Clin Immunol. 2008;8(3):249–53.

1680 Scheurer S, Lauer I, Foetisch K, San Miguel Moncin M, Retzek M, Hartz C, Enrique E, Lidholm J, Cistero-Bahima A, Vieths S. Strong allergenicity of Pru av 3, the lipid transfer protein from cherry, is related to high stability against thermal processing and digestion. J Allergy Clin Immunol. 2004;114(4):900–7.

1681 Paschke A. Aspects of food processing and its effect on allergen structure. Mol Nutr Food Res. 2009;53(8):959–62.

1682 Poms RE, Anklam E. Effects of chemical, physical, and technological processes on the nature of food allergens. J AOAC Int. 2004;87(6):1466–74.

1683 Verhoeckx KCM, Vissers YM, Baumert JL, Faludi R, Feys M, Flanagan S, Herouet-Guicheney C, Holzhauser T, Shimojo R, van der Bolt N, Wichers H, Kimber I. Food processing and allergenicity. Food Chem Toxicol. 2015;80:223–240.

1684 Breiteneder H, Mills C. Nonspecific lipid-transfer proteins in plant foods and pollens: an important allergen class. Curr Opin Allergy Clin Immunol. 2005;5(3):275–9.

1685 Zuidmeer L, van Ree R. Lipid transfer protein allergy: primary food allergy or pollen/food syndrome in some cases. Curr Opin Allergy Clin Immunol. 2007;7(3):269–73.

Sellerie kann allergische Reaktionen provozieren, welche gerichtet sind besonders

- gegen die Allergene Profilin und Api g 1, Api g 4 und die Kreuz-reaktiven Kohlenhydrat-Determinanten CCD (Cross-reactive carbohydrate determinants)[1686] und
- gegen das kreuzreaktive Bet v 1 (in **Birkenpollen**), Mal d 1 (in **Äpfeln**) und Dau c 1 (in **Möhren**)[1687] und Pru av 1 (in **Kirschen**).[1688]

Durch Erhitzen (z. B. Mikrowelle, Kochen bis zu 75 min), nicht jedoch durch nichtthermische Behandlungen (z. B. Trocknung, γ-Bestrahlung, ultra-Hochdruck, Hochspannungs-Impulse)

- wird die Bindungsfähigkeit an spezifisches IgE vermindert
  - sowohl bei den Sellerieallergenen (in der Reihenfolge Api 1g > Profilin[1689] bzw. Api g1 > Api g4 > CCD[1690]),
  - als auch bei den kreuzreaktiven Allergenen (Bet v 1 (Birkenpollen), Mal d 1 (Apfel) und Dau c 1 (Möhre)),[1691]
- kann das orale allergische Syndrom in ca. 45 % der Patienten mit Birkenpollen-Allergie deutlich vermindert werden,[1692]
- bleibt jedoch die Bindefähigkeit der erhitzten Allergene an Allergen-spezifische T-Lymphozyten erhalten,
  - sodass bei Patienten mit einer entsprechenden Allergie nach Gabe der erhitzten Allergen-haltigen Lebensmittel mit einer späten zellulär mediierten Allergischen Reaktion (z. B. einer atopischen Dermatitis) gerechnet werden muss.[1693]

1686 Ballmer-Weber BK, Hoffmann A, Wuthrich B, Luttkopf D, Pompei C, Wangorsch A, Kastner M. Vieths S. Influence of food processing on the allergenicity of celery: Dbpcfc with celery spice and cooked celery in patients with celery allergy. Allergy. 2002;57:228–235.

1687 Bohle B, Zwölfer B, Heratizadeh A, Jahn-Schmid B, Antonia YD, Alter M, Keller W, Zuidmeer L, van Ree R, Werfel T, Ebner C. Cooking birch pollen-related food: divergent consequences for IgE- and T cell-mediated reactivity in vitro and in vivo. J Allergy Clin Immunol. 2006;118(1):242–9.

1688 Neudecker P, Lehmann K, Nerkamp J, Haase T, Wangorsch A, Fötisch K, Hoffmann S, Rösch P, Vieths S, Scheurer S. Mutational epitope analysis of Pru av 1 and Api g 1, the major allergens of cherry (Prunus avium) and celery (Apium graveolens): correlating IgE reactivity with three-dimensional structure. Biochem J. 2003 Nov 15;376(Pt 1):97–107.

1689 Jankiewicz A, Baltes W, Bögl KW, Dehne LI, Jamin A, Hoffmann A, Haustein D, Vieths S. Influence of food processing on the immunochemical stability of celery allergens. Science of Food and Agriculture. 1997;75(3):359–370.

1690 Ballmer-Weber BK, Hoffmann A, Wuthrich B, Luttkopf D, Pompei C, Wangorsch A, Kastner M, Vieths S. Influence of food processing on the allergenicity of celery: Dbpcfc with celery spice and cooked celery in patients with celery allergy. Allergy. 2002;57:228–235.

1691 Bohle B, Zwölfer B, Heratizadeh A, Jahn-Schmid B, Antonia YD, Alter M, Keller W, Zuidmeer L, van Ree R, Werfel T, Ebner C. Cooking birch pollen-related food: divergent consequences for IgE- and T cell-mediated reactivity in vitro and in vivo. J Allergy Clin Immunol. 2006;118(1):242–9.

1692 Ballmer-Weber BK, Hoffmann A, Wuthrich B, Luttkopf D, Pompei C, Wangorsch A, Kastner M, Vieths S. Influence of food processing on the allergenicity of celery: Dbpcfc with celery spice and cooked celery in patients with celery allergy. Allergy. 2002;57:228–235.

1693 Bohle B, Zwölfer B, Heratizadeh A, Jahn-Schmid B, Antonia YD, Alter M, Keller W, Zuidmeer L, van Ree R, Werfel T, Ebner C. Cooking birch pollen-related food: divergent consequences for IgE- and T cell-mediated reactivity in vitro and in vivo. J Allergy Clin Immunol. 2006;118(1):242–9.

Sojabohnen enthalten mindestens 8 allergene Proteine (Gly m1 bis Gly m8), wobei[1694]

- die Speicherproteine β-Conglycinin (Gly m5) und Glycinin (Gly m6)
  - etwa 70 % des gesamten Proteingehaltes einnehmen und
  - zu schweren allergischen Reaktionen führen können,
- das Allergen Gly m4 kreuzreagiert mit dem Birkenpollenallergen Bet v1,
- die Allergene Gly m1 and Gly m2 sich vorwiegend in der Schale befinden und aerogene Allergene darstellen,
- die Thiol-Protease Gly mBd30k (P34) ein zusätzliches Allergen darstellt, gegen welches mehr als 50 % der Sojabohnen-Allergiker sensibilisiert sind.

Während Soja-Öl bedingt durch den Herstellprozess weitgehend frei ist von Allergenen, sind diese in Soja-Milch und besonders Tofu angereichert. Deren Bindekapazität für spezifisches IgE wird durch Hitzeeinwirkung (≥ 66 °C) wie auch durch enzymatische Hydrolyse mit z. B. Trypsin, Pepsin, Chymotrypsin weitgehend zerstört.[1695]

Weizen-Allergene (siehe Kap. 6.3 und 6.4) haben eine unterschiedliche Thermostabilität in Bezug auf Bindung des spezifischen IgE[1696]

- Kochen kann die Bindefähigkeit der Proteine
  - der α-Amylase/Trypsin-Inhibitor-Familie nicht beeinträchtigen, dagegen
  - der Lipid-Transfer-Proteine weitgehend zerstören;
- Backen wie auch die Pasta-Herstellung bei 110 °C zerstören zwar in gleicher Weise wie Kochen die Allergenität,
  - durch die Proteinaggregation während des Erhitzungsvorganges kann jedoch ein Teil der Allergene geschützt sein, welche dann allergische Reaktionen auslösen.

Durch Hydrolyse des Weizenmehls[1697]

- mit Zellulase zur Spaltung von Glycoprotein-Allergenen und
- mit Actinase zur Spaltung von Peptidbindungen in den Prolin-Sequenzen oder
- mit Proteasen und Peptidasen von Lactobakterien zur Spaltung verdauungsresistenter Peptidbindungen
- werden die wesentlichen Weizenallergene zerstört in Bezug auf
  - Bindefähigkeit an das jeweilige spezifische IgE und

1694 Verhoeckx KCM, Vissers YM, Baumert JL, Faludi R, Feys M, Flanagan S, Herouet-Guicheney C, Holzhauser T, Shimojo R, van der Bolt N, Wichers H, Kimber I. Food processing and allergenicity. Food Chem Toxicol. 2015;80:223–240.

1695 Meinlschmidt P, Ueberham E, Lehmann J, Schweiggert-Weisz U, Eisner P. Immunoreactivity, sensory and physicochemical properties of fermented soy protein isolate. Food Chem. 2016;205:229–38.

1696 Verhoeckx KCM, Vissers YM, Baumert JL, Faludi R, Feys M, Flanagan S, Herouet-Guicheney C, Holzhauser T, Shimojo R, van der Bolt N, Wichers H, Kimber I. Food processing and allergenicity. Food Chem Toxicol. 2015;80:223–240.

1697 Verhoeckx KCM, Vissers YM, Baumert JL, Faludi R, Feys M, Flanagan S, Herouet-Guicheney C, Holzhauser T, Shimojo R, van der Bolt N, Wichers H, Kimber I. Food processing and allergenicity. Food Chem Toxicol. 2015;80:223–240.

- Auslösung des oralen allergischen Syndroms; bei Weizen-allergischen Kindern zeigten in einem Belastungsversuch nur ca. 15 % allergische Symptome.[1698]

Die dermale (Salben, Lotio, Shampoo etc.) Auftragung von Kosmetika, die als Emulgator durch saure Hydrolyse gewonnene Glutenspaltprodukte enthalten, kann in Personen, welche Weizen tolerieren,

- IgE-Antikörper vorzugsweise gegen natives und de-amidiertes γ- und ω2-Gliadin stimulieren wie auch
- sensibilieren für eine Weizenallergie wie auch für eine Weizen-abhängige Sport-induzierte Anaphylaxie (WDEIA/Wheat-dependent exercise-induced anaphylaxis, siehe Kap. 6.4).

Senf wird vorzugsweise aus Samen des braunen Senfs (Brassica juncea) und des weißen Senfs (Sinapis alba) hergestellt. Senfsamen enthalten Eiweiß, Senföl, die Glykoside Sinalbin (weißer Senf) bzw. Sinigrin (brauner Senf) und die Myrinase. Durch das Zerkleinern der Samen wird die Myrinase durch Kontakt mit Wasser aktiviert und spaltet die Senf-Glykoside in scharf-schmeckende Isothiocyanate.

Die im Senf identifizierten Allergene (Bra j 1, Bra n 1, Sin a 1, Sin a 2, Sin a 3, Sin a 4) können sowohl eine Pollenallergie wie auch ein orales allergisches Syndrom auslösen. Zu den häufigsten Allergenen gehören die 2S Albumine Bra j1 (in Brassica juncea) und Bra n1 (in Brassica napus).[1699]

Alle bekannten Senf-Allergene sind in Bezug auf Ihre Bindung an spezifisches IgE

- resistent gegen Temperaturerhöhung bis zu etwa 80 °C wie auch
- resistent gegen Proteasen wie Pepsin und Pancreatin.

Senföle sind durch den Herstellungsprozess weitgehend gereinigt von den bekannten Allergenen.

Nüsse zeichnen sich durch eine hohe Allergenität aus. Zu ihnen zählen Pistazien (Pis v), Haselnüsse (Cor a), Pecan-Nüsse (Car i), Walnüsse (Jug r), Paranüsse (Ber e), Cashew-Nüsse (Ana o) und Mandeln (Pru du). Die Allergisierung erfolgt[1700]

- direkt durch Nuss-Proteine und mit stärkeren allergischen Reaktionen wie z. B. durch
  - Lipid-Transfer-Proteine (wie Cor a8, Pru du3 und Jug r3)
  - Speicher-Proteine wie Viciline,
  - 7S-Globuline (Cor a 11, Jug r 2, Ana 01 und Pis v 3),

1698 Tanabe S. Analysis of food allergen structures and development of foods for allergic patients, Biosci. Biotechnol. Biochem, 2008, 72, 649–659.

1699 Verhoeckx KCM, Vissers YM, Baumert JL, Faludi R, Feys M, Flanagan S, Herouet-Guicheney C, Holzhauser T, Shimojo R, van der Bolt N, Wichers H, Kimber I. Food processing and allergenicity. Food Chem Toxicol. 2015;80:223–240.

1700 Verhoeckx KCM, Vissers YM, Baumert JL, Faludi R, Feys M, Flanagan S, Herouet-Guicheney C, Holzhauser T, Shimojo R, van der Bolt N, Wichers H, Kimber I. Food processing and allergenicity. Food Chem Toxicol. 2015;80:223–240.

  - 11S-Globuline (Cor a9, Ber e2, Jug r4, Pru du6, Ana o2, Car i4, Pis v2),
  - 2S-Albumine (Jug r1, Ber e1, Pru du2S, Ana o3, Car i1, Pis v1),
- indirekt durch Kreuzreaktionen mit Birkenpollenallergenen (Bet v1 und Profiline) und mit meist schwächeren allergischen Reaktionen. Kreuzreaktionen bestehen z. B.
  - zwischen Bet 1v und Mitgliedern des Pathogenesis-Related Protein 10/PR-10 wie Cor a1 und Pru du1 wie auch
  - zwischen Profiline und Cor a2, Pru du4 und Jug r5.

Bei **Haselnüssen** wird die Röstung (mindestens 140 °C, 40 min) als geeignete Methode angesehen, um die Allergene Cor a 1.04, Cor a 2 und Cor a 8 zu inaktivieren.[1701] Derart geröstete Haselnüsse vermindern bei Patienten, welche allergisch reagieren auf Birkenpollen und/oder Haselnüsse[1702, 1703]

- nach oraler Gabe allergische Reaktionen in etwa 70 % der Fälle,
- die Hauttest-Reaktion (Prick-Test), die Histaminfreisetzung, das spezifische IgE und die IgE-Inhibition.

Allergene der Lipid-transfer-Protein-Familie oder der Speicherprotein-Familie sind jedoch deutlich resistenter gegen eine Hitzeinaktivierung.

Die Allergene in **Mandeln** (11S Globulin/Pru du6), **Cashewnüssen** (Ana o1, Ana o2, Ana o3), **Paranüssen** und in **Walnüssen** (Jug r2, Jug r4)

- sind in ihrer Bindekapazität für spezifisches IgE weitgehend resistent gegen Hitzeeinwirkung wie Kochen, Rösten oder Braten.

Bei **Pistazien** kann durch Hitze nur eine geringe Verminderung erzielt werden.

Von **Erdnüssen** sind 13 Allergene (Ara h1 bis Ara h13) bekannt;

- durch Kochen werden diese Proteine weitgehend in das Kochwasser abgegeben wie auch denaturiert, eine Verminderung der Bindungskapazität der Erdnüsse für spezifisches IgE ist somit die Folge,
- Rösten erhöht dagegen in erheblichem Maße die Bindekapazität für spezifisches IgE, die wiederum deutlich erniedrigt wird, wenn die gerösteten Erdnüsse autoklaviert oder enzymatisch (Peroxidase oder α-Chymotrypsin und Trypsin) hydrolysiert werden. Allergene in rohen Erdnüssen sind resistent gegen die Hydrolyse.

1701 Hansen KS, Ballmer-Weber BK, Lüttkopf D, Skov PS, Wüthrich B, Bindslev-Jensen C, Vieths S, Poulsen LK. Roasted hazelnuts--allergenic activity evaluated by double-blind, placebo-controlled food challenge. Allergy. 2003;58(2):132–8.

1702 Hansen KS, Ballmer-Weber BK, Lüttkopf D, Skov PS, Wüthrich B, Bindslev-Jensen C, Vieths S, Poulsen LK. Roasted hazelnuts--allergenic activity evaluated by double-blind, placebo-controlled food challenge. Allergy. 2003;58(2):132–8.

1703 Worm M, Hompes S, Fiedler EM, Illner AK, Zuberbier T, Vieths S. Impact of native, heat-processed and encapsulated hazelnuts on the allergic response in hazelnut-allergic patients. Clin Exp Allergy. 2009;39(1):159–66.

9.2.4 Infektionen, Endotoxine, Pilzsporen, Endoparasiten, Tierkontakte

Infektionen können assoziiert sein mit allergischen Erkrankungen, beispielsweise extradermale Infektionen mit der allergischen Dermatitis.[1704]

Anderseits sind Infektionserreger (Bakterien, Viren, Pilze, Parasiten) in der Lage, die Entwicklung von regulativen Zellen zu stimulieren, im Besonderen

- von suppressiven myeloischen Zellen, M2-Makrophagen und tolerogenen Natürlichen Killerzellen (siehe Kap. 2.6.2) und
- von regulativen T-Lymphozyten, regulativen NKT-Zellen und regulativen B-Lymphozyten (siehe Kap. 2.6.3).

Diese regulativen Zellen wirken besonders über die Expression von IL-10 und TGFβ (siehe Kap. 2.6.3)

- hemmend auf die Entwicklung und Aktivierung der zellulären Immunantwort,
- hemmend auf den Isotyp-Wechsel nach IgE und
- fördernd auf die Bildung von IgG.

Durch Kontakt mit Infektionserregern oder Parasiten ist somit eine Prävention überschießender und damit auch allergischer Reaktionen zu erwarten. Die Kehrseite ist das erhöhte Risiko von Infektionserkrankungen durch humanpathogene Erreger. Folgende Faktoren sind hierbei von besonderer Bedeutung.

Endotoxine und LPS

Endotoxine stellen lösliche Fragmente von Lipopolysacchariden (LPS) der äußeren Membran von Gram-negativen Bakterien dar, welche

- die angeborene (z. B. Makrophagen) wie auch die erworbene Immunabwehr (z. B. Dendritische Zellen) über Aktivierung besonders von TLR4 (Toll-like Receptor 4) stimulieren und hierdurch den Körper vor Infektionen schützen,[1705]
- wobei jedoch die Ergebnisse tierexperimenteller Studien nahelegen, dass LPS
  - Makrophagen bzw. Dendritische Zellen aktiviert zur IL-10 Expression, wodurch
    - in Mastzellen die Expression von FcεRI vermindert und die Aktivierung durch Quervernetzung des Rezeptor-gebundenen IgE herabgesetzt wird,[1706]

1704 Serrano L, Patel KR, Silverberg JI. Association between atopic dermatitis and extracutaneous bacterial and mycobacterial infections: A systematic review and meta-analysis. J Am Acad Dermatol. 2019;80(4):904–912.

1705 Diamond G, Legarda D, Ryan LK. The innate immune response of the respiratory epithelium. Immunol Rev. 2000;173:27–38.

1706 Wang N, McKell M, Dang A, Yamani A, Waggoner L, Vanoni S, Noah T, Wu D, Kordowski A, Köhl J, Hoebe K, Divanovic S, Hogan SP. Lipopolysaccharide suppresses IgE-mast cell-mediated reactions. Clin Exp Allergy. 2017;47(12):1574–1585.

  - in B-Lymphozyten der Isotyp-Wechsel nach IgE gehemmt wird zugunsten des Isotyp-Wechsels nach IgG,[1707]
- in geringen Dosen (~ 1ng LPS) Toleranz induziert,
- in mittleren Dosen (~ 100ng LPS) vermehrt TH2-Lymphozyten, die Antikörper-Antwort und damit auch Allergien fördert (Adjuvans-Effekt),
- in hohen Dosen (µg LPS) dagegen
  - eher TH1-Lymphozyten und die zelluläre Immunantwort / zytotoxische T-Lymphozyten stimuliert,
  - in der Lage ist, die Proliferation myeloischer Suppressor-Zellen zu stimulieren[1708] und
  - vergesellschaftet ist mit einem deutlich geringeren Auftreten von allergischer Sensibilierung, allergischer Rhinokonjunktivitis/Heufieber und allergischem Asthma.[1709]

Dem entspricht,
- dass mit zunehmender Hygiene in unserer Umwelt allergische Erkrankungen zunehmen und
- dass ein längerer Aufenthalt auf dem Bauernhof
  - bevorzugt im 1.–2. Lebensjahr vor allergischen Erkrankungen in späteren Jahren schützt,[1710, 1711, 1712]
  - in Kindern bis zum Alter von etwa 4 bis 5 Jahren[1713]
    - die Prägung regulatorischer T-Lymphozyten (Treg)) stimuliert wird,
    - die Treg besonders durch die Bauernhofmilch vermehrt aktiviert werden (erhöhte Demethylierung des Transkriptionsfaktors FOXP3) und dass
    - die Anzahl der Treg negativ assoziiert ist mit dem Auftreten von Asthma und dem Blutspiegel vom Allergen-spezifischen IgE,

1707 Eisenbarth SC, Piggott DA, Huleatt JW, Visintin I, Herrick CA, Bottomly K. Lipopolysaccharide-enhanced, toll-like receptor 4-dependent T helper cell type 2 responses to inhaled antigen. J Exp Med. 2002;196:1645–51.

1708 Arora M, Poe SL, Ray A, Ray P. LPS-induced CD11b+Gr1(int)F4/80+ regulatory myeloid cells suppress allergen-induced airway inflammation. Int Immunopharmacol. 2011;11(7):827–32.

1709 Braun-Fahrländer C, Riedler J, Herz U, Eder W, Waser M, Grize L, Maisch S, Carr D, Gerlach F, Bufe A, Lauener RP, Schierl R, Renz H, Nowak D, von Mutius E. Environmental exposure to endotoxin and its relation to asthma in school-age children. N Engl J Med. 2002;347(12):869–77.

1710 Radon K, Ehrenstein V, Praml G, Nowak D. Childhood visits to animal buildings and atopic diseases in adulthood: an age-dependent relationship. Am J Ind Med. 2004;46:349–56.

1711 Horak F Jr, Studnicka M, Gartner C, Veiter A, Tauber E, Urbanek R, Frischer T. Parental farming protects children against atopy: longitudinal evidence involving skin prick tests. Clin Exp Allergy. 2002;32(8):1155–9.

1712 Campbell BE, Lodge CJ, Lowe AJ, Burgess JA, Matheson MC, Dharmage SC. Exposure to 'farming' and objective markers of atopy: a systematic review and meta-analysis. Clin Exp Allergy. 2015;45(4):744–57.

1713 Lluis A, Depner M, Gaugler B, Saas P, Casaca VI, Raedler D, Michel S, Tost J, Liu J, Genuneit J, Pfefferle P, Roponen M, Weber J, Braun-Fahrländer C, Riedler J, Lauener R, Vuitton DA, Dalphin JC, Pekkanen J, von Mutius E, Schaub B. Increased regulatory T-cell numbers are associated with farm milk exposure and lower atopic sensitization and asthma in childhood. J Allergy Clin Immunol. 2014;133(2):551–9.

- noch im Erwachsenenalter die Sensibilisierung gegen Allergene vermindern kann,[1714, 1715] aber bereits ab dem 6. Lebensjahr[1716]
  - deutlich weniger regulatorische T-Lymphozyten stimuliert werden durch die Einflüsse auf dem Bauernhof, z. B. durch Bauernhof-Milch, und
  - das Risiko von allergischen Erkrankungen einschließlich allergischer Bronchitis und Asthma wieder ansteigt.

Pilzsporen

Aerogene Expositionen mit Pilzsporen (meist bedingt durch Feuchtigkeit und Wärme im Wohn- und Arbeits-Umfeld) können für allergische Erkrankungen der Atmungswege sensibilisieren,[1717, 1718, 1719, 1720, 1721] wobei

- schätzungsweise 3–10 % der Weltbevölkerung allergisch gegen Schimmelpilz-Sporen reagiert,
- die Bestandteile der Pilze dort TH2-Lymphozyten und die IgE-Antwort wie auch die Chemotaxie und Akkumulation von eosinophilen Granulozyten befördern,
- die Pilze dauerhaft in den Atmungswegen angesiedelt bleiben und daher allergische fungale Erkrankungen der Luftwege nach heutiger Kenntnis ein Leben lang persistieren.[1722]

1714 Prior C, Falk M, Frank A. Longitudinal changes of sensitization to farming-related antigens among young farmers. Respiration. 2001;68:46–50.

1715 Campbell BE, Lodge CJ, Lowe AJ, Burgess JA, Matheson MC, Dharmage SC. Exposure to ‘farming' and objective markers of atopy: a systematic review and meta-analysis. Clin Exp Allergy. 2015;45(4):744–57.

1716 Schröder PC, Illi S, Casaca VI, Lluis A, Böck A, Roduit C, Depner M, Frei R, Genuneit J, Pfefferle PI, Roponen M, Weber J, Braun-Fahrländer C, Riedler J, Dalphin JC, Pekkanen J, Lauener R, von Mutius E, Schaub B. A switch in regulatory T cells through farm exposure during immune maturation in childhood. Allergy. 2017;72(4):604–615.

1717 Kwizera R, Musaazi J, Meya DB, Worodria W, Bwanga F, Kajumbula H, Fowler SJ, Kirenga BJ, Gore R, Denning DW. Burden of fungal asthma in Africa: A systematic review and meta-analysis. PLoS One. 2019;14(5):e0216568. doi: 10.1371/journal.pone.0216568.

1718 Barac A, Ong DSY, Jovancevic L, Peric A, Surda P, Tomic Spiric V, Rubino S. Fungi-Induced Upper and Lower Respiratory Tract Allergic Diseases: One Entity. Front Microbiol. 2018;9:583. doi: 10.3389/fmicb.2018.00583.

1719 Hamilos DL. Allergic fungal rhinitis and rhinosinusitis. Proc Am Thorac Soc. 2010;7(3):245–52.

1720 Barac A, Stevanovic G, Pekmezovic M, Rakocevic Z, Stosovic R, Erovic B, Tomic Spiric V. Study toward resolving the controversy over the definition of allergic fungal rhinosinusitis. Med Mycol. 2018;56(2):162–171.

1721 Barac A, Ong DSY, Jovancevic L, Peric A, Surda P, Tomic Spiric V, Rubino S. Fungi-Induced Upper and Lower Respiratory Tract Allergic Diseases: One Entity. Front Microbiol. 2018;9:583. doi: 10.3389/fmicb.2018.00583.

1722 Agarwal R, Bansal S, Chakrabarti A. Are allergic fungal rhinosinusitis and allergic bronchopulmonary aspergillosis lifelong conditions? Med Mycol. 2017;55(1):87–95.

Zu unterteilen sind die
- chronische Rhinositis (CRS), bei welcher in den meisten Fällen Pilze im Schleim nachgewiesen werden können,
- die allergische fungale Rhinosinusitis (AFRS), welche
  - unabhängig sein kann von IgE (z. B. bei Besiedlung mit Alternaria) oder auch
  - abhängig sein kann von IgE (z. B. gehäuft bei Aspergillen) und dabei vergleichsweise schwerer, mit häufigeren Rezidiven und einer Chronizität von > 10 Jahren verläuft,
- die allergische bronchopulmonare Aspergillose (ABPA), welche bei etwa 80 % der allergischen fungalen Rhinosinusitis (AFRS) zu finden ist,
- das Asthma, häufig verbunden mit einer chronischen Rhinositis (CRS),
- das schweres Asthma mit fungaler Sensibilisierung (SAFS) mit oder ohne Bronchoektasien, mit reduzierter Lungenfunktion und mit schlechter Prognose trotz intensiver Therapie.

Bei allen schweren allergischen fungalen Erkrankungen der Atemwege ist der Bedarf an Corticosteroiden deutlich erhöht, was wiederum verstärkt Nebenwirkungen verursacht.

Experimentell-immunologische Untersuchungen weisen darauf hin,[1723] dass die chronische Inhalation (2×/Woche über 13 Wochen)
- von lebenden Aspergillus-Konidien/Sporen in den Luftwegen zu einer allergischen Entzündung mit Neubildung von Blutgefäßen, Eosinophilie und Anreicherung von aktivierten Makrophagen und Ausschüttung von Zytokinen (IL-4, IL-13) führt, welche lokal bewirken
  - eine Aktivierung von TH1- wie auch TH2-Lymphozyten,
  - eine Prägung der Makrophagen zum M2-Phänotyp und damit
  - eine eher IgE-mediierte allergische Reaktion,
- von hitze-inaktivierten Aspergillus-Konidien/Sporen dagegen eine Infiltration von vorwiegend TH1-Lymphozyten verursacht und damit zur Verhütung von IgE-mediierten allergischen Reaktionen beitragen könnte.

Insgesamt gesehen sollte die Prävention allergischer fungaler Erkrankungen somit vorrangig beinhalten die Vermeidung der Inhalation lebender Pilz-Sporen, so z. B.
- kein Aufenthalt in mehr oder weniger stark verschimmelten Räumen und
- keine Arbeiten mit verschimmelten Materialien (Heu, Getreide, Käse, etc.) ohne geeigneten Atemschutz.

Ob die Inhalation von toten Sporen eine Schutz-Wirkung auf die Entwicklung einer allergischen Pilzerkrankung hat, ist ungeklärt und müsste geprüft werden.

1723 Nayak AP, Croston TL, Lemons AR, Goldsmith WT, Marshall NB, Kashon ML, Germolec DR, Beezhold DH, Green BJ. Aspergillus fumigatus viability drives allergic responses to inhaled conidia. Ann Allergy Asthma Immunol. 2018;121(2):200–210.e2. doi: 10.1016/j.anai.2018.04.008.

Endo-Parasiten

Die Anzahl von Menschen mit Endoparasiten ist riesig. Derzeit tragen alleine etwa 2 Milliarden Menschen Infektionen bzw. Infestationen mit Helminthen.[1724]

Parasitäre Infektionen können hochpathogen sein wie z. B. die Malaria oder Schistosomiasis, andere verlaufen weitgehend asymptomatisch, sodass eine Form von Toleranz zwischen Wirt und Parasit angenommen werden kann, im Besonderen im Zustand der chronischen Infektion/Infestation.

Dennoch können hohe IgE-Blutspiegel des Wirtes
- gegen verborgene Bestandteile des Parasiten vorliegen, welche die Gefahr in sich bergen, dass z. B. bei der Punktion von Echinococcenzysten parasitäre Allergene freigesetzt werden, welche einen allergischen Schock auslösen,[1725] oder
- gegen Parasiten in tierischen Lebensmitteln wie z. B. Anasakis-Nematoden in Fisch, Krustentieren oder Muscheln zu erheblichen allergischen gastroenteralen Reaktionen führen.[1726]

Verschiedene epidemiologische Studien belegen, dass parasitäre Erkrankungen wie z. B. durch Toxoplasma gondii, durch Schistosoma oder durch intestinale Helminthen (Nematoden, Cestoden, Trematoden) negativ korrelieren mit dem Auftreten von Allergien.[1727, 1728, 1729] Diese Schutzwirkung kann bedingt sein[1730, 1731]
- im Sinne der Hygiene-Hypothese durch eine aktive Stimulation der zellulären Immunantwort, (TH1-Lymphozyten, CTL) und der tolerogenen und regulativen Immunzellen und/oder
- durch einen lähmenden Einfluss der Parasiten auf die Immunantwort, um sich zu schützen.

Immunologische Untersuchungen hierzu zeigen, dass akute Infektionen mit Helminthen (**Filarien, Schistosomen, Cestoden**) die Expression von IL-10 und TGFβ im Wirt stimulieren, wodurch die Prägung und Funktion[1732, 1733]

1724 Maizels RM. Parasitic helminth infections and the control of human allergic and autoimmune disorders. Clin Microbiol Infect. 2016;22(6):481–6.

1725 Richter J, Profis E, Holtfreter MC, Orhun A, Müller-Stöver I, Dedelen H, Kubitz R. Anaphylactic shock ensuing therapeutic puncture of an echinococcal cyst. Parasitol Res. 2015;114(2):763–6.

1726 Nieuwenhuizen NE, Lopata AL. Anisakis – a food-borne parasite that triggers allergic host defences. Int J Parasitol. 2013;43(12–13):1047–57.

1727 Yazdanbakhsh M, Matricardi PM. Parasites and the hygiene hypothesis: regulating the immune system? Clin Rev Allergy Immunol. 2004;26(1):15–24.

1728 Yazdanbakhsh M, Kremsner PG, van Ree R. Allergy, parasites, and the hygiene hypothesis. Science. 2002;296:490–5.

1729 Cooper PJ. Intestinal worms and human allergy. Parasite immunol. 2004;26:455–67.

1730 Wilson MS, Maizels RM. Regulation of allergy and autoimmunity in helminth infection. Clin Rev Allergy Immunol. 2004;26(1):35–50.

1731 Maizels RM. Parasitic helminth infections and the control of human allergic and autoimmune disorders. Clin Microbiol Infect. 2016;22(6):481–6.

1732 Maizels RM. Parasitic helminth infections and the control of human allergic and autoimmune disorders. Clin Microbiol Infect. 2016;22(6):481–6.

1733 Vuitton DA. The ambiguous role of immunity in echinococcosis: protection of the host or of the parasite? Acta Trop. 2003;85(2):119–32.

- von TH1- und TH17-Lymphozyten gehemmt werden,
- von TH2-Lymphozyten gefördert werden, aber der Isotyp-Wechsel in B Lymphozyten vorwiegend zu IgG4 und damit zu Lasten von IgE stimuliert wird,
- von regulatorischen T-Lymphozyten und B-Lymphozyten stimuliert werden.

Akute Infektionen/Infestationen mit Helminthen können somit eine Immunmodulation bewirken, wie sie durch eine allergenspezifische Immuntherapie (z. B. SCIT, SLIT oder OAT) angestrebt wird.

Anderseits können Helminthen-Infektionen/Infestationen auch Kofaktoren darstellen für die Entwicklung einer Allergie. So erwiesen sich bei Kindern

- **Ascaris lumbricoides** (Spulwurm-) Infektionen
  - in der akuten Phase Risiko-mindernd, da sie umgekehrt assoziiert sind mit einer allergischen Erkrankung,[1734]
  - in der chronischen Phase dagegen Risiko-erhöhend, da sie direkt assoziiert sind mit einer allergischen Rhinitis und einem allergischen Husten,[1735, 1736]
- akute **Trichuris trichiura** (Peitschenwurm-) Infektionen Risiko-erhöhend, da sie direkt assoziiert sind mit allergischer Rhinitis und allergischem Husten.[1737]

Bei **Toxocara canis** (Hundespulwurm-) Infektionen ist das Risiko für allergische Erkrankungen

- beim Hund
  - in der akuten Phase erhöht, da gleichzeitig gegen eindringende Allergene eine verstärkte IgE-Antwort gebildet wird,[1738]
  - in der chronischen Phase erniedrigt, da ein hoher IgE-Blutspiegel (zumeist gegen den Parasit) besteht, der zugleich assoziiert ist mit einer geringeren Prävalenz allergischer Reaktionen gegen andere Allergene;[1739]

1734 Wördemann M, Diaz RJ, Heredia LM, Collado Madurga AM, Ruiz Espinosa A, Prado RC, Millan IA, Escobedo A, Rojas Rivero L, Gryseels B, Gorbea MB, Polman K. Association of atopy, asthma, allergic rhinoconjunctivitis, atopic dermatitis and intestinal helminth infections in Cuban children. Trop Med Int Health. 2008;13(2):180–6.

1735 Alcântara-Neves NM, Badaró SJ, dos Santos MC, Pontes-de-Carvalho L, Barreto ML. The presence of serum anti-Ascaris lumbricoides IgE antibodies and of Trichuris trichiura infection are risk factors for wheezing and/or atopy in preschool-aged Brazilian children. Respir Res. 2010;11:114. doi: 10.1186/1465-9921-11-114.

1736 Hagel I, Cabrera M, Hurtado MA, Sanchez P, Puccio F, Di Prisco MC, Palenque M. Infection by Ascaris lumbricoides and bronchial hyper reactivity: an outstanding association in Venezuelan school children from endemic areas. Acta Trop. 2007;103(3):231–41.

1737 Alcântara-Neves NM, Badaró SJ, dos Santos MC, Pontes-de-Carvalho L, Barreto ML. The presence of serum anti-Ascaris lumbricoides IgE antibodies and of Trichuris trichiura infection are risk factors for wheezing and/or atopy in preschool-aged Brazilian children. Respir Res. 2010;11:114. doi: 10.1186/1465-9921-11-114.

1738 Fischer N, Rostaher A, Zwickl L, Deplazes P, Olivry T, Favrot C. A Toxocara canis infection influences the immune response to house dust mite allergens in dogs. Vet Immunol Immunopathol. 2018; 202:11–17.

1739 Zwickl LLMN, Joekel DE, Fischer NM, Rostaher A, Thamsborg K, Deplazes P, Favrot C. Total and Toxocara canis larval excretory/secretory antigen- and allergen-specific IgE in atopic and non-atopic dogs. Vet Dermatol. 2018;29(3):222-e80.

- beim Menschen erhöht
  - da er einen häufigeren Fehlwirt (bis zu ca 50 % der Kinder sind z. B. in den Großstädten Brasiliens infiziert[1740]) darstellt, bei welchem die ziellosen Larvae migrantes in den unterschiedlichen Organen immunstimulieren und
  - da in der überwiegenden Zahl der Studien deutliche Assoziationen mit unterschiedlichen allergischen Erkrankungen und mit allergischem Asthma festgestellt wurden,[1741, 1742, 1743, 1744, 1745, 1746, 1747]
  - wobei jedoch vereinzelt diese Assoziation mit einer höheren Asthma-Rate nicht bestätigt werden konnte.[1748]

Die Prävention allergischer Erkrankungen umfasst somit den Schutz besonders der Kinder vor Infektionen mit Ascariden, Toxocara canis und/oder Trichuris durch
- konsequentes Händewaschen vor jeder Nahrungsaufnahme,
- gründliches Waschen von Obst und Gemüse,
- Vermeidung des Verzehrs von kopf-gedüngtem Gemüse und Salat,
- regelmäßige Entwurmung der im Haushalt lebenden Hunde und Katzen z. B. mit einem Benzimidazol (*Albendazol, Flubendazol, Fenbendazol, Mebendazol*), einem Tetrahydropyrimidin (*Pyrantel*), einem Ivermictin (*Milbemycin, Doramectin, Moxidectin*) und/oder einem Imidazothiazol (*Levamisol*)
- regelmäßige Stuhluntersuchungen der Kinder auf Wurmbefall und ggfs. Entwurmung z. B. mit einem Benzimidazol (*Albendazol, Mebendazol*).

1740 Colli CM, Rubinsky-Elefant G, Paludo ML, Falavigna DL, Guilherme EV, Mattia S, Araújo SM, Ferreira EC, Previdelli IT, Falavigna-Guilherme AL. Serological, clinical and epidemiological evaluation of toxocariasis in urban areas of south Brazil. Rev Inst Med Trop Sao Paulo. 2010;52(2):69–74.

1741 Cadore PS, Zhang L, Lemos Lde L, Lorenzi C, Telmo Pde L, Dos Santos PC, Mattos GT, Vignol FS, Prietsch SO, Berne ME, Scaini CJ. Toxocariasis and childhood asthma: A case-control study. J Asthma. 2016;53(6):601–6.

1742 Silva MB, Amor ALM, Santos LN, Galvão AA, Oviedo Vera AV, Silva ES, Barbosa CG, Gonçalves MS, Cooper PJ, Figueiredo CA, Ribeiro RC, Alcântara-Neves NM. Risk factors for Toxocara spp. seroprevalence and its association with atopy and asthma phenotypes in school-age children in a small town and semi-rural areas of Northeast Brazil. Acta Trop. 2017;174:158–164.

1743 Grama DF, Lescano SZ, Pereira Mota KC, dos Anjos Pultz B, Miranda JS, Silva Segundo GR, Taketomi EA, Fernandes KP, Limongi JE, de Paula FM, Chieffi PP, Cury MC. Seroprevalence of Toxocara spp. in children with atopy. Trans R Soc Trop Med Hyg. 2014;108(12):797–803.

1744 Li L, Gao W, Yang X, Wu D, Bi H, Zhang S, Huang M, Yao X. Asthma and toxocariasis. Ann Allergy Asthma Immunol. 2014;113(2):187–92.

1745 Cobzaru RG, Rîpă C, Leon MM, Luca MC, Ivan A, Luca M. Correlation between asthma and Toxocara canis infection. Rev Med Chir Soc Med Nat Iasi. 2012;116(3):727–30.

1746 Aghaei S, Riahi SM, Rostami A, Mohammadzadeh I, Javanian M, Tohidi E, Foroutan M, Esmaeili Dooki M. Toxocara spp. infection and risk of childhood asthma: A systematic review and meta-analysis. Acta Trop. 2018;182:298–304.

1747 Mohammadzadeh I, Riahi SM, Saber V, Darvish S, Amrovani M, Arefkhah N, Rostami A. The relationship between Toxocara species seropositivity and allergic skin disorders: a systematic review and meta-analysis. Trans R Soc Trop Med Hyg. 2018;112(12):529–537.

1748 Cadore PS, Zhang L, Lemos Lde L, Lorenzi C, Telmo Pde L, Dos Santos PC, Mattos GT, Vignol FS, Prietsch SO, Berne ME, Scaini CJ. Toxocariasis and childhood asthma: A case-control study. J Asthma. 2016;53(6):601–6.

Kontakte mit Hund, Katze, Vögeln, Nager

Hunde oder Katzen in der eigenen Wohnung haben lange Jahre als Risikofaktor für allergische Erkrankungen gegolten.[1749] Neuere Studien weisen daraufhin[1750, 1751]

- dass das Zusammenleben mit Haustieren
  - z. B. mit einer Katze allergische Haut-Reaktionen (Prick-Test) gegen Katze wie auch das Auftreten von Asthma vermindert, besonders bei Kindern belastet durch familiäres Asthma,[1752] oder
  - z. B. mit einem Hund das Risiko einer allergischen Reaktion oder von Asthma
    - senken kann,[1753, 1754]
    - unbeeinflusst lässt,[1755, 1756] oder
    - leicht ansteigen lässt,[1757]
- dass andererseits die Vermeidung von Haustieren das Risiko von allergischen Erkrankungen erhöht, nicht jedoch von Asthma.[1758]

Somit ist der Einfluss des Kontaktes mit kleinen Haustieren wie Katzen, Hunden, aber auch mit Vögeln oder Nagern auf die Entwicklung allergischer Reaktionen strittig.

Vor diesem Hintergrund ist es schwierig, eine allgemeingültige Empfehlung abzugegeben. Falls die Haustiere regelmäßig entwurmt werden, dürfte ihre Haltung jedoch keinen nennenswerten Einfluss auf allergische Erkrankungen haben.

1749 Chan SK, Leung DYM. Dog and Cat Allergies: Current State of Diagnostic Approaches and Challenges. Allergy Asthma Immunol Res. 2018;10(2):97–105.

1750 Perzanowski MS, Rönmark E, Platts-Mills TA, Lundbäck B. Effect of cat and dog ownership on sensitization and development of asthma among preteenage children. Am J Respir Crit Care Med. 2002;166(5):696–702.

1751 Takkouche B, González-Barcala FJ, Etminan M, Fitzgerald M. Exposure to furry pets and the risk of asthma and allergic rhinitis: a meta-analysis. Allergy. 2008;63(7):857–64.

1752 Perzanowski MS, Rönmark E, Platts-Mills TA, Lundbäck B. Effect of cat and dog ownership on sensitization and development of asthma among preteenage children. Am J Respir Crit Care Med. 2002;166(5):696–702.

1753 Heinrich J, Brüske I, Cramer C, Hoffmann U, Schnappinger M, Schaaf B, von Berg A, Berdel D, Krämer U, Lehmann I, Herbarth O, Borte M, Grübl A, Bauer CP, Beckmann C, Behrendt H, Ring J, Koletzko S. GINIplus and LISAplus – Design and selected results of two German birth cohorts about natural course of atopic diseases and their determinants. Allergol Select. 2017;1(1):85–95.

1754 Perzanowski MS, Rönmark E, Platts-Mills TA, Lundbäck B. Effect of cat and dog ownership on sensitization and development of asthma among preteenage children. Am J Respir Crit Care Med. 2002;166(5):696–702.

1755 Heinrich J, Brüske I, Cramer C, Hoffmann U, Schnappinger M, Schaaf B, von Berg A, Berdel D, Krämer U, Lehmann I, Herbarth O, Borte M, Grübl A, Bauer CP, Beckmann C, Behrendt H, Ring J, Koletzko S. GINIplus and LISAplus – Design and selected results of two German birth cohorts about natural course of atopic diseases and their determinants. Allergol Select. 2017;1(1):85–95.

1756 Lødrup Carlsen KC, Roll S, Carlsen KH, Mowinckel P, Wijga AH, Brunekreef B, Torrent M, Roberts G, Arshad SH, Kull I, Krämer U, von Berg A, Eller E, Høst A, Kuehni C, Spycher B, Sunyer J, Chen CM, Reich A, Asarnoj A, Puig C, Herbarth O, Mahachie John JM, Van Steen K, Willich SN, Wahn U, Lau S, Keil T; Does pet ownership in infancy lead to asthma or allergy at school age? Pooled analysis of individual participant data from 11 European birth cohorts. PLoS One. 2012;7(8):e43214. doi: 10.1371/journal.pone.0043214.

1757 Takkouche B, González-Barcala FJ, Etminan M, Fitzgerald M. Exposure to furry pets and the risk of asthma and allergic rhinitis: a meta-analysis. Allergy. 2008;63(7):857–64.

1758 Bertelsen RJ, Carlsen KC, Granum B, Carlsen KH, Håland G, Devulapalli CS, Munthe-Kaas MC, Mowinckel P, Løvik M. Do allergic families avoid keeping furry pets? Indoor Air. 2010;20(3):187–95.

9.2.5 Einfluss von Luftschadstoffen

Luftschadstoffe stehen in dem Verdacht, aerogene allergische Erkrankungen, im Besonderen Asthma, zu erzeugen oder zu verschlimmern. Zu den Luftschadstoffen gehören Feinstaubpartikel, Stickoxide (NO_2, NO,), Schwefeldioxid (SO_2), Ozon (O_3) und Kohlenmonoxid (CO).

Feinstaubpartikel

Staub sind die festen Teilchen in der Luft. Sie stellen komplexe Gebilde dar, welche anorganische (z. B. Nitrate, Sulfate, Silikate) und organische Substanzen (z. B. biologische Produkte, polyzyklische aromatische Kohlenwasserstoffe, Kohlenstoff etc.) enthalten können.

Zu unterscheiden sind die natürlich vorkommenden und die durch menschliche Tätigkeit erzeugten Stäube, sogenannte Emissionen:[1759]

- **direkte Emissionen** stellen staubhaltige Abluft vor allem aus Industrie, Gebäudeheizung und Kfz-Verkehr (Abrieb, Abgase) dar, im Besondern
  - Ruß als komplexe Mischung von elementarem und organisch gebundenem Kohlenstoff,
  - Metallverbindungen, Stickoxide und Schwefeloxide,
- **indirekte Emissionen** umfassen[1760]
  - Staubaufwirbelungen vom Boden (Kraftfahrzeugverkehr, Bautätigkeiten) und durch die Landwirtschaft wie auch
  - partikelbildende Gasreaktionen mit der Bildung von „sekundären Aerosolpartikeln“ wie z. B.
    - Bildung von Nitrat aus Stickoxiden, Sulfat aus Schwefeldioxid, Ammonium aus Ammoniak und
    - Komplexbildung mit organischen Kohlenstoffkomponenten aus flüchtigen organischen Verbindungen (Volatile organic compounds/VOC wie z. B. Hydrocarbonate, Oxygenate, Halogenate).

Der Staubgehalt der Luft ist abhängig von dem Ausmaß der Emissionen und der Sedimentationsgeschwindigkeit der Stäube. Die Sedimentationsgeschwindigkeit ist wiederum abhängig von der Größe der Staubpartikel (Teilchen mit ⌀ bis zu 1 µm schweben über 4–10 Tage in der Luft). Die Größe wird bestimmt durch die Staubquelle (siehe Tab. 9.8) und durch sekundäre Reaktionen wie partikelbildende Gasreaktionen und Komplexbildungen von kleinen Teilchen zu größeren Teilchen.

1759 https://www.hlnug.de/themen/luft/luftschadstoffe/pm25.html.
1760 http://www.aefu.ch/fileadmin/user_upload/aefu-data/b_documents/themen/luft/Feinstaubdoku2011.pdf.

Tab. 9.8: Größenverteilung von technischen und biologischen Stäuben.[1761, 1762, 1763, 1764]

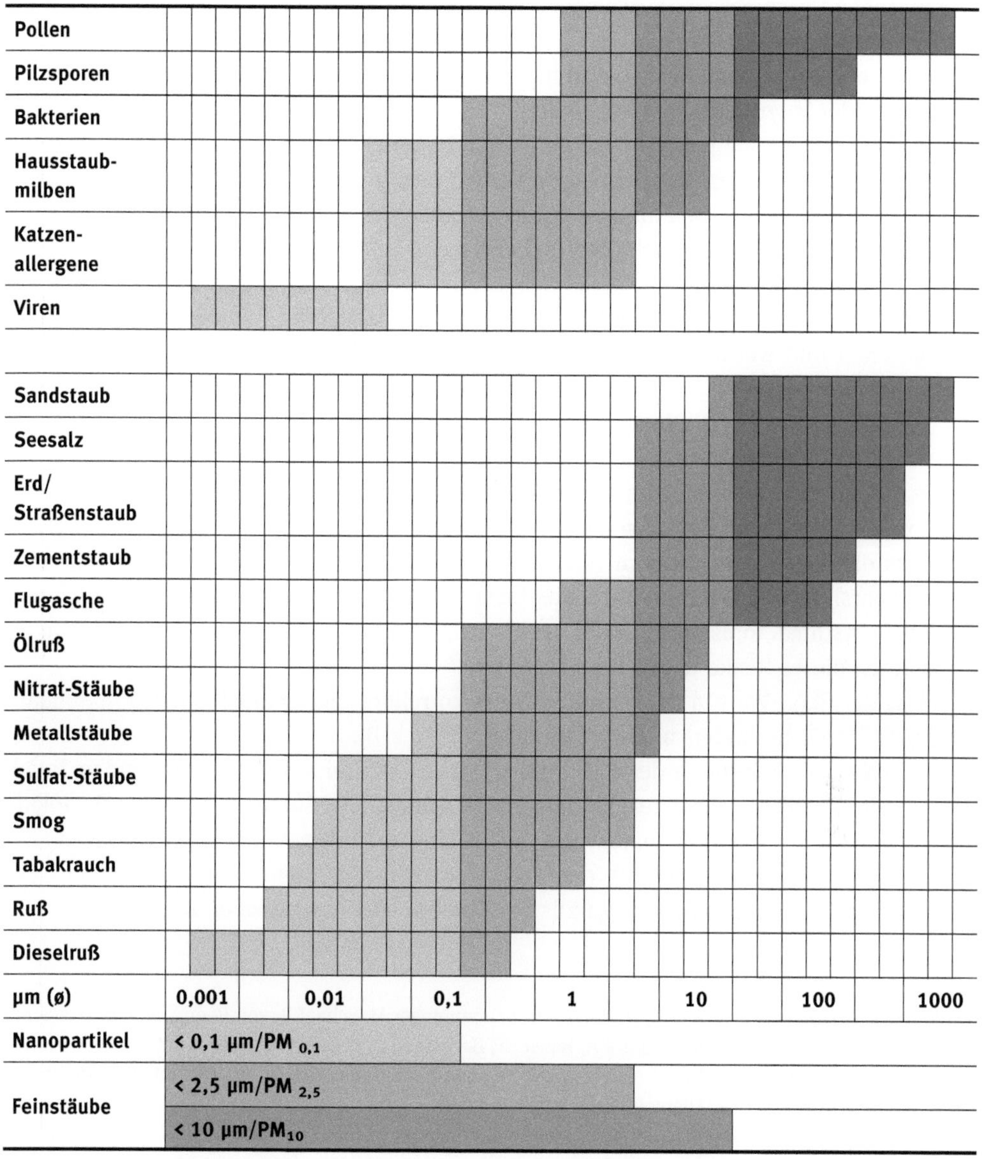

Pollen							
Pilzsporen							
Bakterien							
Hausstaub-milben							
Katzen-allergene							
Viren							
Sandstaub							
Seesalz							
Erd/ Straßenstaub							
Zementstaub							
Flugasche							
Ölruß							
Nitrat-Stäube							
Metallstäube							
Sulfat-Stäube							
Smog							
Tabakrauch							
Ruß							
Dieselruß							
µm (ø)	0,001	0,01	0,1	1	10	100	1000
Nanopartikel	< 0,1 µm/PM $_{0,1}$						
Feinstäube	< 2,5 µm/PM $_{2,5}$						
	< 10 µm/PM$_{10}$						

1761 http://www.euro.who.int/en/health-topics/environment-and-health/Housing-and-health/publications/pre-2009/air-quality-guidelines.-global-update-2005.-particulate-matter, -ozone, -nitrogen-dioxide-and-sulfur-dioxide.

1762 https://www.hlnug.de/themen/luft/luftschadstoffe/pm25.html.

1763 https://www.umweltbundesamt.de/daten/luft/feinstaub-belastung.

1764 https://en.wikipedia.org/wiki/Particulates.

Die pathophysiologische Wirkung von Staubpartikeln ist primär abhängig von ihrem aerodynamischen Durchmesser (ø), welcher die Lokalisation und den Verbleib in den Atemwegen bestimmt:

- Partikel mit ø > 10 µm werden durch die Nasenschleimhäute aus dem Luftstrom ausgefiltert oder lagern sich im Rachen ab,
- Partikel mit ø < 10 µm (Particulate Matter 2,5 µm/PM $_{10}$) gelangen in die Luftröhre, lagern sich vor allem dort, in den Bronchien und in den Bronchioli ab und können
  - von dort durch das Flimmerepithel abtransportiert und ausgehustet werden,
  - andererseits das Bronchialepithel aktivieren und eine allergische Bronchitis oder Asthma verstärken,
- Partikel mit ø < 2–3 µm (sogenannte Feinstaubpartikel/$PM_{2,5}$) landen in den Lungenbläschen und werden dort durch Makrophagen phagozytiert und falls möglich entfernt, Partikel mit ø < 0,1 µm bzw. 100 nm (Nanopartikel) können sogar durch das Alveolarepithel in das Blut gelangen.

Feinstaubpartikel mit ø < 2–3 µm besitzen daher ein hohes Risiko, Schäden in den Atemwegen zu verursachen oder zu verstärken. So zeigte sich

- dass das Leben von Kindern (≤ 2 Jahre) in einer Entfernung von < 50 m von einer verkehrsintensiven Hauptstraße das Risiko einer allergischen Erkrankung (Pollenallergie, Asthma, topische Ekzeme) um bis zu 50 % erhöht und dass in ländlichen Kleinstädten dieses Risiko deutlich geringer ist,[1765]
- dass der $PM_{2,5}$-Wert in der Atemluft direkt korreliert mit dem Risiko eines Asthmaanfalls,[1766, 1767] besonders auch bei Kindern,[1768] so z. B.,
  - dass jede Erhöhung des $PM_{2,5}$ um 10 µg/m^3 an drei aufeinanderfolgenden Tagen ein Zunahme schwerer Asthmaanfälle (registriert durch entsprechende lokale Krankenhauseinweisungen) um ca. 7 %/Tag zur Folge haben kann,[1769]
  - dass auch eine Erhöhung des PM_{10}-Wertes in der Atemluft direkt korreliert mit dem Risiko eines Asthmaanfalls bei Kindern und Jugendlichen und[1770]

1765 Heinrich J, Brüske I, Cramer C, Hoffmann U, Schnappinger M, Schaaf B, von Berg A, Berdel D, Krämer U, Lehmann I, Herbarth O, Borte M, Grübl A, Bauer CP, Beckmann C, Behrendt H, Ring J, Koletzko S. GINIplus and LISAplus – Design and selected results of two German birth cohorts about natural course of atopic diseases and their determinants. Allergol Select. 2017;1(1):85–95.

1766 Weber SA, Insaf TZ, Hall ES, Talbot TO, Huff AK. Assessing the impact of fine particulate matter ($PM_{2.5}$) on respiratory-cardiovascular chronic diseases in the New York City Metropolitan area using Hierarchical Bayesian Model estimates. Environ Res. 2016;151:399–409.

1767 Lim H, Kwon HJ, Lim JA, Choi JH, Ha M, Hwang SS, Choi WJ. Short-term Effect of Fine Particulate Matter on Children's Hospital Admissions and Emergency Department Visits for Asthma: A Systematic Review and Meta-analysis. J Prev Med Public Health. 2016;49(4):205–19.

1768 Fan J, Li S, Fan C, Bai Z, Yang K. The impact of PM2.5 on asthma emergency department visits: a systematic review and meta-analysis. Environ Sci Pollut Res Int. 2016;23(1):843–50.

1769 Chang HH, Pan A, Lary DJ, Waller LA, Zhang L, Brackin BT, Finley RW, Faruque FS. Time-series analysis of satellite-derived fine particulate matter pollution and asthma morbidity in Jackson, MS. Environ Monit Assess. 2019;191(Suppl 2):280. doi: 10.1007/s10661-019-7421-4.

1770 Mazenq J, Dubus JC, Gaudart J, Charpin D, Nougairede A, Viudes G, Noel G. Air pollution and children's asthma-related emergency hospital visits in southeastern France. Eur J Pediatr. 2017;176(6):705–711.

- dass eine stetige Erniedrigung des $PM_{2,5}$Wertes über einen Zeitraum von ca. 20 Jahren (1993–2014) zu einer deutlichen Verminderung der Häufigkeit von Asthmaerkrankungen führt;[1771]
- dass bei erhöhtem Feinstaub $PM_{2,5}$, Stickstoffdioxyd (NO_2) und Ozon (O_3) in der Atemluft Kinder mit bestimmten Gentypen (Einzelnukleotid-Polymorphismen/SNP)[1772, 1773]
  - für die Glutathion *S*-Transferase (*GSTP1* $Ala^{114}Val$, $Ile^{105}Val$ oder $Val^{105}Val$) – welche radikale Sauerstoff-Spezies metabolisiert – ein erhöhtes Risiko für die Entwicklung einer Asthmaerkrankung und einer Sensibilisierung gegen jegliches Allergen tragen,
  - für den Tumor-Nekrose-Faktor (*TNF*$G^{308}A$) jedoch kein derartiges Risiko in sich bergen[1774] und
  - für TNF-308GA/GG die Assoziation zwischen GSTP1, Stickstoffmonoxyd und Asthma verstärkt wird;[1775]
- dass bei Nichtrauchern, früheren Rauchern und Kindern ohne allergische Erkrankungen oder aus ärmeren Verhältnissen das Risiko für ein Feinstaub-assoziiertes Asthma erhöht ist.[1776]

1771 Garcia E, Berhane KT, Islam T, McConnell R, Urman R, Chen Z, Gilliland FD. Association of Changes in Air Quality With Incident Asthma in Children in California, 1993–2014. JAMA. 2019;321(19):1906–1915.

1772 MacIntyre EA, Brauer M, Melén E, Bauer CP, Bauer M, Berdel D, Bergström A, Brunekreef B, Chan-Yeung M, Klümper C, Fuertes E, Gehring U, Gref A, Heinrich J, Herbarth O, Kerkhof M, Koppelman GH, Kozyrskyj AL, Pershagen G, Postma DS, Thiering E, Tiesler CM, Carlsten C. TAG Study Group. GSTP1 and TNF Gene variants and associations between air pollution and incident childhood asthma: the traffic, asthma and genetics (TAG) study. Environ Health Perspect. 2014;122(4):418–24.

1773 Melén E, Nyberg F, Lindgren CM, Berglind N, Zucchelli M, Nordling E, Hallberg J, Svartengren M, Morgenstern R, Kere J, Bellander T, Wickman M, Pershagen G. Interactions between glutathione S-transferase P1, tumor necrosis factor, and traffic-related air pollution for development of childhood allergic disease. Environ Health Perspect. 2008;116(8):1077–84.

1774 MacIntyre EA, Brauer M, Melén E, Bauer CP, Bauer M, Berdel D, Bergström A, Brunekreef B, Chan-Yeung M, Klümper C, Fuertes E, Gehring U, Gref A, Heinrich J, Herbarth O, Kerkhof M, Koppelman GH, Kozyrskyj AL, Pershagen G, Postma DS, Thiering E, Tiesler CM, Carlsten C. TAG Study Group. GSTP1 and TNF Gene variants and associations between air pollution and incident childhood asthma: the traffic, asthma and genetics (TAG) study. Environ Health Perspect. 2014;122(4):418–24.

1775 Melén E, Nyberg F, Lindgren CM, Berglind N, Zucchelli M, Nordling E, Hallberg J, Svartengren M, Morgenstern R, Kere J, Bellander T, Wickman M, Pershagen G. Interactions between glutathione S-transferase P1, tumor necrosis factor, and traffic-related air pollution for development of childhood allergic disease. Environ Health Perspect. 2008;116(8):1077–84.

1776 Burte E, Nadif R, Jacquemin B. Susceptibility Factors Relevant for the Association Between Long-Term Air Pollution Exposure and Incident Asthma. Curr Environ Health Rep. 2016;3(1):23–39.

Ozon, Stickoxide und Schwefeldioxid

Ähnlich wie bei Feinstaub sind die Konzentrationen von Stickstoffdioxid (NO_2)[1777] wie auch von Schwefeldioxid (SO_2)[1778, 1779] in der Atemluft des Patienten direkt assoziiert mit der Anzahl der Notaufnahmen wegen schwerer Asthmaanfälle. Für Ozon (O_3) liegen hierzu widersprüchliche Daten vor.[1780, 1781] Sicher scheint, dass Ozon ein bestehendes Asthma verschlimmern kann.[1782, 1783]

Weitere Assoziationen bestehen zwischen dem Auftreten von
- Konjunktivitis und den Konzentrationen von Ozon (O_3), Stickstoffdioxid (NO_2) und Schwefeldioxid (SO_2) in der Atemluft,[1784]
- Urtikaria und den Atemluft-Konzentrationen von Ozon (O_3), Stickstoffdioxid (NO_2) und Feinstaub ($PM_{2,5}$)[1785]

Für die allergische Rhinitis konnte bei Kindern beobachtet werden[1786]
- dass erhöhte Konzentrationen von Stickstoffdioxid und Feinstaub $PM_{2,5}$ in der Atemluft keinen Einfluss haben,
- dass jedoch ein erhöhtes Risiko besteht bei bestimmten Einzelnukleotid Polymorphismen (SNPs) für TNF oder für TLR4.

1777 Mazenq J, Dubus JC, Gaudart J, Charpin D, Viudes G, Noel G. City housing atmospheric pollutant impact on emergency visit for asthma: A classification and regression tree approach. Respir Med. 2017;132:1–8.

1778 Kordit DS, Reznik M, Leu CS, Jariwala SP. Longitudinal trends in asthma emergency department visits, pollutant and pollen levels, and weather variables in the Bronx from 2001–2008. J Asthma. 2019:1–8. doi: 10.1080/02770903.2019.1585871.

1779 Kuo CY, Chan CK, Wu CY, Phan DV, Chan CL. The Short-Term Effects of Ambient Air Pollutants on Childhood Asthma Hospitalization in Taiwan: A National Study. Int J Environ Res Public Health. 2019;16(2). pii: E203. doi: 10.3390/ijerph16020203.

1780 Nnoli NC, Linder SH, Smith MA, Gemeinhardt GL, Zhang K. The combined effect of ambient ozone exposure and toxic air releases on hospitalization for asthma among children in Harris County, Texas. Int J Environ Health Res. 2018;28(4):358–378.

1781 Anenberg SC, Henze DK, Tinney V, Kinney PL, Raich W, Fann N, Malley CS, Roman H, Lamsal L, Duncan B, Martin RV, van Donkelaar A, Brauer M, Doherty R, Jonson JE, Davila Y, Sudo K, Kuylenstierna JCI.Estimates of the Global Burden of Ambient, Ozone on Asthma Incidence and Emergency Room Visits. Environ Health Perspect. 2018;126(10):107004. doi: 10.1289/EHP3766.

1782 Zu K, Shi L, Prueitt RL, Liu X, Goodman JE. Critical review of long-term ozone exposure and asthma development. Inhal Toxicol. 2018;30(3):99–113.

1783 Goodman JE, Zu K, Loftus CT, Lynch HN, Prueitt RL, Mohar I, Shubin SP, Sax SN. Short-term ozone exposure and asthma severity: Weight-of-evidence analysis. Environ Res. 2018;160:391–397.

1784 Szyszkowicz M, Kousha T, Castner J. Air pollution and emergency department visits for conjunctivitis: A case-crossover study. Int J Occup Med Environ Health. 2016;29(3):381–93.

1785 Kousha T, Valacchi G. The air quality health index and emergency department visits for urticaria in Windsor, Canada. J Toxicol Environ Health A. 2015;78(8):524–33.

1786 Fuertes E, Brauer M, MacIntyre E, Bauer M, Bellander T, von Berg A, Berdel D, Brunekreef B, Chan-Yeung M, Gehring U, Herbarth O, Hoffmann B, Kerkhof M, Klümper C, Koletzko S, Kozyrskyj A, Kull I, Heinrich J, Melén E, Pershagen G, Postma D, Tiesler CM, Carlsten C. Childhood allergic rhinitis, traffic-related air pollution, and variability in the GSTP1, TNF, TLR2, and TLR4 genes: results from the TAG Study. J Allergy Clin Immunol. 2013;132(2):342–52.

Die beobachteten Assoziationen zwischen der Höhe der Emissionen in der Atemluft und der Zunahme der Gesundheitsschäden, im Besonderen von Asthma, können starke Hinweise, jedoch noch keine schlüssige Antwort geben auf die entscheidende Frage nach der Kausalität, d. h. der Ursache-Wirkungs-Beziehung zwischen Emissionen und allergischen Erkrankungen, und dieses meist aus methodischen Gründen.[1787]

Doch wegen der gesundheitlichen Risiken,

- welche assoziiert sind mit erhöhten Konzentrationen von Feinstaub, Ozon (O3), Stickstoffdiox-d (NO2) und Schwefeldiox-d (SO2) in der Atemluft,
- die nicht nur das Asthma und möglicherweise auch noch andere allergische Erkrankungen betreffen, sondern gerade auch Herz-Kreislauf-Erkrankungen,
- wurden vorsorglich europaweit Grenzwerte zur Verhütung dieser Schäden eingeführt, so z. B. in Deutschland[1788]
  - seit dem 01. 01. 2005 der Grenzwert 40 µg/m^3 PM_{10}
  - seit dem 01. 01. 2015 der Grenzwert 25 µg/m^3 $PM_{2,5}$.

Gleichzeitig mit einer Verringerung der Luftschadstoffe können auch die Emissionen der Treibhausgase wie Kohlendioxid und Methan in der Atmosphäre reduziert werden, in der Hoffnung, hierdurch die Erwärmung des Erdklimas nicht weiter zu fördern, da diese die Allergierate allein schon durch den verstärkten und zeitlich und räumlich ausgedehnten Pollenflug ansteigen lässt.[1789]

Bewertung der Risiken

Eine Risikobewertung von Luftschadstoffen wie SO_2 und Staubpartikeln im Vergleich zu anderen Risiken für allergische Erkrankungen ist nur schwierig durchzuführen, jedoch zumindest näherungsweise möglich durch die Studien zwischen Westdeutschland (ehemalige BRD) und Ostdeutschland (ehemalige DDR).

- Kurz nach der Wiedervereinigung[1790]
  - wurden beispielsweise in Erfurt deutlich höhere Konzentrationen von Luftschadstoffen wie SO_2 und Staubpartikeln gemessen als in Hamburg,
  - waren in Hamburg die Häufigkeit der bronchialen Hyperreaktivität und der atopischen Sensibilisierung (gemessen durch Hautteste und Nachweis des spez. IgE) gegen Pollen-, Katzen- und Hausstaubmilben erheblich größer als in Erfurt und zugleich
    - die mittlere Anzahl der Geschwister kleiner und
    - die Häufigkeit der Exposition mit Tabakrauch, Schimmel und Teppichböden deutlich größer.

1787 Hassoun Y, James C, Bernstein DI. The Effects of Air Pollution on the Development of Atopic Disease. Clin Rev Allergy Immunol. 2019. doi: 10.1007/s12016-019-08730-3.

1788 https://www.umweltbundesamt.de/daten/luft/feinstaub-belastung.

1789 Katelaris CH, Beggs PJ. Climate change: allergens and allergic diseases. Intern Med J. 2018;48(2):129–134.

1790 Nowak D, Heinrich J, Jörres R, Wassmer G, Berger J, Beck E, Boczor S, Claussen M, Wichmann HE, Magnussen H. Prevalence of respiratory symptoms, bronchial hyperresponsiveness and atopy among adults: west and east Germany. Eur Respir J. 1996;9(12):2541–52.

- 11 Jahre nach der Wiedervereinigung[1791] hatte die Prävalenz der Allergischen Erkrankungen bei Kindern in Ostdeutschland deutlich zugenommen, sodass die Häufigkeit von „negativer Mutter" und „positivem Kind" deutlich höher war als in Westdeutschland,
- 14–17 Jahre nach der Wiedervereinigung[1792] und nach weitgehender Angleichung der Lebensverhältnisse
  - war die Häufigkeit von allergischen Kontaktekzemen in Westdeutschland noch immer höher als in Ostdeutschland,
  - bestanden aber für alle anderen allergischen Erkrankungen keine Ost-West-Unterschiede mehr.

Die privaten Lebensverhältnisse und das eigene Verhalten scheinen somit in dominanter Form die Entstehung von allergischen Erkrankungen besonders bei Kindern zu beeinflussen.

Insgesamt zählen somit als wesentliche Risikofaktoren:[1793, 1794, 1795]
- eine allergische Erkrankung bei einem Elternteil,
- eine allergische Sensibilisierung im Kleinkindalter (≤ 1 Jahr), da bei diesen Kindern das Risiko der Entwicklung einer Pollenallergie, eines topischen Ekzems oder eines Asthmas deutlich erhöht ist,
- ein hoher oder mittlerer sozialer Status der Eltern,
- fehlende (ältere) Geschwister, wobei deren präventiver Einfluss bei der atopischen Dermatitis weniger bzw. nicht ausgeprägt zu sein scheint,
- Aufnahme in den Kindergarten oder in der Vorschule erst im fortgeschrittenen Alter,
- Schimmelbildung, Allergene und Chemikalien in den Wohnräumen, mangelnde Belüftung der Wohnräume, besonders bei Kindern ≤ 2 Jahre,
- Tabakkonsum innerhalb der Familie (z. B. bei Vater oder Mutter),
- mangelnde Impfungen, Zunahme der Kaiserschnitte, vermehrte Verabreichung von Antibiotika,

---

1791 Cramer C, Ranft U, Ring J, Mohrenschlager M, Behrendt H, Oppermann H, Wilhelm M, Kramer U. Allergic sensitization and disease in mother-child pairs from Germany: role of early childhood environment. Int Arch Allergy Immunol. 2007;143(4):282–9.

1792 Schlaud M, Atzpodien K, Thierfelder W. Allergic diseases. Results from the German Health Interview and Examination Survey for Children and Adolescents (KiGGS). Bundesgesundheitsblatt Gesundheitsforschung Gesundheitsschutz. 2007;50(5–6):701–10.

1793 Cramer C, Ranft U, Ring J, Mohrenschlager M, Behrendt H, Oppermann H, Wilhelm M, Kramer U. Allergic sensitization and disease in mother-child pairs from Germany: role of early childhood environment. Int Arch Allergy Immunol. 2007;143(4):282–9.

1794 Schmitz R, Atzpodien K, Schlaud M. Prevalence and risk factors of atopic diseases in German children and adolescents. Pediatr Allergy Immunol. 2012;23(8):716–23.

1795 Heinrich J, Brüske I, Cramer C, Hoffmann U, Schnappinger M, Schaaf B, von Berg A, Berdel D, Krämer U, Lehmann I, Herbarth O, Borte M, Grübl A, Bauer CP, Beckmann C, Behrendt H, Ring J, Koletzko S. GINIplus and LISAplus – Design and selected results of two German birth cohorts about natural course of atopic diseases and their determinants. Allergol Select. 2017;1(1):85–95.

- städtisches Leben, fehlender alltäglicher Kontakt zum Landleben und zum Bauernhof und mangelnde Endotoxin-Expositionen besonders bei Kindern < 2 Jahre,
- Margarine-Konsum statt Butter bei Kindern ≤ 2 Jahre und
- erhöhte Luftschadstoffe bei einem Leben an Hauptverkehrsstraßen.

9.2.6 Ernährung, Adipositas und Adipokine; körperliche Tätigkeit und Myokine

Ernährung, Adipositas und Adipokine

Ernährung beeinflusst in entscheidender Weise die Immunabwehr.[1796] Zu unterscheiden ist eine bedarfsgerechte Ernährung von einer Unterernährung, einer Überernährung und einer Mangelernährung. Die Art und Menge der aufgenommenen Nahrung bestimmt weitgehend den Anteil des Fettgewebes. Dieses enthält je nach Funktion unterschiedliche Arten von Fettzellen:[1797]

- **weiße Fettzellen** dienen der Speicherung und Freisetzung von Fettsäureestern für den Energiebedarf.
  - Speicherung, Aktivierung und Bedarfsregelung von Energie in den weißen Fettzellen unterliegt einer komplexen homonellen Regelung, im Besonderen durch Leptin, Ghrelin und Insulin.[1798]
  - Hierbei ist das weiße Fettgewebe weitgehend geschlechtstypisch (Frau: birnenförmig; Mann: apfelförmig) angesiedelt
- **braune Fettzellen** erfüllen den Wärmebedarf durch Thermogenese aus dem Fettspeicher. Braunes Fettgewebe
  - wird stimuliert durch das sympathische Nervensystem, i.e. Noradrenalin und Adrenalin,
  - ist bei Frauen stärker innerviert und stoffwechselaktiver als bei Männern[1799]
- **beige oder braun-in-weiße Fettzellen** entstehen meist durch Kälteeinwirkung auf weißes Fettgewebe und
- **pinke Fettzellen** dienen der Milchproduktion.

Weiße Fettzellen sind in Abhängigkeit vom Ausmaß des Fettgewebes immunologisch und endokrinologisch aktiv

- durch Bildung und Ausschüttung von (siehe Tab. 9.9)
  - **Adipokinen**, die entweder antiinflammatorisch oder pro-inflammatorisch wirken,
  - antiinflammatorisch oder pro-inflammatorisch wirkenden Zytokinen und
  - pro-inflammatorisch wirkenden Chemokinen und Hormonen,

1796 Scherer PE. Adipose tissue: from lipid storage compartment to endocrine organ. Diabetes. 2006;55(6):1537–45.

1797 Valencak TG, Osterrieder A, Schulz TJ. Sex matters: The effects of biological sex on adipose tissue biology and energy metabolism. Redox Biol. 2017; 12: 806–813.

1798 Valencak TG, Osterrieder A, Schulz TJ. Sex matters: The effects of biological sex on adipose tissue biology and energy metabolism. Redox Biol. 2017; 12: 806–813.

1799 Valencak TG, Osterrieder A, Schulz TJ. Sex matters: The effects of biological sex on adipose tissue biology and energy metabolism. Redox Biol. 2017; 12: 806–813.

- wobei Fettzellen wiederum parakrin aktiviert werden durch (siehe Tab. 9.9)
  - Adipokine und Zytokine, ausgeschüttet von Immunzellen, besonders von Makrophagen und T-Lymphozyten.

Bei **Unterernährung** werden von den wenigen vorhandenen Fettzellen vorwiegend antiinflammatorische Adipokine ausgeschüttet, sodass
- die Chemotaxie von Immunzellen aus dem Blut in das Fettgewebe gering ist,
- die im Fettgewebe befindlichen Immunzellen wie auch im gesamten Körper
  - gehemmt werden oder
  - zu einem antientzündlichen Funktionszustand (M2-Makrophagen, TH2-Lymphozyten, Treg-Lymphozyten, Breg-Lymphozyten, Mo-MDSC, Gr-MDSC, suppressive NK-Zellen, siehe Kap. 5.1) differenzieren und hierdurch
- die Infektionsgefahr für den Körper sich erhöht.

Bei **Überernährung** bis hin zur Adipositas werden dagegen von den massenhaft vorhandenen Fettzellen vorwiegend proinflammatorische Adipokine, Chemokine, Zytokine und Hormone exprimiert, welche
- autokrin und parakrin weitere Fettzellen aktivieren,
- im Fettgewebe befindliche Makrophagen, Granulozyten, Natürliche Killerzellen, Dendritische Zellen, T-Lymphozyten, Endothelzellen, Fibroblasten und vaskuläre glatte Muskelzellen aktivieren zur Proliferation und zur Ausschüttung pro-inflammatorischer Zytokine und Chemokine,
- die Migration von weiteren Immunzellen, im Besonderen Makrophagen in das Fettgewebe stimulieren,
- die Differenzierung des Immunsystems in einen pro-inflammatorischen Funktionszustand bewirken wie z. B.
  - zu M1-Makrophagen und zu zytotoxischen Natürlichen Killerzellen,
  - zu Dendritischen Zellen, TH1-, TH17-Lymphozyten und zu zytotoxischen T-Lymphozyten,
- lokal und systemisch Endothelzellen, Fibroblasten, Osteoblasten, Chondrozyten und Skelettmuskelzellen aktivieren und
- bei den Thrombozyten Aggregation und Degranulierung bewirken.

Zusätzlich erfolgt die Freisetzung und ggfs. Oxydation von gesättigten Fettsäuren aus den Triglyzeriden, abgegeben von sterbenden oder lebenden Fettzellen. Diese Fettsäuren wirken als DAMPs,[1800] welche Immunzellen aktivieren zur Freisetzung von weiteren proinflammatorischen Zytokinen (siehe Kap. 2.1.1).

Durch die autokrinen und parakrinen Verstärkungsreaktionen der Aktivierung aller beteiligten Zellen (Fettzellen, Immunzellen, Stromazellen, Gefäßzellen, Muskelzellen) wird bei der Überernährung

1800 Wu H, Ballantyne CM. Skeletal muscle inflammation and insulin resistance in obesity. J Clin Invest. 2017;127(1):43–54.

- der proinflammatorische Zustand des Fettgewebes dauerhaft aufrechterhalten und
- die Aktivierung des Immunsystems auf den gesamten Körper ausgedehnt.

Durch die Überaktivierung steigen erheblich die Risiken für entzündliche Erkrankungen, wie z. B.

- häufig wiederkehrende Infektionen der Haut und der Hautorgane, da die Überaktivierung eine Lähmung der Immunabwehr zur Folge haben kann,
- sterile lokale Entzündungsprozesse im Körper wie Gefäßentzündungen, Gelenksentzündungen, Sehnenentzündungen, Muskelentzündungen und
- allergische Reaktionen.

Eine Adipositas wird quantifiziert mit Hilfe der Berechnung des BMI (Body Mass Index), des Körperfettanteils und des Hüftumfangs. Eine Adipositas gilt als Risikofaktor für eine Reihe allergischer Erkrankungen sowohl bei Kindern wie auch bei Jugendlichen und Erwachsenen,[1801] z. B. für

- Asthma,[1802, 1803, 1804, 1805, 1806, 1807] bei welchem Auftreten und Schwere direkt assoziiert sind mit
  - den proinflammatorischen Adipokinen, im Besonderen Leptin,[1808]
  - einer Adipositas der Mutter während der Schwangerschaft,[1809, 1810]

1801 Ciprandi G, Passalacqua G. Allergy and the nose. Clin Exp Immunol. 2008;153 Suppl 1:22–6.

1802 De A, Rastogi D. Association of pediatric obesity and asthma, pulmonary physiology, metabolic dysregulation, and atopy; and the role of weight management. Expert Rev Endocrinol Metab. 2019:1–15. doi: 10.1080/17446651.2019.1635007.

1803 Forno E, Acosta-Pérez E, Brehm JM, Han YY, Alvarez M, Colón-Semidey A, Canino G, Celedón JC. Obesity and adiposity indicators, asthma, and atopy in Puerto Rican children. J Allergy Clin Immunol. 2014;133(5):1308–14.

1804 Han YY, Forno E, Celedón JC. Adiposity, fractional exhaled nitric oxide, and asthma in U. S. children. Am J Respir Crit Care Med. 2014;190(1):32–9.

1805 Singleton MD, Sanderson WT, Mannino DM. Body mass index, asthma and exhaled nitric oxide in U. S. adults, 2007–2010. J Asthma. 2014;51(7):756–61.

1806 Chen YC, Fan HY, Huang YT, Huang SY, Liou TH, Lee YL. Causal relationships between adiposity and childhood asthma: bi-directional Mendelian Randomization analysis. Int J Obes (Lond). 2019;43(1):73–81.

1807 Sybilski AJ, Raciborski F, Lipiec A, Tomaszewska A, Lusawa A, Furmańczyk K, Krzych-Fałta E, Komorowski J, Samoliński B. Obesity – a risk factor for asthma, but not for atopic dermatitis, allergic rhinitis and sensitization. Public Health Nutr. 2015;18(3):530–6.

1808 Li Z, Leynaert B, Dumas O, Diaz Gil O, Garcia-Aymerich J, Fito Colomer M, Le Moual N, Pison C, Romieu I, Siroux V, Camargo CA Jr, Varraso R, Nadif R. Role of Leptin in the Association Between Body Adiposity and Persistent Asthma: A Longitudinal Study. Obesity (Silver Spring). 2019;27(6):894–898.

1809 Zugna D, Galassi C, Annesi-Maesano I, Baïz N, Barros H, Basterrechea M, Correia S, Duijts L, Esplugues A, Fantini MP, Forastiere F, Gascon M, Gori D, Inskip H, Larsen PS, Mommers M, Nybo Andersen AM, Penders J, Petersen MS, Pike K, Porta D, Sonnenschein-van der Voort A, Steuerwald U, Sunyer J, Torrent M, Vrijheid M, Richiardi L, Rusconi F. Maternal complications in pregnancy and wheezing in early childhood: a pooled analysis of 14 birth cohorts. Int J Epidemiol. 2015;44(1):199–208.

1810 Westberg AP, Salonen MK, von Bonsdorff M, Osmond C, Kajantie E, Eriksson JG. Maternal adiposity in pregnancy and offspring asthma in adulthood. Eur Respir J. 2018;52(2). pii: 1801152. doi: 10.1183/13993003.01152-2018.

- einer stetigen Gewichtszunahme, besonders bei Mädchen,[1811]
- einer Zunahme und der Größe des viszeralen Fettanteils,[1812]
- einer bestehende Insulin-Resistenz;[1813]

- eine allergische Rhinitis,[1814] besonders bei Frauen,[1815]
  - wobei jedoch auch Studien vorliegen, in denen entweder kein Einfluss nachweisbar[1816, 1817, 1818] oder bei denen das Ergebnis widersprüchlich war;[1819]
- eine atopische Dermatitis,
  - deren Prävalenz erhöht ist mit einer Adipositas[1820] und deren Risiko fast linear mit dem BMI zunimmt,[1821]
  - die bei adipösen Neugeborenen und Säuglingen gehäuft vorkommt und[1822]
  - welche besonders assoziiert ist mit der Adipositas bei Frauen[1823]
  - wobei jedoch auch Daten vorliegen, welche solch einer Assoziation widersprechen.[1824]

1811 Wadden D, Allwood Newhook LA, Twells L, Farrell J, Gao Z. Sex-Specific Association between Childhood BMI Trajectories and Asthma Phenotypes. Int J Pediatr. 2018;2018:9057435. doi: 10.1155/2018/9057435.

1812 Goudarzi H, Konno S, Kimura H, Makita H, Matsumoto M, Takei N, Kimura H, Shimizu K, Suzuki M, Ito YM, Nishimura M. Impact of Abdominal Visceral Adiposity on Adult Asthma Symptoms. J Allergy Clin Immunol Pract. 2019;7(4):1222–1229.

1813 Sadeghimakki R, McCarthy HD. Interactive effects of adiposity and insulin resistance on the impaired lung function in asthmatic adults: cross-sectional analysis of NHANES data. Ann Hum Biol. 2019;46(1):56–62.

1814 Forno E, Acosta-Pérez E, Brehm JM, Han YY, Alvarez M, Colón-Semidey A, Canino G, Celedón JC. Obesity and adiposity indicators, asthma, and atopy in Puerto Rican children. J Allergy Clin Immunol. 2014;133(5):1308–14.

1815 Kilpeläinen M, Terho EO, Helenius H, Koskenvuo M. Body mass index and physical activity in relation to asthma and atopic diseases in young adults. Respir Med. 2006;100(9):1518–25.

1816 Menezes AMB, de Oliveira PD, Blumenberg C, Sanchez-Angarita E, Niño-Cruz GI, Zabert I, Costa JC, Ricardo LIC, Martins RC, Wehrmeister FC. Longitudinal association of adiposity with wheezing and atopy at 22 years: the 1993 Birth Cohort, Pelotas, Brazil. J Asthma Allergy. 2018;11:283–291.

1817 Bråbäck L, Hjern A, Rasmussen F. Body mass index, asthma and allergic rhinoconjunctivitis in Swedish conscripts-a national cohort study over three decades. Respir Med. 2005;99(8):1010–4.

1818 Sybilski AJ, Raciborski F, Lipiec A, Tomaszewska A, Lusawa A, Furmańczyk K, Krzych-Fałta E, Komorowski J, Samoliński B. Obesity – a risk factor for asthma, but not for atopic dermatitis, allergic rhinitis and sensitization. Public Health Nutr. 2015;18(3):530–6.

1819 Jung SY, Park DC, Kim SH, Yeo SG. Role of Obesity in Otorhinolaryngologic Diseases. Curr Allergy Asthma Rep. 2019;19(7):34. doi: 10.1007/s11882-019-0865-3.

1820 Zhang A, Silverberg JI. Association of atopic dermatitis with being overweight and obese: a systematic review and metaanalysis. J Am Acad Dermatol. 2015;72(4):606–16.

1821 Kilpeläinen M, Terho EO, Helenius H, Koskenvuo M. Body mass index and physical activity in relation to asthma and atopic diseases in young adults. Respir Med. 2006;100(9):1518–25.

1822 O'Donovan SM, O'B Hourihane J, Murray DM, Kenny LC, Khashan AS, Chaoimh CN, Irvine AD, Kiely M. Neonatal adiposity increases the risk of atopic dermatitis during the first year of life. J Allergy Clin Immunol. 2016;137(1):108–117.

1823 Lee JH, Han KD, Jung HM, Youn YH, Lee JY, Park YG, Lee SH, Park YM. Association Between Obesity, Abdominal Obesity, and Adiposity and the Prevalence of Atopic Dermatitis in Young Korean Adults: the Korea National Health and Nutrition Examination Survey 2008–2010. Allergy Asthma Immunol Res. 2016;8(2):107–14.

1824 Sybilski AJ, Raciborski F, Lipiec A, Tomaszewska A, Lusawa A, Furmańczyk K, Krzych-Fałta E, Komorowski J, Samoliński B. Obesity – a risk factor for asthma, but not for atopic dermatitis, allergic rhinitis and sensitization. Public Health Nutr. 2015;18(3):530–6.

Asthma kann auch assoziiert sein

- mit einem erhöhten Konsum von Fructose und Fructose-haltigen Getränken während der Schwangerschaft und/oder in den ersten Lebensjahren,[1825, 1826] wobei[1827]
  - die Ursache in einer Fructose-Malabsorption zu suchen ist, durch welche enteral proinflammatorische Fructose-Abbauprodukte entstehen (siehe Kap. 6.6), die die Entstehung von Asthma fördern und
  - als Hinweis für solch eine kausale Beziehung die Beobachtung gelten kann, dass die Prävalenz von Asthma sich vermindert hat nach Reduktion von Fructose in den Getränken über einen Zeitraum von drei Jahren (2010–2013);
- mit einer Gewichtszunahme bis hin zur Adipositas.[1828, 1829]

Tab. 9.9: Wirkung der Adipokine auf die Immunabwehr.

Adipokine	Zielzellen	Wirkung auf die Immunantwort
Adiponectin[1830,1831]	Endothelzellen vaskuläre glatte Muskelzellen Perizyten; Makrophagen	**Endothelzellen: Proliferation und Migration (↑), Angiogenese (↑); Makrophagen: PGE2 (↑)**
		Endothelzellen: Apoptose-Resistenz (↑), ROS (↓), eNOS und NO (↑), Adhäsionsmoleküle (↓), TNFα (↓), Chemokine/Chemokin-Rezeptoren (↓); Makrophagen: IL-1ß, IL-6, IL-18, TNFα (↓), Adhäsionsmoleküle (↓), Scavenger Rezeptoren (↓), IL-1Ra (↑), IL-10 (↑); TIMP-1 (↑), Differenzierung zu M2-Typ-Makrophagen (↑); vaskuläre glatte Muskelzellen: Proliferation und Migration (↓)
		Insulin-Resistenz (↓); Glucose-Intoleranz (↓); Neuronen: Migration (↑), Wachstum von Axonen (↑)

1825 Wright LS, Rifas-Shiman SL, Oken E, Litonjua AA, Gold DR. Prenatal and Early Life Fructose, Fructose-Containing Beverages, and Midchildhood Asthma. Ann Am Thorac Soc. 2018;15(2):217–224.

1826 DeChristopher LR, Uribarri J, Tucker KL. Intakes of apple juice, fruit drinks and soda are associated with prevalent asthma in US children aged 2–9 years. Public Health Nutr. 2016;19(1):123–30.

1827 DeChristopher LR, Tucker KL. Excess free fructose, high-fructose corn syrup and adult asthma: the Framingham Offspring Cohort. Br J Nutr. 2018;119(10):1157–1167.

1828 Tajima H, Pawankar R. Obesity and adiposity indicators in asthma and allergic rhinitis in children. Curr Opin Allergy Clin Immunol. 2019;19(1):7–11.

1829 Chen YC, Fan HY, Huang YT, Huang SY, Liou TH, Lee YL. Causal relationships between adiposity and childhood asthma: bi-directional Mendelian Randomization analysis. Int J Obes (Lond). 2019;43(1):73–81.

1830 Ebrahimi-Mamaeghani M, Mohammadi S, Arefhosseini SR, Fallah P, Bazi Z. Adiponectin as a potential biomarker of vascular disease. Vasc Health Risk Manag. 2015;11:55–70.

1831 Elfeky M, Yoneshiro T, Okamatsu-Ogura Y, Kimura K. Adiponectin suppression of late inflammatory mediator, HMGB1-induced cytokine expression in RAW 264 macrophage cells. J Biochem. 2017. doi: 10.1093/jb/mvx069.

Adipokine	Zielzellen	Wirkung auf die Immunantwort
Apelin 1832, 1833, 1834, 1835	Endothelzellen, glatte Muskelzellen, Fettzellen, Leberzellen	Endothelzell: Apoptose-Resistenz (↑), glatte Muskelzellen: Proliferation (↓), Fettzellen: Transformation in braune Fettzellen (↑)
		NO-Synthase (↑), Blutdruck (↓), Insulin-Sensitivität (↑)
CTRP3 1836, 1837	Makrophagen	Monozyten/Makrophagen: Expression proinflammatorische Zytokine (↓)
Omentin 1838, 1839	Endothelzellen	Endothelzellen: NO-Synthase/NO (↑)
SFRP5 1840, 1841	Makrophagen	Makrophagen: Expression proinflammatorischer Zytokine/IL-1β, TNFα (↓), Chemokine (↓)
Vaspin 1842, 1843	Endothelzellen Makrophagen	Makrophagen: IL-10 (↓)
		Makrophagen: TNFα, IL-1β, IL-6, (↓); ROS (↓); Endothelzellen: ICAM-1, E-Selectin (↓), Apoptose (↓)
ANGPTL2 1844	Fettzellen, Makrophagen, Endothelzellen	**Endothelzellen: Aktivierung/Proliferation (↑) Monozyten/Makrophagen: Aktivierung (↑), Expression proinflammatorischer Zytokine (↑)**

1832 Saint-Geniez M, Masri B, Malecaze F, Knibiehler B, Audigier Y. Expression of the murine msr/apj receptor and its ligand apelin is upregulated during formation of the retinal vessels. Mech Dev. 2002;110(1–2):183–6.

1833 Masri B, van den Berghe L, Sorli C, Knibiehler B, Audigier Y. Apelin signalisation and vascular physiopathology. J Soc Biol. 2009;203(2):171–9.

1834 Yu XH, Tang ZB, Liu LJ, Qian H, Tang SL, Zhang DW, Tian GP, Tang CK. Apelin and its receptor APJ in cardiovascular diseases. Clin Chim Acta. 2014;428:1–8.

1835 Than A, He HL, Chua SH, Xu D, Sun L, Leow MK, Chen P. Apelin Enhances Brown Adipogenesis and Browning of White Adipocytes. J Biol Chem. 2015;290(23):14679–91.

1836 Scherer PE. Adipose tissue: from lipid storage compartment to endocrine organ. Diabetes. 2006;55(6):1537–45.

1837 Mancuso P. The role of adipokines in chronic inflammation. Immunotargets Ther. 2016;5:47–56.

1838 Scherer PE. Adipose tissue: from lipid storage compartment to endocrine organ. Diabetes. 2006;55(6):1537–45.

1839 Mancuso P. The role of adipokines in chronic inflammation. Immunotargets Ther. 2016;5:47–56.

1840 Scherer PE. Adipose tissue: from lipid storage compartment to endocrine organ. Diabetes. 2006;55(6):1537–45.

1841 Mancuso P, The role of adipokines in chronic inflammation. Immunotargets Ther. 2016;5:47–56.

1842 Qi D, Wang D, Zhang C, Tang X, He J, Zhao Y, Deng W, Deng X. Vaspin protects against LPSinduced ARDS by inhibiting inflammation, apoptosis and reactive oxygen species generation in pulmonary endothelial cells via the Akt/GSK3β pathway. Int J Mol Med. 2017;40(6):1803–1817.

1843 Escoté X, Gómez-Zorita S, López-Yoldi M, Milton-Laskibar I, Fernández-Quintela A, Martínez JA, Moreno-Aliaga MJ, Portillo MP. Role of Omentin, Vaspin, Cardiotrophin-1, TWEAK and NOV/CCN3 in Obesity and Diabetes Development. Int J Mol Sci. 2017;18(8). pii: E1770. doi: 10.3390/ijms18081770.

1844 Ouchi N, Parker JL, Lugus JJ, Walsh K. Adipokines in inflammation and metabolic diseaseNat Rev Immunol. 2011 Feb;11(2):85–97.

Adipokine	Zielzellen	Wirkung auf die Immunantwort
Cheme-rin[1845, 1846, 1847, 1848, 1849, 1850, 1851, 1852]	Makrophagen, Natürliche Killer-zellen; Endothelzellen, *Dendritische Zellen*, Fettzellen, Skelett-Muskelzellen	**Bakterizidie Haut (↑); Endothelzellen: Aktivierung (↑), Makrophagen, Natürliche Killerzellen: Aktivierung, Chemotaxie (↑); Fettzellen: Aktivierung (↑);** ***Dendritische Zellen: Aktivierung, Chemotaxie*** **(↑)**
		Fettzellen und Muskelzellen: Insulin-abhängige zelluläre Glucoseaufnahme (↑), Glucose-Intoleranz (↑),
Leptin[1853, 1854, 1855, 1856, 1857, 1858, 1859, 1860, 1861]	Granulozyten Makrophagen *Dendritische Zellen* *T-Lymphozyten*	**Granulozyten, Makrophagen: Aktivierung/Chemotaxie (↑), Phagozytose (↑), Expression ROS (↑), proinflammatorische Zytokine TNFα, IL-6, IL-12, IL-18 (↑); Chemokine (↑); LTB4 (↑); PGE2 (↑); Thrombozyten: Aggregation (↑)** ***Dendritischen Zellen: Aktivierung (↑), Expression von IL-12 (↑), IFNγ (↑), T-Lymphozyten Antiapoptose (↑); TH1-/TH17-Lymphozyten: Proliferation von und Differenzierung (↑); CTL: Proliferation (↑),***
	Neurone	Hungergefühl (↓) durch Neuropeptid Y (↓) und AgRP (↓); NO-Synthase (↓)

1845 Wittamer V, Franssen JD, Vulcano M, Mirjolet JF, Le Poul E, Migeotte I, Brézillon S, Tyldesley R, Blanpain C, Detheux M, Mantovani A, Sozzani S, Vassart G, Parmentier M, Communi D. Specific recruitment of antigen-presenting cells by chemerin, a novel processed ligand from human inflammatory fluids. J Exp Med. 2003;198(7):977–85.

1846 Stojek M. The role of chemerin in human disease. Postepy Hig Med Dosw (Online). 2017;71(0):110–117.

1847 Ernst MC, Issa M, Goralski KB, Sinal CJ. Chemerin exacerbates glucose intolerance in mouse models of obesity and diabetes. Endocrinology. 2010;151(5):1998–2007.

1848 Bondue B, Wittamer V, Parmentier M. Chemerin and its receptors in leukocyte trafficking, inflammation and metabolism. Cytokine Growth Factor Rev. 2011;22(5–6):331–8.

1849 Sell H, Laurencikiene J, Taube A, Eckardt K, Cramer A, Horrighs A, Arner P, Eckel J. Chemerin is a novel adipocyte-derived factor inducing insulin resistance in primary human skeletal muscle cells. Diabetes. 2009;58(12):2731–40.

1850 Gonzalvo-Feo S, Del Prete A, Pruenster M, Salvi V, Wang L, Sironi M, Bierschenk S, Sperandio M, Vecchi A, Sozzani S. Endothelial cell-derived chemerin promotes dendritic cell transmigration. J Immunol. 2014;192(5):2366–73.

1851 Banas M, Zabieglo K, Kasetty G, Kapinska-Mrowiecka M, Borowczyk J, Drukala J, Murzyn K, Zabel BA, Butcher EC, Schroeder JM, Schmidtchen A, Cichy J. Chemerin is an antimicrobial agent in human epidermis. PLoS One. 2013;8(3):e58709. doi: 10.1371/journal.pone.0058709.

1852 Horn P, Metzing UB, Steidl R, Romeike B, Rauchfuß F, Sponholz C, Thomas-Rüddel D, Ludewig K, Birkenfeld AL, Settmacher U, Bauer M, Claus RA, von Loeffelholz C. Chemerin in peritoneal sepsis and its associations with glucose metabolism and prognosis: a translational cross-sectional study. Crit Care. 2016;20:39. doi: 10.1186/s13054-016-1209-5.

1853 Fantuzzi G, Faggioni R. Leptin in the regulation of immunity, inflammation, and hematopoiesis. J. Leukoc. Biol. 2000;68(4):437–46.

1854 Caldefie-Chezet F, Poulin A, Tridon A, Sion B, Vasson MP. Leptin: a potential regulator of polymorphonuclear neutrophil bactericidal action? J Leukoc Biol. 2001;69(3):414–8.

1855 Morley JE, Alshaher MM, Farr SA, Flood JF, Kumar VB. Leptin and neuropeptide Y (NPY) modulate nitric oxide synthase: further evidence for a role of nitric oxide in feeding. Peptides. 1999;20(5):595–600. Martin-Romero C, Santos-Alvarez J, Goberna R, Sanchez-Margalet V. Human leptin enhances activation and proliferation of human circulating T lymphocytes. Cell Immunol. 2000;199:15–24.

Adipokine	Zielzellen	Wirkung auf die Immunantwort
LCN2	Makrophagen Granulozyten	**Makrophagen, neutr. Granulozyten: Leukotriene LTB4, PAF (↑)**
PAI-1 1862, 1863, 1864, 1865, 1866, 1867	Granulozyten Makrophagen Microgliazellen Endothelzellen Astrozyten	**Makrophagen, Granulozyten, Microgliazellen: Apoptose-Resistenz (↑), Chemotaxie/Migration (↑), Expression proinflammatorischer Zytokine (↑), Migration (↑); Fibroblasten: Expression von ECM/ Fibrose (↑), Apoptose-Resistenz (↑); Fibroblasten: Apoptose-Resistenz (↑); Endothelzellen: Migration (↑), Angiogenese (↑), Apoptose-Resistenz (↑)**
		Makrophagen, Mikrogliazellen: Phagozytose (↓)
Resistin 1868, 1869, 1870	Granulozyten Makrophagen Endothelzellen, glatte Muskelzellen	**neutr. Granulozyten: Aktivierung (↑), Bildung von granulozytären extrazellulären „Traps“/NETs (↑), Expression von TNFα und MIP2 (↑); Makrophagen: Aktivierung (↑), Expression TNFα und IL-12 (↑); Endothelzellen, vaskuläre glatte Muskelzellen: Proliferation (↑), Migration (↑)**
		Insulin-Resistenz (↑), Hypertrophie von Kardiomyozyten (↑)

1856 Fujita Y, Murakami M, Ogawa Y, Masuzaki H, Tanaka M, Ozaki S, Nakao K, Mimori T. Leptin inhibits stress-induced apoptosis of T lymphocytes. Clin Exp Immunol. 2002;128(1):21–6.

1857 Ubags ND, Vernooy JH, Burg E, Hayes C, Bement J, Dilli E, Zabeau L, Abraham E, Poch KR, Nick JA, Dienz O, Zuñiga J, Wargo MJ, Mizgerd JP, Tavernier J, Rincón M, Poynter ME, Wouters EF, Suratt BT. The role of leptin in the development of pulmonary neutrophilia in infection and acute lung injury. Crit Care Med. 2014;42(2):e143–51.

1858 Santos-Alvarez J, Goberna R, Sánchez-Margalet V. Human leptin stimulates proliferation and activation of human circulating monocytes. Cell Immunol. 1999;194(1):6–11.

1859 Loffreda S, Yang SQ, Lin HZ, Karp CL, Brengman ML, Wang DJ, Klein AS, Bulkley GB, Bao C, Noble PW, Lane MD, Diehl AM. Leptin regulates proinflammatory immune responses. FASEB J. 1998;12(1):57–65.

1860 Lord GM, Matarese G, Howard JK, Baker RJ, Bloom SR, Lechler RI. Leptin modulates the T-cell immune response and reverses starvation-induced immunosuppression. Nature. 1998;394:897–901.

1861 Vernooy JH, Ubags ND, Brusselle GG, Tavernier J, Suratt BT, Joos GF, Wouters EF, Bracke KR. Leptin as regulator of pulmonary immune responses: involvement in respiratory diseases. Pulm Pharmacol Ther. 2013;26(4):464–72.

1862 Alessi MC, Poggi M, Juhan-Vague I. Plasminogen activator inhibitor-1, adipose tissue and insulin resistance. Curr Opin Lipidol. 2007;18(3):240–5.

1863 Zmijewski JW, Bae HB, Deshane JS, Peterson CB, Chaplin DD, Abraham E. Inhibition of neutrophil apoptosis by PAI-1. Am J Physiol Lung Cell Mol Physiol. 2011;301(2):L247–54.

1864 Park YJ, Liu G, Lorne EF, Zhao X, Wang J, Tsuruta Y, Zmijewski J, Abraham E. PAI-1 inhibits neutrophil efferocytosis. Proc Natl Acad Sci U S A. 2008;105(33):11784–9.

1865 Huang WT, Akhter H, Jiang C, MacEwen M, Ding Q, Antony V, Thannickal VJ, Liu RM. Plasminogen activator inhibitor 1, fibroblast apoptosis resistance, and aging-related susceptibility to lung fibrosis. Exp Gerontol. 2015;61:62–75.

1866 Bruyère F, Melen-Lamalle L, Blacher S, Detry B, Masset A, Lecomte J, Lambert V, Maillard C, Høyer-Hansen G, Lund LR, Foidart JM, Noël A. Does plasminogen activator inhibitor-1 drive lymphangiogenesis? PLoS One. 2010;5(3):e9653. doi: 10.1371/journal.pone.0009653.

1867 Bajou K, Peng H, Laug WE, Maillard C, Noel A, Foidart JM, Martial JA, DeClerck YA. Plasminogen activator inhibitor-1 protects endothelial cells from FasL-mediated apoptosis. Cancer Cell. 2008;14(4):324–34.

Adipokine	Zielzellen	Wirkung auf die Immunantwort
RBP4	Dendritische Zellen T-Lymphozyten	*Dendritische Zellen: Antigenpräsentation (↑); TH1-Lymphozyten: Differenzierung/Prägung (↑)*
Visfatin/ NAMPT[1871, 1872, 1873, 1874, 1875, 1876, 1877, 1878]	neutrophile Granulozyten, Monozyten/ Makrophagen, Chondrozyten, Osteozyten, Endothelzellen, glatte Muskelzellen, *B-Lymphozyten* (ansonsten in allen Zellen)	**neutr. Granulozyten: Apoptose-Resistenz (↑); Monozyten: Expression von IL-1ß, IL-6, TNFα (↑); Chondrozyten: Expression von MMP (↑) PGE2 (↑), Induktion von IL-6 (↑); Chondrozyten, Osteoblasten: Expression von IL-6 (↑), KC (↑) und MCP-1 (↑); Endothelzellen: Relaxation (↓)**
		B-Lymphozyten/pre-B-cell colony-enhancing factor 1/PBEF1 Differenzierung (↑)
		vaskuläre glatte Muskelzellen: Ausreifung (↑); Osteoklasten: Differenzierung (↓)
		Nicotinamidphoribosyltransferase, Überführung von Nikotinamid in Nikotinamid-Mononukleotid (↑) Aktivierung des Insulin-Rezeptors (↑), Blutzuckerspiegel (↓); Expression von Insulin in Pankreas-β Zellen (↑)

1868 Silswal N, Singh AK, Aruna B, Mukhopadhyay S, Ghosh S, Ehtesham NZ. Human resistin stimulates the pro-inflammatory cytokines TNF-alpha and IL-12 in macrophages by NF-kappaB-dependent pathway. Biochem Biophys Res Commun. 2005;334(4):1092–101.

1869 Barnes KM, Miner JL. Role of resistin in insulin sensitivity in rodents and humans. Curr Protein Pept Sci. 2009;10(1):96–107.

1870 Jiang S, Park DW, Tadie JM, Gregoire M, Deshane J, Pittet JF, Abraham E, Zmijewski JW. Human resistin promotes neutrophil proinflammatory activation and neutrophil extracellular trap formation and increases severity of acute lung injury. J Immunol. 2014;192(10):4795–803.

1871 Jia SH, Li Y, Parodo J, Kapus A, Fan L, Rotstein OD, Marshall JC. Pre-B cell colony-enhancing factor inhibits neutrophil apoptosis in experimental inflammation and clinical sepsis. J Clin Invest. 2004; 113(9):1318–27.

1872 Rongvaux A, Shea RJ, Mulks MH, Gigot D, Urbain J, Leo O, Andris F. Pre-B-cell colony-enhancing factor, whose expression is up-regulated in activated lymphocytes, is a nicotinamide phosphoribosyltransferase, a cytosolic enzyme involved in NAD biosynthesis. Eur J Immunol. 2002;32(11):3225–34.

1873 Luk T, Malam Z, Marshall JC. Pre-B cell colony-enhancing factor (PBEF)/visfatin: a novel mediator of innate immunity. J Leukoc Biol. 2008;83(4):804–16.

1874 Moschen AR, Geiger S, Gerner R, Tilg H. Pre-B cell colony enhancing factor/NAMPT/visfatin and its role in inflammation-related bone disease. Mutat Res. 2010;690(1–2):95–101.

1875 Moschen AR, Kaser A, Enrich B, Mosheimer B, Theurl M, Niederegger H, Tilg H. Visfatin, an adipocytokine with proinflammatory and immunomodulating properties. J Immunol. 2007;178(3):1748–58.

1876 Laiguillon MC, Houard X, Bougault C, Gosset M, Nourissat G, Sautet A, Jacques C, Berenbaum F, Sellam J. Expression and function of visfatin (Nampt), an adipokine-enzyme involved in inflammatory pathways of osteoarthritis. Arthritis Res Ther. 2014;16(1):R38. doi: 10.1186/ar4467.

1877 Vallejo S, Romacho T, Angulo J, Villalobos LA, Cercas E, Leivas A, Bermejo E, Carraro R, Sánchez-Ferrer CF, Peiró C. Visfatin impairs endothelium-dependent relaxation in rat and human mesenteric microvessels through nicotinamide phosphoribosyltransferase activity. PLoS One. 2011;6(11):e27299. doi: 10.1371/journal.pone.0027299.

1878 Revollo JR, Körner A, Mills KF, Satoh A, Wang T, Garten A, Dasgupta B, Sasaki Y, Wolberger C, Townsend RR, Milbrandt J, Kiess W, Imai S. Nampt/PBEF/Visfatin regulates insulin secretion in beta cells as a systemic NAD biosynthetic enzyme. Cell Metab. 2007;6(5):363–75.

Stimulation der zellulären Antwort	*Stimulation der Antikörperantwort*	antiinflammatorische Wirkung

kursive Schrift: erworbene Immunreaktion; Kleinschrift = Wirkungen, welche nicht direkt die Immunantwort betreffen

AgRP = Agouti-Related Protein; ANGPTL = angiopoietin-like protein 2, CTRP = C1q/TNF-related proteins; KC = keratinocyte chemoattractant, LCN2 = Lipocalin 2; MCP-1 = monocyte chemotactic protein 1; NAMPT = Nicotinamide phosphoribosyltransferase; PAI-1 = Plasminogen-Aktivator-Inhibitor-1; RBP4 = Retinol-binding Protein 4; SFRP5 = secreted frizzled-related protein 5; Vaspin = Visceral adipose tissue serin protease inhibitor

Körperliche Tätigkeit und Myokine

Skelettmuskeln dienen dem Stand und der Bewegung. Sie stellen aber auch ein Organ dar, welches zahlreiche Immunmediatoren bildet, wobei Ausmaß und Dauerhaftigkeit der Muskeltätigkeit die Art der gebildeten Wirkstoffe steuern.

Bei körperlich nicht oder nur gering aktiven Menschen führt eine starke und kurzzeitige Belastung der Muskeltätigkeit zu einer kurzfristig eintretenden und teilweise mehrere Stunden andauernden Aktivierung der Muskelzellen, im Zuge derer vorwiegend proinflammatorisch wirkende Immunmediatoren und Membranproteine gebildet werden, und zwar (siehe Tab. 9.10):

- Chemokine und Adhäsionsmoleküle
  - welche Makrophagen, Granulozyten, NK-Zellen, Mastzellen, Endothelzellen, Dendritische Zellen und Lymphozyten zur Migration in den Muskel hinein stimulieren und
  - die den Verbleib und die Anhaftung der Immunzellen im Muskelgewebe fördern,
- Zytokine, Wachstumsfaktoren und deren jeweilige Rezeptoren, wodurch stimuliert werden
  - parakrin und autokrin die Aktivierung der Muskelzellen,
  - die zelluläre Immunabwehr, im Besonderen Makrophagen und Granulozyten, die wiederum die Aktivierung von weiteren Immunzellen und von Muskelzellen verstärken,
  - Endothelzellen und Fibroblasten,
  - Epithelzellen,
  - Chondrozyten, Tendozyten, Osteoklasten wie auch Neuronen,
- Komplementfaktoren, Gerinnungsfaktoren und fibrinolytische Faktoren,
- Proteasen für den Abbau der extrazellulären Matrix wie auch Proteaseinhibitoren,
- Adipokine, welche die zelluläre Immunabwehr entweder stimulieren oder hemmen
- Myokine mit entweder vorwiegend proinflammatorischen oder antiinflammatorischen Eigenschaften (siehe Tab. 9.10).

Wird die Muskulatur dagegen regelmäßig und dauerhaft belastet, so bilden die Muskelzellen in Anzahl und Menge deutlich weniger proinflammatorische Mediatoren aus, während dagegen die Ausschüttung von antiinflammatorischen Mediatoren überwiegt.

In Anbetracht der großen Muskelmasse dürfte deren Belastungs-abhängige „endokrine" Tätigkeit einen deutlichen Einfluss haben

- auf die Immunabwehr des gesamten Körpers und
- auf die Entwicklung von Entzündungen in der Muskulatur, in den Gefäßen und in den Gelenken.

Tab. 9.10: Einfluss der Myokine der Skelett-Muskelzellen auf die Immunantwort.[1879, 1880, 1881, 1882, 1883, 1884]

	Expression		**Wirkung auf die Immunantwort**
	erhöht bei	**erniedrigt bei**	
Decorin [1885, 1886, 1887]			Epithelzellen, Immunzellen: Aktivierung von EGFR, IGFR, c-Met (↓); Wirkung von TGFβ (↓); Makrophagen: Wirkung von M-CSF (↓); Proliferation (↓), Apoptose (↓), Chemokine (↓); Endothelzellen: Angiogenese (↓)
FGF21 [1888, 1889]	zellulärer und metabolischer Stress; Fasten	im Ruhe-Normal-zustand	**Knochenmark-Stromazellen: Proliferation und Differenzierung (↑)**
			Fettzellen: Expression von Thermogenin (↑) Umwandlung von weißen Fettzellen in braune Fettzellen

1879 Pedersen BK, Febbraio MA. Muscle as an endocrine organ: Focus on muscle-derived interleukin-6. Physiol Rev, 2008, 88: 1379–1406.

1880 Covington JD, Tam CS, Bajpeyi S, Galgani JE, Noland RC, Smith SR, Redman LM, Ravussin E. Myokine Expression in Muscle and Myotubes in Response to Exercise Stimulation. Med Sci Sports Exerc. 2016;48(3):384–90.

1881 Wu H, Ballantyne CM, Skeletal muscle inflammation and insulin resistance in obesity. J Clin Invest. 2017;127(1):43–54.

1882 Tidball JG, Regulation of muscle growth and regeneration by the immune system. Nat Rev Immunol. 2017;17(3):165–178.

1883 Pedersen BK, Febbraio MA. Muscles, exercise and obesity: skeletal muscle as a secretory organ. Nat Rev Endocrinol. 2012;8(8):457–65.

1884 Pourteymour S, Eckardt K, Holen T, Langleite T, Lee S, Jensen J, Birkeland KI, Drevon CA, Hjorth M. Global mRNA sequencing of human skeletal muscle: Search for novel exercise-regulated myokines. Mol Metab. 2017;6(4):352–365.

1885 Frey H, Shroeder N, Manon-Jensen T, Iozzo RV, Schaefer L. Biological interplay between proteoglycans and their innate immune receptors in inflammation. FEBS J. 2013;280(10):2165–79.

1886 Järveläinen H, Sainio A, Wight TN. Pivotal role for decorin in angiogenesis. Matrix Biol. 2015;43:15–26.

1887 Merline R, Moreth K, Beckmann J, Nastase MV, Zeng-Brouwers J, Tralhão JG, Lemarchand P, Pfeilschifter J, Schaefer RM, Iozzo RV, Schaefer L. Signaling by the matrix proteoglycan decorin controls inflammation and cancer through PDCD4 and MicroRNA-21. Sci Signal. 2011 Nov 15;4(199):ra75. doi: 10.1126/scisignal.2001868.

1888 Kralisch S, Fasshauer M. Fibroblast growth factor 21: effects on carbohydrate and lipid metabolism in health and disease. Curr Opin Clin Nutr Metab Care. 2011;14(4):354–9.

1889 Luo Y, Ye S, Chen X, Gong F, Lu W, Li X. Rush to the fire: FGF21 extinguishes metabolic stress, metaflammation and tissue damage. Cytokine Growth Factor Rev. 2017;38:59–65.

	Expression		Wirkung auf die Immunantwort
	erhöht bei	erniedrigt bei	
Irisin[1890, 1891, 1892, 1893]			**Endothelzellen: Proliferation, Expression von NO (↑)** **Makrophagen: Phagozytose (↑)**
			Makrophagen: Expression IL-1ß, TNFα, IL-6, Chemokine (CXCL1, CCL2) (↓), ROS (↓)
			Fettzellen: Expression von Thermogenin (↑) Umwandlung von weißen Fettzellen in braune Fettzellen
Myostatin[1894, 1895] (Inhibitor: Follistatin)	physische Ruhe, Diabetes Typ II Muskelatrophie	Bewegung	Osteoblasten: Differenzierung (↓)
			Muskelzellen : Bildung und Wachstum neuer Myofibrillen (↓), Myogenese (↓)
Myonectin[1896]	Bewegung	Adipositas/ Diabetes Typ II	zelluläre Aufnahme von Lipiden (↑)
Osteonectin[1897, 1898, 1899, 1900]			**Makrophagen: Polarisierung M1 (↑), Polarisierung M2 (↓)** ***Dendritische Zellen: Aktivierung (↑), TH17-Lymphozyten: Differenzierung (↑)***
			B-Lymphozyten: Proliferation (↓)

1890 Mazur-Bialy AI. Irisin acts as a regulator of macrophages host defense. Life Sci. 2017;176:21–25.
1891 Mazur-Bialy AI, Bilski J, Pochec E, Brzozowski T. New insight into the direct anti-inflammatory activity of a myokine irisin against proinflammatory activation of adipocytes. Implication for exercise in obesity. J Physiol Pharmacol. 2017;68(2):243–251.
1892 Irisin Lowers Blood Pressure by Improvement of Endothelial Dysfunction via AMPK-Akt-eNOS-NO Pathway in the Spontaneously Hypertensive Rat, Fu J, Han Y, Wang J, Liu Y, Zheng S, Zhou L, Jose PA, Zeng C. J Am Heart Assoc. 2016;5(11):e003433.
1893 Mazur-Bialy AI, Ewa Pocheć E, Zarawski M. Anti-Inflammatory Properties of Irisin, Mediator of Physical Activity, Are Connected with TLR4/MyD88 Signaling Pathway Activation, Int J Mol Sci. 2017;18(4):701. doi: 10.3390/ijms18040701, PMCID: PMC5412287.
1894 Deng Z, Luo P, Lai W, Song T, Peng J, Wei HK. Myostatin inhibits eEF2K-eEF2 by regulating AMPK to suppress protein synthesis. Biochem Biophys Res Commun. 2017. pii: S0006–291X(17)32010–7. doi: 10.1016/j.bbrc.2017.10.040.
1895 Kaji H. Effects of myokines on boneBonekey Rep. 2016;5:826. doi: 10.1038/bonekey.2016.48, PMCID: PMC4954587.
1896 Seldin MM, Peterson JM, Byerly MS, Wei Z, Wong GW. Myonectin (CTRP15), a novel myokine that links skeletal muscle to systemic lipid homeostasis. J Biol Chem. 2012;287(15):11968–80.
1897 Luo Z, Zhou Y, Luo P, Zhao Q, Xiao N, Yu Y, Yan Q, Lu G, Cheng L. SPARC deficiency affects bone marrow stromal function, resulting in impaired B lymphopoiesis. J Leukoc Biol. 2014;96(1):73–82.
1898 Piconese S, Costanza M, Tripodo C, Sangaletti S, Musio S, Pittoni P, Poliani PL, Burocchi A, Passafaro AL, Gorzanelli A, Vitali C, Chiodoni C, Barnaba V, Pedotti R, Colombo MP. The matricellular protein SPARC supports follicular dendritic cell networking toward Th17 responses. J Autoimmun. 2011;37(4):300–10.
1899 Rotta G, Matteoli G, Mazzini E, Nuciforo P, Colombo MP, Rescigno M. Contrasting roles of SPARC-related granuloma in bacterial containment and in the induction of anti-Salmonella typhimurium immunity. J Exp Med. 2008;205(3):657–67.
1900 Toba H, de Castro Brás LE, Baicu CF, Zile MR, Lindsey ML, Bradshaw AD. Secreted protein acidic and rich in cysteine facilitates age-related cardiac inflammation and macrophage M1 polarization. Am J Physiol Cell Physiol. 2015;308(12):C972–82.

Stimulation der zellulären Antwort	*Stimulation der Antikörperantwort*	antiinflammatorische Wirkung

kursive Schrift: erworbene Immunreaktion; Kleinschrift = Wirkungen, welche nicht direkt die Immunantwort betreffen

BDGF = Brain Derived Growth Factor; c-Met = Scatter Factor-Receptor; CTGF = connective tissue growth factor; EGFR = Epithelial Growth Factor Receptor, FGF21 = Firboblast Growth Factor 21, EGFR, IGFR = Insulin-like Growth Factor Receptor, M-CSF = Macrophage Colony-Stimulating Factor, ROS = Reactive Oxygen Species, TGFβ = Transforming Growth Factor Receptor ß, TNFα = Tumor Nekrosis Factor α

Wie bereits dargelegt sind Adipositas (s. o.) und ein vorwiegend sitzender Lebensstil[1901] assoziiert mit Asthma.

Aber auch unabhängig von einer Adipositas beeinflusst die körperliche Tätigkeit das Risiko allergischer Erkrankungen und das in unterschiedlicher und zum Teil widersprüchlicher Weise.

Beim **Asthma** ist die Datenlage zur Prävention und Therapie uneinheitlich.

- So kann das Asthma-Risiko durch körperliche Tätigkeit insgesamt vermindert werden,[1902] wobei jedoch
  - bei Kindern[1903] und bei Frauen[1904] keine eindeutige präventive Wirksamkeit festgestellt wurde,
  - andererseits mangelnde Bewegung gerade auch bei Kindern assoziiert ist mit einem erhöhten Risiko für Asthma.[1905]
- Eine bestehende Asthmaerkrankung kann durch körperliche Tätigkeit deutlich[1906, 1907, 1908] oder aber auch nicht[1909, 1910] verbessert werden, denn

1901 Karachaliou F, Vlachopapadopoulou E, Psaltopoulou T, Manios Y, Koutsouki D, Bogdanis G, Carayianni V, Sergentanis T, Hatzakis A, Michalacos S. Prevalence of asthma symptoms and association with obesity, sedentary lifestyle and sociodemographic factors: data from the Hellenic National Action Plan for the assessment, prevention and treatment of childhood obesity (MIS301205). J Asthma. 2018:1–7. doi: 10.1080/02770903.2018.1541356.

1902 Eijkemans M, Mommers M, Draaisma JM, Thijs C, Prins MH. Physical activity and asthma: a systematic review and meta-analysis. PLoS One. 2012;7(12):e50775. doi: 10.1371/journal.pone.0050775.

1903 Cassim R, Dharmage SC, Koplin JJ, Milanzi E, Paro FM, Russell MA. Does physical activity strengthen lungs and protect against asthma in childhood? A systematic review. Pediatr Allergy Immunol. 2019. doi: 10.1111/pai.13105.

1904 Kilpeläinen M, Terho EO, Helenius H, Koskenvuo M. Body mass index and physical activity in relation to asthma and atopic diseases in young adults. Respir Med. 2006;100(9):1518–25.

1905 Simons E, Dell SD, Moineddin R, To T. Associations between Neighborhood Walkability and Incident and Ongoing Asthma in Children. Ann Am Thorac Soc. 2018;15(6):728–734.

1906 Prossegger J, Huber D, Grafetstätter C, Pichler C, Braunschmid H, Weisböck-Erdheim R, Hartl A. Winter Exercise Reduces Allergic Airway Inflammation: A Randomized Controlled Study. Int J Environ Res Public Health. 2019;16(11). pii: E2040. doi: 10.3390/ijerph16112040.

1907 Cardwell FS, Elliott SJ. Investigating Youth Sport Coach Perspectives of an Asthma Education Module. J Environ Public Health. 2018;2018:2512010. doi: 10.1155/2018/2512010.

1908 Toennesen LL, Soerensen ED, Hostrup M, Porsbjerg C, Bangsbo J, Backer V. Feasibility of high-intensity training in asthma. Eur Clin Respir J. 2018;5(1):1468714. doi: 10.1080/20018525.2018.1468714.

1909 Bentzon AK, Loehde LW, Backer V, Toennesen L. The long-term effect of an exercise and diet intervention in asthma patients: a 1-year follow-up on a randomised controlled trial., ERJ Open Res. 2019;5(2). pii: 00032-2019. doi: 10.1183/23120541.00032-2019.

1910 Toennesen LL, Meteran H, Hostrup M, Wium Geiker NR, Jensen CB, Porsbjerg C, Astrup A, Bangsbo J, Parker D, Backer V. Effects of Exercise and Diet in Nonobese Asthma Patients-A Randomized Controlled Trial. J Allergy Clin Immunol Pract. 2018;6(3):803–811.

  - problematisch ist hierbei die Sport-induzierte Bronchokonstriktion (EIB/Exercise-induced Bronchoconstriction), bedingt durch eine Dehydration der Luftwege, welche die Osmolarität erhöht, Immunzellen aktiviert und die Kontraktion der bronchialen Muskeln induziert (siehe Kap. 4.2.5).[1911, 1912]

Bei der **allergischen Rhinitis** kann körperliche Aktivität
- die Nase öffnen und die Nasenatmung erleichtern,[1913]
- andererseits aber auch die allgemeinen Symptome verschlimmern,[1914, 1915]
- wahrscheinlich aber nur wenig die Entstehung und Dauer der Krankheit beeinflussen,
  - da beispielsweise die Häufigkeit der allergischen Rhinitis bei Dauerläufern (Marathon) gleich hoch ist wie bei Normalpersonen.[1916]

Ob eine **atopische Dermatitis** bei mangelnder oder starker körperlicher Bewegung gehäuft auftritt, ist widersprüchlich. So liegen Hinweise vor, dass die atopische Dermatititis
- bei Kindern verschlimmert wird durch körperliche Bewegung und Schweißbildung,[1917]
- bei Jugendlichen assoziiert ist mit intensiver körperlicher wie auch mit sitzender Tätigkeit,[1918]
- bei Erwachsenen assoziiert ist mit mangelnder körperlicher Tätigkeit[1919, 1920]
- dagegen bei Frauen durch Mangel an körperlicher Bewegung nicht beeinflusst wird.[1921]

1911 Côté A, Turmel J, Boulet LP. Exercise and Asthma. Semin Respir Crit Care Med. 2018;39(1):19–28. doi: 10.1055/s-0037-1606215.

1912 Caggiano S, Cutrera R, Di Marco A, Turchetta A. Exercise-Induced Bronchospasm and Allergy. Front Pediatr. 2017;5:131. doi: 10.3389/fped.2017.00131.

1913 Haavisto LE, Lukkarinen M, Lukkarinen H, Jartti T, Papadopoulos NG, Sipilä JI. Physical exercise increases nasal patency in asthmatic and atopic preschool children. Am J Rhinol Allergy. 2013;27(6):451–6.

1914 Vlaski E, Stavric K, Seckova L, Kimovska M, Isjanovska R. Influence of physical activity and television-watching time on asthma and allergic rhinitis among young adolescents: preventive or aggravating? Allergol Immunopathol (Madr). 2008;36(5):247–53.

1915 Lim MS, Lee CH, Sim S, Hong SK, Choi HG. Physical Activity, Sedentary Habits, Sleep, and Obesity are Associated with Asthma, Allergic Rhinitis, and Atopic Dermatitis in Korean Adolescents. Yonsei Med J. 2017;58(5):1040–1046.

1916 Moreira A, Kekkonen R, Korpela R, Delgado L, Haahtela T. Allergy in marathon runners and effect of Lactobacillus GG supplementation on allergic inflammatory markers. Respir Med. 2007;101(6):1123–31.

1917 Williams JR, Burr ML, Williams HC. Factors influencing atopic dermatitis-a questionnaire survey of schoolchildren's perceptions. The British journal of dermatology. 2004;150(6):1154–61.

1918 Lim MS, Lee CH, Sim S, Hong SK, Choi HG. Physical Activity, Sedentary Habits, Sleep, and Obesity are Associated with Asthma, Allergic Rhinitis, and Atopic Dermatitis in Korean Adolescents. Yonsei Med J. 2017;58(5):1040–1046.

1919 Silverberg JI, Greenland P. Eczema and cardiovascular risk factors in 2 US adult population studies. The Journal of allergy and clinical immunology. 2015;135(3):721–8.

1920 Silverberg JI, Song J, Pinto D, Yu SH, Gilbert AL, Dunlop DD, Chang RW. Atopic Dermatitis Is Associated with Less Physical Activity in US Adults. J Invest Dermatol. 2016;136(8):1714–1716.

1921 Drucker AM, Li WQ, Lin L, Cho E, Li T, Camargo CA Jr, Qureshi AA. Atopic dermatitis (eczema) in US female nurses: lifestyle risk factors and atopic comorbidities. Br J Dermatol. 2016;174(6):1395–7.

10 Genetische Dispositionen

Der Nachweis, dass Erbanlagen das Risiko für allergische Erkrankungen um mehr als das Dreifache erhöhen können, begann durch Familienstudien und Zwillingsstudien.[1922, 1923, 1924] Noch heute gehört die Familienanamnese zu den verlässlichsten Methoden für die Prognose von atopischer Dermatitis, allergischem Asthma und (mit geringerer Bedeutung) von bestimmten Lebensmittelallergien und Allergischer Rhinitis.[1925] Zusätzlich sind molekularbiologische Analysen allergischer Erkrankungen hinzugekommen. Mit ihnen konnten genetische Veränderungen wie Deletionen, Amplifikationen und Punktmutationen wie Einzel-Nucleotid-Polymorphismen (SNPs/Single Nucleotide Polymorphisms) und deren Assoziation aufgedeckt mit allergischen Erkrankungen aufgedeckt werden.

IgE-mediierte Allergien vom Soforttyp (Typ I)/Allergische Rhinitis

Die genetische Konstitution beeinflusst das Risiko für Allergische Reaktionen vom Soforttyp (Typ I, siehe Kap. 3.1). So steigt das Risiko um den Faktor 2 an, wenn ein Familienmitglied 1. Grades bereits an einer Allergie leidet.[1926]

Zahlreiche Gene sind assoziiert mit der Allergischen Rhinitis (siehe Tab. 10.1). Von ihnen sind von dominantem Einfluss der hochaffine Rezeptor für IgE (FcεR1A), der Transkriptions-Repressor C11orf30 (Chromosome 11 Open Reading Frame 30) und das DNA-Reparatur-Protein Rad50 assoziiert mit IL-4, IL-5 und IL-13.

1922 Coca AF, Cooke RA. On the classification of the phenomena of hypersensitiveness. Journal of Immunology. 1923;8:163–171.

1923 Duffy DL, Martin NG, Battistutta D, Hopper JL, Mathews JD. Genetics of asthma and hay fever in Australian twins. American Review of Respiratory Disease. 1990;142:1351–1358.

1924 Dold S, Wjst M, Mutius Ev, Reitmeir P, Stiepel E. Genetic risk for asthma, allergic rhinitis, and atopic dermatitis. Archives of Disease in Childhood. 1992;67:1018–1022.

1925 Ortiz RA, Barnes KC. Genetics of Allergic Diseases. Immunol Allergy Clin North Am. 2015;35(1):19–44.

1926 Küster W, Petersen M, Christophers E, Goos M, Sterry W. A family study of atopic dermatitis. Archives of Dermatological Research, 1990;282(2):98–102.

https://doi.org/10.1515/9783110620986-010

Tab. 10. 1: Beispiele für Gene und SNPs assoziiert mit IgE positiver Allergischer Reaktion (Typ I).[1927]

Gen-Locus	Gen-Produkt	Funktion
1q23.2	FcεR1A	hoch affiner Rezeptor für IgE; hohe Assoziation mit IgE-Blutspiegel[1928]
11q13.5	C11orf30	hohe Assoziation mit IgE-Blutspiegel[1929]
5q31.1	Rad50 und IL-4/IL-5/ IL-13[1930]	DNA-Repair Protein; bindet an LCR (Locus Control-Region) für die Expression von IL-4, Il-5 und IL-13; Antikörper-Wechsel nach IgE (↑)/ hohe Assoziation mit IgE-Blutspiegel[1931]
12q13.3	STAT6	TF; wird aktiviert bei der IL-4 induzierter antiapoptotischer Signal-übertragung; beteiligt an der Differenzierung von TH2-Lymphozyten und dem Antikörper-Isotyp-Wechsel nach IgE[1932]
5q22.1	SLC25A46	Transporter beteiligt am Lipid-Transfer vom endoplasmatischen Reticulum zu den Mitochondrien[1933]
6p21.32	HLA-DQB1	β-Kette der Antigen-präsentierenden MHC-II-Moleküle auf APC

1927 Bønnelykke K, Matheson MC, Pers TH, Granell R, Strachan DP, Alves AC, Linneberg A, Curtin JA, Warrington NM, Standl M, Kerkhof M, Jonsdottir I, Bukvic BK, Kaakinen M, Sleimann P, Thorleifsson G, Thorsteinsdottir U, Schramm K, Baltic S, Kreiner-Møller E, Simpson A, St Pourcain B, Coin L, Hui J, Walters EH, Tiesler CMT, Duffy DL, Jones G, Ring SM, McArdle WL, Price L, Robertson CF, Pekkanen J, Tang CS, Thiering E, Montgomery GW, Hartikainen AL, Dharmage SC, Husemoen LL, Herder C, Kemp JP, Elliot P, James A, Waldenberger M, Abramson MJ, Fairfax BP, Knight JC, Gupta R, Thompson PJ, Holt P, Sly P, Hirschhorn JN, Blekic M, Weidinger S, Hakonarsson H, Stefansson K, Heinrich J, Postma DS, Custovic A, Pennell CE, Jarvelin MR, Koppelman GH, Timpson N, Ferreira MA, Bisgaard H, Henderson AJ. Meta-analysis of genome-wide association studies identifies ten loci influencing allergic sensitization. Nat Genet. 2013;45(8):902–906.

1928 Weidinger S, Baurecht H, Naumann A, Novak N. Genome-wide association studies on IgE regulation: are genetics of IgE also genetics of atopic disease? Curr Opin Allergy Clin Immunol. 2010;10:408–17.

1929 Li X, Ampleford EJ, Howard TD, Moore WC, Li H, Busse WW, Castro M, Erzurum SC, Fitzpatrick AM, Gaston B, Israel E, Jarjour NN, Teague WG, Wenzel SE, Hawkins GA, Bleecker ER, Meyers DA. The C11orf30-LRRC32 region is associated with total serum IgE levels in asthmatic patients. J Allergy Clin Immunol. 2012;129(2):575–8.

1930 Accordini S, Calciano L, Bombieri C, Malerba G, Belpinati F, Lo Presti AR, Baldan A, Ferrari M, Perbellini L, de Marco R. An Interleukin 13 Polymorphism Is Associated with Symptom Severity in Adult Subjects with Ever Asthma. PLoS One. 2016;11(3):e0151292. doi: 10.1371/journal.pone.0151292.

1931 Lee GR, Fields PE, Griffin TJ, Flavell RA. Regulation of the Th2 cytokine locus by a locus control region. Immunity. 2003;19(1):145–53.

1932 Harris MB, Chang CC, Berton MT, Danial NN, Zhang J, Kuehner D, Ye BH, Kvatyuk M, Pandolfi PP, Cattoretti G, Dalla-Favera R, Rothman PB. Transcriptional repression of Stat6-dependent interleukin-4-induced genes by BCL-6: specific regulation of iepsilon transcription and immunoglobulin E switching. Mol Cell Biol. 1999;19(10):7264–75.

1933 Janer A, Prudent J, Paupe V, Fahiminiya S, Majewski J, Sgarioto N, Des Rosiers C, Forest A, Lin ZY, Gingras AC, Mitchell G, McBride HM, Shoubridge EA. SLC25A46 is required for mitochondrial lipid homeostasis and cristae maintenance and is responsible for Leigh syndrome. EMBO Mol Med. 2016;8(9):1019–38.

Gen-Locus	Gen-Produkt	Funktion
2q12.1	IL1RL1 und IL-18R1	IL1RL1: wird aktiviert durch IL-33 (↑); induziert die Expression von TH2-Zytokinen (↑)
		IL-18R1: Rezeptor für IL-18; Epithelzellen, Mastzellen: TH1/TH17-Lymphozyten Aktivierung (↑)
4p14	TLR1, TLR6, TLR10	Toll-like Receptors besonders der angeborenen Immunabwehr[1934]
3q28	LPP	ist Bestandteil fokaler Adhäsionskomplexe, beteiligt an der Zell-Zell-Adhäsion und Zell-Bewegung und kann Transkriptionen koaktivieren[1935, 1936]
8q24.21	MYC und PVT1	MYC = TF für Proliferation, Differenzierung, Apoptose von Lymphozyten PVT1 = RNA-TF für miRNAs, Kooperation mit Myc für Aktivierung von T-Lymphozyten
4q27	IL2 und ADAD1 + IL-21	IL-2 stimuliert die Proliferation von Lymphozyten, im Besonderen von TH und CTL (siehe Kap. 2.5.2)
		ADAD1 stimuliert in follikulären TH2-Lymphozyten die Expression von IL-2, IL-6 und Dipeptidylpeptidase IV[1937]
		IL-21 stimuliert T- und B-Lymphozyten und Makrophagen (siehe Kap. 2.5.2)
6p21.33	HLA-B/MICA	Ligand für den aktivierenden Rezeptor NKG2D (natural-killer group 2, member D) auf NK-Zellen[1938]

ADAD1 = Adenosine Deaminase Domain Containing 1; APC = Antigen Präsentierende Zellen; C11orf30 = Chromosome 11 Open Reading Frame 30; IL1RL1 = Interleukin (IL)-1 Receptor-like 1; LPP = Lipoma preferred Partner; MICA = MHC class I polypeptide-related sequence A; SLC25A46 = Solute carrier family 25 member 46; SNP = Single Nucleotid Polymorphism; STAT6 = Signal Transducer and Activator of Transcription 6; TF = Transkriptionsfaktor

1934 Nilsson D, Henmyr V, Halldén C, Säll T, Kull I, Wickman M, Melén E, Cardell LO. Replication of genomewide associations with allergic sensitization and allergic rhinitis. Allergy. 2014;69(11):1506–14.

1935 Petit MM, Fradelizi J, Golsteyn RM, Ayoubi TA, Menichi B, Louvard D, Van de Ven WJ, Friederich E. LPP, an actin cytoskeleton protein related to zyxin, harbors a nuclear export signal and transcriptional activation capacity. Mol Biol Cell. 2000;11(1):117–29.

1936 Petit MM, Meulemans SM, Van de Ven WJ. The focal adhesion and nuclear targeting capacity of the LIM-containing lipoma-preferred partner (LPP) protein. J Biol Chem. 2003;278(4):2157–68.

1937 Tardif V, Muir R, Cubas R, Chakhtoura M, Wilkinson P, Metcalf T, Herro R, Haddad EK. Adenosine deaminase-1 delineates human follicular helper T cell function and is altered with HIV. Nat Commun. 2019;10(1):823. doi: 10.1038/s41467-019-08801-1.

1938 Vivier E, Tomasello E, Paul P. Lymphocyte activation via NKG2D: towards a new paradigm in immune recognition? Curr Opin Immunol. 2002;14(3):306–11.

Atopische Dermatitis

Belege für den Einfluss der genetischen Disposition auf das Auftreten der atopischen Dermatitis (siehe Kap. 4.1) lieferten Studien[1939, 1940, 1941]

- mit homozygoten Zwillingen; bei diesen beträgt die Konkordanz der atopischen Dermatitis 75 %, bei heterozygoten Zwillingen dagegen 25 %,
- mit Kindern, deren beide Eltern an einer allergischen Erkrankung leiden; solche Kinder sind belastet mit einem Risiko für eine atopische Dermatitis in Höhe von 60–80 %,
- bei bestimmten Genmutationen wie z. B. heterozygote oder homozygote Null-Mutationen des Filaggrin-Gens (Chromosom-Region 1q21.3),[1942, 1943]
  - Filaggrin-Monomere sind beteiligt an der Aggregation von Keratin-Filamenten und der Bildung des Stratum Corneum,
  - durch Abbau von Filaggrin entstehen Urocanin-Säure und Pyrrolidoncarbonsäure, welche zur Stabilisierung der Epidermis (Feuchterhaltung des Stratum corneum und saurer pH-Wert) entscheidend beitragen;
- über Gen-Polymorphismen, welche zur erhöhten Expression derjenigen Proteine führen, die beteiligt sind an der atopischen Dermatitis, wie z. B. die Gene für
  - OVOLI (ein Transkriptionsfaktor, kodiert auf Chr.11q13),
  - ACTL9 (Actin-like 9, Teil des Zytoskeletts, kodiert auf Chr. 19p13.2) und
  - KIF3A (Kinesin Family Member 3A, beteiligt an der Organisation von Zellorganellen und dem Transport von Mikrovesikel kodiert auf Chr. 5q31)
  - wobei je nach ethnischer Gruppe diese Proteine in unterschiedlicher Kombination beteiligt sind an der Regulation der Proliferation und Differenzierung der Epithelzellen wie auch an der Zytokin-Sekretion,[1944]
  - IL-4, IL-13, IL-31 und IL-33, die ihrerseits

1939 https://www.awmf.org/uploads/tx_szleitlinien/013-027l_S2k_Neurodermitis_2016-06-verlaengert.pdf.

1940 Kim J, Kim BE, Leung DYM. Pathophysiology of atopic dermatitis: Clinical implications. Allergy Asthma Proc. 2019;40(2):84–92.

1941 Paternoster L, Standl M, Chen CM, Ramasamy A, Bønnelykke K, Duijts L, Ferreira MA, Alves AC, Thyssen JP, Albrecht E, Baurecht H, Feenstra B, Sleiman PM, Hysi P, Warrington NM, Curjuric I, Myhre R, Curtin JA, Groen-Blokhuis MM, Kerkhof M. Meta-analysis of genome-wide association studies identifies three new risk loci for atopic dermatitis. Nat Genet. 2011; 44: 187–192.

1942 Palmer CN, Irvine AD, Terron-Kwiatkowski A, Zhao Y, Liao H, Lee SP, Goudie DR, Sandilands A, Campbell LE, Smith FJ, O'Regan GM, Watson RM, Cecil JE, Bale SJ, Compton JG, DiGiovanna JJ, Fleckman P, Lewis-Jones S, Arseculeratne G, Sergeant A, Munro CS, El Houate B, McElreavey K, Halkjaer LB, Bisgaard H, Mukhopadhyay S, McLean WH. Common loss-of-function variants of the epidermal barrier protein filaggrin are a major predisposing factor for atopic dermatitis. Nat Genet. 2006;38(4):441–6.

1943 Greisenegger E, Novak N, Maintz L, Bieber T, Zimprich F, Haubenberger D, Gleiss A, Stingl G, Kopp T, Zimprich A. Analysis of four prevalent filaggrin mutations (R501X, 2282del4, R2447X and S3247X) in Austrian and German patients with atopic dermatitis. J Eur Acad Dermatol Venereol. 2010;24(5):607–10.

1944 Paternoster L, Standl M, Chen CM, Ramasamy A, Bønnelykke K, Duijts L, Ferreira MA, Alves AC, Thyssen JP, Albrecht E, Baurecht H, Feenstra B, Sleiman PM, Hysi P, Warrington NM, Curjuric I, Myhre R, Curtin JA, Groen-Blokhuis MM, Kerkhof M. Meta-analysis of genome-wide association studies identifies three new risk loci for atopic dermatitis. Nat Genet. 2011; 44: 187–192.

- die Expression von Schutzproteinen der Epidermis wie Filaggrin, Keratin, Loricrin, Involucrin und Zelladhäsionsmolekülen vermindern,
- TH2-Lymphozyten stimulieren zur Expression ihrer Zytokine,
- B-Lymphozyten stimulieren zum Antikörper-Isotyp-Wechsel nach IgE,
- Rezeptoren für IL-4, IL-13, IL-31 und IL-33,
- Varianten des hochaffinen Rezeptors für IgE (FcεRIA),
- TSLP (Thymic Stromal Lymphopoietin) und deren Rezeptoren (IL-7R und TSLPR),
- TLR-2 (Toll-like Receptor 2),
- Signalübertragende Moleküle (STAT-6/signal transducer and activator of transcription 6, IRF -2/Interferon Regulatory Factor 2).

Asthma

Asthma stellt eine polygenetisch beeinflusste Erkrankung dar (siehe Kap. 4.2), deren Erblichkeit auf etwa 60 % geschätzt wird; [1945]

- so sind allergische Erkrankungen der Mutter in hohem Maße prädiktiv für eine allergische Erkrankung ihrer leiblichen Kinder;
- die Genom-weiten Assoziationsstudien (GWAS) haben zahlreiche Einzel-Nukleotid-Polymorphismen (Single Nucleotide Polymorphism/SNP) in Genen offenbart, die assoziiert sind mit Asthma,[1946] wobei
  - deren Rolle zum Teil noch ungeklärt ist,
  - eine Auswahl in Tab. 10.2 aufgeführt ist und
  - IL1RL1 (Interleukin-1 Receptor-like 1) als Rezeptor für IL-33 wohl die stärkste Assoziation aufweist.[1947]

Tab. 10.2: Beispiele für Gene und Einzelnukleotidpolymorphismen (SNPs) assoziiert mit Asthma.[1948, 1949]

Chromosom	Genprodukt	Funktion	
2q12	Interleukin (IL)-1 Receptor-like 1 (IL1RL1)	TH2-Lymphozyten, Mastzellen, basophile Granulozyten und ILC2	Aktivierung durch Ligand IL-33 (↑); Expression von TH2 Zytokinen (↑)

1945 Bobolea I, Arismendi E, Valero A, Agustí A. Early Life Origins of Asthma: A Review of Potential Effectors. J Investig Allergol Clin Immunol. 2018:0. doi: 10.18176/jiaci.0361.

1946 Hernandez-Pacheco N, Pino-Yanes M, Flores C. Genomic Predictors of Asthma Phenotypes and Treatment Response. Front Pediatr. 2019;7:6. doi: 10.3389/fped.2019.00006.

1947 Ortiz RA, Barnes KC, Genetics of Allergic Diseases. Immunol Allergy Clin North Am. 2015;35(1):19–44.

1948 Bobolea I, Arismendi E, Valero A, Agustí A. Early Life Origins of Asthma: A Review of Potential Effectors. J Investig Allergol Clin Immunol. 2018:0. doi: 10.18176/jiaci.0361.

1949 Hur GY, Broide DH. Genes and Pathways Regulating Decline in Lung Function and Airway Remodeling in Asthma. Allergy Asthma Immunol Res. 2019;11(5):604–621.

<table>
<tr><th>Chromosom</th><th>Genprodukt</th><th colspan="2">Funktion</th></tr>
<tr><td rowspan="3">17q21</td><td rowspan="2">Orosomucoid like 3 (ORMDL3)[1950]</td><td>glatte Muskelzellen, Fibroblasten</td><td>Inhibition Serin palmitoyl-CoA transferase/Sphingolipid-Biosynthese; Proliferation und Kontraktilität (↑); Fibrose (↑)</td></tr>
<tr><td rowspan="2">Bronchialepithelzellen</td><td>Expression von ICAM1 (↑); (ICAM1 dient Human Rhinovirus (HRV) und Haemophilus influenzae als Rezeptor)</td></tr>
<tr><td>Gasdermin B (GSDMB)</td><td>Expression von 5-LO und TGF-β1 (↑)</td></tr>
<tr><td>17q21</td><td>36 SNPs</td><td>Bronchialepithelzellen</td><td>Interaktion mit Tabakrauch (↑)</td></tr>
<tr><td>5q31.3</td><td>Protocadherin-1 (PCDH1)[1951]</td><td>Bronchialepithelzellen</td><td>Zell zu Zell-Kontakt (↑)</td></tr>
<tr><td rowspan="2">8q21.13</td><td rowspan="2">IL-7</td><td>Bronchialepithelzellen</td><td>Expression IL-7 (↑)</td></tr>
<tr><td>B-Lymphozyten</td><td>Reifung (↑), Expression von IgE (↑)</td></tr>
<tr><td rowspan="2">12q13.13</td><td rowspan="2">IL-23A</td><td>Bronchialepithelzellen</td><td>Expression IL-23A (↑);</td></tr>
<tr><td>TH17-Lymphozyten</td><td>Aktivierung und Differenzierung (↑)</td></tr>
<tr><td rowspan="2">6p12</td><td rowspan="2">IL-17F[1952]</td><td>TH-17-Lymphozyten/ Mastzellen/basophile Granulozyten</td><td>Expression IL-17F (↑);</td></tr>
<tr><td>Epithelzellen</td><td>Aktivierung, Expression von IL1β, IL-6, IL-8, GM-CSF, G-CSF, TNFα (↑)</td></tr>
<tr><td>20p13</td><td>A Desintegrin and Metalloproteinase Domain 33 (ADAM 33)</td><td rowspan="2">Bronchialschleimhaut/ Extrazelluläre Matrix</td><td rowspan="2">Umbau der Bronchialschleimhaut (↑)[1953]
Basal-Membran-Dicke (↑), Collagen-III-Bildung, Epithel- Proliferation (↑)
Lungenfunktion FEV1 (↓)</td></tr>
<tr><td>19q13</td><td>Plasminogen Aktivator Urokinase Receptor (PLAUR)</td></tr>
<tr><td>1q32</td><td>Chitinase 3-like 1 (CHI3L1)</td><td>Bronchialschleimhaut</td><td>Umbau der Bronchialschleimhaut (↑), Dicke der Basalmembran (↑), Lungenfunktion FEV1 (↓)</td></tr>
</table>

1950 Chen J, Miller M, Unno H, Rosenthal P, Sanderson MJ, Broide DH. Orosomucoid-like 3 (ORMDL3) upregulates airway smooth muscle proliferation, contraction, and Ca^{2+} oscillations in asthma. J Allergy Clin Immunol. 2018;142(1):207–218.

1951 https://www.ncbi.nlm.nih.gov/gene/5097.

1952 Kawaguchi M, Kokubu F, Fujita J, Huang SK, Hizawa N. Role of interleukin-17F in asthma. Inflamm Allergy Drug Targets. 2009;8(5):383–9.

1953 Davies ER, Kelly JF, Howarth PH, Wilson DI, Holgate ST, Davies DE, Whitsett JA, Haitchi HM. Soluble ADAM33 initiates airway remodeling to promote susceptibility for allergic asthma in early life. JCI Insight. 2016;1(11). pii: e87632.

<table>
<tr><th>Chromosom</th><th>Genprodukt</th><th colspan="2">Funktion</th></tr>
<tr><td>6p21</td><td>VEGF-A</td><td>Bronchialschleimhaut</td><td>Blutgefäß-Umbau, Ödeme, Schleim-metaplasie, Myozyten- Hyperplasie</td></tr>
<tr><td rowspan="5">5q31</td><td rowspan="5">IL-13</td><td>B-Lymphozyten</td><td>Antikörper-Wechsel nach IgE</td></tr>
<tr><td>Fibroblasten</td><td>Proliferation, Sekretion MMP, Fibrose (↑)</td></tr>
<tr><td rowspan="2">eosinophile Granulozyten:</td><td>Aktivierung (↑), Proliferation (↑), Degranulation/Exozytose (↑)</td></tr>
<tr><td>Mucus-Produkion, Epithelnekrose (↑) Lungenfunktion FEV1 (↓)</td></tr>
<tr style="display:none"></tr>
<tr><td rowspan="5">4q27</td><td rowspan="5">IL-21</td><td>Makrophagen, Nk-Zellen</td><td>Aktivierung (↑)</td></tr>
<tr><td>TH-Lymphozyten</td><td>Expression IL-21(↑);</td></tr>
<tr><td>TH1-Lymphozyten,</td><td>Differenzierung (↑)</td></tr>
<tr><td>CTL</td><td>Zytotoxizität (↑)</td></tr>
<tr><td>B-Lymphozyten;</td><td>Isotyp-Wechsel nach IgA (↑), nach IgE (↓)</td></tr>
<tr><td rowspan="2">12q15</td><td rowspan="2">IL-22</td><td>TH17-Lymphozyten:</td><td>Expression IL-22(↑);</td></tr>
<tr><td>Epithelzellen</td><td>Expression von IL1β, IL-6, IL-8, GM-CSF, G-CSF, TNFα (↑)</td></tr>
<tr><td>xq21</td><td>Cysteinyl leuko-triene Rezeptor (CysLTR1), LTC_4, LTD_4, LTE_4</td><td>u. a. Endothelzellen, glatte Muskelzellen</td><td>Vasokonstriktion (↑) Bronchokonstriktion (↑) Lungenfunktion FEV1 (↓)</td></tr>
<tr><td>1p13.3</td><td>Glutathione S-trans-ferase Mu 1 (GSTM1)</td><td rowspan="2">Bronchialepithelzellen</td><td rowspan="2">Detoxifikation von Toxinen/ Luftschadstoffen/ Tabakrauch durch Konjugation an Glutathion (↑)</td></tr>
<tr><td>11q13.2</td><td>Glutathione S-trans-ferase (GSTP1)</td></tr>
<tr><td>11p13</td><td>Catalase (CAT)</td><td colspan="2" rowspan="2">Detoxifikation von H_2O_2 durch Spaltung in Wasser und O_2</td></tr>
<tr><td>17q22</td><td>Myeloperoxydase (MPO)</td></tr>
</table>

SNP = Single Nucleotide Polymorphism

Atopischer Etagenwechsel

Unter dem atopischen Etagenwechsel wird die Progression einer IgE-Mediierten allergischen Rhinitis oder atopischen Dermatitis zu einer allergischen Bronchitis und Asthma verstanden.[1954, 1955] Etwa 20–30 % der Kinder mit einer atopischen Dermatitis erleiden diesen Krankheitsverlauf.[1956] Er ist assoziiert mit verschiedenen genetischen Dispositionen. Zu ihnen gehören

- inaktivierende Mutationen des Filaggrin-Gens (1q21.3),[1957]
- Einzel-Nukleotid-Polymorphismen (SNPs) in den Genen für[1958]
  - Filaggrin
  - IL-4 und KIF3A (Kinesin Family Member 3A, beteiligt an der Organisation von Zellorganellen und dem Transport von Mikrovesikel) auf Chr. 5q31.1,
  - EFHC1 (EF-hand domain containing 1 auf Chr. 6p12.3) als regulierender Teil des Ca-Kanals,
  - den Bereich zwischen TMTC2 (Transmembrane and Tetratricopeptide Repeat Containing 3, welches die Ca-Ionen-Konzentration im Endoplasmatischen Retikulum reguliert) und SLC6A15 (Solute Carrier Family 6 Member 15, einem Transporter für neutrale Aminosäuren) auf Chr.12q21.3,
  - AP5B1 (Adaptor Related Protein Complex 5 Subunit Beta 1; beteiligt an der Endozytose) und OVOL1 (einem Transkriptionsfaktor) auf Chr.11q13.1,
  - C11orf30 (Chromosome 11 Open Reading Frame 30; ein Repressor der Transskription) und LRRC32 (Leucine Rich Repeat Containing 32; ein Regulator der Aktivierung von TGF-β, indem er diesen extrazellulär im latenten Zustand behält) auf Chromosom 11q13.5,
  - IKZF3 (IKAROS Family Zinc Finger 3; ein Transkriptionsfaktor für die Regulierung der Proliferation und Differenzierung von B-Lymphozyten) auf Chr. 17q21.

1954 Spergel JM, Paller AS. Atopic dermatitis and the atopic march. J Allergy Clin Immunol. 2003;112(6 Suppl):S118–27.

1955 Dharmage SC, Lowe AJ, Matheson MC, Burgess JA, Allen KJ, Abramson MJ. Atopic dermatitis and the atopic march revisited. Allergy. 2014;69(1):17–27.

1956 Ricci G, Patrizi A, Baldi E, Menna G, Tabanelli M, Masi M. Long-term follow-up of atopic dermatitis: retrospective analysis of related risk factors and association with concomitant allergic diseases. J Am Acad Dermatol. 2006;55(5):765–71.

1957 Marenholz I, Nickel R, Rüschendorf F, Schulz F, Esparza-Gordillo J, Kerscher T, Grüber C, Lau S, Worm M, Keil T, Kurek M, Zaluga E, Wahn U, Lee YA. Filaggrin loss-of-function mutations predispose to phenotypes involved in the atopic march. J Allergy Clin Immunol. 2006;118(4):866–71.

1958 Marenholz I, Esparza-Gordillo J, Rüschendorf F, Bauerfeind A, Strachan DP, Spycher BD, Baurecht H, Margaritte-Jeannin P, Sääf A, Kerkhof M, Ege M, Baltic S, Matheson MC, Li J, Michel S, Ang WQ, McArdle W, Arnold A, Homuth G, Demenais F, Bouzigon E, Söderhäll C, Pershagen G, de Jongste JC, Postma DS, Braun-Fahrländer C, Horak E, Ogorodova LM, Puzyrev VP, Bragina EY, Hudson TJ, Morin C, Duffy DL, Marks GB, Robertson CF, Montgomery GW, Musk B, Thompson PJ, Martin NG, James A, Sleiman P, Toskala E, Rodriguez E, Fölster-Holst R, Franke A, Lieb W, Gieger C, Heinzmann A, Rietschel E, Keil T, Cichon S, Nöthen MM, Pennell CE, Sly PD, Schmidt CO, Matanovic A, Schneider V, Heinig M, Hübner N, Holt PG, Lau S, Kabesch M, Weidinger S, Hakonarson H, Ferreira MAR, Laprise C, Freidin MB, Genuneit J, Koppelman GH, Melén E, Dizier MH, Henderson AJ, Lee YA. Meta-analysis identifies seven susceptibility loci involved in the atopic march. Nat Commun. 2015;6:8804. doi: 10.1038/ncomms9804.

Schwere vorwiegend kutane adverse Reaktionen

Das Risiko für schwere kutane adverse Reaktionen (SCAR, siehe Kap. 3.4) ist besonders erhöht bei folgendem unterschiedlichen genetischen Hintergrund[1959]

- das Stevens-Johnson-Syndrom/SJS und die Toxische Epidermale Nekrolyse/TEN
  - bei HLA-A*0206 (bei Japanern),
  - bei HLA-Bw44 oder HLA-B*1502 (bei Chinesen und Kaukasiern)
- die *Allopurinol*-induzierte SCAR
  - bei einem HLA-B*5801 Allel und
- das *Carbamazepin*-induzierte Hypersensitivitäts-Syndrom
  - bei einem HLA-B*1502 Allel oder
  - bei einem HLA-A*3101 Allel (bei Kaukasier/Europäer)

Lebensmittelallergien inklusive Gluten-Unverträglichkeit/Zöliakie

Für die Gluten-Unverträglichkeit/Zöliakie (siehe Kap. 6.3) besteht eine ausgeprägte Abhängigkeit von der genetischen Disposition. So ist die Prävalenz der Zoeliakie unter Verwandten erhöht; sie liegt

- bei eineiigen Zwillingen im Bereich von 70 %,
- bei zweieiigen Zwillingen bei ca. 11 % und
- bei Verwandten 1. Grades im Bereich von 10–15 %.

Kodiert im heteromeren Major Histocompatibility Complex class II (Chromosom-Region 6p21.3) tragen weitaus alle Zöliakie-Patienten den MHC-Typ HLA-DQ2 (85–90 % der Zöliakiepatienten) und HLA-DQ8 (10–15 % der Zöliakiepatienten), wobei[1960, 1961]

- etwa 25 %–35 % der Menschen diese HLA-Konstellation besitzen,
  - von denen nur ein geringer und regional unterschiedlicher Teil (in Deutschland etwa 0,3 %, im Übrigen bis 7 % dieser Menschen), eine Zöliakie entwickeln, die übrigen offensichtlich tolerant sind gegen Gluten und
- der Nachweis eines anderen HLA-Typs eine Zöliakie weitgehend (Wahrscheinlichkeit > 98 %) ausschließt, dabei jedoch zu berücksichtigen ist
  - dass HLA-DQ7 einen zusätzlichen und unabhängigen genetischen Dispositionsfaktor für die Zöliakie darstellt.[1962]

Genetische Konstitutionen assoziiert mit weiteren Lebensmittelallergien (siehe Kap. 6) betreffen vor allem

- die MHC-Typen HLADQ und HLADR im Major Histocompatibility Complex class II (Chromosom-Region 6p21.3),

1959 https://omim.org/entry/608579.

1960 Schuppan D, Zimmer KP. Diagnostik und Therapie der Zöliakie. Dtsch Arztebl Int 2013;110(49):835–846.

1961 https://www.dgvs.de/wp-content/uploads/2016/11/DGVS_Empfehlung_fuer_Zoeliakie.pdf.

1962 Tinto N, Cola A, Piscopo C, Capuano M, Galatola M, Greco L, Sacchetti L. High Frequency of Haplotype HLA-DQ7 in Celiac Disease Patients from South Italy: Retrospective Evaluation of 5,535 Subjects at Risk of Celiac Disease. PLoS One. 2015;10(9):e0138324. doi: 10.1371/journal.pone.0138324.

- Defektmutationen des Filaggrin-Gens (Chromosom-Region 1q21.3) und
- Mutationen des IL-10-Gens.

Tab. 10.3: Beispiele für Gene und deren Mutationen, assoziiert mit Lebensmittelallergien.[1963]

Allergen	Gene (Varianten)		
Kuhmilch	6p21.3	HLA-DQ7	MHC-II-Molekül zur Antigen-Präsentation
	1q32.1	IL-10 Promoter (A-1082G)	verminderte Expression von IL-10[1964]
Erdnüsse	6p21.3	HLA-DQB1	MHC-II-Moleküle zur Antigen-Präsentation
		HLA-DRB1	
	1q21.3	Filaggrin/FLG (R501X, R2447X, S3247X, S3248X Deletion: 2282del4,)	Aggregation von Keratin-Filamenten und der Bildung des Stratum Corneum,
Eier, Milch, Fisch, Weizen		Filaggrin/FLG (R501X, Deletion 2282del4)	
Birken-Pollen	6p21.3	HLA-DRB1 (-DR4); (-DR7)	MHC-II-Moleküle zur Antigen-Präsentation
Weizen/ Gluten		HLA-DQ2	
		HLA-DQ8	
Nüsse	12q13.3	STAT6 (Mutation G→2964A)	TF; wird aktiviert bei der IL-4 induzierten Signalübertragung; beteiligt an der Differenzierung von TH2-Lymphozyten und dem Antikörper-Isotyp-Wechsel nach IgE
verschiedene Lebensmittel	10q21.3	CTNNA3 (CNV) Catenin Alpha 3	Zell-Adhäsions-Molekül in hybriden Zellverbindungen mit Desmosomen
		CTNNA3 (CNV) Deletion	
	Xp11.23	FOXP3 (Deletion -6247_- 4859)	TF für regulatorische T-Lymphozyten, ist inaktiviert durch Mutation (IPEX-Syndrom)
	16p13.3	RBFOX1 (CNV) Deletion	reguliert alternatives Splicing von Gewebe-spezifischen Exons

CNV = Copy Number Variation; FOXP3 = Forkhead Box P3; MHC-II = major histocompatibility complex, class II; RBFOX1 = RNA Binding Fox-1 Homolog 1; STAT6 = Signal Transducer and Activator of Transcription 6; TF = Transkriptionsfaktor;

1963 Li J, Maggadottir SM, Hakonarson H. Are genetic tests informative in predicting food allergy? Curr Opin Allergy Clin Immunol. 2016;16(3):257–64.

1964 Turner DM, Williams DM, Sankaran D, Lazarus M, Sinnott PJ, Hutchinson IV. An investigation of polymorphism in the interleukin-10 gene promoter. Eur J Immunogenet. 1997;24(1):1–8.

11 Zusammenfassung

In diesem Buch werden die immunologischen Grundlagen der allergischen und pseudoallergischen Reaktionen des Körpers beschrieben und darauf aufbauend der wissenschaftliche Erkenntnisstand über die Ursachen, Diagnostik, Therapie und Prävention allergischer bzw. pseudoallergischer Erkrankungen dargestellt. Hierfür wird vielfältiger Bezug genommen auf die aktuelle wissenschaftliche Literatur, auf Metaanalysen und auf die aktuellen Leitlinien der medizinischen Fachgesellschaften.[1965]

Zu den näher beschriebenen Erkrankungen gehören

- akute allergische Reaktionen, vermittelt
  - durch IgE (Typ I-Reaktionen des allergischen Formenkreises) oder
  - durch IgM und/oder IgG (Typ II und Typ III-Immunkomplex-Reaktionen),
- verzögerte allergische Reaktionen unter Beteiligung von T-Lymphozyten (Typ IV-Reaktionen),
- schwere allergisch-adverse, vorwiegend kutane Reaktionen (SCAR),
- chronische allergische Reaktionen, im Besonderen
  - atopische Dermatitiden,
  - chronische Bronchitiden und bronchiales Asthma,
- gastrointestinale Reaktionen und die verschiedenen Lebensmittelunverträglichkeiten,
- pseudoallergische Reaktionen,
- Arzneimittel-bedingte allergische und pseudoallergische Reaktionen,
- allergisch- oder pseudoallergisch bedingte Schockreaktionen.

Zusätzlich werden im Besonderen erläutert

- die kognitiven, psychischen und somatischen Einflussnahmen auf allergische Reaktionen,
- die Rolle des Mikrobioms und hiervon abgeleitet die Hygiene und die Diversitäts-Hypothese,
- die oralen Präventionen durch Nahrungsmittel,
- die Rolle von Infektionen, Endoparasiten und Haustieren,
- die Wirkung von Luftschadstoffen,
- der Einfluss der Ernährung (Fettsucht und Hungersucht) und der Bewegung und
- die genetischen Dispositionen.

1965 https://www.awmf.org/leitlinien/aktuelle-leitlinien.html

https://doi.org/10.1515/9783110620986-011

12 Haftungsausschluss

In diesem Buch hat der Autor den Stand der Wissenschaft über die vielfältigen Formen der Allergien und Pseudoallergien dargelegt und, wo er es als sinnvoll und notwendig erachtet hat, aus seiner Sicht bewertet. Trotz aller Sorgfalt können sich hierbei Fehler eingeschlichen haben. Aus diesem Grund kann keine wie immer geartete Haftung aus der Nutzung der in diesem Buche gemachten Angaben übernommen werden. Jede der diagnostischen oder therapeutischen Folgerungen aus der wissenschaftlichen Literatur sollte der Leser überprüfen und/oder mit seinem behandelnden Arzt absprechen. Bei der Auswahl der einzelnen Arzneimittel, der Festlegung der Dosierungen für eine Monotherapie oder Kombinationstherapie und bei der Planung der Immuntherapie sollte der Leser ggfs. die aktuellen Angaben und Hinweise der jeweiligen Arzneimittelhersteller (z. B. aufgeführt in der aktuellen „Roten Liste“[1966]) und die Empfehlungen der wissenschaftlichen medizinischen Fachgesellschaften, dargelegt in den aktuellen Leitlinien,[1967] zu Rate ziehen und berücksichtigen.

Für Verbesserungsvorschläge oder für die Rückmeldung von Fehlangaben in diesem Buch an den Verlag ist der Autor dankbar.

Die Wiedergabe der Gebrauchsnamen, Handelsnamen, Warenbezeichnungen und dergleichen in diesem Buch berechtigt nicht zu der Annahme, dass solche Namen ohne weiteres von jedermann benutzt werden dürfen. Denn diese können auch gesetzlich geschützte, eingetragene Warenzeichen darstellen, auch wenn sie nicht eigens als solche gekennzeichnet sind.

1966 Rote Liste® Service GmbH; www.rote-liste.de.
1967 https://www.awmf.org/leitlinien/aktuelle-leitlinien.html.

https://doi.org/10.1515/9783110620986-012

Sachregister

https://doi.org/10.1515/9783110620986-013

Über den Autor

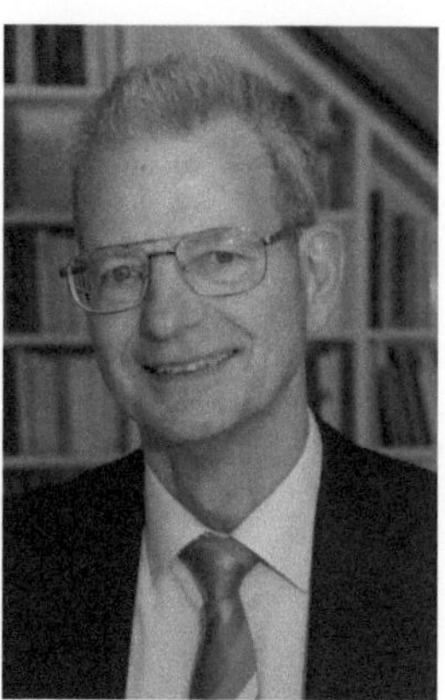

Hans-Harald Sedlacek

Jahrgang 1943, Studium der Veterinärmedizin, 1968 Promotion in der Endokrinpharmakologie, (Universität Gießen), 1989 Habilitation in der Tumorbiologie, Medizinischen Fakultät, Universität Marburg; dort seit 1995 außerplanmäßiger Professor.

Fachgebiete: Onkologie, Immunologie, Tumor- und Immuntherapie, Forschungsmanagement.

Seit 1969 leitende Tätigkeiten in der industriellen Pharmaforschung. 2000–2005 Mitbegründer von vier Wagniskapitalfirmen. Seit 2005 beratende Tätigkeiten im Bereich der Arzneimittelforschung.

1999 Innovationspreis der Deutschen Wirtschaft (HMR), verliehen für die maßgebliche Beteiligung an der Idee, zelluläre Tyrosinphosphokinasen (TPK) als Zielstrukturen für die Suche nach neuen tumorzellspezifischen Krebstherapeutika zu finden und für die Entdeckung des TPK-Inhibitors Flavopiridol (Alvocidib).

https://doi.org/10.1515/9783110620986-014

Bei Fragen zur Produktsicherheit wenden Sie sich bitte an:
If you have any questions regarding product safety,
please contact:

Walter de Gruyter GmbH
Genthiner Straße 13
10785 Berlin
productsafety@degruyterbrill.com